胎儿医学
基础与临床实践

Fetal Medicine
Basic Science and Clinical Practice

第 3 版

原　　著	Pranav P. Pandya
	Dick Oepkes
	Neil J. Sebire
	Ronald J. Wapner
主　　审	段　涛　孙　锟
主　　译	孙路明
副 主 译	周　祎　蒋宇林　王　凯
翻译秘书	邹　刚　卫　星

人民卫生出版社
·北 京·

图书在版编目（CIP）数据

胎儿医学：基础与临床实践 /（英）普拉纳夫·P.
潘迪亚（Pranav P. Pandya）等原著；孙路明主译. —
北京：人民卫生出版社，2024.8
　　ISBN 978-7-117-35156-0

　　Ⅰ. ①胎…　Ⅱ. ①普…　②孙…　Ⅲ. ①胎儿疾病–诊
疗　Ⅳ. ①R714.5

　　中国国家版本馆 CIP 数据核字（2023）第 150451 号

人卫智网	www.ipmph.com	医学教育、学术、考试、健康， 购书智慧智能综合服务平台
人卫官网	www.pmph.com	人卫官方资讯发布平台

图字：01–2021–6463 号

胎儿医学：基础与临床实践
Taier Yixue: Jichu yu Linchuang Shijian

主　　译：孙路明
出版发行：人民卫生出版社（中继线 010-59780011）
地　　址：北京市朝阳区潘家园南里 19 号
邮　　编：100021
E - mail：pmph @ pmph.com
购书热线：010-59787592　010-59787584　010-65264830
印　　刷：北京盛通印刷股份有限公司
经　　销：新华书店
开　　本：889×1194　1/16　　印张：43
字　　数：1214 千字
版　　次：2024 年 8 月第 1 版
印　　次：2024 年 8 月第 1 次印刷
标准书号：ISBN 978-7-117-35156-0
定　　价：458.00 元

打击盗版举报电话：010-59787491　E-mail：WQ @ pmph.com
质量问题联系电话：010-59787234　E-mail：zhiliang @ pmph.com
数字融合服务电话：4001118166　E-mail：zengzhi @ pmph.com

译 者

（以姓氏笔画为序）

卫　星　上海市第一妇婴保健院/同济大学附属妇产科医院

王　凯　上海市第一妇婴保健院/同济大学附属妇产科医院

王伟琳　上海市第一妇婴保健院/同济大学附属妇产科医院

王红梅　山东第一医科大学附属省立医院

尹爱华　广东省妇幼保健院

孔祥东　郑州大学第一附属医院

邓学东　苏州市立医院

朱　军　四川大学华西第二医院

朱宝生　昆明理工大学附属医院/云南省第一人民医院

乔　宠　中国医科大学附属盛京医院

刘文强　上海市第一妇婴保健院/同济大学附属妇产科医院

刘江勤　上海市第一妇婴保健院/同济大学附属妇产科医院

孙　瑜　北京大学第一医院

孙　锟　上海交通大学医学院附属新华医院

孙路明　上海市第一妇婴保健院/同济大学附属妇产科医院

李东至　广州市妇女儿童医疗中心

李昆明　上海市第一妇婴保健院/同济大学附属妇产科医院

李俊男　重庆医科大学附属第一医院

李胜利　南方医科大学附属深圳妇幼保健院

杨　芳　南方医科大学珠江医院

杨颖俊　上海市第一妇婴保健院/同济大学附属妇产科医院

何怡华　首都医科大学附属北京安贞医院

邹　刚　上海市第一妇婴保健院/同济大学附属妇产科医院

沈　淳　复旦大学附属儿科医院

陈　敏　广州医科大学附属第三医院

陈素华　华中科技大学同济医学院附属同济医院

陈竞思　广州医科大学附属第三医院

罗艳敏　中山大学附属第一医院

周　鸣　上海市第一妇婴保健院/同济大学附属妇产科医院

周　祎　中山大学附属第一医院

郑明明　南京鼓楼医院

胡　屹　复旦大学公共卫生学院

段　涛　上海市第一妇婴保健院/同济大学附属妇产科医院

段　洁　武汉大学中南医院

贺其志　上海市第一妇婴保健院/同济大学附属妇产科医院

顾圆圆　广州市妇女儿童医疗中心

戚庆炜　中国医学科学院北京协和医院

符　芳　广州市妇女儿童医疗中心

蒋宇林　中国医学科学院北京协和医院

温　弘　浙江大学医学院附属妇产科医院

童　超　重庆医科大学附属第一医院

谢红宁　中山大学附属第一医院

谢红娟　上海市第一妇婴保健院/同济大学附属妇产科医院

鲍时华　上海市第一妇婴保健院/同济大学附属妇产科医院

熊　钰　复旦大学附属妇产科医院

魏　瑗　北京大学第三医院

3

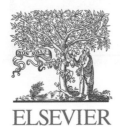

Elsevier (Singapore) Pte Ltd.

3 Killiney Road, #08-01 Winsland House I, Singapore 239519

Tel: (65) 6349-0200; Fax: (65) 6733-1817

This Translation of Fetal Medicine: Basic Science and Clinical Practice, 3/E by Pranav P. Pandya, Dick Oepkes, Neil J. Sebire, and Ronald J. Wapner was undertaken by People's Medical Publishing House and is published by arrangement with Elsevier (Singapore) Pte Ltd.

Fetal Medicine: Basic Science and Clinical Practice, 3/E by Pranav P. Pandya, Dick Oepkes, Neil J. Sebire, and Ronald J. Wapner 由人民卫生出版社进行翻译,并根据人民卫生出版社与爱思唯尔(新加坡)私人有限公司的协议约定出版。

《胎儿医学:基础与临床实践》(第 3 版)(孙路明　主译)

ISBN:978-7-117-35156-0

The editors would like to acknowledge and offer grateful thanks for the input of all previous editions' contributors, without whom this new edition would not have been possible.

Ganesh Acharya, MD, PhD
Professor of Obstetrics and Gynecology
Department of Clinical Sciences, Intervention and Technology
Karolinska Institute
Stockholm, Sweden

Michael Aertsen, MD
Radiologist
Department of Radiology
University Hospitals Leuven
Leuven, Belgium

Yalda Afshar, MD, PhD
Maternal Fetal Medicine Fellow
Division of Maternal Fetal Medicine
Department of Obstetrics and Gynecology
University of California
Los Angeles, CA, USA

Cande V. Ananth, PhD, MPH
Professor and Vice-Chair for Academic Affairs
Chief, Division of Epidemiology and Biostatistics
Department of Obstetrics, Gynecology, and Reproductive
    Sciences
Rutgers Robert Wood Johnson Medical School
New Brunswick, NJ, USA

Michael Ashworth, MD, FRCPath
Consultant in Paediatric Pathology
Department of Histopathology
Great Ormond St Hospital for Children
London, England, UK

Patrick Au, MPhil, MSc
Scientific Officer (Medical)
Prenatal Diagnostic Laboratory
Tsan Yuk Hospital
Hong Kong SAR, China

Spyros Bakalis, BSc, MBBS, MRCOG, MD
Consultant in Obstetrics and Fetal Medicine
St Thomas' Hospital
London, England, UK

Guillaume Benoist, MD, PhD
Department of Obstetrics and Gynecology
University Hospital
Caen, France
University of Normandy
Normandy, France

Colleen G. Bilancia, PhD, DABMGG
Clinical Cytogeneticist and Molecular Geneticist
Lineagen, Inc.
Salt Lake City, UT, USA

Caterina M. Bilardo, MD, PhD
Professor in Fetal Medicine
Department of Obstetrics and Gynaecology
Amsterdam University Medical Centers
VUmc
Amsterdam, The Netherlands;
University Medical Centre Groningen
University of Groningen
Groningen, The Netherlands

Louise D. Bryant, BSc (Hon), PhD
Associate Professor of Medical Psychology
Leeds Institute of Health Sciences
University of Leeds
Leeds, England, UK

Colin R. Butler, BSc, MBBS, MRCS
Tracheal Research Fellow
Great Ormond Street Hospital for Children
London, England, UK

Frank Van Calenbergh, MD, PhD
Professor of Neurosurgery
Academic Department of Neurosciences
Biomedical Sciences
Faculty of Medicine;
Department of Neurosurgery
University Hospital Gasthuisberg UZ Leuven
Leuven, Belgium

Steve N. Caritis, MD
Professor
Department of Obstetrics, Gynecology and Reproductive
    Sciences, School of Medicine
Magee Women's Hospital of UPMC
University of Pittsburgh
Pittsburgh, PA, USA

Lyn S. Chitty, BSc, PhD, MBBS, MRCOG
Professor of Fetal Medicine and Genetics
UCL Great Ormond Street Institute of Child Health
NE Thames Regional Genetics Service
Great Ormond Street Hospital for Children NHS Foundation
    Trust
London, England, UK

Patricia Collins, BSc(Hon), PhD
Professor of Anatomy
AECC University College
Bournemouth, England, UK

James Cook, MBBS, MSc, MRCPCH
Subspecialty Trainee in Paediatric Respiratory Medicine
Department of Paediatric Respiratory Medicine
Great Ormond Street Hospital for Children NHS Foundation
    Trust
London, England, UK

Howard Cuckle, BA, MSc, DPhil
Adjunct Professor
Department of Obstetrics and Gynecology
Columbia University Medical Center
New York, NY, USA

Anna L. David, PhD, FRCOG, MB, ChB
Professor and Consultant in Obstetrics and Maternal Fetal
    Medicine
Institute for Women's Health
University College London
London, England, UK

Luc De Catte, MD, PhD
Feto-maternal Specialist
Fetal Medicine
Department of Obstetrics and Gynecology
University Hospitals Leuven
Leuven, Belgium

Paolo De Coppi, MD, PhD
NIHR Professor of Paediatric Surgery
Head of Stem Cells and Regenerative Medicine Section
Developmental Biology and Cancer Programme
UCL Institute of Child Health
Consultant Paediatric Surgeon
Great Ormond Street Hospital
London, England, UK

Elisabeth de Jong-Pleij, MD, PhD
Physician-Sonographer
Department of Obstetrics and Gynaecology
St. Antonius Hospital
Nieuwegein, The Netherlands;
Department of Obstetrics and Gynaecology
University Medical Centre Utrecht
Utrecht, The Netherlands

Bart De Keersmaecker, MD
Feto-Maternal Specialist
Fetal Medicine
Department of Obstetrics and Gynecology
University Hospitals Leuven
Leuven, Belgium;
Department of Obstetrics and Gynecology
Kortrijk, Belgium

Jan Deprest, MD, PhD, FRCOG
Professor
Head of the Department of Development and Regeneration
Department of Obstetrics and Gynecology
University Hospital of Leuven Gasthuisberg
Leuven, Belgium;
Institute for Women's Health
University College London
London, England, UK

Roland Devlieger, MD, PhD
Professor of Obstetrics and Gynaecology
Academic Department of Development and Regeneration
Cluster Woman and Child, Biomedical Sciences
Faculty of Medicine, KU Leuven;
Centre for Surgical Technologies, Faculty of Medicine, KU
    Leuven;
Fetal Medicine Unit, Division of Woman and Child,
    Department of Obstetrics and Gynaecology
University Hospital Gasthuisberg, UZ Leuven
Leuven, Belgium

Guido M. de Wert, PhD
Professor of Biomedical Ethics
Department of Health, Ethics and Society
Research Schools CAPHRI and GROW
University of Maastricht
Maastricht, The Netherlands

Jan E. Dickinson, MD, FRANZCOG, DDU, CMFM
Professor Maternal Fetal Medicine
Division of Obstetrics and Gynaecology
Faculty of Health and Medical Sciences
The University of Western Australia
Perth, Western Australia, Australia

Mark Dilworth, PhD
MRC Career Development Award Research Fellow
Maternal and Fetal Health Research Centre, Faculty of Biology,
    Medicine and Health
University of Manchester;
St. Mary's Hospital
Manchester University NHS Foundation Trust
Manchester Academic Health Science Centre
Manchester, England, UK

Wybo J. Dondorp, PhD
Associate Professor of Biomedical Ethics
Department of Health
Ethics and Society
Research Schools CAPHRI and GROW
University of Maastricht
Maastricht, The Netherlands

Caroline E. Dunk, PhD
Research Associate
Research Centre for Womens and Infants Health
Lunenfeld Tanenbaum Research Institute
Mount Sinai Hospital
Toronto, Ontario, Canada

Thomas R. Everett, BSc MBChB, MD, MRCOG
Consultant in Fetal Medicine
Leeds General Infirmary
Leeds, England, UK

Jane Fisher, BA (Hon), MA
Director
Antenatal Results and Choices
London, England, UK

Henry L. Galan, MD
Professor
Department of Obstetrics and Gynecology
Colorado Fetal Care Center
University of Colorado School of Medicine
Aurora, CO, USA

Mythily Ganapathi, PhD, FACMG
Assistant Professor of Pathology and Cell Biology at CUMC
College of Physicians and Surgeons
Columbia University Medical Center and the New York
    Presbyterian Hospital
New York, NY, USA

Helena M. Gardiner, MD, PhD
Director of the Fetal Echocardiography Fellowship and Training
    Program
The Fetal Center
UT Health McGovern Medical School
Houston, TX, USA

Cecilia Gotherstrom, PhD
Associate Professor
Department of Clinical Science Intervention and Technology
Division of Obstetrics and Gynecology
Karolinska Institutet
Stockholm, Sweden

Richard Harding, PhD, DSc
Emeritus Professor
Department of Anatomy and Developmental Biology
Monash University
Melbourne, Australia

Jenny Hewison, BA (Hon), MSc, PhD
Professor of the Psychology of Healthcare
Leeds Institute of Health Sciences
University of Leeds
Leeds, England, UK

Richard J. Hewitt, BSc, DOHNS, FRCS (HNS-ORL)
Consultant Paediatric ENT
Head and Neck and Tracheal Surgeon
Director of the National Service for Severe Tracheal Diseases
Great Ormond Street Hospital for Children
London, England, UK

Liran Hiersch, MD
Staff Physician
Department of Obstetrics and Gynecology
Lis Maternity Hospital
Tel Aviv Sourasky Medical Center
Sackler Faculty of Medicine
Tel Aviv University
Tel Aviv, Israel

Melissa Hill, BSc, PhD
Senior Social Scientist
Genetics and Genomic Medicine
UCL Great Ormond Street Institute of Child Health
NE Thames Regional Genetics Service
Great Ormond Street Hospital for Children NHS Foundation
    Trust
London, England, UK

Sara L. Hillman, BSc, MBBS, PhD, MRCOG
NIHR Academic Clinical Lecturer
Subspecialty Trainee in Maternal Fetal Medicine
University College London
London, United Kingdom

An Hindryckx, MD
Consultant in Obstetrics and Fetal Medicine
University Hospitals Leuven
Leuven, Belgium

Stuart B. Hooper, PhD
Centre Head
The Ritchie Centre
The Hudson Institute for Medical Research
Department of Obstetrics and Gynaecology
Monash University
Melbourne, Australia

Berthold Huppertz, PhD
Chair
Division of Cell Biology, Histology and Embryology
Gottfried Schatz Research Center
Medical University of Graz
Graz, Austria

J. Ciaran Hutchinson, MRes, MBBS, DipFMS
Clinical Research Fellow
Department of Histopathology
Great Ormond Street Hospital
London, England, UK

Jon Hyett, MBBS, BSc, MD, MRCOG, FRANZCOG
Clinical Professor and Head of High Risk Obstetrics
RPA Women and Babies
Royal Prince Alfred Hospital
University of Sydney
Camperdown, NSW, Australia

Luc Joyeux, MD, MSc
General Paediatric Surgeon and PhD Candidate in Fetal Surgery
Academic Department of Development and Regeneration
Cluster Woman and Child, Biomedical Sciences
Faculty of Medicine
Katholieke Universiteit;
Centre for Surgical Technologies
Faculty of Medicine
KU Leuven, Belgium
Leuven, Belgium

Davor Jurkovic, FRCOG, MD
Consultant Gynaecologist
Department of Obstetrics and Gynaecology
University College Hospital
London, England, UK

John C. Kingdom, MD
Professor of Maternal-Fetal Medicine
Department of Obstetrics and Gynecology
University of Toronto
Toronto, Ontario, Canada

Sylvie Langlois, MD
Professor and Clinical Geneticist
Department of Medical Genetics
University of British Columbia
Vancouver, British Columbia, Canada

Lara S. Lemon, PhD, PharmD
Research Assistant Professor
Department of Obstetrics, Gynecology and Reproductive Sciences
University of Pittsburgh School of Medicine;
Data Scientist
Department of Clinical Analytics
University of Pittsburgh Medical Center
Pittsburgh, PA, USA

Marianne Leruez-Ville, MD, PhD
Department of Virology
Necker Enfants Malades Hospital

University of Paris Descartes
Paris, France

Liesbeth Lewi, MD, PhD
Professor and Staff Member
Department of Obstetrics and Gynecology
University Hospital of Leuven Gasthuisberg
Leuven, Belgium

Brynn Levy, MSc (Med), PhD, FACMG
Professor of Pathology and Cell Biology at CUMC
College of Physicians and Surgeons
Columbia University Medical Center and the New York
    Presbyterian Hospital
New York, NY, USA

Y.W. Loke, MD, FRCOG
Emeritus Professor of Reproductive Immunology
Kings College
University of Cambridge
Cambridge, England, UK

Enrico Lopriore, MD, PhD
Professor and Head of the Neonatology Division
Division of Neonatology
Department of Pediatrics
Leiden University Medical Center
Leiden, The Netherlands

George A. Macones, MD
Professor and Chair
Department of Obstetrics and Gynecology
Washington University in St. Louis
St. Louis, MO, USA

Fergal D. Malone, MD, FACOG, FRCOG, FRCPI
Master of the Rotunda Hospital, Dublin
Chair and Professor of Obstetrics and Gynecology
Royal College of Surgeons in Ireland;
Consultant Obstetrician and Gynecologist and Maternal-Fetal
    Medicine Specialist
Rotunda Hospital
Dublin, Ireland

Anahit Martirosian, RDMS
Sonographer
Center for Fetal Medicine and Women's Ultrasound
Los Angeles, CA, USA

Fionnuala McAuliffe, MD, FRCOG, FRCPI
Chair and Professor of Obstetrics and Gynecology
Head, Women's and Children's Health
University College Dublin
Dublin, Ireland;
Consultant Obstetrician and Gynecologist and Maternal-Fetal
    Medicine Specialist
National Maternity Hospital
Dublin, Ireland;
Council Member, Royal College of Obstetricians and
    Gynecologists
London, England, UK

Annie R.A. McDougall, PhD
Research Officer
The Ritchie Centre
The Hudson Institute of Medical Research
Melbourne, Australia

Kenneth J. Moise Jr., MD
Professor
Division of Maternal-Fetal Medicine
Department of Obstetrics
Gynecology and Reproductive Sciences
UT Health McGovern School of Medicine;
Co-Director
The Fetal Center
Children's Memorial Hermann Hospital
Houston, TX, USA

Ashley Moffett, MD, FRCOG
Emeritus Professor of Reproductive Immunology
Department of Pathology
University of Cambridge
Cambridge, England, UK

Sieglinde M. Müllers, PhD
Specialist Registrar in Obstetrics and Gynecology
Royal College of Surgeons in Ireland
Rotunda Hospital, Dublin, Ireland

Ran Neiger, MD
Director
Maternal-Fetal Medicine Unit
Ma'ayanei Hayeshua Hospital
Bnei Brak, Israel

John P. Newnham, AM, MD, FRANZCOG, CMFM, DDU
Professor of Maternal Fetal Medicine and Head
Division of Obstetrics and Gynaecology
The University of Western Australia
Perth, Western Australia, Australia

Sarah G. Obican, MD
Assistant Professor
University of South Florida
Division of Maternal Fetal Medicine
Department of Obstetrics and Gynecology
Tampa, FL, USA

Anthony O. Odibo, MD, MSCE
Professor of Obstetrics and Gynecology
Director of Ultrasound and Fetal Therapy
University of South Florida
Morsani College of Medicine
Tampa, FL, USA

Dick Oepkes, MD, PhD, FRCOG
Professor of Obstetrics and Fetal Therapy
Department of Obstetrics
Leiden University Medical Center
Leiden, The Netherlands

Pranav P. Pandya, BSc, MBBS, MD, FRCOG
Consultant and Director of Fetal Medicine
University College London Hospitals
London, England, UK

Lawrence D. Platt, MD
Professor
Center for Fetal Medicine and Women's Ultrasound
Division of Maternal Fetal Medicine
Department of Obstetrics and Gynecology
University of California
Los Angeles, CA, USA

Rosalind Pratt, MBChB, Bsc
Clinical Research Fellow

University College London
London, England, UK

Kuhan Rajah, MRCOG
Subspecialty Trainee in Reproductive Medicine
Department of Obstetrics and Gynaecology
University College Hospital
London, England, UK

Rashmi Rao, MD
Assistant Professor
Division of Maternal Fetal Medicine
Department of Obstetrics and Gynecology
University of California
Los Angeles, CA, USA

Jute Richter, MD, PhD
Professor and Staff Member
Department of Obstetrics and Gynecology
University Hospital of Leuven Gasthuisberg
Leuven, Belgium

Joshua I. Rosenbloom, MD
Fellow
Division of Maternal-Fetal Medicine
Department of Obstetrics and Gynecology
Washington University in St. Louis

Francesca Maria Russo, MD
Research Fellow
Department of Obstetrics and Gynecology
University Hospital of Leuven Gasthuisberg
Leuven, Belgium

Anthony R. Scialli, MD
Director
Reproductive Toxicology Center
Washington, DC, USA

Neil J. Sebire, MBBS, BClinSCi, MD, FRCOG, FRCPath, FFCI
Professor of Paediatric and Developmental Pathology
Department of Histopathology
Great Ormond Street Hospital
London, England, UK

Andrew Sharkey, BA, PhD
Associate Lecturer
Department of Pathology
University of Cambridge, UK
Cambridge, England, UK

Susan C. Shelmerdine, MBBS, BSc, MRCS, FRCR
Clinical Research Fellow
Department of Radiology
Great Ormond Street Hospital
London, England, UK

Colin Sibley, PhD, DSc
Professor of Child Health and Physiology
Maternal and Fetal Health Research Centre
Faculty of Biology, Medicine and Health
University of Manchester;
St. Mary's Hospital
Manchester University NHS Foundation Trust
Manchester Academic Health Science Centre
Manchester, England, UK

Saul Snowise, MD
Minnesota Perinatal Physicians and the Midwest Fetal Care

Center
Children's Hospital
Minneapolis, MN, USA

Sylke Steggerda, MD, PhD
Neonatologist
Division of Neonatology
Department of Pediatrics
Leiden University Medical Center
Leiden, The Netherlands

Emily J. Su, MD, MSCI
Associate Professor
Department of Obstetrics and Gynecology
Colorado Fetal Care Center
University of Colorado School of Medicine
Aurora, CO, USA

Mary Tang, FRCOG
Clinical Associate Professor
Prenatal Diagnostic and Counselling Division
Department of Obstetrics and Gynaecology
University of Hong Kong
Pokfulam, Hong Kong SAR, China

Arjan B. Te Pas, MD, PhD
Neonatologist
Division of Neonatology
Department of Pediatrics
Leiden University Medical Center
Leiden, The Netherlands

Alan T. Tita, MD, PhD
Professor and Director
Center for Women's Reproductive Health
Department of Obstetrics and Gynecology
University of Alabama
Birmingham, AL, USA

Frederick Ushakov, MD
Specialist in Fetal Medicine
Fetal Medicine Unit
University College London Hospital
London, England, UK

Ignatia B. Van den Veyver, MD
Professor
Departments of Obstetrics and Gynecology and Molecular and
    Human Genetics
Baylor college of Medicine
Houston, TX, USA

Jeanine M. van Klink, PhD
Clinical Psychologist
Division of Neonatology
Department of Pediatrics
Leiden University Medical Center
Leiden, The Netherlands

Raman Venkataramanan, PhD
Professor
Department of Pharmaceutical Science, School of Pharmacy
Department of Pathology, School of Medicine
University of Pittsburgh
Pittsburgh, PA, USA

Yves Ville, MD, FRCOG
Professor
Department of Obstetrics and Fetal Medicine

Necker Enfants Malades Hospital
University of Paris Descartes
Paris, France

Magdalena Walkiewicz, PhD
Assistant Professor
Department of Molecular and Human Genetics
Baylor college of Medicine
Baylor Genetics Laboratories
Houston, TX, USA

Colin Wallis, FRCPCH, MD
Consultant Respiratory Paediatrician
Respiratory Unit
Great Ormond Street Hospital
London, England, UK

Lilian Walther-Jallow, PhD
Department of Clinical Science Intervention and Technology
Division of Obstetrics and Gynecology
Karolinska Institutet
Stockholm, Sweden

Ronald J. Wapner, MD
Professor of Obstetrics and Gynecology
Vice Chair of Research
Director of Reproductive Genetics
Columbia University Irving Medical Center
New York, NY, USA

Magnus Westgren, MD, PhD
Professor
Department of Clinical Science Intervention and Technology
Division of Obstetrics and Gynecology
Center for Fetal Medicine
Karolinska University Hospital
Stockholm, Sweden

Scott W. White, MBBS, PhD, FRANZCOG, CMFM
Clinical Senior Lecturer in Maternal Fetal Medicine
Division of Obstetrics and Gynaecology
The University of Western Australia
Perth, Western Australia, Australia

Louise C. Wilson, MB, BS, FRCP
Consultant in Clinical Genetics
Great Ormond Street Hospital NHS Foundation Trust
London, England, UK

R. Douglas Wilson, MD, MSc
Professor and Head
Department of Obstetrics and Gynecology
Cumming School of Medicine
University of Calgary
Calgary, Alberta, Canada

Dian Winkelhorst, MD
PhD Student and Clinical Researcher
Divison of Fetal Therapy
Department of Obstetrics
Leiden University Medical Center
Leiden, The Netherlands

Paul J.D. Winyard, BM, BCh, MA, PhD, FRCPCH
Professor of Paediatric Education and Honorary Consultant in
    Paediatric Nephrology
Developmental Biology and Cancer Programme
UCL Great Ormond Street Institute of Child Health
London, United Kingdom

Christoph Wohlmuth, MD, PhD, Priv. Doz.
Department of Obstetrics and Gynecology
Paracelsus Medical University
Salzburg, Austria

Karen Wou, MD
Clinical Genetics Fellow
Department of Pediatrics, Division of Clinical Genetics
Columbia University Irving Medical Center
New York, NY, USA

Yuval Yaron, MD
Director, Prenatal Genetic Diagnosis Unit
Genetic Institute, Tel Aviv Sourasky Medical Center
Associate Professor, Department of Obstetrics and Gynecology
Sackler Faculty of Medicine, Tel Aviv University
Tel Aviv, Israel

Kwok Yin Leung, MBBS, MD, FRCOG
Chief of Service and Consultant
Department of Obstetrics and Gynaecology, Queen Elizabeth
    Hospital
Hong Kong SAR, China

Angela Yulia, MRCOG, PhD, PGCert, Med Ed
Subspecialty Trainee in Maternal and Fetal Medicine
Fetal Medicine Unit
University College London Hospitals NHS Foundation Trust
London, England, UK

20世纪80年代，随着"Fetal as a Patient"理念的建立，胎儿被当作为"一个独立的人"与母亲一样接受疾病的筛查、诊断及治疗。胎儿医学医生作为给胎儿看病的医生，除了具备产科的基本技能外，还需要具有超声筛查及诊断、介入性产前诊断取样、遗传咨询、宫内治疗、患病胎儿宫内监护及早期干预的能力，是受过专业培训集多维知识于一体的"多面手"。因此，在国际上从事胎儿医学的医生应在完成5年正规化妇产科专科训练之后，再接受2年的母胎医学亚专科培训，如果从事宫内治疗工作，需要再接受1~2年的胎儿宫内治疗培训并认证。同时胎儿疾病的诊疗往往涉及多个学科，除产科外，还包括新生儿科、儿科各亚专科、康复科，甚至成人内外科等，需要训练有素的胎儿医学专科医生对患病胎儿进行精准诊断及健康状况评估后，组织与胎儿疾病相关的多学科团队，给患者提供咨询并制订诊疗方案。胎儿医学专科医生培养建议包括小儿外科轮转，同时新生儿外科医生也应接受胎儿医学的培训，儿科亚专科医生应当学习产前超声等影像学读图，以减少学科间的壁垒，提供优质的多学科会诊。

胎儿医学在国内作为独立亚专科发展仅10余年，发展虽蓬勃迅速，但受过专业培训的懂产科、懂超声、懂遗传的复合型胎儿医学医生严重匮乏，缺乏相关的系统培训教材及课程，更缺乏考核、评价及认证的管理体系。因此，我们决定引入国际著名的经典原版教科书 *Fetal Medicine: Basic Science and Clinical Practice*，以期作为培训国内胎儿医学专业人才的教材之一。此书第1版、第2版的主编是世界胎儿医学之父 Charles H. Rodeck 教授，第3版是由他的学生 Pranav P. Pandya 教授等四位主编，联合国际上世界著名胎儿医学专家团队共同撰写，秉承老版的撰写宗旨，即将胎儿医学基础科学与当代临床实践紧密结合，内容前沿，涉及胎儿分子遗传学产前诊断技术、宫内治疗、胎儿专病管理的新进展，详细介绍了胎儿医学交叉学科的快速发展，每个章节设置自测题，还包括近千幅照片和流程简图以及150余个表格，堪称一部优秀的胎儿医学经典教材。

本书翻译及编辑工作历经3年，经过译者们翻译及四轮认真的审校工作，终于出版了。在此衷心感谢人民卫生出版社及编辑部的大力支持；感谢主审段涛教授、孙锟教授的鼓励和指导，他们强调胎儿专病诊治的全生命周期的管理需要产儿双向奔赴，融合发展，无论产前还是儿科从事胎儿医学的医生都应该接受正规的培训。此书所有的译者都是精选的、来自相关领域国内著名的胎儿医学专家、遗传学家、儿科专家、影像专家等及团队成员，多数译者有国外胎儿医学培训经历。"一本译书，一份责任"，衷心感谢有这样的缘分在一起为国内有一本高质量的胎儿医学教科书而共同奋斗！

上海市第一妇婴保健院
同济大学附属妇产科医院
孙路明
2024年7月28日

序

时光荏苒，第 1 版《胎儿医学：基础与临床实践》（1999 年版）出版至今已 20 多年，在这段时间里，胎儿医学发展也历经巨变。在第 1 版的前言中，John Hobbins 绘制了图表，为我们展示了 1999 年之前的 20 年中胎儿医学的发展历程。John Queenan 则在 2009 年第 2 版的前言中强调了只有当胎儿医学基础科学理论的进步，以及宫内治疗技术的发展到某一个程度时，我们才能合理地讨论胎儿这个患者。

此次改版，四位主编鼓励旧版的编写专家们对原有内容进行更新，又从世界各地招募了杰出的胎儿医学专家，为编写团队注入了"新鲜血液"，他们的辛勤工作将《胎儿医学：基础与临床实践》推向了新的高度。

通过这些精彩的章节，我们清楚地看到在过去的 10 年里，胎儿医学中许多领域的知识得到了巩固，也有不少专业方向取得了惊人的进展，诸如无创产前基因诊断、胎儿影像学以及在开放性胎儿手术这个极其困难的领域开展临床随机对照研究等。

作为一本优秀的专业著作，本书以其精良的制作和插图排版，向读者们展示了胎儿医学领域丰富而领先的专业知识，堪称我们每个专业人士的"亲密伙伴"。

Professor Charles H. Rodeck, MB, BS, BSc, DSc, FRCOG, FRCPath, FMedSci

Emeritus Professor, Institute of Women's Health, Obstetrics and Gynaecology, University College London, London, UK

Professor Martin J. Whittle, MD, FRCOG, FRCP(Glas)

Emeritus Professor of Fetal Medicine, University of Birmingham, Birmingham, UK

此书的前两版被业内公认为胎儿医学的权威教科书,其中,第 2 版印刷于 2009 年。因此,我很荣幸接受 Rodeck 教授和 Whittle 教授的邀请担任第 3 版的主编。在过去的 10 年里,胎儿医学取得了长足的进步。我认为只有通过邀请国际专家扩大原有编写团队,才能算公正科学地对待此书的改版。如果没有 Dick Oepkes、Neil Sebire 和 Ronald Wapner 三位教授以及他们为准备新版本所付出的巨大努力,此书的修订是无法完成的。

撰写之初我们就很明确新版应该继续秉承老版的撰写宗旨,即将胎儿医学基础科学与当代临床实践紧密结合。同时,我们寄希望于有效修改老版的内容和形式,以体现胎儿医学的快速发展。因此,我们调整了章节的展现形式,聚焦胎儿医学的重要专题,提供新进展的科学证据、结构化的阐述、每章开始的要点、简洁的章节摘要和新的图片。目的就是让读者既能快速查询到相关信息以协助临床管理,又能全面了解所涉及的专题。怀揣着这些目标,新版本不仅对已有章节进行了广泛修订,而且增加了许多新的章节,从而紧跟胎儿医学日新月异的发展。

我们非常感谢来自多学科的国际编者,他们都是本领域公认的专家。他们慷慨地为这本书贡献了时间、知识和经验。他们不仅提供了实用和可获取的新信息,也分享了他们对胎儿医学和基础科学中的复杂问题的深入理解。

我们还要感谢 Elsevier 团队一直以来的支持和帮助,特别是 Sharon Nash、Beula Christopher、Sarah Barth 和 Kate Dimock。

最后,我们要再次感谢 Charles Rodeck 和 Martin Whittle 的信任,让我们负责编写此书的第 3 版。

Pranav P. Pandya

Dick Oepkes

Neil J. Sebire

Ronald J. Wapner

目　录

第一部分　胎儿发育早期

第 1 章　早期概念和术语……………… 2

第 2 章　细胞内机制与胚胎组织………… 7

第 3 章　胚胎发育分期和胚胎体构型………26

第 4 章　畸胎学……………………………33

第 5 章　早期妊娠失败……………………43

第二部分　胎　　盘

第 6 章　植入的免疫学……………………54

第 7 章　胎盘的发育及其血液循环系统………62

第 8 章　胎盘在母胎交换中的功能…………76

第 9 章　胎盘病理及其在胎儿医学中的

　　　　意义………………………………86

第三部分　胎儿生理与病理

第 10 章　心血管系统的胚胎发育及与心脏

　　　　　畸形的关系………………………98

第 11 章　肺部生长与成熟 …………… 113

第 12 章　与肾脏畸形相关的泌尿系统

　　　　　发育 ………………………… 125

第 13 章　围产期尸检 ………………… 133

第四部分　流行病学

第 14 章　胎儿医学中的流行病学与研究

　　　　　方法 ………………………… 144

第五部分　伦　　理

第 15 章　母胎医学中的伦理问题 ………… 152

第六部分　产前筛查和诊断

第 16 章　产前筛查原则 ………………… 164

第 17 章　产前筛查与产前诊断知情选择 … 170

第 18 章　胎儿非整倍体的超声及

　　　　　生化筛查 ………………… 178

第 19 章　早孕期胎儿结构异常的

　　　　　超声筛查 ………………… 196

第 20 章　中孕期及晚孕期常规超声

　　　　　筛查胎儿异常的证据 ………… 216

第 21 章　胎儿染色体非整倍体及微缺失

　　　　　异常的无创产前筛查 ………… 224

第 22 章　单基因遗传病的无创产前

　　　　　诊断 ………………… 238

第 23 章　介入性诊断技术 ………… 250

第 24 章　染色体异常的产前诊断 ………… 260

第 25 章　包括胎儿测序在内的分子

　　　　　遗传学研究进展 ………… 276

第 26 章　扩展型携带者筛查 ………… 283

第 27 章　地中海贫血的产前筛查 ………… 293

第七部分　胎儿结构发育异常的诊断和处理

第 28 章　胎儿中枢神经系统超声检查 …… 308

第 29 章　胎儿心脏 ………………… 341

第 30 章　胎儿肺部病变 ················· 362

第 31 章　先天性膈疝 ··················· 371

第 32 章　腹部 ······················· 380

第 33 章　肾和泌尿系统畸形 ············· 391

第 34 章　胎儿骨骼异常的诊断和治疗 ····· 414

第 35 章　颜面部异常的诊断与管理 ······· 445

第 36 章　胎儿水肿 ··················· 471

第 37 章　胎儿肿瘤 ··················· 489

第 38 章　开放性胎儿手术 ············· 501

第八部分　其他胎儿疾病的诊断和处理

第 39 章　胎儿生长与生长受限 ·········· 518

第 40 章　胎儿及新生儿溶血性疾病 ········ 534

第 41 章　胎儿血小板疾病 ··············· 549

第 42 章　胎儿感染 ··················· 561

第 43 章　羊水量异常 ··················· 579

第 44 章　多胎妊娠 ··················· 586

第 45 章　子宫内干细胞移植 ············· 614

第 46 章　胎儿基因治疗 ··············· 622

第 47 章　健康与疾病的发育起源 ·········· 635

第九部分　母胎界面和新生儿学

第 48 章　药物代谢动力学和药效学 ········ 646

第 49 章　超早产儿的临床管理和结局 ····· 654

索引 ··· 663

第一部分

胎儿发育早期

第1章　早期概念和术语

PATRICIA COLLINS

本章要点

- 这一章涉及胚胎学研究中使用的语言及其演变过程。
- 用于描述胚胎、细胞和组织的术语来源于这门科学创立时科学的社会建构（social construction of science）。
- 随着科学方法的增加，新的术语也被添加进来，尽管部分术语在定义上可能还没有达成共识。
- 随着计算机科学在发育科学中的应用，逐渐产生了特有的术语。
- 用计算机本体模型（computer ontologies）来解释观察到的现象可能会影响胚胎学概念和术语的发展和演变。

不断变化的胚胎学概念和语言

如今使用的胚胎学术语是在两个世纪的过程中积累的多种术语的混合，由于研究主题和技术不同，胚胎学术语常常带有地域特征。现用的胚胎学术语包括以下几种：

- 产生于 1830—1900 年的非常古老的概念。
- 20 世纪，从体内和体外实验，以及细胞培养过程中，产生的对细胞表型的新认识。
- 21 世纪出现的非常现代化和迅速变化的术语，常用来描述胚胎组织内基因表达和代谢。

后者的术语是由计算机本体模型驱动的，包括胚胎学术语的分类等级和编程化的关键词，应用计算机算法来挖掘数据库和已发表的文章。随着胚胎学的发展，我们期望未来能够解锁胚胎发育机制，并以此为基础开发治疗成人疾病的方法或者为利用干细胞再生提供基础知识。

早期胚胎学术语的起源

胚胎学术语随着胚胎学的出现而产生，并反映出发育科学是如何被阐述的。当进化论在 19 世纪中期被提出时，Ernst Haeckel[1]提出了一个概念，即胚胎将经历所有先前的进化阶段，就像一系列现存或灭绝的成年动物在重演进化的过程。因此，Haeckel 将胚胎发育成球形或双层细胞时称为囊胚期，当囊胚细胞内凹产生一层或两层以上的胚细胞时，囊胚期又称为原肠胚期。他还开创了"原肠胚形成"一词来描述最初在胚胎表面的细胞往胚胎内迁移从而产生胚内细胞群的过程。

当时检测胚胎的仪器还处于初级阶段，细胞理论也在 19 世纪中期才得以形成，相对来说并不成熟。那时的胚胎学家看到的是组织层，而不是组成各层的单个细胞，也没有把早期细胞的形态与功能上的差异联系起来。尽管一些发表的论文提示可以清楚地看到细胞，但是利用当时的工具可能无法区分不同的早期胚胎细胞类型。这些早期胚胎学家由此生成的概念是他们那个时代的产物，依赖于当时使用的实验技术和观察方法。

在 20 世纪的大部分时间里，教科书都支持这样一种观点，即形成身体的组织来自一个"三胚芽层"。虽然这不能简单地说是错的，但是过分强调三胚层（忽略细胞表型变化）忽视了在胚胎时期发生的细胞动态分化过程。如果没有一套完善的术语来解释胚胎发育过程，对组织学上看到的结果的思考和解释就会变得模糊。

一个类似的例子是由进化理论驱动的对胚胎形态的描述。1828 年，Von Baer[2]注意到所有脊椎动物的胚胎都经历了相似的阶段，Haeckel 发表了一系列的图谱，证明了胚胎之间的显著相似性，这些胚胎后来发育成为非常不同的成体。这种概念在一个多世纪以来没有受到质疑。然而，最近对 Haeckel 图谱的研究，加上对每个胚胎不同器官发育阶段的清晰分析，表明存在另一种可能。Richardson[3] 指出，与 Haeckel 同时代的其他研究对同一发育阶段的哺乳动物胚胎做出了更为准确的解释，但这些胚胎之间存在着明显的差异。他指出，Haeckel 的图谱误导了人们对胚胎发育的看法。因此，所有脊椎动物胚胎在某一个发育阶段都是相同的这一观点，在 20 世纪初被广泛提倡，一直没有受到质疑，妨碍了对许多脊椎动物胚胎的研究。Haeckel 的观点限制胚胎学概念的传授、术语的使用以及由此而来的对观察过程的预期和解释，进而误导了对胚胎的研究。

在 20 世纪中后期，通过对爬行动物、鸟类和哺乳动物胚胎发育的体外研究，特别是通过使用可以追踪特定细胞系的嵌合体胚胎，胚胎学取得了新的进展[4]。这些实验为物种间的差异提供了信息。在这一时期，科学家们还研究了在发育组织中表达的基因，并阐明了这些基因对于基本细胞功能和在特定发育时间点中的作用。

许多基因的功能是通过在动物模型中进行特定基因的敲除或敲入来研究的，并将纯合子动物的表型与野生型进行比较。这些实验证明了一些基因的重要功能，敲除这些重要基因会导致动物死亡。然而，在一些情况下，在胚胎中敲除一个基因的实际效果会被发育中固有的代偿机制混淆：某部分基因表达的变化导致其他基因的代偿性变化。

早期胚胎细胞间的相互作用

体外受精技术的发展和选择健康胚胎进行移植试验已经证明，成熟卵母细胞具有一系列预备表达的基因，以确保卵裂、桑葚胚和囊胚的形成。当分裂的细胞大小合适时，通过极性的表达和细胞间连接形成，胚胎细胞与细胞之间开始相互作用、相互影响[5]。囊胚从透明带孵化出来后，能够与母体组织相互作用。由于胚胎在不同阶段所处的环境改变和随之改变的表观遗传状态，基因组每时每刻都在被解读中。

现在囊胚中发现了三种细胞谱系，最终会发育成胚胎外细胞群和胚胎细胞群（表 1.1）。所有这些谱系都表达极性基因并形成上皮细胞。

表 1.1　谱系概念

术语	含义
受精卵发生卵裂时的三种细胞谱系	• 滋养外胚层——会变成胎盘和胎外膜 • 下胚层——有时称为原始内胚层；维持原条 • 内细胞团——有时称为原始外胚层；通常称为外胚层；所有的胚胎细胞系都是从这个谱系中衍生而来的
极性基因	早期胚胎中的细胞形成上皮细胞和间充质细胞。上皮细胞表达极性基因，这些极性基因特定的表达在细胞顶端、基部和侧面，连接复合体的位置，以及细胞分裂时有丝分裂梭形体的方向。在桑葚胚致密化前未见[6]
胚层	历史上分为外胚层、内胚层和中胚层。无论细胞表型如何，这些术语仍被广泛使用。它们都来自早期囊胚的上胚层

原肠胚形成过程中产生的细胞不具有上皮细胞表型（即中胚层细胞和间充质细胞）。体外获得胚胎细胞导致胚胎干细胞的发展，这些干细胞可以在二维培养条件下永生化。

胚胎细胞的培养

历史上，很容易找到用来描述胚胎细胞能力的术语。但最近的论文指出，很难准确地给这些术语下定义（表 1.2）。成体细胞可以在体外培养基中诱导生存，现在胚胎细胞也可以。

表 1.2　用于描述合子和干细胞的术语的定义

术语	含义
全能性	单个细胞具有发育完整生物体并能产生子代的能力，这种能力称为全能性。在人类中，受精卵是全能的。全能性的丧失现在被视为是一个过程
多能性	在体内和体外，单个细胞具有发育成"三胚层"和"胚芽"所有类型细胞的能力，这种能力被称为多能性。EpiSC 是胚胎植入后获得的上皮层干细胞
胚胎干细胞	人类胚胎干细胞（human embryonic stem cells，hESC）来源尚不清楚。和内细胞团细胞不太一样。需要特定的培养条件，在二维空间中生长。现在已经适应了长期体外培养

续表

术语	含义
人诱导多能干细胞（human induced pluripotent stem cells，hiPSC）	来自成体细胞（如成纤维细胞），用特定的转录因子诱导。它们向上皮细胞过渡并表达上皮基因，变得具有极性。它们也会改变新陈代谢的方式
人类多细胞球体或者类器官	当hiPSC在三维环境中生长并沿着特定的发育路径生长时，它们形成了内部是上皮细胞和外围是间充质细胞的球体。类器官是由hiPSC诱导分化而来，hiPSC特化为内胚层，再进一步分化为具有适当上皮细胞和配套的间充质细胞的呼吸道或肠道形结构。在三维培养的大脑皮质细胞和视网膜组织中也发现了自发组织形成的分层组织

早期体外培养技术主要关注成体细胞在二维物理环境中的生长。细胞在体外培养过程中，每当细胞生长达到汇合就将细胞进行传代，然后，细胞即可再继续生长。传代和新培养基的使用可使细胞不断扩增，使培养细胞的存活时间超过原来的供体。这种方法仍然在使用。

体外培养正在探索符合所有成体组织的标准三维环境。人们已经注意到，在三维培养系统中，细胞会形成类器官，这些类器官由上皮细胞和间充质细胞组成，上皮细胞形成球状，外围被间充质细胞包裹[7,8]。这些自发形成组织的细胞系已被植入动物体内，并将继续生长[9]。这些研究的最终目标是培育肠道、呼吸道或肾脏的替代物，并最终用于移植。

通过生物打印的方法，培养的细胞也被有目的地排列成特定的三维形状，并通过在培养基中添加特定的生长因子，诱导细胞沿着特定的路线生长和分化[10]。想要建立三维培养系统并记录所有细胞生长、运动和相互作用是非常复杂且具有挑战性的工作。

科学家们试图进一步开发新的实验方法使胚胎细胞系永生化。通过在培养基中使用特定的生长因子和不同的氧气含量，并迫使细胞改变其表型（从间充质到上皮），实现了诱导细胞沿着特定的发育途径形成特定的细胞系，如心肌细胞、肝细胞和神经元[11,12]。这些培养的细胞可被用来进一步优化培养条件，获得细胞中表达的基因信息。另外，还可以在培养的细胞上而非实验动物上测试药物。

对基因组的解读

20世纪末21世纪初，人们对胚胎发育过程更加感兴趣。首先，是因为对人类基因组和常用实验动物基因组的认识（表1.3）；其次，人们认为胚胎基因和通路在成人中的重新表达可以治疗许多疾病。

表1.3　网络来源的基因组相关信息

基因组和蛋白质	网站
人类基因组	美国人类基因组研究所（National Human Genome Research Institute）计划时间表
人类蛋白质	• 人类蛋白质组计划；人类蛋白质组地图 • 人类蛋白质图谱 人类发育研究网络（HUDSEN） • 发育中的人类大脑的电子图谱 • 人类基因表达的空间信息数据库 • 虚拟人类胚胎 • 多维人类胚胎 两者都在人类胚胎中使用卡内基分期法（Carnegie staging） 发育中的人类大脑图谱，发育中的转录因子
果蝇数据库	果蝇发育过程中基因组和基因表达的数据库
线虫数据库	秀丽隐杆线虫和其他物种的基因组和基因表达数据库
小鼠eMAP	• 英国爱丁堡大学发布的小鼠胚胎发育图像数据集（Edinburgh Mouse Atlas Project） • eMA：三维小鼠解剖图谱 • eHistology，在整个发育过程中对小鼠胚胎进行连续切片 • eMAGE：小鼠胚胎基因表达数据库 DBTMEE • 小鼠早期胚胎转录组数据库
echickatlas	• 鸡胚发育三维解剖图谱 • e-Chick基因表达图谱

续表

基因组和蛋白质	网站
Geisha	鸡的原位杂交表达分析 ● 解剖学结构图谱 ● 小鸡发育阶段系列 ● 鸟类基因组 ● 鸡和鹌鹑的转基因品系

人类基因组计划的成功使实验动物的基因组得到阐明，并使人们对在发育过程中上调的保守基因有了更深入的了解。在发育过程中，基因表达的时间和空间信息在胚胎上得到重建，这些相关信息已经通过互联网共享。这些网站也有展示确定特定基因和转录因子的具体方法。

计算机科学和胚胎学术语

胚胎学现在已经成为计算机科学以及基于实验室科学的一个学科。整理基因组和编码的蛋白质数据需要强大的计算能力。目前发现有以下两种相互关联的研究方向：①细胞、组织、器官和胚胎发育时间之间的关系；②基因和它们所编码的蛋白分子之间的关系。为了方便研究和理解发育过程、胚胎细胞和组织、基因、转录因子和蛋白质，研究者们创建了本体模型，为特定词汇创建了分类等级。新的基因，或者已知基因的空间和时间表达信息，可以由管理员或计算机本体模型本身（一种预判断的电子注释）添加到特定的本体中。这些方法可以预测未来的基因功能。

质谱和微阵列的实验技术可以在很小的培养基样品中鉴定蛋白质和代谢物。通过这些实验方法，可以提供在发育的每个时间点，细胞表达什么基因和它们制造什么蛋白质的相关信息。例如，植入前体外受精胚胎的客观数据[13]。

这些方法也被用于分析特定时间点的胚胎培养液上清液，或在细胞被诱导遵循特定表型的通路时分析诱导多能干细胞培养液上清液（表 1.4）。高分辨率质谱技术现在能够鉴定和量化单个胚胎细胞中的蛋白质[16]。用来描述这些技术的语言现在是胚胎学词汇的一部分。

强大的计算机技术也使描绘动物和人类胚胎所有阶段的三维图像成为可能，这些三维图像显示了胚胎的外部形态和连续的组织学切片。特定

基因表达的时空位置也可以添加到这些图像中（表 1.3）。

表 1.4　常见的生物信息学术语

数据驱动的技术术语	含义
基因本体论	关键词以关系层次结构的形式输入计算机。它为描述基因功能提供了一种结构化的语言，是一种可以预测基因功能的工具
代谢组	一系列小分子（氨基酸、三磷酸腺苷、激素、信号分子）可以在培养胚胎的培养基中检测到。对这些小分子的测量使我们对在特定发育时期胚胎内运作的生化和代谢途径有了更深入的了解。它们可用于评估植入前胚胎的生存能力[14]
蛋白质组	一种细胞的所有蛋白质及其相互作用的研究[15]
蛋白质相互作用网络	显示差异表达基因的基因产物之间相互作用的图式
分泌蛋白质组	跨膜蛋白质和分泌到细胞外空间的蛋白质的集合，如培养物中的细胞与细胞之间传递信息的信号分子
转录组	在特定的时间或者细胞受到扰动后，用微阵列方法检测细胞或胚胎中表达的整体转录因子

许多捕捉和解释培养细胞照片的工作，现在由计算机软件程序和它们的本体模型（如基因的空间表达）[17]及细胞骨架的荧光来完成[18]。如今可以利用荟萃分析提供的信息，进行基因组功能比较，还可以整合发育过程中的表观遗传信息和功能数据，对这些信息进行系统的解读[19]。

重要提示

多年来，研究胚胎连续切片、阐明特定阶段胚胎形态学变化并将其关联起来的学者所做的艰苦工作（如 Matt Kaufmann[20]的小鼠胚胎相关研究，Ronan O'Rahilly 和 Fabiola Müller[21,22]利用卡内基分期法收集人类胚胎方面所做的广泛而基础的工作）被低估了。然而，对胚胎内的四维变化和细胞与组织之间的相互作用的理解，对于准确地解释发育学新发现是必要的。

这些新发现的意义以及它们与人类发展（从胚胎到成年衰老）之间的关系仍需考虑，理论和概念也需重新审视。研究发现，细胞系经历与体内发育非常不同的表观遗传过程，这点值得谨慎对待，就像对待动物物种间特定基因表达时间的差异一样。

在干细胞培养中，由培养条件引起的细胞行为的改变（可能被认为是"正常的"）可能会导致对实验结果的误解，应该谨慎考虑。hiPSC 是通过重置其表观遗传图谱而产生的[23]。虽然它们被用作未分化的细胞，可被培养基诱导进入不同的发育途径，但未分化的细胞只能短暂地在发育的胚胎中看到[24]。

类似地，越多地使用计算机分析特定的基因组，并基于推断的电子注释对算法的结果进行预测，得到的结果与它们可能用来回答的基本问题之间的距离就越远。人们正试图使蛋白质组学数据库的挖掘结果更容易解释[25]，因此，那些不熟悉胚胎发育或细胞相互作用的人可能会促进这些复杂技术的使用，但这也进一步将对答案的理解从最初的问题中脱离出来。Hutter 和 Moerman[26] 呼吁在解释生物科学时使用"大数据"的结果要谨慎。如果用于解决问题的输入数据变得复杂和模糊，那么输出的结果可能不是正在查询问题的答案。

这是胚胎学研究发展的空前时期。知识的进步是巨大的，然而在 20 世纪每一项发现除了增加了无法想象的复杂性，在整体内意味着什么，目前尚不清楚。通过计算机分析收集到的空前数量的数据令人兴奋，但这并不能解释在特定的时间内，人类胚胎中哪些过程在起作用，更不用说这是在特异的基因组、环境和表观遗传作用下的结果。尽管胚胎学语言可能已经在它的起源和用法上进化，但是这种进化将减少，现在术语在计算机本体中是固定的。随着研究结果的复杂性增加，并不是所有的人都能清楚地理解一个术语的含义，研究人员定义他们在研究中赋予的概念、细胞和组织的特定含义是很重要的。

结论

本章提出并解释了在胚胎发育的研究和描述中所用的不断变化的术语。研究人员创造的术语反映了研究发展过程中的工具、科学构架和社会信念的改变。尽管一些旧的术语和语言在描述胚胎学的最新进展时的特异性和实用性有限，但它们仍被保留了下来。利用计算机分析从基因组及其产物中收集到的大量数据的过程中形成了专门的术语。用于分析大量数据阵列的计算机算法现在可能本身就限制了新概念术语的进化和发展。我们需要仔细考虑胚胎学研究中计算机算法和分析的结果，以及胚胎学概念和语言继续演变的方式。

（刘文强　译　王凯　审校）

参考文献和自我测试题见网络增值服务

第 2 章　细胞内机制与胚胎组织

PATRICIA COLLINS

本章要点

- 本章主要描述早期胚胎中存在的组织类型以及这些组织之间的相互作用。
- 对典型细胞内的膜系统和细胞骨架进行了综述。
- 早期胚胎仅包含上皮细胞群和间质细胞群。
- 每种组织类型产生特定的细胞外基质分子和蛋白质,这些物质参与组织间相互作用。
- 介绍了发育中的上皮和间质细胞之间的特定作用,并讨论了常见的细胞因子和生长因子。

本章提供了细胞和组织的概念以及用于描述发育过程的术语的简要概述。应该注意的是,人们正通过分析细胞分泌物[1]和代谢产物来研究早期胚胎的基因编程[2],也已经揭示了一些早期受精卵与母体内皮细胞之间的相互作用[3],并且通过培养人类胚胎干细胞和人类诱导多能干细胞的方法去探索器官发生前和发生期间不同细胞类型之间的相互作用[4]。

细胞的一般特征

所有类型的细胞都有细胞膜和内部的细胞器,并且都被一套细胞骨架结构支撑着。细胞内及其合成的基质内蛋白质的详细信息及排列方式是一个非常广阔的研究领域,远远超过本篇文章所能介绍的内容,因此我们只展示发育过程所必需的主要蛋白质及其结构。建议读者参考其他文本了解更多的细节[5]。

细胞膜

细胞膜是由磷脂分子组成的双层结构。在这结构中有大量的蛋白质,它们可以完全被包裹于磷脂双分子层内,或单独突出于细胞内、细胞外,或同时突出于两者。向外突出的蛋白质以糖蛋白或蛋白聚糖的形式被碳水化合物覆盖,构成细胞的多糖 - 蛋白质复合物(图 2.1)。多糖 - 蛋白质复合物还含有被分泌到细胞外空间的糖蛋白和蛋白聚糖,它们是被吸收到细胞表面的。因此,很难准确地确定细胞膜的末端和周围的细胞外基质(extracellular matrix,ECM)的起点。糖萼即多糖 - 蛋白质复合物,是细胞 - 细胞以及细胞 - 基质间通信的基础。细胞在接触和黏附其他细胞时,在向其他细胞展示自己的细胞标志物时,在凝血级联反应和炎症反应时,会把特定的蛋白质和碳水化合物成分放入糖萼复合物中。

胚胎细胞的膜系统(细胞器)(如细胞核、线粒体、内质网、高尔基体、溶酶体和分泌囊泡)也是由质膜构成的;分泌囊泡可与外部质膜结合,释放所含内容物。细胞内的膜系统被细胞质中的一系列细胞骨架元件所支撑,同时它们也可以维持细胞表面的特化(微绒毛),改变细胞形状(如内吞作用和胞外分泌的运动),向特定的方向移动(携有多糖 - 蛋白质复合物分子)和移动停止时会牢牢地黏附在基质上。

细胞骨架

细胞骨架是一个高度动态的蛋白质丝网络,延伸到整个细胞。由于它可使细胞移动或移动其质膜的一部分,因此细胞骨架不太像一个骨框架,而更像一个可移动的肌肉系统。3 种类型的骨架蛋白质产生不同的细胞骨架排列,包括肌动蛋白丝、微管和中间丝(图 2.2);它们由肌动蛋白丝、微管蛋白和一系列纤维蛋白(分别为波形蛋白、层粘连蛋白)组成。

肌动蛋白丝　肌动蛋白丝是由肌动蛋白的球状分子螺旋状排列而成的极性结构。它们以网络和束状的方式工作,通常就在质膜下面,在那里它们交联形成细胞皮层。肌动蛋白丝被用来改变质

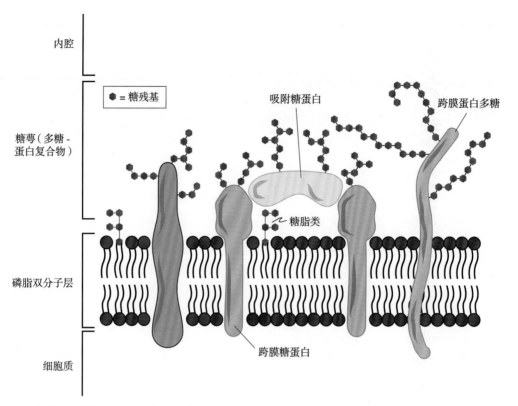

图 2.1　多糖 - 蛋白复合物由上皮细胞合成。它是上皮细胞管腔内的糖蛋白纤维网，也是管腔或体腔与细胞之间的通信接口

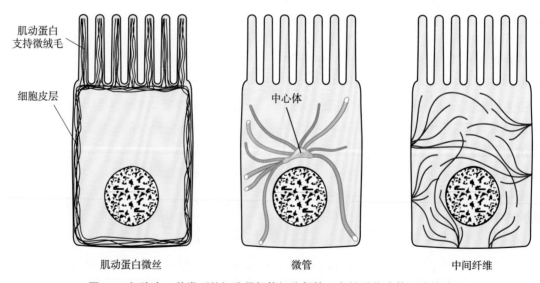

图 2.2　细胞内 3 种类型的细胞骨架使细胞保持一定的形状或使细胞移动

膜的形状，在细胞凸出时肌动蛋白丝向外移动，在细胞内缩时它便向内移动。而分散的肌动蛋白束则锚定在皮质上，可以使质膜产生薄的针状突起（微绒毛），质膜片状扩展（板状伪足）由连续扁平的类似锚定的肌动蛋白束支撑起来。相反，肌动蛋白丝在形成内吞小泡或细胞分裂时可以将部分膜向内拉。在这里，肌动蛋白的收缩束是与马达蛋白——肌球蛋白相结合的。虽然肌球蛋白在肌

肉纤维中最常见，但非肌肉细胞也含有各种肌球蛋白。肌动蛋白丝和肌球蛋白丝的收缩束因特定的功能而生成，然后分解（例如，在染色体分离后的细胞分裂过程中，质膜收缩到细胞中部，使两个子细胞分离）。这种肌动蛋白和肌球蛋白的组合也可以在生物体发育过程中的上皮细胞的顶体面附近发现，它们在上皮细胞层的折叠和间质中发挥作用，在间质中它们可以形成应力纤维，使细胞

对胞外基质施加张力。

微管　微管是由球状的微管蛋白组成的长而中空的圆柱体。它们比肌动蛋白丝更硬。微管从细胞中心发出,这个区域称为中心体。它们通过在每个微管的近端加入微管蛋白而在远端失去亚基而延长。中心体为细胞中数百个微管的近端提供了一个焦点和稳定区域;它还含有细胞分裂时使用的两个中心粒。大量的微管向质膜的各个方向延伸,似乎确保中心体位于细胞的中央。从这个位置,微管阵列定位其他细胞器,并使用一系列接触蛋白将它们固定在合适的位置。当一个细胞接触另一个细胞时,微管可能会驱动细胞器进行内部运动,从而导致中心体的重新定位。微管通常表现出动态不稳定性,新的亚基会非常迅速地增加或减少。远端单位的周转可以通过与靠近质膜的蛋白质接触来减缓;这允许细胞保持特定的形状和极性。微管也被用于细胞表面的特化,在那里它们以我们熟悉的 9+2 的方式排列,构成纤毛的基础,即 9 个微管双体围绕着 1 对单个微管。

中间丝　中间丝由多种蛋白质组成,这些蛋白质都是由高度伸长的纤维分子构成的。它们排列成绳状纤维,通常从一个细胞连接到另一个细胞。它们被称为中间丝,是因为它们在电子显微镜下的表观直径介于肌动蛋白丝和厚肌球蛋白丝之间。在上皮细胞和间质细胞中存在各种特殊的中间丝。上皮细胞含有角蛋白丝,而间质细胞含有波形蛋白和波形蛋白相关的蛋白丝,在这些细胞中可以看到形成肌源性谱系的肌间线蛋白丝。神经上皮细胞发育出神经纤维细丝,星形胶质细胞可见胶质纤维酸性蛋白丝。

胚胎组织

在胚胎中可以看到两种早期组织结构:上皮组织和间质组织。每种组织中的单个细胞会分泌细胞外蛋白并形成细胞外基质。这形成了细胞群周围和细胞之间的空间构架,为发育提供了适当的条件。

上皮组织　构成上皮组织的细胞会在顶端和基部产生极化。顶端表面通常显示特殊的特征,如微绒毛。基部是细胞外蛋白沉积的位置,形成基底层。在侧面,细胞通过狭窄间隙中的各种游离连接复合体与相邻细胞接触。上皮细胞极性因子调节细胞表面或功能域的相对大小和细胞骨架的内部组织[6]。跨膜蛋白 Crumbs 指定顶端结构域,Baz/PAR-3 控制连接的位置和程度,Scribble 限制了链接区域的大小,内部可收缩的肌动球蛋白网络产生上皮细胞极性的平面,细胞间连续交叉的侧面边缘则通过钙黏蛋白黏附在一起[7],基部区域是由整合素蛋白连接着基底层构成的。

基板　基板是位于上皮细胞下由上皮细胞分泌的薄而柔韧的胞外基质薄片(图 2.3)。在单个骨骼肌纤维、脂肪细胞和施万细胞周围也发现了基板。在发育过程中,上皮细胞下基板的存在或不存在是非常重要的。基板可组织相邻细胞膜上的蛋白质,诱导细胞分化和细胞代谢,充当细胞迁移的路径,并能影响接触它们的细胞极性。基板在发展过程中会随时间而变化,从而维持发展的潜能。

使用电子显微镜观察基底层,其表面是电子透射层(透明层),其下方为电子致密层(致密层)。如果上皮层位于下面的间质上,会有一层胶原纤维将基底层和下面的组织连接起来,有时还带有专门的锚定胶原纤维。这种连接的强度对发育和生长非常重要。许多教科书并没有区分基板和基膜。基膜是一种较厚的基层,包括基板和底层结缔组织的细胞外成分。

胚胎基板主要由层粘连蛋白组成。其他细胞外分子,如 IV 型胶原蛋白、基底膜聚糖和巢蛋白(见下文),形成了胶原层的毡状结构(图 2.3)。在身体的某些区域,基板形成特殊的结构或单位,在发育阶段或成年人生活中具有特定的功能。关于这种排列的例子,可见于牙齿发育过程中,最初成釉细胞和成牙细胞被基板分开,成釉细胞直接将釉质沉积在基板的一侧,成牙本质细胞将牙本质沉积在基板的另一侧(见图 2.12),这样牙齿就形成了。在肾脏和肺部,器官中特化细胞的基板直接与内皮基板相连,产生一种选择性可渗透的屏障。在肾脏中称为肾小球基膜。

在发育过程中,基板对细胞的运动起着选择性屏障的作用,迁移细胞会沿着基板运动,但不会穿过基板。上皮层下面的细胞只能接触到上面的细胞所产生的基板。局部基板结构的改变是上皮细胞与在其下方迁移的细胞沟通的一种方式。在成年组织中,基板允许巨噬细胞、淋巴细胞和神经突触的运动,并在损伤后的组织再生中发挥重要的作用。

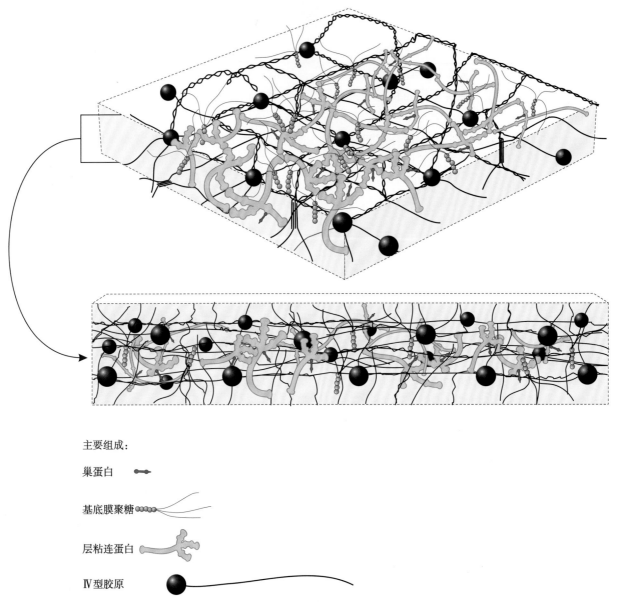

主要组成：

巢蛋白

基底膜聚糖

层粘连蛋白

IV型胶原

图 2.3　由上皮细胞合成基板。它是一种蛋白质的毡状物，附着在上皮细胞上，为下层细胞提供附着物。它是细胞外空间和细胞之间交流的接口

细胞间连接　并列的细胞通常互不接触。为了建立接触，细胞产生促进它们之间细胞 - 细胞连接发展的特定分子（图 2.4）。连接复合体在维持屏障或产生整体上皮形态改变时允许上皮细胞层协同作用；它们也允许细胞与细胞之间的交流，这方面对发育尤为重要。细胞连接主要分为三大类：①紧密连接，它防止细胞间的分子从一层细胞的一侧渗漏到另一侧[8]。②锚定连接，其中相邻的细胞膜接触并由细胞内的细胞骨架所支持，即肌动蛋白或中间丝所支持（这种连接也将上皮细胞固定在细胞外基质上）。③通信连接，它介导电子或化学信号从一个细胞通往另一个细胞。

这些连接复合物的形成依赖于一系列的细胞黏附分子（cell adhesion molecules, CAM）（图 2.4）。在细胞 - 细胞锚定连接（黏附带和桥粒）中涉及的细胞黏附分子称为钙黏蛋白，它们在细胞内附着在细胞皮层的中间丝或肌动蛋白丝上[9]，后者平行于质膜，使相邻细胞的肌动蛋白束相连。肌动蛋白束的同时收缩导致上皮细胞的顶端变窄，并使上皮层形成深沟或管状。

上皮细胞通过不同类型的锚定连接（半桥粒和接触斑）接触底层基板。在这些情况下，跨膜连接蛋白属于细胞外基质受体的整合素家族。细胞骨架支持细胞膜内整合素蛋白与细胞外基质的连接[10]。

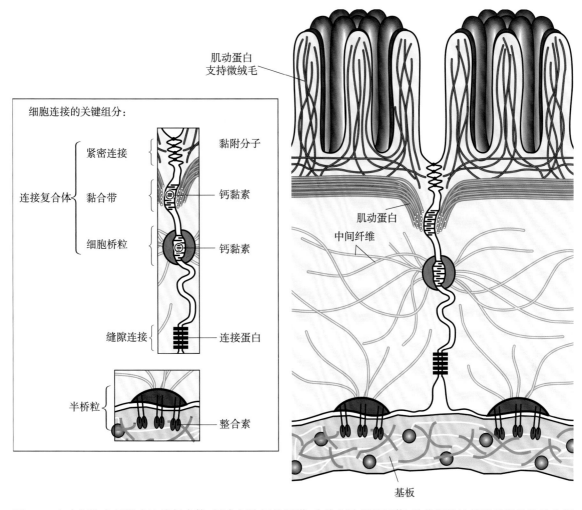

图 2.4 上皮细胞之间形成连接复合体,闭合细胞间的通道,允许细胞间的通信,并将细胞连接到基板及彼此之间连接。细胞连接是由黏附分子和细胞内的细胞骨架元素支持的

相邻上皮细胞之间的通信是由缝隙连接介导的。在形成缝隙连接时,每个细胞贡献 6 个相同的蛋白质亚基(称为连接蛋白),这些蛋白质亚基形成一种结构,类似于老式的棉纱卷,称为连接子。它横跨有较厚的边缘两层膜延伸到细胞外和细胞内空间。每个连接子都能够打开和关闭,从而控制细胞间隙。当相邻细胞的两个连接子对齐时,细胞之间就形成了管状连接。每个缝隙连接实际上都是一组相对的连接子,每个连接子允许分子量小于 1 000 道尔顿的分子通过。在早期胚胎中,大多数细胞通过缝隙连接彼此电耦合。在发育后期,上皮细胞在特定的阶段合成缝隙连接,如信息需从一个细胞传递到另一个细胞时。当缝隙连接被移除,后代细胞的分化往往会有差异。缝隙连接在成人组织中可见(例如,连接心肌细胞以允许心动周期电信号的传输)。(有关细胞黏附分子的更多信息,参见 Alberts 等[5])。

间充质细胞

与上皮细胞相比,间充质细胞没有极性,因此没有定向的表面特化。它们有游离的连接复合物,并从整个细胞表面产生广泛的细胞外基质分子和纤维(图 2.5)。随着发育的进行,增殖的间质细胞开始分化。这通常首先通过细胞中特定 mRNA 的上调或通过选定的子代产生不同的细胞外基质分子来观察。

细胞外基质 发育中的胚胎有很大一部分是由细胞外基质架构成的。它是由间充质细胞分泌的大量复杂分子组成的网络,构成了胚胎细胞之间的空间。在发育早期,间充质群体由迁移的上皮细胞和原始(增生性)上皮细胞生成的间充质细胞组成。后者会产生成年人所见的结缔组织。结缔组织构成人体的结构框架,基质决定组织的物理特性(如骨、软骨或筋膜)。基质分子

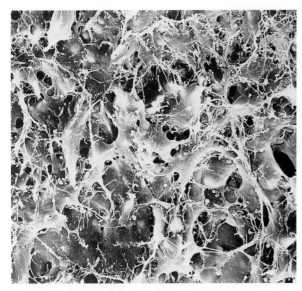

图 2.5　间充质细胞扫描电镜图。间充质细胞没有极性。它们通过合成细胞外基质来控制周围的空间（摄影：P. Collins 博士）

的成分和数量的变化决定了结缔组织的多样性（图 2.6）。

　　ECM 分子主要有两类，一类是黏多糖（glycosaminoglycan, GAG），它可与蛋白聚糖等蛋白质共价结合；另一类是纤维蛋白，如胶原蛋白、弹性

蛋白、层粘连蛋白和纤维连接蛋白。黏多糖和蛋白聚糖分子形成一种高度水合的凝胶状基质，纤维蛋白嵌入其中。

　　黏多糖类物质主要有 4 种：①透明质酸；②硫酸软骨素和硫酸皮肤素；③硫酸肝素和肝素；④硫酸角蛋白。透明质酸是最简单的黏多糖，它在胚胎中含量特别丰富，充满细胞间隙，由于水合作用使它变得膨胀，用来抵抗压缩。通过合成透明质酸，细胞可以打开迁移通路或支持正在发生形态学改变的上皮细胞。其他黏多糖比透明质酸要复杂，具有较短的双糖链，含有硫酸糖，通常与蛋白质核心结合形成蛋白多糖。透明质酸和蛋白多糖的聚集可以形成巨大的分子，其体积可以相当于一个杆菌。

　　在组织内，黏多糖可以形成不同孔径大小的凝胶，从而作为过滤器，根据分子的大小或电荷来调节分子的运动。硫酸乙酰肝素蛋白多糖位于肾小球基板，在肾小球基膜中起过滤作用。结合多种生长因子的蛋白聚糖能充当信息的储存库，这些信息可以在一个阶段被细胞定位在基质中，供以后发育的细胞读取。黏多糖和蛋白聚糖与基质

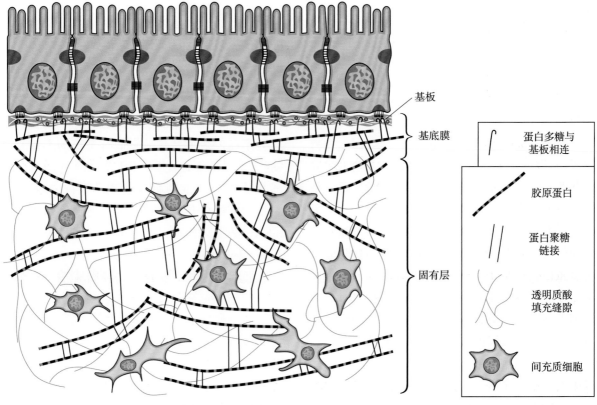

图 2.6　间充质细胞和细胞外基质，在上皮细胞下形成固有层。间充质细胞合成胶原蛋白、蛋白多糖和糖胺多糖，并在必要时添加其他蛋白（如纤维连接蛋白）。细胞外基质附着在基板上，形成基膜

中的纤维蛋白结合,为纤维之间提供支撑。

胶原蛋白是基质中主要的纤维蛋白。本文将介绍胶原蛋白的几个家族,其中每个家族都由一系列基本的 α 链组成,并且由单独的基因编码。每个胶原蛋白分子均是由 3 个像绳子一样缠绕在一起的 α 链组成的。在结缔组织中发现的纤维胶原蛋白主要类型有 Ⅰ 型、Ⅱ 型、Ⅲ 型、Ⅴ 型和 Ⅺ 型。这些类型聚集成巨大的绳索状,可以在电子显微镜下看到。Ⅸ 型胶原蛋白和 Ⅻ 型胶原蛋白较小,它们将较大的纤维连接在一起,并与其他基质分子相连。Ⅳ 型和 Ⅶ 型出现在基板中,Ⅳ 型形成成熟基板的毡状结构,Ⅶ 型形成将基板连接到底层基质的锚定结构。胶原蛋白被用来提供软骨和骨骼的初始基质,尤其见于肌腱和韧带。在这些情况下,黏多糖减少,胶原蛋白纤维被成纤维细胞按照作用于胶原蛋白的应力方向排列。通过这种方式,身体的结缔组织对施加于它们的机械作用做出反应。胶原蛋白合成异常可引起疾病(例如,成骨不全症是由 Ⅰ 型胶原蛋白合成突变引起的,导致骨骼在压力很小的情况下就由于易碎而骨折;Ⅱ 型胶原蛋白突变导致软骨紊乱)。

弹性蛋白是由短弹性蛋白组成的,这些短弹性蛋白是相互交联的,当放松时,纤维会随机卷曲,但当拉伸时,每个弹性蛋白颗粒会膨胀,从而促进整体作用。在相同的横截面积下,弹性纤维的延展性至少是橡皮筋的 5 倍。胶原蛋白纤维通常与弹性蛋白纤维交织在一起,以防止过度拉伸和损伤。

层粘连蛋白是最早在胚胎中合成的细胞外蛋白之一,形成了大多数早期基板。每个分子的形状都像一个不对称的十字。许多分子结合在一起形成毡织物状,通常由较小的巢蛋白分子支撑。

纤维连接蛋白是一种在细胞外基质和血浆中发现的高分子量糖蛋白。在细胞外基质中,纤维连接蛋白促进细胞黏附。一般来说,与纤维连接蛋白接触会导致细胞移动。实验已经证明,神经嵴细胞优先沿着富含纤维连接蛋白的基质迁移,在三维培养中,迁移的细胞可以沿着纤维连接蛋白通路达到最快的迁移速度。有趣的是,与纤维连接蛋白结合并不一定要将细胞固定在基质中的一个位置上,所以与该蛋白的接触和释放是很容易的。

细胞外基质的生物力学特性　现在人们认识到,细胞外基质的机械特性和运动是发育过程的基础,间质细胞对基质本身的张力和刚度敏感。剪切力对基质分子的作用导致纤维向沿力的轴向和张力的延展方向排列:单个间质细胞能够部分感知基质的软或硬取决于张力对纤维产生的是垂直(软)或平行(硬)的作用力[11]。细胞外基质在组织水平上的运动表现为涡旋和收敛性伸展运动。驱动基质纤维组装的物理、化学和生物化学反应对胚胎细胞施加压缩和拉伸力从而加以排列[12,13]。

细胞基质连接　细胞通过细胞膜上的蛋白受体或共同受体与细胞外基质分子相互作用。多配体聚糖是跨细胞膜的蛋白多糖共受体,细胞外部分携带硫酸软骨素和硫酸肝素链,而细胞内区域与细胞皮层肌动蛋白丝相互作用。整合素是结合细胞外基质信息并对其做出反应的受体蛋白,细胞外受体位点与基质分子结合,特别是纤维连接蛋白和层粘连蛋白。在细胞内,整合素通过黏着斑蛋白与肌动蛋白细胞骨架网络或中间丝结合。当细胞膜上的整合素与基质分子(如纤维连接蛋白)接触时,纤维连接蛋白的取向将导致肌动蛋白细胞骨架的排列和细胞本身的重新取向。随后,当细胞储存细胞外基质分子时,肌动蛋白细胞骨架将驱使基质分子以类似的形状排列。因此,基质分子对细胞的作用和随后细胞对基质作用,可以驱动细胞之间的发育和增殖。细胞 - 基质连接形成胚胎内的通信,类似于缝隙连接形成细胞之间的通信。然而,不同的是,细胞基质的信息可以留在基质中,这样可以指示细胞迁移路线或停止细胞迁移,并进一步提示分化方向。因此,细胞基质信息系统可以控制发育的时序。

上皮细胞转化为间质细胞

上皮组织和间质组织这两种胚胎组织状态不一定是一成不变的,上皮细胞可转变为间充质细胞,反之亦然。然而,这种变化需要时间或外部的诱导剂,并引起如上所述的各种特殊的细胞内和细胞外分子的显著上调和合成。一般来说,在胚胎中,上皮细胞似乎来源于现存的上皮细胞群,但间充质细胞最初由增殖的(原始的)上皮细胞产生,然后通过间充质细胞群中的有丝分裂放大产生。在胚胎发育过程中,从一种细胞状态到另一种细胞状态的变化被认为是重要的。

来源于原条的早期迁移细胞具有间充质形态,当它们到达目的地后便形成体节、体胸膜和内脏胸膜上皮细胞,这些上皮细胞排列在胚胎体腔,包括心包腔。所有这些上皮细胞都成为生发中心,产生更多的间质细胞群。然而,另一组来自神经嵴的间充质细胞却无法恢复为上皮细胞。血管生成间充质细胞被认为最初起源于胚胎外,具有强增殖和在胚胎内迁移的能力;它在早期发育过程中分化为内皮细胞。一小部分心脏内皮细胞在房室管和近端流出道被诱导回间充质细胞。这可能是内皮细胞由间充质细胞转化而来的唯一例子[14]。这些细胞保留了内皮标志物的表达。

胚胎诱导和细胞分裂

胚胎早期的细胞被描述为"全能",这表明它们有能力分化成体内任何类型的细胞。细胞分化的途径取决于细胞内基因的调控以及细胞与其周围环境和相邻细胞的相互作用。这些不同来源的信号导致细胞后代分化命运的转变。

所有的胚胎细胞群最初都能接受诱导信号。它们的反应是致力于向特定的发育路径前进,从而限制了它们对进一步诱导影响的反应能力(也就是说,它们变得受限)。经过一系列的限制后,细胞被称为"命运决定"。被确定的细胞按程序完成一个发育过程,这将导致分化。这种确定状态是细胞的遗传特征,可以遗传给后代,它是稳定的,不依赖于环境因素。分化状态通常是不可遗传的,它通常依赖于环境条件,并可能阻止细胞进一步分裂。

命运决定或分化的状态可以通过研究培养中的细胞来评估。例如,黑色素细胞显示有黑色素。如果在没有合成黑色素所需酪氨酸的情况下培养黑色素细胞,细胞就会变得苍白,不再出现分化。当酪氨酸被替换到培养基中,细胞将再次合成黑色素,并恢复其分化状态,说明它们在无法显示分化的情况下仍保持其发育方向。从不同发育阶段的胚胎中提取的细胞进行类似的培养,将揭示这些细胞能够合成何种类型的蛋白质,从而确定它们命运决定或分化的水平。细胞的蛋白质如果被认为是必需的,则被分类为"基本的"或"管

家蛋白质"。它们被称为"初级"蛋白,就像调控它们的基因一样。当细胞命运被确定时,它们合成适合其细胞群的蛋白质(例如肝和肾细胞,而不是肌细胞,产生精氨酸酶),这类蛋白质被称为"二级"蛋白质。最后,在分化最严重的状态下,细胞产生特定需要的"三级"蛋白(也称为"奢侈蛋白",例如,红细胞中的血红蛋白)。这一系列蛋白质——初级、二级和三级,是细胞决定和细胞分化过程中的阶段性表达产物,是由一系列基因编码的。

增殖和有丝分裂

在一个间质细胞群中,细胞分裂不仅会增加细胞总数,而且也会为细胞命运的改变提供聚焦点方向。正常的细胞分裂,有时被描述为增殖、短暂扩增或有丝分裂,产生与亲本类似的后代。在某些情况下(例如,作为对局部诱导影响的反应),细胞将进入一个细胞周期,其结果是有丝分裂,这增加了对其后代的限制。在命运决定的逐步进程中,有丝分裂扩增子代得以延续。正是在这些有丝分裂,胚胎做出了二元选择。

干细胞和祖细胞

在一个增殖的细胞群中,有丝分裂可能产生一个具有细胞命运决定的子代和另一个具有与亲本相同命运状态的细胞,而不是一次分裂产生两个具有增强的细胞命运决定的子代。后一种细胞可以再次繁殖,只把增强的细胞命运决定传给一个后代。与"对称"增殖的有丝分裂相比,这种分裂被称为"不对称"分裂。在发育过程中和成年期(例如在骨髓或肠道上皮细胞中)都可以看到具有以上特性的干细胞。

祖细胞是在某种程度上已经被确定的细胞。它们可以各自遵循各自的分化途径,也可以增殖产生更相似的祖细胞。在这种情况下,无法识别干细胞,所有的细胞似乎都能分化或继续有丝分裂。胚胎肢体芽中迁移的成肌细胞群就是一个例子。

值得注意的是,干细胞继续细胞分裂的能力与这些细胞的代谢活动密切相关。干细胞利用糖酵解途径产生能量,这种方法与早期发育和器官发生过程中普遍存在的低氧压力有关,也是培

养人类干细胞的必要条件[15]。对早期胚胎线粒体结构和代谢的研究表明,细胞信号转导和表观遗传调控是发育和分化过程之间的动态相互作用[16]。

终末分化

胚胎内细胞的分化命运可能是成为长寿的淋巴细胞或神经细胞,但也可能发生凋亡,也称为程序性细胞死亡。细胞凋亡是一种细胞将其细胞器遗留给邻近细胞而不释放任何可能刺激炎症反应的细胞碎片的机制。细胞凋亡既发生在成体状态,也发生在胚胎中。在器官发生过程中,细胞凋亡给发生系统带来了一些缓冲余地。通过有丝分裂产生的细胞可能比需要的更多;之后,细胞会由局部细胞外基质或神经支配或血液供应支持。若细胞数量过多,无法通过这些方法支持,就会发生细胞凋亡[17]。由于不同的组织可能会产生不同的生存所需因子,处于异常位置的细胞失去生存所需的特定信号也会死亡。

细胞停止增殖的有丝分裂并分化成不同组织的时间不同(图 2.7)。尽管一些组织在出生之前都将进入确定通路和分化方向,但也有部分细胞保留了分化的能力(例如干细胞)或者由于环境条件变化(如伤口),使细胞临时恢复命运决定状态,影响修复,然后再次分化。

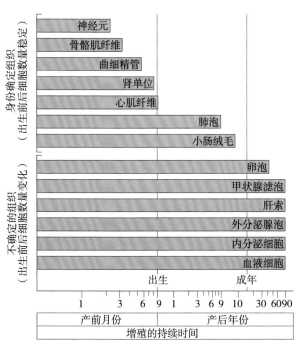

图 2.7　各种人体组织的增殖生长时间

细胞周期

一般来说,命运决定、分化和发育都是一系列相互作用的结果,在这些相互作用中,信息从一个细胞传递到另一个细胞,因而一个或两个细胞的行为都发生了改变。早期的胚胎研究描述了在发育过程中个体细胞和细胞群的形状变化,以及这些变化是如何通过实验加以改变的。对胚胎细胞和组织中的基因和蛋白质的研究已经阐明了一些发育的驱动因素和检查终止因素,包括它们在细胞周期中出现的时间。

细胞抑制的增加始于细胞分裂,因此需要研究有丝分裂的机制。正在进行分裂的细胞会经过一个持续 12h 或更长时间的细胞周期。细胞周期传统上分为 4 个阶段,其中最引人注目的是有丝分裂期和胞质分裂(图 2.8)。细胞周期的阶段用字母 M 表示有丝分裂,G_1、S 和 G_2 表示间期。在有丝分裂过程中,细胞包裹了大部分的细胞器,中心粒复制并移动到细胞的两端,开始合成微管,微管排列成有丝分裂纺锤体,细胞核中的染色质凝结成染色体。由于细胞经过了 DNA 复制,在有丝分裂中期可以清楚地看见完成复制的染色体,新复制出来的染色体和原来的模板染色体通过着丝粒连在一起。核膜破裂后,染色体聚集在细胞的赤道板上,并被拉向纺锤体的两极,在那里它们去致密化并重组完整的细胞核。细胞的细胞质通过胞质分裂进行分裂,这个过程被认为是 M 期的结束。

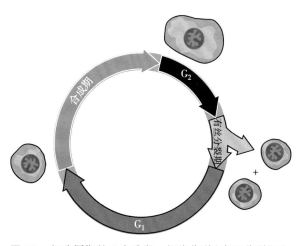

图 2.8　细胞周期的 4 个阶段。细胞分裂(有丝分裂)后,细胞持续生长,直到下一次有丝分裂。G_1、G_2 和 S 期属于间期(如果细胞未分裂,则进入 G_0)

G_1 是细胞生长到足够大能够开始 DNA 合成的时期。当它达到适当的规模并在环境条件有利的情况下,它可以进入 S 期(合成)。如果细胞尚未决定进入 DNA 复制或将遵循分化途径,细胞可以脱离细胞周期进入 G_0 期,直到数天、数周或更长的时间后再次恢复增殖。成体中大多数细胞处于 G_0 期。S 期标志着细胞核 DNA 的复制,接下来是 G_2 期,这是进一步生长所需的时间。在 G_2 期的末期,细胞必须有足够的大小,已经复制了所有的 DNA,并且在一个合适的环境中才能继续进入有丝分裂。来自细胞或环境的信号可以阻止细胞从一个阶段转入另一个阶段。

细胞周期本身是由周期蛋白复合物驱动的,之所以这样称呼是因为它们在细胞的每个分裂周期中都经历合成和降解。细胞周期蛋白与细胞周期蛋白依赖性蛋白激酶结合,触发有丝分裂和 DNA 复制,从而为 G_1 退出进入 S 阶段和 G_2 退出进入 M 阶段提供了一个检查点。

早期胚胎细胞分裂时,受精卵和卵裂球非常大。此时细胞不需要生长,卵裂分裂可以恢复核质比,产生典型大小的细胞。在这种条件下,细胞连续快速地经过 M 期和 S 期。每次分裂后,后代细胞的大小是亲本的 1/2。随后,周期延长,各种控制系统开始运行。重要的是细胞通过 S 期的速度,给完成 DNA 复制提供了时间保障。如果一个细胞在复制完成之前进入 M 期,它就会死亡。细胞周期控制系统接收到不完全复制 DNA 的反馈信号,这将阻止细胞进入 G_2 期。类似的保护机制确保 DNA 在 S 期只复制一次。

组织间相互作用

要使胚胎基因组中携带的信息得到表达,有丝分裂产生的细胞必须能够相互联系并做出反应,这一过程通过缝隙连接的构建在局部范围内发生。然而,随着胚胎的生长,越来越多的细胞群参与形成胚胎,这些细胞群分化成组织,并被它们产生的基质分子分开。在更复杂的情况下,组织有一整套的通信方式,这需要上皮和间叶组织及其基质协同工作。从体节规划阶段的早期胚胎开始,所有的基本器官都是通过密切的上皮细胞群(加上它们的基底层)、上皮细胞和间充质细胞(带有细胞外基质)以及分化的间充质细胞群之间的相互作用产生的。细胞间基本的相互作用是相同的。这种连续的时空上的相互作用被称为表观遗传连锁反应[18]。

相容性相互作用

实验研究表明,无论是上皮细胞还是间充质细胞都不会单独生长,DNA 合成和有丝分裂都需要彼此的配合。然而,在许多情况下,需要的并不是细胞本身。只要培养基中有某种间充质提取物,上皮细胞就会在培养基中生长,而间充质细胞只要能接触基底层就会在培养基中生长。因此,在这两种情况下,基质中由细胞群产生的因子足以支持生长。这些发展的基本要求被称为相容性相互作用。支持组织在发育过程中可能并不常见,事实上,已经花费了大量的时间来研究哪种间质组织支持特异性上皮细胞的生长,反之亦然。然而,在许多情况下,尽管在这些实验中细胞保持了生长,但细胞根本不会发育,或者以非正常的方式发育。为了实现这种发育,需要从组织中获得更多的信息,而这些信息可以使两种组织发生改变,当没有这些信息时则无法做到。这是指令性相互作用的基础。

指令性相互作用

Wessells[19]提出了 4 个普遍原则,这些原则可以在大多数指令性相互作用中看到:

- 在组织 A 存在的情况下,相应的组织 B 以某种方式发育。
- 在没有组织 A 的情况下,组织 B 则不会以这种方式发育。
- 在没有组织 A 但有组织 C 的情况下,组织 B 不是这样发展的。
- 在组织 A 存在的情况下,以不同方式发育的组织 D 会被改变为像 B 一样的发育方式。

因此,在指令性相互作用中,一个组织诱导另一个组织以一种特定的方式做出反应。如果目标组织能对感应信号做出反应,就称为有感应(competent)。如果靶组织没有反应,则称为无反应能力(non-competent)。无反应能力可能是因为该组织先前对早期的感应信号有反应,这限制了它的所有可能的反应。随着发育的进行,越来越多的细胞群在分化时将变得无活性。

诱导的相互作用或多或少是复杂的：只有诱导组织可能改变或两个组织都可能改变并参与，如在形态发生中。更常见的是，在特定器官或组织形成之前，可能需要在长时间的发育过程中进行数种相互诱导相互作用。

上皮细胞和间质细胞间的相互作用

上皮细胞和间充质之间的指令性相互作用产生了一般的形态学变化，这些变化在整个胚胎发生的每个系统中都可以看到。它们是胚胎组织相互作用的一个子集，发生在上皮组织和分化过程中出现的间充质组织的特定亚群之间。这些相互作用为协调和微调两种组织的有丝分裂速率和分化能力提供了机制。目前已经发现了胚胎不同系统中发生的一系列相互作用。

分枝形态发生

大多数器官，从肺到肾，最初形成一个主导管，其分支通常以两分法的方式产生。后来，这些细胞成熟为在完全形成的器官中可见的典型模式。因此，分支形态发生的机制在各种系统中是相似的。虽然早期对这一过程的描述仅涉及形态发生，但现在已经确定了在相互作用过程中

涉及的特定基质分子（图 2.9）。在增殖管的顶端，上皮及其基膜与下层间充质细胞及其细胞外基质分子接触。间充质局部产生透明质酸酶，分解基底膜，促进上皮细胞增殖。裂隙的产生是由间质开始的，它在假定的裂隙内产生Ⅲ型胶原原纤维。胶原起到保护基底层免受透明质酸酶影响的作用，覆盖的上皮细胞有丝分裂率局部下降。腺泡顶端的快速有丝分裂区域由此分裂成两个，并从这一点发展成两个分支。如果从裂隙中去除Ⅲ型胶原，则不会发生分支；如果不去除多余的胶原，则会出现多余的裂隙。注意，这种相互作用可能在任何上皮类型和任何间充质亚群中发[20]。

神经外胚层和表面外胚层的相互作用

所描述的相互作用在眼睛晶状体的形成过程中清晰可见。视杯是大脑间脑的产物，当杯状细胞接近外胚层时，它会引起局部的变化。外胚层细胞在顶端区域变窄，导致细胞板弯曲并向视杯移动。最终，一个小的晶状体囊泡内陷，未受影响的表面外胚层在结构上汇合。如果取下视杯，就不会出现晶状体囊泡。如果取下视杯并将其置于外胚层表面不同部分的下方，则会诱发类似的晶状体囊泡（图 2.10*）。

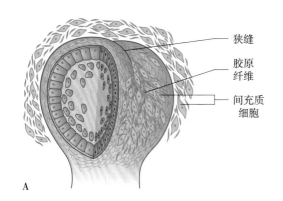
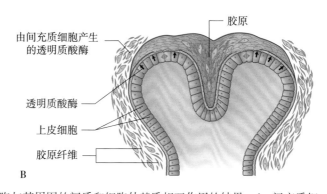

A   B

图 2.9　管状导管的分支可能是管状导管增殖型上皮细胞与其周围的间质和细胞外基质相互作用的结果。A. 间充质细胞通过在发育缝内局部产生Ⅲ型胶原原纤维和上皮其他部位产生透明质酸酶来启动裂缝的形成。Ⅲ型胶原可防止透明质酸酶对上皮基底膜的局部降解，并减缓上皮细胞的有丝分裂速率。B. 在没有产生Ⅲ型胶原的区域，透明质酸酶分解上皮基底膜，局部增加上皮有丝分裂，形成扩张的腺泡（箭头）

---

*　根据版权授权要求，本图须在文中保留原文，相应译文如下：

图 2.10　通过视杯诱导晶状体囊泡。这张图清楚地说明了指令性相互作用的 4 个一般原则

Lens vesicle induced by underlying optic cup= 下视杯引起的晶状体囊泡　No optic vesicle No lens induced= 无视泡，无晶状体诱导 Tissue other than optic vesicle implanted—no induced= 除视泡外的组织植入——无诱导　Isolated optic cup can still induce lens vesicle= 孤立的视杯仍可诱发晶状体囊泡

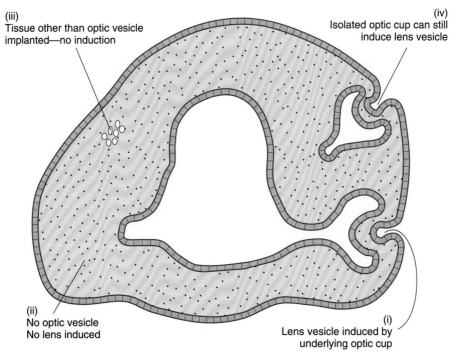

(iii)
Tissue other than optic vesicle
implanted—no induction

(iv)
Isolated optic cup can still
induce lens vesicle

(ii)
No optic vesicle
No lens induced

(i)
Lens vesicle induced by
underlying optic cup

● **Fig. 2.10** Induction of the lens vesicle by the optic cup. This illustrates clearly the four general principles of an instructive interaction. (Wessells, *Tissue Interactions and Development*, 1st ed., ©1977. Reprinted by permission of Pearson Education, Inc., New York.)

神经外胚层和神经嵴间质的相互作用：颅骨发育的"蝇纸模型"

在颅骨发育的"蝇纸模型"中证实了间充质和上皮基底层之间的微妙相互作用[21]。在这个模型中，神经管的神经外胚层和周围神经嵴间充质之间发生了相互作用。神经上皮在基底层上显示出纤维连接蛋白和其他纤维蛋白。这保证了神经嵴在神经管上的移动，并进入发育中的面部。随着发育的进行，神经上皮在神经管基底面、嗅觉区周围、晶状体内陷前和内陷期间的视杯周围、形成内耳的耳小泡周围以及间脑、中脑和菱形脑的基底面和侧面的基底层瞬时表达Ⅱ型胶原。脊索的基底层也表达Ⅱ型胶原。在Ⅱ型胶原从基底层被去除后的一段时间，邻近所列区域的神经嵴间质开始合成Ⅱ型胶原，并最终沿着软骨形成途径分化。似乎基底膜中的Ⅱ型胶原影响了与之接触的细胞，并导致其Ⅱ型胶原的上调。基底层Ⅱ型胶原的表达模式决定了软骨颅的形态（图2.11）。表达模式的轻微改变可能对软骨颅骨的形状和形态产生深远的影响，从而可能产生脊椎动物颅骨形状的多样性。

表皮外胚层和神经嵴相互作用

图2.12总结了哺乳动物牙齿发育过程中组织相互作用的另一个例子[22]。牙齿的发育是从前颌骨、上颌和下颌骨的牙板开始的。在神经嵴间质的影响下，上皮细胞增殖形成牙釉质器官，后者发育为牙乳头，这些单位合在一起就是牙芽或牙胚。牙釉质器官诱导牙乳头间质成为成牙本质细胞；这些细胞诱导上皮细胞分化为成釉细胞。牙齿是由上皮基膜两侧的基质沉积形成的，一侧是牙釉质，另一侧是牙本质。

神经嵴间质负责咽弓的模式发育，包括牙齿的形成。牙乳头间质能够诱导非口腔上皮中牙齿的形成，并且可以指定产生的牙齿类型（例如门牙或臼齿）。单独培养脑神经嵴可分化为软骨。当它与肢体上皮细胞重组时，可以形成软骨和骨。然而，如果脑神经嵴与下颌上皮重组，就会形成唾液岛、毛发和牙齿以及软骨和骨，表明下颌上皮对牙齿的发育是必需的和特异性的。小鼠下颌骨上皮（第一弓）和舌骨间质（第二弓）的早期重组（发育第9~11.5天）导致90%的样本出现牙齿，表明牙板上皮可诱导头部神经嵴间质内的牙齿发育。反向重组 - 早期第二弓上皮和下颌弓间

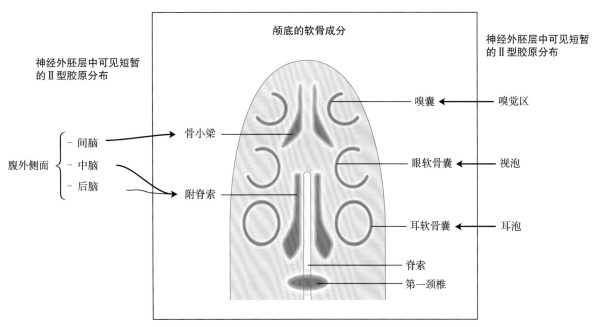

图 2.11　Ⅱ型胶原在神经上皮基底层的瞬时表达导致与之接触的间充质细胞上调自身Ⅱ型胶原的合成，并沿着软骨形成途径分化。神经外胚层的表达模式决定软骨颅的形态

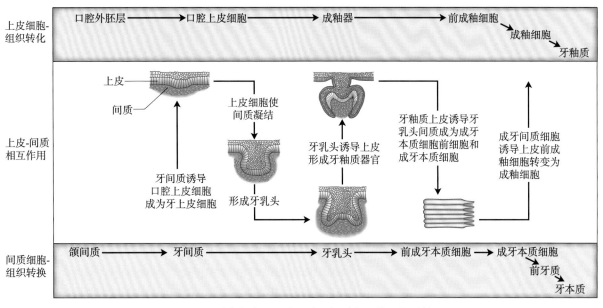

图 2.12　牙齿发育过程中上皮 - 间质相互作用的总结

质则不会诱导牙齿的产生，表明只有第一弓上皮具有这种特性。然而，第二弓上皮和第一弓间质的晚期重组（发育第 11.5~12 天）将会产生牙齿。在这种情况下，神经嵴间质已经沿着牙齿谱系被诱导[23]。

特定牙齿的局部规格可以通过实验来改变。如果将发育为切牙的下颌上皮区域与来自发育第 12 天后牙胚的臼齿乳头重新组合，则牙齿的形状可以由上皮重新定义，并形成尖锐的切牙。

肢体表皮外胚层与胚体壁间质的相互作用

参与肢体发育的组织起源于胚胎侧翼的脊状突起。胚体壁间质的特化区域与上覆的外胚层相互作用产生了局部的外胚层表面增厚区域和下层间质的增殖。在这些部位，外胚层形成一个纵向的高柱状细胞脊，顶外胚层脊（apical ectodermal ridge，AER）和特化的胚体壁间质维持其生长。顶端外胚层脊和下面的间质一起被称为渐进带，肢体从这一点分生组织生长(即增殖产生肢体的下一个远端部分)。这两个组织相互依存,只有顶端外胚层脊能促进肢体的生长,只有肢体间质才能促进肢体的发育。组织通过渐进带将位置值分配给增殖的上皮细胞和间质细胞群。因此,首先是肱部,然后是桡骨和尺骨,再是腕骨等。在已获得其位置值的肢体部分内,间质指示上层外胚层发育适当的表皮结构。在肢体已接受其位置值的部分内,间质指示上覆的外胚层关于适当的表皮结构发育。雏鸡后肢的某些部位具有不同的特征,大腿上有羽毛,腿上有鳞片。如果大腿的间质被移植到腿下面,长出的将是羽毛而不是正常的鳞片。这种类型的实验通过重组颈部外胚层(通常不会长羽毛)和大腿间质来重复。在这种情况下,表皮会长出羽毛。

如果大腿间质插入处于分配桡骨和尺骨阶段的正在发育的翼的顶外胚层脊下,会发生两件事。首先,来自顶端外胚层脊的关于肢体年龄的信息将覆盖间质的"大腿",它将表达与翅膀发育时间相适应的腿部特征。因此,近端肢体特征被远端肢体特征所取代。其次,翅上皮被间质组织重新分配以发展腿的特征。因此,肢体发育出腓骨和胫骨,表皮长出鳞片。后一个实验显示了诱导性相互作用的互惠性质,这两种组织都分别给予和回应信息。引起肢轴发育的位置信息由间质和上皮细胞共同控制。位于肢芽轴后边缘的一个间叶细胞亚群,称为极化活动区(zone of polarizing activity, ZPA),控制肢的颅尾轴(即拇指发育的地方)。在这个位置释放出的五个位置将来发育成手指(图2.13)。

肺脏内胚层和脏层间质的相互作用

呼吸树来源于内胚层上皮和周围的脏层间质之间的相互作用。气管起源于咽部,作为中线,腹侧憩室随后形成,然后分叉进入主支气管,后者在食管两侧向背侧扩张。最初,围绕咽部的脏层间质包裹着食管和气管;然而,肺芽靠近心包腹膜管,随后形成胸膜腔,提供了不同的间叶细胞群。从发育的第13阶段开始,邻近的脏层体腔上皮(初级胸膜腔)的增殖为发育的气管和食管提供间质。增殖活性在第14阶段下降,间质排列在发育中的内胚层周围。这种内含的间质包含混合的

细胞群,包括将形成内胚层上皮的这些细胞群,这是一种血管生成间质的亚群,它可能迁移并形成包围气管的内皮网络,还包括脏层间质,这些间质将形成围绕气管和血管的平滑肌细胞。增殖期过后,脏层体腔上皮形成内脏胸膜。

呼吸树分支模式的控制取决于脏层间质,特别是 *Fgf10* 的表达[24]。气管间质与支气管呼吸内胚层的重复可抑制支气管分支,而气管间质与气管上皮的重组可诱导气管的支气管生长[19,25]。最初,气管间质与食管腹壁周围的间质是连续的,但随着气管芽的延长和分裂以及肺芽背侧的偏离,每个气管芽被自己特定的间质包围,从而允许肺叶之间的区域差异(即肺叶的数目或特定肺的生长和成熟程度)。每一个肺叶都是通过分支形态发生学中描述的二歧分支过程发展起来的。生腱蛋白是一种 ECM 分子(也称为六臂蛋白或细胞因子),存在于出芽和末端区域,但在裂口中不存在。相反,纤维连接蛋白位于裂口和发育中的支气管两侧,而不在出芽和末端区域[26]。

胃肠道内胚层和脏层间质的相互作用

肝脏　肝脏是一个很早发育的胚胎器官,在胎儿中起着造血的主要作用。它是由前肠内胚层外翻和横隔间质形成的,横隔间质是头部折叠前椎间盘最前端的一个未分裂的侧板间质区域。肝脏的发育与心脏的发育密切相关,因为卵黄和脐静脉被横隔破坏,形成肝丛,即肝窦的前身。

来自前肠的内胚层上皮细胞增殖并延伸成上皮细胞线进入横隔间质。内胚层上皮与间质细胞的接触可诱导它们形成血岛和内皮。内胚层上皮细胞的进步促进了越来越多的横隔间充质向内皮细胞和血细胞的转化,只一小部分形成稀少的(人)肝包膜和小叶间结缔组织。

肝叶的形态发生是由横隔间质决定的,内胚层和横隔间质是正常肝脏发育所必需的[27]。如果一个机械屏障插入肝间充质区刚好在内胚层生长的尾部,肝组织将正常发育到与内胚层接触的屏障区域。然而,在屏障的尾部,间质会形成内皮细胞和肝叶,但不会有肝细胞存在。

上皮或间质改变的实验不会导致肝脏发育(例如头侧和体侧间质不促进肝内胚层的分化,肠内胚层细胞与肝间充质结合不会分化为肝细胞)。

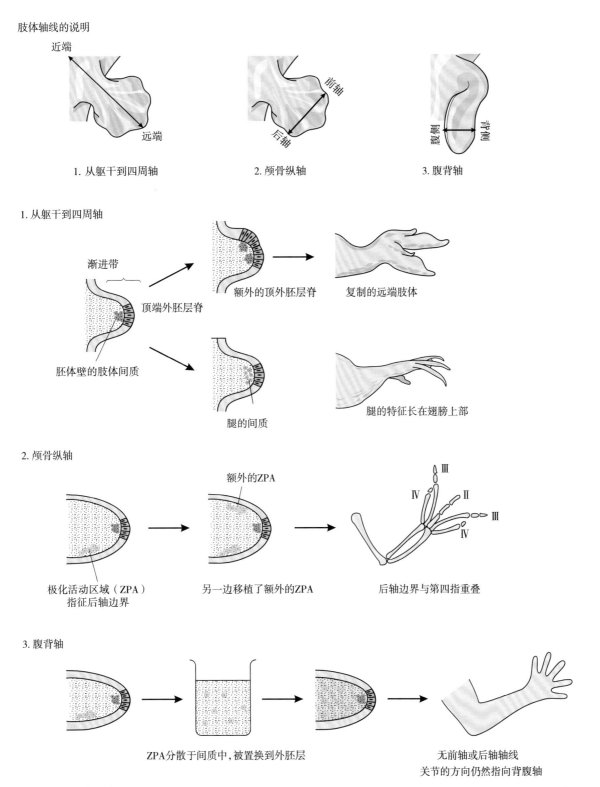

图 2.13 肢体的三个轴由不同的交互作用决定。前中轴由渐进带决定,颅尾轴由极化活动区决定,背腹轴由肢体外胚层决定。肢体内的发育模式和外胚层特征由肢体间质控制

然而,侧板间质的所有衍生物,无论是胚体壁间质还是脏层间质,都能促进肝内胚层的分化,尽管没有肝间充质那么强烈,但在这种情况下,侧板间充质会形成血窦。推测整个侧板间充质的基质或细胞表面性质是共通的,但不同于轴向间充质细胞[28]。

胃黏膜 在胃肠道内,黏膜和平滑肌层的局部组织受局部脏层间质的控制。鸡肠上皮和小鼠

间充质的重组实验表明,肠绒毛的形态是由其下层间充质决定的[29]。然而,上皮细胞产生与物种特异性的相关酶(例如小鼠上皮产生乳糖酶和鸡上皮蔗糖酶,而不管底层间充质的起源)。事实上,人类多能干细胞可以形成人类小肠类器官,这些类器官可以移植到小鼠体内发育成熟[30,31]。

胚内中胚层和中间间质的相互作用

后肾有三个来源:中肾管外翻、输尿管芽、间叶的局部凝结成为后肾基。血管生成间充质稍晚进入后肾基,形成肾小球和直血管[32-34]。神经支配也可能是后肾诱导所必需的。

随着胚胎发育,功能性中肾形成,在雄性胚胎中其作为生殖道的一部分被重塑。中肾的发育起始于后腹壁,随后从胸膜区延伸到腰椎,伴随着颅尾演化而发育和消退。后肾的部分间充质以干细胞形式存在并持续分裂,形成集合管并不断向外延伸,而外层皮质是其最后发育的部分。故此,后肾的发育呈放射状。

在每个肾脏中,输尿管芽以憩室的形式从中肾导管产生,并向背侧生长进入后肾间叶细胞群。输尿管芽与后肾基接触时,由于间叶细胞局部合成细胞外基质分子而发生分叉[35]。硫酸软骨素蛋白多糖的合成和硫酸软骨素 GAG 的处理对于输尿管芽的分支和随后的分支都是必要的[36]。输尿管芽和间质随后分裂形成肾的大体结构,有大肾盏和小肾盏;输尿管的远端分支形成肾集合管。当集合管伸长时,它们周围的后肾间质凝结。输尿管芽在周围的后肾间质内进一步分叉,形成较小的输尿管。后肾间质在分裂导管周围凝聚成更小的凝聚体,然后经过间质向上皮细胞转化形成囊泡。为了开始这种转化,细胞停止产生间质细胞分泌的基质分子,开始生产上皮细胞基质分子。这已在组织培养中得到证实。

最初,多配体蛋白聚糖可以在凝析物中的间充质细胞之间检测到。细胞停止钙黏蛋白 N-CAM、纤维连接蛋白和 I 型胶原的表达,并开始生成钙黏蛋白 L-CAM(也称为"桑椹黏着蛋白")和基础层粘连蛋白和 IV 型胶原。因此,间叶细胞簇转化为小群上皮细胞的过程中发生了复杂的形态变化(图 2.14)。每个上皮细胞组伸长,形成一个逗号形,然后是一个 S 形体,S 形体进一步伸长。它在远端与输尿管分支融合,在近端扩张成囊状。囊中有局部细胞分化,外层细胞成为肾小球壁细胞,而内部细胞成为内脏上皮足细胞。足细胞的发育依赖对毛细血管的侵入,其中毛细血管来自局部血管生成间充质[37];第三种间质来源产生肾小球内的内皮细胞和系膜细胞。后肾源性足细胞和血管生成间充质细胞都产生纤维连接蛋白和肾小球基板的其他成分。在这一层中的 IV 型胶原亚型遵循一个特定的成熟程序,这是由于大分子从等离子体中过滤受到限制而导致的[38]。

有趣的是,虽然在肾脏发育中的相互作用通常集中在输尿管芽上皮诱导后肾间质中,但人们注意到,当通过过滤器培养时,诱导刺激是相当弱的。相反,脊髓碎片被发现是后肾间质的强力诱导剂,从而开始上皮化。这表明,在发育过程中到达交互部位的神经可能具有一定的重要性。事实上,研究表明,在发育中的肾脏中阻断神经生长因子受体 mRNA 不仅会阻止受体的合成,而且肾脏的发生也会完全停止[39]。人类多能干细胞的使用为胚胎肾细胞群的研究提供了新的途径。然而,目前还不清楚这些体外种群在多大程度上反映了正常的人类肾脏发育[40]。

影响相互作用或被影响的其他细胞类型

上皮 - 间充质之间的基本相互作用似乎并不是那么基础或者简单。最初的观察是在培养的胚胎上进行的,后来的研究是在培养的胚胎外植体上进行的,这些外植体可能在某种程度上受到干扰。诱导组织的范围由来自同一种胚胎、不同种甚至不同种胚胎的其他间叶或上皮细胞确定的。现在看来,所研究的间叶细胞的同质性是可以假定的。血管生成间质的存在可能是某些相互作用的基础。在发育早期,它发生在胚胎外的壁细胞下。之后,血管生成间充质接近内胚层上皮,但不接近外胚层上皮。目前,还不清楚大多数血管生成间充质是否起源于内胚层,因为现在已经证明它起源于部分衍生的间充质[41]。早期胚胎成血管细胞具有高度侵袭性,在胚胎间充质组织中向各个方向移动。很可能这些细胞参与了相互作用的过程,特别是在那些靠近内皮细胞的器官是一个特征。

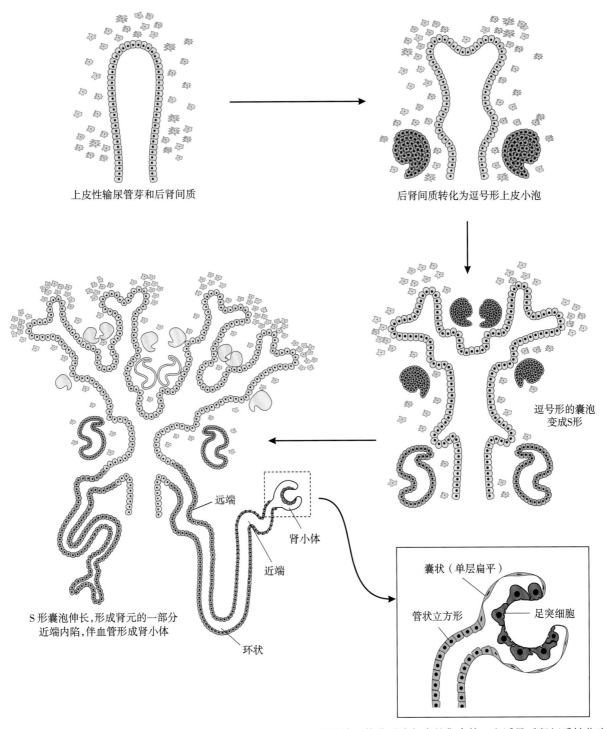

上皮性输尿管芽和后肾间质

后肾间质转化为逗号形上皮小泡

逗号形的囊泡
变成S形

远端

肾小体

近端

环状

S形囊泡伸长,形成肾元的一部分
近端内陷,伴血管形成肾小体

囊状(单层扁平)

管状立方形

足突细胞

图 2.14 在发育中的肾脏中存在间质向上皮细胞的转化。上皮性输尿管芽形成肾内的集合管。它诱导后肾间质转化为局部上皮小泡,小泡发展成肾单位

同样,在早期相互作用的时候,血管、腺细胞和肌上皮细胞的神经支配可能需要在发育的早期实现。事实上,希尔施普龙病(导致神经嵴细胞无法适当地在肠道定植并形成肠神经系统的局部成分)被认为是由于基底椎板分子紊乱而发生的。肠神经系统由神经嵴细胞在体节 1~7 和 28以上的水平产生。在正常情况下,嵴细胞侵入内

胚层周围的内脏胸膜间充质,并位于假定的黏膜下层和肌原层。内脏胸膜的间充质会发展成固有层结缔组织系和固有肌层以及具有黏膜的平滑肌细胞。巨结肠疾病的特征是结肠近端扩张节段和远端扩张节段缺乏蠕动。这种情况下的婴儿表现为胎粪排出延迟、便秘、呕吐和腹胀。在老鼠模型中的研究表现出同样的病理和症状[42]。在正常

小鼠中，层粘连蛋白和Ⅳ型胶原在黏膜和浆膜上皮下以及血管周围。在突变小鼠中，这些基底层蛋白在整个肠外间质周围有一个广阔的区域，层粘连蛋白、Ⅳ型胶原蛋白和硫酸肝素的数量增加，特别是在肠的神经节部分。

这表明基板成分过多阻碍了神经嵴细胞穿透肠壁。在肠外的新位置并没有给予它们肠神经分化的环境刺激。因此，这些嵴细胞分化为自主神经节和类似副交感神经的神经，正常调节肠神经系统的活动。该系统证明了局部间充质和外胚层细胞活性对正常诱导神经元和上皮细胞的重要性。

细胞因子和生长因子

为了寻找最合适的培养基来维持细胞在培养液中的增殖，我们发现了两类"因子"，它们最初来自淋巴细胞和血小板。淋巴细胞和巨噬细胞的培养发现，上清液中存在一系列促进细胞间沟通和增殖的因子。这些可溶性因子被分离出来，统称为细胞因子。细胞因子包括引起主要T细胞和B细胞增殖的亚型白细胞介素（interleukin，IL）；具有抗病毒性质的干扰素（interferon，IFN）；具有细胞毒性的肿瘤坏死因子（tumor necrosis factor，TNF）α和β；转化生长因子β（transforming growth factor β，TGFβ），抑制T细胞和B细胞的增殖；粒细胞-巨噬细胞集落刺激因子（granulocyte-macrophage colony-stimulating factor，GM-CSF），分别促进粒细胞和巨噬细胞生长。细胞因子的增殖作用是由靶细胞表面的特异性细胞受体介导的。

人们发现，在培养基中加入血清比血浆更能成功地培养哺乳动物细胞。血清是血液凝结后残留的液体，而血浆则是在不发生凝血的情况下清除细胞而获得的。这两种液体的区别在于血液凝结时血小板释放因子的存在。实验表明，单独将血小板提取液添加到培养基中可以支持细胞培养的增殖，该提取液被称为生长因子。来自血小板的特殊生长因子被证明是一种名为血小板衍生生长因子（platelet derived growth factor，PDGF）的蛋白质。PDGF要对靶细胞产生作用，细胞必须在细胞因子的作用下在其表面显示适当的受体蛋白。细胞因子和生长因子的受体蛋白与CAM和整合素一样是细胞多糖萼的一部分。

现在已经发现的大量生长因子中，并不是所有的都是蛋白质，作用于细胞内受体蛋白的类固醇激素就是一个例子。生长因子分为广义和狭义两类。PDGF和表皮生长因子（epidermal growth factor，EGF）是一种广谱特异性因子。PDGF作用于成纤维细胞、平滑肌细胞和神经胶质细胞，而EGF作用于表皮细胞和许多胚胎上皮细胞。其他广谱特异性生长因子包括胰岛素样生长因子（insulin like growth factor，IGF）Ⅰ、IGFⅡ（以前称为"生长调节素"），刺激细胞代谢，并与其他生长因子一起刺激细胞增殖。成纤维细胞生长因子（fibroblast growth factor，FGF）的亚群，再次诱导胚胎；转化生长因子β（transforming growth factor β，TGFβ），已经在淋巴细胞中被鉴定出来，也被归类为细胞因子，但被许多细胞类型广泛产生。TGFβ家族还包括激活素和骨形态发生蛋白（bone morphogenetic proteins，BMP），这类似于TGFβ，可能抑制和刺激生长。

在特异性因子中，神经生长因子（nerve growth factor，NGF）及相关脑源性神经营养因子（brain derived neurotrophic factor，BDNF）、神经营养因子3和神经营养因子4促进神经元存活；促红细胞生成素促进红细胞增殖和分化；白细胞介素-3（interleukin-3，IL-3）和相关的造血集落刺激因子（colony-stimulating factors，CSF）也被归为细胞因子，它们刺激血细胞前体的增殖。

细胞因子和生长因子可以导致多种细胞效应，包括刺激或抑制生长、分化、迁移等[43]。因为每个家族都是相当庞大，又有数量众多的受体，可能的信号组合是相当可观的。通常，单个生长因子可以与单个受体家族成员以不同的亲和力结合。这些受体中有些是单配的，只识别生长因子的一种异构体，另一些则是多配的，能识别所有异构体。因此，任何单个生长因子的作用可能取决于在细胞表面显示的受体亚型或亚型受体的比例。现在很清楚，发育信息并不存在于单个分子中，而是存在于分子组合中，细胞在发育过程中暴露于分子组合中。因此，不同浓度的生长因子的不同组合对类似的细胞可产生截然不同的效果[44]。

除在发育过程中发现的生长因子范围扩大外，对编码这些因子的基因的了解以及证明这些基因的方法也有助于理解胚胎学过程的复杂性。许多基因已被证明在胚胎中普遍存在,并在进化过程中被保存下来,这使得在动物群体之间移植组织成为可能。胚胎对特定基因删除的反应,或对细胞因子和生长因子在胚胎发育不恰当的时间和部位的反应,补充了我们对人体的认识。但由于相互作用是许多生长因子的复杂的级联,每个研究只能添加一小块拼图。Stern[45] 指出,胚胎产生的复杂性虽然只有少量的细胞外信号,每个信号在不同的发育时期却有多种作用。因此,每当我们似乎理解了一个发育过程,并宣布一个被理解的"默认"发育路径时,就会揭示出更多的复杂性。

总结

本章概述胚胎内细胞的形态和它们如何形成组织。细胞膜和影响它的胞质细胞器,以及支持顶端特化和细胞膜运动的细胞骨架都被考虑在内,并赋予一系列体细胞三维形状。介绍了上皮细胞和间叶细胞,并考虑了一种细胞表型向另一种细胞表型转变的重要性,主要的上皮 - 间充质相互作用,包括分支形态发生的例子。概述了一系列的发展系统。提出了细胞 - 细胞相互作用和细胞周期的术语。概述了细胞因子和生长因子的主要家族。

（刘文强 译　王凯 审校）

参考文献和自我测试题见网络增值服务

第 3 章　胚胎发育分期和胚胎体构型

PATRICIA COLLINS

本章要点
- 本文提出了胚胎发育的概念和时间节点。
- 讨论了用分期的方式来描述胚胎发育这一连续过程所存在的问题。
- 提出了对动物发育进行分期的方法。
- 提出了对早期人类发育过程中时间节点选取的修正观点。
- 介绍了发育的胚胎学分期和产科分期。
- 介绍了胚胎体构型（embryonic body plan），主要的胚胎学分期（embryological stages）及其大致时间。

20 世纪早期，人们就针对人类胚胎发育的分期这一问题建立了许多分期体系。为了增强其可用性，学者们进行了很多动物实验并对外形相似的胚胎进行了比较。然而，胚胎的分期体系并非以胚胎每天的外形变化表现。

鸡和小鼠的胚胎分期体系

近年来，实验动物胚胎的外形特征可以被采集并以胚胎分期的形式展现出来。现在的计算技术支持胚胎外形图像的处理、断层信息的分析以及三维（3D）展示胚胎内部结构。实验胚胎学研究者已在协作项目中整理了实验动物发育信息数据库。Hamburger 和 Hamilton[1ab-3] 把为期 20 天的孵化期中鸡的发育分成 46 个阶段进行描述，鸡发育各阶段的图片和影像资料可从在线数据库 e-Chick Atlas 中获得。

Theiler[4] 基于人类 Streeter 胚胎分期（详见后文）提出了对于小鼠胚胎发育的类似分期，Kaufman[5] 对其进行了完善和补充。为了了解身体各系统和器官发育的时间及空间复杂性，Kaufman 提出了样本准备和切片的注意事项以及解释连续切片的注意事项。基于 Kaufman 的原

始图像，外部特征和断层解剖的 MRI 结果可以在线获取（emouseatlas.org）。对于小鼠胚胎的 MRI 研究也为查看各个平面的数字影像学结果提供了进一步的方法[6]。通过胚胎切片和 3D 重建，鸡和小鼠的数据库可以显示组织器官在发育过程中一系列基因的表达情况。

人类胚胎分期体系

学者们对人类的胚胎分期与其他动物的分期一直存在不同的观点，分期并不是对外部特征的连续描述。华盛顿 Carnegie 研究所胚胎学系（Department of Embryology of the Carnegie Institution of Washington）的创始人 Mall[7] 首次提出人类胚胎分期体系。19 世纪 40 年代的 George Streeter[8-11] 以及此后的 O'Rahilly 和 Müller[12-15] 在 Mall 的研究基础上开展了进一步的研究。O'Rahilly 和 Müller 所著的《人类胚胎的发育分期》一书[12] 已成为胚胎发育分期研究的重要参考书目。

人类胚胎发育的分期基于多个系统的发育情况，而并非某一个单一参数。自受精开始计算，发育的平均时长为 266 天（9.5 个月），其中，以受精为起点的胚胎期持续约 58 天，被分为 23 个阶段。肱骨的骨髓可见的替代软骨是胚胎期结束的标志，这一时间节点由 Streeter 定义。

最早的胚胎分期研究是基于 Carnegie 研究所收集的 600 例子宫切除术样本中的胚胎，这些样本保存于福尔马林（甲醛溶液）中。尚不清楚是否所有样本都是正常胚胎。胚胎进入和离开某一特定发育阶段的时间受许多因素影响，包括胎盘因素、遗传因素和生长速率个体化。体内成像技术在胚胎发育极早期中的应用有助于学者们对早孕期胎龄的纠正。O'Rahilly 和 Müller[15] 指出最大长度（greatest length, GL），即胚胎长（不包括下肢长度）是一个可以在产前测得的

有价值的参数。当最大长度（greatest length，GL）在 3~33mm 内时，最长径值加 29 即为日龄的大致估测值。对于分期、胎龄和最长径的具体测量方式的修订仍需经过时间的验证才能慢慢地应用于新的胚胎学研究中。给出分期系统所参考的参数并规范所使用的术语将大有裨益。在妊娠的前 3 个月，即产科分期之前，胚胎分期系统指出了人类胚胎发育各阶段的主要特征。

胚胎期的主要阶段

胚胎的发育在 6 期之前并不明显。第 1~5 期是植入细胞团的建立时期，该阶段产生的大多数细胞系为胚外细胞系，参与胎盘及胎膜的形成。在 6a 期，原始生殖细胞被限制在胚外中胚层中，原条在 6b 期出现。自此，胚内细胞团出现，这些细胞的形态运动（morphological movements）产生了可识别的胚胎。图 3.1 展示了 1~11 期细胞团的形成与相应的预估胎龄。原条细胞的增殖发生在 6b 期、7 期、8 期，在此时期，脊索最先出现，为胚胎内的细胞提供细胞团。在 9 期时，神经细胞群可辨认，神经胚形成，并且体节开始形成；等到第 10 期时，可以更清晰地观察到胚胎中的 7~12 对体节。神经板的形成及其吻侧的融合有助于折叠成头部这一形态运动（morphological movements），与此同时，位于神经上皮吻侧的心脏区域变为腹侧，并形成颅肠门的边界。6b~10 期是胚胎发生期，形态运动使整个胚胎将广泛分布的细胞群移动至彼此相近，并进入它们最终的相应位置以便开始互动过程。11 期的胚胎处于器官发生时期，并将发育为身体的各个系统。

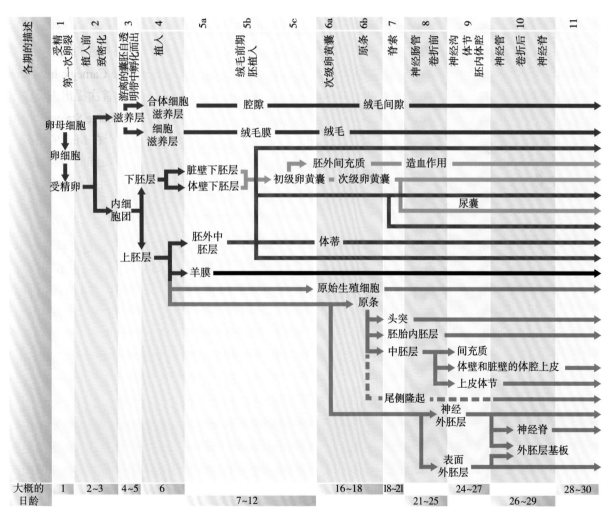

图 3.1 胚胎发育前 10 期所发生的发育过程。在早期，一系列二分选择决定了细胞谱系。一般来说，最早的阶段与胚外组织的形成相关，而稍后的阶段与胚胎组织的形成相关

第 11 期的胚胎：形体构型阶段

　　胚胎进入第 11 期的标志是出现第 13~20 对体节（图 3.2），吻侧神经孔在此期关闭。融合发生于菱脑吻侧及未来的视交叉区，并各自向中脑及中脑顶部方向发展。视始基开始突向表面外胚层，而此时将会内陷并形成内耳（耳蜗和半规管）的听泡尚未形成，但表面外胚层已增厚并开始内陷。虽然在尚处于发育过程中的咽部周围已出现下颌骨，但上颌骨尚未出现。在此期，第二鳃弓及舌骨已形成，而第三鳃弓还未出现。前肠的腹侧是早期就已开始发育的心脏，在第 9 期的胚胎中可见到心脏以管状形式存在，由合并的心室及分离的心房构成，在心内膜和心肌之间局部产生的基质被认为是可形成心肌的体腔特化细胞。心脏收缩始于第 10 期的起始段，此时心脏拥有可辨认的心室、心球和动脉干，并可区分出球室襻，且已呈现出不对称性。发育至第 11 期胚胎后，可识别出静脉窦、心房、左右心室、动脉干和实质的背主动脉。心脏与一系列内皮血管和神经丛相连，这些血管和神经丛在头侧已成熟，而尾侧仍在形成

中。血管系统中的液体含有较少的细胞，其随着心肌的搏动而起伏，而心肌搏动也会引起胚内体腔中的液体流动，这些联合循环足以为胚胎组织提供营养。

　　胚内体腔在这一发育阶段尤为重要，其来自第 9 期胚胎中出现的融合空间。当胚体头端向腹侧卷折时，这些空间合并在一起，在胚胎体内形成马蹄形空腔。该空腔在肠的内胚层与发育中的前肠和中肠两侧的体壁外胚层之间穿过，并在吻侧神经孔下方的中线处汇合成为未来的心包腔，其末端与胚胎周围及绒毛膜内的胚外体腔有着广泛的联系。体腔壁由生发上皮构成，其为呼吸道和胃肠管、体壁及心脏的结缔组织和平滑肌提供间充质细胞。在卷折后的胚胎中，心肌直接来源于背侧心包壁，而腹侧心包壁将形成浆膜心包和壁层心包。

　　前肠是随着头褶升高和心包腔腹侧摆动发育，前肠在背腹侧逐渐变平，并向外侧延伸形成咽囊，在此阶段口咽膜也已形成，并可能已开始破裂，这时呼吸原基还没有明显迹象，肝脏以横膈间充质和下面的内胚层为代表，内胚层仍然与卵黄

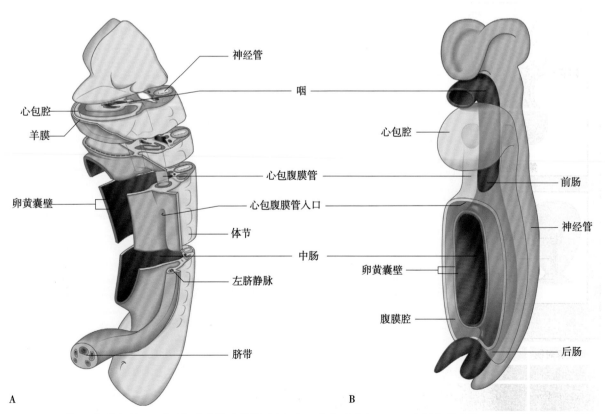

图 3.2　A. 第 11 期的胚胎，显示了胚胎内体腔的位置（包含于蓝色壁内）。B. 经腹侧位观察第 11 期胚胎 3 种主要的上皮细胞群。神经管位于原肠的背侧，在腹侧，胚胎体腔在前肠和后肠的水平上穿过中线，但横向于中肠和一部分前肠

囊广泛相连。肾脏是由 8~13 体节外侧的实心生肾索组成。泄殖腔膜位于尾褶的腹侧,正好位于体蒂的尾部,体蒂连接着发育中的胎盘。在第 11 期就可以发现胚胎中的原始生殖细胞,它们最开始位于卵黄囊和尿囊壁周围的间质中,随着尾部的折叠,原始生殖细胞与后肠上皮和周围的间质一起进入体腔,然后通过变形运动和生长移位向背部迁移,直到第 15 期,也就是大约 9 天后,原始生殖细胞才到达生殖腺,这个时候生殖腺的局部细胞群发育到足以接受它们。

在第 11 期,最重要的上皮层(即表面上皮、脊索、神经上皮、体节、肠上皮和体腔的衬里,图 3.2)到达它们的位置,神经嵴间充质细胞在头颈部内迁移的同时,体节的生发上皮和体腔产生大量的间充质细胞群,最后,每个上皮由不同的间充质细胞群包围和支持(即神经管和脊索由头部的神经嵴间充质和躯干的体壁间充质细胞),肠上皮被特化的内脏脊膜间充质包围,特别是在呼吸憩室周围。体表外胚层是由躯干的脏壁间充质和头部的神经嵴间充质支持。体腔上皮自身产生特殊的上皮细胞群形成了生殖腺、肾上腺髓质和输卵管衬里,这些上皮都是由局部间充质支持。

从第 9 期开始,血管生成间充质遍布整个胚胎组织,它能广泛迁移,并在整个胚胎中分化为内皮细胞或血细胞,血管生成间充质存在于内胚层和脏壁中胚层,但在来源于外胚层的组织中没有发现血管生成间充质。

第 11 期可以认为是胚胎体构型阶段,这一阶段整个胚胎的功能基因都在运作。随着进入第 12 期,器官逐步发育,所有发育的上皮 - 间充质相互作用导致器官发育沿着各自局部路线运行,通过上调胚胎特定区域的特定基因,以实现分化结果的多样性。

在第 11~23 期,大约 30 天的时间里,胚胎从 3mm 长到 30mm。它从一个普通的脊椎动物胚胎生长成一个发育完全但未成熟的人类。这段时间内胚胎的大小及生长状态急剧变化(图 3.3),各个系统在发育过程中的相对时间见图 3.4。

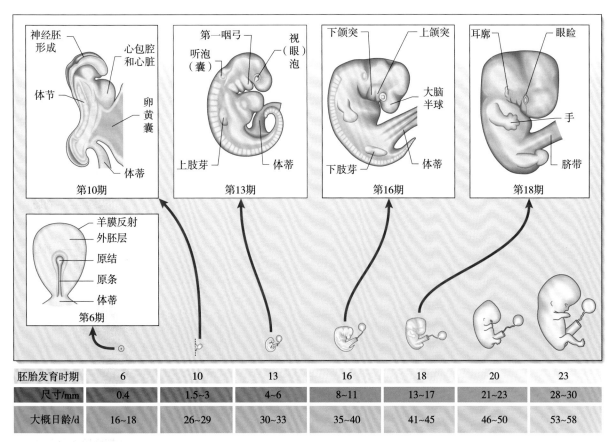

胚胎发育时期	6	10	13	16	18	20	23
尺寸/mm	0.4	1.5~3	4~6	8~11	13~17	21~23	28~30
大概日龄/d	16~18	26~29	30~33	35~40	41~45	46~50	53~58

图 3.3 第 6~23 期的胚胎外观和大小。在发育早期,用胚胎的外部特征描述该阶段(例如牙节、咽弓或四肢芽)

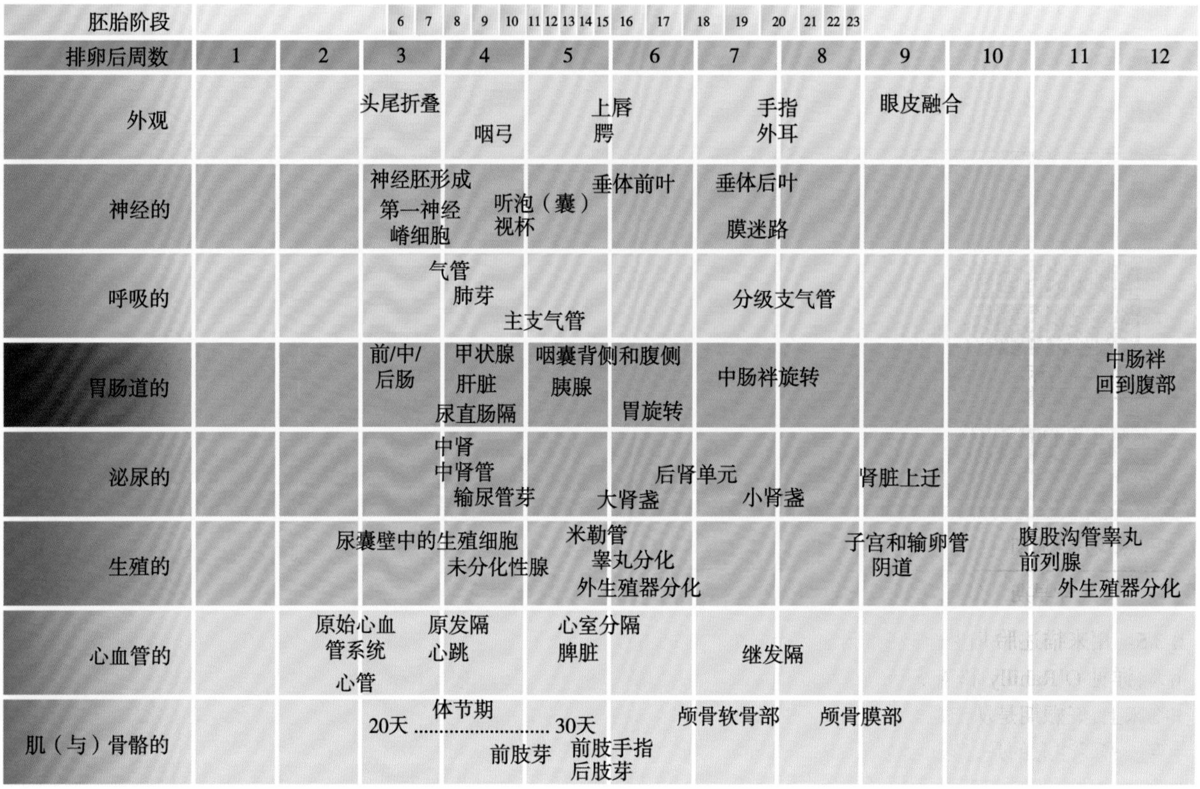

胚胎阶段			6	7 8 9	10 11 12 13 14 15	16	17	18	19	20 21 22 23
排卵后周数	1	2	3	4	5	6	7	8	9	10	11	12
外观			头尾折叠	咽弓	上唇 腭		手指 外耳		眼皮融合		
神经的			神经胚形成 第一神经嵴细胞	听泡（囊） 视杯	垂体前叶		垂体后叶 膜迷路				
呼吸的			气管 肺芽	主支气管			分级支气管				
胃肠道的			前/中后肠 甲状腺 肝脏 尿直肠隔		咽囊背侧和腹侧胰腺	胃旋转	中肠袢旋转				中肠袢回到腹部
泌尿的			中肾 中肾管 输尿管芽		大肾盏	后肾单元	小肾盏	肾脏上迁			
生殖的			尿囊壁中的生殖细胞 未分化性腺		米勒管 睾丸分化 外生殖器分化			子宫和输卵管 阴道	腹股沟管睾丸 前列腺		外生殖器分化
心血管的			原始心血管系统 心管	原发隔 心跳	心室分隔 脾脏		继发隔				
肌（与）骨骼的			20天 体节期 30天 前肢芽	前肢手指 后肢芽			颅骨软骨部	颅骨膜部			

图 3.4　人体系统发育时间表。从左到右地展示了各个系统的发育过程,显示了胚胎的发育阶段与周龄。胚胎所处阶段与胚胎的外部和内部形态特征而非胚胎体长相关。为了便于识别各个发育时期中处于风险状态的系统和器官,按自上而下的顺序进行编排

妊娠时间轴和胚胎及胎儿的发育分期

在推算预产期及随后评估胎儿的胎龄的过程中需要制订妊娠时间轴,以确定其是否符合分娩的孕周。临床上,妊娠期是以孕妇末次月经周期的第一天为起始。通过这种方式来评估,一个妊娠周期为 280 天或者 10 个月(40 周)。图 3.5 以周为单位展示了妊娠的胎龄:胚胎、胎儿和围产期(又称围生期),以及他们与妊娠的 3 个时期的关系。可以看到这中间有 2 周的时间差。通常,产科医师或新生儿科医师的书使用下方的妊娠时间轴,而胚胎学相关的书使用上方的胚胎发育时间轴。图 3.6 展示了胚胎发育各期的时长以及其与妊娠时间轴的关系。通常建议在妊娠时间轴中对以超声学方式推测的胚胎及胎儿的孕周应具体到孕周和天[16]。早孕期,从胚胎发育的角度看,5^{+2} 周比 5^{+6} 周早两个阶段。随着高分辨率 3D 经阴道超声在孕早期胚胎成像中的应用,两个时间轴的重要性更加凸显,相应地,对胚胎阶段的解释说明也应该更加明确。

尽管 Rahilly 和 Müller 认为"妊娠期""孕周""胎龄"[13]这三个词的界定很模糊,但它们被广泛地使用于产科文献中。这些论文作者还建议除下肢长度外的最大长度(greatest length, GL)作为直接产前测量或超声测量的最佳方法,以替代顶臀径(crown-rump length, CRL)测量方法[15]。临床医师应该判断何种方式获得的预测值最符合胎儿的健康状况。除非收集到最合适的测量方式,任何关联或预测的结果都不能提供最有意义的信息。

19~20 周胚胎发育期的早产儿能够成功分娩并存活,这说明通过母体健康和胎盘成熟度来推测胎儿成熟度比预测胎龄更加重要。

许多用于计算胎龄的生物指标都已经通过超声学研究进行了准确性评估。对于正常单胎妊娠,基于双顶径(biparietal diameter, BPD)、头围和腹围联合 CRL(45~84mm)的早孕期胎儿生长图表比通过月经周期推算的胎龄更加准确[17]。股骨长与头围的比值可能比其与 BPD 比值更适合用来描述胎儿的大小[18,19],股骨长与头围之比

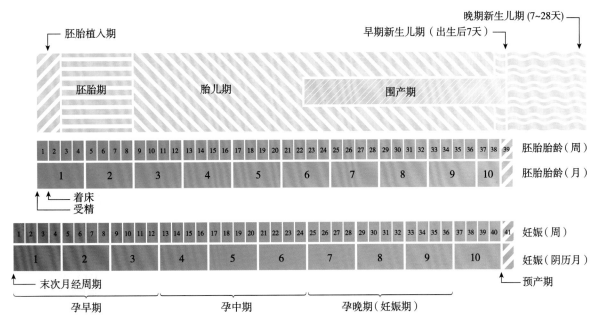

图 3.5　用来描述胎儿生长的两个妊娠时间轴。上方所展示的胚胎发育时间轴是从受精（或从排卵期，例如在排卵后的几天，详见 O'Rahilly 和 Müller）开始计算。胚胎发育的时间是基于这个时间轴。下方所展示的是临床评估的妊娠期。在临床上，妊娠期是从末次月经周期的第一天开始计算；本书中与新生儿解剖和生长相关的胎龄推算都是按照此时间轴计算。需要注意的是，这两个时间轴存在 2 周的时间差。围产期很长，因为它包含所有的早产分娩

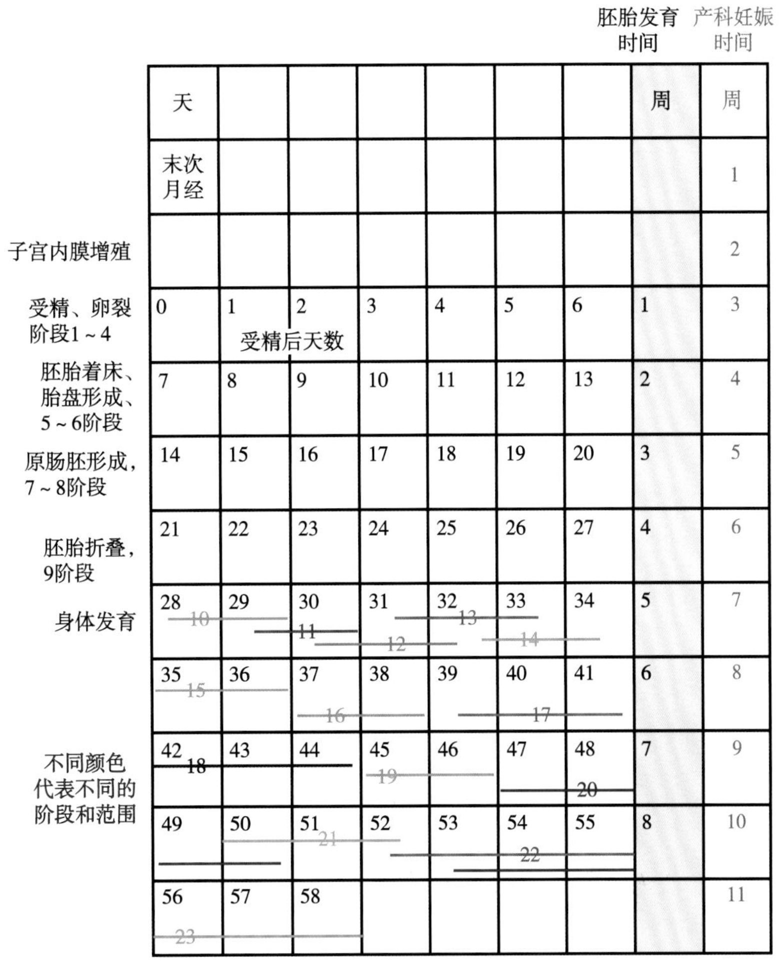

	天							胚胎发育时间 周	产科妊娠时间 周
末次月经									1
子宫内膜增殖									2
受精、卵裂 阶段1~4	0	1 受精后天数	2	3	4	5	6	1	3
胚胎着床、 胎盘形成、 5~6阶段	7	8	9	10	11	12	13	2	4
原肠胚形成， 7~8阶段	14	15	16	17	18	19	20	3	5
胚胎折叠， 9阶段	21	22	23	24	25	26	27	4	6
身体发育	28　10	29	30　11	31	32　12　13	33　14	34	5	7
	35　15	36	37	38　16	39	40　17	41	6	8
不同颜色 代表不同的 阶段和范围	42　18	43	44	45	46　19	47	48　20	7	9
	49	50　21	51	52	53	54　22	55	8	10
	56　23	57	58						11

图 3.6　孕早期胚胎发育阶段的详细时间表

值联合肾脏长度、BPD、头围和股骨长可以增加胎龄测定的准确性[20]。Johnsen[18]等的研究报道了在10~24周妊娠期间通过测量胎儿BPD和头围推算的胎龄比胎儿生长图表中大3~8天。

INTERGROWTH-21st计划是一项关于胎儿生长的临床多中心研究,目的是收集标准化的胎儿和儿童的人体生长信息[21]。世界卫生组织在收集这些信息时同样将种族和社会因素考虑在内[22]。这些数据将用于制订带有地区和种族特征的胎儿生长图表,以用于正常胎儿生长发育的参考。

结论

本章概述了人类胚胎发育的常用分期系统。卡内基收录(Carnegie Collection)的人类胚胎是基于由Streeter建立,O'Rahilly和Müller逐步完善的分期体系。此体系以胚胎内部及外部的标准为基础,而不仅仅是大小及外观形态的排序,同时借助已知孕期的孕妇超声检查结果进行修订。此分期体系中第11期的胚胎内部及外部特征已经给出。

产科定义下的孕期以产妇末次月经时间为起始,因此早期胚胎的产科"年龄"不同于卡内基分期。故在记录胚胎或胎儿的年龄时须格外注意,以便这些不同的时间刻度能够协调一致。上文已给出了关于预估的胚胎阶段与产科时间轴的图表。希望在基于众多国家和文化信仰下对胎儿进行人体测量,将有助于发现可用于准确估算胎儿年龄和健康状况的生物统计学指标。

（李昆明 译　乔宠 审校）

参考文献和自我测试题见网络增值服务

第4章　畸胎学

SARAH G. OBICAN AND ANTHONY R. SCIALLI

本章要点

- 每次妊娠在出生时被诊断为先天畸形的基础风险为 2%~4%。
- 暴露对胚胎/胎儿发育的不利影响取决于致畸因子、剂量和暴露时间。
- 妊娠期间特殊暴露的最新信息可通过相关资源获取。

引言

致畸性暴露能够干扰胎儿的正常发育。有些暴露会增加结构畸形的风险,有些暴露可能会干扰胎儿器官的发育,而还有一些暴露可能会增加其他不良妊娠结局的风险,包括宫内生长受限、早产和胎儿宫内死亡。

本章讨论了一些可能增加人类胚胎发育异常风险的危险因素。每次妊娠在出生时被诊断出结构畸形的概率基线为 2%~4%[1]。化学性导致的异常,包括由药物使用引起的异常,在这些病例中的发生率低于 1%[2]。

历史回顾

在 19 世纪,实验畸胎学主要研究青蛙和鸟类导致发育异常的原因,例如缺氧。但是,人们普遍认为哺乳动物的子宫不受外界危害的影响,遗传变异才是畸形发生的原因。直到澳大利亚医师诺曼·格雷格(Norman Gregg)在他的实践中指出风疹流行会增加先天性白内障患儿数,至此关于人类胚胎可能受环境因素损害这一革命性的概念才被人们认可。他结合其他发现,包括心脏缺陷、听力丧失、血小板减少症和生长不良,将该病称为"先天性风疹综合征"[3]。

随着对出生缺陷研究的兴趣日益浓厚,畸胎学会于 1960 年成立。此后不久,沙利度胺(反应停)的意外悲剧改变了这一领域。沙利度胺是一种镇静催眠药,按常规(药物)剂量服用会导致胎儿畸形,而对母亲没有毒性。自从发现称之为选择性胚胎毒性的药物以来,药物检测法规发生了变化。例如,在 1962 年,《食品、药物和化妆品法》得到扩展,纳入了《Kefauver-Harris 修正案》,该修正案要求药品制造商在批准前需提供有效性和安全性证明,并提供有关不良反应的信息。到 1966 年,美国食品药品管理局(Food and Drug Administration, FDA)制订了用于妊娠实验动物药物检测的标准测试方案。

致畸机制

詹姆斯·威尔逊(James Wilson)[4]指出,实验畸胎学方面的经验推动了发育异常潜在机制研究的发展(表 4.1)。威尔逊(Wilson)认为,胚胎关键部位分化细胞的存活和功能受损会干扰胚胎发育。这一概念提出了"全或无"的原则,据信,在原肠胚形成(大约在受孕后第 14 天)之前,胚胎中的细胞大部分未分化,可以相互替代,从而降低了暴露引起选择性畸形而又不破坏整个胚胎的能力。这种"全或无"的原则在实验畸胎学中被证明是可变的,而事实确实如此,相对于已分化胚胎组织,未分化组织更难产生实验性损害导致的畸形。

表 4.1　致畸机制

基因突变
染色体畸变
有丝分裂干扰
核酸合成和功能改变
缺乏用于生物合成的前体、底物和辅酶
能量来源改变
酶抑制作用
渗透压失衡
膜特性改变

最新有关先天畸形的发生机制认为,胚胎发育通路可能受到特定暴露的抑制。例如 DiGeorge 综合征,DiGeorge 综合征通常与 22 号染色体长臂的缺失有关,包括 Tbx1 的破坏,该基因在第二心区细胞发育中起着重要的作用。因此,在患病的儿童中可以看到心脏圆锥动脉干畸形[5]。然而,异维 A 酸也与心脏圆锥动脉干畸形有关,而其是否也通过干扰 Tbx1 起作用尚不清楚。

胚胎发育过程中存在一些基本的细胞行为,可以作为暴露的靶标。胚胎中的细胞群迁移到目标位置,对迁移的干扰可能导致发育异常。例如神经嵴细胞迁移到鳃弓过程中若受到干扰,会导致下颌、耳部、颧弓的一系列紊乱,以及其他缺陷。神经元从大脑中心向外围迁移过程中,抑制迁移会引发小头畸形。这些细胞还可以诱导邻近细胞的行为。输尿管芽的尖端诱导发育中的肾脏间充质形成功能性肾单位。细胞产生远距离作用来改变细胞分化的物质。例如,内侧(后轴)肢芽中的细胞会分泌音猬蛋白(sonic hedgehog protein),扩散至整个肢体臂中,以帮助确定单个数字的身份。

对胚胎发育过程中细胞和分子事件的更多认识,使我们有机会更详细地了解异常发育的机制。尽管人们对与暴露有关的人类畸形机制的细节尚未完全了解,但值得注意的是,畸形发生的遗传学基础和细胞生物学方面的发展将使我们对与暴露相关的畸形有更好的理解。

基本原则

异常发育的机制是詹姆斯·威尔逊(James Wilson)的基本原则之一。表 4.2 列出了 20 世纪 50 年代和 20 世纪 60 年代制定的全部原则[1]。值得关注的是,威尔逊第四项原则,它指出发育毒性不仅仅会导致畸形。即使儿童身上没有可识别的结构畸形,导致器官(例如大脑)无法正常工作的暴露也可能是毁灭性的。我们通常将这些不良反应称为发育毒性,这个术语比致畸性更有用,因为它不需要定义什么才算是畸形。的确,产生非畸形发育影响的暴露不一定会导致畸形,而产生一种畸形的暴露也不一定会产生其他类型的畸形。例如,沙利度胺仅导致某些类型的肢体缺陷,而不导致所有类型的肢体缺陷[6]。发育毒性暴露

的影响是特定的,会产生有限的不良影响。威尔逊博士在他的第三项原则中阐述了这种特殊性的概念,且畸胎学学会公共事务委员会在 2005 年将其明确化[7]。

表 4.2　威尔逊原则

1. 致畸的易感性取决于胚胎基因型及其与环境因素相互作用的方式。
2. 致畸剂的敏感性随暴露时的发育阶段而变化。
3. 致畸剂以特定的方式(机制)作用于发育中的细胞和组织,以启动异常胚胎发生(发病机制)。
4. 异常发育的最终表现是死亡、畸形、发育迟缓和功能障碍。
5. 不利的环境影响进入发育组织的途径取决于影响(试剂)的性质。
6. 随着剂量从无效增加到完全致死水平,异常表现的程度随之增加。

威尔逊的第六项原则是对于从业者最重要的原则,因为它提醒我们,对于所有药物,其他化学药品和物理制剂,都有一个不会造成伤害的暴露水平,一个会导致死亡的暴露水平以及介于两者之间的产生一系列渐变效益的暴露范围。谈论具有致畸性或非致畸性的试剂(药物、化学药品、放射线)是没有用的。需要讨论的是致畸暴露,包括试剂成分和剂量水平。当年日本的原子弹爆炸所致的暴露水平约为 50cGy,那时妊娠期间的 X 线辐射与小头畸形和智力低下有关[8]。而在美国各地飞行,估计其辐射暴露量较日本爆炸降低约 8 000 倍[9],预计不会产生上述相同的影响。因此,我们不能将 X 线表征为致畸或非致畸,而是取决于剂量。

在值得警告患者和医疗保健提供者有关暴露对男性和女性生殖的可能不利影响之前,需要多少证据?该领域存在争议,因为过度警告可能会产生不利影响,即焦虑、放弃原本渴望保留的妊娠以及中止重要的甚至不可或缺的药物治疗。

大多人类致畸暴露是由"敏锐的临床医师"首先识别的。沙利度胺可作为这种说法的证据。因为有关沙利度胺与出生缺陷的第一篇刊物来自德国的一位儿科医师,而另一位来自澳大利亚的儿科医师描述了一群患有阵发性肺炎的儿童,并想探明有无孕期暴露。虽然精明的临床医师已用数学术语进行了模型描述[10],但是他们仅仅提

出了一个假设,必须由其他证据来证实。实际上,风疹和先天性白内障之间的关联性以及沙利度胺和短肢畸形之间的关联性一直受到畸胎学家的质疑,直到出现其他证据。

为了确定致畸原因,提出了基于希尔标准(Hill criteria)的方法[11]。这些著名的准则(表 4.3)是美国卫生局局长在考虑吸烟与肺癌之间因果关系的证据时所提出[12]。在因果判断中,不必满足每条标准,但是满足的条件越多,因果关系成立的可能性就越大。

表 4.3　布拉德福德·希尔标准

1. 关联的强度(非偶然性、偏见或混淆而产生的可能性);关联的强度是指人群流行病学研究中(疾病与暴露因素之间)的关联程度的大小。

2. 关联的可重复性(关联在不同人群中可重复);关联的可重复性是指人类流行病学研究能产生一致的结果。

3. 关联的特异性(关联在暴露和疾病方面的唯一性)。在畸胎学中,特异性导致出生缺陷的独特模式,这种缺陷反复出现且始终如一。

4. 关联的时序性(有因才有果,作为原因一定发生在结果之前)。

5. 关联的一致性(关联与该病已知的自然史和生物学原理相一致)。

6. 生物剂量关系(暴露剂量改变会伴随引起疾病风险的增加或减少)。

7. 生物学合理性(该因果关系不违反已知的生物学知识)。

8. 实验证据(去除可疑病因,可引起某病发生频率的下降或消灭)。

9. 类比性(将某个已知的因果关系,类比至其他相似的关系上,并依此推论其因果关系存在与否)。

在本章中,我们讨论了一些与人类妊娠发育毒性相关的暴露因素。在某些情况下,有证据表明这种关联具有因果关系,但在其他情况下,不能得出因果关系的结论。但是,我们认识到,向患者提供有关妊娠期间暴露因素的建议并不需要确信已满足因果标准。例如,即使在锂剂导致埃布斯坦综合征(三尖瓣下移畸形)或任何其他心脏缺陷的因果标准不满足的情况下,我们仍建议妊娠期间服用锂剂的女性进行胎儿超声心动图检查。最后,关于暴露因素的咨询依赖于对不良结局的判断,就像临床医师每天都在考虑药物治疗可能带来的风险和益处一样。

个性化风险评估和可用资源

有几本优秀的书籍可以作为参考资料,但是面对这个不断变化的领域,书籍出版后不久就有可能过时。由畸胎学专家撰写并更新的在线数据库提供了孕期暴露因素总结,包括 TERIS、REPROTOX 和 Briggs。Lactmed 是有关药物暴露和哺乳的免费在线资源。

有两个用于畸胎学信息服务的网站,一个是北美的畸胎学信息专家组织(OTIS),另一个是欧洲畸胎学信息服务网站(ENTIS)。这两个网站均配备有医师、遗传顾问和畸胎学专家,他们提供个性化的风险评估以及有关妊娠和哺乳期间任何药物或环境暴露的最新信息。这些免费服务可供医疗保健提供者和患者共同使用。这些网站还进行了前瞻性研究,并在妊娠暴露后对患者进行了随访。

孕妇招募登记信息可以从 FDA 妇女健康办公室获取。

选定的人群暴露因素

药物

对法国西南部 1 000 例孕妇的调查发现,在妊娠期间,有 99% 的孕妇至少接受了 1 种药物处方,平均每名服用 13.6 种药物[13]。在其他研究中,妊娠期间大约 2/3 的孕妇至少服用过 1 种药物,其中约 60% 的患者使用了处方药[14]。在过去的几十年中,妊娠期间药物的总体使用率和使用 4 种以上处方药的孕妇人数增加了 1 倍以上,而在头 3 个月的药物使用率,增长了 2 倍多[15]。

沙利度胺　沙利度胺具有的致畸性可以超越已知的任何一种治疗药物。1957 年,沙利度胺被用作镇静剂和止吐药。沙利度胺不会对成年人产生急性毒性,因此是少数具有选择性胚胎毒性的药物之一。在 20 世纪 50 年代末和 20 世纪 60 年代,很少有病例报告患有短肢畸形,这是一种罕见的肢体短缩缺陷,其中,手和脚从肩膀或臀部长出。到 1961 年,德国的 Lenz 博士和澳大利亚的 McBride 博士各自注意到,腓肠肌病和沙利度胺暴露之间存在关联。沙利度胺暴露与特定的肢体短缩、食管和十二指肠闭锁、先天性心脏病（法洛四联症）、外耳和脑神经异常以及肾发育不全相关。肢体短缩的敏感时间为受孕后21~36天。

尽管沙利度胺已被撤出市场，但后来发现它对麻风结节性红斑有效。1998年，美国FDA批准塞洛米德用于此用途。2006年，该药物被批准用于多发性骨髓瘤的治疗。在美国，通过风险评估和缓解策略（risk evaluation and Mitigation Strategies, REMS）[16]严格控制沙利度胺的处方和配药，以防止妊娠期间暴露。

异维A酸　异维A酸（13-顺-维A酸）是维生素A（视黄醇）的衍生物，可有效地治疗寻常型囊性痤疮。使用该药物会增加自然流产和发生一组特定异常的风险，包括神经嵴相关的面部和上腭缺损、小下颌、外耳和内耳异常（小耳或无耳畸形）、心脏圆锥动脉干畸形、胸腺异常和智力缺陷[17-20]。在没有结构异常的情况下可产生认知影响[20]。

如果在妊娠前停用异维A酸，就不会有胎儿结局不良的风险。目前的建议是在受孕前1个月停用异维A酸，但考虑到异维A酸的半衰期为29h，在停药1周后，孕妇的血药浓度已几乎为零。

由于母体血浆中药物及其代谢物的可利用性降低，局部使用类维生素A不会增加结构畸形或发育迟缓的风险[21]。

华法林　1948年，华法林因能够诱发内出血而被作为强效灭鼠剂销售[16]。华法林阻止维生素K在肝合成因子Ⅱ、Ⅶ、Ⅸ和Ⅹ时作为辅助因子，并且由于其口服生物利用度和维生素K可逆性而适合人类临床使用。华法林与胚胎-胎儿生长受限、鼻骨发育不全、腓骨发育不全和骨点状骺有关[22,23]。在妊娠6~9周暴露华法林可产生胚胎毒性[23]，尽管有一项研究提出在妊娠8周前华法林暴露并未发现胚胎异常[24]。

与华法林暴露相关的其他不良围产结局包括死产、自然流产、早产和低出生体重的风险增加[24-26]。潜在的母体疾病可能导致不良妊娠结局的风险也随之增加。

一些医师在妊娠期间仍使用华法林，尤其是在具有机械心脏瓣膜的女性中。肝素和低分子量肝素（low-molecular-weight heparins）是妊娠期间抗凝治疗的主要药物，但它们可能不够有效，尤其是在患有机械性心脏瓣膜的女性中。在接近预期分娩时使用低剂量华法林（<5mg/d），随后使用分子量肝素可能会带来更有利的母体和胎儿结局[27]，但低剂量华法林疗法也与华法林胚胎病有关[28]。妊娠中期和晚期暴露可能会增加中枢神经系统（central nervous system, CNS）发生缺陷的风险，这可能与神经元组织的微出血有关[23,29]。

甲氨蝶呤和氨基蝶呤　叶酸是胸苷酸合成中的辅因子，这是DNA合成中的限速步骤。叶酸类似物甲氨蝶呤（methotrexate）已用于治疗恶性肿瘤、风湿性疾病、银屑病和异位妊娠。氨基蝶呤也是叶酸拮抗剂，是甲氨蝶呤的紧密结构类似物。甲氨蝶呤干扰人类早期胎儿的发育，并在20世纪40年代和50年代被用作堕胎药。病例报道胎儿畸形，包括脑积水、脑膜脊髓膨出、无脑、肢体畸形、唇裂、唇腭裂和发育迟缓，均与使用该药物成功和失败的尝试相关[30-34]。

孕妇暴露于甲氨蝶呤也会发生类似的人类畸形。Feldkamp和Cary（1993年）[35]对案例报告进行了回顾，该回顾基于6名畸形婴儿。他们得出结论，受孕后6~8周是甲氨蝶呤暴露诱发畸形的敏感时期。他们认为，甲氨蝶呤剂量每周必须超过10mg，才能产生异常现象，例如大头伴三叶草头骨、后掠发、低耳位、眼外突和宽鼻梁。对甲氨蝶呤和氨基蝶呤的病例研究和病例系列研究的分析发现为肺闭锁、颅缝早闭和肢体短缺提供了支持，在甲氨蝶呤暴露的儿童中这些病例报道比预期的多[36]。

由于仅在病例报告中描述了与甲氨蝶呤相关的先天畸形，因而对甲氨蝶呤暴露后的畸形发生率尚不清楚。具有临床相关性的是在宫内妊娠误诊为异位妊娠时，甲氨蝶呤暴露导致畸形的发生率。在甲氨蝶呤暴露中用于治疗风湿病的剂量相对较大，而应用于异位妊娠的甲氨蝶呤剂量（75~100mg）高于治疗风湿病的剂量，并且通常在受孕后6周内，早于建议的临界窗口之前给予药物。但是，病例报告描述了这些病例中的畸形，并提出了由此类早期暴露引起的不同综合征的问题[37-39]。

关于妇女在成功接受过先前的异位妊娠治疗后应该等待多长时间再妊娠仍没有结论。甲氨蝶呤可以在孕妇肝脏中持续数月。2009 年的一项研究表明,在接受甲氨蝶呤治疗后 6 个月内妊娠与超过 6 个月后妊娠的妊娠结局没有差异[40]。

米索前列醇　米索前列醇(cytotec)是一种合成的前列腺素 E_1 类似物,用于预防胃溃疡,也可用于治疗不完全流产促进妊娠残留物的排出,以及在分娩前促宫颈成熟和治疗产后出血。FDA批准口服米索前列醇与其他药物联用终止小于49 天的妊娠。服用 200μg 米索前列醇后,子宫动脉阻力指数增加,子宫胎盘灌注减少,这一理论是异常发育的一种机制[41]。其他机制提示子宫内压升高或正常胚胎血管发育的中断[42]。大多数米索前列醇妊娠暴露发生在妊娠 5~8 周[43]。米索前列醇作为堕胎药在 10% 的病例中无效,如果单独使用而不是与米非司酮或甲氨蝶呤联用,则失败的概率更高[44,45]。使用米索前列醇后出生缺陷的报告最常见于堕胎较少并且列为非法的国家。

病例报告和病例系列报告指出米索前列醇可能与终末横肢复位缺损[46-48]、腹壁缺损[47,49]、第六和其他脑神经麻痹[Möbius 综合征(Möbius syndrome)][46,50,51]、膀胱外翻[52]和合并 Möbius 综合征的孤独症谱系障碍[53]有关。一项包括4 899 例先天畸形病例和 5 742 正常对照的 4 项研究综述报告了 Möbius 综合征[优势比(odds ratio, OR)25.31,95% 置信区间(confidence interval, CI)11.11~57.66]和末梢横肢缺损之间的相关性(OR 11.86,95% CI 4.86~28.90)[54]。

血管紧张素转换酶抑制剂和血管紧张素Ⅱ受体拮抗剂　血管紧张素转换酶(angiotensin converting enzyme, ACE)抑制剂可降低 ACE 的活性并降低血压。这些药物已用于治疗高血压、心力衰竭和糖尿病性肾病。血管紧张素转换酶抑制剂在妊娠中期和晚期可降低胎儿血压和改善肾功能,并与羊水过少、生长受限、颅底下垂和肾衰竭相关[55]。

在一项研究中,孕早期 ACEI 暴露显示服用 ACEI 的女性其后代发生心血管缺陷[风险比(risk ratio, RR)3.72,95% CI 1.89~7.30]和中枢神经系统缺陷(RR 4.39,95% CI 1.37~14.12)的

风险增加。这些发现可能是由于母体糖尿病引起的,分析中未对此进行适当调整。随后的研究没有重复这些发现,可能这些研究在调整孕产妇糖尿病方面更成功[56-58]。

妊娠前 3 个月的血管紧张素Ⅱ受体拮抗剂暴露与先天畸形的增加无关[56,59]。妊娠 3 个月后,这些药物的暴露与羊水过少、肢体挛缩、肺发育不良和胎儿肾功能不全有关[60,61]。

锂剂　锂剂已用于治疗躁郁症。根据 20 世纪 70 年代的报道,锂剂被认为会增加三尖瓣下移畸形[Ebstein 综合征(Ebstein syndrome)]的风险,在 Ebstein 综合征中,三尖瓣严重向右心尖移位,从而导致明显的三尖瓣反流。尽管在锂暴露病例中几乎没有记录到 Ebstein 综合征的情况,但其患病率高于预期的 1/20 000[62]。但是,此注册表包括诊断出先天缺陷后报告的病例。有学者认为,锂可能会使 Ebstein 综合征的风险增加到1/1 000 名暴露儿童[63]。对于锂暴露导致 Ebstein异常的结论一直存在分歧[64]。如果存在结构性畸形的发生风险,其可能性为 0.1%。可以考虑用胎儿超声心动图进行筛查。

霉酚酸酯　霉酚酸酯和霉酚酸酯钠在器官移植后或在自身免疫性疾病的治疗中用作免疫抑制剂。美国国家移植妊娠登记处(National Transplantation Pregnancy Registry, NTPR)报告了 18 名妊娠妇女中有 26 次暴露于霉酚酸酯[65]。有 15 例活产儿,其中 4 例畸形:3 个孩子患有小耳畸形,其中 2 个孩子患有唇裂;第 4 个孩子的指甲发育不良,第 5 根手指短缩。许多病例报告显示出不同的畸形。然而,尚不清楚这些畸形是否均为霉酚酸酯引发的胚胎毒性。最典型的异常表现为耳畸形、面裂,甚至可能是心脏圆锥动脉干畸形[10]。

流行病学研究证实了霉酚酸酯胚胎毒性的存在。NTPR 报告,与接受不同方案的其他移植患者相比,暴露于霉酚酸酯的孕妇中胎儿畸形和其他不良妊娠结局有所增加[66]。ENTIS 报告显示,接受霉酚酸酯的母体治疗后有 57 例可确定的妊娠:有 29 例活产儿,16 例自然流产和 12 例选择性终止妊娠。由于与霉酚酸酯暴露相一致的多种畸形,有 2 例选择晚期终止妊娠。在活产婴儿中,有 6 例严重的先天畸形:2 例患有外耳道闭锁,

1 例患有气管食管闭锁,1 例患有严重的肾积水,1 例患有房间隔缺损,1 例患有脊髓脊膜膨出。畸形发生率被认为大于 20%。在这项研究中,早产(62%)和低出生体重(31%)也有所增加。2014 年的一项英国研究跟踪调查了 9 名孕妇暴露于霉酚酸酯的情况,没有发现畸形,但是不良妊娠结局有所增加(OR 5.31, 95% CI 1.05~26.96)[67]。

抗惊厥药　大多数抗惊厥药与结构畸形的增加有关,尽管很难将药物的使用与母亲的可能遗传或其他因素的癫痫区分开。目前,妊娠登记处正在收集和评估结局数据,以更精确地揭示使用抗惊厥药物的潜在风险。如表 4.4[68],其中一个这样的注册表评估了普通抗惊厥药与拉莫三嗪相比的畸形风险,在这项研究中,丙戊酸与脊柱裂、尿道下裂、唇腭裂和某些心脏缺陷增加有关;苯巴比妥与心脏缺陷和唇腭裂有关;托吡酯与唇腭裂有关。丙戊酸还与认知障碍和自闭症有关[69,70]。

表 4.4　北美在妊娠登记中估计的 AED 的致畸风险

药物	致畸风险比估计	95% CI
丙戊酸	5.1	3.0~8.5
苯巴比妥	2.9	1.4~5.8
托吡酯	2.2	1.2~4.0
拉莫三嗪	1.0	参比组

随着该领域的持续研究,抗惊厥药物的信息会时常更新。有关更多信息并招募已暴露的患者,临床医师可以联系其中一个活跃的注册中心。在美国,可以访问北美抗癫痫药物(anti-epileptic drug, AED)妊娠注册表,而在欧洲和其他大洲,可以与国际抗癫痫药物和妊娠注册中心联系。

环境因子

铅　铅、锡、电池、油漆、染料、汽油、污染的土壤、陶器釉料、木材防腐剂和一些传统的亚洲或墨西哥药物会导致人体铅暴露。动物和人体的实验研究表明,铅可以通过胎盘转运到胎儿,并且在人类胎儿中,转移可能最早在妊娠的第 12 周发生[71,72]。20 世纪中叶的报告表明,女性在职业上暴露于铅具有更高的自发流产和胎膜早破的风险[73,74]。然而,这些报告中铅的暴露没有得到很好的量化,可能已经超过目前的职业暴露浓度限值。在部分研究中,铅暴露与小于胎龄儿有关[75,76]。最近的研究也报道铅暴露引起早产的风险增加[76-79]。

在学龄儿童中,血铅浓度高于 20μg/dL(0.96μmol/L)的儿童,其智商(intelligence quotient, IQ)比血铅浓度低于 20μg/dL(0.96μmol/L)的儿童低 7 个点[80]。脐带血铅浓度大于 10μg/dL(0.48μmol/L)的婴儿与较低血铅浓度的婴儿相比,贝利心理发育指数得分较低[81,82]。孕前母体接触铅会导致后期胎儿的暴露,这是由于母亲骨骼铅动员引起的。孕妇适当摄入钙可降低这种风险[83]。尽管对于慢性暴露的妇女和有铅中毒史的妇女,在妊娠期间监测血铅浓度是合理的,但在妊娠期间血铅升高的管理上尚无共识。如果母亲静脉血铅高于 5μg/dL(0.24μmol/L),则建议鉴定和消除暴露源。如果孕妇血铅浓度超过 45μg/dL(2.16μmol/L),则可以考虑使用螯合剂治疗[84]。

汞　汞有两种主要类型:无机汞和有机汞。无机汞包括温度计和牙科用汞合金中使用的汞。在脂质鱼类中,尤其是大型捕食鱼,包括剑鱼、鲭鱼、鲨鱼和方头鱼中,会发现有机汞,例如甲基汞(MeHg)。

甲基汞的高度暴露会导致中枢神经系统损害,即水俣病,以日本九州岛西南部的一座城市命名,那里的水被化工厂的甲基汞污染,孕妇食用了污染水中的鱼和贝类,导致婴儿出现与脑瘫相似的表型。先天性水俣病的典型症状包括发育延迟、共济失调、感觉障碍、构音障碍、视觉和听觉障碍以及震颤[85]。

若要记录在典型饮食中鱼摄入引起的神经功能障碍,就更为困难。避免食用鱼类的弊端是导致 ω-3 脂肪酸的摄入不足,这种脂肪酸与神经系统发育有关。我们建议孕妇每周吃 2~3 份鱼或贝类(8~12 盎司,1 盎司 =28.3g)。但是,孕妇或哺乳期妇女应避免食入汞含量较高的鱼类[86,87]。

电离辐射　电磁辐射的波长范围从很长(无线电波)到很短(伽马射线)。该范围的对数中间附近的某个位置是大约 1μm 的可见光波长。在较短的波长(约 10nm)下,辐射能量足以将电子击出其轨道,从而导致电离。电离辐射的波长为

0.01~10nm, 被称为 X 射线。在医学上, 许多诊断操作中使用 X 射线。

通常用 4 个单位来描述患者所接触的辐射量。无论是生物的还是其他的, 辐射吸收剂量 (rad) 是衡量辐射对物质的影响的量度。导致 1g 物质吸收 100erg 的辐射量为 1rad。如果物质是人体组织, 则辐射量以 rem (人体伦琴当量) 为单位。在医学上, 尽管 rem 和 rad 并非严格相同, 但可以互换使用。相应的国际单位制 (SI) 是代表 100rad 的 Gray (Gy) 和代表 100rem 的 Sievert (Sv)。

我们建议孕妇, 暴露低于 5rad (~50mSv) 不会增加先天性畸形的风险。这个数字是从广岛和长崎发生原子弹爆炸时暴露于 50rad (~500mSv) 或更高的孕妇后代中的小头畸形和认知障碍的关联而推断出来的[8], 然后将其减少一个数量级, 以解释暴露评估的不准确性。这些影响的敏感时间是妊娠 8~15 周, 是神经元增殖最迅速的时间, 也是大多数神经母细胞从增生区迁移到大脑皮质的时间。

最初的研究人员并不认为存在辐射阈值剂量, 低于此剂量则无危险; 他们估计, 每暴露 1rad, 小头畸形和认知障碍的风险就会增加 0.4%。根据其他研究, 目前认为智力障碍的起始剂量约为 6rad[88]。

有时认为宫腔内辐射导致儿童期患癌的风险没有阈值剂量, 低于此阈值则风险无增加。据估计, 与 1/3 000 的基线风险相比, 妊娠期间接受 X 射线骨密度仪检查的儿童中有 1/2 000 会发展为白血病[89]。2014 年的一项综述估计, 胎儿暴露量低于 50rad (~500mSv), 不会增加罹患癌症的风险[90]。

电离辐射的自然来源包括例如太阳等恒星, 以及土壤、水、空气和人体组织中的核素。这些来源的背景辐射导致人类胚胎和胎儿在妊娠过程中吸收约 1mSv[91]。空中旅行需要额外暴露于宇宙辐射源。美国联邦航空管理局有一个在线计算器, 该计算器可以根据行程的日期、所达到的海拔高度和在该高度的停留时间计算有关辐射剂量的详细估计值[92]。在美国境内单程旅行通常辐射吸收量远低于 0.1mSv。多伦多和法兰克福之间大约需要 10 次往返, 才能产生 1mSv 的胎儿吸收辐射剂量[93]。

诊断成像的胚胎胎儿辐射剂量范围从低到约 5rad (~50mSv)[88]。低剂量手术包括对胸部和牙齿进行 X 射线检查并适当屏蔽。高剂量研究包括骨盆计算机断层扫描和全身正电子发射断层扫描。放射疗法治疗恶性肿瘤可能会对胎儿造成更高的剂量, 具体取决于手术流程、放射源和手术技术。多数距骨盆较远的肿瘤可以用对胚胎或胎儿的辐射剂量小于或等于 1rad (~10mSv) 的放射线进行治疗, 这种治疗后有胎儿正常结果的病例报道[94]。

感染因素

风疹　风疹是一种 RNA 病毒, 可导致在疫苗接种时期常见的一种称为德国麻疹的儿童疾病。澳大利亚眼科医师诺曼・格雷格 (Norman Gregg) 描述了妊娠期间患风疹妇女的后代异常[95]。格雷格博士对自己在实践中所见的患有先天性白内障的儿童数量印象深刻。他与同事讨论认为, 白内障的流行与第二次世界大战期间将这种感染引入澳大利亚的回国士兵导致孕妇感染风疹病毒有关。当韦塞尔赫夫特 (Wesselhoeft) 公布的 573 例风疹感染孕妇中有 521 名异常儿童时, 这一关联得到了证实[96]。自从在发达国家使用风疹疫苗接种以来, 先天性风疹已经变得不寻常了[97]。

先天性风疹导致最常见的缺陷是耳聋, 主要与妊娠前 16 周内的母体感染有关。其他特征包括先天性白内障、动脉导管未闭、肺动脉狭窄、生长和认知障碍以及脑炎。据估计, 在妊娠的头 3 个月中, 有 80% 的胎儿在产妇感染风疹后受影响, 而产妇在 12~16 周感染风疹后, 受影响的胎儿为 50%[95]。尽管有耳聋的报道, 但妊娠 16 周后感染的不良反应很少见。

水痘 - 带状疱疹　水痘 - 带状疱疹病毒是疱疹病毒家族中的一种 DNA 病毒。该病毒引起水痘和带状疱疹。妊娠期间原发性水痘 - 带状疱疹感染与严重的孕产妇疾病有关, 包括水痘肺炎。母亲水痘 - 带状疱疹病毒感染后的第一例先天性畸形报告于 1947 年[98]。母亲在妊娠的第 8 周出现了高热和皮疹, 这是水痘的经典病例。婴儿出生时, 右腿出现肌肉萎缩、脚趾发育不良、畸形足。婴儿患有视神经萎缩, 可能患有脑积水和皮质萎缩。

根据病例报告，与胎儿水痘感染相关的胎儿异常包括皮肤结节性瘢痕形成，与瘢痕相关的肢体肌肉或骨骼发育不良，认知障碍，脉络膜视网膜炎，白内障，小头畸形以及直肠和膀胱括约肌异常松弛。1986 年报道了一项针对 44 名水痘妇女的前瞻性研究，对 41 名 1~2 岁的活产儿进行了检查[99]。有 11 名儿童的母亲在孕早期有水痘，其中 1 名婴儿患有右腿皮肤萎缩性异常以及骨缺损、脉络膜视网膜炎、皮质萎缩、单侧肾积水和脑积水，另一个婴儿患有脑积水。母亲患有中、晚期水痘的婴儿或母亲患有带状疱疹的婴儿均无异常。根据 106 名在妊娠前 20 周内临床诊断为水痘的孕妇报道以及文献回顾，孕早期孕产妇感染水痘后婴儿发生先天性水痘综合征的发生率估计为 2.2%（95% CI，0~4.6%）[100]。

巨细胞病毒　巨细胞病毒（Cytomegalovirus）是一种 DNA 疱疹病毒，可以在妊娠期间引起原发性感染，或者可以在有既往感染史的孕妇中重新激活。据估计，先天性巨细胞病毒感染的发生率高达 3%，其中 90% 的婴儿出生时无症状[101]。有症状的婴儿可能具有肝脾大、小头畸形、生长受限和脉络膜视网膜炎。随访 34 例有症状的婴儿，其中 10 例死亡。在 23 例幸存者中，16 例出现小头畸形，14 例出现认知障碍，7 例出现听力损失，5 例出现脉络膜视网膜炎或视神经萎缩[102]，只有 2 例幸存者没有神经或听觉障碍。估计约有 50% 的先天性巨细胞病毒感染儿童发生了感音神经性听力损失[101]。

寨卡病毒　寨卡病毒（Zika virus）是属于黄病毒家族的一种 RNA 病毒，其中包括其他节肢动物介导感染（西尼罗、登革热、森林脑炎、黄热病）的病原体。寨卡病毒于 2015 年和 2016 年首次被描述为巴西小头畸形流行的可能原因[103]，对法属波利尼西亚 2013—2015 年寨卡病毒感染暴发的回顾性评估显示，妊娠期间与感染相关的小头畸形的发生率为 1%[104]。根据多个数据集，估计寨卡病毒感染后小头畸形的发生率为 1%~14%[105]。哥伦比亚的一项研究发现，如果产妇感染发生在妊娠晚期，并不会造成后代的异常[106]。寨卡病毒感染的妇女所生的孩子中的其他异常包括脉络膜视网膜和视神经异常、头皮松

垂、肌张力过强或痉挛、反射亢进、易怒、脑钙化、脑室扩张和无脑回畸形。

细小病毒 B19　细小病毒 B19 是一种小型 DNA 病毒，可引起幼儿出现"第五种疾病"的异常发作。它可能导致成人出现流感样症状和关节痛。妊娠期间细小病毒 B19 感染可能与胎儿骨髓发育不全、水肿和胎儿死亡有关。对 22 周之前胎儿流产的孕妇进行的一项研究表明，细小病毒免疫球蛋白 M 阳性的比例略有增加[107a]。1990 年的一篇论文估计，细小病毒 B19 感染的孕妇中有 9% 可能出现异常结局[107b]，但其他论文估计有 1.7%~4.2% 的比例[108,109]。在 94 名胎儿中有 10 名胎儿出现水肿与母体妊娠 9~20 周时感染 B19 相关，比例为 10.6%（95% CI，5.2%~18.7%）[109]。

弓形体病　弓形虫（又称弓形体），弓形虫病相关的媒介，是一种寄生虫，可以在猫的体内完成其完整的生命周期。弓形虫裂殖子可以在肌肉中发现，食用生肉后会引起感染。猫进食生肉会感染弓形虫病，此后卵囊会随粪便排出。受猫粪污染的水或空气中可能存在孢子卵囊，未在园艺工作后正确洗手而抓取食物的人可能会因此摄入土壤中的卵囊。先天性弓形体病与后代耳聋、小头畸形、认知障碍和脉络膜视网膜炎有关。

在法国的一项研究中，每月对确诊免疫女性进行弓形体抗体血清转化的筛查[81]。在 603 例经确认的孕产妇感染中，多数接受了螺旋霉素和 / 或乙胺嘧啶 - 磺胺嘧啶的治疗，胎儿传播率为 29%（95% CI，25%~33%）。胎儿的传播随着胎龄的增加而增加，从 13 周的 6% 增加到 36 周的 72%。在先天性感染的儿童中，有 27% 患有脉络膜视网膜病变、颅内钙化或脑积水。临床症状在孕产妇较早感染者中比较晚者更常见。由于孕周与胎儿感染之间的关系随着孕产妇感染的胎龄增加而增加，而胎儿感染与婴儿临床症状之间的关系随着感染胎龄的增加而减少，因此，当妊娠 24~30 周发生母体感染时，孕产妇感染后婴儿的临床体征发生率达到 10% 的峰值。

休闲娱乐暴露

吸烟　香烟烟雾是由一氧化碳气体和 4 000

多种不同化学成分为主的颗粒物质（烟草焦油）组成的混合气体[110]。尼古丁通过口腔黏膜以及呼吸道和胃肠道吸收。吸烟与自然流产、异位妊娠、胎盘早剥、胎儿生长受限、早产、特定的先天性畸形和婴儿猝死综合征（sudden infant death syndrome，SIDS）有关。

吸烟妇女的新生儿体重较轻，平均较不吸烟组轻 200g，并且有明显的剂量依赖关系。这种关系被认为是由于吸烟者胎盘的变化限制了子宫的血流[111]。吸烟母亲发生胎儿生长受限（fetal growth restriction，FGR）的风险会增加 2.5 倍[112]。孕早期停止吸烟会降低 FGR 的风险[111]。

在一项独立的研究和对 24 个出版物的荟萃分析中，孕早期吸烟与腭裂的风险增加相关[113,114]。该风险可能仅限于具有特定基因变异（例如 GSST1）的个体，这些基因主要编码用于香烟成分解毒的分子[115]。

对 39 项研究的系统综述显示，吸烟和 SIDS 的调整后优势比为 2.08（95% CI 1.83~2.38）[116]。一篇 2011 年的针对 96 项研究的荟萃分析认为，在高收入国家中，所有死产中有 4%~7% 归因于孕妇吸烟。而在贫困人口中，孕产妇吸烟可能导致所有死产的 20%[117]。

饮酒 孕期酗酒与不良新生儿状况的关联研究已有数百年历史[118]，但直到 1968 年法国[119]和 1973 年美国[120]才出现系统性描述。与孕期酗酒有关的特定发育影响，有时被称为胎儿酒精综合征包括面部畸形（光滑的人中、薄上唇、小睑裂）、产前或产后身高或体重低于 10%、头围低于 10%、大脑结构异常、认知缺陷或发育迟缓[121]。胎儿酒精综合征（fetal alcohol syndrome，FAS）的发生可以在妊娠期间有母亲饮酒史且没有其他解释性诊断的情况下，因为其他疾病可能与 FAS 中所见的特征有关。在儿童中发现的一些其他特征被认为是与酒精（又称乙醇）相关的异常，包括上颌骨发育不全、房间隔缺损、唇裂、关节异常以及椎骨或肋骨异常。患有 FAS 的孕产妇危险因素包括 30 岁以上、社会经济地位低、以前有 FAS 的孩子、营养不良和遗传易感性[122]。

术语胎儿酒精谱系障碍（fetal alcohol spectrum disorder，FASD）用于表示与孕期孕妇饮酒相关的更广泛的异常情况。每个患有 FASD 的人都会经历独特的日常挑战，其中可能包括医疗、行为、教育和社会问题。患有 FASD 的人可能在学习和记忆、理解和遵循指示、注意力转移、情绪和冲动控制、沟通和社交以及日常生活技能执行方面有困难。与 FASD 相关的大脑损伤会导致人们做出错误的决定、重复同样的错误、信任错误的人并且难以理解其行为的后果。据估计，FASD 的发生率为 2.4%~4.8%[123]，并且鼓励临床医师对未妊娠和妊娠的孕妇进行乙醇筛查，以减少与乙醇相关的不良妊娠结局的巨大负担。

乙醇对新生儿的不利影响与长期大量饮酒有关，长期饮酒被定义为每天喝酒超过 5 杯，可导致高达 40% 的后代中产生 FAS[124]；或酗酒，定义为每次喝 5 杯或更多，这与神经认知异常的关联性一直较弱[125]。尚未确定妊娠期间酒精摄入的安全水平。有报道说，每周饮酒 2 次、每次摄入约 28.35g 无水乙醇的女性流产机会增加[126]。每天大约喝 1 杯酒会影响婴儿神经行为的发育。由于对酒精的无危险摄入水平存在不确定性，美国卫生局部长在 2005 年建议孕妇不要饮用任何酒类[127]。

可卡因 可卡因是一种局部麻醉药，其医疗价值有限。它是中枢神经系统中的一种短效兴奋剂，可供娱乐使用。它与早产、生长受限、胎盘早剥、胎膜自然破裂和后代行为异常相关[128-130]。对使用可卡因的母亲所生的 717 名儿童进行的前瞻性研究未发现出生缺陷的风险增加，但新生儿生长受限和异常神经系统症状的风险有所增加[130]。

可卡因对神经行为发育的影响不一致，可影响行为调节、控制和注意力抑制、解决问题和抽象推理能力以及语言发展[131-133]。这些研究的结果不一致和可能的残余混杂因素混淆，因此很难做出解释。

结论

直到 20 世纪中叶风疹流行期间，一位澳大利亚内科医师指出先天性白内障有所增加，外部因素可能影响人类胎儿发育的观点才被革新。我们现在认识到，当暴露水平足够高且暴露时机正确时，药物、感染、环境因素和生活方式暴露等因素都可能会增加结构性出生缺陷和其他特定形式的发育毒性（如自然流产和生长受限）的风险。

在出生时诊断出结构畸形的基础风险为 2%~4%。大多数结构异常没有已知的原因，随着人类遗传学的发展，我们发现了更多遗传方面的原因。化学因素诱发的结构异常，包括药物暴露引起的异常，在不到 1% 的病例中发生。为了帮助患者咨询，建议使用最新资源，例如欧洲致畸信息服务网络、致畸信息专家组织、Reprotox、Teris 和 Lactmed。

（朱军 译　胡屹 审校）

参考文献和自我测试题见网络增值服务

第 5 章　早期妊娠失败

DAVOR JURKOVIC AND KUHAN RAJAH

本章要点

- 自然流产和异位妊娠是最常见的早期妊娠并发症。
- 经阴道超声对诊断早期妊娠失败具有较高敏感性和特异性。
- 偶发染色体异常是自然流产的主要原因。
- 早期妊娠失败应由早孕专科进行管理。
- 发生早期妊娠失败应根据临床情况和患者意愿选择期待治疗、药物治疗或手术治疗处理。

自然流产

自然流产(miscarriage)是妊娠最常见的并发症。据文献报道,有 12%~24% 停经后妊娠试验阳性的女性会发生自然流产[1]。自然流产发生率随孕周的增加而降低,孕 10~13 周自然流产发生率为 3%,而孕中期为 1%~4%[2,3]。25%~50%的育龄期女性至少经历过一次流产[4]。在英国每年约有 12.5 万例自然流产病例,其中 5 万多例会接受入院治疗[5,6]。

大多数妊娠早期的流产会自然终止,不导致孕妇疾患或需要特别治疗。然而,由于发病率较高,流产及相关的诊治和随访费用成为社会负担。流产对女性的生活质量也会产生不利影响。即使发生在孕早期,失去一个孩子也将给女性和她们的伴侣带来悲伤和压力。

1985—2008 年,英国流产后的孕产妇死亡率为(0.05~0.22)/10 万人次。主要发生在妊娠中期流产后的出血和败血症是最常见的死亡原因[7]。

自然流产的定义

自然流产是指发生在妊娠 24 周之前的宫内妊娠自发性丢失[8]。流产分为早期流产和晚期流产,早期流产发生在妊娠 12 周前,晚期流产发生在妊娠 12~24 周[6]。

妊娠早期自然流产的病因

染色体异常

妊娠早期流产的主要病因是胚胎染色体异常(chromosomal abnormalities)。自然流产后对流产物进行分析,发现 85% 以上的胚胎存在染色体异常[9-11]。一项在手术治疗流产患者前通过胚胎镜评估胚胎形态的研究,发现 85% 的早期流产胚胎伴有畸形[12]。胚胎染色体异常约 70% 属于染色体三体,主要涉及 16 号、21 号和 22 号染色体。三倍体约占 20%,X 单体约占 10%。随着孕妇年龄的增加,流产的风险急剧增加。34 岁以下女性的流产风险为 15%,35~39 岁时流产风险增加至 25%,40~44 岁时增加至 51%,45 岁及以上的女性流产风险高达 90% 以上。胚胎染色体三体的发生风险随着孕妇年龄的增加而增加,但胚胎染色体为非三体和整倍体的发生率却不随孕妇年龄变化而发生显著的变化[13,14]。

母体内科病症

伴有甲状腺功能异常和自身免疫性甲状腺疾病的女性发生流产的风险增高。一项大型荟萃分析显示,甲状腺过氧化物酶抗体的存在显著增加了流产的风险(OR 3.73,95% CI 1.8~7.6)[15]。另一项大型前瞻性研究表明,女性体内促甲状腺激素水平高于 2.5mIU/L,即使没有甲状腺过氧化物酶抗体存在,其发生流产的风险几乎增加一倍[16]。目前,正在英格兰和苏格兰进行一项大规模的多中心、双盲、安慰剂对照的临床试验 TABLET(Thyroid AntiBodies and LEvo Thyroxine),该临床研究目的是观察甲状腺功能正常而甲状腺过氧化物酶抗体阳性的女性,通过每天服用 50μg 甲状腺素能否提高其在妊娠 34 周后分娩的概率。患有糖尿病的女性,尤其是孕前血糖控制不佳者,怀孕后流产率也将增高[17]。

先天性子宫异常

一项针对先天性子宫异常（congenital uterine anomaly）女性妊娠结局的系统综述显示,子宫纵隔是妊娠早期流产的风险因素（RR 2.89, 95% CI 2.02~4.14）[18]。

生活方式因素

尚没有证据表明吸烟与流产有关,一项针对 24 608 例妊娠进行的前瞻性研究证实了这一观点[19],而肥胖与流产风险增高有关。一项纳入 28 538 名女性的队列研究显示,体重指数（BMI）≥28kg/m² 较 BMI<25kg/m² 的女性在自然受孕后的流产风险增高（13.6% vs 10.7%, OR 1.31, 95% CI 1.18~1.46）[20]。丹麦一项全国性出生队列研究表明,即使少量酒精也会增加流产风险,且风险随着摄入酒精量的增加而增加[21]。

自然流产的临床表现

大约 20% 的女性在妊娠早期会出现阴道流血和腹痛症状[6]。妊娠早期的阴道流血轻重不一,有点滴出血,也有引起休克的严重出血。阴道流血和妊娠症状消失往往提示先兆流产,但不能就此诊断为流产。发生孕早期阴道流血后,近 50% 的妊娠仍能继续正常进展[22]。

仅凭临床症状,或单独依据阴道指检和窥器检查不能诊断流产,应进行阴道超声检查。荷兰的一项大型研究表明,有 50% 以上依据临床表现而做出诊断的流产是错误的[23]。另有一项研究表明,经临床表现诊断为完全流产的女性中有 40% 仍有残留的妊娠流产物（products of conception）[24]。

对于阴道流血多或流血情况不稳定的患者有必要进行阴道检查,便于及时取出嵌顿于宫颈的妊娠流产物。出血不多时可不检查,因为对明确诊断并无帮助。

超声诊断

阴道超声是对疑有早期妊娠并发症患者最常用的检查手段[25,26]。胚胎的着床部位和存活情况均需在妊娠早期由超声检查确定。胚胎的形态学表现是超声诊断流产的唯一标准。为了准确诊断早期妊娠并发症,知晓正常宫内妊娠的特征是非常必要的。

正常宫内妊娠

正常宫内妊娠位于子宫腔内,子宫腔始于宫颈内口平面,延伸至输卵管开口处。

滋养细胞的延伸一般不超过子宫内膜 - 子宫肌层交界处[27,28]。将阴道超声探头在横断面上从宫颈内口一直移动到宫底部,以确定是否为宫内妊娠。纵切面可以看到位于子宫内膜表面下方的妊娠囊（gestation sac）。通过对宫颈管和子宫腔的探查,最终确定宫内妊娠囊的位置[29]。子宫内膜厚度对着床部位或胚胎存活情况的诊断没有帮助[30]。通过上下左右移动探头,可以系统地评估宫颈、剖宫产瘢痕、子宫肌层和输卵管间质部的状况[29]。

在正常妊娠中,受孕后的 17 天出现孕囊,对于月经周期为 28 天的女性,一般在月经第 31 天出现孕囊（图 5.1）[31]。典型的孕囊图像表现为中间呈清晰无回声区,周围呈厚度均匀的强回声环状结构,这往往提示早期绒毛具有一定的活性。孕囊植入蜕膜化的子宫内膜,其位置刚好在回声中线下方。子宫腺肌瘤形成的肌层囊肿可能与早期孕囊相似[29],肌层囊肿位于子宫内膜 - 子宫肌层交界处之外,以此可与孕囊相鉴别[32]。宫腔内囊性结构（假孕囊）往往是宫腔内血液积聚而成,形似孕囊。多普勒超声检查提示囊性结构无血管

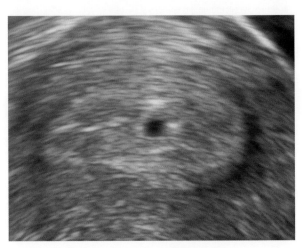

图 5.1　妊娠 4 周时的正常宫内妊娠

并被单层蜕膜包绕,囊性结构的形状在扫描过程中也可能发生变化。这些特征可与正常孕囊相区分,正常孕囊形态稳定,外周血流强,被双层蜕膜包绕(图 5.2)[29]。

平均妊娠囊直径应该从强回声环内缘开始测量其垂直直径,测量 3 次取平均值。在孕早期,妊娠囊大约每天生长 1mm。从妊娠 5 周开始,妊娠囊内可以看到卵黄囊(yolk sac)。卵黄囊的测量方法与妊娠囊类似,但应该从卵黄囊壁的中部开始测量[29]。在妊娠 5[+5] 周时,胚胎初现,早期的胚胎超声表现为卵黄囊近旁的高回声线性结构,胚胎和卵黄囊由卵黄管相连接。妊娠第 7 周时,可以区分冠(头)与臀部(躯干)(图 5.3)。测量冠长应在胚胎的矢状切面进行,并确保不要误将卵黄囊测量在内[33]。

胚胎的原始心管搏动(embryonic cardiac activity)可在妊娠 5 周[+5] 出现,此时胚胎的长度为 2~5mm。需注意切勿将背景运动和母体的血管搏动误认为是胚胎的心管搏动。妊娠早期应

采用 M- 模式测量心率(图 5.4),而不宜进行脉冲多普勒检查,因其会输出高能量声波[34]。有报道认为心率低于 100 次 /min 提示胚胎发育不良[35,36]。然而,在正常妊娠中,早期胎心率也可能低于 100 次 /min,接着在妊娠 6~7 周迅速上升。从妊娠 7 周开始可见羊膜囊[29]。

测量羊膜囊的方法与卵黄囊十分相似,即从羊膜囊壁的中间开始测量。从妊娠 7 周开始,可以区分脊柱和菱形脑,也可看到脐带。妊娠 8 周时前脑、中脑、后脑和颅骨显现明显。与此同时,肢芽开始生长,羊膜囊扩张,卵黄管和脐带增长,并且能明显看见胚胎的中肠疝[29]。

多胎妊娠

诊断多胎妊娠(multiple pregnancy)的最初证据是在妊娠 5 周左右出现一个以上的妊娠囊。而多胎妊娠的胚胎数目与妊娠囊和卵黄囊的数目并不一定相关[31]。妊娠超过 6 周后,需要对整个妊娠囊进行系统检查以确保检测到所有存在的胚

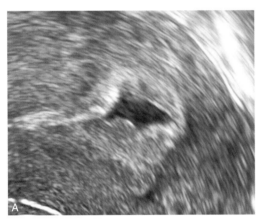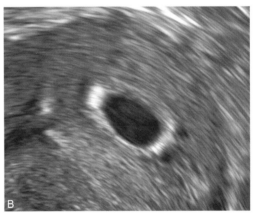

图 5.2 A. 假囊;B. 正常宫内妊娠孕囊

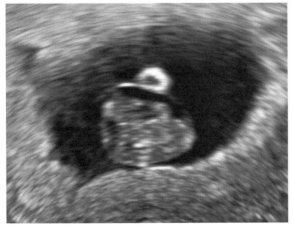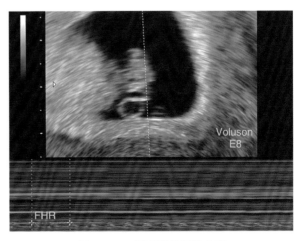

图 5.3 妊娠 7 周含卵黄囊、胚胎和羊膜囊的宫内正常妊娠

图 5.4 M- 模式测量胚胎心率

胎。羊膜在妊娠 7 周时与胚胎分离,此时应评估羊膜性。在这一阶段,绒毛膜和羊膜尚未融合,故可以精准地确定绒毛膜性与羊膜性[29]。

早期胚胎死亡

早期胚胎死亡(early embryonic demise)是流产的早期阶段。宫腔内仍可见完整的妊娠囊,但妊娠囊内没有胚胎存在,或可见胚胎但无心管搏动(图 5.5)。主要的诊断要点在于区分正常的早期妊娠和流产。早期胚胎死亡是基于超声阴性表现而诊断的,因此误诊的风险较高。月经周期不规律、末次月经日期不确定、使用过激素类避孕药或距离上次妊娠时间间隔少于 3 个月经周期等因素都会增加误诊的风险。此外,先天性子宫异常、子宫肌瘤、腹部手术后粘连、盆腔手术后子宫位置改变和子宫后倾等也会增加误诊的风险。

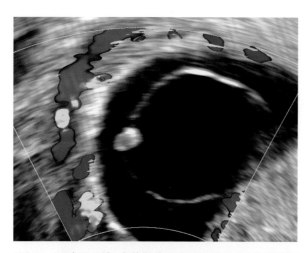

图 5.5　胚胎无心搏,多普勒检查未见血管增多,羊膜囊较大,确诊为早期胚胎死亡

临床中诊断早期胚胎死亡使用的胚胎和妊娠囊大小的临界值范围较宽[37]。2012 年,英国国家临床优化研究所(NICE)发布了异位妊娠与流产的诊断和初步管理指南,建议当孕囊直径≥25.0mm 而无可见的胚胎,或当胚芽长度≥7.0mm 而未见心管搏动,应怀疑为早期胚胎死亡。该指南还建议,在确定流产诊断前,应尽量寻找关于胚胎存活的其他依据,以减少因操作失误带来的误诊风险,或 7~14 天后超声复查。造成误诊的主要原因是操作人员失误,这在任何临界值下都有可能发生[6]。

不全流产

不全流产(incomplete miscarriage)是指宫腔内有妊娠物残留,却没有完整的妊娠囊。有阴道流血的女性往往可见宫腔内血凝块,但有时血凝块和滋养层组织难以区分。妊娠残留物为边界清晰的高回声,彩色多普勒超声检查可显示血管血流增加(图 5.6)。相比之下,血凝块在多普勒超声下无血管显示,并且难以分辨界限。诊断不全流产有一定的难度,目前尚无统一的诊断标准[29,38]。

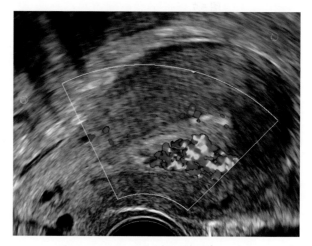

图 5.6　多普勒超声检查宫腔内血管丰富的组织,确诊为不完全流产

完全流产

妊娠组织已全部从宫腔排出,就可以诊断为完全流产(complete miscarriage)。只有在之前超声检查确认宫内妊娠的情况下才能做出诊断。若以前没有明确为宫内妊娠,则不能做此诊断。

流产的预测

超声特征

第一次超声检查时有心管搏动并不能确保胚胎将正常发育。有一些形态学特征可能提示胚胎发育异常,如妊娠囊不规则(图 5.7),滋养层稀薄的妊娠囊,有羊膜囊但胚胎无心管搏动,妊娠囊、卵黄囊或羊膜囊过大,按照胎芽长度推算的孕龄与按照末次月经推算的孕龄不相符合,胚胎心率低于该孕龄第五百分位或小于 85 次 /min[39-42]。出现这些特征并不能确诊为流产,通常需要进一步随访评估。

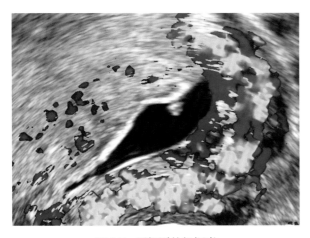

图 5.7　不规则的妊娠囊

生化指标

在某些超声检查无法诊断的情况下,生化指标的检测可发挥一定的辅助作用,但不能常规应用于早期妊娠失败的诊断。人绒毛膜促性腺激素(hCG)水平从首次测出到妊娠第 35 天每 1.4~1.6 天翻一倍,妊娠第 35~42 天每 2.0~2.7 天翻一倍[43]。hCG 倍增速度较慢与流产相关,hCG 水平下降在诊断那些经超声检查而无法确诊的完全流产时,具有很高的准确性[44-46]。血清孕酮水平低于 16nmol/L 提示胚胎无法存活,但不能单纯根据孕酮水平诊断流产[47,48]。

流产的管理

期待疗法

在过去的十几年里,期待疗法(expectant management)已经成为一个越来越受欢迎的选择。期待疗法的主要缺点是期待时长和最终结果的不确定性[49]。

一项随机试验结果显示,使用安慰剂进行期待治疗,在妊娠 12 周内胚胎死亡的女性中有 29%~42% 获得成功,不全流产的女性中有 55%~86% 获得成功[50-54]。期待疗法与积极处理(药物流产或手术治疗)相比有较高的计划外紧急干预率[35% vs 18%,相对风险(RR)2.28,CI 1.93~2.7]和更高的输血率[1.6% vs 0.4%,RR 3.39,在对已发表研究的荟萃分析中,CI 1.08~10.61]。但感染率并无显著差异[55]。

2012 年,NICE 指南建议将为期 7~14 天的期待疗法作为一线治疗。只要没有感染的迹象,等待超过 2 周是没有风险的,完全吸收消散的可能性随着随访时间延长而增加[6]。

药物流产

超过 70% 的孕 12 周内早期胚胎死亡的女性,可以使用药物流产,避免手术及手术相关风险[50-54]。对于不全流产,药物流产的成功率也很高,但与期待疗法没有显著差异[52]。20%~30% 的女性会选择药物流产[55,56]。

前列腺素类似物米索前列醇是药物流产最常用的药物。它可以单次或分次给药,通过口服、阴道、舌下或直肠途径给药,但目前只批准口服给药[57,58]。在使用米索前列醇之前使用抗孕激素药物米非司酮并不能显著提高成功率[59]。使用米索前列醇的主要不良反应有恶心、发热、腹泻和呕吐[51-53]。通常在米索前列醇用药后几小时内开始出血。出血可持续 3 周,如果出血超过 3 周,应该重新评估[6]。1% 的女性由于大出血需要紧急手术[60]。

手术治疗

手术治疗既可以在手术室全麻下进行吸宫刮宫术,也可以在门诊局部麻醉下实施负压吸宫术。患者可以根据自己意愿选择是否接受手术治疗,但在下列情况必须使用手术治疗:阴道大量流血,血压不稳定,或不全流产有感染迹象。对于怀疑有妊娠滋养细胞疾病的患者,手术治疗是最好的选择[6]。

一项临床试验的荟萃分析显示,药物流产的女性接受计划外干预的概率更高(21.3% vs 2.5%,RR 8.13,CI 6.26~10.55),出血时间也更长(中位数为 11.0 天 vs 8.0 天)[61]。感染率和输血率在手术或药物治疗方面没有显著差异[6]。手术并发症发生率为 2%~8%,包括宫颈裂伤、子宫穿孔、大出血和宫腔粘连[61-65]。

复发性流产

复发性流产(recurrent miscarriage),即连续 3 次或 3 次以上的流产,约有 1% 的育龄期女性受其困扰。连续 3 次流产后再次流产的风险约为 40%[13],而之前有过活产史的女性仍可能发生复发性流产[66]。染色体异常是早期妊娠失败的主要原因。在有过多次流产史的夫妇中,大约4%的夫妇至少有一方携带有染色体异常[67]。染色体异常可能是平衡易位或罗伯逊易位,而携带者表型正常。50%~70%的配子在减数分裂时遗传不均衡的配子,导致染色体异常的胚胎形成[68]。抗磷脂综合征(antiphospholipid syndrome, APS)是一组与抗磷脂抗体(狼疮抗凝物,抗心磷脂抗体和抗β₂糖蛋白-I抗体)有关的非炎症性自身免疫疾病,临床表现为血栓形成或病理妊娠,是复发性流产可治病因之一。病理妊娠包括妊娠10周内连续3次或3次以上的流产,妊娠10周后1次或多次形态正常的胎儿丢失,以及妊娠34周因胎盘功能不全发生的1次或多次早产[69]。抗磷脂抗体存在于15%的复发性流产女性中,而在低风险妊娠史的孕产妇中仅为2%。如果不使用药物治疗,APS患者再次妊娠流产的风险高达90%[70]。阿司匹林和肝素联合使用已被证明可将活产率提高到70%[71]。一项通过三维超声检测子宫形态的研究发现,复发性流产女性的先天性子宫异常发生率比低风险妊娠史的女性高4倍,其严重程度也更高[72,73]。一项大型荟萃分析显示V Leiden因子、活化蛋白C抗性、凝血酶原基因突变、蛋白S缺乏与复发性流产之间存在相关性[74]。

葡萄胎

葡萄胎(molar pregnancy)是组织学上的诊断,根据组织学和遗传学特点可分为完全性葡萄胎和部分性葡萄胎。80%~95%的完全性葡萄胎是通过超声检查发现的。宫腔内发现厚壁的囊性组织,且没有妊娠囊的情况是完全性葡萄胎(图5.8)。完整的妊娠囊伴囊性胎盘改变可能为部分性葡萄胎。仅有20%~30%的部分葡萄胎是通过超声发现的,而准确、早期的葡萄胎诊断很重要,因为该类患者存在发生妊娠滋养细胞肿瘤的可能性(持续性妊娠滋养细胞疾病、侵袭性葡萄胎、绒毛膜癌和胎盘部位滋养细胞肿瘤),需要适当的处理和随访[75,76]。在英国,妊娠滋养细胞疾病(包括葡萄胎和妊娠滋养细胞肿瘤)的发生率为每714例活产婴儿中有1例[77]。完全性葡萄胎几乎都是二倍体,多为父源性。它们主要发生在单精受精后,卵子在卵原核缺失或卵原核失活

的情况下和精原核结合后发育形成。部分性葡萄胎几乎是在卵子双精受精后发生[78,79]。大多数葡萄胎都具有早期妊娠失败的临床征象和超声影像学表现。确诊葡萄胎后,建议在超声引导下进行吸刮术。刮出组织必须送病理检查。具有葡萄胎史的妇女均需要在妊娠滋养细胞疾病筛查中心登记,进行血清或尿液hCG的定期随访检测。5%~8%患妊娠滋养细胞疾病的妇女需要接受化疗[79]。

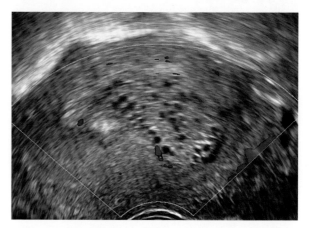

图5.8　妊娠8周完全性葡萄胎。超声图像显示胎盘组织中广泛的囊性变化

异位妊娠

异位妊娠(ectopic pregnancy)是指胚胎植入发生在宫腔外的妊娠。在英国,异位妊娠的患病率为1.1%,每年确诊将近12 000例[4]。接受体外受精的女性更易发生异位妊娠,概率高达2%[80]。患该疾病的孕产妇死亡率为0.2/1 000[6]。尽管死亡率很低,但昂贵的检查、诊断和治疗费用仍造成巨大的社会负担[81]。

93%~98%的异位妊娠发生在输卵管,因此异位妊娠和输卵管妊娠(tubal pregnancy)这两个术语经常互换使用[82-85]。

另有5%~7%的异位妊娠种植在子宫腔外的子宫壁内,为"非输卵管"异位妊娠,包括宫颈、剖宫产瘢痕、宫壁和间质部位。位于输卵管及子宫以外部位的异位妊娠,包括卵巢和腹腔妊娠,易突发破裂,且这些异位妊娠比输卵管妊娠更难诊断,容易出现诊断不及时,甚至在突发破裂后才表现出临床症状。因此,"非输卵管"异位妊娠的死亡率很高。其中间质部异位妊娠的死亡率相当高,虽然在类型上仅占2.5%的比例,但几乎占异位妊娠患者死因的20%[4]。

宫内外同时妊娠（heterotopic pregnancy）是宫内和宫外同时发生的妊娠。自然妊娠者的发生率为 0.3%~0.8%，经辅助生殖技术妊娠者有 1%~3% 的发病风险[86]。

异位妊娠的高危因素

既往异位妊娠史，有输卵管病理妊娠证据，既往输卵管手术和暴露于己烯雌酚史与异位妊娠密切相关。异位妊娠的中度危险因素包括生殖器感染史，如衣原体、淋球菌感染，不孕症和多个性伴侣[87]。

法国的一项大型病例对照研究发现，吸烟或既然有吸烟史的女性和既往被诊断为性传播疾病的女性发生异位妊娠的风险显著增加。研究还发现其他危险因素，包括既往输卵管手术史、不孕史和高龄妊娠。然而，在这项研究中，被诊断为异位妊娠的女性中约 24% 并没有明确的危险因素[88]。

各种方式的避孕都可以降低异位妊娠的风险，因为它们降低了整体妊娠率。当避孕失败时发生宫外孕的风险取决于使用的避孕方法。输卵管结扎后怀孕的女性发生异位妊娠的风险特别高（OR 9.3，95% CI 4.9~18.0）[87]。一项多中心前瞻性队列研究显示，输卵管结扎术后 10 年累积异位妊娠风险为 7.3/1 000 例[89]。放置宫内节育器女性的异位妊娠风险也显著增加（OR 10.6，95% CI 7.66~10.74）[90]。在服用单纯孕酮类避孕药物而意外怀孕的女性中，6%~10% 会发生异位妊娠。

使用复方口服避孕药、避孕套或紧急激素避孕的女性发生宫外孕的风险与不使用任何避孕措施的女性相似[91,92]。

异位妊娠的临床表现

异位妊娠的临床表现是多样化的。异位妊娠的女性通常表现为停经、阴道流血、盆腔痛或腹痛。但实际上并非总是如此，一项研究表明约有 30% 发生异位妊娠的女性没有这些症状[93]。一般在月经迟来后不久即出现的表现为褐色阴道分泌物的阴道流血是最早的症状。阴道流血有时很严重，而可能会被误诊为流产。另外，还有 10%~20% 的异位妊娠患者没有阴道流血

症状[82]。

腹痛一般是较晚出现的症状，通常是由于输卵管扩张、输卵管流产或输卵管破裂后出血，血液进入腹膜腔所致。输卵管破裂引起的腹痛往往更强烈，腹部触诊可发现腹膜刺激征。肩部疼痛是膈肌刺激的特征性表现，是腹腔大出血的标志。约 10% 的异位妊娠患者不会出现腹痛[82,94]。

严重的腹腔内出血会导致恶心、呕吐和腹泻，有可能被误诊为胃肠道（GI）紊乱，从而延误异位妊娠破裂的诊断。2006—2008 年的母婴健康秘密调查机构（the Confidential Enquiry into Maternal and Child Health，CEMACH）报告指出，自 1997 年以来死于异位妊娠的 6 名妇女中有 4 名最初被误诊为肠胃疾病。来自最新两份 CEMACH 报告的一个关键建议是：对于突发胃肠道症状的育龄女性，医师应警惕异位妊娠的可能性[82]。

包括使用窥器的阴道检查及盆腔器官双合诊的诊断价值是有限的。当怀疑有早期妊娠并发症时，医师一般会对患者进行阴道检查。宫颈举痛、附件压痛或附件肿块等属于非特异性体征，无法据此做出诊断，另外约 36% 的异位妊娠患者在行阴道检查时无附件区压痛。因此，经阴道超声应作为首选的检查[92,94-96]。

异位妊娠的超声诊断

异位妊娠的诊断标准最早于 1969 年提出[97]，当超声提示没有明确的宫内妊娠证据时，应首先怀疑异位妊娠。高分辨率阴道超声可直接观察异位妊娠，这改善了其诊断方法（图 5.9 和图 5.10）[98]。腹部超声在异位妊娠的诊断上劣于阴道超声，早期研究表明经腹部诊断的敏感度为 77%~80%，经阴道诊断的敏感度为 88%~90%[26,99]。随着超声设备和操作人员的专业技能的提高，经阴道超声的灵敏度得以进一步提高[98,100]。

输卵管异位妊娠

大量的观察性研究表明，经阴道超声检查发现附件肿块在输卵管妊娠的诊断中具有高度特异性[100]。一项大型荟萃分析显示，与卵巢分离

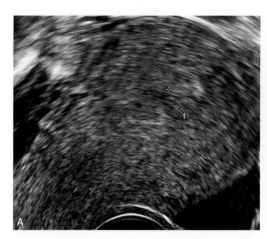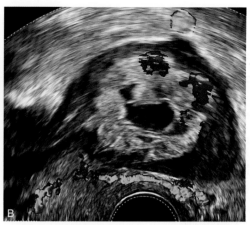

图 5.9　输卵管异位妊娠。空的子宫腔（A），左侧输卵管内有妊娠囊（B），直肠子宫陷凹和子宫膀胱陷凹内有积血

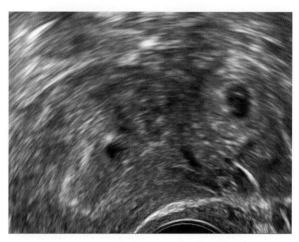

图 5.10　宫内合并宫外妊娠。一个正常植入宫腔内的小妊娠囊（左）。子宫外侧可见含有卵黄囊的另一个孕囊

的附件包块对输卵管妊娠的诊断具有高特异度（98.9%）和敏感度（84.4%）[101]。

最新的回顾性分析显示，经阴道超声对输卵管妊娠诊断的特异度为 99%，敏感度为 88%[86]。输卵管妊娠根据其形态可分为 5 类：不均匀肿胀、空妊娠囊、含卵黄囊的妊娠囊、含无心管搏动胚胎的妊娠囊和含活胚胎的妊娠囊。

复杂的附件组织和巨大、脆弱、过度刺激的卵巢增加了诊断的难度。约 78% 的输卵管妊娠发生在黄体同侧，在超声探查下，异位妊娠的附件包块与卵巢是分离的[102,103]。28%~56% 的异位妊娠女性可能有盆腔积液，这与手术中发现的腹腔内出血有关，可能是输卵管妊娠流产或卵巢囊肿破裂出血，而不一定是输卵管破裂导致的[104,105]。

直肠子宫陷凹内血凝块、子宫膀胱陷凹内积血和上腹部血液的出现提示腹腔内出血逐渐增多。

非输卵管异位妊娠

剖宫产瘢痕妊娠（cesarean section scar pregnancy）是妊娠囊植入剖宫产瘢痕缺陷部位的一种异位妊娠（图 5.11），大约每 1 800 例妊娠中就有 1 例。剖宫产瘢痕妊娠通常位于宫颈内口附近，可发展到妊娠中期，甚至极少数发展到足月妊娠，处理难度很大。

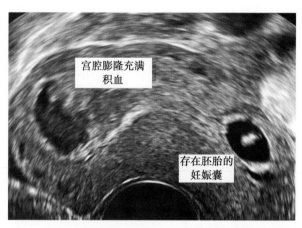

宫腔膨隆充满积血

存在胚胎的妊娠囊

图 5.11　剖宫产术后瘢痕妊娠。胚胎植入在剖宫产切口瘢痕处。宫腔膨隆充满积血

当妊娠囊在输卵管间质部植入时，就会发生间质部妊娠（interstitial pregnancy）。其超声特征是输卵管间质部分的近端与妊娠囊的内侧和子宫腔的外侧相通，三维超声扫描可能有助于诊断（图 5.12）。发生宫颈妊娠者，妊娠囊植入在宫颈下方。鉴别宫颈妊娠与宫内妊娠流产且孕囊排至宫颈是十分重要的。宫内妊娠流产时，妊娠囊可能在超声探头的轻微压力下移动，宫颈内口可能

是打开的,并伴有滋养层周围血流缺失。卵巢妊娠的特征是孕囊被正常卵巢组织包围,触诊时无法将两者分离[29]。

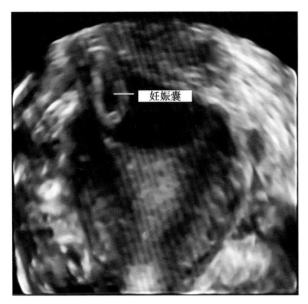

图 5.12　间质部异位妊娠。孕囊植入在右输卵管间质部的三维图像

妊娠囊

输卵管异位妊娠的管理

手术治疗

外科手术在现代医学中的作用已经从主要的诊断方式演变为主要的治疗手段。NICE 建议,当出现明显疼痛、附件肿块≥35mm、妊娠囊中含有活胚胎、血清 hCG 水平≥5 000IU/L 时,手术应作为一线治疗[6]。当发现血压不稳定或超声检查发现明显的腹腔内出血,或孕妇无法配合后续的药物治疗与随访,抑或异位妊娠合并存活的宫内妊娠时,也需要手术。腹腔镜手术已广泛取代开腹手术以治疗异位妊娠,但当腹腔内大出血且需立即止血时,剖腹手术可能更安全[106]。

输卵管切除术(salpingectomy)(部分或全部切除)和输卵管切开术(salpingotomy)(线性切口切除妊娠组织并保留输卵管)是腹腔镜或开放式手术治疗的两种方式。英国皇家妇产科学院(RCOG)建议,如果对侧输卵管发生病变,应行输卵管切开术以保留病变输卵管。输卵管切除术的适应证包括输卵管破裂、严重的输卵管损伤、异位妊娠在同一侧输卵管内反复发生、医师缺乏输卵管切开术技能、输卵管切开术后无法止血以及患者无再妊娠意愿等[106]。输卵管切开术后滋养

层组织残留的风险高达 20%,可能需要进一步治疗。一项大型随机对照试验显示,接受输卵管切开术的女性自然受孕后的累积可持续妊娠率,与行输卵管切除术且对侧输卵管正常的女性相比没有明显改善[107]。

药物治疗

当患者无明显症状、异位妊娠包块小、血清 hCG 水平较低时可以考虑药物治疗,如甲氨蝶呤(methotrexate, MTX)。NICE 推荐若满足以下情况可选择药物治疗:患者疼痛不明显、血清 hCG 水平 <5 000IU/L(但 hCG<1 500IU/L 最为理想),异位妊娠包块 <35mm,妊娠囊中无活胚胎,没有合并宫内妊娠以及患者能够持续随访。仅 25%~30% 的异位妊娠妇女适合药物治疗,因而 MTX 在临床的实际应用具有局限性[108,109]。

一项荟萃分析显示,单剂量 MTX 注射的效果明显低于腹腔镜输卵管切开术(OR 0.38,95% CI 0.20~0.71)[110]。当血清 hCG 水平 <1 500IU/L,只需要单次注射 MTX 时,药物治疗比手术更实惠。当血清 hCG>1 500IU/L,患者可能需要多次注射 MTX,药物治疗费用会增加[110,111]。

药物治疗的缺点包括需要多次随访、重复检测血清 hCG 水平,直到 <20IU/L;对有腹痛的患者需反复超声扫描以排除输卵管破裂和腹腔出血,再次备孕计划推迟至少 3 个月,以及和剂量相关的不良反应,包括结膜炎、胃肠道黏膜炎症、肝功能紊乱和骨髓抑制[108,112]。

期待治疗

在一些观察性研究中发现,期待疗法对于 hCG 水平较低的异位妊娠是有效的[113,114]。一项随机对照研究发现有超声证实的异位妊娠和血清 hCG<1 500IU,及超声未明确部位,且血清 hCG<2 000IU 的妊娠相比较,采用期待疗法与药物疗法(单剂量 MTX 注射)的成功率无明显差别(RR 1.3,95% CI 0.9~1.8)[115]。

研究表明,期待治疗的成功率在 70% 左右[113,116]。一项期待治疗的回顾性研究表明,hCG 最大水平和非妊娠期之间的中位区间为 18.0 天[117]。

期待治疗比药物治疗有优势,不需要再推迟至少 3 个月的备孕计划,同时避免 MTX 的不良反应,正越来越受欢迎。期待疗法适合于无明显

疼痛、血清 hCG 水平 <1 500IU/L、异位妊娠包块 <30mm、妊娠囊无存活胚胎、无明显腹腔内出血证据，且能够坚持随访的患者。

剖宫产术后子宫瘢痕妊娠的管理

因为子宫肌层受累引起无法控制的出血，剖宫产术后瘢痕妊娠的主要处理方法是刮宫术[118]。Shirodkar 宫颈环扎术是防止过度出血的有效方法。

全身性或经阴道局部注射甲氨蝶呤可有效地阻止瘢痕妊娠滋养层组织的增殖。但滋养层组织需要几个月的时间才能溶解，通常会导致间歇性甚至严重的阴道出血，进而影响该药物的使用。

在剖宫产瘢痕妊娠发展成胎盘植入或前置胎盘时可能需要行剖宫产子宫切除术[119]。

不明部位的妊娠

妊娠试验阳性的女性在做超声检查时没有发现宫内或宫外妊娠的证据，就可以诊断为不明部位的妊娠或超声无法明确的妊娠。怀疑有早期妊娠并发症的妇女中，8%~31% 通过超声检查仍不能确定其妊娠部位，7%~20% 在做超声检查时被发现为异位妊娠[120-123]。超声无法明确的情况取决于以下因素，操作人员的技能和经验水平、超声设备的质量以及是否进行经阴道或经腹部扫描[124]。超声检查不能明确时，血清 hCG 和孕酮可以协助诊断。通过单次血清 hCG 超过一定数值而进行超声检查试图定位妊娠部位，对于区分宫内妊娠和异位妊娠并无帮助[125]。血清 hCG 水平的变化并不能帮助确定妊娠部位，因为异位妊娠、正常宫内妊娠和宫内妊娠丢失时的 hCG 分泌模式比较相似[126]。连续测定 hCG 水平下降或单次血清孕酮水平可确定患者自然流产，无论妊娠部位如何，此类患者很少需要药物干预，通常也不需要进一步的随访[82, 126, 127]。

结论

自然流产是妊娠最常见的并发症，对流产的夫妇来说是压力事件，同时对卫生服务来说也是一个难题。流产可以根据临床情况和患者的意愿选择药物或手术治疗。异位妊娠是另一种主要的早期妊娠并发症，大多数异位妊娠是输卵管妊娠，并且多选择手术治疗。非输卵管异位妊娠更难诊断，往往导致诊断延迟。流产和异位妊娠都有可能导致早期妊娠并发症的发病率甚至死亡率增高。因此，对怀疑有早孕并发症问题的女性应在专门的早孕门诊就诊，由具有处理流产和异位妊娠经验的专业人员来进行诊疗。由于阴道超声检查对诊断早期妊娠并发症具有较高的敏感性和特异性，因此应将其作为首要检查手段。

（鲍时华　译　乔宠　审校）

参考文献和自我测试题见网络增值服务

第二部分

胎　盘

第6章　植入的免疫学

ASHLEY MOFFETT, Y.W. LOKE AND ANDREW SHARKEY

本章要点

- 滋养层细胞分化的绒毛外途径对胎儿胎盘血供的发育至关重要。
- 当绒毛外滋养层细胞侵入母体蜕膜时，它们会表达一系列独特的人类白细胞抗原（human leukocyte antigen, HLA）I 类分子，即 HLA-G、HLA-E 和 HLA-C。
- 在胎盘形成过程中，蜕膜中主要的母体免疫细胞群是子宫自然杀伤（uterine natural killer, uNK）细胞。
- 母体 uNK 细胞上的多态杀伤细胞免疫球蛋白样受体（killer cell immunoglobulin-like receptor, KIR）与胎儿滋养层细胞上的 HLA-C 配体之间的相互作用可能会调节滋养层细胞对母体血管修饰的程度和深度。
- KIR 与 HLA-C 的相互作用会导致 uNK 的抑制，这与滋养层细胞侵袭能力的减少以及产科综合征（GOS）风险的增加相关，包括子痫前期、死产和胎儿生长受限。
- 相反，KIR 与 HLA-C 的相互作用也会导致 uNK 的激活，这与出生体重增加以及难产风险升高相关。因此，母体免疫系统在调节人类胎儿体重方面起着重要的作用。

引言

妊娠免疫学的传统研究方法遵循经典移植模式，将胎儿视为异体移植物。较新的方法专注于胎盘植入时对其独特的、局部的子宫免疫反应，这需要对植入过程和胎盘结构有详细的了解，因为这对母亲产生的免疫反应类型影响很大。妊娠期间来自母体和胎儿的细胞会在植入部位交融在一起。解开植入部位的谜团，对于我们理解为什么有些人成功妊娠而有些人不成功至关重要。

着床

人类胚胎的侵入性着床会使得胎儿来源的滋养层细胞与子宫黏膜的母体细胞直接接触。初次接触伴随着囊胚的滋养外胚层与子宫表面的上皮发生黏附[1]。当囊胚穿透表面上皮细胞进入子宫黏膜时，滋养外胚层会分化为一个多核合体滋养层细胞（原始合胞体）外层和一个原始单核滋养细胞内层。合胞体中很快出现裂陷，这些裂陷会相互融合而迅速增大。当这个腔隙系统侵蚀子宫毛细血管时，子宫胎盘循环可能会建立起来。最终胎盘的绒毛间隙就是这些腔隙的衍生物。

滋养细胞随后的分化主要沿着两条途径进行，即绒毛滋养层细胞和绒毛膜外滋养层细胞（图 6.1）。绒毛滋养层细胞在绒毛间隙与母体血液接触，其主要功能是向胎儿运输营养物质、氧气以及激素。而绒毛膜外滋养层细胞则参与胎盘血供的建立，并与母体子宫组织交融在一起[2]。在一些绒毛膜绒毛的顶端，细胞滋养层细胞增殖成滋养细胞柱，将这些绒毛固定在靠近母体的蜕膜上。这些柱状结构中，单个的滋养层细胞可以脱落并侵入蜕膜。这些间质的绒毛外滋养层细胞似乎可以向蜕膜的螺旋动脉移动，包绕这些血管，然后出现内皮细胞肿胀和典型破坏的"纤维蛋白样"中膜平滑肌。滋养层细胞如何引起血管壁的这些变化尚不清楚。当迁移的滋养层细胞到达蜕膜-子宫肌层交界处时，许多细胞变成多核胎盘床巨细胞。这些可以被认为是滋养层细胞分化的绒毛外途径的终端细胞。

位于蜕膜螺旋动脉开口处的滋养层细胞柱会形成细胞栓，称为血管内滋养层细胞。在妊娠早期阶段，这些细胞栓会阻塞血管腔（图 6.1A）。因而在孕期前 3 个月血液向绒毛间隙流入受阻，只有浆液能渗透到绒毛间隙。这也意味着在妊娠早期，胚胎

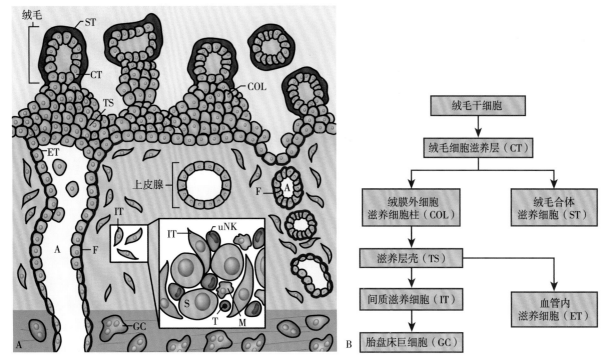

图 6.1　植入部位示意图。A. 胎盘绒毛（顶端）锚定于细胞滋养细胞柱且滋养层细胞侵入母体蜕膜（底部）。来自蜕膜螺旋动脉（A）的母体血液充满绒毛间隙并直接与合体滋养细胞（syncytiotrophoblast, ST）接触。不同的滋养层细胞的群体如图显示。绒毛滋养层细胞包括细胞滋养细胞（cytotrophoblast, CT）和合体滋养细胞，形成两层覆盖在胎盘绒毛表面，不会被人白细胞抗原（HLA）-G 染色。绒毛外滋养细胞层包括细胞滋养层细胞柱（cytotrophoblast column, COL）、中间型滋养细胞（intermediate trophoblast, IT）、血管内滋养层细胞（ET）和胎盘床巨细胞（giant cell, GC），且 HLA-G 染色强阳性。锚定细胞柱聚集形成一个连续的细胞滋养层壳（cytotrophoblast shell, TS）。IT 从滋养层壳侵入蜕膜基质，包裹并破坏动脉中层，后者被纤维素物质（F）取代。ET 以逆行方式沿螺旋动脉移动，取代内皮细胞。滋养层细胞到达子宫肌层内层后分化为 GC。插图显示蜕膜内的细胞相互作用。IT 可见于大的蜕膜间质细胞（S）之间。存在于母体的白细胞主要是子宫自然杀伤性 NK（uNK）细胞和少数巨噬细胞（macrophages, M）以及偶尔可见的 T 细胞（T）。B. 着床部位滋养层细胞分化途径及滋养细胞亚型

在前 3 个月处于低氧环境中[3]。一些血管内滋养层细胞会从这些栓子中向下移动至动脉内部，取代内皮细胞，并融入血管壁。在妊娠 10 周左右，血管内栓子逐渐消失，且母体血液流动到绒毛间隙。

滋养层细胞对螺旋动脉的重塑是成功植入的关键，因为这些变化会将肌层血管转化成为松弛的管腔，易于输送胎儿胎盘发育所需的血液。这种动脉转化的失败将导致胎盘的输送能力降低和灌注不良，将影响绒毛树的发育，进而导致流产、死胎、胎儿生长受限、子痫前期等临床症状（图 6.2）[4]。

蜕膜化

妊娠期间，滋养细胞侵入的子宫内膜黏膜转化为蜕膜[5]。在形态上，基质细胞的变化最为明显，基质细胞变圆并富含糖原。伴随着大量骨髓衍生细胞的浸润。这些变化始于月经周期的黄体期，但如果发生妊娠，则蜕膜化过程会继续。这与大多数其他物种的情况不同，在其他物种中，蜕膜化只在植入时才开始。蜕膜化是在性激素包括雌激素和孕激素的控制下进行的。子宫内膜的腺体细胞和基质细胞都在排卵前不断表达雌激素和黄体酮受体，随后腺体内的表达很快下降。在整个分泌期和蜕膜化早期，黄体酮受体持续在基质中表达。长期暴露于孕激素下，会导致大而圆的细胞分泌高水平的泌乳素和胰岛素生长因子结合蛋白 -1。其他变化包括白细胞介素 -15（interleukin-15, IL-15）、金属蛋白酶和趋化因子的分泌，以及基质蛋白（特别是纤维连接蛋白）在细胞边缘的形成。

目前的观点倾向于认为，蜕膜化为滋养层细胞迁移提供了合适的基质，并为整个妊娠期发育中的胎儿提供了肥沃的营养土壤，从而促进胚胎着床。然而，蜕膜也可能对滋养层细胞的过度入侵具有抑制作用[4,5]。这与观察结果一致，在蜕

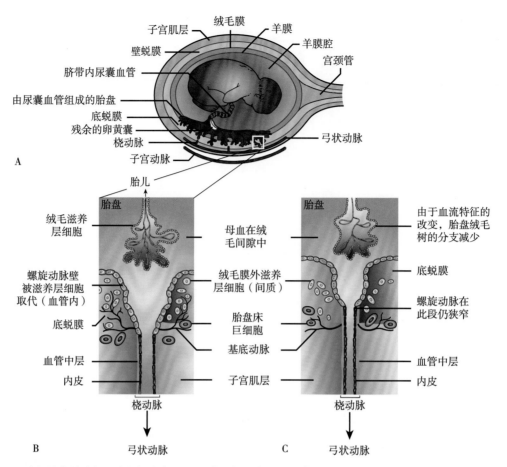

图 6.2　胎盘异常导致的人类妊娠疾病。A. 人类妊娠子宫的血液供应。B. 正常妊娠。妊娠 10 周左右，母体血液开始流向绒毛间隙。胎盘床的螺旋动脉在迁移的绒毛外滋养层细胞的作用下转化为子宫胎盘动脉。滋养细胞会破坏动脉中膜和内皮，使动脉变成宽口径的血管，能在低压下将血液输送到绒毛间隙。小的基底动脉未被累及，仍作为营养血管通往子宫内膜和蜕膜基底。C. 子痫前期和胎儿生长受限。当滋养细胞侵入不足时，螺旋动脉的转化不足。紊乱的血流模式导致胎盘绒毛树的分支生长减少，从而导致胎儿生长不良

膜化不充分的情况下，如异位妊娠或在以前的剖宫产瘢痕上着床，滋养细胞的入侵是不受限制的，会导致如胎盘增生的情况发生。蜕膜可能提供了一种平衡，允许滋养层迁移，但只能迁移到一定的深度。因此，哺乳动物的繁殖可以看作是亲本的一场拉力战：一方面，是胎儿需要从母亲那里获得尽可能多的营养；另一方面，是为了母亲自身的健康和将来的妊娠而减少这种营养负担。

滋养层细胞与细胞外基质的相互作用

细胞迁移取决于与细胞外基质（extracellular matrix，ECM）蛋白结合的黏附分子的表达。比如，上皮细胞在伤口愈合过程中的生理性迁移和癌细胞的病理性入侵都需要细胞基质的相互作用。滋养细胞向蜕膜迁移似乎使用类似的机制。黏附分子有 4 个家族，其中对细胞外基质黏附最重要的是整合素。它们是跨膜糖蛋白，由非共价

结合的 α 和 β 亚基组成。不同的 α 和 β 亚基的结合方式决定了整合素的配体特异性。例如，异二聚体 α1β1 和 α6β4 是细胞外基质蛋白（层粘连蛋白）的受体，而 α5β1、α4β1 和 α4β7 则与纤维连接蛋白结合。

使用针对不同亚单位的单克隆抗体，现在可以很好地记录着床部位不同滋养细胞群体的整合素表达模式。α6β4 整合素在绒毛细胞滋养层和最靠近绒毛核心的细胞柱的细胞滋养层细胞上表达。这种整合素在细胞柱中逐渐消失，被异源二聚体 α5β1 取代，α5β1 在侵入到蜕膜的间质滋养细胞中持续表达。因此，当滋养细胞侵入蜕膜时，α6β4 层粘连蛋白受体下调，同时 α5β1 纤维连接蛋白受体上调。这一观察结果与皮肤伤口愈合过程中观察到的情况类似，在伤口愈合过程中，形成正常表皮的无柄角化细胞表达 α6β4，但迁移到伤口附近的角质细胞表达 α5β1。滋养层细胞与

纤维连接蛋白结合的结果是整合素通过向滋养层细胞发出信号,改变基因表达,从而影响滋养层细胞功能[6]。在子痫前期中,滋养层细胞未能像在正常妊娠中呈现的 β4 表达下调,这表明这些整合素的失调可能是导致子痫前期滋养层细胞侵袭蜕膜不足的原因之一。

滋养层细胞参与基质降解

除了依附于细胞外基质蛋白,细胞的迁移同样需要基质的降解,包括了迁移细胞产生的蛋白水解酶的作用[7]。两种主要的蛋白酶分别属于丝氨酸蛋白酶的纤溶酶原激活剂(plasminogen activator, PA)系统和基质金属蛋白酶(matrix metallo proteinase, MMP)家族。MMP 家族根据底物特异性主要分为 3 类:胶原酶、明胶酶以及间质溶解素。PA 系统和 MMP 家族之间存在复杂的相互作用关系,它们会共同分解细胞外基质的主要成分。这些蛋白酶的活性受其特异性抑制剂的影响。PA 主要有两种抑制剂(plasminogen activator inhibitor, PAI),分别为 PAI-1 和 PAI-2,而 MMP 主要有两种组织抑制剂(tissue inhibitor of metalloproteinase, TIMP),分别为 TIMP-1 和 TIMP-2。

滋养层细胞具有水解蛋白的活性,因为在体外培养中发现,种植后的滋养层细胞可以消化其周围的基质。酶谱分析研究显示滋养层细胞可产生多种蛋白酶,而且相比妊娠晚期,妊娠早期的滋养层细胞产生的蛋白酶要更多,也印证了早期滋养层细胞具有侵袭能力。根据这些结果得出的结论是,PA、MMP、PAI 和 TIMP 共同为滋养层细胞侵袭过程中控制基质降解提供了复杂的网络。尽管已经清楚认识到整合素和蛋白酶的表达变化在调节滋养层细胞的分化和侵袭中起着重要的作用,但对于正常和病理性妊娠中调控这些变化的因素仍然知之甚少。

滋养层细胞表达主要组织相容性复合体抗原

随着滋养层细胞侵袭而改变表达的另一类分子是主要组织相容性复合体(major histocompatibility complex, MHC)Ⅰ 类和 Ⅱ 类抗原,这些被认为是免疫细胞重要的识别分子。现在充分的证据表明,MHC 抗原和母体免疫细胞之间存在相互作用能够调节滋养细胞的侵袭程度。在人体中,

这些 MHC 分子也就是人类白细胞抗原(human leukocyte antigen, HLA)。HLA Ⅰ 类抗原在几乎所有有核细胞中都表达,而 HLA Ⅱ 类抗原在一些与抗原呈递相关的细胞中表达,例如树突状细胞和活化的巨噬细胞。HLA Ⅰ 类和 Ⅱ 类抗原都具有高度多态性和不相容性,这是供体和受体之间发生移植排斥的基础。

所有滋养层细胞都不表达 HLA Ⅱ 类抗原,绒毛滋养层也不表达 HLA Ⅰ 类抗原。因此,母体 T 细胞不能直接识别绒毛滋养层细胞上由 HLA Ⅰ 类呈递的父系同种异体抗原[8]。然而,侵入蜕膜并与子宫组织发生相互作用的绒毛外滋养层细胞能表达一类不同的 HLA Ⅰ 类抗原。目前,有 6 种编码表达蛋白的 HLA Ⅰ 类基因座:3 种经典基因座(HLA-A, HLA-B 和 HLA-C)和 3 种非经典基因座(HLA-E, HLA-F 和 HLA-G)。正常体细胞表达 HLA-A, HLA-B, HLA-C,而绒毛外滋养层细胞表达 HLA-C, HLA-E 和 HLA-G[4],其中只有 HLA-C 具有高度的多态性,并且在妊娠期变化明显(表 6.1)。相比之下,HLA-E 和 HLA-G 实质上没有明显差异。在健康个体中,HLA-G 的表达似乎仅限于绒毛外滋养层,这表明它可能在植入过程中发挥作用。

表 6.1 HLA Ⅰ 类抗原多态性:在体细胞、绒毛外滋养层细胞和相应主要受体上的表达

HLA	蛋白质序列	体细胞	滋养层细胞	受体
HLA-A	2396	+++	–	T 细胞(TCR)
HLA-B	3131	+++	–	T 细胞(TCR)
HLA-C	2089	+	+++	NK 细胞 C1 表位, KIR2DL2/3 C2 表位,KIR2DL1 或 KIR2DS1 T 细胞(TCR,少量)
HLA-E	7	+	+	NK 细胞 CD94/ NKG2A/D
HLA-F	4	(+)	–	(定义不明) KIR3DS1, LILRB1
HLA-G	16	–	+++	NK 细胞和髓细胞 LILRB1, LILRB2, KIR2DL4?

注:+,低表达;+++,高表达;HLA,人类白细胞抗原;NK,自然杀伤;TCR,T 细胞受体。

蜕膜中的白细胞

分析表明,蜕膜中主要的白细胞类型为自然杀伤(natural killer, NK)细胞,相对而言,经典淋巴细胞,T 或 B 细胞相对较少[9]。子宫自然杀伤(uterine natural killer, uNK)细胞具有明显的胞质颗粒和 CD56^{bright} CD16^{-ve} 特殊表型。这使得其与外周血中表型为 CD56^{dim} CD16$^+$ 的经典 NK 细胞区别开来。与血液中的 NK 细胞不同的是,uNK 细胞对正常的 NK 靶标表现为弱细胞毒性,并且不会杀死滋养细胞[10]。在整个月经周期,子宫黏膜上的这些 NK 细胞数量是变化的:在增殖期较为稀疏,分泌期明显增加,并在妊娠早期的蜕膜中大量保留。当前研究证据表明,这些细胞的募集可能受激素控制,尤其是基质细胞因孕酮作用而分泌的 IL-15。随着妊娠的进程,uNK 细胞的数量逐渐减少,到孕晚期极少数细胞保留。在孕早期 3 个月里,uNK 细胞在蜕膜基底层含量丰富,并与侵入的滋养层细胞紧密接触,这种与胎盘植入相关的时间和空间上的联系提示 uNK 细胞可能在调控滋养层细胞迁移和分化中起到重要的作用。

滋养层对子宫自然杀伤细胞的识别

子宫 NK 细胞可表达一系列的受体,已知其中一些与绒毛外滋养层细胞表达的 HLA Ⅰ类分子结合[4]。与血液中的 NK 细胞不同,所有 uNK 细胞均表达高水平的 C 型凝集素家族的成员——CD94/NKG2A,CD94/NKG2A 能和 HLA-E 结合来抑制 NK 细胞的细胞毒性。该物质的配体和受体都没有表现出明显的多态性,这可能与阻止 uNK 细胞杀死滋养细胞和蜕膜中母体细胞相关。子宫 NK 细胞也表达杀伤细胞免疫球蛋白样受体(killer cell immunoglobulin-like receptor, KIR)家族的成员。其在 19 号染色体上以单体型形式一并出现,且具有不同的结合特异性[11]。KIR 在胞质尾的长度上存在差异,这决定了 NK 细胞的一个抑制或一个活化信号。具有短尾(S)的是激活型(KIR2DS)受体,而具有长尾(L)的是抑制型(KIR2DL)受体。在所有种类中,有两种主要的 KIR 单倍型:A 和 B。两者的差异在于 B 类单体型中存在额外的活化受体。HLA-C 是唯一由绒毛外滋养层细胞表达的 MHC Ⅰ类多态性分子,是几种 KIR 受体的主要配体。基于 α1 结构域上第 80 位氨基酸的二态性,HLA-C 的同种异型可分为 C1 和 C2。结合 HLA-C 的 KIR 将 C1 和 C2 区分为互斥表位,如图 6.3 所示。因此,在 uNK 和滋养层细胞之间的植入位点发生的母胎免疫相互作用涉及两个基因系统,即母体的 KIR 和胎儿的 HLA-C 分子。由于这些分子都是多态性的,且母源和父源的 HLA-C 同种异型都在滋养层细胞上表达,因此不同的妊娠中实际的 KIR 与 HLA-C 相互作用是不

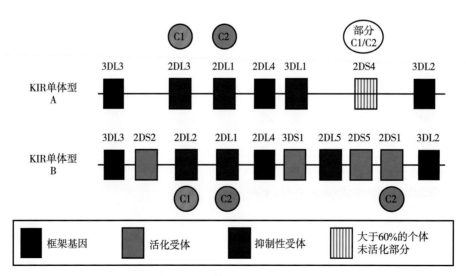

图 6.3 KIR 基因家族的代表性杀伤性免疫球蛋白样受体(KIR)单倍型 A 和 B,已知与人类白细胞抗原(HLA)-C 表位(C1 或 C2)的结合如其同源受体上方所示。KIR2DS4 结合了部分 C1 和 C2 同种异型表位,但其超过 60% 的个体为缩短的形态。KIR2DS4 仅识别带有该表位的某些 HLA 同种异型。所有单倍型的框架 KIR 基因显示为黑色框,激活的 KIR 显示为蓝色框,抑制性的 KIR 显示为红色框

同的。部分 KIR-HLA-C 的结合表现得更有利于滋养层细胞的入侵,因此会对妊娠结局产生影响。

母体 KIR 与胎儿 HLA-C 的结合影响妊娠结局

关于妊娠的大型队列遗传研究已表明,如果胎儿携有父源 C2 抗原表位的 HLA-C 等位基因,具有双 KIR A 单体型(KIR AA 基因型)的母亲发生妊娠相关疾病的风险将增加,包括子痫前期和其他 GOS[12]。相反,具有 KIR B 单体型(包含可结合 C2 抗原表位的活化 KIR2DS1)的母亲则处于低风险,但这类母亲分娩巨大儿的风险却更高[13]。如果胎儿是 C1/C1 纯合子,则母亲的 KIR 基因型不会造成影响,因此 C2 抗原表位是关键的胎儿配体(图 6.4)。妊娠的 3 种主要并发症——复发性流产,胎儿生长受限和子痫前期,都显示出相同的关联。总之,研究结果表明,受体与配体之间的相互作用可导致 uNK 受到强烈抑制,使得滋养层浸润减少,胎儿发育受到损害。小鼠实验的发现支持了这一结论——鼠 uNK 细胞上抑制性受体 Ly49A 与滋养层上单个额外的 MHC 分子结合导致子宫血管重构减少和胎儿生长抑制[14]。

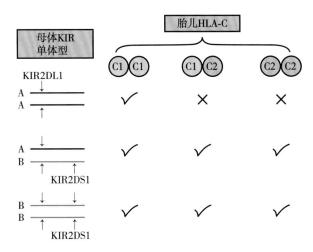

图 6.4 母体杀伤性免疫球蛋白样受体(KIR)和胎儿人白细胞抗原(HLA)-C 基因型的特定组合会增加子痫前期、复发性流产或胎儿生长受限的易感性。交叉号(×)表示临床结果不良的风险增加。母体 KIR A 单体型携带抑制性 KIR2DL1,该 KIR2DL1 可以结合某些胎儿 HLA-C 等位基因携带的 C2 表位。KIR B 单体型同样可以结合 C2,活化 KIR2DS1

仍然存在一个关键问题:KIR B 单体型如何降低这种风险?在欧洲人中,KIR B 单体型上的

保护基因分布在活化 KIR(KIR2DS1)所在的区域 C2 的位置上。当 KIR2DS1 结合 C2 时,子痫前期的预防可能是通过平衡 uNK 激活来完成。在体外实验中发现,当 uNK 细胞上的 KIR2DS1 与 C2 结合时,会增加细胞因子的分泌,从而增强滋养层的侵袭[15]。如果体内实验中,滋养层的侵袭相应地增强,则可能实现胎盘灌注的改善和胎儿更好地生长。为了支持该模型,我们发现高出生体重的妊娠结局与继承了 KIR B 单体型激活受体 KIR2DS1 的母亲以及具有 C2 表位的 HLA-C 等位基因的胎儿有关。这种作用导致预估出生体重平均增加了约 200g[13]。相反,拥有两份 C2 抑制受体 KIR2DL1 的 KIR AA 表型的母亲,其具有 C2 抗原表位的胎儿较缺乏 C2 的胎儿而言,出生体重要更低。当胎儿的 C2 等位基因是父系来源时,无论是对大体重还是小体重的胎儿,这些影响都是最为显著的(图 6.5)。

胎儿过大或过小两种极端情况都可能带来严重的产科并发症。巨大儿有产道梗阻的风险,这可能导致分娩时间延长、因窒息引起的胎儿死亡,以及产后出血[16]。如果螺旋动脉修饰不足,则胎盘灌注不良可能会导致子痫前期的风险增加,复发性流产或胎儿生长受限(fetal growth restriction, FGR)等疾病的发病率增加。相比其他灵长类动物,由于人类的大脑更大,骨盆更窄,因此在分娩上的困难要更加严重,在这两个极端之间保持人类出生体重的选择压力也更大。尽管许多基因和环境因素对胎儿的生长有影响,但是遗传研究表明,KIR-HLA-C 的相互作用在维持人类最佳出生体重方面发挥着一定的作用。

由滋养层细胞表达的第三类 HLA I 类分子是 HLA-G,它与骨髓单核细胞表达的白细胞免疫球蛋白样受体(leukocyte immunoglobulin-like receptors, LILR)具有高亲和力。这种相互作用会诱导产生树突状细胞的"耐受性"类群,并在移植过程中形成耐受性。有观点认为,胎盘本身(通过 HLA-G)在子宫内局部改变母体免疫反应从而下调破坏性同种异体 T 细胞反应。因此,HLA-G 可以通过骨髓单核细胞上的 LILRB1 作为蜕膜固有免疫系统的"胎盘"信号,从而在子宫中诱导妊娠特异性免疫功能[4,17]。

成年人纯合型 HLA-G 无效等位基因已经被

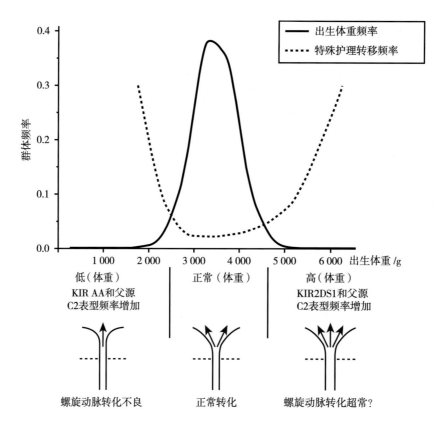

图 6.5　如果胎儿遗传了具有 C2 表位的人类白细胞抗原（HLA）-C 等位基因，则母体 KIR2DS1 的存在与出生体重增加有关。Norwegian MoBa 队列研究展示了出生体重分布情况以及转移到特殊护理婴儿部门的婴儿百分比。该队列分为高体重婴儿（>90%），正常体重婴儿（6%~89%）和低体重婴儿（<5%）。低体重婴儿的母亲 KIR AA 和胎儿 C2 表型的发生率增加，而高体重婴儿的 KIR2DS1 和胎儿 C2 表型的发生率则比正常情况要高。示意图显示了对应于每种情况下的母体螺旋动脉血管转换的程度。目前假设，在 KIR2DS1 表型的母亲和 C2 表型的胎儿中描述的血管转换增强，而尚无直接证据证明在此类妊娠中胎盘血液供应得到改善

证实，表明滋养层细胞表达的膜结合 HLA-G 对成功妊娠不是必要的[18]。HLA-G 可能仅涉及数种机制之一，其中包括在滋养层细胞中缺乏 HLA-A 或 HLA-B，有利于蜕膜中产生 T 细胞耐受。抗原递呈细胞从蜕膜到局部淋巴结的迁移很弱，募集 T 细胞的趋化因子在表观遗传上被沉默。这些作用与不依赖抗原的机制一起发挥作用，例如吲哚胺 2,3- 双加氧酶（IDO）、半乳糖凝集素的表达，以及免疫抑制性细胞因子（如转化生长因子 β）的分泌，形成局部耐受性的免疫环境[11]。在有利于调节性 T 细胞（Treg）产生的同时，可能会限制母胎界面效应 T 细胞的发育。小鼠中 Treg 耗竭会导致流产，表明 Treg 具有重要的作用，但这些细胞的机制和特异性仍不清楚。在 HLA-C 不匹配的人类妊娠中也产生了 Treg，其数量比 HLA-C 匹配的妊娠更多，但是迄今为止，没有明确的证据可以表明 T 细胞介导的机制是人类妊娠失败的原因[19]。目前仍然需要进一步的研究来了解 T 细胞在母胎界面上的作用。

结论

适当的滋养细胞浸润和血管重塑是良好的胎盘和胎儿生长所必需的。此外，流行病学数据表明，子宫内发育迟缓与成年后某些疾病的发生率增加有关。因此，胎盘的任何失调都会产生深远的影响。最近的遗传学和功能学的研究提供了有力的证据表明 uNK 细胞上 KIR 与滋养层细胞上 HLA-C 的相互作用在调节滋养层细胞浸润深度方面起着重要的作用。KIR-HLA-C 结合引起的 uNK 过度抑制与血管重塑减少以及 GOS 风险增加相关，包括子痫前期、反复流产、死产和 FGR。相反，增强 uNK 的激活可能促使出生体重增加。

uNK 细胞对螺旋动脉结构和功能的直接效应也是类似的。uNK 细胞,滋养层细胞和动脉这三个成分之间相互作用的相对重要性可能在不同物种中是不同的。已知的是,母体对妊娠的识别会导致蜕膜 T 细胞(包括 Treg)发生变化,但没有确凿的证据表明特异性识别胎儿 HLA 分子的母体 T 细胞直接参与了妊娠相关疾病[9,19]。无论通过何种机制途径,母体免疫系统必须在胎儿侵入母体与保护母亲免受胎儿过多的需求之间取得平衡。在研究中发现,将子宫视为"特权部位"的观点不再适用,因为所有解剖部位均具有独特的免疫功能,尤其是黏膜表面。蜕膜特殊的功能特征促成了一种温和的生理环境,在该环境中,母体 KIR 和 HLA-C 的特定的结合有助于生殖成功并能够起到维持适当出生体重的作用。

（王凯　译　刘文强　审校）

参考文献和自我测试题见网络增值服务

第7章 胎盘的发育及其血液循环系统

CAROLINE E. DUNK, BERTHOLD HUPPERTZ AND JOHN C. KINGDOM

本章要点

- 人类血绒毛膜胎盘的发育和结构。
- 子宫胎盘和胎儿胎盘血液循环系统的建立。

引言

本章重点介绍与临床实践相关的胎盘发育生物学。由死胎、重度子痫前期和胎儿生长受限（fetal growth restriction，FGR）等病理因素引发的复杂妊娠，特别是孕34周前的分娩，是与肉眼和显微镜下胎盘病理学改变显著相关的（见第9章）。在孕20周时通过检测"胎盘功能不全"的标志物，可以对妊娠期严重并发症风险进行产前诊断[1]。遗憾的是，目前研究结果显示在妊娠早期或中期从孕妇血液样本中提取的新的生物标志物没有显示出足够的预测能力[2]。美国妇产科医师学会研究认为，"目前针对子痫前期的预测性测试由于其低阳性预测值（positive predictive value，PPV），可能对孕妇人群造成的风险多于受益。"这种情况提示我们需要对正常胎盘发育进行更深入的研究，从而更好地理解胎盘病理的发育起源。更多相关信息参见 Dunk 等的综述[3]。

成熟胎盘

分娩时的足月人类胎盘是一种盘状的圆形器官，通常从胎儿或绒毛膜板表面观察到其"倒置"状态，绒毛膜板是一个纤维盘，在其内的脐动脉分支为绒毛膜板血管，以二分的方式分支，穿过绒毛膜板进入呈树状的绒毛主干及分支，并连同一条静脉将含氧血液输送到脐静脉。绒毛膜板被羊膜覆盖，正常羊膜光滑易脱离。在胎盘边缘，绒毛膜板增厚形成环状，并继续与基板融合形成绒毛膜，即胎膜。足月胎盘的大体结构的横截面，如图7.1

所示。

肉眼可见的胎盘异常，如副叶状胎盘、帆状胎盘或轮廓胎盘（胎盘羊膜面的羊膜没有覆盖到胎盘边缘，在近胎盘边缘形成褶皱环形，绒毛发育不良）等，在足月胎盘中有约10%的发生率[4]。这些胎盘异常与胎儿低出生体重或子痫前期的关系并不明显[5]，因此胎盘的其他方面正常时可以忽略上述异常。尽管如此，随着妊娠中期胎盘超声检查的增多[1]，发现罕见存在但与临床结局相关的胎盘异常，如前置血管，可通过超声提前识别从而显著改善围产期生存率[6]。

临床上，可进行胎盘的胎儿面是否存在分娩时羊膜腔感染的迹象检查，例如浑浊黄色恶臭变色或胎粪污染。分娩时收集液体或脓液（用于气相色谱法）、膜组织（从破裂点到边缘）或脐带样品，在胎盘运输到病理科前放入无菌容器保存，有助于成功诊断绒毛膜羊膜炎。羊膜浑浊结节性变色，称为羊膜结节，提示长期胎膜破裂和羊水过少[7]。

胎盘的母体面（称为基板）是一个人工分离的表面，因为胎盘的娩出需要通过将胎盘基板从子宫壁上分离出来（图7.1）。从这个意义上说，部分的滋养层未在胎盘床中排出，通常在接下来的几周中逐渐退化。基板是滋养细胞和蜕膜细胞的异质性混合物，包埋了大量细胞外碎片、纤维蛋白和血凝块。母体面的胎盘被表面不同深度的沟分开，即胎盘隔分割成10~40个隆起区域，称为母体胎盘的子叶。这些子叶大致对应绒毛树的排列，每个子叶中有3~4个绒毛树，胎盘周围的小叶通常由一个绒毛树占据。因此，对于胎盘的描述[8]：一个绒毛树及其周围部分绒毛间隙，和其对应的子宫胎盘血管。从临床角度来看，"胎儿胎盘"是绒毛膜板（包括绒毛树），"母体胎盘"是基板（包括滋养细胞侵袭的子宫胎盘血管），这些术

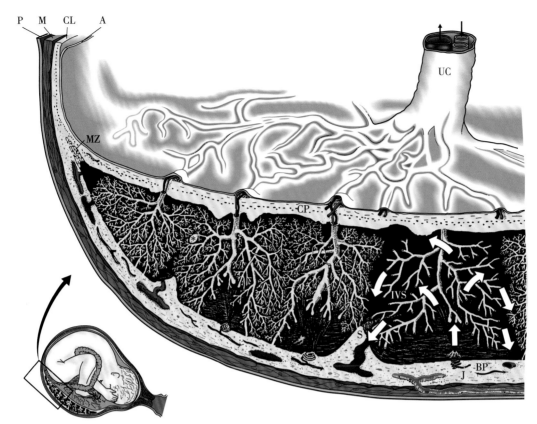

图7.1 接近成熟的人原位胎盘。在胎儿面,羊膜(A)从脐带(UC)延伸至胎儿覆盖着绒毛膜板(CP)。绒毛树从绒毛膜板起始,延伸到充满母体血液的绒毛间隙(IVS)。在母体面,基板(BP)将胎盘和胎盘床分开,后者是胎盘正下方的子宫壁部分。胎盘床内发生滋养细胞浸润和子宫螺旋动脉重塑。在胎盘边缘,绒毛膜板和基板融合,绕过绒毛间隙形成胎膜。CL,绒毛膜;J,交界区;M,子宫肌层;MZ,胎盘与胎膜边缘区,该区域无绒毛间隙及绒毛;P,浆膜;S,隔膜

语将在多普勒超声研究中进行讨论[9]。但是,由于无法完全物理分离胎儿和母体细胞成分,因此须谨慎对待这些概念。

许多不同学科对胎盘遗传学、与发育和病理相关的胎盘结构与功能的研究产生了兴趣,一个新的围产科学正在逐渐形成。因此,在分娩时对胎盘进行取样是一项越来越重要的任务。由于器官具有异质性,在使用体视学方法的研究中,系统随机抽样策略是首选[10]。当研究血管结构和绒毛发育时,最好的方法是立即钳住脐带根部(以防止胎盘血管塌陷),并让器官组织在甲醛中固定几日[11]。但由于胎盘娩出后 mRNA 和蛋白质会迅速降解,尤其是在具有代谢活性的绒毛滋养层中,因此进行蛋白质、分子或超微结构水平的研究时,最好的方法是从胎盘基底板部位切下绒毛组织样本,分成小块并快速冷冻(用于蛋白质提取)或置于 RNA 固定液中。

胎盘床采样要比娩出的胎盘采样更加困难,然而胎盘床穿刺活检技术的应用能够实现几个样本的采集,包括来自阴道分娩后和早期妊娠流产的胎盘样本[12]。

血绒膜胎盘的血液循环

人类胎盘被称为血绒毛膜胎盘,因为它为母体血液和绒毛间隙的胎儿绒毛提供直接接触(图7.1)。母体血液离开已转化好的螺旋状动脉的开口,在绒毛周围循环。部分绒毛将绒毛树固定在基板上,而胎盘大部分都由绒毛树构成,其绒毛末端可进行气体交换,并在母体血液中漂浮。Wigglesworth[13]进行的经典螺旋动脉注射实验表明,足月胎盘存在 60~70 个绒毛树,大部分是从绒毛膜板分支,子宫螺旋动脉血流灌注始于绒毛树中央,由此建立了胎盘中空结构。这个概念也由 Schuhmann[8]进行验证,其对 50~100 个胎盘的观察记录发现,母体子宫螺旋动脉入口位于绒毛树的中心附近。每个足月胎盘有 50~200 个

母体静脉出口待分布在绒毛树的周围,从而使每个绒毛树都以离心的方式灌注。现在可以采用放射血管造影介导研究支撑人体胎盘及附属物的概念[14],使用彩色多普勒超声来研究胎盘内血流关系[15]。母体子宫动脉血流受血压推力向上喷射流经中心腔,然后流向侧方,以离心方式分散以灌注周围发育良好且密集的成熟中间型和终末型绒毛[16]。由于胎儿灌注会继续移除胎儿结合氧气的血红蛋白,因而短期胎盘绒毛灌注不足会导致暂时性缺氧。作为响应,绒毛干小动脉收缩以降低除氧速率,直到绒毛间隙氧张力再次达到平衡。胎盘通过这种方式实现自我调节,以最大限度地实现母胎交换。持续性的绒毛间灌注不足会导致绒毛干动脉收缩或血栓形成[17]。尽管如此,由于胎盘中央具有最大的胎盘体和转化最强的子宫螺旋动脉,因此在正常妊娠中胎盘中央血管病变较为罕见。相反,在整个分娩之后无明显的疾病状态下,胎盘的边缘也经常会出现螺旋状动脉血栓和绒毛梗死。

由于绒毛外滋养层细胞(extravillous trophoblast, EVT)的侵袭重塑子宫螺旋动脉的特性,形成了人类的血绒毛膜胎盘。滋养层细胞侵袭过程受到精确调控,并且较多的临床疾病,如子痫前期、FGR(侵袭不足)或胎盘植入(侵袭过度)都与EVT增殖和迁移功能异常,以及胎盘血管病变有关,这些疾病将在第9章中详细讨论。

胎盘发育的早期阶段

胎盘发育始于囊胚在子宫壁上的附着。在这个阶段,第一个胚外细胞谱系分化被称为滋养层细胞。来自胚胎(内部细胞团)的信号,包括成纤维细胞生长因子4(FGF4)在内的可促进滋养层干(trophoblast stem, TS)细胞增殖,这些细胞沿着绒毛外和绒毛发育途径分化。Knott和Paul[18]在2004年总结了大量关于利用转基因小鼠和小鼠TS细胞获得滋养层分化的知识。囊胚对称性由内部细胞团决定,只有覆盖在内细胞团上的滋养细胞直接与子宫上皮细胞接触(图7.2A)。囊胚结构的异常定位可能会导致脐带插入胎盘部位的异常,多见于体外受精(in vitro fertilization, IVF)[19]。

腔前期发育(图7.2B)特征在于合胞体滋养层形成一个外壳,这与随后的绒毛合胞体滋养层细胞不同,绒毛合胞体滋养层能穿透子宫上皮,使胚胎嵌入子宫基质。近端滋养层细胞被称为细胞滋养层细胞,位于合胞体滋养细胞和胚胎细胞之间。细胞滋养层细胞被认为是一种多能干细胞群,能够分化为各种类型的滋养细胞,小鼠也是如此。约在妊娠后第14天,胚胎已完全嵌入子宫组织,合胞滋养层开始形成存在腔隙的充满液体的空间,成为腔隙(图7.2C),腔隙陷窝逐渐合并形成大的胎盘绒毛间隙。

腔隙期引起了合胞体滋养层柱的形成,称为小梁,其从胎盘的胚胎侧延伸到母体蜕膜组织[7]。腔隙的发育和绒毛间隙的建立将正在生长中的胎盘划分为以下部分:

- 子宫附着部分,包括锚定绒毛和基底板
- 腔隙,形成绒毛间隙
- 来自小梁的分支发育成悬浮的绒毛
- 胚胎侧发育成绒毛膜板

胎盘滋养层细胞进一步侵袭母体组织,这对于改变参与子宫胎盘循环的子宫螺旋动脉以及子宫腺体是必要的。首先,细胞滋养层细胞沿着合胞体滋养层小梁的内部向下迁移,形成EVT细胞的一个新的系,在合胞体滋养层细胞侵袭范围之外继续迁移,与母体组织直接接触(图7.2D~F)。细胞滋养层细胞位于小梁顶端,其母体末端被称为锚定绒毛,形成滋养层细胞柱。细胞柱近端细胞增殖,是侵袭性EVT的细胞后续亚型的来源。首先,滋养细胞对母体蜕膜组织的侵袭始于子宫间质(间质型EVT),然后是子宫螺旋动脉和子宫静脉(血管内EVT)[20a, b]或子宫腺上皮[21]。

滋养层细胞侵入母体组织并不限于着床和早期胎盘形成的过程,而是贯穿整个妊娠的连续过程中,发挥不同的作用。位于锚定绒毛底部的滋养层细胞柱为侵袭过程提供了细胞来源。细胞柱不包含基质,因其在形成绒毛树过程中未被间质细胞侵入。组成细胞柱的滋养层细胞,以及位于胎盘床的滋养层细胞、基板、绒毛膜板和绒毛膜统称为EVT[20a, b]。

位于基板上的滋养层细胞柱作为一个迅速增殖区域,从EVT细胞不断向母体组织迁移(图7.3)。当EVT细胞离开该增殖细胞区域,它

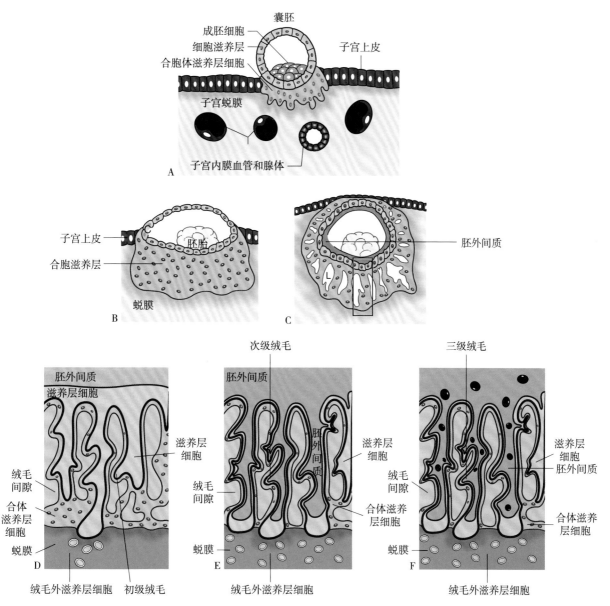

图 7.2　胎盘早期发育。A. 囊胚被单层滋养层细胞覆盖,内部包裹囊胚液、囊胚腔和发育中的胚胎。胚胎发育的关键先决条件是着床,即胚胎分化后,其滋养层细胞与子宫上皮直接接触。这些滋养层细胞融合发育成第一层合胞体滋养层使胚泡穿透子宫上皮并进一步植入母体子宫组织中。B. 在腔前期,合胞滋养层细胞(S)穿透子宫上皮(uE)到达蜕膜(D),持续与母体细胞直接接触。内层的细胞滋养层细胞(C)位于合体滋养层和胚胎(E)之间,没有与母体细胞直接接触。C. 腔隙期,开始出现充满液体的腔隙(L)。腔隙在合体滋养层细胞之间,随着生长和流动,最终汇合到充满液体的空隙空间,即绒毛间隙。在胚胎和细胞滋养层细胞之间,胚外间质(Me)已经伸展。D~F. 绒毛期。C图中的黑框内示了胎盘组织的进一步发育,滋养层细胞(C)开始穿过合体滋养细胞(S)并到达胎盘的反面,即母体组织的蜕膜(D)。离开胎盘进入蜕膜的滋养层细胞被称为 EVT。D. 可以发现胎盘内第一个合体滋养层细胞涌现。E. 合体滋养层向绒毛外间隙外(IVS)伸展,呈放射状排列的小梁,此时的绒毛为初级绒毛(Ⅰ)。几天后,随着胚外间质长入合体滋养层细胞小梁的中心索,从间质中心索置换了滋养层细胞,称为次级绒毛(Ⅱ)。F. 随后,胎盘间质第一根血管成形,引起三级绒毛形成(Ⅲ)

们离开细胞分裂周期并转变为侵袭性表型,此时 EVT 的整合素表达、蛋白水解酶的分泌及细胞外基质蛋白的产生与恶性肿瘤非常相似[20a,b]。EVT 与恶性肿瘤的基本不同点在于 EVT 在侵袭过程中不会增殖。这是滋养细胞侵入子宫深度有限的原因。即使滋养细胞进入母体循环也无

法进行转移性生长,因为这些细胞已经丧失增殖能力。

EVT 的侵袭具有 3 个迥然不同的作用,即胎盘与子宫壁的黏附,子宫腺体的适应为孕早期提供组织营养,子宫动脉和静脉的适应使妊娠后期血液营养满足胎儿的需求[20b]。

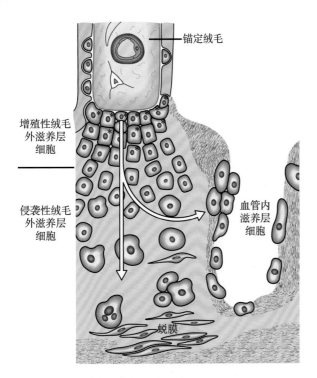

图 7.3   滋养层细胞柱。滋养层细胞柱包括绒毛茎（上）和基板（下），其中存在有增殖性的滋养层干细胞（星号标注）。箭头方向展示了滋养层细胞的侵袭途径。纤维蛋白用线状阴影表示，细胞外基质用光点阴影表示

（图中标注：锚定绒毛；增殖性绒毛外滋养层细胞；侵袭性绒毛外滋养层细胞；血管内滋养层细胞；蜕膜）

绒毛外滋养层细胞的表型

在侵袭性滋养层细胞中，有一部分细胞分泌大量的细胞外基质（由层粘连蛋白、Ⅳ型胶原蛋白、纤维连接蛋白、卵黄连蛋白和硫酸乙酰肝素组成），统称为基质型纤维蛋白[22]。EVT 和子宫内膜间质细胞可通过细胞表面的整合素分子黏附到细胞外基质中。EVT 及其相关基质可以穿透子宫肌层的内 1/3，从而确保胎盘锚定。细胞外基质对胎盘的黏附作用主要依赖于表达整合素的 EVT 的细胞活性。锚定对胎盘至关重要，否则母体血液以高速流入绒毛间隙将会切断整个胎盘。

沿着侵袭途径，EVT 存在不同的形态和功能表型，这些表型在与母体细胞接触、基质分泌、侵袭性等方面存在差异。尽管不同表型 EVT 在小鼠胎盘中已有描述[23]，但不同表型的分子基础尚不完全清楚。未来这些机制将有助于了解某些特定疾病通路，从疾病发生入手从而阻断其生理过程，如胎盘早剥（过早分离）、子痫前期和 FGR。

在正常的宫内妊娠过程中，侵袭至子宫蜕膜

的 EVT 可分为 3 种形态和功能不同的类型。

大多边形细胞

大的多边形 EVT 亚型对应此前描述的 X 细胞[7]。与小梭形细胞亚型相比，这种亚型的相对数量从第 9 周的 45% 增加到第 12~24 周的 69%，并在第 31~39 周占到大约 89%[24]。因此，该亚型是分娩时 EVT 的主要表型。这些细胞均匀地分布在整个基板并沿着侵袭途径达到子宫肌层内 1/3。形态学上，这些细胞形态较大、多核、形状不规则、细胞核深染。该多边形细胞亚型在所有滋养细胞的亚型中，对细胞角蛋白 7 的免疫反应性最强。同时，该亚型对增殖标志物（如抗 Ki67）始终免疫阴性。

该型细胞分泌 EVT 的经典细胞外基质，即基质型纤维蛋白[25]。这种基底膜样细胞外基质包括 3 种分子：Ⅳ型胶原和层粘连蛋白、含有硫酸乙酰肝素和玻连蛋白的无定形蛋白以及纤连蛋白和原纤维蛋白[25, 26]。大细胞通过以下方式将自身固定在其自身分泌的基质中各个整合素的表达和表达，这种细胞通过表达和暴露整合素，如整合素 α5/β1、α1/β1 和 αv/β3/5，将自身固定在自分泌的基质中[27]。这些细胞成簇分布，通常没有母体组织成分，但间隙充满基质型纤维蛋白。这些特征不支持体积大的多边形细胞是具有高度侵袭性细胞的经典观点。相反，这类间质性 EVT 细胞可能是通过分泌基质来固定和黏附胎盘[28]。

小梭形绒毛外滋养层细胞

这种类型的滋养层细胞增殖标志物也呈阴性，对细胞角蛋白 7 呈中度免疫反应，在滋养层细胞柱的过渡区到子宫肌层的内 1/3 可见。该亚型与大多边形细胞亚型具有相似的空间分布格局。与多边形亚型相反，这种小梭形细胞在足月时数量减少，从妊娠早期的 55% 减少至孕中期的 31%，在足月仅剩 11% 左右[24]。结构上该亚型的特征是细胞形态拉长，部分呈丝状，多数呈放射状排列于子宫壁，含有小的卵圆形细胞核。这种小梭形细胞通常排列松散，周围基质较少。

目前对这种小梭形滋养层细胞的描述较少[24]，因为这些小且通常呈丝状的细胞不容易吸

引研究者的注意,在切片中它们很少能展示出完整的部分。该亚型细胞分泌少量的自分泌基质,主要是纤维连接蛋白[25]。此外,小梭形细胞仅表达"间质性"整合素,例如 α5/β1 和 αv 整合素。"间质性"整合素与维连接蛋白的结合是该亚型滋养细胞侵袭的重要机制[25]。整合素 α5/β1 和纤连蛋白的相互作用在滋养细胞侵袭过程发挥重要作用[27]。

在过去的 10 年中,研究发现了整合素转变在滋养层细胞侵袭过程中的作用[27]。根据上述数据,小梭形细胞亚型仅表达"间质"整合素并在侵袭途径的较深区域普遍存在,因为这种表型的确具有侵袭性。大多边形细胞亚型还表示"上皮"整合素。这种整合素的表达转变,可能与运动纺锤体细胞形态向非运动多边形细胞形态的终末分化有关。这一细胞分化过程发生在妊娠过程中,可能导致多边形滋养细胞占比增加,梭形滋养细胞占比相应减少。

多核巨细胞

该亚型主要存在于蜕膜和子宫肌层边界间的胎盘床深处,其未显示出任何增殖活性。与前文提及的亚型的显著差异是,这类细胞含有 1~10 个大小不等、形状不规则的细胞核,使其具有直径 50~100μm 的大体积[24]。这些多核细胞对细胞角蛋白 7(cytokeratin 7)反应阴性或几乎无反应,因此在胎盘床的免疫组织化学切片中易忽视。尽管从未观察到这类细胞的融合事件,但普遍认为间质 EVT 细胞发生融合。

滋养层侵袭的调控

侵入性 EVT 细胞最终到达子宫肌层内 1/3 处,可在平滑肌细胞层间发现。在此阶段停止至关重要,所以避免发生病理性胎盘侵入。对胎盘植入标本的研究揭示了滋养层进一步侵入子宫的机制[29]。

外来因素假说

- 触发梯度:EVT 细胞在触发后才变得有侵入性。这种触发来自锚定绒毛的间质基质。因此,细胞侵袭受限于对这种扩散因子的需求。
- 细胞相互作用:子宫肌层细胞(平滑肌细胞、特异性免疫细胞)或子宫内膜内的细胞可以阻止侵袭。

内在因素和程序假说

- 细胞凋亡:EVT 细胞发生程序性死亡[30,31]。由于技术和取样限制,不同研究中细胞凋亡率有显著差异。因此,目前细胞凋亡作为滋养层侵袭关键调节因子的作用尚不明确。
- 多倍体化:大型多边形滋养层细胞亚型可能由小型梭形细胞多倍体化分化而来[32]。这导致了分泌大量基质并将胎盘锚定在其植入部位的非侵袭性表型。
- 合胞体融合:通常认为多核巨细胞来源于其对应单个核细胞的合胞体融合[7]。非侵袭性多核细胞聚集在蜕膜与子宫肌层之间的边界附近,可能阻碍滋养层细胞侵入更深层。细胞-细胞融合可能通过融合蛋白 syncytin 及其受体 ASCT-2 和 connexin 43 的表达及相互作用的发生[33]。这些终末分化的多核结构可能参与母体对妊娠的识别和适应。

在正常情况下,血绒毛膜胎盘形成的侵袭性受到精确调节;侵袭过度时,EVT 细胞可能会深度侵入(植入)或穿过(穿透)子宫壁,致使胎盘不能生理性剥离。侵入性胎盘形成更常见于多次剖宫产后的瘢痕子宫[34]和阿什曼综合征(子宫内膜斑片状脱落引起的子宫粘连)内镜手术后的妊娠[35]。

相反的是,这种侵入性锚定过程的失败会导致产前或分娩期间的早期胎盘分离(胎盘早剥)。这些重要条件强调了理解 EVT 侵入和黏合基质的产生如何在这些条件下受到干扰的重要性。

胚胎发生中的胎盘灌注

在植入过程中,扩张和侵入的早期合胞体滋养层最初与子宫上皮下蜕膜的表层毛细血管系统接触。母体红细胞可能从毛细血管漏入胎盘腔隙,导致早期绒毛间隙中出现少量红细胞。然而,主要的观察结果是基质螺旋动脉和小动脉被 EVT 阻断,母体循环和原始绒毛间隙之间无动脉连接[36]。经宫颈内镜观察[37]和绒毛间隙多普勒超声[38]显示妊娠早期绒毛间隙明显缺乏血液灌注。在胚胎发生过程中,绒毛间隙充满一种称为子宫乳的透明液体,其由过滤的母体血浆和子宫腺分泌产物组成,富含对胎盘和胚胎发育至关重要的脂类、营养物质和生长因子[39]。

植入过程中母体动脉闭塞是为了在低于 20mm Hg 的低氧环境中促进胚胎发生,直至妊娠的第 10 周[40]。它具有以下优点[41]:

- 在组织器官发育的关键阶段,减少自由基的数量以避免胚胎畸形。
- 与较高氧张力相比,哺乳动物的细胞在低氧条件下生长更快。胚胎发育的特点是细胞分裂迅速,因此低氧环境是创造和维持高水平细胞分裂的理想环境。
- 在妊娠第 7 周之前,胎盘血管和胚胎血管之间的联系尚未完全建立,在此之前没有必要用母

体血液灌注胎盘来供养胚胎。

- 无血细胞的母体血浆灌注可以避免早期绒毛合体滋养层与循环中母体免疫细胞直接接触。

子宫胎盘动脉的转化

从间质侵入途径开始,一部分 EVT 细胞穿透子宫静脉和螺旋动脉的血管壁[20b]。这部分侵入性 EVT 细胞被称为血管内滋养层(endovascular trophoblast)。血管内滋养层细胞从蜕膜间质注入动脉腔,它们可能在动脉腔内沿动脉壁迁移、外渗,而后部分重新进入螺旋动脉壁[7]。血管内滋养层的主要作用是将远端螺旋动脉转化为扩张段,促进子宫胎盘血流的增加。螺旋动脉的转化分为 3 个阶段(图 7.4)。

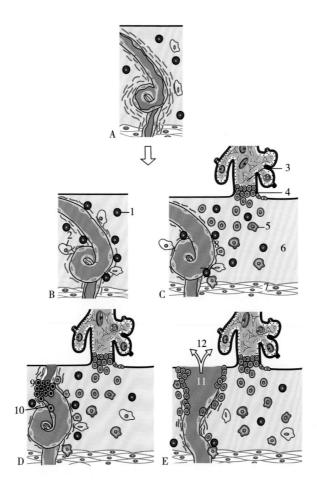

图 7.4　螺旋动脉的转化　A. 未转化的子宫螺旋动脉。B. 滋养层未侵入时,妊娠早期螺旋动脉的首次转化。蜕膜自然杀伤细胞(1)和巨噬细胞(2)聚集在动脉壁周围并穿透动脉壁。动脉壁内平滑肌减少,管腔首次拓宽。这些变化是为滋养层浸润动脉壁做准备。C. 妊娠第 3 周开始,绒毛外滋养层细胞开始侵入。锚定绒毛(3)的下端形成滋养层细胞柱(4)。这些细胞柱是迁移到蜕膜(6)结缔组织中的间质滋养层细胞(5)的来源。一些滋养层细胞到达子宫肌层(7)的上 1/3,另一些细胞走旁路并穿透螺旋动脉(8)。D. 到达螺旋动脉壁和管腔中的滋养层细胞称为血管内滋养层(9)。妊娠早期,它们在管腔中形成栓子(10),阻碍母体血细胞流入绒毛间隙。E. 滋养层栓子在妊娠早期的终末阶段才会解体。而后,含有血细胞的母体血液流经最大限度地拓宽的子宫胎盘动脉(11)到达胎盘的绒毛间隙(12)。血管内滋养层重新连通转化的动脉,免疫细胞则移回蜕膜

1. 母体因素在妊娠早期引起了子宫螺旋动脉的第一次变化（图 7.4A），血管通过平滑肌细胞解体和改变内皮细胞形态开始扩大，此时血管周围尚无滋养层侵入。近期研究表明，蜕膜中的母体免疫细胞是引起这些变化的原因。它们聚集在蜕膜小动脉周围，通过分泌生长因子和基质金属蛋白酶降解细胞外基质，在血管转化的早期阶段发挥积极作用（图 7.4B）[42-44]。

2. 同时，EVT 开始从锚定细胞柱分离，侵入蜕膜间质。有证据表明，间质 EVT 可以穿透母体血管，导致管壁退化（图 7.4C）。蜕膜血管周围形成锚定细胞柱，血管内 EVT 在蜕膜动脉近端聚集成栓子（图 7.4D）[45-47]。

3. 随后，血管内滋养层沿管腔迁移，重新连接血管壁，引起子宫胎盘动脉的重塑（图 7.4E）。血管内滋养层重新连接血管时，开始表达内皮标志物，如血小板内皮细胞黏附分子 -1（platelet endothelial cell adhesion molecule-1，PECAM-1）和 αvβ3 整合素[48]。动脉进一步扩张，管腔直径较原来增大数倍。平滑肌细胞活性的降低和弹性纤维丢失清楚显示出血管中层的蜕膜白细胞和血管内滋养层的破坏性。

由于血管闭塞，供给绒毛间隙的子宫胎盘螺旋动脉的数量随着妊娠进展而减少。长期来看，绒毛间隙由大约 10 条螺旋动脉灌注[49]。然而，由于子宫胎盘动脉的生理变化，包括自主神经支配的丧失 / 绒毛间血流量显著增加[50]。子宫胎盘动脉的扩张和去神经支配使其免受自主及局部血管舒缩影响，绒毛间灌注由全身动脉压调节。母体无法差异性调节子宫胎盘血流，因此低血压，如分娩使用硬膜外麻醉剂后，可能会因子宫胎盘灌注下降而引起暂时的胎儿窘迫，可用静脉晶体体积膨胀和麻黄碱进行纠正。50~200 个子宫胎盘静脉，围绕绒毛的基部从胎儿子叶的边缘流出绒毛间隙。与动脉相比，静脉受 EVT 的侵入而未转化[20b]，不参与绒毛间血流的调节[7]。

在染色体正常的早期妊娠晚期流产中，胎盘床实际上没有血管内滋养层的侵袭[12]。EVT 对其侵入的子宫内膜间质血管的局灶性不充分闭塞导致母体氧合血液过早进入绒毛间隙，抑制滋养层增殖、绒毛血管生成，从而导致绒膜尿囊胎盘的整体发育。这在临床上可通过经阴道超声[51]和母体血液中滋养层来源的低水平妊娠相关胎盘蛋白 A（pregnancy-associated placental protein A，PAPP-A）[52] 来识别。相比之下，妊娠早期前期流产中未发现滋养层侵入异常[53]。不太严重的滋养层减少是 FGR 和早发型子痫前期的特征[31, 54]，这部分将在第 9 章详细讨论。

母体血液流入绒毛间隙

妊娠早期，产生自锚定细胞柱的 EVT 穿透蜕膜，接触子宫螺旋动脉，开启血管的生理转化进程。EVT 重组血管壁并在血管腔聚集，导致血管远端部分阻塞（图 7.4D）[55]。因此，直到妊娠早期末，母体血细胞无法在受侵蚀的血管和胎盘绒毛间隙之间自由流通。在妊娠早期末，滋养层的动脉栓变得有渗透性并开始脱位，母体血细胞进入胎盘的绒毛间隙（图 7.4E）。微泡造影增强超声发现，灵长类动物和人类的血液在妊娠第 11 周左右开始流入绒毛间隙[56]。

妊娠前 3 个月的滋养层发育有一个梯度，最高级阶段位于胚胎下方的胎盘中央，较低级阶段位于子宫上皮下方的胎盘外围（图 7.5）[41]。螺旋动脉的堵塞同样遵循这一梯度，胎盘中心处的侵入程度最深，EVT 堵塞最多。胎盘外周部分的侵入细胞数量少，加上螺旋动脉的浅表侵入，使得母体血细胞能够在妊娠 10 周之前最先覆盖外部滋养层栓塞。此时母体血液和血细胞的流入使胎盘外围部分产生强氧化应激，导致绒毛滋养层的损伤。随后，在这些部位可以观察到绒毛的退化。在子宫上皮下的胎盘外周部，绒毛退化，导致绒毛膜的二次平滑，这就是胎膜中绒毛膜层的发育。妊娠早期末胎盘绒毛组织的重组使胎盘最终发育为盘状，绒毛组织的中心和剩余部分发育成叶状绒毛膜。

两次流入胎盘不同部位的血流之间的时间差异可能在人类胎盘最终形态的形成中起重要的作用。妊娠 10 周前，绒毛随氧浓度增加而退化，第 10~12 周，同样的现象（氧浓度增加）刺激了滋养层分化。然而，需注意的是，胎盘内发生的氧化应激部分导致合体滋养层损伤[58]。彩色多普勒超声在注定流产的妊娠中检测到母体血液过早进入绒毛间隙[57]。虽然很多流产为非整倍体流产，但这一现象出现在整倍体流产中，可能代表由于基质血管内闭塞不足引起的早期妊娠失败。非致死性变异可能导致绒毛闭塞和"绒毛膜退化综合征",即严重早产的 FGR,其胎盘重量小于第 10 百分位,且脐带偏心植入。这种妊娠病理在第 9 章中有详细讨论。

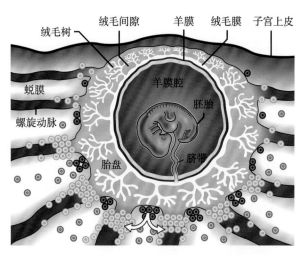

绒毛树　绒毛间隙　羊膜　绒毛膜　子宫上皮
蜕膜
螺旋动脉
羊膜腔
胚胎
胎盘
脐带

◉ 滋养细胞柱　◉ 间质绒毛外滋养层　◉ 血管内绒毛外滋养层
A

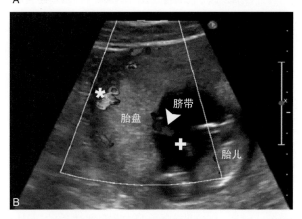

B

图 7.5　胎盘灌注开始。孕早期胎盘血流。此时,成形胎盘下的螺旋小动脉被血管内滋养细胞堵塞。A. 彩色多普勒超声下可以看到母体血流绕过绒毛间隙,在子宫肌层流动(星号)。B. 此时可检测到脐带中的血流(+),胎儿胎盘循环已建立

胎盘外周部分的母体血流建立后,螺旋动脉内的栓子才解体。随着母体血液流入胎盘,母体血细胞和胎儿合体滋养层直接接触,胎盘内氧浓度从小于 20mmHg 增加到约 60mmHg,增加了 3 倍以上[58]。EVT 介导的母体螺旋动脉转化在妊娠第 16~18 周基本完成,但直到足月仍会有一些改变。EVT 穿透并转化子宫螺旋动脉,直至子宫肌层的前 1/3 处。足月时的血流流变学模型表明,血管的这种拓宽与血管口的 5~10 倍扩张和血流速度从 2~3m/s 减慢到 10cm/s 有关[59]。这种低速、

低压的子宫胎盘循环促进了氧、二氧化碳、营养物质和废物在母体和胎儿循环之间的有效交换。

持续高阻抗子宫动脉波形检测到子宫螺旋动脉转换失败,同时保留了子宫胎盘侧的早期舒张缺口,这与妊娠胎盘并发症如 IUGR、子痫前期和胎盘早剥有关[60,61]。这些病变可能受到血液流入绒毛间隙失败的影响。建模发现,未转化的血管中,血液在 1~2m/s 的速度下以脉动射流的形式进入绒毛间隙,导致胎盘绒毛受损,回声囊肿形成和绒毛间隙缺血再灌注[59]。近期的三维能量多普勒病例对照研究表明,相比于对照组,妊娠第 11~14 周患有重度子痫前期的妊娠早期女性胎盘 VI、胎盘 VFI、胎盘下 VI 和胎盘下 VFI 多普勒指数显著降低[62]。早期组织学研究证明在上述情况下螺旋动脉的滋养层侵入不足,这支持无创多普勒研究的结果[63,64]。

胎盘绒毛的发育

妊娠后约 14 天,合胞体小梁内的细胞滋养层细胞开始增殖,使合胞体层产生突起到绒毛间隙。这些纯滋养层结构被称为初级绒毛(primary villi),由合体滋养外层和充满单个核的细胞滋养层细胞的核心组成(图 7.2D)。不久后,来自胚外中胚层的间充质细胞随细胞滋养层细胞迁移到合体滋养细胞小梁中,取代小梁核心的细胞滋养层细胞。间充质细胞随细胞滋养层细胞进入初级绒毛,填充结缔组织,从而产生次级绒毛(图 7.2E)。妊娠后 20 天左右,原始血管和造血干细胞在间充质内发育,产生第三级绒毛(图 7.2F)[65]。胎盘血管床的发育独立于胚胎的发育,两个血管系统在妊娠后 35 天左右连接,建立完整的胚胎胎盘循环[7]。妊娠早期,可在新形成的胎盘毛细血管内观察到造血作用;此后,由胎儿肝脏接管[66]。至 12~13 周,大多数绒毛经过紧张的分支血管生成期转化为血管化的三级绒毛。局部子宫壁最终演化出胎盘,是由该处蜕膜基质血管有效闭塞所引起的,且胎盘内低氧张力在一定程度上驱动上述现象的发生(图 7.5)。

绒毛树的结构

胎盘绒毛由两个部分组成,表层的绒毛滋养层,包括连续的合体滋养层和被覆盖的细胞滋养

层,以及绒毛的核心,包括基质和胎儿来源的血管[7]。合体滋养层是由一系列绒毛细胞滋养层(朗格汉斯细胞)合胞融合产生的。细胞滋养层的数量在整个中期和晚期不断增加,合胞体滋养层的体积也不断增大,以覆盖呈指数增长的特殊绒毛内核。因此,细胞滋养层群体逐渐分散,合体滋养层也变薄[67]。有丝分裂局限于细胞滋养层,通过绒毛取样分析这些细胞的初步核型。绒毛外植体培养确定胎儿染色体核型依赖于绒毛基质细胞的缓慢增殖,因为这些来自胚胎(尿囊)的组织能更准确地反映胎儿组织的核型[68]。

　　从功能角度来看,新形成的细胞滋养层融合到外部合胞体使新鲜细胞器、酶系统和信使 RNA 转录物转移到合胞体和细胞滋养层细胞核中,这对维持母胎转移过程和分泌及内分泌功能所需的活跃代谢活动至关重要。连续的融合使得合胞体的细胞核具有不同的年龄,显示出各种形态,且染色质更浓缩,表明它们不具有转录活性。然而,近期研究表明,相当大比例的合胞核本身具有转录活性,表达 RNA 聚合酶 I 和聚合酶 II,并且它们的数量随滋养层体积的增加而增加[69]。老化的合胞体核聚集在一起,称为"合胞结",伸入绒毛间隙且可能脱离;由此产生的合胞体小球被排出到母体血液中,大部分滞留在肺毛细血管床中[7]。合胞体结必须与合胞体芽和由切片伪影引起的假结区分开;真正的结不含转录活性核,但含有 8- 羟基脱氧鸟嘌呤核苷染色阳性的受损细胞核[70](图 7.6)。随着妊娠的进展,这种"返老还童"的过程似乎变慢了,因为随着合胞体结变得更加常见,单个终末绒毛内细胞滋养层细胞与合胞体核的比例降低。然而,对滋养层细胞总数的立体定量分析表明,细胞滋养层细胞核和合体滋养层细胞核之间的比率在整个妊娠过程中基本保持不变,13~16 周为 9,在妊娠 37~41 周也是 9[67]。

　　合胞体结被肺巨噬细胞吞噬[71],因此它们出现在孕妇的子宫静脉血,而非动脉血中[72]。严重的 FGR 和子痫前期中出现合胞体脱落和绒毛滋养层形态异常,这些将在第 9 章中讨论。

　　绒毛干内的胎儿血管包括肌化的动脉和静脉。它们通向成熟中间绒毛和末端绒毛的细长毛细血管,后者被认为提供了超过 10m² 的气体

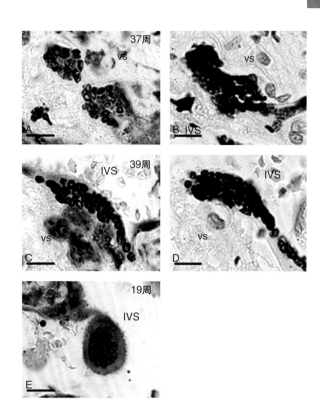

图 7.6　真实合胞体结和芽的鉴别。A 和 B. 通过连续切片鉴定的假结,含 8-OHdG 阳性和 8-OHdG 阴性细胞核的异质性细胞群。C 和 D. 真正的结合有高比例的浓缩细胞核,对 8-OHdG 强染色,同时也显示浓缩的形态。E. 芽主要含有 8-OHdG 阴性细胞核。IVS,绒毛间隙;VS,绒毛间质。比例尺 =20μm

交换表面[7]。胎儿毛细血管的内皮充当被动过滤器,根据分子电荷,限制大分子通过血管壁转移到 20 000Da 以下的分子[73]。绒毛干动脉和小动脉壁周围的收缩细胞在临床上非常有意义,脐动脉多普勒超声的体内研究发现,胎儿胎盘灌注减少与胎儿生长不良、胎儿死亡和围生期损失有关[74]。由于这些血管没有自主神经支配,血流必须由局部和全身血管舒缩因子,解剖结构以及胎儿心排血量调节[75,76]。

　　基质中的结缔组织细胞本质上是异质的,产生各种结缔组织纤维,增加绒毛内核的机械稳定性。此外,绒毛内核含有巨噬细胞(Hofbauer 细胞),能够产生多种生长因子,调节所有绒毛成分的生长和分化[77]。

绒毛发育

　　胎盘功能不全引起的各种形式的 FGR 中,胎儿胎盘血管和绒毛的显著变化强调了重视绒毛发育的重要性。关于胎盘绒毛和血管发育的详细综

述,见 Kaufmann 等[78]。根据绒毛的口径、基质特征和血管结构,可区分出 5 种类型(图 7.7*)。

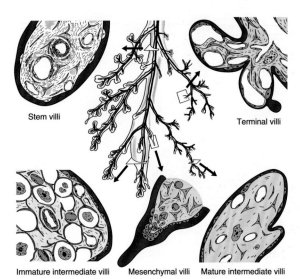

Stem villi

Terminal villi

Immature intermediate villi　Mesenchymal villi　Mature intermediate villi

● **Fig. 7.7** Villous types. Simplified representation of a distal part of a mature placental villous tree, together with typical cross-sections of the various villous types. For details, see text. (With permission from Kaufmann P. Basic morphology of the fetal and maternal circuits in the human placenta. *Contrib Gynecol Obstet* 13:5–17, 1985.)

1. 绒毛干　指前 5~30 代不规则的两杈分支结构,由质地紧密的纤维基质构成,对树状绒毛起到机械支撑作用,其直径从 100μm 至数毫米,中心为一组动静脉或一组较大的小动脉与小静脉。

2. 成熟中间绒毛(mature intermediate villi, MIV)　产生于末代茎绒毛的末端,直径 80~120μm,其形态轻微弯曲,且末端绒毛发生于其表面凸起部分的间隔内。过渡绒毛内部基质较松散,且嵌合着一根狭窄细长的由一层可收缩的单细胞形成的毛细血管。

3. 末端绒毛　是树状绒毛的最终分支,从生理学角度看,是最重要的组成部分。末端绒毛是短而粗的突起,长可达 200μm,直径 50~100μm,从 MIV 表面产生。末端绒毛已高度毛细血管化,乃至超过 50% 的末端绒毛表现为毛细血管(图 7.8)。

合体滋养层细胞在末端绒毛表面的厚度是不均匀的,有一些区域滋养细胞非常稀薄,缺乏合胞核(图 7.9),称为"胎盘屏障(vasculosyncytial membrane, VSM)"。其下有膨大的胎儿毛细血管片段,被称为"窦状隙(sinusoids)"。在这里,母体和胎儿之间血浆的扩散距离减少到 0.5~2.0μm。随着胎龄的增加,胎盘屏障所占的绒毛表面积比例增加。在绒毛表面的其他部位,合胞滋养细胞相对较厚,含有大量的合胞核。这些是代谢和内分泌活动的最重要的部位。

4. 未成熟中间绒毛(immature intermediate villi, IIV)　发育中的茎绒毛的末端延续,通常分布于成熟胎盘组织的中央腔周围小叶组织的中部地带,尽管在未成熟胎盘常见,但通常缺乏末端绒毛。这些绒毛的特征是其间质中存在着疏松的网状结构,即大量的霍夫鲍尔细胞(Hofbauer cell),在基质中嵌有小动脉和小静脉,这表明这些绒毛为茎绒毛的前身。应注意辨别,这是正常妊娠中

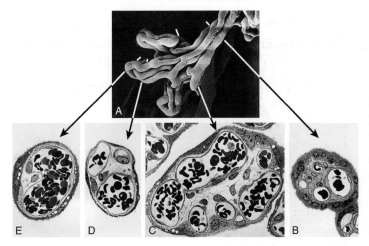

图 7.8　胎儿末端绒毛的血管形成　A. 来自一组末端绒毛的血管铸型。B. 向 MIV 转变的半薄切面。C. 末端绒毛分支的基底部的半薄切面。D. 靠近顶端的单个末端绒毛的半薄切面。E. 末端绒毛顶端的平切面。这些照片展示了终端绒毛的结构变化,若及时固定可阻止产后塌陷的发生,可以发现胎儿毛细血管和窦状动脉扩张到间质体积的 50% 以上。放大 300 倍

---

*　根据版权授权要求,本图须在文中保留原文,相应译文如下:

图 7.7　绒毛类型。成熟胎盘绒毛树远端部分的简化图示,以及各种绒毛类型的典型横截面。详情见正文

Stem villi= 绒毛干　Terminal villi= 末端绒毛　Immature intermediate villi= 未成熟的中间绒毛　Mesenchymal villi= 间质绒毛
Mature intermediate villi= 成熟中间绒毛

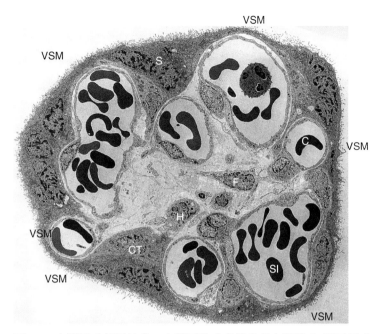

图7.9　末端绒毛超微结构。电镜下的成熟胎盘的末端绒毛,展示了毛细血管和窦状隙。稀疏结缔组织由巨噬细胞和成纤维细胞组成。放大1 400倍。CT,细胞滋养层细胞;S,合体滋养层细胞;VSM,胎盘屏障

会出现的结构,而非水肿的绒毛。

5. 间充质绒毛　作为一个短暂存在的细胞群体,主要存在于妊娠早期,为ⅠⅤ的前身。在成熟胎盘中,间充质绒毛多数位于ⅠⅤ的表面,代表了绒毛萌芽与发育的趋势。

树状绒毛的发育始于合胞体的形成或滋养层的出芽,在妊娠早期,其在间充质细胞和ⅠⅤ表面随机出现。这些原始的合胞滋养细胞芽由细胞滋养层中央侵入,然后由间质细胞层中央二次侵入,形成次级绒毛;后者分化为间质和毛细血管,发育为第三级(间质)绒毛。妊娠早期出现的绒毛基本上都是这种类型的。随着发育进入中期,间充质绒毛转化为ⅠⅤ,新的合胞芽继续从ⅠⅤ形成,直到它们自身转化为终末分化的茎绒毛。因此,胎盘树状绒毛的发育是由ⅠⅤ的活性调控的。这个概念很重要,不同于临床文献[79~81]中所提及的初级、次级、三级茎绒毛,由于ⅠⅤ的活性在各个部位不尽相同,茎绒毛的世代数是可变的,从5~30代。胎盘绒毛生长的机制,如图7.10所示。未成熟的绒毛类型(间充质绒毛和ⅠⅤ)于妊娠晚期转化为成熟的对应绒毛(分别为MⅠⅤ和茎绒毛)。MⅠⅤ是绒毛的末端结构,负责横跨胎盘屏障(胎盘的功能性结构[7]),进行气体交换及营养物质的传递。

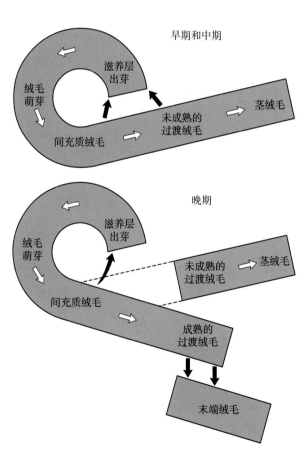

图7.10　妊娠早期和晚期的绒毛发育途径。白色箭头表示一种绒毛型向另一种绒毛型的转变。黑色箭头表示新的绒毛产生或沿其他绒毛表面萌发

末端绒毛的发生被认为是毛细血管受激生长的结果（图 7.11）。在 MIV 中，小动脉被细长的毛细血管所替代。在正常情况下，妊娠晚期毛细血管伸长大于绒毛的伸长，这样就在绒毛表面凸起，产生了毛细血管环圈，并在其表面形成一个瘦长的滋养细胞覆盖层，如此，末端绒毛便产生了。同一条毛细血管在与一根小静脉相通之前，可以依次穿过几个终末绒毛。依照 Kingdom 和 Kaufman 的概述，毛细血管化的程度和末端绒毛的形成是由非分支血管生成调节的，因此间接由局部氧分压调节[82]。刚进入妊娠晚期时，分化途径的转换对胎盘的发育至关重要。如果这种转换未在正确的时间发生，末端绒毛的生成便会出现问题，诸如生成的数量，或像慢性胎儿贫血所见的过度生长等，这将会导致如胎盘增厚，滋养层细胞脱落增加以及镜像综合征式的子痫前期等[7]。这些变化我们将在第 9 章讨论。

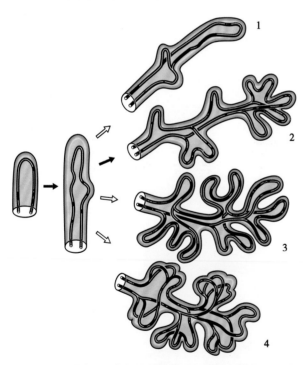

图 7.11 末端绒毛发育与毛细血管生长关系的简化图。绒毛和毛细血管发育的失衡程度会导致不同类型的末端绒毛生成：如末端绒毛缺乏（1）；正常成熟胎盘（2）；过度发育（3）；以及低氧条件下的血管过度生成（4）。（1）和（3）可在宫内生长受限联合舒张末期流速缺失的情况下观测到

胎盘屏障

母体和胎儿血液的分隔主要靠以下几层屏障（图 7.9）：

1. 合体滋养层 这是一层连续的、没有侧缘细胞的、含有数百万细胞的单层覆盖层，覆盖了单个胎盘的所有绒毛，合胞滋养细胞是胎盘绒毛的最外层，是直接与母体血液和血细胞接触的胎儿层。

2. 细胞滋养层 该层在孕早期为连续不断的单核，在孕中期以后变为间断。

3. 基底膜 上皮样绒毛滋养细胞位于基膜上，基膜通常由层粘连蛋白和胶原蛋白Ⅳ组成。由于基质变薄，在妊娠晚期，滋养层基底膜可能与胎盘毛细血管内皮基底膜和窦状隙融合。

4. 间质结缔组织 滋养层基底膜和毛细血管由来自胚外中胚层的结缔组织分隔开。

5. 胎儿内皮 在妊娠晚期，由于末端绒毛顶端毛细血管祥窦的形成，内皮细胞的细胞质会变得稀薄。

这些变化会逐渐加大胎盘对氧气的传导敏感性，允许胎儿在妊娠晚期快速生长。母胎扩散距离由前 3 个月的 50~100μm，最终减少到 4~5μm，在以下机制下甚至更低：

- 绒毛滋养层厚度从妊娠早期的 20μm 减少到足月的 3.5μm 左右。胎盘屏障将降低到 0.5~2.0μm。
- 在胎盘屏障处细胞滋养细胞消失，并在不干扰母体和胎儿血液系统之间的扩散和运输的位置重建。
- 绒毛的平均直径随着绒毛的分化而减小。此外，绒毛内的血管去肌肉化并直接位于滋养细胞基底膜下。

胎盘屏障的完整性

AFP 生成于胎儿肝脏，由于滋养层屏障通常不能被蛋白质渗透，AFP 在胎儿血液中的浓度是在母体血液中的 50 000 倍[83]。我们观察到在孕中期产妇血清针对胎儿脊柱裂的一项 AFP 筛查项目中，若 AFP 的检测数值为当前妊娠水平中位数的两倍以上且不伴有胎儿畸形，则子痫前期，胎儿宫内生长受限和产前胎儿死亡等不良妊娠事件的发生概率会显著增加[84]。胎盘通透性增加可能导致妊娠不良结局。多普勒超声检测结果和胎盘形状的异常确定了胎盘损伤是围产期死亡和早产发生的最大的风险因素。滋养层丧失后绒毛的

修复涉及纤维蛋白的沉积,使用辣根过氧化物酶的体外研究证实这些是通透性增加的部位,因此同样也是母体循环中 AFP 释放增加的原因[85]。正常足月胎盘约有 7% 的绒毛表面被纤维蛋白覆盖,允许大分子物质通过。

较小分子的另外一种辅助滋养层转移途径是由跨滋养层通道提供的,其直径约为 20nm,只能通过电子显微镜观察到。它们的存在是为了允许有效分子直径小于 1.5nm 的水溶性疏脂分子的传递,并且在体液平衡的调节上可能发挥了重要的作用。在某些情况下,如胎儿水肿、胎儿静脉压升高或胶体渗透压降低时,这些通道会扩张,使得除水以外甚至一些胎儿蛋白也可以进入母体循环[83]。

胎儿胎盘血液流动生理学

胎儿的迅速生长,使得对氧气和营养物质的需求迅速增加,以至于胎盘的生长速度不能满足其需求。从整个妊娠周期看,1g 的胎盘需要支持 6g 的胎儿生长发育。同样,为了满足生长发育的需求,外周绒毛胎盘于整个妊娠周期,将主动脉血流进入脐动脉的比例增加到 40%,扩散能力增加 10 倍。这些变化几乎完全依赖于妊娠后半期末端绒毛的指数发育。由于子宫胎盘循环被滋养层"去神经化",树状绒毛不受胎儿自主神经的影响,并依赖于胎儿的心输出量。胎儿胎盘循环与胎儿下半身争夺动脉血。考虑到低的血管阻力,脐动脉可接受大部分主动脉血流量[7]。

脐动脉的多普勒超声显示胎儿胎盘舒张末期血流速度增加,表明其血管阻力逐渐下降。在妊娠的前 3 个月,舒张末期速度不存在,于 14 周后变得持续存在。此后,舒张末期速度稳定地上升与绒毛树分化为成熟形态持平。妊娠过程中绒毛外周毛细血管的显著变化(图 7.11)和脐动脉血流的变化以及肌性茎绒毛小动脉的局部血管舒缩调节密切相关[75]。

全身血管床的小动脉和小静脉之间的距离相对较短,这些小动脉和小静脉由许多平行的毛细血管桥接,其血流是由受神经支配的微血管括约肌自主调节的,这些结构负责多种情况下的自主调节,如在锻炼或者休息的情况下。相比之下,胎儿胎盘的血流必须是恒定的,甚至不断增加的。外周绒毛的毛细血管床长度远长于肌肉(2 000~4 000μm),分支较少,并在末端绒毛内局部扩张成窦状(图 7.8 和图 7.11)[7]。

结论

本章旨在讨论正常人类胎盘发育的产科临床关联性。此外,许多重要的临床问题,如成人心脏病,都起源于胎盘的畸形和病态发育。近年来,胎盘研究的热度不断高涨,和临床医师的合作更加紧密,特别是分娩前胎盘的多普勒超声和实时超声相关信息的获取,使我们对导致死产和早夭的胎盘功能不全综合征的病理学基础有了更加深刻的理解。在不久的将来,母胎医学的临床医师更加重视胎盘病理产前诊断的时候,高危妊娠人群的治疗意见将会取得更长足的进步。

（王凯 译　刘文强 审校）

参考文献和自我测试题见网络增值服务

第8章　胎盘在母胎交换中的功能

COLIN SIBLEY AND MARK DILWORT

本章要点

- 母体通过胎盘向胎儿提供生长发育所必需的水及营养物质,胎儿的代谢产物通过胎盘进入母体循环。
- 滋养层细胞、基底膜与结缔组织和胎儿毛细血管内皮共同组成胎盘屏障,其中合体滋养细胞可能是母胎交换最重要的调控位点。
- 母胎交换驱动力的大小与分子种类、电化学梯度和/或母胎循环间的静水压差有关。
- 胎盘对亲脂性小分子通透性较高,如氧气。这类物质能快速通过胎盘屏障,速率主要与子宫和脐血的血流量有关。
- 胎盘对大分子亲水物质通透性较低,这些物质缓慢扩散过胎盘,其转移速度更多地取决于胎盘的屏障特性,而非血液流动。
- 多数亲水分子的转运需要合体滋养细胞膜上具有选择性的载体蛋白或通道蛋白,较大的分子通过囊泡运输,并以胞吞胞吐形式实现跨膜转运。
- 胎盘功能障碍包括母胎交换异常,可导致包括胎儿生长受限(fetal growth restriction,FGR)在内的多种不良妊娠结局。胎盘功能障碍可分为血管性和非血管性,血管性功能障碍会出现血流量异常,而非血管性功能障碍表现为合体滋养细胞功能异常。因此,FGR的治疗需以不同表型的胎盘功能异常为靶点。

引言

本章总结了目前对跨胎盘母胎交换机制的认识。由于目前对不同物种间母胎交换详细生理过程的特性、特征及相关分子的基因调控的认识有一定的局限性,所以尚不能对这些机制进行全面描述。因此,本章将对核心机制进行介绍,并结合具体事例加以说明,该核心机制是所有物质进行母胎交换的共同特征。最终我们考虑母胎交换与胎儿生长受限的临床相关。关于胎盘转运的内容详见本书其他相关章节[1-5]。

胎盘转运机制已在多种动物模型上进行研究,但由于不同物种的胎盘形态和功能具有显著的差异性,所以将这些实验结果类推于人时,必须谨慎考虑[4]。虽然动物实验为揭示胎盘功能打下坚实基础[6],但本章将聚焦于人类胎盘相关的研究工作。关于目前人类胎盘研究所涉及的多种体内外研究技术在本书其他章节有详细介绍[4,5,7,8]。转运机制的所有特征可大致被分为四部分:①综合考虑单位转运面积在单位时间内所能转运物质的量的差异性以及物质在母胎交换平面转运的双向性后,该物质的净转运量及净转运方向。②调控物质转移的因素及其矢量性(如血流速度及该物质在交换平面长度上的血浆浓度)。③转移途径(如经由细胞外液体通道的细胞外转运途径或经由胞膜及胞质的跨细胞转运途径)。④胎盘自身代谢过程的影响。早年的研究聚焦于物质转运方向和转运量,然而由于体外技术和分子技术的兴起,细胞水平和分子水平上的转运机制研究逐渐成为研究热点。但是当对某一物质在体外实验水平上进行研究时,需要注意该研究所得到的结果与实际情况有无生理相关性,以及该结果能否与该物质在体内的实际转运方向及转运量相协调。此外,我们必须牢记的是,体外实验证实某一物质被胎盘转运并不代表该物质在体内一定存在跨胎盘转运,因为某些胎盘的转运是为了满足胎盘本身的代谢需求。

胎盘交换屏障

人类胎盘属于血绒毛膜型,因此合体滋养细胞母体侧的绒毛直接沐浴在螺旋动脉供应至绒毛间隙的血液中(并无内皮细胞分隔这部分上皮与血液)(图 8.1)。

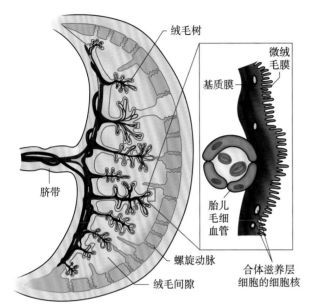

图 8.1　胎盘屏障。主要由合体滋养层细胞和胎儿毛细血管(FC)内皮组成。在这些结构中,主要是两个极化的细胞质膜,即合体滋养层细胞的微绒毛膜(MVM)和基质膜(BM),限制葡萄糖和氨基酸等分子的转移

与其他上皮细胞不同,合体滋养细胞间没有细胞间隙(但后续讨论涉及物质的细胞旁转运途径),是真正的多核合胞体。现有观点认为,合体滋养细胞在母胎交换过程中发挥着主要的屏障作用。它两侧的质膜分别为母体侧的微绒毛膜(microvillous membrane, MVM)和胎儿侧的基质膜(basal plasma membrane, BM)。合胞滋养细胞下有由结缔组织构成的细胞外基质(extracellular matrix, ECM),该侧的毛细血管内皮浸润在胎儿血液中。

尽管细胞外基质对大多数溶质来说并无屏障作用,它在此处的作用很可能和在其他上皮处一样,是一个"缓流池"("未搅拌层"),从而影响整个合体滋养细胞层的电化学梯度的性质。胎儿毛细血管内皮间有细胞间隙,小分子可以通过这些间隙扩散。然而,那些已知能穿过胎盘的大分子蛋白(如免疫球蛋白 G 和甲胎蛋白)却不能扩散过该间隙,因此内皮细胞对这些分子起着重要的屏障作用[9]。

交换机制分类

图 8.2 总结了不同类型的胎盘交换机制。

胎盘交换屏障在不同程度上限制溶质的转移。易溶于胞膜的亲脂性物质(如氧气)可以迅速扩散过屏障,亲水物质(如钠离子、氨基酸)的转运却会被胎盘交换屏障严格限制[6]。但这个屏障并不是绝对的,因为亲水溶质可以通过孔隙、通道蛋白、载体蛋白(包括共转运体和交换体)、离子泵和囊泡等多种途径穿过胎盘。这些途径可以与滤过(孔隙)、简单扩散(孔和通道)、易化扩散和被动转运(载体)、主动转运(离子泵)及胞吞、胞吐作用(囊泡)等机制相匹配。

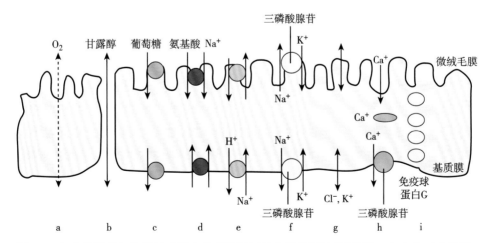

图 8.2　经合体滋养细胞微绒毛膜和基质膜转运的主要机制及举例图解。(a)相对亲脂性物质的扩散;(b)亲水性物质的旁细胞途径;(c)协助扩散;(d)协同运输;(e)对向运输;(f 和 h)主动运输;(g)离子通道和(i)胞吞 - 胞吐

孔隙使得溶质和溶剂可以在细胞旁或细胞外的液体通道中移动,因此被转移的物质可以穿过某层组织而不必穿过任何细胞膜。孔隙可以仅允许溶质移动,也可以允许溶质和溶剂一起流动。电化学梯度的变化可以影响物质经孔隙扩散情况,通过改变静水压和渗透压可以改变溶质和溶剂的整体流向[10]。无论在体内条件或体外条件下,都有明确的生理学证据证明人类[11-13]及部分其他物种的胎盘[14]存在孔隙转运途径。然而,如前所述,合胞滋养细胞是一个真正的合胞体,因此与孔隙途径相关的形态学结构尚未可知。但有证据表明,在正常情况下,所有的正常胎盘中都存在合体细胞剥离域,在其他含细胞外液途径存在的情况下,合体细胞剥离域可以为物质转运提供大孔隙[15]。这种细胞旁转移途径对钙离子和氯离子等小分子亲水物质的转运有着重要的意义[16,17],可以改变细胞两侧的离子的量。当然,通道蛋白和载体蛋白所介导的跨合体滋养细胞途径是相对来说更重要的调控细胞两侧物质的量的途径,因为该途径可以对物质的净流量进行精细调控。

通道蛋白是一种允许离子顺电化学梯度扩散入细胞或出细胞的完整膜蛋白。虽然该途径是被动运输途径,但是通道蛋白对通过其溶质具有选择性、门控性、饱和性而且可能存在功能不对称性。这些特性使得细胞可以对由细胞内信号分子,自分泌、旁分泌及内分泌因子所介导的稳态信号和基因组信息所引起的物质扩散做出调节,从而改变溶质向内和向外移动的程度。这可能是一系列正常生理过程产生及机体对异常情况产生反应的机制。

载体蛋白是一种选择性结合溶质并将其从膜一侧转移到另一侧的完整膜蛋白。通道蛋白和载体蛋白表现出不同的生理作用。一般来说,相较于无溶质结合情况,溶质与膜的远端(反侧)位点结合后,结合位点将更快地回到近端(顺式侧)。结合位点将更多地出现于膜近端,并更快速地转移溶质。因此,如果载体蛋白被"转运激活",它可以携带更多的溶质,但通道蛋白不受该情况影响。有些载体蛋白可以同时转运一种以上的溶质。共转运体一次可以向同一方向转移两个溶质,交换体能够交换膜两侧的溶质。这使细胞能够调节不同溶质的移动。

离子泵逆浓度梯度转运溶质,这种转运方式

被称为"主动运输",因为该过程消耗能量[如三磷酸腺苷(adenosine triphosphate, ATP)]。Na$^+$/K$^+$-ATP 酶(钠泵)逆浓度梯度转运钠离子和钾离子是原发性主动转运的很好的例子。载体蛋白可以利用离子泵产生的浓度梯度转运其他溶质,将其他溶质的跨膜运输与由于离子泵作用而产生的钠离子浓度梯度结合,实现对其他溶质的被动转运。继发性主动转运能够逆浓度梯度转运物质,因此继发性主动转运可以更微妙地控制细胞周围环境。

囊泡由合体滋养细胞等上皮细胞一侧的细胞膜内陷产生,与细胞另一侧的细胞膜融合并开口于细胞外间隙。溶质和水可通过简单的胞饮进入囊泡("液相"胞吞),溶质也可能通过与将囊泡化的细胞膜表面受体结合而被特异性地摄取。囊泡可以在胞质中做无规则的布朗运动,也可以做由细胞骨架介导的定向运动。

影响母胎交换的因素

大多数胎盘交换是物质扩散或者其他形式的扩散驱动的。因此,影响扩散的因素也将影响净通量。扩散速率由屏障两侧的浓度梯度、屏障及其组分的通透性决定[3]。不同的物质在屏障两侧有不同的浓度梯度。溶质的渗透性因其大小、形状和亲脂性的差异而不同(如前所述,疏水分子的渗透性远大于亲水性分子)。动物实验结果显示,胎盘对亲水溶质的渗透性随着接近足月而增加[18],但是该研究尚未在人类中进行。

屏障两侧的电位差会影响带电物质的转运。一些实验测定了某些物种母胎间的电位差[19],但是该电位差是否由胎盘产生仍未可知。体外实验对足月胎盘分离出的成熟中间绒毛微绒毛膜两侧及整个交换屏障两侧的电位差进行了测量(大小约4mV,胎儿侧为负电)[20]。在妊娠晚期妇女体内测得母胎间微小的电位差[21],其结果与体外实验相似。然而,研究结果显示足月妇女母胎界面并无电位差[22]。人类胎盘交换屏障两侧的电位差大小和极性很难通过实验测得,但是这对理解离子及其他带电溶质转运驱动力有着重要的基础作用。

血液流动的模式和血流大小影响母胎交换[23]。疏水物质(如氧)穿过细胞膜的速度非常快,几乎一到达胎盘,就会离开母体侧。此时,转运的限速步骤是物质到达胎盘和被带离胎盘的速率,这种物质转运被称为"血流限制性转运"。如果胎盘血流紊乱,氧气的运输就会受影响。此外,血液流动的方式也会影响母胎交换的效率。血液流动方向相反(对向流动)时的交换效率高于血液流动方向相同(同向流动)时的交换效率。有观点认为人类胎盘存在一种中间效率结构,称为"多绒毛池流动"[23]。亲水物质(如氨基酸)穿过胎盘的渗透性要低得多,转运缓慢,在经过胎盘屏障后物质在母体循环中的浓度几乎不变。因此,这些物质的转运相对不受血流的影响,它们的转移被称为"膜限制性转运"或"扩散限制性转运"。当考虑到与 FGR 相关的胎盘功能障碍表型时,理解血流限制性扩散和膜限制性扩散之间的区别是很重要的(见本章最后一部分)。

胎盘是一个代谢活跃的器官,因此它会对氧、氨基酸和碳水化合物等物质的运输产生显著影响。母亲或胎儿通过激素、遗传或内在方法调控胎盘的代谢和运输,可能起着至关重要的作用。

应该注意的是,尽管胎盘有许多特征(如钠泵和胞内信号装置)与其他组织相似,但是胎盘还有许多特异性特点,在针对胎盘功能或病理进行讨论时,这些特点需要被当作背景因素。首先,某些物质的供应远远超过胎儿的生长所需[24],而其他物质的转运量则更明显地与胎儿的需要量有关。第二,转运代表着多种现象;有些物质(如葡萄糖)仅通过一种或两种机制转运,这些机制的改变相对容易检测到。其他物质(如钠)通过许多机制转移,但没有一种机制占主导地位,这些系统中的变化更难检测。水的转运通量比其他任何分子都大[25],而且特别复杂。大鼠实验结果显示[26,27],水的净转运通量可能是母胎间逆浓度梯度的离子主动运输和顺浓度梯度的物质转运后为了平衡母胎间渗透压而进行的转运量。因此,水转运的变化可能反映了广泛的变化,水转运量的变化不容易理解,也不容易操纵。

转移物质的具体例子

呼吸气体交换

胎盘的气体交换是由以下因素决定的:①气体跨胎盘的浓度梯度;②胎血和母血的气体携带容积;③胎儿和母体胎盘血流速率;④两种血液的相对空间流向;⑤所涉及膜的渗透性和表面积。细胞膜通透性和总表面积在妊娠期发生变化,但不能对短期干扰做出相应的反应,而且血液流动的相对方向也是固定的。人们认为,妊娠 10~12 周之后才会出现绒毛间隙的血流[28]。绒毛间血流建立后,转运过程很好地与多绒毛池流动模型吻合[23]。在正常生理状态下,血流和浓度梯度短期内可能发生变化,而在子痫前期和 FGR 等异常状态下,血流和浓度梯度也可能发生长期的变化。

氧气供应

在整个妊娠过程中,胎儿血液中的血红蛋白(hemoglobin, Hb)浓度高于母体血液,而且由于对 2,3- 二磷酸甘油酸的亲和力较低,因此胎儿血液对氧(O_2)的亲和力较高[29]。足月胎血的携氧能力为 25mL/dL,而母血的携氧能力仅为 15mL/dL。表达氧交换的方式有很多,但最关键的生理变量是胎儿摄取氧的能力,因为它决定了氧化代谢的能力。例如,绵羊体内的平衡机制使该变量在其他变量大幅度变化的情况下仍然保持显著稳定,尽管其他变量有很大的变化(见前文讨论)。胎儿氧摄取低于临界水平[$0.6mmol\ O_2/(min \cdot kg)$]时,才会发生代谢性酸中毒。脐动脉氧含量的小幅度下降会导致母体输送给胎儿的氧含量大幅增加。这是由于母体 HbA 和胎儿 HbF 氧解离曲线的相对特征导致的。氧气从母血转移到胎血最重要的决定因素是灌注到胎盘的脐动脉血氧含量。这一机制通过氧摄取比例的代偿性变化,使胎儿能在脐血流和子宫血流的短期变化中保持相对稳定的氧摄取[30]。短期缺氧的情况可见于多种临床情况,如脐带压迫、孕妇运动、胎儿活动或子宫收缩,但没有证据表明短期缺氧状况会产生远期不良结果。对生活在高海拔地区的妇女的研究表明,长期缺氧对胎儿健康十分重要[31]。

二氧化碳的去除

血液中的大部分二氧化碳(CO_2)与水化合,之后解离成氢离子(H^+)和碳酸氢盐(HCO_3^-)离子。该过程由红细胞中的碳酸酐酶(CA)催化。CO_2 可以与去氧血红蛋白结合,如氨基甲酸 -Hb。但液体环境中仅有少量的 CO_2 发生该过程。在豚鼠中,HCO_3^- 的转运依赖于微绒毛膜和基底膜上存在的 CA[32],说明 HCO_3^- 在跨胎盘转移之前

必须转化成 CO_2 形式。二氧化碳是脂溶性的,容易扩散通过胎盘。该研究还发现,当用乙酰唑胺抑制 CA 活性时,可以观察到有少量的 HCO_3^- 与乳酸离子或氯离子交换转运。足月胎儿血浆(脐静脉)二氧化碳分压在 38~45mmHg[33],但产妇动脉二氧化碳分压在 26~34mmHg[34](由于过度换气,所以该值低于孕期数值)。这种浓度梯度驱动 CO_2 转运。由于 CO_2 分子量小且亲脂性相对较好,所以能迅速扩散,胎盘处的母胎相对血流是其转运速率的关键决定因素。因此,子宫胎盘或脐血流量减少导致胎儿呼吸性酸中毒,如果恢复正常的血流,这种情况可迅速得到纠正。

酸碱平衡

胎盘在胎儿酸碱平衡中的作用目前还不清楚。调节酸碱稳态的机制属于胎儿代谢过程中的一个动态因素。例如,随着正常妊娠的进行,脐带血的 pH 下降[35]。这些变化不是孤立发生的。在正常妊娠期,PO_2 也会下降,胎儿血红蛋白升高[35]。胎儿代谢过程中产生的酸性当量不能由 CO_2 的跨胎盘转运清除,而需要将质子从胎儿循环转运至母体循环或反向转运 HCO_3^-。

虽然已有明确证据表明合体滋养细胞上存在 Cl^-/HCO_3^- 交换体[17,36,37],但其在 HCO_3^- 转运中的作用尚未被阐明。对钠氢交换体(Na^+/H^+ exchanger,NHE)的研究更为深入,目前已在人胎盘中发现了多种异构体[38,39]。微绒毛膜上的钠氢交换体活性很高,它能顺浓度梯度将 Na^+ 转运至细胞内,并同时将 H^+ 排泄到母体循环。相较于正常发育婴儿,存在 FGR 的孕妇微绒毛膜上的钠氢交换体表达水平及活性较低[40],这可能是某些 FGR 胎儿发生酸中毒的原因。一般来说,乳酸是无氧呼吸产物。但在胎儿中,即使氧气和葡萄糖供应充足,乳酸也可能是胎儿和胎盘的重要能量来源[41]。脐静脉乳酸浓度高于脐动脉水平,且两者均高于母体循环水平[41]。这表明乳酸来源于胎盘并被分泌至母体和胎儿循环。与正常发育的胎儿相比,小于胎龄儿(small for gestational age,SGA)的脐动静脉 PO_2 值和 pH 更低,PCO_2 值和乳酸水平更高[35,42]。乳酸浓度升高可能表明 SGA 胎儿的氧化能力下降;PO_2 值的降低和 PCO_2 值的升高可能提示着胎盘

血流减少。有证据表明,乳酸可经由乳酸 /H^+ 共转运体(也称单羧酸转运体)的 1、4 亚型被合体滋养细胞的微绒毛膜和基底膜吸收[43]。在 FGR 的孕妇中,基底膜侧而非微绒毛膜侧的乳酸 /H^+ 共转运体活性降低[44],这可能是高乳酸血症发生的原因。

离子

由于人胎盘对小的亲水性分子渗透性很高,所以几乎母胎方向和胎母方向离子流的主要组分都是经由细胞旁途径扩散的。如前文所述,由于缺乏对母胎电位差的清晰认识,很难理解其在物质扩散方面所发挥的作用。此外,合体滋养细胞上存在特定的离子转运体,这表明至少有一种小分子组分的跨细胞转移是可调控的,这可能有重要的定性意义。

大鼠实验结果显示,Na^+ 向胎儿主动转运十分活跃[45]。分析 Flexner[24] 及同事体内实验所测得的钠转移经典数据结果可得,尽管大部分 Na^+ 通过被动途径转运至胎儿体内,但是人类胎盘在 Na^+ 的转运过程中并非仅起着简单的滤过作用。已有多种 Na^+ 转运途径在人胎盘制剂中得到证实,包括微绒毛膜上的钠通道[46]、前文提过的钠氢交换体、Na^+/ 氨基酸共转运(见后文氨基酸部分)和 Na^+/K^+-ATP 酶[47]。然而,所有的这些途径都可能在维持胎盘稳态和胎儿生长方面发挥作用。当然,和所有细胞一样,合体滋养细胞上的 Na^+/K^+-ATP 酶在维持细胞稳态方面发挥重要的作用。有趣的是,与钠氢交换体相似,FGR 患者微绒毛膜上该转运蛋白的活性也降低,这可能会影响该条件下所有 Na^+ 偶联转运体的功能。

对于氯离子跨胎盘转运的研究尚且薄弱。有证据表明,母体与胎儿之间的氯离子转移主要是通过被动扩散,但跨细胞转运途径也确实转运一小部分 Cl^-[17]。其中,有几种途径已经被证实,包括前文提到的离子通道[48]和 Cl^- /HCO_3^- 交换体,但每种途径在母胎交换而非维持合体滋养细胞稳态中的相对作用尚不清楚。二价阳离子 Ca^{2+}、Mg^{2+} 和磷的跨胎盘转运相似。首先,它们都是逆浓度梯度由母体运输至胎儿,胎儿体内该物质浓度较高[49],这表明主动运输机制是这三种离子跨胎盘转运的基础。其次,与胎儿骨骼矿化

时间相一致,这两种二价阳离子的净跨胎盘转运量在妊娠末期增加[49]。尽管不同的离子有着不同的转运机制,但是这种与妊娠时间相关的跨胎盘转运量增加是值得注意的。转运量随妊娠时间变化的具体机制目前尚未可知。尽管磷和镁的转运尚不清楚,但对 Ca^{2+} 的跨胎盘转运机制已有相对成熟的描述。

胎儿血浆的总钙浓度及离子化钙浓度高于母体,有强有力的证据证明该离子的跨胎盘转运存在主动的跨细胞转运途径[4]。Ca^{2+} 的跨细胞转运可分为 3 个步骤(图 8.3)。

第一步是通过合体滋养细胞的微绒毛膜从母体血液转移到滋养细胞的细胞质中。Ca^{2+} 的电化学梯度有利于 Ca^{2+} 的跨膜运动,体外测得的微绒毛膜两侧平均电位差为 −22mV(滋养细胞为负值)[20],细胞外游离 Ca^{2+} 浓度约为 10^{-3},而细胞内游离 Ca^{2+} 浓度的数量级约为 $10^{-7}M$[50],比细胞外浓度低 4 个数量级。由于这种内向电化学梯度的存在,因此 Ca^{2+} 很可能通过通道蛋白扩散穿过微绒毛膜进入合体滋养细胞。小鼠实验结果显示,该物种的 Ca^{2+} 选择性通道,瞬时受体电位通道香草酸亚型 6(TRPV6)在该过程中发挥重要的作

用[51]。此外,该通道蛋白在人合体滋养细胞中也有表达[52]。虽然 TRPV6 似乎是 Ca^{2+} 进入细胞的极佳通道选择,但是值得注意的是,人合体滋养细胞还表达其他的 Ca^{2+} 选择性通道蛋白,这说明 Ca^{2+} 有多种进入细胞途径[52]。

第二步包括 Ca^{2+} 在滋养细胞胞质中的转运,过程不引起胞质 Ca^{2+} 浓度的明显波动。这可能由于胞质中存在多种钙结合蛋白。尤其是 9kDa 的钙结合蛋白(钙结合蛋白 -D_{9k})的存在,该蛋白在其中发挥的作用一直是多项研究的重点。

在大鼠胎盘中,钙结合蛋白 -D_{9k} 的 mRNA 在妊娠末期表达量显著增加,这与妊娠期间胎盘对母胎单向钙清除的暂时性增加有关[53]。这表明该蛋白在化学计量上参与了 Ca^{2+} 的跨胎盘转运。然而,钙结合蛋白 -D_{9k} 敲除的小鼠并未表现出跨胎盘钙转运缺陷[54],这可能是由于其他蛋白的代偿作用。该蛋白在人滋养细胞上有表达[55],其他钙结合蛋白如钙结合蛋白 -D_{28k}[56] 也可能与 Ca^{2+} 的跨合体滋养细胞转运有关。

第三步是 Ca^{2+} 穿过基底膜从滋养细胞胞质流出,从而穿过胎儿毛细血管内皮进入胎儿血浆。

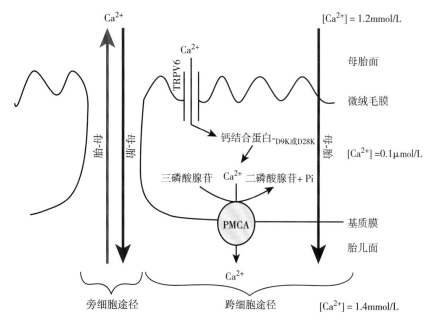

图 8.3 Ca^{2+} 通过合体滋养层细胞的旁细胞和跨细胞转运途径。旁细胞途径中,存在母 - 胎和胎 - 母转运,但由于电化学梯度,胎 - 母体转运较少。在跨细胞途径中,Ca^{2+} 沿电化学梯度从母体血液(1.2mmol/L)穿过微绒毛膜(MUM)进入滋养层细胞的细胞质(0.1μmol/L)。这种扩散可能涉及瞬时性受体电位通道香草酸亚型 6(TRPV6)等通道。当 Ca^{2+} 进入滋养层细胞的胞质后,与钙结合蛋白结合,其中钙结合蛋白 -D9K(和钙结合蛋白 -D28K)被认为在 Ca^{2+} 的细胞内缓冲中起重要作用。Ca^{2+} 通过质膜钙 ATP 酶(PMCA)逆电化学梯度穿过基质膜(BM)转运到胎儿血液中。这一过程维持了胎儿血液相对于母体血液的相对高钙环境(1.4mmol/L)

由于需要逆电化学梯度运输,因此该步骤包括主动转运。事实上,目前已知 Ca^{2+} 在人胎盘处的跨基底膜转运是通过质膜钙 ATP 酶（PMCA 或 Ca^{2+}-ATP 酶）完成的[57,58]。

如前所述,在妊娠末期时通过胎盘到达胎儿的钙通量明显增加,这可能与同样发生于该时间段的骨骼快速矿化有关。在大鼠中,钙转运的增加是由钙结合蛋白 -D_{9k} 表达的急剧增加介导的[53],但在人胎盘中,从 32 周到 37 周[59],基底膜上的钙泵活性明显增加。后者可能受甲状旁腺激素相关肽（PTHrP）的调节:该激素的 38~94 中间分子片段在体外可显著刺激人胎盘钙泵活性[60]。

葡萄糖

葡萄糖是胎儿和胎盘能量代谢的主要底物。在人胎盘中,被放射性标记的不可被代谢的葡萄糖类似物 D- 葡萄糖或甲基 D- 葡萄糖显示合体滋养细胞通过微绒毛膜及基底膜摄取葡萄糖,该过程不仅迅速、有定向性、不依赖 Na^+,而且可被细胞松解素 B、根皮素和根皮素抑制[61,62]。这也同样是 Na^+ 依赖葡萄糖转运体（glucose transporter, GLUT）家族的特征,这些蛋白无疑在葡萄糖的跨胎盘转运中发挥着主要的作用。

妊娠初期胎盘滋养细胞至少表达 4 种 GLUT 亚型（GLUT1、GLUT 3、GLUT 4 和 GLUT 12）[63,64],足月时滋养细胞主要表达 GLUT1,GLUT3 在足月微绒毛膜中也有表达,但是其表达水平远低于妊娠前 3 个月[66],说明其在妊娠早期发挥更重要的作用。妊娠前 3 个月和足月胎盘的微绒毛膜侧 GLUT1 表达水平均高于基底膜侧[65,67]。这种分布的不对称性加上微绒毛膜侧更大的表面积使合体滋养细胞中的葡萄糖浓度更接近母体循环的葡萄糖浓度,为葡萄糖向胎儿转运提供最大的梯度差。

葡萄糖跨胎盘易化扩散的驱动力为母胎葡萄糖浓度梯度差,所以胎儿全血或血浆葡萄糖浓度低于母体循环[68]。葡萄糖在人合体滋养细胞微绒毛膜侧转运体及基底膜侧转运体的 K_m 值分别为 31mmol[61] 及 23mmol[62]。因此,该转运不仅与母体生理范围内的葡萄糖浓度线性相关,还说明了生理条件下葡萄糖的跨胎盘转运不会出现饱和状态。在妊娠糖尿病高血糖状态代谢控制不佳时,该机制会导致葡萄糖跨胎盘转运增加,胎儿胰岛素分泌增加,胎儿过度生长。

GLUT4 和 GLUT12 对胰岛素的调节很敏感,有证据表明在妊娠早期葡萄糖的摄取是由胰岛素刺激的[63]。然而,GLUT1 和 GLUT 3 对胰岛素不敏感,迄今为止,没有很好的证据证明激素控制妊娠晚期葡萄糖的跨胎盘转移[69]。

氨基酸

氨基酸是胎儿蛋白质合成、能量底物和其他功能如调节细胞体积所必需的物质。从妊娠中期开始,脐静脉血中几乎所有氨基酸的浓度都高于母体子宫动脉血,这意味着氨基酸通过主动运输途径跨滋养细胞从母体转运至胎儿循环[70]。目前,已发现在合体滋养细胞的微绒毛膜侧和基底膜侧广泛地存在多种氨基酸转运蛋白[5]支持了这一观点。每个转运蛋白可介导几种氨基酸的摄取,而且每种特定的氨基酸可被几种不同的转运蛋白转运。胎盘组织中氨基酸的浓度高于母体或胎儿血清中氨基酸浓度[71]。因此,一个有趣的问题是由母体到胎儿的氨基酸转运净流量究竟是如何发生的。合体滋养细胞上存在累积转运体、交换体和易化扩散通道三种不同类型的转运蛋白,它们使母胎间氨基酸净流量的存在成为可能[72]（图 8.4）。

氨基酸的主动转运发生于微绒毛膜,此处必须逆浓度梯度进行运输。该过程可以通过累积转运体来实现,在大多数情况下,它利用的是 Na^+/K^+ ATP 酶在能量依赖过程中所产生的内向钠梯度。这种继发性主动转运的具体实例一般是某种转运系统。比如一种将丙氨酸、丝氨酸或甘氨酸和 Na^+ 一起转运到合体滋养细胞中的氨基酸转运体。或者,其他转运系统,如 y+ 系统可以利用跨微绒毛膜的电梯度（内侧为负电）转运带正电的氨基酸并使其在合体滋养细胞内积累。交换体可以跨质膜同时反方向转运氨基酸。例如,甘氨酸的跨微绒毛膜巨大的外向梯度（由累积转运产生）可以通过基于 L 系统的交换体转运蛋白来积累胞内亮氨酸浓度。因此,这些交换体系统虽然不改变合体滋养细胞中氨基酸的总量,但它们可以改变合体滋养细胞内的氨基酸组成。

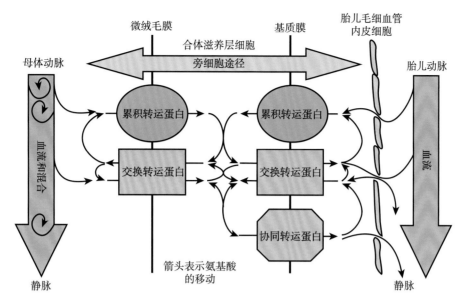

图 8.4　氨基酸跨合体滋养层细胞转运途径模式图。氨基酸转运依赖于一系列具有不同特性和作用模式的转运蛋白 / 系统。上图总结了这些转运蛋白之间的复杂相互作用

为了产生净转运通量,氨基酸必须穿过基底膜离开合体滋养细胞。由于合体滋养细胞胞质内氨基酸浓度很高,所以该途径顺浓度梯度进行。最新证据表明,该氨基酸外流过程既涉及交换体转运,又涉及特定流出通道相关的易化扩散转运[72, 73]。有趣的是,累积转运蛋白如 A 系统在基底膜上也有表达[5]。据推测,它们的作用可能在于维持交换体转运所需的氨基酸梯度。

虽然上文所述的氨基酸相关转运途径所包含的基本步骤,目前似乎已经相当清楚,但胎儿整个生长过程中所需的 20 种氨基酸的总体净转运机制是复杂的。如前所述,尽管转运蛋白具有选择性,但它们仍可对不同氨基酸保持一定的亲和力,因此氨基酸间存在相互竞争。累积转运体、交换体和易化转运体之间必须有协调,因为它们都可以改变合体滋养细胞中氨基酸的数量和组成。最后,氨基酸还会被合体滋养细胞和其他类型的胎盘细胞利用和代谢,这会再一次影响氨基酸的胎儿转运过程。现在用胎盘氨基酸转移的硅模型来降低该过程的复杂性[74, 75]。因为胎盘中氨基酸的异常转运可能是 FGR 病因学的重要组成部分,所以该模型十分重要,后面将对该内容做进一步说明。

各种激素、生长因子和细胞因子可以影响胎盘的氨基酸转移。例如,胰岛素、胰岛素样生长因子 1(insulin-like growth factor 1, IGF-1)、瘦素、白细胞介素 -6 和肿瘤坏死因子 α 都能上调 A 系统转运蛋白的活性;糖皮质激素可下调这种转运蛋白的活性,而脂联素则抑制由胰岛素刺激的氨基酸转移(最近 Dimasuay 及同事对此进行了综述[3])。这些循环中信号分子和其他能影响营养物质转移的因素,包括血流、氧气和母体营养状态,似乎能被以雷帕霉素(mTOR)通路为靶点的哺乳动物(或机械模型)所感知[3]。mTOR 在调节胎盘氨基酸转移方面有重要的作用,mTOR 可能通过调节氨基酸转运体的活性并影响这些转运体向合体滋养细胞质膜的运输来对胎盘氨基酸转运进行调节。在胎盘营养感知模型中,有人提出合体滋养细胞整合来自母体和胎儿的信号并调节胎盘功能,使胎儿生长发育与母体营养可用性相匹配。

免疫球蛋白 G

在孕妇中,胎儿通过胎盘选择性转运的免疫球蛋白 G(IgG)获得被动免疫。选择性免疫球蛋白的转运是一个涉及胞吞、胞吐模型的过程,可分为 3 个步骤:①将转运至胎儿的免疫球蛋白 IgG 识别合体滋养细胞微绒毛膜上网格蛋白包被凹陷(质膜的一个特殊区域,由于"网格蛋白"的存在,电镜下可见该区域有模糊电子致密带)中特定 Fc 受体,通过胞吞途径被带离母体。②包膜凹坑内陷形成囊泡,IgG 在囊泡内与 Fc 受体结合,囊

泡可保护 IgG 不被合体滋养细胞内溶酶体消化。③含有未被合体细胞胞内物质消化的 IgG 的囊泡与合体滋养细胞的基底膜融合,通过胞吐将 IgG 释放到组织间隙中。

尽管并非所有的研究都在网格蛋白包被的凹陷和囊泡中发现 IgG[81],但是其他研究通过电镜和生化实验已定位合体滋养细胞中 IgG 的位置,该研究结果支持上述模型的第一部分[76-80]。证据表明,这种摄取与人类新生儿 FcY 受体(hFcRn)有关[82]。与其他 FcY 受体不同,由于 hFcRn 在 pH 6.0 时比在中性 pH 时对 IgG 亲和力更高,因此无法在微绒毛膜的细胞外表面与 IgG 结合。最有可能的途径是母体血浆中相对浓度较高的 IgG 通过胞饮作用进入合体滋养细胞,之后在酸性环境中与 hFcRn 结合。合胞滋养细胞内核内体的胎盘。IgG 以该形式穿过合体滋养细胞(步骤 2)。并无明确的实验结果证实模型步骤(3)中的胞吐;针对该步骤所进行的研究得到的实验结果无法直接证明胞吐作用[78-81]。

IgG 到达合体滋养细胞胎儿侧的组织间隙后,它还需穿过基底膜和胎儿毛细血管内皮。虽然前者似乎没有明显的屏障作用[78,81],但后者却有[9]。现有数据表明,囊泡内的胞饮物质更有可能跨内皮细胞转运而非通过内皮细胞旁侧的细胞间隙扩散。

临床考虑:母胎交换与 FGR

构成足月婴儿的 95% 以上的溶质和水是通过妊娠过程中物质跨胎盘净流动获得的(其余大部分是通过早期妊娠的卵黄囊和经羊水途径获得)。因此,根据定义,较小胎儿在妊娠期跨胎盘的物质净通量低于较大胎儿的妊娠期跨胎盘的物质净通量。关键问题在于,在 FGR 妊娠状态(或在胎儿过度生长的相反情况下),胎盘净通量的改变是胎儿异常生长的原因还是其结果。事实上,现在有相当多的证据支持跨胎盘母胎交换功能失调与 FGR 的因果关系。是否存在胎盘功能障碍是区分正常情况下的小胎儿与 FGR 的黄金标准[83]。然而,越来越清楚的是,FGR 中存在的胎盘转运异常可至少被分为与本章前文所述的血流受限及膜转运障碍这两个概念相关的两种不同的病理情况。

子痫前期和 FGR 的胎盘功能障碍主要由于滋养细胞侵袭不足和母体子宫螺旋动脉重构不完全,导致子宫胎盘血管系统发育和功能受损以及合体滋养细胞的异常形成和更新[84,85]。螺旋动脉异常转化可导致胎盘缺血 / 再灌注损伤,引起氧化应激和硝化应激[86]。产生的自由基也可能损害合体滋养细胞的发育和功能。这一病因可引起多种不同的胎盘异常,从而导致 FGR 的不同疾病表型。可被大致分为两种类型:①血管性 FGR——由于子宫动脉和子宫肌层动脉功能异常导致流向胎盘的血流量不足。②非血管性 FGR——由于合体滋养细胞功能缺陷。

在临床上,FGR 血管阻力增高通过异常子宫动脉和脐动脉多普勒超声血流速度波形检测[84]。异常的血管结构[87]和子宫肌层与绒毛膜板血管张力调节的受损[88-91]可能是导致血管阻力增加的原因。如前所述,流经胎盘血流的减少尤其会对小的亲脂溶质(如 O_2 和 CO_2)的跨胎盘扩散梯度产生影响,从而直接限制胎儿生长。

然而,在无异常子宫或脐部动脉多普勒波形的情况也会发现 FGR 的存在[83,85],这说明血流减少并不是此类妊娠中母胎交换降低的直接原因。此外,FGR 的一些特征不能归因于异常血流(例如 FGR 的脐血氨基酸浓度明显低于正常生长的婴儿)[70];胎盘对这种相对较大的亲水分子渗透性很低,因此它们的跨胎盘转移不会被血流明显影响。因此,在一部分 FGR 中合体滋养细胞功能缺陷是母胎转移降低的主要原因。这一结论目前已有数据支持,数据显示 FGR 中合体滋养细胞质膜上一些氨基酸转运蛋白和其他营养物质转运蛋白的活性降低(Hayward 所著综述[5])。这很难证明胎盘转运蛋白活性降低与胎儿生长迟缓之间的直接因果关系。然而,在低蛋白饮食的大鼠中,胎盘氨基酸转运体活性的降低先于 FGR 出现[92,93]。

妊娠早期螺旋动脉转化异常后,自由基对合体滋养细胞的损伤可能直接导致转运蛋白活性的改变。另外,胎盘转运体活性受由生长因子和激素如 IGF-1 和瘦素调节,很明显,母体血浆中这些物质的浓度和胎盘受体的数量和活性也会相应地发生变化(例如,系统 A 氨基酸转运体活性的改变[3])。进一步的致病机制可能与合体滋养细胞上的营养敏感蛋白有关,如 mTOR。用人类胎盘碎片或滋养细胞进行的体外实验表明,抑制 mTOR 会显著降低氨基酸转运活性[94,95],已有其他研究结果表明 FGR 中存在胎盘 mTOR 信号活性下调[95]。

虽然 FGR 妊娠胎盘中一些转运蛋白的活性降低,除了合体滋养细胞基底膜上的 Ca^{2+} ATP 酶的活性实际上增加[96],但其他转运蛋白的活性没有变化[5]。这表明,FGR 中合体滋养细胞转运蛋白活性的变化是离散的,而非泛化组织损伤的结果。人类和动物研究的证据表明,胎盘转运蛋白的活性会基于胎儿生长状况做出适应性改变,使异常的生长模式恢复正常(即,与正常相比,生长受限时,每毫克胎盘膜蛋白的活性增加,反之亦然)[97,98]。合体滋养细胞功能障碍相关的非血管性 FGR 至少在一定程度上是由于这种适应的失败。

目前,除了提早终止妊娠,FGR 没有其他治疗方法。然而,有两种旨在改善子宫胎盘血流的治疗方法正在进行临床试验 - 枸橼酸西地那非[99]和通过基因治疗产生血管内皮生长因子[100]。这些试验的结果将因患者是否存在非血管性合体滋养细胞功能障碍以及是否存在子宫和子宫肌层血管功能障碍而变得更加复杂。未来的工作需针对那些能将 FGR 分类为这两种情况或者其他胎盘功能障碍的技术展开。胎盘激素生物标志物,如胎盘生长因子(placental growth factor, PLGF)可能有助于此分类,但需要能直接确定胎盘交换功能的特定的工具。磁共振波谱就是这样一种工具[101],因为可以通过磁共振成像来测量胎盘的氧处理情况[102]。以血管系统或合体滋养细胞为靶向的药物可能会使治疗更有效并减少不良反应。现有的数据表明,该目标可能通过将药物包裹在有组织特异性归巢肽的纳米颗粒中实现[103]。

结论

虽然近 50 年对于胎盘在母胎交换中的作用的认识已有明显提高,但有许多地方仍待探索。对于任何溶质分子来说,单个成分和因素如何决定其转运已经被充分研究,但需进一步理解这些因素如何在溶质的跨胎盘净流量中发挥作用。由于所涉及问题复杂性和在孕妇身上研究整个系统的困难性,相关实验需要新的研究方法,其中无疑将包括硅模型和更精细的动物模型。这对于与 FGR 和胎儿生长过度相关的胎盘功能障碍的特征性描述和分层以及靶向治疗很重要。尽管胎盘营养感知模型为进一步的研究提供了良好的基础,对于母胎交换的调控研究无疑是重要的,但在这一领域还需要更多的工作。

（乔宠 译　鲍时华 审校）

参考文献和自我测试题见网络增值服务

第 9 章　胎盘病理及其在胎儿医学中的意义

NEIL J. SEBIRE AND JOHN C. KINGDOM

本章要点

- 胎盘的病理检查可以提供关于一系列妊娠并发症的潜在机制的有用信息,这可能指导未来对妊娠并发症的管理并提高对疾病病理生理学的理解。
- 根据国家和当地的指导方针,所有复杂妊娠的胎盘都应该提交给专业病理学家进行检查。
- 解释许多胎盘组织学改变的临床意义仍然很困难,除了传统的组织学评估,未来的发展还需要新的方法。
- 石蜡包埋的组织块在室温下可以保持多年的稳定性,因此,如果需要重新评估,可以将其转移到三级病理中心,使用额外的组织学的或 DNA 层面的检测方法,这也可以用于疾病病因的法医学评估。
- 在所有宫内死亡的病例中都应进行胎盘评估,无论是否要求正式的死亡后胎儿检查。

引言

人们很早就认识到,许多妊娠疾病都与影响胎盘的变化有关。我们对许多产科疾病,如胎儿生长受限(fetal growth restriction,FGR)和子痫前期的潜在机制的了解,在很大程度上来自对分娩胎盘的病理学研究。考虑到这一点,专门的胎盘病理学的潜在优点包括改善对特定病例的病理生理过程的评估,这可能会影响后续的治疗方案和复发风险的评估,并为后续研究提供材料来源。本章概述了胎盘病理评估在现代胎儿医学中的作用,列举了与产前诊断相关的案例,并提出了这一领域在不久的将来如何发展的建议。关于特定胎盘病理的详细情况,已有大量文献报道[1-3]。

胎盘病理评估

胎盘病理检查中显著异常的发现与潜在的临床状况有关,因此已经发表了几个关于正式的胎盘病理评估指征的建议[4,5]。这些主要包括了所有的早产以及其他的复杂妊娠,如:与孕产妇或胎儿疾病、胎儿健康的急性损伤或收入新生儿重症监护室(neonatal intensive care unit,NICU)有关的妊娠。这一方针使得大约 10% 的来自未经选择的低风险妊娠的胎盘得到了检查,这一比例在胎儿医学三级转诊中心显然要大得多。此外,还存在描述所建议的检查方法的方案,包括宏观评估、组织取样和随后的组织学评估以形成总体诊断意见[6,7]。

在大多数作为接受检查的病例中,将标本固定一段时间后对脐带、胎膜和胎盘实质(正常或异常),包括任何病变,进行取样,随后对每个组织样本的苏木素和伊红染色切片进行处理和组织学评估。因此,大型的胎盘组织诊断归档是可行的,但由于主要由福尔马林(甲醛溶液)固定的石蜡包埋组织块切片,而不是经典地从新鲜组织获得的冰冻材料组成而受到限制。随着未来新的研究方法的引入,可能需要对分娩时立即采集的新鲜胎盘样本进行常规储存以进行分析(通常用于蛋白质、代谢产物或 RNA 研究),这显然受到资源影响。

对胎盘组织切片进行评估,并根据临床病史中的细节(如孕周、妊娠并发症、出生细节和胎盘的初步肉眼表型)对结果进行解释(图 9.1)。胎盘病理学报告在许多方面比肿瘤病理学等其他领域更具挑战性,因为很少有胎盘组织学变化能够确定诊断某种特定的疾病;相反,解释是基于与临床特征相关的特征群,这些特征在统计学上与特定临床表现相关。因此,胎盘特征

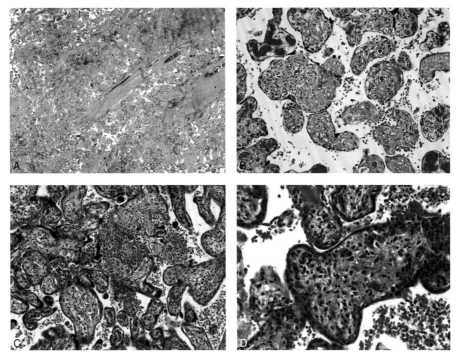

图 9.1　胎盘组织学显微照片显示病因不明的广泛性绒毛炎。A 和 B. 分别为苏木素伊红染色（H&E）原始放大倍数 ×20 和 ×100。先天性弓形虫病。C 和 D.（H&E）原始放大倍数 ×40 和 ×200

变化有助于了解导致明显临床表现的潜在病理过程的广泛机制，从而提高我们对各种妊娠并发症（例如早发型和晚发型子痫前期，其中母体因素可以显著影响疾病风险）的发病机制的理解[8]。

然而，由于组织学评估涉及主观评测，这是一种于病理学家的专业知识或经验与胎盘报告实用性之间存在的关系；非专科病理学家报告的胎盘病例中，40% 的病例与专科评估相比是错误的，包括遗漏和假阳性[9]。因此，建议在专科中心建立多学科的胎盘团队，与产科和围生期病理报告人员密切互动，并定期讨论与产前超声检查结果和临床结果有关的发现。希望最近关于胎盘报告的共识声明能减少病理学家间的差异性，并推进对病理结果解释的研究[10]。

特定胎盘病理的产前评估

在过去的 30 年里，随着实时和彩色多普勒超声在评估胎盘及其母婴循环方面的应用，识别患有一系列胎盘病变或有胎盘病变风险的妊娠的能力有了很大的提升。明确的胎盘是在妊娠前 3 个月结束时形成的，这样大体解剖的许多方面，如形状、大小、脐带插入以及植入位置，都可以从妊娠

前 3 个月通过简单的二维方法[11]或三维体积评估来确定[12]。在妊娠中期，胎盘较大，因此更容易使用腹部超声成像（包括子宫胎盘循环的多普勒评估）进行评估[13]（图 9.2~ 图 9.4）。

由于母体血管灌注不良（maternal vascular malperfusion，MVM）是与早发型子痫前期和胎儿生长受限相关，识别高危妇女的筛查计划侧重于将子宫动脉多普勒研究纳入筛查算法，包括临床风险评分和生物标志物，如血清胎盘生长因子（placental growth factor，PLGF）[14]。这种联合方法

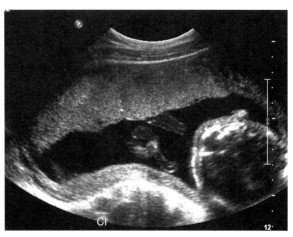

图 9.2　正常的附着于子宫前壁的妊娠 19 周的胎盘，脐带在胎盘中央插入，正常超声表现

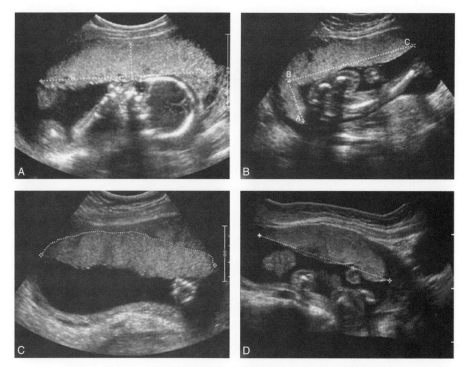

图 9.3 常规 20 周超声检查胎盘外观正常,包括各种胎盘测量方法

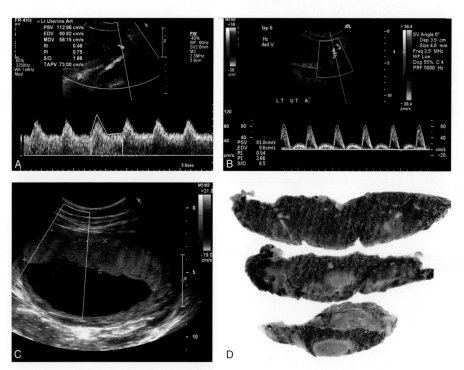

图 9.4 正常的(A)和异常的(B)子宫动脉多普勒波形。血流异常与胎儿生长受限和母体血管灌注不良引起的胎盘增厚(C)以及胎盘梗死(D)有关

有可能提高由于胎盘疾病[15]和胎儿生长受限[16]引起的可预防死胎的筛查精确度,尽管到目前为止,还没有干预措施能够改善围产期结局。

许多大规模的研究筛查项目缺乏胎盘的病理结果,这是可以理解的,因为涉及每个病例的成本。然而,与死产和 FGR[17]相关的潜在胎盘病理生理学的固有变异性有可能混淆筛查的准确性。子宫动脉多普勒可预测与母体灌注不良相关的胎盘特征;然而,在一项严重早发型胎儿生长受限与脐动脉多普勒异常的研究中,有 10% 的病例显示子宫动脉多普勒检查正常；这些患者患胎盘疾病的风险更高，与母体灌注不良无关，但复发率很高［例如慢性组织细胞性绒毛间隙炎（chronic histiocytic intervillositis，CHI）和大量绒毛周围纤维蛋白沉积］[18]。

进一步研究表明，许多早发型FGR或子痫前期的胎盘在大小、形状、脐带插入或实质上都表现出异常，这些异常都可在产前检查中检测到。例如，"绒毛膜退化"可能与"果冻状"过度膨胀的胎盘有关[19]，并且几种特殊的胎盘病理也有超声可辨认的特征。然而，除了个别病例评估，"胎盘超声"的作用仍不确定。在这里举例说明了胎盘超声在识别胎盘、脐带和胎膜病变中的作用（图9.5和图9.6）。

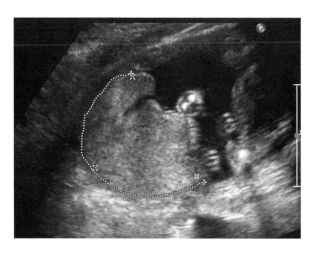

图9.5　异常增厚的胎盘与孕早期血清胎盘相关蛋白A（placental associated protein A，PAPP-A）和早发型胎儿生长受限相关

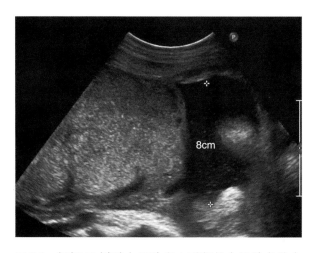

图9.6　妊娠32周时由母胎出血引起的大量胎盘肿大并伴有非免疫性胎儿水肿。超声提示"镜像综合征"的特征

胎盘病变的分类

解释与胎盘病理学相关的文献的历史问题之一是临床医生、科学家和病理学家对术语的使用不一致，以及对同一实体使用多个标签。为了解决这一问题，最近出现了统一术语使用的协作方法。本章使用当前推荐的分类系统（知识点9.1）[10]。

知识点 9.1　**胎盘病理学的分类**

胎盘血管的病变过程
- 母体间质血管病变
1. 灌注不良（包括远端绒毛发育不良、绒毛成熟加速和梗死）
2. 完整性丧失（包括胎盘早剥和边缘早剥）
- 胎儿间质血管病变
1. 发育相关（包括绒毛成熟延迟和绒毛畸形）
2. 灌注不良（包括全局性和节段性病变）
3. 完整性丧失（包括胎儿出血和母胎出血）

胎盘炎性免疫过程
- 感染性炎性病变
1. 急性（包括母体和婴儿炎症反应）
2. 慢性（包括绒毛膜炎和绒毛间隙炎）
- 免疫性或特发性炎性病变
- 包括病因不明的绒毛膜炎（慢性绒毛膜炎、慢性绒毛膜羊膜炎、淋巴浆细胞性蜕膜炎、嗜酸性T细胞胎儿血管炎）和慢性组织细胞性绒毛间隙炎

其他胎盘过程
- 绒毛周围大量纤维蛋白（及类似物）沉积（母体底壁梗死）
- 病态粘连胎盘（胎盘植入）
- 胎粪相关的改变

病变的解释

一些胎盘病变表现出特征性和独特的组织学特点，无论临床情况或其他影响因素如何，都可以做出明确诊断。然而，这些实际表现仅代表少部分在胎盘中可发现的组织学变化，大多数病变也会发生在临床上无并发症的正常妊娠中，尽管这

或多或少与特定的妊娠并发症相关。这种重叠导致在一定人群基础上描述特定组织学特征和特定产科疾病之间关联强度的危险度或比值比可以得到一致的数据，但很难对个别病例中特定发现的临床意义进行准确解释。根据提供的详细信息可总结有用的数据，但进行解释时应考虑到上述情况。

胎盘病理学的分类

这一部分中描述了相对常见或重要的实例，特别侧重于它们与产前检测和常见临床情况的治疗管理之间的关系。广泛的文献提供了全部病理谱的详细信息[1-3]。这些类别大致对应于知识点9.1，但为便于讨论，将根据它们的机制和临床意义进行描述。

胎盘发育异常

第7章描述了正常胎盘发育的细节。有一系列宏观上可识别的疾病被认为是胎盘最初植入过程或随后生长的严重异常的结果，导致胎盘形状、结构或脐带插入部位的异常。这些病变通常与特定的组织学异常无关（尽管有人认为胎盘异常退化也可能与绒毛改变有关），而是可能与某些妊娠并发症的风险增加有关。

脐带边缘性或帆状附着以及前置血管

脐带通常插入胎盘绒毛膜板的中央部分，小程度的外周插入通常没有临床意义，但由于表面绒毛膜板动脉的二分分支突起稀疏，胎盘与边缘脐带的对侧可能出现血运减少，从而降低胎盘效率。在极端情况下，脐带来源的血管可能会离开胎盘边缘，在大约 1% 的妊娠中发现，称为帆状附着（velamentous insertion），这种情况的一种变异是从边缘脐带插入的血管在膜内横穿到附属或副胎盘中以便从功能意义上将其与胎儿连接在一起。前置血管（vasa praevia）一词描述了当血管更接近或超过宫颈内口时的这种排列方式。在阴道分娩过程中，胎儿面临低血容量性休克的风险，因为这些血管可能会随着分娩的进行而受损，特别是在胎膜破裂时。产前超声筛查（胎盘和脐带解剖变异）和诊断（经阴道彩色多普勒超声）可以挽救胎儿生命，因为选择性剖宫产使胎儿存活率提高到 95% 以上（图 9.7 和图 9.8）。

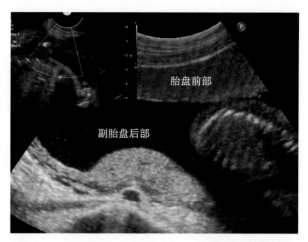

图 9.7　一例副胎盘后部前置血管畸形的产前超声表现，彩色多普勒超声显示连接胎盘肿块的胎盘外有胎儿血管

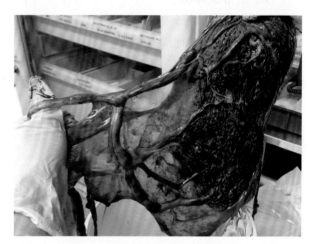

图 9.8　一例前置血管，内有多条大绒毛血管在胎膜内运行的前置血管分娩胎盘

双叶胎盘，副胎盘和其他形状异常

虽然正常人的胎盘是盘状的，但形状有许多变化，其中大多数与显著或持续的临床并发症无关。其中包括膜状胎盘：胎盘绒毛组织广泛存在于妊娠囊周围；窗状胎盘：实质局灶性缺失；双叶胎盘：有两个不同的胎盘，脐带在两个胎盘中央插入；副胎盘：其中一个或多个附属叶通过膜内血管与主盘相连。在一些研究中[20]，这些偏离球形胎盘和中央脐带插入物的情况被认为会降低胎盘效率，但除非存在其他病理因素，否则不会威胁胎儿的存活。然而，由于解剖结构的异常，宫颈上方可能存在胎盘实质组织或绒毛膜血管，并伴有创伤和出血的相关风险。

环缘或环状胎盘

作为正常胎盘发育的一部分，胎盘实质盘（基板）的边缘对应于绒毛膜板的边缘，因此羊膜腔与胎盘的平滑连接。如果这一过程有缺陷，绒毛膜板的边缘可能不再位于胎盘实质边缘之上，导致光滑或隆起的、位置异常的接合处（分别为环缘胎盘和环状胎盘）。在某种程度上，这影响了 1%~5% 的胎盘，虽然对于胎盘功能的影响不大，但增加了产前出血和早产的发生率。对于正常的边缘窦，在这里绒毛间的血液重新进入子宫胎盘静脉，可以通过超声成像观察到，有时可能是突出的。除非位于靠近子宫内口的位置，否则这是无关紧要的，但有可能会被误认为边缘分离。

胎盘灌注异常

为了正常发挥功能，母体血液必须以适当的速度和压力流入和流过绒毛周围的绒毛间隙（子宫胎盘循环）。这种血液供应方式被分成一个个的功能单位，每个单位由螺旋动脉分支集中灌注。这些功能单位可称为胎盘体（placentomes），在正常足月胎盘中存在多达 50 个胎盘体。有效的经胎盘扩散还需要胎儿充分的灌注（胎儿 - 胎盘循环）。很明显，这些过程可能在任何水平都发生缺陷，导致慢性胎儿缺氧和 FGR，因此根据主要受影响的解剖区域进行讨论是合乎逻辑的。

子宫胎盘血流异常

FGR 和子痫前期

对妊娠产物、分娩胎盘和胎盘床活检的病理学研究表明，子宫胎盘循环建立的异常与一系列妊娠并发症有关，可能是导致这些并发症的潜在病理生理过程，这些并发症包括早期妊娠失败（流产）、子痫前期和 FGR。现在普遍认为，在妊娠的前 3 个月，蜕膜血管会被绒毛外血管内滋养细胞堵塞，以保护早期胚胎免受压力和氧相关的损害，而这种"堵塞"失败是流产的原因之一，例如，与抗磷脂抗体有关。在最初的血管内侵犯之后，在中期妊娠期间，滋养层包块再通，植入部位的血管内和绒毛间质外滋养层细胞结合在一起，将远端肌肉螺旋动脉分支转化为肌化不良、低阻力、高流量的子宫胎盘血管，以供应绒毛间间隙。这一发育阶段的失败与子宫胎盘血管的异常反应有关，包括子宫胎盘血管的流动阻力增加，绒毛间血流减少和异常搏动[21]。这 FGR 胎儿生长受限

和 / 或子痫前期。虽然在大多数情况下，植入缺陷的原因仍不清楚，但在少数情况下，可能存在与相同特征相关的潜在疾病，如母体的结缔组织疾病。

在这种情况下，对分娩的胎盘进行病理评估可能会显示出一系列的组织学特征，这些组织学特征现在被认为是胎儿生长受限或子痫前期的"典型"变化，统称为 MVM。这些变化包括胎盘尺寸和表面积减小，蜕膜血管病变［血管壁内纤维素样坏死或巨噬细胞和炎症细胞（动脉粥样硬化）］，绒毛梗死，胎儿胎盘血管收缩、绒毛分支和血管减少，成熟加速和一系列功能改变。虽然许多这样的变化是主观的，在一定程度上都可以在临床上不复杂的足月妊娠中发现，但是尤其在医源性早产中，这些特征群都高度暗示母体血管灌注不良。根据子宫动脉多普勒和胎盘形态学评估，母体胎盘血流或胎盘形状和大小的改变是产前可以检测到的，胎儿胎盘血流的继发性变化，特别是气体交换周围绒毛的发育不良，可通过脐带动脉多普勒超声检测（图 9.9）。

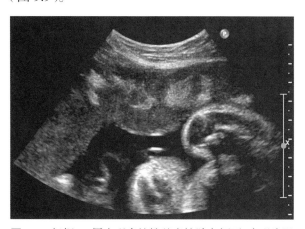

图 9.9　妊娠 37 周出现多灶性基底性胎盘梗死，表现为迟发型胎儿生长受限

胎盘早剥和胎盘后出血

胎盘通常牢固地附着在子宫的基底板上，直到第三产程。如果发生异常的过早分离，无论是在中央还是在边缘，结果是胎盘后出血，通常沿着子宫 - 胎盘交界处进而导致阴道出血，但有时是"隐蔽的"，保留在胎盘后。此外，由于分离发生，这些区域没有功能性子宫胎盘循环，相关的供应绒毛区的功能完全丧失，这可能导致覆盖胎盘的缺血性坏死（梗死）。值得注意的是，虽然在某些

情况下,分娩的胎盘可能会发现明显的异常胎盘后出血,并伴有继发的重叠改变,但在其他情况下,特别是边缘分离和阴道出血,即使有典型的临床病史,分娩的胎盘也可能不会表现出特征性的

早剥变化。超声偶尔可以诊断慢性早剥[22],但由于早剥在生产和分娩过程中经常是非常紧急的事件,因此临床的有效管理和胎儿的娩出往往比超声的结果更为重要(图 9.10)。

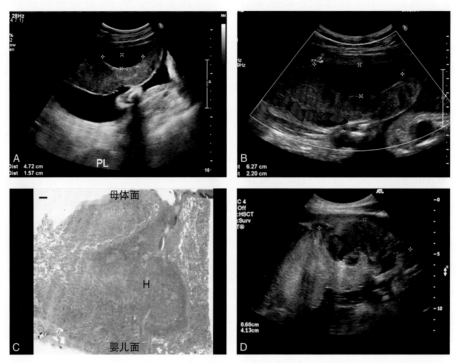

图 9.10 超声下在妊娠 30 周合并无症状中央隐匿性早剥(A 和 B),病情在住院 2 天后进展,在给予类固醇治疗胎肺成熟后催促剖宫产,并获得良好的结局。(C)组织病理学。产程和分娩环境下急性早剥的床边超声结果对比(D)

胎儿胎盘血流异常

已有研究表明,在原发性子宫胎盘灌注异常后,胎儿胎盘灌注会发生继发性改变,如由母体血管灌注不良引起的经典 FGR。然而,此外在没有任何母体异常的情况下,也可能发生形态学变化,提示胎儿 - 胎盘血流减少。这些改变根据发生时间不同,包括绒毛膜血管血栓形成的直接证据,或近端胎儿血管闭塞的下游绒毛效应,即表现为血管内核破裂的绒毛间隙正常的绒毛丛,合体结节形成和间质硬化。这些变化属于胎儿血管闭塞(fetal vascular occlusion, FVO)或胎儿血栓性血管病(fetal thrombotic vasculopathy, FTV)的范畴。如果是局灶性的改变,通常没有临床意义,即使在某些情况下可能很常见,如糖尿病。但偶尔也可能与潜在的胎儿内脏血栓形成或胎盘功能受损有关(如果广泛的话)。例如,与胎儿血管闭塞有关的大范围、长段的高度脐带卷曲可能提示死

胎的发生。

原发性绒毛发育异常

FGR 或胎儿窘迫时,胎儿绒毛可发生弥漫性改变,但与母体血管灌注不良的典型特征无关,有人认为这类病例是由胎儿原发发育异常引起的。大多数远端绒毛发育不良和绒毛过度成熟的病例现在被认为是子宫胎盘血流改变引起的继发性改变,尽管有人认为其中一些可能意味着原发性发育不良。

相反,一种广泛的绒毛发育障碍,远端绒毛未成熟(distal villous immaturity, DVI),现在被公认为绒毛间质中含有位于中央的小毛细血管且缺乏正常血管合胞膜的未成熟绒毛普遍增多[23]。这一组织学发现的结果是母体和胎儿红细胞之间的扩散距离大大地增加,削弱了二氧化碳和氧气的传导性。因此,远端绒毛未成熟可能会导致死产,特别是在母体糖尿病,胎儿体积较大的情况下。

主要影响绒毛间间隙的异常

除了母体和胎儿的循环,影响绒毛间隙正常结构或功能的异常很少见,但仍可能会发生,并具有明显的组织学特征。慢性组织细胞性绒毛间隙炎是一种疾病,其特征是在没有已知感染原因的情况下,绒毛间隙内出现大量母体组织细胞,通常与纤维蛋白沉积有关。病因尚不清楚,但推测为自身免疫性疾病,特别是考虑到研究结果表明,从早期妊娠到足月,表现可能贯穿整个妊娠过程,复发风险超过 50%。大量绒毛周围纤维蛋白沉积(massive perivillous fibrin deposition, MPVFD)的特点是大部分绒毛间隙被绒毛周围纤维蛋白所累及,滋养层细胞增殖进入绒毛周围,分隔绒毛,阻碍正常的绒毛间血流。同样,确切的机制仍不确定,但有显著的复发风险(20%)。这两种情况只有通过组织学检查才能得到可靠的诊断,并且没有典型的超声表现[24]。

炎性病变

炎性病变可能是感染性的,也可能是非感染性的,推测是由免疫介导的。

上行生殖道感染

覆盖在宫颈口的胎膜的炎症,随后扩散到更广泛的胎膜、羊膜,最后是胎儿循环,这代表了一种感染过程,最常见的是正常的阴道或宫颈共生生物体,这种情况代表着防御机制和定植之间的正常平衡的丧失。胎儿胎膜最初出现局部的母体炎症反应(绒毛膜羊膜炎),这可能会刺激分娩的开始,或者如果没有后续的分娩,感染过程可能会持续进展,直到胎儿产生全身炎症反应(瘘管炎)。因此,上行生殖道感染是中期妊娠死胎和严重早产的主要原因,甚至在足月时也可能与其他损害(如低氧缺血症)协同作用,导致神经损伤。虽然有些病例可能与全身性母体反应有关,如发热,但临床和组织学特征之间的相关性很差。

由血源性感染引起的绒毛炎或绒毛间炎

由于母体血液供应绒毛间隙,母体系统疾病可能累及胎盘,导致炎症细胞或纤维蛋白聚集在绒毛间间隙(如疟疾),或绒毛的炎症(即绒毛炎,如巨细胞病毒)。当感染(可能是病毒、细菌或原虫)引起绒毛炎时,胎盘通常表现为片状但弥漫受累,伴有鲜红色的局灶性绒毛炎,甚至可能伴随绒毛坏死或肉芽肿形成。组织受累的模式可能提示病因是特定的生物体,但对于病因的确认应该总是基于额外的辅助检查。在某些病毒感染的病例中,可能会出现特征性的病毒细胞包涵体,使特异性诊断更加明确。

病因不明的绒毛炎

绒毛炎提示炎症细胞浸润绒毛。如前所述,在某些情况下,炎症模式可能是特征性的,病因被确定为感染性病原体。然而,在大多数确诊为绒毛炎的病例中,仅存在单核炎症细胞(主要是淋巴细胞)和一些巨噬细胞组成的绒毛膜团的片状浸润,没有其他特异性表现,也没有确定的感染源。这类病例被归类为不明原因的绒毛炎(villitis of unknown aetiology, VUE)。VUE 可能出现在临床上正常的足月分娩中,但据报道,更多的是与 FGR、子痫前期等并发症有关。现在已经证实 VUE 中的大多数浸润细胞来自母体,因此有人认为这可能代表了母胎免疫介导的过程,在概念上与移植排斥反应相似[25](图 9.1)。

肿瘤和肿瘤样病变

影响胎盘的肿块较少,但产前超声检查可检出几种实性包块,具有明确的组织学相关性并且对临床治疗管理产生影响。

绒毛膜血管瘤

到目前为止,胎盘最常见的"肿瘤"是绒毛血管瘤,它代表绒毛血管的良性增生,周围环绕着扩张的绒毛间质组织和滋养层细胞。这些病变在影像上通常是高度血管性的,当病变较大时,可以形成胎儿 - 胎盘循环的功能性分流。这类病变通常位于绒毛膜板下方,可以是单个的,也可以是多个的,其大小从几毫米至 10cm 以上。较小的病变似乎没有直接的临床意义,但较大或更广泛的病变可能与胎儿心力衰竭、羊水过多或非免疫性水肿有关[26]。绒毛膜血管瘤可能在子宫内梗死,导致高输出量心力衰竭的自发消退。胎儿介入技术也可用于阻断畸形的动静脉畸形,恢复正常的胎儿生理(图 9.11)。

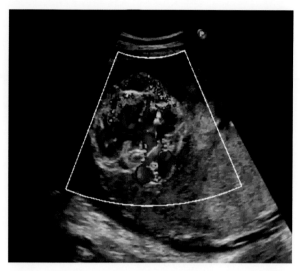

图9.11　胎盘绒毛血管瘤的超声表现：包括彩色多普勒超声显示的 6cm 的胎盘绒毛血管瘤内发现大的功能性分流。胎儿表现出高输出量心力衰竭的迹象

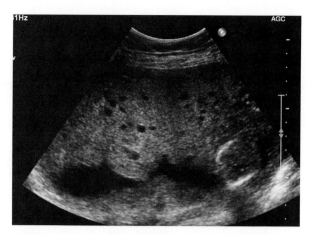

图9.12　妊娠 21 周胎盘超声表现为重度子痫前期、生长受限、脐动脉多普勒异常及双侧卵巢囊性肿大。可见增厚和多发小囊肿。羊膜腔穿刺术显示为三倍体（部分性葡萄胎），引产终止妊娠

葡萄胎和胎盘内绒毛膜癌

　　葡萄胎（hydatidiform mole，HM）代表遗传性异常妊娠，父系基因组相对过表达，导致绒毛水肿性改变和滋养细胞异常增生。根据其病理和遗传特征，葡萄胎可以是完全性的（CHM，二倍体）或部分性的（PHM，三倍体），大多数病例表现为阴道出血或早孕失败。然而，在某些情况下，例如嵌合体型葡萄胎和葡萄胎伴正常同卵双胞胎，妊娠可能会持续到妊娠晚期，超声正常的胎盘组织和其他显示明显水肿性改变的区域共存。诊断葡萄胎的主要临床意义是增加顽固性妊娠滋养细胞疾病化疗的后续风险（CHM 为 15%，PHM 为 0.5%）。然而，应该注意的是，在妊娠的前 3 个月，大多数 HM 在超声上表现为早期妊娠失败，并且可能没有表现出明显的超声可检测到的水肿性变化[27]（图 9.12）。

　　在极少数情况下，胎盘内绒毛膜癌病灶可能发生在不起眼的晚期胎盘内，这可能导致母亲、胎儿或两者的代谢性疾病。这样的局灶性病变在超声检查中是无法发现的，甚至在胎盘的肉眼检查中也不能与绒毛间血栓、梗死或其他病变区分开来，只有在病变的组织学评估后才能做出正确的诊断。

胎盘间质发育不良

　　胎盘间充质发育不良（placental mesenchymal dysplasia，PMD）在这里被描述是因为它被越来越多地认为是一种具有独特病理特征的特异性病变，并且在超声上可能与受葡萄胎改变影响的胎盘相混淆。典型的是，这类病例表现为超声上均匀增大的胎盘，伴有弥漫散布的水肿性改变，并伴有一个结构正常的胎儿。胎盘可能看起来比胎儿大。组织学上，这类胎盘表现为特征性的干状绒毛水化改变，无滋养细胞增生，常伴有绒毛膜板状血管的明显扩张。看来 PMD 可能代表雄激素或双亲嵌合体，在少数病例中可能与潜在的疾病有关，如胎儿 Beckwith-Wiedemann 综合征[28]。

未来的方法

　　到目前为止，胎盘病理数据几乎完全基于主观形态学研究的结果，这些研究描述了特定群体中各种组织病变的频率。虽然这种探究方法已经获取了很多疾病的临床处置与其潜在机制的重要关联，但进一步的发展可能需要更多的方法来提供客观数据，以最大限度地减少非盲目的、无意识的偏倚的影响，并可能识别机制性的而不是结构性的改变。基因组学、蛋白质组学、代谢组学和微生物学等组学方法的最新发展将对疾病组织样本的评估产生深远的影响，这些技术现在正被应用于胎盘，多组学技术带来的新发现将挑战我们已知的疾病机制与病理生理学范式[29]。

　　然而，随着这些新方法的引入，与样本获取相关的一系列因素的重要性正在增加，因为这些因素可能会影响对调查结果的解释。例如，采样相对于外周、基底板和绒毛膜板以及脐带插入的精

确定位,与生产相关的采样时间、生产方式、蛋白质提取方法以及存储温度和存储时间长度。所有这些因素,可能还有许多尚未被认识到的因素,都需要修改现有的胎盘检查方案,但这种多维方法的应用将会在广泛的与胎盘相关的妊娠并发症研究中产生令人兴奋的新发现。

总结

　　许多妊娠并发症是由各种胎盘病变引起的,其中一些可以通过超声检查在产前检测到。对分娩的胎盘进行组织病理学检查,既可以确认特定的诊断,也可以识别潜在的疾病类型和病理生理机制。有些病理情况在产前检查似乎很难发现,目前只能通过显微镜胎盘检查才能发现。很可能除了上述异常,一系列胎盘功能障碍也可能导致妊娠并发症,在这种情况下,新研究的发展可能会使这些疾病得到更准确的检测,并有可能在产前早期发现和预防。

（乔宠 译　鲍时华　童超 审校）

参考文献和自我测试题见网络增值服务

第三部分

胎儿生理与病理

第 10 章　心血管系统的胚胎发育及与心脏畸形的关系

MICHAEL ASHWORTH

本章要点

- 心脏主要来源于中胚层。
- 原始的单一心管由动脉和静脉连接而成。心管的延长主要依靠其两端间充质细胞的增殖。
- 心管位于心包腔内,向右侧卷曲成襻。
- 心房和心室腔由心管成襻而形成,心房和心室的分隔也主要是靠这种方式完成。
- 位于房室交界区和流出道的心内膜垫发育成房室瓣和动脉瓣,实现对房室交界区及流出道的分隔。
- 心外膜发育为心脏的间质细胞,心肌静脉以及冠状动脉的大部分管壁。
- 心外膜的冠状动脉从主动脉根部发出。
- 房室传导系统起源于原始心管的原始心肌细胞。
- 腹腔静脉由一系列复杂的胚胎静脉发育而来。
- 第3、第4和第6主动脉弓发育为头颈部及胸部大血管。

引言

心脏主要来源于中胚层,少部分来自神经嵴细胞演化而来的外胚层。它的发育过程主要受一系列时间和空间要素的严格调控[1]。胚胎第3周末,位于脏壁中胚层外侧的原始心管形成,标志着心脏开始发育。形态学改变主要依赖一系列的基因调控,包括胚盘祖细胞在内的所有祖细胞的分化和迁移,但这些极早期的心脏改变,目前尚无法从大体形态学层面观察到。至第7周末,心脏基本发育完成,尽管体积尚小。心脏的发育并不是孤立的,而是与口咽部等周围结构的发育息息相关。因此,心脏畸形常常伴有心脏周围结构的发育异常。早期的心脏仅仅是一个可以容纳流动液体、能够自主搏动的管状结构,外力作用对早期心脏的形变和发育也具有重要的作用[2]。

心脏发育受多个基因的共同调控,且大多数基因的功能繁多,相互重叠[3]。如果一种畸形形成,该异常很可能随着发育及继发血流动力学改变而被重塑。心脏发育是一个系统性工程,致病基因与畸形种类并不是一一对应的关系。近几十年来,关于心脏发育的遗传学研究取得显著进展,老鼠、小鸡和斑马鱼的胚胎遗传学实验都证实了细胞系在心脏发育中发挥重要的作用。尽管尚有很多问题待探索,但调控心脏发育的遗传学机制已开始被认识。

概述

认识胚胎早期心脏发育的大多数工作来源于鱼、鸡和老鼠胚胎研究[4-6]。

在新月形生心区(位于口咽膜前方的一组脏壁中胚层细胞,发育成心脏祖细胞)内,成对的内皮管沿着胚盘的长轴方向生长延伸(图 10.1)。

随着胚盘的折叠,成对的内皮管向中线卷曲,并融合为原始心管。与此同时,新月形生心区周围的间充质细胞分化为心肌袖。心管和心肌袖被称为心胶质的细胞外基质分隔开来。原始心管流入道位于尾端,与原始静脉相连,流出道位于头端,与成对的背主动脉相连。

围心腔最初形成于原始心脏的背侧,是胚内体腔的一部分。随着胚胎的卷曲和心管的形成,围心腔移至心管的腹侧。心管的背侧形成心系膜,连于围心腔背侧的间充质。随着横膈向胚腔内生长,围心腔与腹膜腔被分隔开来。随后,身体侧壁组织向内生长,围心腔被进一步

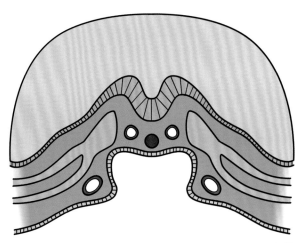

图 10.1　胚胎折叠前 3 层胚胎的横截面示意。胚内体腔在中胚层内发育,成对的心管位于脏壁中胚层的腹侧。随着胚胎的折叠,两侧边缘对称发育,内胚层融合形成前肠,成对的心管在前肠中线的腹侧融合。体腔发育形成心包腔。外胚层包裹着其他结构。羊膜腔延伸并包围着胚胎

分隔。胸膜-心包膜开始卷曲融合,使前肠间充质完全包围心腔,从而形成两个仍与腹膜腔相连的胸膜腔。心管背侧的间充质退化消失,形成心包横窦,心脏仅通过静脉端和动脉端与体壁相连。

原始心管的心肌在胎龄第 3 周出现规律性收缩活动。心管通过其两端的中胚层细胞和背侧的心系膜增殖而生长延伸,并向右侧卷曲成襻(图 10.2)。原始心管像一个骨架结构,心房和心室由心肌细胞增殖膨出发育而成。心脏间隔形成后,将心房、心室和大动脉分为左、右两侧。

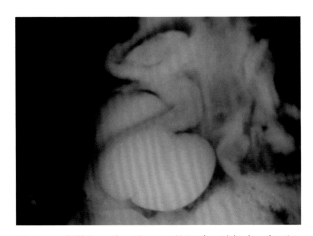

图 10.2　成襻的心脏。约 35 天的胚胎心脏标本。打开心包,暴露心脏。心管向右侧卷曲成襻。心管下表面的切迹是球室沟。后方为流入道,上方是流出道

随着瓣膜和传导系统的形成,来源于神经嵴和心外膜组织发育成冠状动脉,心脏的发育最终得以完成。

生心区

心脏祖细胞是位于胚盘外胚层中线两侧的两组细胞系,略偏向原条的头侧。已知最早调控的心脏祖细胞表达 T-box 转录因子是 Eomesodermin\Tbr2,后者激活另一转录因子 *MESP1*[7]。这些祖细胞随原条一起迁移,形成两个位于前方的侧壁中胚层细胞板。在细胞迁移过程中,心源性中胚层细胞的分化已经开始。内外排列的祖细胞迁移并形成头-尾轴向的线形心管。

随着胚内体腔的形成,心脏祖细胞占据脏壁中胚层,并在心管中线的头侧融合形成新月形生心区。心肌的中胚层细胞开始表达心脏特异性转录调节基因 *NKX2.5* 和 *GATA-4*[8]。

脏壁中胚层细胞,位于胚体两侧,与周围组织相互作用(图 10.3)。与脏层中胚层相邻的前肠内胚层(图 10.4),为心肌分化提供诱导信号[9]。内胚层在心管的组装中也起着驱动作用。通过主动收缩,内胚层将两侧的心源性中胚层向中线牵拉,促进它们的融合,最终形成单一的心管。

原始单一心管最初的功能与其说是支持胚胎血液循环,其实更重要的作用是提供骨架结构,让来自第二生心区的细胞迁移至其中,从而保证心室的发育。第二生心区细胞在迁移至心脏之前,先集中在新月形生心区的内侧,然后迁移至咽部下方的中胚层[10]。第二生心区的头侧部分,即前生心区,由 *FGF10* 的表达确定,与右心室和流出道心肌的发育密切相关。后生心区细胞,表达 Isl1,与心房心肌的发育密切相关。

生心区的命名可能令人费解,因为并非所有作者均采用完全相同的术语。生心区的解剖位置也并不固定,随着时间的进程而变化。第一和第二生心区依次出现,前、后生心区用于描述解剖位置。生心区细胞的微环境对心脏发育至关重要,细胞处于良好的环境中,才能保证心脏的正常发育。

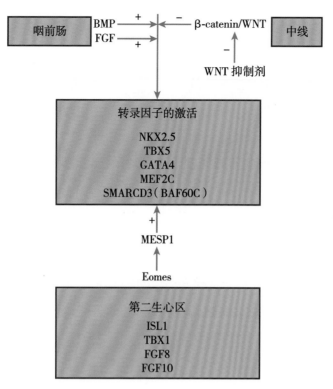

图 10.3　心脏转录因子的激活。BMP，骨形态发生蛋白；FGF，成纤维细胞生长因子

心管

新月形生心区内，原始心管已经形成。马蹄形或新月形生心区内形成一个心管。心管为两端，位于尾端的流入道（静脉端）和位于头端的流出道（动脉端）。原始心管的发育开始于间充质细胞中的内皮通道形成血管丛，然后融合为成对的内皮管。随着胚胎的折叠，成对的内皮管在中线处融合，形成单一的内皮管。周围包绕着间充质细胞，间充质细胞和内皮管被细胞外基质分隔，称为心胶质。心内膜与心肌同时发育，由一种来源于脏壁中胚层的特殊类型内皮细胞发育而来，与心肌前体细胞不同，其具体机制尚不明确[11]。

随后，线形心管的生长是通过生心区外部前体增殖池中添加细胞来实现的，而不是通过原位心肌细胞的分裂。祖细胞最终的走向并不是固定的，取决于它们所在的位置[12]。

因此，心脏祖细胞最初位于未来发育成口腔部位的头侧和外侧，即中胚层的尾部。中胚层将来发育为横膈，并促成膈肌的发育。胚胎完成卷曲后，心脏位置与成人相似，头端靠近口腔位置，尾端靠近横膈，位于前肠的腹侧。

通过胚胎的卷曲，心脏中胚层的外侧部分融合在一起，形成心管的腹侧。新月形生心区的内弯侧发育为心管的背侧，并通过背侧心系膜与体壁相连。

新月形生心区的外弯侧最终发育为横膈，形成心管的静脉端。心管的中心部分发育成流出道，与口咽部间充质细胞相延续。在胚胎发育过程中，心脏和颜面部的紧密相关，解释了出生缺陷综合征中心脏和颜面部畸形往往联合存在。

维 A 酸在心脏后祖细胞分化为心脏的流入道、静脉部分、静脉窦和心房中发挥至关重要的作用。

收缩作用

第 3 周末心肌细胞开始出现规律性收缩，说明原始心管的心肌细胞已经具备了收缩蛋白、肌质网和缝隙连接等结构。心肌细胞早期的收缩活动，并不需要有氧气和营养物质的供应，至少在鸡胚中是这样的。这样的收缩活动，一个很重要的功能可能是为心脏的进一步发育提供机械刺激作用[2]。

心管成襻过程

原始心管的心肌细胞可表达 *TBX2* 和 *TBX3*[13]。在大多数情况下，可以观察到心管的五个连续节段：静脉、心房、左心室、右心室和动脉。相邻的两个节段间存在过渡区：静脉窦 - 心房区、房室管、心室褶皱和心室流出道。重要的是要认识到心脏腔室是由这些节段生长而来，原始节段形成了心脏腔室，而不是心腔本身。

线形心管的环成襻是由一系列调控左右对称的基因激活来控制的。左、右两侧分化在原肠形成原结（又称亨森结）时就已经开始了。节状纤毛向一个方向跳动，并形成跨双膜胚的分子梯度。这些调控基因在心管形成前就已经在心源性中胚层中表达，包括 *NODAL*、*LEFTY* 和 *PITX2*，其中 *PITX2* 是效应基因。此外，心管成襻的方向并不是随机的，而是由尚未了解的基因调控，但不是 *PITX2* 的调控。

心管向右侧卷曲成襻（图 10.2），导致心脏各节段的过渡区位于环的内弯侧。这对于心脏各个腔室的正常连接是至关重要的。肌动蛋白驱动心肌细胞产生形变，从而促进心管的弯曲。而心管的扭转主要是由其外周的覆膜包裹产生的外力推动的[14]。

成襻后心管内的血液是单向流动的。最初认为心管内血流是蠕动前行的，但现在认为心管起着 Liebau 泵的作用（当含有液体的弹性管道受到周期性外力挤压时产生的搏动性、单向流动[15]）。此时，心内膜垫的功能相当于原始的房室瓣，允许血液在成襻心管中单向流动[16]。

心腔和流出道的发育

心房和心室都是通过心管的膨胀生长发育起来的（图 10.4），心房从心管背侧长出，心室从腹侧长出。心房的发育是左右两侧并行膨出的，从而有可能出现心房异构（图 10.5）。心室则是单侧依次膨出，因此不会出现心室异构。

早期的心房心肌仅仅形成肌小梁和心耳。成熟的心房心肌由后生心区发育而来。从组织学上看，当心内膜和心肌之间的大量细胞外基质（称为心胶质）退化，心房和心室的肌小梁发育明显时，心房和心室腔就发育完成了[12]。

许多基因参与了心腔的发育，原始心管的心肌表达 *TBX2* 和 *TBX3*，发育成腔室的心肌表达特异性基因（*ANF*、*CX40* 和 *CX43*）[17]，而不表达 *TBX2* 和 *TBX3*。腔室形成的早期标志物仍局限于原始肌小梁中，比如 NOTCH、ERBB 和 Ephrin 在肌小梁的形成中起着重要的作用。致密心肌层不表达 *ANF* 和 *CX40*，但表达 NOTCH，骨形态发生蛋白（BMP）和成纤维细胞生长因子，后三者在致密心肌的发育中发挥重要的作用[18]。

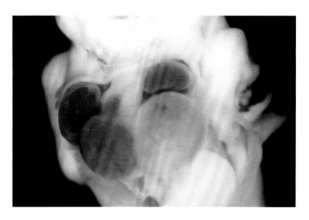

图 10.4　心房和心室的形成。心脏发育至约第 37 天，可观察到位于两侧的心耳。动脉干位于右室的上方，动脉干内血流明显分叉，表明动脉干的分隔完成。心室从心管膨出生长出来

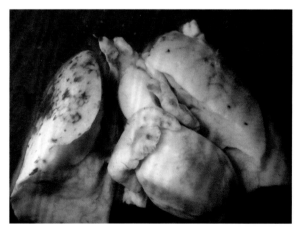

图 10.5　左房异构的孕 13 周胎儿。双侧上腔静脉，完全性房室间隔缺损，心室 - 主动脉连接不一致。正面观察心脏和肺，可见两个形态学的左心耳位于主动脉前方，包绕着主动脉根部

心肌"致密化"是一个有一定误导性的术语，因为它不是先前的肌小梁心肌变得致密的过程，而是心室壁外侧心肌增殖形成致密层的过程。当致密的外层形成时，心室肌小梁的增殖也

随之停止[12]。这一过程可能与心肌的机械应变有关,心室肌的内外两侧存在应变梯度,心内膜面应变性最大,心外膜面应变性最小。因此,心管的弯曲程度取决于细胞的形变,这种形变是由血流剪切力、心肌应变性和电活动的共同作用导致的。

虽然左、右心室的基因表达存在差异,比如心脏转录因子 *TBX5* 的在右心室的表达逐渐减少,但关于左、右心室的形态差异是如何实现的目前尚不明确[19]。

心室远端是心球,它分为三个部分:近端形成右心室的小梁部,中部(圆锥)形成心室的流出道,远端形成动脉干。心球的外表面形成球室沟与心室分界,内部形成室间孔。

心脏分隔

心室分隔发生在孕第 5~7.5 周。早期心房仅与左心室相连,与右心室没有直接连接,但舒张期心房血流可经室间孔流向右心室(图 10.6)。

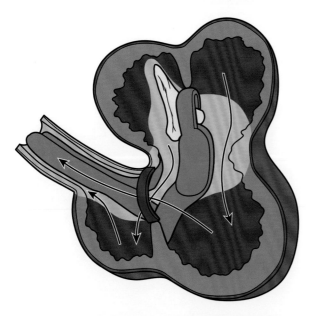

图 10.6　心脏间隔的发育。原始心管标记为黄色。心脏的内表面形成一条致密的线。静脉窦从后方进入右心房。心房在心管的两侧膨出,心室在腹侧膨出。原发孔位于心管内弯侧的室间隔后方。舒张期血流从右心房流向右心室,收缩期从左心室流向流出道(黑色箭头)。心内膜垫标记为蓝色。心内膜垫从背侧和腹侧将来自心房的血流分开。原发隔向下生长,其间充质帽与心内膜垫和背侧的间充质突起融合并分隔房室通道。流出道内的螺旋心内膜垫在远端已经开始融合,并向近端延伸逐渐完成对流出道的分隔

同样,最初流出道仅与右心室相连,但收缩期间左心室血流可经室间孔流向流出道。室间隔从心尖部的左心室和右心室之间发育,其生长主要是由于双心室膨胀所致。室间孔位于室间隔的上方[12]。

心房的分隔过程

心房与引流静脉融合并在静脉窦的周围形成一对瓣膜。这对瓣膜前方的心内膜垫发育为原发隔,促进心房的分隔。原发性房间隔向右下生长并与心内膜垫融合(图 10.7),原发隔的游离缘与心内膜垫之间的孔称为原发孔。在原发隔的游离缘有一个间充质帽,它的腹侧与心内膜垫腹侧相连,背侧与心内膜垫背侧相连[20]。在原发隔与心内膜垫融合封闭原发孔之前,原发隔的上半部分会吸收留下一个孔——继发孔。继发隔位于原发隔的右侧,大约于孕第 41 天通过心房壁向内折叠而成。继发隔比原隔膜更厚,肌性成分更多。继发隔向下生长,它的前半部分与心内膜垫融合,并留下一个孔——卵圆孔[21]。原发孔实际上位于原发隔游离缘的下方,原发隔大约在孕第 38 天与心内膜垫融合并封闭原发孔。静脉窦与右心房相融合,冠状静脉窦相当于静脉窦的左侧角。静脉窦右瓣的上半部退化消失,下半部分形成下腔静脉瓣(欧式瓣)和冠状静脉窦瓣(图 10.8)。有时右瓣完整保留下来,称为 Chiari 网(图 10.9)。Chiari 网有可能像帆一样膨入右房室瓣口。静脉窦的左瓣与继发隔融合,但偶尔呈线样残留,附着于继发隔的右侧。

肺静脉与左房融合,形成左房的房壁光滑部分。肺静脉确切的发育位置尚有争议。与左房的融合失败导致全肺静脉异位引流(图 10.10)。

心耳是原始心房的遗迹。右房的房壁光滑部分也来源于静脉窦与右房的融合,称为腔静脉窦。

室间隔的发育

绝大部分室间隔发育与心室腔的膨胀同时进行。这个过程大概从孕第 26 天开始。室间隔嵴位于室间孔与心内膜垫融合处,保留了原始心管的基因表达模式(表达 *TBX3* 和 *NOTCH1*)[22]。

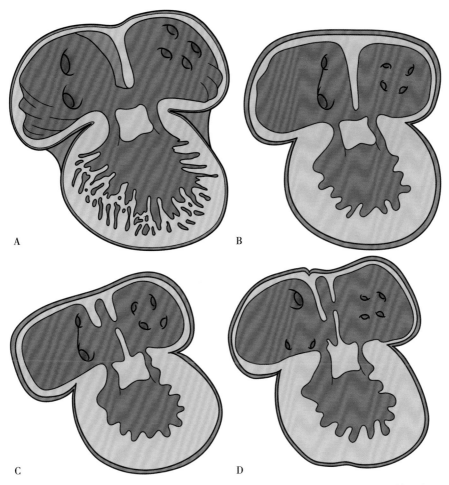

图 10.7 房间隔的发育。（A）模式图显示心脏的右心房、左心房、左心室及其后方的心内膜垫。位于左心房和右心房之间的原发隔，其下半部分向心内膜垫方向生长，两者之间留有一孔状结构—原发孔。（B）随着心内膜垫的生长，原发隔与心内膜垫完全融合并封闭了原发孔。然而，原发隔的上半部分出现窗口样孔（称为继发孔），使血流能够从右房流向左房。（C）第二房间隔，即继发隔，位于原隔发隔的右侧，向下生长覆盖继发孔，并形成卵圆孔瓣。（D）静脉窦的左瓣与继发融合。右瓣的上半部分退化，下半部分形成欧式瓣和冠状静脉窦瓣

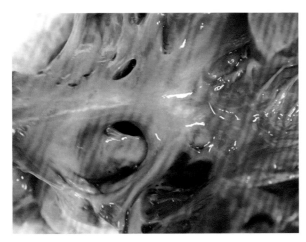

图 10.8 房间隔的右侧观。房间隔的右侧可见：卵圆孔、冠状静脉窦、欧式瓣和冠状静脉窦瓣。如果卵圆瓣无法完全覆盖卵圆孔，还可以见到继发孔型房间隔缺损

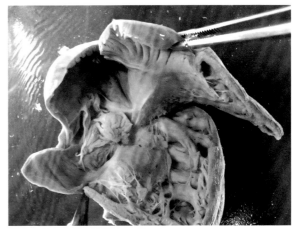

图 10.9 Chiari 网。孕 31 周胎儿心脏标本。胎儿水肿，肺动脉狭窄和三尖瓣发育不良。充分暴露其右心房和右心室，于房间隔右侧可见透明的、袋状膜性结构，即为 Chiari 网，静脉窦右瓣的遗迹

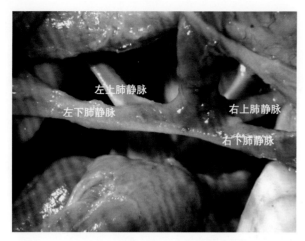

图 10.10　全肺静脉异位引流。这是妊娠 22 周右心房异构的胎儿,存在双侧上腔静脉、房室间隔缺损、转位、肺动脉闭锁合并主肺侧枝动脉形成、动脉导管缺如和无脾。肺静脉在心脏后方汇合为共同腔后向上延伸至左上腔静脉

房室连接

　　房室瓣由两个心内膜垫形成。在心脏成襻过程中,心胶质大部分消失,仅在房室连接的心内膜垫及流出道处持续存在。心内膜垫最初是无细胞的,但从妊娠第 26 天开始,上皮到间质的转变产生填充心内膜垫的细胞。在此过程的第一阶段,衬于房室连接及流出道的心内膜细胞亚群通过房室连接的心肌细胞产生的转化生长因子-β(transforming growth factor-β,TGF-β)和 Notch,由 BMP 介导转化为间充质细胞,并侵入心胶质层[23]。这种侵袭性的、增生的间充质逐渐重塑基质,并由此产生细胞团,现在称为"垫",继续生长并延伸至腔内(图 10.11)。在房室通道形成过程中,这些垫从上、下两个方向形成,在中线融合,形成左、右房室孔,右侧房室通道的差异性生长使右心房与右心室连通。心内膜垫、室间隔肌性部分和房间隔的原发隔相互融合,从而完成心房、心室腔的分隔。这个复杂的过程若存在缺陷,则可能导致室间隔缺损(该区域为膜周部)(图 10.12)。

　　侧面的心内膜垫继续发育,从心外膜吸引细胞。心背侧间充质突,也称为前庭脊柱,来源于心外膜细胞,与背侧心内膜垫和心房原发隔的间质帽相邻。心背侧间充质突发育异常导致房室间隔缺损(图 10.13 和图 10.14),而且在唐氏综合征胎儿中可见心背侧间充质突缺失(图 10.15)[24]。

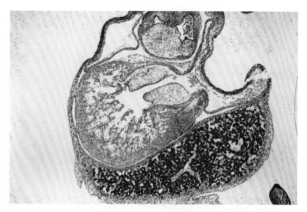

图 10.11　房室心内膜垫。在妊娠约 37 天时左侧房室交界处组织切片。心外膜致密层开始形成时,心室仍高度小梁化。房室腔之间的房室通道显示为背侧、腹侧心内膜垫,二者之间存在间隙。它们最终将融合,消除中央间隙,并形成独立的左、右侧房室孔。心内膜垫在完成心房、心室和流出道分隔中起着一定的作用。不同的心内膜垫在动脉干中也很明显,它们融合后将动脉干分隔为主动脉和肺动脉

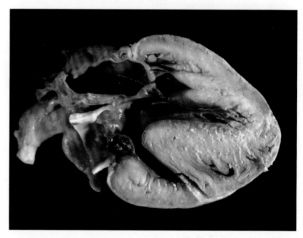

图 10.12　室间隔缺损。这是法洛四联症的心脏,模拟超声心动图长轴切面剖开,可以看到室间隔缺损和主动脉骑跨。室间隔嵴形成缺损的下缘

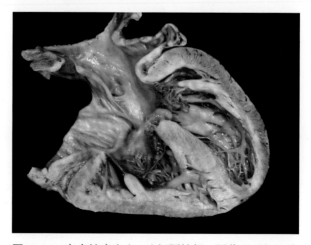

图 10.13　完全性房室(AV)间隔缺损。图像显示切面类似于超声心动图四腔心切面,共同房室连接及共同房室瓣,大缺损位于房间隔下缘和室间隔上缘

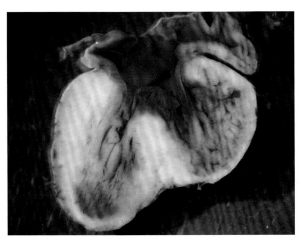

图 10.14　左房异构中的房室间隔缺损标本。双侧心耳为左心耳形态。同时存在内脏反位、完全性房室间隔缺损、双侧上腔静脉、继发孔型房间隔缺损和主动脉峡部发育不良。心脏的形状（可有内脏反位）显示与胚胎发育 35 天时的心脏很相似（见图 9.10）

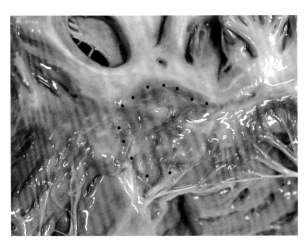

图 10.15　室间隔膜部的大体标本，该标本为 9 月龄的21- 三体男婴，因呼吸道病毒感染死亡。同时，存在继发孔型房间隔缺损，组织学上，肺表现为肺动脉高压的变化。打开右心房和心室暴露间隔结构。室间隔膜部（黑点所示）较大，三尖瓣隔叶和前叶之间不连续

即使在分隔之前，血流层流可确保左右血流束的分离。原发孔是原始心管的一部分，心室从此处膨胀。有时也称为室间孔，但是它并不在两个心室之间，而是在心脏内曲度上高于心室（图 10.6）。舒张期血流经室间孔从右房流向右室，收缩期经室间孔从左室流向主动脉。室间孔在约 45 天时被隔膜隔开。房室管形成腹侧、背侧心内膜垫，将左、右侧房室管分开。

流出道被两个球嵴分隔，也称为中隔和腔壁流出道嵴（图 10.16 和图 10.17）。在成人心脏中，室间隔膜部是融合的房室通道和流出道心内膜垫

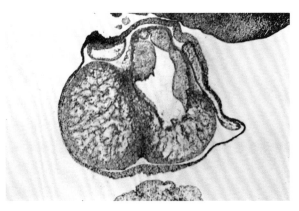

图 10.16　胚胎发育 37 天时流出道病理标本。心室肌小梁化。流出道与发育中的右心室相连。心内膜垫存在于流出道中，它们彼此对向生长，但尚未融合

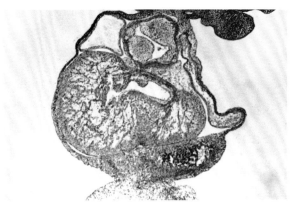

图 10.17　胚胎发育约 37 天时动脉干分隔。当心室向后运动时，截取心室上方的动脉干横断面。共有四个心内膜垫组织，两个大的，两个较小的。可见发育中的室间隔及其上方的室间孔

的残余部分。有学者提出大动脉转位的形态学类似于异构综合征的侧分化异常（图 10.18）[25]。

心脏瓣膜

三尖瓣隔叶和二尖瓣前叶分别来自左、右侧背腹房室管心内膜垫的融合[26]。隔叶通过细胞凋亡从心肌上脱离。两个房室瓣的后叶是通过外侧的房室管心内膜垫形成，心室腔在后叶后方生长[27]。

半月瓣由腔壁和中隔流出道心内膜垫和两个流出道嵴形成。腔壁流出道心内膜垫形成主动脉瓣和肺动脉瓣右侧瓣叶。中隔流出道心内膜垫形成主动脉瓣和肺动脉瓣的左侧瓣叶。右侧、左侧流出道嵴分别形成主动脉瓣后叶和肺动脉瓣前叶。远端边缘的心内膜垫通过凋亡实现对合。房室瓣和半月瓣通过基质重构逐渐成熟。

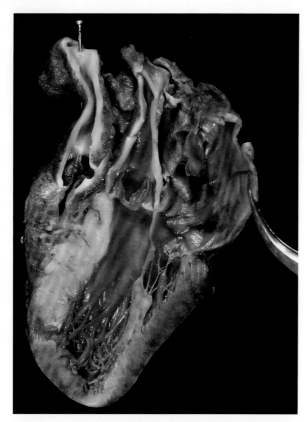

图 10.18 大动脉转位。模拟超声心动图长轴切面剖取的心脏大体标本。主动脉于前方起源于右心室,肺动脉主干于后方起源于左心室。大动脉间的正常螺旋关系消失,二者平行走行。从形态学和流行病学角度来讲,该缺陷的发病机制类似于异构综合征,即正常的左右模式紊乱

流出道

流出道连接发育中的心室和动脉囊,动脉囊与对称的咽弓动脉相连接。分隔开始于胚胎发育第 32 天,随着呈螺旋排列的心内膜垫从远端到近端发生(图 10.16 和图 10.17)。流出道心肌融合至发育中的右心室。流出道通过动脉囊连接至第 3 对、第 4 对和第 6 对弓动脉。咽中胚层的突起,即主肺间隔,在主动脉囊中生长,远端与螺旋状流出道嵴连接,后者分离第 6 对和第 4 对咽弓动脉。

流出道起源复杂,部分起源于原始心管,部分起源于两个不同来源的细胞向内生长,包括心脏神经嵴和第二心脏区域细胞。所有这些组织复杂的相互作用形成心室流出道、半月瓣、主动脉和肺动脉主干的心包内部分(图 10.19)[28]。

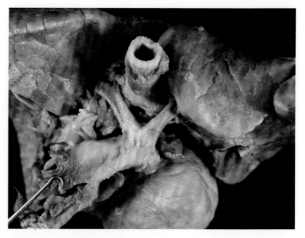

图 10.19 动脉干。共同动脉干起源于心脏,主动脉和肺动脉由此发出,并存在室间隔缺损,该缺损由流出道心内膜垫融合失败所致

冠状动脉循环

冠状动脉和冠状静脉是通过血管生成(原位血管的形成)和血管新生(从现有血管中发芽形成新血管)从前心外膜心肌细胞发育而来(图 10.20)。冠状动脉心内膜细胞和中层平滑肌均来源于此(图 10.21)。这些血管融合、生长,并与主动脉连接(图 10.22)[29]。

心包在发育中的心管周围形成囊。最初心管通过心背系膜连于后纵隔,心背系膜分解,允许心管折叠,并进行后续的发育。

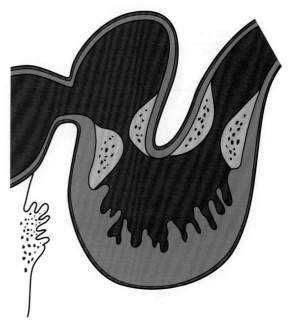

图 10.20 心外膜的起源。心脏发育的示意图显示心外膜器官在邻近横膈的心包腔中的位置。细胞在心脏表面迁移,经历上皮 - 间充质转化形成心外膜、心肌基质和冠状动脉

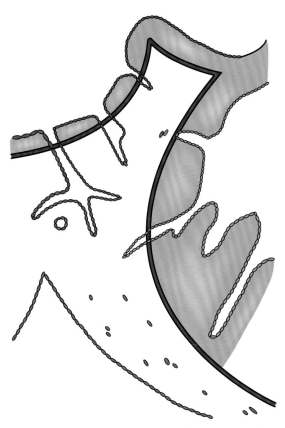

图 10.21　冠脉循环的起源,显示冠脉循环的三重起源。冠状静脉由静脉窦内皮出芽发育而成(橙色)。这些小静脉在心外膜的间质中形成分支。心外膜细胞,转化为间充质(紫色),形成冠状动脉的中膜和外膜。冠状动脉内皮主要来源于心内膜,它通过发育中的房室肌小梁延伸而来,呈正弦波样(绿色)

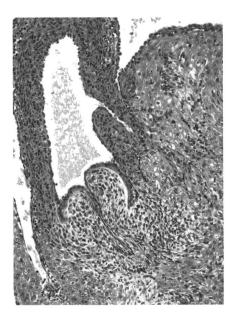

图 10.22　冠状动脉起源于主动脉。小鼠胚胎发育中的主动脉根部切面,显示冠状动脉与主动脉管腔连接。主动脉瓣仍由尚未经过重构的心内膜垫组成

传导组织

传导组织从原始心管的心肌发育而来,存在于过渡区[30]。生物力学因素对心脏传导系统的诱导和模式形成起着关键作用[2]。心房和心室肌之间绝缘纤维和脂肪组织平面在分隔完成后才形成,开始于胚胎发育第 7 周,在第 12 周基本完成。

肺静脉

肺静脉在最初的心管和心腔形成开始后发育并连接于心脏。心脏背侧的间充质分化为胚胎前肠周围的血管丛。在胚胎发育第 30 天左右,血管丛的头侧部分以肺静脉总干通过中线的心背系膜于房室结头侧连接于心脏。静脉与心房连接失败将导致肺静脉连接异常(图 10.10)。虽然肺静脉位于中线位置,但是由于原发隔在右侧发育,所以肺静脉最终引流入左心房。在肺静脉与发育中的左心房连接后,肺静脉及其分支存在心肌袖,从而实现重新分化。转录因子 PITX2c 在肺静脉心肌的分化中起着至关重要的作用[31]。肌肉化的肺静脉逐渐并入左心房,直到第二次演变,最终在左心房形成 4 个肺静脉孔。肺静脉心肌袖可以延伸至肺静脉孔上游。

静脉系统

胚胎发育第 5 周时有 3 对主静脉。

卵黄静脉

这些成对的静脉将血液从卵黄囊输送至静脉窦。在与静脉窦连接前,它们在十二指肠周围形成血管丛,穿过横膈。生长在肝隔膜中的肝细胞诱导肝窦形成。右侧卵黄静脉近端作为下腔静脉肝段持续存在,远端成为肠系膜上静脉,十二指肠周围的吻合血管网称为门静脉。左侧卵黄静脉近端退化消失。

脐静脉

成对脐静脉在卵黄静脉的外侧、主静脉的内侧连接于静脉窦。随着肝脏生长,它们与肝窦形成吻合。左、右脐静脉近端部分均退化,左侧脐静脉远端部分持续存在并引流至肝窦。左脐静脉与右侧卵黄静脉直接吻合发育形成静脉导管。

主静脉

成对的总主静脉与静脉窦最外侧相连,由前主静脉(引流头部)和后主静脉汇合而成。从胚胎发育第5~7周,进一步形成静脉系统:下主静脉主要引流肾脏血流,上主静脉在后主静脉退化后经肋间静脉引流体壁血流,骶主静脉引流下肢血流。左、右侧之间形成吻合。头臂静脉是由两条前主静脉吻合而成。上腔静脉是由右前主静脉和右总主静脉的近端形成。两条下主静脉之间吻合形成左肾静脉和左下主静脉,随着其远端部分退化称为左侧性腺静脉。右下主静脉成为下腔静脉肾段,近端连接右侧卵黄静脉衍生而来的下腔静脉肝段(图10.23)。

骶主静脉间的吻合形成左髂总静脉。右上主静脉成为下腔静脉的上主静脉段。奇静脉来源于右上主静脉和部分后主静脉。在左侧,第4和第7肋间静脉间的上主静脉成为半奇静脉,引流至奇静脉(图10.24)。

最初,引流入心脏的静脉嵌入心脏静脉极的间充质中,随着心包腔扩张,从该间充质中发出连接的静脉。通过这个过程,由左右上主静脉和下主静脉汇合的总主静脉并入心包腔内。随之,它们获得心肌袖组织,体静脉汇合成为静脉窦或左、右静脉角,最终连接于右心房。

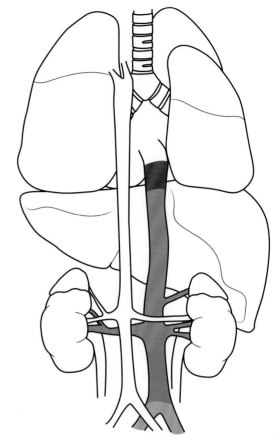

图10.23　下腔静脉的胚胎起源。下腔静脉背面观,主动脉位于其左侧,髂静脉和下腔静脉分叉来源于后主静脉(橙色)。肾静脉和分叉之间的部分来源于上主静脉(黄色)。肝和肾静脉之间的部分来源于下主静脉(绿色)。肝脏和右心房之间的部分来源于右侧卵黄静脉(红色)

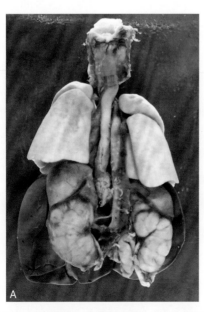
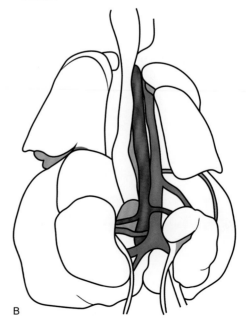

图10.24　下腔静脉与奇静脉延续。显示主要特征的解剖图(A)和示意图(B)。妊娠20周因左房异构终止妊娠。胎儿胸腹脏器的背面观。主动脉和腔静脉通过膈肌相伴上升,奇静脉进入上腔静脉。除左房异构外,该胎儿患有完全性房室间隔缺损、双侧上腔静脉、心房反位和多脾。肝静脉直接汇入右心房

动脉系统

胚胎在第 4 周（第 22~24 天）折叠，导致连接在心脏头端的成对的背主动脉形成一对背腹环——第 1 主动脉弓。成对的背主动脉在第 4 胸段水平以下融合，并与脐动脉相连。胚胎发育第 26~29 天期间，另外 4 对主动脉弓在咽弓间充质中相继发育，连接动脉干上端的动脉囊和背主动脉——第 2、第 3、第 4 和第 6 对主动脉弓（图 10.25）。第 5 对主动脉弓从未发育。后一对主动脉弓形成时，前两对主动脉弓退化。因此，第 3、第 4 和第 6 对主动脉弓形成头部、颈部和胸部的动脉（表 10.1）[32]。

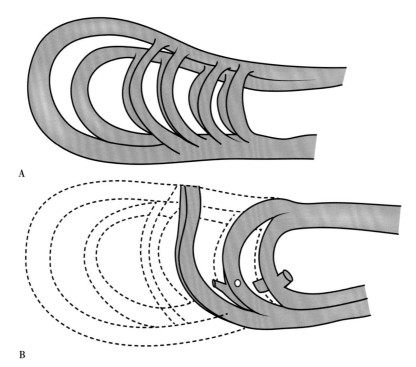

图 10.25　A. 主动脉弓左侧观示意图。头在左边，下半身在右边。弓动脉成对并对称，从头侧到尾侧相继发育，第 5 对弓动脉从未发育。并不是所有的弓动脉都是同时出现的。当第 6 对弓动脉发育时，第 1 对、第 2 对弓动脉已经退化。B. 主动脉弓相继发育的示意图显示部分弓动脉持续存在，部分退化。如 A 图中所示，从左侧观的示意图，头侧位于图片左侧。第 3 对弓动脉的演变是对称的，但是第 4 对和第 6 对弓动脉的演变是非对称的

表 10.1　胚胎主动脉弓的动脉演变

胚胎弓动脉	动脉演变	备注
I	上颌动脉	
II	舌骨动脉 镫骨动脉	
III	颈总动脉 颈内动脉的第一部分	背主动脉产生颈内动脉的剩余部分
IV	右锁骨下动脉近端 LCCA 和 LSCA 之间的主动脉弓	LSCA 来源于第 7 节间动脉
VI	肺动脉分支和动脉导管	

注：LCCA，左颈总动脉；LSCA，左锁骨下动脉。

背主动脉发育形成 3 组分支：

1. 供应肠道的一组腹侧分支来源于卵黄动脉网。

2. 供应腹膜后器官（如肾上腺、肾和性腺）的外侧分支。

3. 渗入体节之间走行的背外侧节间分支。

双侧第 3 对主动脉弓成为颈总动脉和颈内动脉的第一部分（图 10.25）。连接第 3 对和第 4 对主动脉弓的背主动脉部分退化，保留第 3 对主动脉弓供应头部。第 4 对和第 6 对主动脉弓经不对称重构后，供应下肢、背主动脉和肺部。主动脉囊形成近端主动脉弓和头臂动脉（图 10.26）。左侧第 4 主动脉弓成为左颈总动脉和左锁骨下动脉之间的主动脉弓部分和降主动脉起始处。通常情况下，第 7 节间动脉与右侧第 4 主动脉弓腹侧部分相连，如果当其与持续存在的右侧背主动脉相连时，出现食管后右锁骨下动脉（图 10.27）。食管后右锁骨下动脉是 21- 三体常见的表现（图 10.28）。

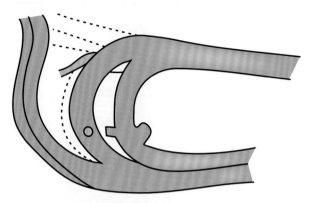

图 10.27　食管后右锁骨下动脉。右锁骨下动脉来源于第 7 节间动脉。正常情况下，它连接第 4 弓的腹侧部分。相反，当它连接在位于后方的右侧背主动脉时，它便走行在食管和气管后方，向右上方延伸

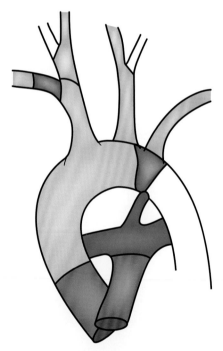

图 10.26　主动脉弓的发生演变。动脉干形成主动脉和肺动脉主干的近端（橙色）。主动脉囊形成升主动脉和头臂动脉（绿色）。第 3 对主动脉弓形成颈内动脉。第 4 对主动脉弓在右侧形成锁骨下动脉的第一部分，在左侧形成左颈总动脉和左锁骨下动脉之间的主动脉弓部分（紫色）。右锁骨下动脉远端和左锁骨下动脉来源于第 7 节间动脉（黄色）。肺动脉和动脉导管来源于第 6 对弓动脉（蓝色）。降主动脉剩余部分（无颜色标记）来源于左侧背主动脉

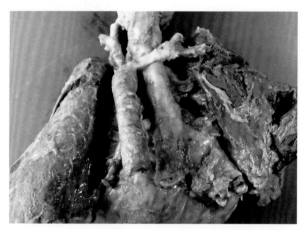

图 10.28　食管后右锁骨下动脉。在正常情况下，右锁骨下动脉由第 7 节间动脉与右侧第 4 弓的连接发育而来。当发生食管后右锁骨下动脉时，第 7 节间动脉从右侧背主动脉发出。本图片为胸部背面观，显示右锁骨下动脉起源于左侧降主动脉，走行于食管后方，向右上方延伸

右、左锁骨下动脉来源于第 7 节间动脉。第 6 对主动脉弓形成肺动脉，左侧第 6 主动脉弓形成动脉导管。

主动脉弓残余部分的持续存在会形成包绕气管和食管的血管环（图 10.29 和图 10.30），这包括多种类型。异常的退化也会导致主动脉弓离断（图 10.31）。

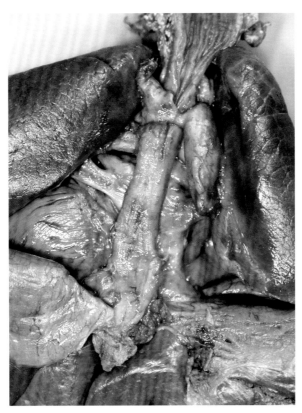

图 10.29 血管环。升主动脉发出左、右颈总动脉和右锁骨下动脉。随之，它横跨右肺门，降主动脉位于右侧。肺动脉主干发出左、右肺动脉，左位动脉导管连接左锁骨下动脉和左肺动脉。左锁骨下动脉经食管后憩室（Kommerell 憩室）从降主动脉发出。因此，气管和食管周围有一个完整的血管环，从后面观，血管显示为由右位主动脉弓和左锁骨下动脉或 Kommerell 憩室形成的 Y 形结构。胸降主动脉远端位于中线、食管后方。未发现右侧动脉导管，也无缩窄的证据

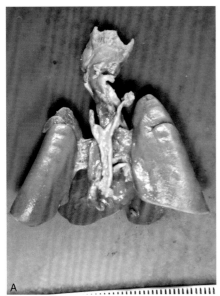
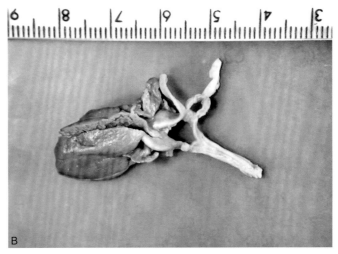

图 10.30 妊娠 20 周男胎血管环标本。A. 胸部背面观，显示食管和气管周围的完整血管环，右位主动脉弓、左位动脉导管和孤立左锁骨下动脉。B. 移除食管和气管的单纯心脏标本，血管环由右位主动脉弓和左位动脉导管形成。左锁骨下动脉起自动脉导管

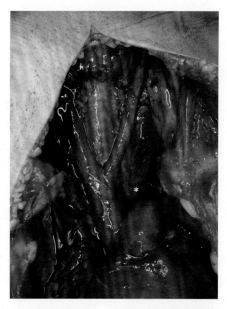

图 10.31　主动脉弓离断。大血管从心脏正常发出，主动脉发出头臂干和左颈总动脉，但主动脉峡部缺失（＊），降主动脉和左锁骨下动脉经动脉导管从肺动脉主干供血。该新生儿突发死亡。尸检可见室间隔缺损和主动脉瓣狭窄

总结

　　人的心脏从胚胎腹侧的大量间充质细胞发育而来，发育时间超过 4 周。一条由肌肉包裹的内皮衬管首先形成，并开始节律性收缩。心管向右成襻，房室心腔从其壁膨胀而出。间充质突入腔内导致左、右侧分隔，并形成房室瓣和半月瓣。传导系统是从原始心管的原始心肌发育而来。一系列复杂的动脉和静脉依次发育和重构，形成明确的动脉和静脉系统。该过程的缺陷将会导致侧分化异常（异构和转位）或分隔失败（房间隔、房室间隔和室间隔缺损）。继发的血流动力学改变可极大地修饰和加重原有缺陷。

（何怡华　邓学东 译　周祎 审校）

参考文献和自我测试题见网络增值服务

第 11 章　肺部生长与成熟

RICHARD HARDING , ANNIE R.A. MCDOUGALL AND
STUART B. HOOPER

本章要点

- 新生儿的存活依赖于胎儿期肺部是否已发育到合适大小及其成熟度。本章介绍胎儿期正常和受损肺部的生长与成熟机制。

- 胎儿肺部气道内含有由上皮细胞主动分泌的液体,该液体使肺部得以正常、成熟并膨胀。

- 胎儿肺部膨胀程度由肺部所处的物理环境包括胸腔内空间、胎儿呼吸样运动(fetal breathing movements, FBM)和羊水量所决定。肺部组织所承受的机械应力刺激基因网络,从而促进组织发育与分化。长期缺乏物理性牵拉刺激会导致肺部发育不良。

- 肺部液体的清除开始于分娩的发动,并通过以下方式排出:①由胎儿体位变化引起的肺部液体自口腔和鼻腔排出。②通过肺上皮细胞的液体再吸收。出生后肺腔内残余液体可通过吸气引起的跨肺压阶差而排出。

- 胎儿期肺血流量(pulmonary blood flow, PBF)通常较少,但可在胎儿出现呼吸样运动时增加。出生时,肺部血管阻力明显下降,从而允许大量血液流向肺部,以进行充分的气体交换。

- 出生时肺部通气是包括肺部血流增加等心血管系统转变的基础。随着出生时脐静脉回流的停止,肺静脉回流的增加取而代之成为左心室前负荷的主要来源。

- 肺部成熟包括细胞外间质的重塑、肺泡上皮细胞分化以及肺泡表面活性物质的产生。这些变化由肺组织的机械应力和皮质类固醇信号通路所驱动。

引言

肺脏在胎儿期不参与气体交换,然而在出生时,肺脏必须立即替代胎盘担起气体交换的重任。这种转变似乎平常,但值得注意的是,肺部气道在出生前充满液体并且缺乏血供,为使肺部在出生时能够进行气体交换,气道内液体必须排空,肺脏必须产生足够的表面活性物质,肺血管阻力(pulmonary vascular resistance, PVR)必须下降从而使其能够接受来自右心室射出的全部血液。在正常胎儿发育过程中,肺脏在逐步为出生时会出现的这种巨大的生理改变而做准备。然而,如果胎肺在宫内的发育成熟受损或胎儿早产,新生儿可能会发生呼吸窘迫综合征(respiratory distress syndrome, RDS)。本章着重讲解产前调控肺部生长和成熟的过程,尤其是支持出生后转变所需的生理变化。新生儿常见呼吸系统疾病及其宫内起源和治疗策略也将被讨论。

肺部发育分期

肺部形态学家将人类肺部发育分为 5~6 个主要阶段[1](表 11.1)。

表 11.1　人类肺部发育分期

分期	孕龄	主要事件
胚胎期	4~7 周	前肠内出现肺芽。管上皮分支并向周边间质内生长。血管连接形成
假腺期	5~17 周	支气管树与血管树相平行地发育。肺部周边有间质前体细胞
小管期	16~26 周	更高一级气道和血管树分支的增加。Ⅰ型和Ⅱ型上皮细胞分化,形成菲薄的气 - 血界面。表面活性物质开始生成

续表

分期	孕龄	主要事件
终末囊泡期	25~40 周（足月）	气道分支的进一步增加。潜在气体交换部位腔隙的扩张。表面活性物质系统的成熟
肺泡期	36 周~18个月	二级隔膜的生长以及肺泡开始形成
微小血管成熟	出生至 3 岁	毛细血管网从双层变为单层。肺间质组织量减少，毛细血管融合，单层毛细血管网区域的择优生长

胚胎期（4~7 周）

肺脏始于受孕后 22~26 天原始前肠的发育（如内胚层组织）。该肺芽分裂形成左右支气管，随后进行二叉分支进而形成支气管树的重要单位。在早期胚胎发育期，内胚层来源的上皮细胞形成发育中的"气道"并向来自脏壁中胚层的周围组织内生长。起源于中胚层组织的间质细胞最终形成肺脏的肺上皮组织，包括血管和淋巴管、气道软骨、平滑肌、纤维组织和肺间质的其他组成成分。

假腺期（5~17 周）

在假腺期，肺脏类似于一个典型的外分泌腺。主支气管以及相关肺脏功能单位（如腺泡）、肺动脉血管树分支逐渐形成，从而形成每一个主"气道"都伴有一个肺动脉分支的结构。上皮细胞组成的"气道"或管道盲端的重复分支形成了一个个的腺泡（呼吸单位）（图 11.1）。这一分支过程（分支形态发生）由气道上皮细胞与邻近间质细胞相互作用而诱发，并且由疏松的毛细血管网供应（图 11.1）。气道上皮细胞逐步分化（离心向）为特定的细胞类型：纤毛细胞（在 11~13 周）、杯状细胞和黏液腺。

小管期（16~26 周）

在小管期，气道进一步增宽和变长，围绕在远端气道的间质细胞随之变薄（图 11.1*）。这一管道形成过程导致肺腔与组织容积比的大幅度增加。在小管期，由终末细支气管末端扩张形成的终末囊泡（初始肺泡）组成了肺部功能单位。毛细血管网随后在终末囊泡周围形成，使毛细血管与上皮细胞表面间的距离减小，这意味着对有效气体交换至关重要的气-血界面初步形成（图 11.1）。因此，小管期后期被认为是肺部能够支持出生后独立存活的最早时期。

终末囊泡期（妊娠 28~40 周）

终末囊泡期是肺部发育过程中远端气腔逐步扩大的过程。在该阶段，囊周间质进一步减少变薄，腔内容积因此较肺部组织容积相比，进一步增加。在终末囊泡期，起源自一级隔膜的二级隔膜开始发育，最终将终末囊泡分成多个肺泡（图 11.1*）。原始一级隔膜比二级隔膜较厚，其内含有双层毛细血管网，与成熟肺泡外只覆盖单层毛细血管不同，分隔邻近囊泡。弹性纤维由二级隔膜内的肌成纤维细胞组成，并沉积于隔膜尖端，与肺脏本身的弹性（回缩）性能有关。上皮细胞分化为Ⅰ型和Ⅱ型上皮细胞。通过以上结构变化，腔内"气体"与毛细血管内血流间的距离减小，从而增加了出生后肺部进行气体交换的能力。

肺泡期（妊娠 36 周到 1~2 岁）

在肺泡期，终末囊泡被二级隔膜分支分隔形成肺泡。这些肺泡初始形态似浅杯状，并随二级隔膜的延长而逐渐加深。肺泡壁及覆盖其上的上皮细胞逐渐变薄，从而形成肺泡的最终形态。肺泡平均直径增长迅速，可从妊娠 30 周的 30μm 增长到妊娠 40 周的 150μm。肺泡成

---

* 根据版权授权要求，本图须在文中保留原文，相应译文如下：

图 11.1 肺间质及其微血管发育示意图。A. 假腺期。此期管上皮细胞为柱状上皮细胞，并侵入含有疏松血管网的肺间质内（C）。后续示意图展示的是 A 图框内结构的进一步发育过程。B. 小管期。可见"气体交换"区上皮细胞分化以及扩张从而引起肺间质的变薄；管上皮周围毛细血管重排，使"气体交换"区间壁内包含双层毛细血管。菲薄的气-血界面逐渐发育，Ⅰ型和Ⅱ型上皮细胞逐步明显。C. 终末囊泡和肺泡期。可见起源自一级隔膜的二级隔膜的发育，初始隔膜含有双层毛细血管网以及位于中层的结缔组织。D. 成熟肺部。可见仅有一层毛细血管层的菲薄肺泡间壁

熟的最终阶段包括毛细血管网的重塑，即覆盖终末囊泡和肺泡外的原始双层毛细血管网转变为单层[1]（图 11.1），该血管网重塑标志着最终肺泡的形成。

在足月分娩时，人类肺脏包含 2000 万 ~5000 万个肺泡。而成人肺脏可包含近 3 亿个肺泡，说明大多数肺泡是出生后形成的。肺部发育的肺泡期被认为会在出生后持续 1~2 年，并且仍可能有一些肺泡在后续时间内继续发育。对于在肺部发育早期就会出生的物种来说（例如鼠类），肺泡期则起始于出生后，其出生时的气体交换主要通过终末囊泡实现。

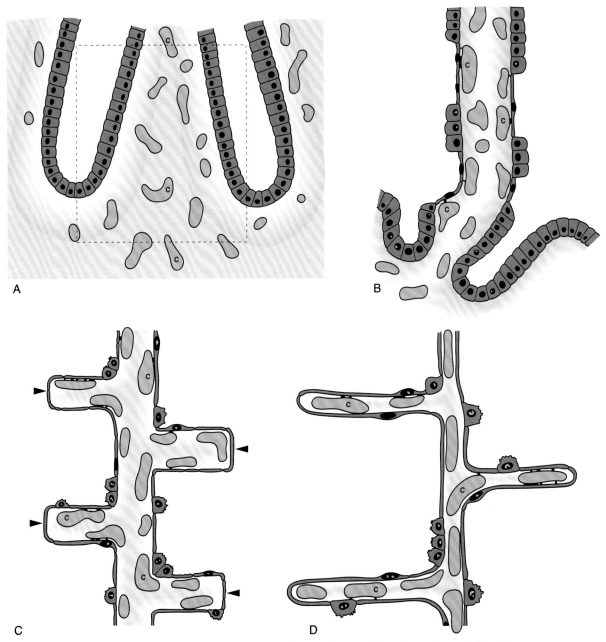

• **Fig. 11.1** Diagram showing development of lung parenchyma and its microvasculature. **A,** Pseudoglandular stage, during which epithelial tubes lined by columnar epithelial cells invade the mesenchyme, which contains a loose network of blood capillaries (C). The remaining panels show further development of structures enclosed by the frame in *A.* **B,** Canalicular stage, showing differentiation of 'airspace' epithelium and expansion of airspaces resulting in attenuation of mesenchyme; capillaries are rearranged around the epithelial tubes so that walls between 'airspaces' contain a double layer of capillaries. A thin 'air'–blood interface develops, and types I and II epithelial cells become apparent. **C,** Terminal sac and alveolar stages, showing development of secondary septa from primary septa; septa are primitive in that they contain a double capillary network and a central layer of connective tissue. **D,** Mature lung, showing thin interalveolar walls containing a single capillary layer. (Reproduced with permission from Burri PH. Fetal and postnatal development of the lung. *Ann Rev Physiol*. 1984;**46**:617–628.)

肺部循环

结构发育

近期已有文献对肺部血管结构发育进行了详细综述[2,3]。肺部在解剖和功能方面发育有两套不同的血供系统：肺部血流供应气体交换（肺泡）的组织，支气管血流供应非气体交换区肺组织。支气管循环中的动脉发出毛细血管滋养支气管和细支气管壁，但不延伸至大部分进行气体交换的周边支气管树。支气管静脉血通过细支气管和肺静脉间的吻合支汇入肺静脉。肺动脉壁具有肌层结构，但在肺周边区域的动脉，其动脉壁仅部分肌化。肺静脉拥有与动脉类似的分支模式，但其不随动脉和气道走向，而常常呈直角进入肺间质。

细小动脉在成人肺循环中是不存在的，因此肺血流量（pulmonary blood flow，PBF）主要取决于肺泡毛细血管的阻力。在胎儿和新生儿中，围绕肺部小动脉的平滑肌较成人肺部和血管直径来说厚度较厚，且顺血管树向远处延伸。这可能是胎儿肺血管阻力高以及胎儿期肺动脉高压（与出生后相比）的原因。在出生后的前几周，动脉平滑肌变薄，从而使动脉壁厚度减小，这可能是由于体循环和肺循环出现功能性分离后肺动脉压力减小所致。

肺部有效气体交换界面的形成依赖于靠近终末囊泡或肺泡上皮表面的致密毛细血管床的发育。在发育早期，毛细血管在未成熟的气腔周围形成疏松的血管网，两结构由其他细胞或细胞外基质（extracellular matrix，ECM）成分分隔。在小管期，毛细血管数目迅速增加，并与原始气囊上皮细胞紧密接触。在终末囊泡期，毛细血管在终末囊泡周围形成致密的血管网，囊间组织进一步减少，毛细血管上皮细胞的基底膜与肺泡上皮细胞基底膜相融合（图 11.2）。基底膜起初为局灶

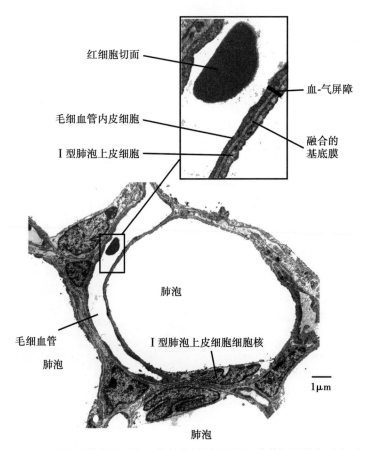

红细胞切面

血-气屏障

毛细血管内皮细胞

Ⅰ型肺泡上皮细胞

融合的基底膜

肺泡

毛细血管肺泡

Ⅰ型肺泡上皮细胞细胞核

1μm

肺泡

图 11.2 肺泡及其邻近毛细血管的电镜图，可见一菲薄间隔将气腔与毛细血管腔隔开（气-血屏障）。该屏障包含有肺泡上皮细胞变薄的细胞质以及毛细血管内皮细胞，通过已融合的各自基底膜分隔开（见小图）。在显微图中，变薄延伸的Ⅰ型上皮细胞的细胞质将整个肺泡包围

性融合,随着肺部发育成熟,融合部位逐步扩张,形成菲薄的气体交换屏障(约 0.2μm)。

肺部循环的功能发育

该主题也在近期被深度讨论过[3]。在妊娠中期,胎儿心输出量中仅有 3%~4% 流向肺部,即使在妊娠晚期,肺部血流灌注也仅增加到 8%~10%[3]。在胎儿期,右心输出量大部分(约 88%)通过动脉导管流向降主动脉,而不是流向肺部。在近足月胎儿中,平均肺动脉压约为 55mmHg,比平均主动脉压高出 5mmHg 左右,从而保持血流通过动脉导管流向体循环而不是流向肺部。尽管在胎儿期,肺血管床总横截面积的明显增加可使肺血管阻力(pulmonary vascular resistance, PVR)逐步下降,但出生前肺血管阻力仍明显高于刚出生时(约高 8 倍)[3]。

胎儿期 PVR 受多因素影响,包括肺血管所处物理及氧气环境和血管活性物质的存在。由于该专题已在文献中被详细评论过[3,4],因此本章仅进行简要的概述。在胎羊中,PVR 通过有力的胎儿呼吸运动而降低[5],并与肺内液体容积有关[6]。随着肺内液体容积的增加,终末气囊内液体压力增加从而可能压迫以毛细血管为主的肺部小血管,进而增加 PVR[6]。胎儿肺部灌注血流的低 PO_2 也与肺血管阻力高有关。在出生后的羊羔中,若使用接近胎儿期 PO_2 的血流灌注其肺部会明显增加 PVR[7]。在羊的胎儿期,减少或增加动脉血的 PO_2(如低氧或高氧状态)会分别增加和减少 PVR。氧分压影响肺血管阻力的机制尚不清楚,但可能与释放的影响血管平滑肌的前列环素(PGI_2)和上皮细胞衍生的一氧化氮(NO)有关。

出生时的变化

肺部通气是出生时诱发 PVR 下降的首要起因,并可使 PBF 增加 8~10 倍[6]。尽管氧合的增加可增强肺血流的增多,但 PBF 的增加并不依赖于氧合的增加[8,9],即使肺部接受 100% 的氮气通气同样可以出现 PBF 的增加[7]。此外,由于部分肺部通气即可引起整体 PBF 的增加(通气和非通气区域都会同等增加),因此 PBF 的增加在空间上与肺部通气区域并不相关[10]。这就导致了如果出生时肺部只有部分通气,可出现肺部通气 /血流灌注较大的不匹配差异,但对于处于过渡期的婴儿来说,该差异可能好处大于坏处,具体原因将在后文中讲述。

出生时 PVR 急剧下降的机制复杂,可能与物理环境、氧气环境以及血管舒张和收缩物质之间的平衡有关。由于肺泡上皮细胞和毛细血管内皮细胞在结构上是联结的(图 11.2),出生时肺泡内形成的气液界面和部分肺部回缩力(详见后文)可能改变肺部小血管的几何结构从而使其扩张。出生时肺部间歇性的膨胀,氧合的增加以及如 PGI_2、缓激肽(对胎儿有效的血管舒张剂)、NO 等血管舒张因子的释放,共同作用,使得出生后肺部血管扩张。出生前抑制 NO 的合成会降低因出生诱发的 PBF 增加,从而导致新生儿肺动脉高压的发生[3]。

由于 PBF 的增加是同时发生在肺通气区域和非通气区域,且亦可被纯 N_2 通气所诱发(图 11.3)[7,10],因此上述所有机制都不能完全解释由部分通气所诱发的肺部整体 PBF 的增加。尽管该机制尚不明确,但有研究提出,将气道内液体清除至肺泡周边组织能够激活 J 受体从而通过迷走神经刺激肺部血管的总体扩张[10]。

出生时 PBF 的增加对出生时心血管循环的转变起着至关重要的作用。由于出生前 PBF 低,左心室的前负荷主要来自经静脉导管、下腔静脉和卵圆孔进入左心房的脐静脉回流血流[11]。因此,如果在肺部通气和 PBF 增加前夹闭脐带,则左心室将会丧失前负荷直到肺部通气和 PBF 增加[12,13]。这就会引起出生后持续的心输出量减少(减少至 50%),使新生儿处于体循环低血压和缺血性脑损伤的高风险状态。这是由于心输出量的增加及重新分布是机体在缺氧 - 窒息状况下保护脑部免受低氧损伤的主要机制[14]。在脐带夹闭前进行肺部通气和增加 PBF,有利于保证左心室前负荷血容量,使其能够应对从脐静脉回流至肺静脉回流的迅速转变,从而在血液供应上不受影响[12]。因此,典型的心输出量降低(通常表现为心率的下降)可通过在夹闭脐带前建立的通气所预防[12]。此外,考虑到高 PBF 在出生后供应左心室前负荷和维持心输出量中的重要作用,保证 PBF 的增加,至少在出生初期,不依赖于肺部通气是合乎逻辑的。

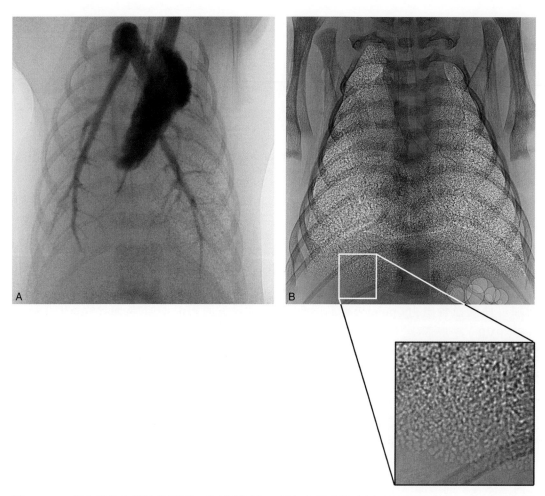

图 11.3　A. 新生幼兔右侧肺单侧通气后,进行同步 X 线与血管成像,图中显示肺部血流不受肺部通气影响,出现肺部血流的整体增加。血管内的碘造影剂量在通气的右肺和未通气的左肺中均相同(黑色区)。B. 新生幼兔自主呼吸下的 X 线,气液界面可被清晰显示。整个肺部乃至最远端的气体交换区(小图)都达到了完全通气(白色斑点);单独投影一个气道时,可观察到单个肺泡。利用该技术可观察到吸气在清除肺内液体过程中的作用,肺内液体可在头 3~5 次呼吸过程中借由吸气引起的跨肺静水压而由气道完全排出

胎儿呼吸样运动

　　健康的哺乳动物胎儿会在妊娠期进行间断性的呼吸样运动[15]。这些运动被称为"胎儿呼吸样运动",与出生后呼吸运动类似,都被认为是控制呼吸的脑干区域协调节律性运动的早期表现。胎儿呼吸样运动包括膈肌以及喉部扩张肌的节律性"吸气"运动[16]。呼气肌(如肋间肌、上气道括约肌)在非刺激性呼吸运动期无活动。与出生后的呼吸运动类似,胎儿呼吸样运动可通过增加动脉 $PaCO_2$、降低血液和脑脊液内的 pH 而激发,其机制可能是通过刺激中枢化学感受器[17]。胎儿呼吸样运动同样受胎儿行为状态影响,其主要发生在快动眼睡眠期(rapid eye movement, REM)并且在平静状态下(慢波或非快动眼睡眠)无胎儿

呼吸样运动[15]。关于胎儿有无清醒期仍有争议,但是在胎儿短暂的类似清醒的活跃期(低脑电压活动、眼球运动、吞咽、头颈部运动)时常伴有胎儿呼吸样运动。胎儿安静睡眠时(非快速动眼)对胎儿呼吸样运动的抑制在出生后必须被消除,从而使胎儿无论处于何种睡眠状态,都能持续呼吸。目前认为出生后持续的呼吸运动是由于 CO_2 产生的增加以及胎盘分泌的潜在抑制因子的去除所致。

　　胎儿呼吸样运动与出生后的呼吸运动不同,其"潮气量"非常小,且每一次"呼吸"都是等容的。胎儿的低潮气量可以归于水相相对于气体的高黏性和惰性,以及液体在呼吸道内流动的高阻力[18]。在胎羊中,其"潮气量"通常小于 1mL[19],而新生幼羊的潮气量为 40~50mL(8~10mL/kg)[20],与人类类

似。妊娠晚期胎儿肺部在呼吸样运动时的肺腔容积变化通常小于静息肺腔容积（基线）的 1%。因此，胎儿呼吸样运动类似于出生后上气道阻塞时的呼吸运动，表现为吸气时胸壁回缩而腹部凸出的矛盾性运动[21,22]。

胎儿呼吸样运动可通过超声观察到，并将其列为胎儿生物物理评分内容之一[23]，也被用来评估胎儿死亡风险。在受到宫内压力例如缺氧、低血糖、宫内感染、分娩以及前列腺素水平增加等的情况下，胎儿呼吸样运动的发生将会减少[15,24]。在先天性神经或骨骼肌肉异常的胎儿中，胎儿呼吸样运动可受损或消失。母体药物的使用同样可完全破坏或减少胎儿呼吸运动，例如酒精摄入、吸烟以及镇静麻醉药物可抑制胎儿呼吸运动。

目前，胎儿呼吸样运动被认为是肺部正常发育过程的重要部分。长期缺乏胎儿呼吸样运动可引起肺部发育不良（肺部体积小和结构发育不成熟）[25,26]。在严重情况下，肺发育不良可导致呼吸衰竭或新生儿死亡。胎儿呼吸样运动对于抵抗潜在的肺部回缩力、维持肺部膨胀状态起着重要的作用。胎儿期肺部的膨胀被认为是肺部正常发育和结构成熟过程中的必要因素。胎儿呼吸样运动在维持肺部膨胀中的作用将在后文中提及。

胎儿肺部液体

肺内液体分泌的调控

胎儿肺内气腔内充满由肺上皮细胞分泌的液体。这种独特的液体（胎儿肺内液体）不是胎儿吸入的羊水，这是由于当气管闭塞时液体已聚集在肺部[16]，且该液体中的离子成分与羊水不同（表 11.2）[27]。通过对羊胎肺部单向电离子流的研究中发现，肺部液体的分泌起因于氯离子和钠离子穿过肺上皮细胞向气腔内流入的净运动[28]。这种运动通过跨膜渗透压差从而引起液体流向肺腔。目前认为位于肺上皮细胞基底外侧面的 Na^+, K^+-ATP 酶提供电化学梯度使 Na^+ 离子与 Cl^- 离子共同进入细胞。Cl^- 离子进入细胞后再随跨膜电化学梯度穿过顶端膜进入肺腔。Cl^- 离子进入肺腔的净运动同样为 Na^+ 离子进入肺腔提供电

离子差。这些电离子的运动形成渗透压差，从而使液体从细胞内流向肺腔[28]。液体分泌后，胎儿肺内液体随后通过气管离开肺部进入咽部，进而被胎儿吞咽或进入羊膜腔[29,30]。

表 11.2　胎儿肺内液体的组成成分与胎儿动脉血和羊水的比较

参数	动脉血	肺内液体	羊水
Na^+/mmol·L^{-1}	150 ± 0.7	150 ± 1.3	113 ± 6.5
K^+/mmol·L^{-1}	4.8 ± 0.2	6.3 ± 0.7	7.6 ± 0.8
Cl^-/mmol·L^{-1}	107 ± 1.0	157.1 ± 4.1	87 ± 5
Ca^{2+}/mmol·L^{-1}	3.3 ± 0.1	0.8 ± 0.1	1.6 ± 0.1
HCO_3^-/mmol·L^{-1}	24 ± 1.2	2.8 ± 0.3	19 ± 3
尿素	291 ± 2	7.9 ± 2.7	10.5 ± 2.4
渗透压 /mOsm	291 ± 2	294 ± 2	265 ± 2
蛋白质 /mg·100mL^{-1}	4 090 ± 260	27 ± 2	100 ± 10
pH	7.34 ± 0.04	6.27 ± 0.5	7.02 ± 0.09

尽管目前尚缺乏人类胎儿肺部液体分泌的数据，但在针对胎羊的研究发现，在妊娠晚期分娩发动之前，胎儿肺部分泌 3~4mL/（kg·h）液体[31]。液体分泌速度由内分泌、代谢和物理因素所调控。通过与 β 肾上腺素受体结合作用的肾上腺素[32,33]以及精氨酸升压素[34]都可在体内有效抑制肺内液体分泌。该抑制作用可能是通过激活由腺苷酸环化酶介导的细胞内环磷酸腺苷（cyclic adenosine monophosphate, cAMP）浓度升高所致[35]。其他影响胎儿肺内液体分泌的激素包括皮质醇和泌乳素，都可在体内增加肺内液体的分泌[36-38]。

肺内液体的分泌是一个动态过程，可被急性或慢性低氧状态所抑制[39,40]，该过程可能是通过可利用氧的减少或组织内 pH 的变化所介导，而不是通过循环肾上腺素或血管升压素的增加[33,41,42]。物理因素包括肺腔内液体压力也会影响肺内液体的分泌。胎儿肺内液体容积的减少会降低腔内压力，从而增加肺内液体分泌速度[43-45]。相反，胎儿肺部的持续膨胀会增加腔内压力，从而减少[46]或终止胎儿肺部液体的分泌[5,47]。液体穿过肺上皮细胞进行净运动的驱动力必须由所有影响液体运动的因素共同管控。在正常情况下，由于肺腔内压力比羊膜腔内

压力高 1~2mmHg,胎儿肺部存在一较小的静水压[16]。该静水压可能会对抗氯离子流动产生的渗透压。该渗透压刺激肺内液体分泌且必须在超过静水压时,才能使液体穿过肺上皮进入肺腔。因此,由于肺内液体容积变化而造成的肺腔内压力的减少或增加,可通过影响对抗性的静水压大小来增加或减少肺内液体分泌的净速度(例如,在不直接影响肺液体分泌的电离子机制的情况下)。

胎儿肺内液体容积的调控

在妊娠期大多数时间,胎儿肺部是以膨胀状态发育,气道内的液体容积也在妊娠中晚期明显增加[48]。在胎羊的妊娠晚期,其胎儿肺内液体容积明显从 25~30mL/kg 增长到足月时的 45~50mL/kg(145~150 天)(图 11.4)。相反,相应的气体占据的肺内容积[功能残气量(functional residual capacity,FRC)]在兔幼崽出生时为 15~20mL/kg[49],在羊幼崽出生后 1~2 天为 20~25mL/kg[20]。因此,相对于出生后由气体充盈的肺部来说,胎儿肺部在妊娠晚期是过度膨胀的(图 11.4)。胎儿肺腔容积在出生时的减少(如 FRC),可能与出生时肺部气 - 液界面的形成,以及表面张力是出生后肺部弹性回缩力的主要组成。虽然肺表面活性物质可大幅度减少但无法完全去除该表面张力,出生后肺部具有远离胸壁的

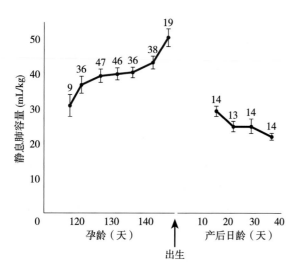

图 11.4 胎儿肺内液体容积。用染料稀释法测量长期插管的胎羊在妊娠最后 40 天的宫内胎液体容积。出生后小羊的肺功能残气量可通过氦气稀释法进行测量[20]。数字代表每个孕龄或产后日龄进行的测量次数

倾向性。出生后肺部弹性回缩力的增加使得胸膜内和肺泡周围间质组织内形成负压,而该负压在胎儿期是不存在的[13, 16]。

在胎儿期,肺内液体容积主要由跨肺压和肺内流出的液体来调控,而不是由液体分泌速度所调控[16]。肺内液体流出的速度由跨肺压以及上气道阻力,尤其是喉头肌所调控[18, 50]。在胎儿的"非呼吸期"(如胎儿"屏气"时),喉头收缩肌的紧张性活动可限制肺内液体的流出从而产生对抗肺部弹性回缩力的力量(图 11.5)。在胎儿呼吸运动时,喉头括约肌的位相性活动引起声门的扩张,从而减少肺内液体流出的阻力。肺内液体流出阻力的减小和肺部弹性回缩力的共同作用增加了胎儿呼吸运动时肺内液体的流出[30]。然而,膈肌同步节律性的收缩起到了对抗肺内液体流失的作用[43, 44],限制了胎儿呼吸运动时肺内液体的流失[31](图 11.5)。因此,胎儿期肺部的高度膨胀主要由以下原因引起:①低肺部弹性回缩力(由于无气 - 液界面)。②非胎儿呼吸运动期喉部引起的肺内液体流出的高阻力。③胎儿呼吸运动期膈肌收缩抑制肺内液体流出以及声门节律性扩张和上气道阻力的减小。

出生时肺内液体的清除

出生时胎儿肺内液体必须从气道中清除以利于肺部有效气体交换的建立。这一过程起始于出生前并持续于出生后一段时间。在对胎羊的研究中发现,其肺内液体的清除起始于分娩发动[48],且对于拥有正常羊水量的健康胎儿来说,多数肺内液体的清除发生在分娩和出生后。既往认为胎儿血浆内肾上腺素和精氨酸升压素(arginine vasopressin,AVP)循环浓度的增加[37, 38]对于清除肺内液体起主要作用,其机制主要是激活肺表面肺上皮细胞的可被阿米洛利阻断的钠离子通道[51]。离子通道的激活增加了 Na^+ 离子和与 Na^+ 离子结合的 Cl^- 离子从肺腔流入肺间质,从而逆转跨膜渗透压梯度,促进肺内液体的重吸收[51]。然而,该机制并不太可能是唯一的机制,近期有证据表明该机制在出生时对肺内液体清除的作用有限[52]。实际上任何增加跨肺压的因素都利于出生时肺内液体的清除。例如,在足月的无应激刺激的胎羊中,大部分肺

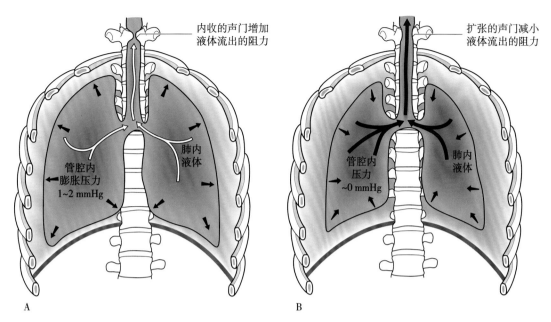

图 11.5 胎儿呼吸暂停期（A）和胎儿呼吸运动期（B）肺内液体容积的调控。在呼吸暂停期,声门收缩限制肺内液体流出,引起液体在气道内的聚集,从而将管腔内膨胀压力维持在高于周围压力 1~2mmHg（如羊膜腔压力）。在胎儿呼吸运动期,声门扩张减少肺内液体流出阻力。液体以较快的速度从肺部流出,引起肺内液体容积的减少以及膨胀压力小于周围压力（在呼气末）

内液体（~50%）在分娩早期,胎儿血浆内肾上腺素和 AVP 浓度升高以前就已被清除[48]。肺内液体容积的减少可能是由于分娩时子宫肌肉缩短对胎儿肺部的压力以及胎儿的姿势变化造成的,现已证实胎儿躯干的屈曲可引起大量肺内液体的清除[53]。

利用 X 线研究出生后的幼兔发现,其气道内残留的液体可通过吸气时引起的跨肺静水压清除[52,54]。利用该影像学技术,可清晰观察到,在吸气时气 - 液界面在气道内向远端气体交换区域移动（图 11.3）。在呼气时,气 - 液界面倾向于向近端移动,引起呼吸时功能残气量的平缓下降[52,54]。然而,随之而来的吸气运动会再次迅速清除液体,从而进行快速肺部通气[54]。实际上,足月幼兔可通过 3~5 次呼吸完全清除其气道内的液体（约 20s）,从而快速形成约 15mL/kg 的功能残气量。尽管气道内液体的清除非常迅速,但周边肺泡旁组织内的液体清除过程却很慢（约4h）[55]。肺内气道残留的液体和出生后气道内迅速填充的气体的共同存在引起了胸壁的扩张[52]。这一发现强调了出生时胸廓顺应性的重要性。出生后气道内液体移至肺泡旁组织可增加肺间质的压力[55],从而增加在功能残气量时液体进入气道

的潜能。这也许可解释在新生幼兔中观察到的在自主呼吸时功能残气量的逐步减少[52,54]。然而,若胸廓顺应性下降,气道液体清除引起的肺间质压力会进一步增高,从而增加在功能残气量时液体重进入气道时的压差。

肺部发育

胎儿肺部发育的调控

胎儿期肺部膨胀程度、肺部组织的弹性度在胎肺生长和成熟过程中起着重要的作用[56]。因此,临床中最常见的导致胎儿肺部发育不良的原因是肺部膨胀被长期抑制[16,31],包括阻碍胎肺膨胀的疾病（如膈疝、胸腔积液）,引起胸廓压迫的疾病（如羊水过少）以及影响胎儿骨骼肌肉活动或骨骼（例如胸廓）发育的疾病。

通过实验诱导肺内液体容积的延长性变化,首次证实了胎肺膨胀在调节肺部发育中发挥重要的作用。若延长胎肺液体的排出时间,可引起胎肺膨胀程度的慢性减少,从而引起胎肺发育的停滞[57]以及严重的肺部发育不良[45,48]。相反,胎肺膨胀的慢性增加（通过阻塞胎儿气道诱发）可显著促进胎肺生长和肺泡化程度[57-59]。胎儿气

道阻塞后的肺部发育速度迅速,肺总细胞数可在7天内迅速翻倍[57]。这种反应性发育遵循特定的时程,其细胞增殖速度在1~2天达到最高,在10天左右降至正常水平[47]。因此,肺部膨胀增加后胎肺的加速生长过程仅持续在一短暂的时间窗。

肺牵张与肺部生长的相关机制

在应对肺部扩张变化诱发的胎肺生长过程中,参与的细胞和分子显然定位且局限于肺部膨胀或塌陷的区域[59]。这一应答过程不仅局限于肺部,众所周知,机械力可通过激活或抑制多种类型细胞的基因表达,影响DNA合成以及表型表达[60]。然而,机械力转化为细胞应答(力传导)这一过程的机制尚不明确。在肺部膨胀变化时伴随的肺组织的变形扭曲,通过ECM传导从而引起细胞形状变化或细胞骨架的扭曲是可能的机制之一。这一刺激可能通过弹性敏感性离子通道或通过第二信使通路(如酪氨酸肌酶和磷脂酶)以及连接细胞骨架和细胞外基质受体(如整合素)的蛋白的直接激活,转化为细胞应答[61]。另一可能机制是通过改变细胞骨架、核骨架的张力或方向来引起细胞的变形扭曲,进而直接激活或沉默基因和DNA合成[62,63]。这种可能是通过染色质结构改变和基因启动子乙酰化调节转录因子至DNA的路径[64]。

肺部膨胀变化引起的肺部发育应答的原因可能是肺部膨胀过程中多个生长因子基因表达的变化。实际上,胎肺膨胀变化诱导肺组织中胰岛素生长因子-Ⅱ(insulin-like growth factor Ⅱ,IGF-Ⅱ)的基因表达变化[43,57]。IGF-Ⅱ具有促细胞分裂和分化的能力,在胎儿发育中具有重要的作用。在体外细胞培养的过程中,间歇性拉伸培养的肺上皮细胞可有效刺激肺部DNA合成[65]和增加血小板源生长因子(platelet-derived growth factor,PDGF)的基因表达[65]。由于在培养的肺上皮细胞中由位相性拉伸刺激的DNA合成可被PDGF的反义寡核苷酸阻断,因此PDGF在此应答中起了重要的作用[66]。但是在一体外实验中,并未验证在胎肺膨胀增加引起细胞增殖速度增加时,PDGF和IGF-Ⅱ表达的增加[67]。此外,在一项探讨胎肺膨胀变化过程中基因表达变化的研究中,未发现预期可能会调节该过程的一些生长因子[68]。然而,而另一些可能由机械刺激激活并在此过程中起重要作用的基因被发现[68,69]。

胎肺发育不良

出生时的肺发育不良会根据程度而分级,重度发育不良会增加新生儿患病率和死亡率[70]。胎肺发育不良有多种病因,包括先天性膈疝(congenital diaphragmatic hernia,CDH)、羊水过少、胎儿胸腔积液、肺囊腺瘤(congenital cystic adenomatoid malformation,CCAM),以及胎儿骨骼肌肉系统异常[70]。与这些妊娠期因素相关的胎肺发育不良的共同机制之一就是胎儿长期肺膨胀的减少。因此,这种肺发育不良可能是由于缺乏生长刺激(如组织拉伸)而不是由主动的生长抑制而引起。

胎肺发育不良不是单纯的体积减小而是结构的不成熟。例如,发育不良的肺中出现气道和肺泡的数目减少[71,72],气腔占比、弹性蛋白形成的减少,出现气道缩窄和血管发育的改变[73]。肺上皮的成熟过程受损,表现在立方细胞的持续存在,尤其是在周边组织的肺泡中[74]。肺部结构的不成熟同样与气体交换面积减少和有效性降低有关,从而导致气体交换功能受损,进一步诱发新生儿呼吸系统疾病。另一限制发育不良肺气体交换的重要因素是PVR的增高,可能与肺血管床结构和功能发育的改变有关[73]。肺部病理变化的严重程度和范围取决于肺扩张减少的时长和程度[75],并且一些变化会由于肺再生能力受损而持续至出生后。

由于胎肺发育对肺扩张的变化非常敏感,因此在重度膈疝的胎儿中,气管堵塞被用于宫内治疗以逆转肺部发育受损[76,77]。在宫内,气囊在B超引导胎儿镜下被放置在胎儿气管处。目前,临床研究发现,胎儿镜下胎儿气管堵塞术可通过逆转重度膈疝患儿的肺部发育不良,从而明显降低膈疝患儿出生后的死亡率[77-79]。然而,也有动物实验发现,该治疗的一系列不良反应也应当被注意,尤其是气管堵塞术引起的远端气道上皮细胞占比的改变,可导致Ⅱ型细胞的减少[58,80,81]以及表面活性物质蛋白A、B和C基因表达的减少[82]。出于此原因,气管内充盈的气囊通常会在分娩前取出,来增加Ⅱ型肺上皮细胞数量储备和表面活性物质蛋白表达[81]。然而,不论其有无接受宫内气道阻塞的治疗,关于膈疝患儿出生时心肺系统的功能仍需进行更多的研究,目前的建议只是基于专家共识[83]。

肺部的成熟

肺部结构发育的成熟

肺部单一结构的发育依赖于细胞外间质和细胞与细胞、细胞与间质之间的适度黏附。ECM的组成成分是由多种细胞合成,并为支撑肺细胞提供结构支架[84]。因此,ECM从妊娠期到出生后都对肺部发育起着不可或缺的作用。实际上,ECM中的不同组成成分被认为是参与细胞迁移、分支化形态形成、细胞增殖、细胞分化以及组织顺应性中的关键因素[85]。肺部 ECM 的组成成分包括胶原蛋白(主要为Ⅰ型、Ⅲ型、Ⅴ型和Ⅵ型)、弹性蛋白、糖蛋白(如纤连蛋白和层粘连蛋白)和蛋白多糖[85]。在周围气道水平,这些成分组成了上皮和内皮基底膜以及结构纤维,并通过肺间质定位于肺泡间隔,这些结构纤维连接了与主气道和血管平行走向的轴向纤维,并被从胸膜生长出的纤维支撑。蛋白聚糖是发育中肺囊泡旁间质内最多见的蛋白多糖之一[86]。其高离子电荷密度促进组织中的水分滞留,从而增加组织容积以及影响组织的黏弹性。随着年龄增加,组织内蛋白聚糖成分减少,因此在妊娠晚期,肺泡旁组织内蛋白聚糖的减少与组织容积减少和肺泡间壁的厚度减少有关[86]。因此,肺发育过程中肺结构的重大改变,都涉及 ECM 的重塑。

分娩前胎儿皮质醇循环浓度的增加被认为在肺部成熟中起了重要的作用,可通过影响肺部结构、组织顺应性、血管床发育、上皮细胞分化和表面活性物质的合成而起作用[87]。这些变化引起了气腔容积的显著增加,气体扩散距离的减少以及肺脏顺应性的增加。在妊娠晚期的胎羊中,肺腔容积大幅度增加(图 11.4),同时伴有肺泡表面积的增加和肺泡间组织容积的减少[88]。研究表明,胎儿输注糖皮质激素加速该肺部结构的改变,而肾上腺切除术或垂体切除术(去除或减少胎儿内源性糖皮质激素)会使这一过程延迟[36,37],证实了糖皮质激素与妊娠晚期胎肺结构

变化过程密切相关。糖皮质激素受体基因被靶向干扰的小鼠在出生时会因呼吸衰竭死亡[89],其肺部形态发育不成熟,合并气道末端发育异常和细胞密集[90,91]。以上研究发现表明,胎儿皮质醇循环浓度的升高在促进肺部结构变化的过程中起着重要的作用。这与妊娠期糖皮质激素可以明显增加早产儿的肺部顺应性[92,93]和通气效率[94]的众多研究结果相符合。

糖皮质激素促进胎肺结构发育成熟的另一机制是其通过抑制肺间质细胞的增殖[90,95,96],从而促进间质组织变薄,减少肺泡壁厚度和气 - 血屏障。糖皮质激素也可通过介导细胞外基质重塑来促进肺结构的发育成熟[96]。在胎羊中,肺间质组成成分中的胶原蛋白和弹性蛋白[97,98],随皮质醇循环浓度的指数性增加以及随肺腔容积的增加而增加[37]。通过调节间质细胞增殖和 ECM 重塑,糖皮质激素可影响肺部结构发育以及出生后的气体交换功能。

上皮细胞分化

出生后肺部气体交换的成功受多因素影响,包括气体交换表面积的大小、适当的肺泡毛细血管内血流灌注、菲薄的气 - 血屏障和较好的肺部顺应性。以上因素均依赖于肺上皮细胞的成熟。在肺部发育早期,上皮细胞为柱状(假腺管期)或立方状(小管期),无法合成表面活性物质并形成厚度较厚的气体交换屏障。在小管期(妊娠22~24 周),肺泡上皮细胞(alveolar epithelial cell,AEC)开始分化为细瘦的Ⅰ型细胞,该细胞的细胞质较少且气体交换面积大,立方状的Ⅱ型细胞可合成、存储以及释放肺表面活性物质[99]。

在肺部发育早期,所有终末气道内的上皮细胞都尚未分化[99,100]并在发育过程中逐步分化(图 11.6)。既往认为Ⅰ型和Ⅱ型细胞是增殖的Ⅱ型细胞的姐妹细胞,然而近期研究数据发现该理论并不正确,其理由包括:①在胎羊中,Ⅰ型细胞比Ⅱ型细胞出现的孕周早[88,100];②肺部膨胀的增加诱发Ⅱ型向Ⅰ型细胞的分化,肺部膨胀的减小诱发Ⅰ型向Ⅱ型肺泡上皮细胞的分化(图 11.6)[81]。

调节肺部上皮细胞分化的机制尚不清楚,但已知其受糖皮质激素[91,101]、肺部膨胀程度(如组织应力)[58,80,81]、ECM[102]和上皮细胞[103]的结构

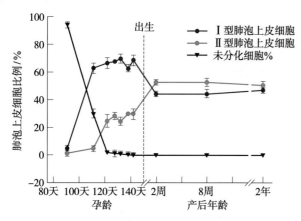

图11.6 在羊的妊娠晚期和出生后至2岁时肺内未分化细胞(倒置三角),Ⅰ型(蓝色圆圈)和Ⅱ型(黄色圆圈)肺泡上皮细胞的相对比例

发育所影响。在羊和小鼠的研究中发现,糖皮质激素信号的缺失增加Ⅱ型细胞和未分化上皮细胞的数目,并减少Ⅰ型细胞的数目[91,101]。在长期肺膨胀受抑制的胎羊中也发现了类似的结果:Ⅱ型细胞比例增加,Ⅰ型细胞比例减少[80]。相反,肺膨胀程度的增加减少Ⅱ型上皮细胞的比例,增加Ⅰ型细胞的比例[80]。在对离体肺以及单层培养的肺上皮细胞进行静态拉伸的体外实验中,同样发现了Ⅰ型细胞的增加以及Ⅱ型细胞的减少[104,105]。鉴于已知的在肺部结构成熟过程中糖皮质激素信号通路的作用[89,90,95],糖皮质激素信号的缺失可能改变继发于肺部成熟度变化引起的肺泡上皮细胞的分化,从而减少肺部膨胀能力[91]。此外,Ⅰ型细胞的分化也依赖于其与血管上皮细胞的邻近程度[103]。

肺表面活性物质

肺表面活性物质可稳定肺泡、使肺部更易扩张从而减少呼吸做功、增加气体交换,因此对于出生后的肺部功能至关重要。肺表面活性物质是在Ⅱ型上皮细胞中合成的含有磷脂和蛋白质(约90%脂类和10%蛋白)的混合性表面活性剂[106]。分泌后,表面活性物质在气-液界面的液体膜上围绕肺泡形成一层单层紧密排列的脂质分子层。这一单层膜结构取代了肺泡界面的水分子,从而显著减小其表面张力。由于肺部发育不成熟以及肺泡上皮Ⅱ型细胞数量的减少,肺泡表面活性物质的缺乏在早产儿中很常见。表面活性物质的缺乏可导致新生儿呼吸窘迫(或肺透明膜病),以呼吸困难以及气体交换不充分导致的进行性发绀为特征[107,108]。在早产儿中,表面活性物质的缺乏可因肺组织的发育不成熟而加重。产前糖皮质激素注射增加表面活性物质的合成以及肺结构的成熟[109],对出生后的肺部功能具有重要的作用。

结语

新生儿出生后的生存依赖于肺部足够体积以及结构成熟,使其能迅速承担起气体交换的重要作用。影响出生前肺部生长和发育的生理病理过程包括内分泌因素和物理因素。胎儿肺部并不是"塌陷"的状态,其气道充满由肺上皮细胞分泌的液体,肺部膨胀的程度是决定肺组织发育和成熟的重要因素。胎肺膨胀的程度由肺部所处物理环境,例如胸廓内空间、胎儿姿势和胎儿呼吸运动等决定。肺部组织被牵拉激活了基因通路,引起组织发育和分化。胎儿肺部的慢性不完全膨胀可导致肺部的发育不良。

- 气道内液体的清除起始于分娩的发动,分娩发动引起的姿势变化作用于胎儿,从而引起肺内液体经由鼻及口腔的流出,同时伴有主动的液体重吸收。出生后肺内残余的液体可通过吸气时形成的跨肺压差而被清除。

- 胎儿期肺部血流少,但可在胎儿呼吸运动时短暂增加。出生时,肺血管阻力明显降低,增加肺部血流以进行充分的气体交换。

- 出生时增加的肺部血流由肺部通气启动,从而为出生时心血管循环的转变提供支持。出生时脐静脉回流消失,肺静脉回流的增加成为左心室前负荷的主要来源。

- 出生前肺部的成熟包括ECM的重塑、肺泡上皮细胞分化和表面活性物质的产生。这些变化由肺组织的机械应力与糖皮质激素通路所驱动。

（段洁 译 孙瑜 审校）

参考文献和自我测试题见网络增值服务

第 12 章　与肾脏畸形相关的泌尿系统发育

PAUL J.D. WINYARD

本章要点

- 人的肾脏发育时间（肾发生）在妊娠 5~32 周。输尿管芽与后肾间质相互作用，间质上皮转化来形成肾小球，肾小管及肾间质，同时调节血管的发育和信号转导很关键。
- 决定长期肾功能最重要的因素是肾单位的数量。肾单位的发育终止于妊娠 32 周；每一个肾脏的肾单位的平均数量约 900 000；对于肾单位数量更少且体重更轻的婴儿来说，远期患高血压及肾衰竭的风险增加。
- 如果由于肾脏原因需服用类固醇激素，则会增加青春期前后和青年时患高血压的风险。
- 先天性泌尿系统畸形（congenital anomalies of the kidney and urinary tract, CAKUT），如肾脏发育异常和泌尿系统梗阻可减少肾单位的数目；出生后疾病如囊肿形成，炎症及感染也可以通过破坏成熟肾单位而引起类似的肾功能损害。
- 已知 CAKUT 的病因有基因缺陷、泌尿系统梗阻、母体环境、饮食、致畸因素，而大多数原因未明。

引言

肾脏产生尿液，尿液通过泌尿系统排入羊膜腔是人类在子宫内生长发育必不可少的。胎儿肾脏约在妊娠 12 周开始产生尿液，中孕期大部分羊水由胎儿尿液组成，到晚孕期，占比可达到 90%。如果无法产生或排出尿液则可导致波特后遗症（Potter sequence）。波特后遗症是指因为严重羊水过少而造成的一系列肢体及颅面部畸形，如足内翻、骨折、鸟喙状扁平鼻、下颌后缩、低位耳并伴发肺发育不良。这一系列症状是波特在发现双侧

肾缺如时命名的。所有严重 CAKUT 的终末阶段都会出现波特后遗症，如双侧多囊性发育不良肾、多囊肾，下尿路梗阻，如后尿道瓣膜和尿道闭锁。

尿液在肾单位中形成；血液经肾单位里的肾小球滤过后，再通过近、远曲小管、髓袢及集合小管时加工形成尿液，经由肾盂再排到输尿管内。妊娠 32 周时，肾单位的数量确定，肾脏可以调节液体平衡及离子和酸碱基平衡。而在出生之前，肾功能尚未发育完全。随着出生后肾血流量的增加，肾单位逐渐发育成熟。在胎儿期，肾脏仅滤过相当于心输出量 3%~5% 的血液，而成熟肾脏则会滤过 20% 左右，而且在肾脏早期发育阶段肾单位缺少某些特异性的转运体。因为髓质很少，其中的水孔蛋白量也很少，胎儿期肾单位缺乏浓缩尿液的功能，无法形成完全的髓质渗透梯度及水的重吸收。由于胎盘就是胎儿的透析机，所以只要母亲的肾功能正常，这种胎儿肾脏的不成熟则并不重要。值得注意的是，如果肾功能不全的胎儿要提前分娩，即使没有窒息或者其他由于发育不成熟带来的问题，体重 3kg 的胎儿和 1.5kg 的胎儿相比，给 3kg 胎儿做透析也比 1.5kg 的容易许多。

肾脏发育的时间轴

人类在肾发生的过程中要经历 3 个肾脏发育阶段：前肾、中肾和后肾，它们在背侧体壁依次出现[1]。如果它们都正常发育，出生前就会有 6 个肾脏，每个阶段的排泄功能都会极大地增强。而实际上前肾与中肾在胎儿期消失，只有后肾发育成有功能的肾脏。前肾是成年盲鳗和某些两栖类动物的功能肾脏，而中肾是成年八目鳗和一些鱼类、两栖类动物的功能性肾脏。这种不同物种间的基因功能保存意味着我们可以从动物发育的不同阶段寻找对人类发育有价值的信息。举个例

子，最近关于斑马鱼的实验显示，斑马鱼的前肾只有两个肾小球[2]。

人类肾脏发育过程的时间轴在表 12.1 中已给出，对应小鼠肾脏发育的时间节点，小鼠是研究肾脏发育最常用的模型。由于小鼠肾脏发育持续到出生以后，所以在后面的节点上与人类相比有很大的出入，但这也为实验性的外科手术或者药物干预创造了条件。然而，因为人类肾脏发育在宫内阶段就已经完成（早产除外），动物实验的结果不可完全复刻于人类身上。

表 12.1　人与小鼠肾发生的时间节点比较 ª

结构		人类（受精后第几天除非单独说明）	小鼠（受精后第几天）
前肾	出现	22	9
	退化	25	10
中肾	出现	24	10
	退化	16 周	14
后肾		32	11.5
第一个肾小球		8 周	14
肾发生的结束		32 周	出生后 7 天
妊娠时长		40 周	20

注：a. 大鼠的时间节点比小鼠长或晚一天。

前肾

大约在受精后 22 天，即 10 体节期，就可观察到人类的前肾，形态上与受精后 9 天的小鼠前肾相似[1]。前肾由一小组位于第 2~6 体节间的带有沟回，囊泡的生肾节组成。动物实验推断前肾具有过滤功能，但人类缺乏数据支撑。前肾管由邻近第 9 体节在脊索侧方的间介中胚层发育而来。前肾管逐渐向尾侧生长，约在受精后 26 天到达泄殖腔。这部分的前肾管改称为中肾管，即Wolffian 管，和中肾小管一起发育。前肾节和前肾部分的前肾管则内卷，至受精后 25 天消失。

中肾

约在受精后 24 天，随着尾部一管状物与邻近小管相连，长香肠状的中肾开始发育。中肾小管起源于位于此管状物内侧的间介中胚层。此管是在间质上皮转化的过程中形成的，在接下来后肾肾单位的形成过程中，间质上皮转化会反复发生。人类约有 40 个中肾小管（每一体节都有几个），但是头侧的会退化，而尾侧的则继续发育，因此无论何时，最多有 30 对中肾小管存在。

每一个中肾肾单位都有一个近内侧的杯状囊包绕一团毛细血管结，功能上类似成熟肾脏的肾小囊和肾小球。这些肾单位会与缺乏髓袢而组织学上类似成熟的近端和远端肾小管的肾小管节段相连。

从羊和牛的模型推导出人类中肾在妊娠 6~10 周时会制造少量尿液，并通过中肾管排出，但是缺乏直接的证据[3]。而小鼠中肾比较原始，只有分化较差的肾小球。妊娠 16 周女性胎儿的中肾便消失了，但是男性胎儿的尾侧近端部分中肾小管会形成附睾的输出小管，同时还会形成附睾的其他管状结构以及精囊腺和射精管。

后肾

人类肾脏由后肾发育而来。最初它由两类细胞组成，来自输尿管芽的上皮细胞和由后肾间质来源的间叶细胞。其两者之间发生的一系列交互作用，使输尿管芽发育成输尿管、肾盂、肾盏及集合小管。与此同时，间质则命运多舛，绝大部分间质上皮化生形成肾单位。其他的间叶细胞则分化为成熟肾脏的支持细胞或基质（图 12.1）。上皮细胞与间质细胞的相互作用，使细胞向上皮、小管及支持细胞分化的这 3 种通路，对于正常肾脏的发育最重要[4,5]。

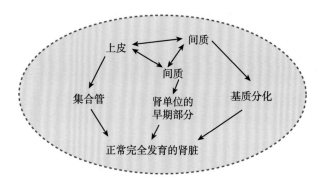

图 12.1　正常肾发育细胞模型。注意肾内血管通过移行与原位分化的结合也在同时发育

后肾的发育始于受精后的第 28 天,此时远端中肾管出芽形成输尿管芽。在受精后 32 天输尿管芽的尖端会穿入底部中间的间质区域,该区域称为中肾原基,这种来自周边对输尿管芽尖端的挤压形成后肾。在妊娠 8 周肾小球开始形成并在皮质外围这一圈不断生长,直到妊娠 32~36 周。以往认为肾小球的生长会持续得更久一些[6],但目前大多研究认为在 32 周就停止了[7,8]。在肾发育早期,多数肾小球都只有短暂的功能,最后在肾脏发育的后期通过凋亡而消失[9]。皮质在原位向外扩展,重塑为髓质。在小鼠受精后第 10.5 天,输尿管芽穿入后肾间质内。约在受精后 14 天,肾小球形成,肾发生一直持续到出生后 1 周[10](以前报道的 14 天不正确)。

在肾发生完成后,便不再产生新的肾单位,虽然为了治疗原发或继发性肾疾病,一直有研究如何重启肾单位的形成[11]。肾发生结束了但肾发育却没有停止,一直持续到出生后的第 18 个月;此阶段肾单位的各部分继续延伸,髓质扩大,肾单位以节段性延伸的分化方式继续进行,并且由于血液的血容量增加,肾小球滤过率(glomerular filtration rate,GFR)也不断增加。

输尿管芽及集合系统家系

输尿管芽穿入肾间质的中肾原基后,从间质发出的信号刺激尖端壶腹部形成分叉,对输尿管芽尖端的挤压使尖端逐渐形成梯形,此作用持续存在,使其生长成类似树枝样结构的集合系统。人类约有 20 个这样圆形的枝芽,是小鼠的 2 倍[12]。输尿管芽的尖端与肾单位的末端相连,输尿管芽的远端则分化成集合小管,将尿液排入肾小盏、肾大盏、肾盂及输尿管[6]。

间质的分化

肾间质分化来源于后肾间质的一部分,肾单位则来源于邻近输尿管芽尖端壶腹部的那一部分肾间质细胞。肾间质开始呈松散排列,但具有向肾单位分化能力的肾间质细胞,则在表现型转化成上皮性肾小囊之前开始围绕芽尖端紧密生长。肾小囊先是伸长,形成逗号状,然后向后折叠形成 S 形[13]。S 形的近端分化成肾小球,远端伸长,从近端到远端部分的小管则分化成肾单位节段。有证据显示,在肾单位持续形成的过程中,输尿管芽支与肾单位的比例开始是 1:1,然后一个芽形成多对分支,随肾脏生长呈弓形向外延伸,最后一个末端芽支对应 5 个肾单位[6]。虽然这个理论是通过死后尸检得来的,非重复性、定量研究结果,但目前在小鼠的类比研究中也得到了证实[14]。

脉管结构的发育

血液经肾动脉供应肾实质引发肾小球内毛细血管,皮质内血管以及直小血管间微循环的建立,直血管是指走行于髓袢旁的直小动脉与直小静脉。肾血管的发育是血管发生与血管生成的联合过程,血管发生是指间充质原位分化,毛细血管内皮形成;血管生成是指已有的毛细血管网不断生长[15]。在胎儿期肾血管阻力高,主要通过肾素 - 血管紧张素系统(renin-angiotensin system,RAS)和肾神经来调节,所以胎儿期肾脏只接受 3%~5% 的心输出量[16]。

新生儿肾小球滤过率的测量是有争议的。在足月新生儿出生时非常低,约 20mL/(min·1.73m²)。低体重儿约 15mL/(min·1.73m²)[17]。随着出生后全身血压不断升高,肾血管阻力降低,儿童肾血流量也增加,出生后 1 周肾脏接收 10% 的心输出量,GFR 在出生后第 1 个月翻了 2~3 倍,直到 1.5~2 岁达到成人水平[18]。

最终肾单位的数量

40 岁以后 GFR 开始下降,在此之前肾单位的数量非常关键,因为它决定了成年以后的肾功能[19]。由于肾功能有自己适应及代偿的机制,所以当用肌酐清除率或预估的 GFR 来评价肾功能时,我们发现肾单位数量明显不同的两个人其肾功能却是相同的。在过去 25 年中准确地测量肾单位数量的方法不断发展,推测每个肾脏内肾单位的数量在 60 万~130 万个[20-22]。无偏移的体视学测量方法是目前的金标准,但它不仅费用高且耗时,更重要的是当肾脏被解剖的时候才能测量[23]。基于 MRI 的测量技术应运而生,目前用于小鼠活体检测的效果不错[24],将来可能会有临床应用的价值。

利用无偏倚的体视学测量方法,不同人群的肾单位的均值约单个肾 90 万个肾单位,令人惊奇的是,澳洲原住民这个群体单个肾的肾单位均值只有 68 万[25],澳洲原住民肾脏疾病及高血压的发病率较高。其他人群也发现这种低肾单位数量与原发性高血压的相关性[26]。需要重申,同一种群,虽然肾单位数量的变异范围很大,却没有因为肾单位少而即刻出现明显的肾功能不全。一项 176 人的非裔美国人关于肾单位数量的研究表明,单个肾的肾单位数量为 21 万~270 万,最多的是最少的 12 倍[27]。

英国南汉普顿的 Barker[28] 及其同事和美国波士顿的 Brenner 提出了两种假说,将肾单位的数量与宫内发育和进行性的肾病的发病倾向联系起来,Barker[28] 和同事们最初发现出生体重和收缩压呈负相关,进而推测宫内环境会影响成年期血压。他们和其他很多研究小组都发现了出生体重与高血压与其他心血管疾病、2 型糖尿病和肥胖的关系[29-31]。一个重要的机制是不同的组织,如肾、肝、胰腺[32,33],都存在表观遗传修饰的改变,Barker 假说的直接证据是当母亲营养不良,蛋白质摄入不足以及糖尿病的实验模型中,如果肾单位数量减少,远期常发生高血压[34-37]。

虽然原来基于高蛋白饮食的有害作用[38],Brenner 假说是指肾小球超滤导致进行性的肾小球硬化,蛋白尿及肾单位丢失,残存有功能的肾小球中的超滤作用进一步加重,造成肾单位丢失与剩余肾小球的压力增加的恶性循环。当疾病与胎儿期的诱导而引起的肾单位数量减少时,超滤是必然的[39,40]。因此,识别潜在可能受影响的胎儿,随访中早识别蛋白尿及高血压非常重要,便于早治疗。

肾脏畸形的类型

产前超声检查常常会发现一些肾脏异常,但是大部分无关紧要,例如肾盂轻度扩张并无致病性[41]。第 33 章归纳了相关鉴别诊断,在此我们只简要回顾一些有关的病因学研究。

肾发育不全或肾缺如常合并输尿管缺如或异常,潜在的发病机制可能是输尿管芽支发育失败。肾缺如可单独存在,也可以是各种多器官疾病如 Branchio-Oto-Renal, Kallmann, Fraser 和 DiGeorge 综合征的表现之一[42]。双侧肾缺如,发病率为 1/5 000~1/10 000,单侧肾缺如约 1/1 000。

肾发育不良是指肾脏没有经历正常的发育和分化,还有异常的结构或者其他化生组织存在,如软骨[43]。图 12.2 描绘了这一过程。图 12.3 是肾脏发育异常与正常的组织学图像,包含一系列疾病如被囊肿撑大的肾脏,又称多囊性发育不良肾,它们通常合并有输尿管闭锁,或者小的强回声的原始肾脏初级小管,类似于分支失败的输尿管芽[6]。肾发育不良可以单独存在,也可以合并多脏器综合征,如肾囊肿糖尿病综合征(renal cysts and diabetes, RCAD)或肾病 - 视神经缺如综合征[44,45]。约有 1/3 的肾发育异常是累及双侧的,常伴有膀胱输尿管反流。多囊性发育不良肾的发病率约 1/2 500[46],实际发病率可能更高,因为组织器官退化而被完全吸收,导致晚期时错误判断为肾缺如。

肾发育不全的定义是各种病理因素使肾脏的重量未达到期望值的 50%[42],有时该定义也用于诊断严重缺少肾单位的肾脏。不伴有肾发育不良,所有的肾单位必须正常,且不存在未分化好的组织,而且通常情况下这些发育不全的肾脏外观看起来并无异常,只是外观较小难以察觉,这也引发了一个问题: 肾单位的数量是否与肾脏体积有关? 如果假设影像学上没有任何囊肿或者结构异常,体积较大的肾脏通常会有更多的肾单位,那么通常答案为"是",虽然这并不一定意味着早期肾小球滤过率有差异。但是这些肾脏远期发生严重疾病的可能性更大[47,48]。

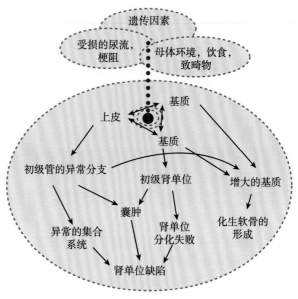

图 12.2　先天性泌尿系统畸形发生机制的细胞模型

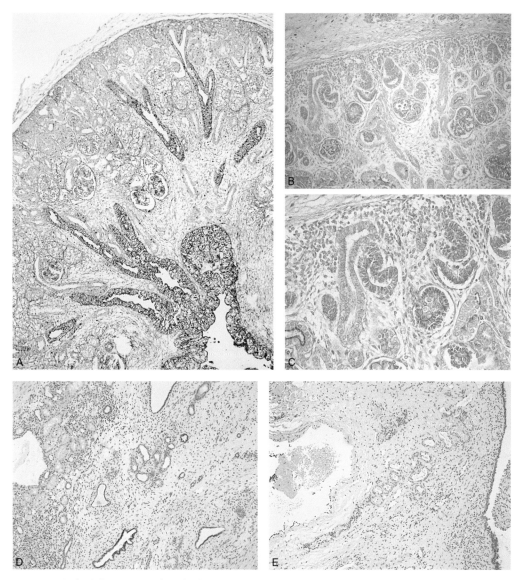

图 12.3　发育异常和正在发育的肾脏组织学图片。妊娠 11 周（**A**）妊娠 12 周（**B** 和 **C**）正常肾脏。**D** 和 **E**. 发育异常的肾脏。**A**. 低倍镜下输尿管芽穿出后肾的中央（右下角）。中度放大（**B**）和高度放大（**C**）下的生肾皮质：多个输尿管芽的尖端周围有密集排列的间质。不同深度的切片叠加起来看可以发现肾小球从早期到成熟的过程中,由逗号状向肾单位分化。**D**. 发育异常的肾脏缺乏正常的肾组织,以增殖的基质和初级上皮小管和囊肿替代。**E**. 相互缠绕的血管形成的环（由左下向右上）表明在发育异常的肾脏里血管也是异常的

肾重复畸形意味着肾盂和输尿管也有一定程度上的重复,这种畸形相对常见,随机尸检的发生率约 5%,其解剖的分型包含从最简单的肾外肾盂分支状畸形到相邻两个完全独立的肾脏畸形[49]。大多无临床症状,但随着时间进展,50%以上的人会出现需要治疗的并发症,最典型的并发症就是上面的肾出现梗阻,而下面的肾脏有反流。

异位及旋转不良肾意味着肾位于错误的位置,发育过程中肾脏应该上升到合适位置,从骶部上移到 12 胸椎与第 3 腰椎之间。同时,随着肾脏的旋转,从双侧肾盂面向前方到双侧肾盂内侧面相对,但肾脏经常不能完全上升到正确的位置。常规肾脏影像学检查检出率约在 1/800,通常是肾盂斜向前相对。有时候在交叉异位肾时,肾脏出现上下、左右位置颠倒,甚至与对侧肾脏相融合。异位肾由于输尿管的位置和长度异常,通常出现发育不良。很可能合并反流、积水或者梗阻。此外,马蹄肾中融合肾发病率约 1/600,这些融合肾一般位置都低于正常,更容易患肾积水及膀胱输

尿管反流。

人类肾异常的原因

在二代测序及快速基因筛查的时代,焦点集中在先天性泌尿系统疾病的基因诊断,但可识别的突变占比较少[50-52]。因此,推测大多数先天性泌尿系统异常是多基因遗传所致,也可能是单个隐性基因结合复合杂合子而产生先天性泌尿系统疾病的表现型[53]。下段泌尿系统梗阻和母体环境单独或联合遗传因素一起作用也可发生异常。最后,随机偶发事件也是有可能的,但却难以佐证。图 12.2 是肾发育不良常见致病因素及其影响的示意图,单个或多个致病因素包括遗传性的、梗阻、环境因素,都会有类似的效应,通过影响上皮间质相互作用而导致肾病的发生。本章仅粗略地列出一小部分比较常见的因素,读者如果感兴趣可以阅读相关最新综述来获得更详细的内容[54-56]。

遗传因素

1. TCF2 基因　虽然发现的肾脏畸形相关的基因逐年增加,但有一个基因总是反复出现:*TCF2* 基因,编码肝细胞核因子 -1β 的转录因子。该基因在 RCAD 综合征中首次报道[57]。约 1/3 产前出现强回声肾脏的胎儿和约 1/10 先天性泌尿系统畸形患者存在此基因变异[58,59]。有关 RCAD 综合征中肾异常表现很广,从肉眼可见的囊性发育不良肾到肾发育不全或肾缺如[60]。受累女性可能还出现子宫畸形,最重要的是 RCAD 中囊肿和糖尿病可在各个年龄阶段发病,所以随访时反复询问有无家族新发疾病非常有价值。

2. PAX-EYA-SIX 转录因子基因　转录因子 *PAX2* 的异常表达与一系列肾疾病相关,如肾缺如(*PAX2* 基因缺如)、肾发育不全(体积降低)再到囊肿生成(过度表达)[61-63]。*PAX2* 的突变可以导致肾 - 视神经缺如综合征,其表现有视神经缺如,肾脏畸形,膀胱输尿管反流[64],虽然最近证据表明还有其他基因参与[65]。PAX 还可以与其他转录因子相互作用,如 SIX,EYA 家族。它们大多数与肾畸形相关,如与 EYA1 一起导致鳃裂 - 耳 - 肾(branchio-oto-renal)综合征,和 *SIX1* 与 *SIX2* 一起

导致家族性 CAKUT[66,67]。

3. GDNF/RET 系统　胶质细胞系来源的神经营养因子(glial cell line-derived neurotrophic factor,GDNF)及其受体(RET)是决定中肾管发育成输尿管芽和在后肾的肾单位中调节输尿管芽分支发育的最重要的因子[68]。基因突变最初是在多发性内分泌肿瘤中发现[69],现在也在 CAKUT 中发现。由于输尿管芽的发育必须在正确的位置及时机,所以肯定存在此类 GDNF/RET 信号的反向调节基因如 SLIT2-ROBO 通路。以上基因的突变也可引起鼠类的重复肾及其他异常,最近也有类似的人类病例报道[70-72]。

遗传多态性同样可以影响肾脏的发育,而不仅只是罕见的突变,肾脏较小的新生儿常携带 *PAX2* 及 RET 的变异型,推测这些变异型的新生儿可能肾单位的数目少[73,74]。RAS 的一些基因多态性也与出生时的肾脏体积变异有关[75]。

受损及梗阻

儿童慢性肾病中肾发育不良发病率最高,泌尿系统梗阻性疾病次之[76,77],如后尿道瓣膜(男性发生率约 1/2 500),尿道闭锁,肾盂输尿管反流,膀胱输尿管连接处梗阻。多囊性发育不良肾中最严重的肾发生紊乱有一个重要的致病因素就是输尿管梗阻,40 余年前就有实验证明泌尿系统梗阻可能引起肾异常,在非梗阻性 CAKUT 中可能发现有同样致病基因的表达[56,78,79]。

大多数“梗阻”的病例其实并非完全闭塞,而是尿流出道变得非常狭窄,受限而使尿流受损。而完全闭塞会导致严重羊水过少,无羊水与波特后遗症。在动物实验中梗阻的模型,可以用生长因子如胰岛素样生长因子,表皮样生长因子等治疗以减轻病变,但现阶段很难知道这些治疗应用于人类宫内胎儿会怎样。

目前,对于胎儿期宫内纠正早期下尿路梗阻是否能恢复肾脏功能的研究数据是相互矛盾的,大动物的结果是好的,而鼠类和兔子实验的结局是相反的。人类的数据比较少,仅有一些小型的病例研究,即使是大型的临床试验(PLUTO),也提示宫内膀胱羊膜腔分流术有效性不高,分流术后成活率看似上升,效果并不明显,出生后肾功能

良好的比率很低[80]。

母体环境,饮食和致畸物

异常的母体环境,饮食及致畸物都可以导致肾单位数量减少和肾脏结构异常。最早的母体饮食可以影响后代健康的证据,来自一项第二次世界大战时期荷兰家庭的队列研究。这些母亲由于食物不足导致了营养不良,对其后代的随访研究发现他们远期高血压的发生以及糖耐量的降低风险增加[81,82]。列宁格勒战役之后出生的那一代孩子里也发现患高血压的风险增加,而且其他的一些队列研究也证实了这个观点[83]。现在认为是由于营养不良导致肾单位数目的减少而增加患高血压的风险。许多动物实验也证实了蛋白质摄入降低可以影响肾单位的数量[34,35,84]。导致新生儿出生低体重的母体原因,例如胎盘灌注不足、吸烟以及其他一些慢性疾病,也与成人后的高血压风险增高有关,其可能的机制也被归咎于肾单位减少[85]。如果出生时带有这种缺陷,出生后过度喂养可能导致肾功能恶化。这个情况已经被动物实验所证实。因此,会担心相同的生物学效应会在肥胖饮食的人群中出现[86,87]。

很多药物以及化学物质也有潜在的能力去影响肾发生[88],包括一些外源性的药物,或者一些数量异常时致病的内源性因素,例如肾素-血管紧张素系统。肾素-血管紧张素系统对维持正常的肾脏生长是非常重要的[89],并且可以影响肾单位的数量[75]。它的基因变异可以是导致常染色体隐性遗传性肾小管发育不全的原因之一[90]。在孕期,血管紧张素转换酶抑制剂及其受体的拮抗剂都可导致胎儿肾小管发育不全(和颅骨的发育不良)[91]。有趣的是鼠类,母体蛋白质限制摄入可以抑制新生儿的 RAS 系统,而且可以免于高血压的风险,这说明在实际当中有很多因子参与了这个过程[92]。

如母亲患有糖尿病,高血糖的状态不仅可以导致神经系统、血液循环系统、运动系统的异常,还增加了泌尿系统发育异常的风险[31,93]。这个效应可能是多因素造成的。因为骶尾部退化综合征的胎儿常常合并糖尿病。大家需要注意的是,如果母亲和胎儿都有 HNF1β 变异,这可能会导致肾囊肿及糖尿病综合征的 CAKUT[9]。

妊娠期常常会推荐孕妇补充维生素,需要注意的是太多或者太少都一样有害。例如,维 A 酸是维生素 A 的自然代谢产物,过多或过少都可以导致肾脏的发育异常。ALDH1A2 基因的多态性也与维 A 酸的代谢有关[94]。它可以导致新生儿的肾脏体积增加约 22%[95]。这是否与肾单位的增加有关,还不得而知。全世界维生素 D 缺乏都是非常普遍的,它与出生低体重和母体妊娠不良结局相关[96]。维生素 D 缺乏对肾发生的影响不是很确定,但是鼠类的研究表明维生素 D 缺乏可以导致 20% 肾单位数量的增加[97]。

最近来自荷兰的一个队列研究,希望找出先天性泌尿系统异常的母体危险因素,它纳入了患有 CAKUT 的 562 个儿童和健康的 2 139 个儿童作为对照[98]。他们发现用叶酸而不是复合维生素会增加胎儿患 CAKUT 的风险。特别是集合系统重复和膀胱输尿管反流。这是非常有趣的,因为同样鼠类身上的实验也发现高剂量的叶酸可以导致肾脏疾病[99]。母体肥胖和妊娠性糖尿病也与 CAKUT 有关,其中妊娠糖尿病与胎儿后尿道瓣膜的发生率关系密切(RR 2.6, 95% CI, 1.1~5.9)[98]。

早产的潜在不良影响

某研究测量了 11 个妊娠 15~40 周胎儿的肾单位的数量(承认样本量小)[20],基于此项研究发现在妊娠 24 周前只有不到 1/3 的最终完整肾单位形成,24 周前出生的孩子需要依赖他们自己的肾脏排出尿液和电解质平衡。此时肾脏突然需要接受大量增加的血容量,会导致已形成肾单位的超滤作用发生,肾单位发育中断,并且肾脏毒性药物的使用,营养欠佳以及潜在的感染都可以加重这些恶化的效应。因此对于早产儿来说,他们会有更少的肾单位形成。因为那些已经生成的肾单位会面临更高的损坏率和失去功能(通过 Brenner 假说背后的机制)。

早产儿的肾功能一开始可能是正常的,因为尿量和肌酐量最初位于正常值。但其实这些参数用来评估远期的肾功能是太粗略了。成年后应该进行高血压和肾衰竭的筛查[100-102]。

结论

肾脏的正常发育,排出尿液形成羊水,对于胎儿的正常发育是非常重要的。肾脏的异常也多种多样,从明显的结构异常如多囊性发育不良肾到微小的肾单位数量的减少。肾单位数量减少在出生时很难检出,但是会在以后增加患高血压的风险。许多文献把遗传学作为肾脏异常的主要原因,但已知的基因突变只与目前不超过 20% 的病例有关。泌尿系统梗阻、母体环境、饮食和致畸物和偶然的、随机的发育异常都非常重要。儿童如果有比较少的肾单位,或者是有可能会有比较少的肾单位,需要规律随访,以及早发现和治疗高血压。

（陈敏 译　陈兢思 审校）

参考文献和自我测试题见网络增值服务

第13章 围产期尸检

J. CIARAN HUTCHINSON, SUSAN C. SHELMERDINE AND NEIL J. SEBIRE

本章要点

- 围产期尸检(死亡后检查)发挥若干作用,包括确定或澄清基本诊断、回答父母和临床医师提出的具体问题、质量保证、管理和公共卫生,以及通过研究增进对疾病机制的了解。

- 死亡后检查涉及一系列的检查,包括胎盘病理、基因检测、尸体成像和内部器官检查或取样。

- 应该告知父母,取得父母的同意,检查的范围取决于父母对特定临床情况的可接受性和适宜性。

- 死亡后的检查应根据临床特征性的表现和父母同意的要求进行个体化的检测。

- 即使拒绝尸检,但是所有妊娠并发症的病例都应考虑送胎盘检查。

- 未来成像和实验室医学的进展,如各种组学技术的广泛应用,很可能显著改变死后的检测方法。

概述

围产期死亡后的检查对产科医师和胎儿医学从业人员来说是一个相对困难的领域,他们中的许多人很少与专业病理服务相关。因此,本章节的目的不是介绍这一领域问题的详细发现,而是为临床医师和病理学家的互动提供实际指导,以最大限度地利用与围产期尸检有关的各个方面,从取得知情同意到过程本身的技术,以及该领域未来可能取得的进展。一些病理类型也可通过死亡后检查发现,对这些情况的详细解释可在专业胚胎学和围产期病理学教科书中找到。

引言

围产期尸检的作用越来越受到医学专业人员和公众的关注。医学成像的进展、越来越多地使用产前基因检测和与人体组织保留有关的争议,加上人口统计学的变化和公众态度的改变,导致传统尸检的可接受性降低,并鼓励发展可能更可接受的现代方法[1]。关于父母对尸体解剖态度的研究表明,传统的尸体解剖越来越不被接受[2],特别是在某些种族和宗教群体中[3-5],大多数国家的尸体解剖率下降(表13.1)。除了道德或宗教原因,父母厌恶大切口,他们认为胎儿或婴儿已经受够了痛苦。从临床角度来看,还有一种看法认为,尸检报告的充分性各不相同,而且在协商高度具体的知情同意过程时也有困难[6]。

虽然围产期尸检的发现使人们对正常发育过程和先天性畸形的发病机制有了深刻的认识,但随着早、中孕期产前超声筛查的广泛引入,现代产科实践发生了变化,从而准确地发现了广泛的胎儿异常[7]。因此,死亡后检查的作用也在改变,意外发现的胎儿异常越来越少,但产前胎儿干预的范围和相关病理的复杂性增加。此外,从多年的尸检实践中获得的有效数据,为更好地理解许多产科并发症提供了帮助,在没有引入新方法的情况下,产生新见解的可能性越来越小。

尽管尸检作为医疗评价和管理的概念仍然很重要(例如,对于终止妊娠或复杂的医疗事件的处理后[8]),如果没有特殊的附加临床问题需要解决,那么尸检在其他不复杂病例中的额外临床效益仍不确定。因此,如果要继续对研究和临床护理做出贡献,尸检的概念必须与产前保健和技术的变化同步发展。因此,死亡后调查的概念可能更准确地反映这种方法的未来,进行个性化调查以解决特定案件的具体问题,以提高所获得信息的质量,并增加父母的可接受度[9]。

在死亡后进行调查是不寻常的,影响决定和使用的方法主要基于父母的愿望和期望,病理学家和临床医师应该共同努力,将重点转向个性化的调查,提供所有选项的优缺点,以解决有意义的临床问题(表 13.1)。

表 13.1A　按死亡类型(死胎、新生儿死亡、围产期死亡)分列的死亡后检查次数:英国及其附属领土,2014 年

尸检情况	死胎[a]		新生儿死亡[a]		围产期死亡[a]	
	数量/例	比例/%	数量/例	比例/%	数量/例	比例/%
未提供	50	1.6	137	10.0	187	4.1
不知是否提供	67	2.1	155	11.3	222	4.8
提供但未同意	1 503	46.6	628	45.7	2 131	46.3
提供不知同意否	83	2.6	54	3.9	137	3.0
提供并部分同意	120	3.7	28	2.0	148	3.2
提供并完全同意	1 402	43.5	372	27.1	1 774	38.6

注:a. 不包括终止妊娠和出生小于 24 周胎龄的死亡。

表 13.1B　根据年份准予尸检的请求率和许可率

年份	死亡人数/例	请求许可/(例/%)	同意(请求许可的百分比)/(例/%)
2003	403	336(83.4)	198(58.9)
2004	432	361(83.6)	197(54.6)
2005	443	380(85.8)	213(56.1)
2006	415	324(78.1)	195(60.2)
2007	466	359(77.0)	210(58.5)
2008	425	381(89.6)	175(45.9)
2009	481	436(90.6)	175(40.1)
2010	440	414(94.1)	169(40.8)
2011	415	382(92.0)	146(38.2)
2012	412	386(93.7)	188(48.7)
总计	4 332	3 759(86.8)	1 866(49.6)

尸检的法律方面、目的和类型

法律框架的具体规定因国家而异,但本章所述的英国原则在大多数地区被不同程度地采纳。尸检大致可分为因法医学原因(即未经法定代表,即英国验尸官的要求,父母或家属同意)进行的尸检和获得亲属同意的尸检。在现实实践中,由于多种复杂的原因,在过去的 10 年里,因法医学原因同意的医院尸检在很大程度上消失了。相反,在围产期实践中,亲属同意尸检是迄今为止最常见的调查,因为其主要目的是为父母提供关于诊断的信息,降低复发率和对未来妊娠的影响。然而,最近经亲属同意进行的围产期死亡尸检比例也有所下降,虽然不像成人那样明显,但目前对宫内胎儿死亡的总体同意尸检率低于 50%[10]。

在围产期进行的法医验尸调查相对较少,但对于与医疗程序有关的死亡、可能由过失或犯罪活动造成的死亡以及突然意外死亡的新生儿,临床医师不能签发死亡证明。在这种情况下,不需经父母的同意,尸检是代表验尸官或警察进行的,有几个广泛的法律和流行病学目的:

1. 查明死因,如有必要,查明死亡方式。

2. 确定可能的非法或非自然死亡原因的证据。

3. 提供有关人口死亡率的统计信息。

这些目标与验尸官的法律要求重叠,验尸官的职责是确定死者的情况,包括:

1. 死者的身份。

2. 死亡时间和地点。

3. 死因。

4. 死亡方式。

虽然非法死亡在围产期并不常见,但仍有报告称偶尔发生婴儿被毁或杀婴事件。

在当代实践中,同意围产期尸检的目的主要是为家庭提供潜在的临床信息,包括潜在的诊断

或死亡原因、复发风险或对兄弟姐妹的影响,并作为胎儿医学专家和超声波学家的医学评价参考,并为遗传或其他辅助研究提供样本。围产期尸检结果在医学史上对理解人类胎儿发育、胎儿畸形的发病机制和产科并发症的发病机制做出了重大的贡献,并继续促进疾病理解和治疗发展(例如描述双胎输血综合征的胎盘解剖特征与预后的关系)。众所周知,与普通病理学家相比,由儿科专家和围产期病理学家进行的围产期解剖获得的临床有用信息更多,因此建议在可能的情况下,所有围产期解剖都应在专科中心进行[11-13]。已经公布了此类尸检的执行准则以及人员配备和培训的要求[14,15]。

死亡后调查同意书

对死亡后调查的同意应被视为一个过程,其最终目标是允许进行适当的调查,以回答提出的临床问题和指导未来妊娠的管理[16]。在某些情况下,可以通过非侵入性手段,如尸体成像和有针对性的活检(例如特定器官异常取样、疑似常染色体隐性多囊肾疾病)可获得足够的信息来回答这些问题,但在其他情况下,可能需要进行全面的侵入性尸检(例如复杂术后围产期死亡的情况)。

关于同意的一套有用的指导原则包括:

1. 应征得有经验和受过适当训练的专业人员的同意,他们应尊重父母的意愿。

2. 家长应该被充分告知所有可用的选择(包括可行和适用的更有限的方法)。在适当的时候,由与他们关系融洽的工作人员来找他们,而不应该迫于压力做出决定。

3. 父母应了解他们所同意的具体程序,包括当前的做法和最近的发展。应该指出,对许多父母来说,有可能对研究做出贡献,从而在未来可能帮助其他人。据报道,这是影响父母决策的一个重要因素。

4. 应使所有缔约方了解具体的医疗法律框架(例如,在英国根据人体组织管理局的条例)。

如果父母中有一人或多人不参与同意程序,或者他们只希望提供有限的信息,这可能使同意程序更加困难,在这种情况下,应该有明确的文件说明讨论的内容。

尸检程序

传统的围产期尸体解剖由几个不同的部分组成,所有这些部分都被纳入一份全面的尸体解剖报告中。接下来概述所涉及的过程和可在每个阶段检测到的病理类型。为了让父母同意进行适当的调查,执业胎儿医学临床医师和同意书接受者需要对特定调查提供诊断结果的工作知识。

临床回顾

在将适当的权力移交给调查病理学家后(通常通过同意机制),病理学家应审查临床病例记录,包括产前影像检查结果、其他调查和提供的护理结果;产妇医疗、产科和妇科病史;以及分娩和死亡的情况。这些信息使病理学家能够有针对性地进行检查,以更好地解决重要的临床问题,如识别潜在的遗传条件,并可能影响后续研究方面的表现。

外观检查

应该对胎儿进行详细的外部检查,以识别难以或不可能通过超声识别的细微畸形特征,例如某些类型的面部畸形、后腭裂和生殖器异常。

尸体成像

在外部检查之前或之后,可以进行一系列的尸体影像学检查。后期将详细讨论尸体成像原理,包括 X 线平片、横断面成像[计算机断层扫描(computed tomography, CT)和磁共振成像(magnetic resonance imaging, MRI)]、超声检查和其他新研究,如对比增强成像。选择的精确成像方式将取决于孕龄、临床病史和要显示的器官或系统。

内脏检查

传统的尸检包括在病理学家同意的权限范围内对所有内脏器官进行系统检查。如果有关于特定诊断或临床问题的疑问,家长可能希望将检查限制在特定的器官或体腔。标准的开放式内部检查是通过从胸骨柄到骨盆的中线大切口进行的。取出肋骨后,观察内脏,检查并取出,称重并解剖。最近,研究表明,其他方法,如内镜辅助技术,可以结合尸体成像,通过一个小切口来获取组织样本(1个1~2cm的切口可以取样腹部和胸部的所有器官)这种方法可以直接观察胎儿器官,并允许摄影、录像和取样,但与标准尸检相比,在一系列临床场景下,其具体诊断的准确性仍有待确立,而且并不适用于所有病例。无论采用何种方法,都可以进行微生物学、遗传研究、病毒学和组织学的原位取样,以尽量减少手术的侵袭性。除非有特别的迹象表明需要额外的检查,器官将根据父母的意愿送回身体。

如果需要进行正式的神经病理检查,例如因中枢神经系统(central nervous system, CNS)异常而终止妊娠后,则标准的方法是在解剖和取样前将大脑取出并固定一段时间。这对胎儿的大脑发育尤为重要。它含有相对较少的髓鞘,因此非常脆弱,对不固定的大脑进行有效的检查是不可能的。固定和随后的检查可能会导致最终尸检报告完成延迟,当存在神经病理指征时,应该让家长意识到这一点。然而,对于许多中枢神经系统结构异常,死后影像学方法提供了很好的解剖细节,在这种情况下,对大脑切除和正式的神经病理学检查的需求可能会在未来减少。

组织学检查

已出版的尸检指南建议对围产期的主要内脏器官进行组织学取样,而不考虑临床指征[14,15]。然而,这些准则是基于专家意见,而不是公布的有效性证据,并基于这种方法,旨在尽量减少由经验较少的从业人员进行尸检时错过重要诊断的风险。组织学取样的主要目的是提供病理的形态学诊断,并排除或确认疾病的存在。虽然在某些情况下组织诊断仍然非常重要(如诊断囊性肾病的亚型),但对宏观和影像学上正常的器官进行组织学检查以发现临床显著异常的可能性很低。因此,根据目前的临床特征,在不降低诊断准确性的情况下,可能会在特定病例中提出更多的个性化和有限的取样方案。目前,用于显微镜检查的组织样品被加工成小石蜡块和玻璃显微镜载玻片(图 13.1)。这些组织样本的平均尺寸小于邮票大小,厚度 3~5mm,小胎儿的样本要小得多。获得的切片由病理学家在显微镜下检查,以鉴定疾病的形态学特征。然而,随着实验室技术的进

步,很可能在未来,这样的样本将进行一系列的基因组学、蛋白质组学、代谢组学和其他研究,从而提高较小组织样本的诊断准确性,进一步降低取样要求。

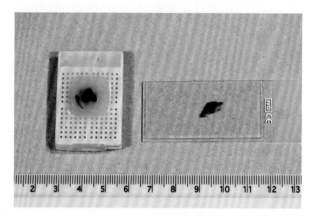

图 13.1   组织标本的标准石蜡块和载玻片。蜡块内的组织比蜡块本身要小

胎盘检查

详细的胎盘病理描述(第 9 章)。胎盘应与胎儿或婴儿一起进行围产期尸检,特别是在宫内胎儿死亡的情况下,胎盘检查是确定胎儿死亡的一个最重要的检查[17]。在这种情况下,胎盘检查可能会发现在下次妊娠有明显复发风险的疾病,例如慢性组织细胞性绒毛间炎。病理学家将对胎盘进行解剖评估,切片检查或实质病变,获得胎盘组织样本进行组织学检查(图 13.2),以及提取胎儿 DNA 进行遗传研究的材料。

辅助检查

如果基因研究或成纤维细胞培养需要样本,建议在分娩后(或产前)尽快获得这些样本,而不是在尸检时,以最大限度地增加成功培养和分析的机会,并尽量减少死亡或分娩后发生变化的影响。因此,样本可能包括胎儿或脐带血、胎儿皮肤活检或胎盘组织活检,所有这些都可以用于核型分析和其他分子遗传学检查。如果死后时间较长,在尸体解剖时获得的样本可能不适合用于核型分析和培养,但通常可以从胎儿或胎盘组织样本中提取足够的 DNA 进行分子分析。需要注意的是,如果一个样本,无论是胎儿还是胎盘,被固定在甲醛溶液中,它将不再适合培养或做标准核

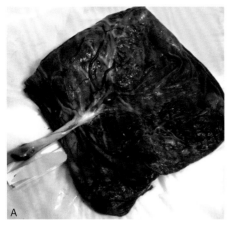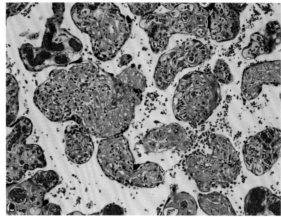

图 13.2　胎盘检查能得到有用的信息。A. 单胎双叶胎盘；B. 足月胎盘的显微照片显示不明原因的绒毛炎，多个绒毛显示大量的淋巴细胞浸润

型分析。然而，可能使用其他技术如聚合酶链反应进行基因检测，因为可能提取到 DNA。

　　其他辅助调查在围产期尸检中的价值有限，但可能在特定情况下（如新生儿死亡）表明，包括微生物和病毒学分析，以及代谢研究（例如，通过串联质谱或酶分析，利用从死后皮肤活检中获得培养的成纤维细胞进行酰基肉碱分析的血液和胆汁）以及细胞遗传学和 DNA 分析。对于这种调查，重要的是在死亡或交付后尽快获得样品。

器官保留

　　在大多数情况下，标准的尸检可以在无需器官保留和推迟葬礼的情况下进行。然而，在某些情况下，病理学家可能需要暂时保留一个器官进行固定和进一步的详细检查。当考虑涉及中枢神经系统的病理时，情况尤其如此，因为胎儿的大脑非常柔软，很难在新鲜时评估，如果解剖前没有彻底固定，重要的诊断信息可能会丢失。暂时保留器官将允许固定在一段时间内（通常在 1~2 周），在检查和取样后，保留的器官可以在葬礼安排之前回归身体。如果认为延迟埋葬有问题，在需要时，可以通过殡仪馆将器官归还给父母，以便在最初的葬礼安排埋葬，或父母可以要求该器官由医院谨慎地处置或捐赠给复检、教学和研究使用。

尸检报告

　　建议应该在尸检后 24~48h 向临床医师提交一份初步的验尸报告，在 4~6 周提交一份最终报告，最终报告需要合并组织学发现和进一步检查的结果。然而，在经过家长同意的尸体检查（而不是验尸官的尸检）中，只需要提供一份完整的、最终的围产期尸检报告，这份报告需要描述所有重要的宏观和微观发现、辅助调查的结果以及与临床病理相关的结果。报告中的一些技术术语可能引起误解，建议先将报告发给指定的临床医师，然后再与父母讨论内容。为了优化报告流程和提高临床病理关联度，应召开多学科小组会议讨论病例，归纳总结所有相关的产前、围产期和尸检特征。

尸体变化的影响

　　无论是自然原因造成的还是继发流产造成的，胎儿死亡后都可能有一段时间的宫内滞留，在此期间胎儿会发生继发性变化（浸渍作用）。在有些情况下，比如死产，浸渍作用有助于估计从宫内死亡到分娩的时间间隔，但也可能对尸检中发现的细微异常产生影响。浸渍过程涉及的确切生物学机制尚不清楚，有人认为这一过程涉及胎儿死亡后组织的自溶和酶诱导降解。有研究表明，注射氯化钾溶液堕胎可能进一步促进浸渍作用[18]，特别是胎儿的大脑会变得越来越脆弱。除了宫内滞留，从分娩到开始尸检的时间段内胎儿还会发生进一步的退行性改变。因此，如果要进行尸检，应将胎儿放在适当的袋子或容器中冷藏（不要用吸水材料包裹，否则会导致明显的液体流失），并在分娩后尽快进行尸体解剖检查（图 13.3）。

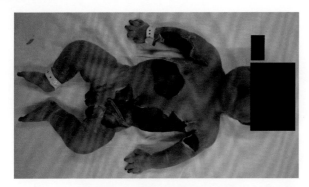

图 13.3 一例足月死产病例的晚期浸渍。皮肤滑脱（红色区域）伴软组织和皮肤变色以及黏膜干燥

尸体成像

尸体的 X 线平片成像技术已经应用多年，但它普遍被认为是尸检中很次要的辅助检查手段[19]。近年来，越来越多的家长拒绝接受传统的尸检。因此，很多人开始寻找更能被家庭接受的替代方法。尸体解剖横断面成像作为一种微创手术，有希望成为替代（图 13.4）。

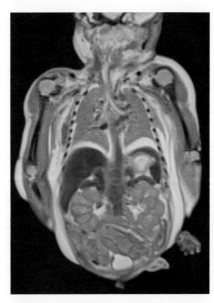

图 13.4 尸体解剖磁共振成像。一例 21 周无异常自发宫内死亡的胎儿的图像

死后磁共振成像（postmortem magnetic resonance imaging, PMMRI）联合胎盘检查以及其他不需要胎儿切口的调查（如遗传研究）的结果与大约 95% 的胎儿的标准尸检结果一致[20]。此外，在检测到结构器官异常的病例时，PMMRI 结合尸检超声扫描或内镜检查，可引导进行较低侵袭性的器官检查和组织取样[21,22]。虽然 PMMRI 为妊娠晚期的胎儿和婴儿尸体提供了很好的解剖细

节，但受胎儿的大小和分辨率的限制，妊娠 18 周以下或体重低于 300g 的胎儿使用 PMMRI 的效果较差[23]。在这种情况下，更新的方法，如微聚焦计算机断层扫描（micro computed tomography, microCT），可能提供高质量的胎儿成像，甚至可能优于传统方法，特别是对早期妊娠胎儿[24,25]（图 13.5）。

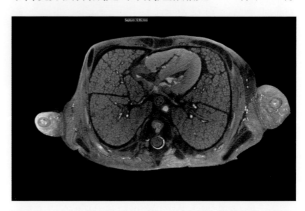

图 13.5 一例碘浸泡后的妊娠 14 周胎儿的微聚焦计算机断层扫描切片，分辨率大约 51μm，内部解剖显示了很好的形态学细节

这些基于影像的替代检查将极大地扩展病理学家、临床医师和家属可用的尸检方法，而"死后的检查"将更好地代表这一未来：影像成为调查所有结构异常可能的选择。

围产期尸体解剖类别的具体问题

胎儿异常的主要临床特征和遗传或综合征的相关细节在其他地方提供。本节的目的是强调与尸检相关的具体问题。由于临床的不同，最合适的检查、切口和解剖方法也会有所不同。

中枢神经系统畸形

大多数胎儿中枢神经系统畸形是结构缺陷，可以通过尸体解剖 MRI 进行评估。然而，为了确定组织学信息——在某些情况下，可能提供关于潜在机制或事件发生时间的相关信息，必须取出胎儿大脑进行检查和取样。由于胎儿的大脑柔软且髓鞘发育不良，因此在解剖、取样和返回体内之前需要用甲醛溶液固定几天至几周。因此，父母应该意识到，与其他验尸案例相比，固定过程可能会推迟公布尸体和验尸报告的时间。由于浸渍或脆性的改变，10%~20% 的胎儿死后的中枢神经系统检查是不能用于诊断的[26,27]。此外，特定的畸形与特定的问题相关联，即下面要讨论的问题。

脑室扩张

脑室扩张可能很难在尸检中得到证实,特别是在明显孤立且程度轻微的情况下。最初有人认为这可能是大脑切除和固定的结果,但最近基于PMMRI 的数据表明,在有充分证据证明的因脑室扩张而终止妊娠的病例中,约有 50% 的患者在分娩后脑室大小正常[28]。这可能是胎儿死亡和分娩后液体转移的结果,父母应该明白,不能确认死亡后轻度脑室扩张并不意味着产前诊断错误。由于脑室扩张的病因很多,通常需要进行全面的神经病理学检查。

后颅窝畸形

产前诊断的后颅窝异常包括典型的 Dandy-Walker 畸形、小脑蚓部发育不全和明显孤立的枕大池扩大。与脑室扩张相似,在某些病例中,特别是较轻微的异常可能与尸检结果的相关性较差。此外,尸检时,为了实现后颅窝的充分可视化,需要一种改良的后颅骨切口入路。因此,向病理学家提供这些信息是很重要的。

脑回畸形

无脑回畸形和多小脑回畸形是传统的组织学诊断,但是,有越来越多的可能可以检测到这种变化,特别是在广泛应用尸体解剖成像时。

缺氧缺血性改变

大范围的缺氧缺血(hypoxic-ischaemic, HI)变化可能影响中枢神经系统,包括那些容易通过尸体解剖成像确定的病变,如脑室内或脑室周围出血、脑室周围白质软化或穿孔性囊肿形成,和需要正式的神经病理学检查证实的散在的神经元的细微 HI 组织学改变。除了用于检测,组织学特征可能还有助于厘清 HI 事件的时间顺序,这在潜在的法医学案件中可能特别有用。

心血管畸形

胎儿和新生儿心血管畸形相对常见,发病率约为 9 例 /1 000 例活产。发病严重程度取决于畸形的类型、复杂性和有无相关畸形的存在。由于患有复杂或严重先天性心脏病的胎儿可在围产期和新生儿期接受多次复杂、高风险的手术,因此执业病理学家应多与临床团队和心血管专科病理学家讨论此类病例。

先天性心脏病仍然是终止妊娠的常见指征。这种异常可类比致畸剂的结果,是潜在的特定遗传综合征的一部分,或表明一种复杂的遗传疾病。由于超过 30 个基因与非综合征性先天性心脏缺陷有关[29],因此关于未来妊娠的咨询可能会很困难。即使没有确定的潜在的遗传因素,在未来妊娠的 CHD 复发风险仍比背景人群更大[30]。

由于先天性心脏缺陷可能与心外畸形和主要血管的畸形有关,因此详细的心脏检查通常需要进行开腹手术,在原位解剖心脏。在某些情况下,也可以将心脏与肺一起整块移除,并在体外短暂固定后进行详细检查,然后再返回体内。虽然一些心脏检查方法可能需要改进,特别是对手术修复后复杂先天性心脏病的评估,但是,一般来说,心脏解剖是根据一种称为顺序节段分析的标准模式进行的,在该模式中,依次检查每个心脏成分。最近的证据表明,在大多数病例中,尸体横断面成像可以提供足够的心脏诊断信息,而活体标本成像可以进行三维重建和详细的解剖评估。

表 13.2 提供了评估心脏的尸检方法,并指出了一些可能出现的畸形(图 13.6)。

表 13.2　心脏检查与解剖的尸检方法

特点	尸检方法	可能出现的畸形
右心房	从下腔静脉口穿过心耳附件基部剥离	形态学:异构,房室不协调,房间隔缺损 血管:全身静脉异常回流,冠状静脉窦异常 瓣膜:三尖瓣闭锁或发育不良,卵圆孔过早闭合,房间隔缺损
右心室	在三尖瓣上部检查后沿外侧边缘至心尖切开	形态学:心室动脉或房室不协调,发育不全或肥大,瓣膜闭锁或狭窄 心肌:室间隔缺损 血管:大血管转位,肺动脉干畸形
肺动脉供应	右心室沿室间隔边界分离,穿过肺动脉瓣并沿动脉导管分离	狭窄,发育不全,动脉导管过早闭合,动脉干不可见

续表

特点	尸检方法	可能出现的畸形
肺静脉回流	识别肺静脉血管的根、行和插入	肺静脉引流或连接异常,与其他静脉在横膈膜以下或以上的 J 形或 T 形吻合
左心房	从肺静脉引流到心耳末端解剖	形态学:异构,房室不协调,房间隔缺损 血管:异常肺静脉回流,持续性左上腔静脉 瓣膜:二尖瓣闭锁或发育不良
左心室	从上方检查二尖瓣后沿外侧边缘至顶端切开	形态学:心室动脉或房室不协调,发育不全或肥大 瓣膜:闭锁或狭窄 心肌:室间隔缺损 血管:大血管转位,主动脉异常
主动脉	在检查左冠状动脉主干后,从心尖切开,沿左室间隔边界和主动脉根部切开	形态学:发育不全,缩窄,共同动脉干 血管:冠状动脉的异常起源或路径 瓣膜:二尖瓣狭窄或发育不良

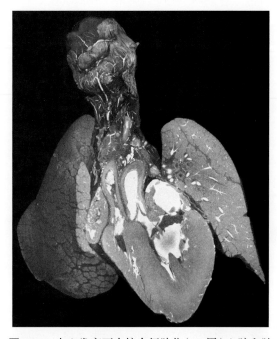

图 13.6 右心发育不全综合征胎儿(18 周)心脏和肺梗阻的微聚焦计算机断层成像,分辨率约 29μm。虚拟解剖有助于发现和讨论技术上具有挑战性的病例

呼吸系统畸形

　　累及肺的先天性畸形相对较少,主要是肿瘤病变,例如先天性肺气道畸形和肺隔离症,这两种疾病都可以在死后尸体解剖影像学上轻易识别,但特异性诊断可能需要组织学确认。然而,与许多其他系统相比,肺病理是新生儿发病和死亡的主要原因。尸体成像的诊断准确性极低,几乎总是需要组织进行组织学诊断和辅助检查(表 13.3)。

表 13.3　呼吸系统检查的尸体解剖方法

特点	尸检方法	可能的主要畸形
上呼吸道	用探针和手电筒对软腭和硬腭进行仔细检查,探鼻中隔	后鼻孔闭锁,唇裂,腭裂
肺裂	在移除胸腔器官阻滞前进行原位评估	异构现象,肺发育不全(通常为单侧)
主要气道	去除胸腔脏器阻塞后,检查喉部和食管的开放程度,然后使用精细的剪刀打开食管,检查黏膜有无异常,如气管食管瘘	喉部闭锁、裂口、狭窄或阻塞,喉囊肿,喉软骨软化,气管发育不全、狭窄或瘘管,支气管闭锁或狭窄,支气管异构
小气道	宏观评估肺切面,完整评估组织学	先天性肺腺瘤样畸形(CPAM),先天性肺气肿,肺泡毛细血管发育不良伴肺静脉排列不齐,肺隔离,肺发育不全,感染
肺血管	主要在心脏检查中评估(见前一节)	见心脏部分
横膈	分别切除胸腔或腹腔器官后,从上方或下方检查	先天性膈疝,膈膨升

胃肠道畸形

　　先天性肠道疾病,如肠闭锁、肠扭转和肠旋转不良通常需要进行尸检和详细检查以确定病变范围并提供病变的组织学证据。同样,在新生儿坏死性小肠结肠炎中,应直接探查并取样以确认病变程度（表 13.4）。

表 13.4 胃肠系统检查的尸检方法

结构	尸检方法	可能出现的畸形
舌	尸检时目视检查	巨舌
上呼吸消化道	参见呼吸部分	参见呼吸部分
食管	精细手术剪打开前,去除胸廓后探查	闭锁、瘘管
胃	沿着胃大弯或者胃小弯打开,检查胃内容物和胃黏膜	幽门闭锁、幽门狭窄（婴儿）、微小胃
肠	原位检查肠道,检查阑尾的位置,取出直肠至回肠并检查有无畸形	旋转畸形、任何节段的闭锁、瘘管、疝气、肠重复、肠囊肿、坏死性小肠结肠炎、胎粪腹膜炎、泄殖腔畸形、肛肠畸形。脐疝和腹裂在外部非常明显

泌尿生殖道畸形

多囊肾病（图 13.7）代表了多类结构性畸形疾病,这些疾病在产前超声检查中相对容易识别,但影像学表现可能代表了广泛的具有不同影响和复发风险的基础疾病。

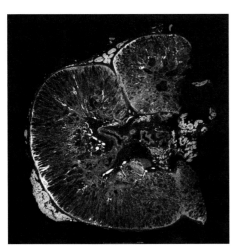

图 13.7 34 周胎儿常染色体隐性多囊肾病的微聚焦计算机断层扫描图像,显示径向排列的长方形囊肿。比例尺 =6.5mm

通过尸体解剖成像很容易证实肾囊性疾病的诊断,并且随着尸体解剖成像技术的发展,将来可能会形成特异性诊断。同时,所有此类情况需要从肾脏和肝脏（对于相关的导管类畸形）进行组织采样,进行组织学检查并确定特定类型的囊性疾病。还应获取组织进行基因检测。最后,应该注意的是复杂的泌尿生殖道和肛门直肠畸形经常出现异常解剖结构,并且此类解剖特征的明确诊断通常需要一个标准的尸检方法（表 13.5）。

表 13.5 泌尿生殖系统检查的尸检方法

结构	尸检方法	可能出现的畸形
肾脏	切除肠道后,原位检查胰腺和脾脏。检查并去除输尿管和血管之间的连接。然后,在组织学取样前将肾脏切除并分成两半	肾囊性疾病、肾积水、肾发育不良、肾异位、肾发育不全、肾融合和额外肾
输尿管	原位检查,然后沿着输尿管走行解剖	输尿管积水或扩张、输尿管膨出、输尿管异位、输尿管重复
膀胱	原位检查。如果需要,可以通过分开骨盆前筋膜将膀胱切除	巨大膀胱症、膀胱外翻、泄殖腔畸形、流出道阻塞（见尿道）
尿道	可以和膀胱一起切除	尿道下裂,后瓣膜（可能引起阻塞）,闭锁,膀胱囊肿（可能引起阻塞）,尿道重复
生殖器	根据胎龄进行外生殖器检查,取样进行组织学分析	性腺发育不全、卵睾体、双子宫、双角子宫

肌肉骨骼畸形

尸检显示胎儿肌肉骨骼疾病的主要类型是先天性骨骼发育不良（图 13.8）,其中有许多分类系统,每个分类系统都有可变的遗传复发风险,因此进行特定的诊断很重要。

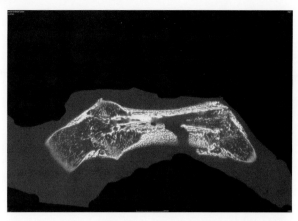

图 13.8　2b 型成骨功能不全妊娠中期胎儿股骨的微聚焦计算机断层扫描图像,明显骨折伴严重畸形。标尺 =2.5mm

　　传统上,除了进行尸检以检测相关特征(例如囊性肾病),骨组织学也是诊断的主要手段。尽管对于某些特定的疾病,组织学仍然有用,但在大多数情况下,尸体解剖成像通常可以检测相关的结构异常,并可以根据放射影像学特征提供可能的诊断。在许多情况下,通过特定的基因检测提供明确的诊断,人们也越来越了解这种疾病的分子基础,并且尸检成像和基因检测的结合很可能成为诊断的标准方法。

妊娠后干预

　　当进行胎儿宫内干预时,临床管理以及潜在并发症的管理和评估方面均与病理学密切相关。存在特定临床问题和解剖学特征的技术包括:气管闭塞治疗胎儿膈疝,胎儿镜下消融胎儿肿瘤以及宫内手术治疗神经管开放性缺损或尿路阻塞。在这种情况下,具体的尸检研究和方法应根据临床情况进行个性化处理。另外,在宫内激光消融术后的双胎输血综合征中可能需要进行是否存在残留吻合口的胎盘检查,为此可以使用多种专业技术。

结论

　　在某些情况下,尸检对于指导未来妊娠的管理以及作为医疗审核和处理的手段仍然很重要。尽管侵入式尸检技术正在减少,但在其他方法上取得了进展,特别是将成像(例如超声,横截面成像和微焦点 CT)与目标组织采样相结合的方法。当子宫中有胎儿死亡的临床病史时,重要的是要由专业的病理学家检查胎盘,因为在这种情况下,胎盘异常占死亡的很大一部分,并且某些发现直接影响未来的治疗。

　　父母可能会更容易接受侵入性较小的尸检方法。获得的资料可以进行数字化存储、重复分析并与临床团队共享以提高该领域患者的护理和研究。胎儿医学专家是一个重要的专业团体,可以与父母沟通尸检的选择方案并获得死亡后的调查同意权。未来的发展可能基于使用分子技术的新研究(例如基因组学和蛋白质组学)阐明目前尚无法解释的宫内胎儿死亡和胎盘功能障碍的机制。

（贺其志 译　顾圆圆 童超 审校）

参考文献和自我测试题见网络增值服务

第四部分

流 行 病 学

第14章 胎儿医学中的流行病学与研究方法

CANDE V. ANANTH AND ALAN T. TITA

本章要点

- 临床随机对照试验（randomised controlled trial, RCT）是评价医学干预措施偏倚最小的科学方法。虽然很少应用于胎儿医学，但是相关应用报道正在增多。
- 良好的临床试验方法学细节现已确立，其中尤其重要的是通过随机分组确保分配的隐匿性，从而规避选择偏倚。
- 研究综述可使读者回顾围绕某一特定主题的全部相关证据。系统综述可用于整理随机对照试验（有效性评价），筛查和诊断性试验，或其他类型的科学文献。荟萃分析可以作为或不作为系统综述的组成部分。
- Cochrane 系统评价数据库是卫生保健干预措施高质量系统综述的最大来源。
- 似然比描述了一个筛查或诊断试验的有效性。
- 只要能确保数据质量，常规收集的围产期数据集可以提供有用的信息，并产生重要的假设（例如"巴克假说"）。

引言

流行病学是研究疾病在人群中的分布和病因的科学——形成了一整套丰富的工具，并越来越多地应用于临床研究。该学科发展的同时，也孕育产生了亚学科"临床流行病学"。本章探讨了这些工具和相关概念，并在胎儿和围产期医学中阐释这些工具在诊断和筛查试验以及治疗干预方面的应用。胎儿医学本身是一门年轻的学科，其发展历史短暂但发展迅速，将不可避免地产生一些失误和盲区。这里提出的方法论概念旨在帮助产科医师在诊治胎儿时，可以从过去的错误中吸取教训，同时借助科学研究基础知识，以确保胎儿

医学临床实践"利大于弊"。

妊娠和分娩期间的诊疗一直是走向"循证"临床实践的前沿领域。这一过程的基础——对严谨的科学研究进行系统综述——在规模和重要性上可与人类基因组计划[1]相提并论。本章分为两个主题：首先，介绍必要的流行病学方法，有助于更好地理解和解释胎儿医学领域的研究发现；其次，致力于阐释一般研究方法的原则和概念。本章还融合了胎儿医学相关方法的实际应用，以便读者更容易掌握这些概念。

流行病学研究设计

流行病学研究设计分为两大类：实验设计和观察设计。随机对照试验（randomised controlled trial, RCT）聚焦实验设计（稍后讨论）。观察性设计又可分为分析性设计和描述性设计。最常见的分析性研究设计包括前瞻性（比如纵向研究）、回顾性（比如病例对照研究）和横断面研究。描述性设计包括荟萃分析（总体和个体患者水平的荟萃分析）和病例系列研究。感兴趣的读者也可参阅其他关于流行病学研究设计文献材料[2]。

随机对照试验

并不是所有的干预措施都可以通过随机试验进行评估，例如无法通过随机试验评价胎儿输血治疗严重的胎儿贫血的效果，也无法比较通过即时和延迟分娩来干预产程中持续性胎儿心动过缓的有效性。然而，不同的胎儿输血方法或剖宫产技术将是未来技术发展的新方向。

随机化（randomisation） 随机对照临床试验是一种简单但强大的研究设计，其通过确保实验（研究）组和对照组在除干预措施之外的其他所有重要方面都具有可比性，来避免系统误差或偏倚。通过随机分配，研究者不仅考虑了已知

的混杂变量,也考虑了未知的因素,而且还考虑了影响最终结果的潜在重要的决定因素。随机分组基于"机会均等"原则,比如,可通过抛硬币来分组。

确保随机化在本质上要求参与研究的对象不能提前知道某一特定女性研究对象的分组情况[即随机分配方案隐藏(concealment of allocation)],这可以防止临床医师对两种治疗方案有效性有"先入为主"的看法,从而避免根据治疗方案分配有选择地登记患者。因此,以现有良好的试验方法的概念来看,诸如使用医院病例号,或是使用出生日期并不足以隐藏分配方案,因此不应该采用。从一定程度上而言,这些将参与者分配到研究小组的方法有时被称为"准随机"(quasi-random)[3]。

据了解即使是表面有效的随机分配方法,也有被滥用的情况,例如通常只有在女性同意参加试验后才被允许打开密封信封。目前在录的大型试验使用的金标准方法,包括计算机在线或网络和电话随机化。在这种方法中,只有在记录了有关女性的基本描述数据和资格确认后,来自远程站点的研究者才会给出随机化指导(分组)。而在一些发展中国家,电子通信可能特别困难,但同时在这些环境中由于孕产妇和胎儿死亡率都很高,随机试验显得特别重要。主要在发展中国家实施的子痫协作组试验(Collaborative Eclampsia Trial)[4],首次证明了硫酸镁作为抗惊厥药物治疗子痫具有无可争议的优势。该试验采用了表面相同的盒子,里面分别装有硫酸镁、地西泮或苯妥英,只有当妇女出现子痫发作时才打开这些盒子。目前,基于网络的随机过程越来越多地被研究者使用。

解释性试验和实用性试验的比较(explanatory versus pragmatic trials)　为两种随机试验类型,两者皆有效,适当的试验设计取决于需要回答的基础研究问题。解释性试验评估治疗功效或在理想情况下干预的表现;而实用性试验则是在可能不是最优但真实的生活环境中,评价治疗功效或干预表现。

足月臀位试验(Term Breech Trial)[5]是一项实用性随机对照试验,在计划剖宫产和计划阴道分娩组之间,比较臀位分娩的足月胎儿的妊娠结局的差异。参与研究的临床医师应自我评估能"熟练"操作臀位阴道分娩助产,并应得到其部门负责人的确认。虽然研究现场遍布世界各地,但随机化控制是在加拿大的多伦多进行,以通过触控式电话接入的计算机系统实施。由于这是一项评估在现实生活中臀位分娩安全性的实用性试验,因此在实际研究过程中,计划剖宫产组中有 90% 的妇女实际采用剖宫产,阴道分娩组中有 57% 的妇女实际采用阴道分娩。本研究发现,计划剖宫产组的婴儿存活率更高(围产期死亡率或新生儿死亡率或严重新生儿发病率在计划剖宫产组为 1.6%,在阴道分娩组为 5%; RR 0.33, 95% CI 0.19~0.56)。研究结果在产妇死亡率或严重产妇患病率方面没有差异,随访至 2 岁的新生儿,在神经发育迟缓方面也没有差异[6]。

虽然足月臀位研究对许多国家的临床实践产生了重大的影响[7,8],但研究人员深刻认识到研究结果的可推广性(外部有效性与内部有效性)饱受争议:即在一个群体中获得的真实结果(内部有效性)不一定可外推到另一个群体(外部有效性)。在不同环境、不同机构和专业水平下进行的大型试验的结果能否适用于其他机构或其他实践群体? 这是任何试验都必须考虑的问题。对于足月臀位研究的调查充分说明了这一点[9]。

样本量计算(sample size calculations)

所有统计检验都有两类形式的误差。第一类错误,以 α 表示,是指实际两组差异并不存在,但临床试验的结果显示组间存在差异所犯的错误。相反,第二类错误,以 β 表示,表示在两组差异事实存在的情况下,研究结果的统计量的观测值落入可接受域而犯的错误。防止这两类错误的主要保护措施在于提前规划适当的样本规模,前提是了解主要结果的基线发生率,并对新治疗方法证明临床是否存在有用性做出现实的判断。另外一种描述预先计算样本大小的重要性的方法在于比较实验性研究和回顾性研究的临床价值,前者为预先估计在干预之后围产期胎儿死亡率减少,而后者则是通过回顾性调查发现两组(病例组和对照组)的差异。试验性研究以及通过回顾性调查观察发现差异的研究,可以根据对两组实验组采取不同的干预措施后进行观察,从而预估围产儿死亡率的减少量,以及不做干预的历史数据,比较这两者对临床价值的意义。显然,前者应该更重要。

丰富的在线免费资源可参考一些网站,上面提供了随机实验、队列研究和病例对照研究的样本量计算。虽然并不完善,但对于低强度的研究仍然有用,并且只要方法可靠,结果仍可纳入荟萃分析[10]。

数据监控(data monitoring)

这也是一个良好的临床试验设计和实施应该遵循的原则,其确保了一个独立的专家小组能够获得中期结果,进而建议是否应该继续试验。有一份现成的章程来指导数据监测委员会的工作[11]。如果有压倒性的证据表明治疗组或对照组在治疗效果上有明显的优势或劣势,可建议尽早终止试验。正因如此,由于在随机分配组的主要研究结果存在巨大的、有临床意义的和显著性的统计学差异,在足月臀位试验(Term Breech Trial)[5]和硫酸镁对比安慰剂预防子痫前期效果的试验(Magpie Trial)[12]的招募工作均提前结束,早于数据监测委员会所建议的时间。

数据监测委员会可能还必须决定,在被检测的干预措施明显无效的情况下,进一步招募试验人员以达到预先规定的样本量,在伦理上是否合理?这样的试验可能因无效而被放弃。研究人员自己持续监控数据的结果是不好的做法,因为在获得"具有统计意义"的结果后可能会停止试验,而这可能会产生 I 类错误。

筛查和诊断试验评价(evaluation of screening and diagnostic tests)

在深入了解试验评价之前,有必要先强调筛查和诊断试验之间的明确区别(这些术语容易混淆,在实践中经常交替使用,见第 16 章)。筛查试验适用于大规模人群,有助于筛查排除临床非疑似患者。相比之下,诊断测试通常更复杂、费用更高、更精确,而且用于对一种疾病做出明确诊断,特别是在高危人群中。

产科和胎儿医学中各种筛查和诊断试验的出现,使胎儿和产妇的疾病显著减少。重要的是,产前和产时对胎儿进行监测,包括超声和多普勒血流评估、无应激试验、宫缩刺激试验和胎儿生物物理评分,不仅能够早期识别"有风险"胎儿,而且为减少胎儿死亡负担奠定了基础。胎儿监护的主要目的是在疾病过程中,早期识别即将发生窒息的胎儿,及时分娩,以防止胎儿或新生儿死亡或远期损害;次要目的是避免窒息引起的相关新生儿并发症。

理想的检测能够非常准确地预测某一情况发生或不发生的可能性[13]。不幸的是,目前在胎儿监测方面,并不存在这样的诊断试验。最佳筛查试验只是以最低的假阳性率,最大限度地预测"患病"胎儿。我们重点介绍一整套流行病学方法,评估筛查试验的有效性。参见一张 2×2 的表格(表 14.1a)。两列表示真实的疾病状态,两行表示检测结果。真正疾病状态与检测结果的交叉分类产生四个亚群:①检测结果呈阳性的患病胎儿,表示为"单元格 a";②检测结果呈阳性的非患病胎儿,表示为"单元格 b";③检测结果呈阴性的患病胎儿,表示为"单元格 c";④检测结果呈阴性的非患病胎儿,表示为"单元格 d"。

评估筛查测试的最有用特征包括敏感性、特异性、阳性预测值和阴性预测值,以及阳性和阴性测试结果的似然比(LR)。这些特征总结在表 14.1b 中。敏感性表示当受试者实际患病时,测试将其分类为患者的概率;特异性表示当受试者实际未患病时,测试将其分类为未患病的概率。一个理想的测试应同时最大化敏感性和特异性("单元格 a"和"单元格 d"表示测试正确分类的疾病状态)。测试的检测能力(1-β)是测试的敏感性,即检测到差异的概率。

表 14.1a 基于一项筛查试验的结果列出一个说明疾病状态交叉分布的 2×2 表格

筛查结果	疾病状态		合计
	患病	未患病	
阳性	a 真阳性 (TP)	b 假阳性 (FP)	a+b 总筛查阳性数
阴性	c 假阴性 (FN)	d 真阴性 (TN)	c+d 总筛查阴性数
合计	a+c 总患病数	b+d 总未患病数	a+b+c+d 总研究对象数

表 14.1b　筛查实验的评价指标

评价指标	计算公式	替代公式
灵敏度（Se）	$Se=\dfrac{a}{a+c}$	$TPR=\dfrac{TP}{TP+FN}$
特异度（Sp）	$Sp=\dfrac{d}{b+d}$	$TNR=\dfrac{TN}{TN+FP}$
阳性预测值（PPV）	$PPV=\dfrac{a}{a+b}$	$PPV=\dfrac{TP}{TP+FP}$
阴性预测值（NPV）	$NPV=\dfrac{d}{c+d}$	$NPV=\dfrac{TN}{TN+FN}$
阳性似然比（LR⁺）	$LR^+=\dfrac{\frac{a}{a+c}}{1-\frac{d}{b+d}}$	$LR^+=\dfrac{Se}{1-Sp}$
阴性似然比（LR⁻）	$LR^-=\dfrac{1-\frac{a}{a+c}}{\frac{d}{b+d}}$	$LR^-=\dfrac{1-Se}{Sp}$
比值比（OR）	$OR=\dfrac{\frac{Se}{1-Sp}}{\frac{1-Se}{Sp}}$	$OR=\dfrac{LR^+}{LR^-}$

注：FN，假阴性；FP，假阳性；TN，真阴性；TNR，真阴性率；TP，真阳性；TPR，真阳性率。

一种检测方法的预测值受所研究疾病在人群中患病率的影响。例如，在先天神经管缺陷发生率较高的凯尔特人群中，母体血清甲胎蛋白升高对鉴别神经管缺陷胎儿的阳性预测值更高。对于背景风险相似的人群，检测越灵敏，阴性预测值越高；检测越特异，阳性预测值越高。

对临床医师而言，似然比是一种衡量筛查试验价值更直观的标准。它结合了检测方法的敏感性和特异性，并根据检测结果以比率的增加或减少表示胎儿患病概率。换而言之，就是检测结果为阳性时出现疾病的可能性有多大，在检测结果为阴性后出现疾病的可能性有多小。如果一项检测方法的似然比为1，则该疾病的预检测概率并不会随检测结果而改变，因此该检测方法没有什么价值。并不存在一个神奇的似然比截断值，高于或者低于即被认为具有临床意义。有时，一个相对较低似然比的简单检查（如对于一个临床信息的询问）在临床上可能比具有较高似然比的侵入性和费用高的诊断试验更合适。

灵敏度和特异性之间的关系可以在受试者操作特性曲线（receiver operating curve，ROC）中形象地显示出来，这一术语源于第二次世界大战期间的雷达技术。ROC 有助于确定某一特定筛查方法的灵敏度和特异性之间的最佳平衡，从而确定区分"正常"和"异常"检测结果的最佳截断值。应当指出，在筛查检测中，"正常"结果并不代表没有疾病；相反，它把建议进一步检测或干预的高危群体与患病可能性低的低风险群体区分开来。这为开发诊断检测奠定了基础。

筛查试验的评价标准

对于一个好的筛查试验来说，有四个基本的但经常被忽视的标准，包括：

1. 客观的诊断检测（"金标准"）或干预方法的存在，且可重复。

2. 已知疾病（结局）在一般人群中的流行情况。

3. 管理措施将根据筛查检测的结果进行调整。

4. 筛查检测应是安全的，附加检测或者干预的次要或不良影响应在可接受范围内。

胎儿医学中的预测模型

预测模型是用来预测结果的统计模型。这些模型的隐含目标是提供可靠的预测。"预后"预测模型和"诊断"预测模型分别为预测某一疾病未来发生概率而开发的预测模型和为预测现有疾病而开发的预测模型。预测模型在胎儿医学中有着重要的作用[14,15]。在尝试开发预测模型之前，重要的是，首先了解开发的目的（即诊断或预后评估目的）以及每种方法的基础研究设计。诊断预测模型通常根据横断面数据开发，而预后模型则从前瞻性研究所获得的数据发展而来[16]。

建立预测模型的方法涉及一系列步骤。图 14.1 展示了建立预测模型的整个过程，包括三个阶段：模型推导、外部验证和影响分析。这三个阶段中的每一个都有独特的不同的要求。例如，模型推导阶段需要将数据分成两部分：建模（或"测试"）和模型验证（或"内部验证"），所推导的模型在第二阶段得到完善和更新。第三个阶段是"影响分析"阶段，这是在开发预测模型过程中经常被忽略的步骤。这一阶段包括在现实场景中测

Ⅰ.推导　　　　　　　　　Ⅱ.外部验证　　　　　　　　Ⅲ.影响分析

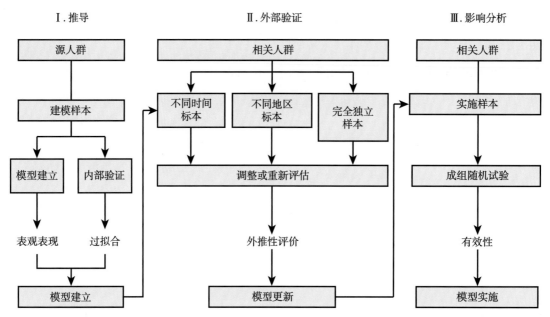

图 14.1　建立临床预测模型的研究阶段。第一,推导和内部验证;第二,外部验证;第三,影响分析

试模型的稳健性以确定其性能,通常通过实施随机对照试验来进行。一些了解预测和预后模型的最好的资源可以在其他地方找到[17-21]。作为预测模型在胎儿医学中应用的例子,大脑中动脉血流速度超过中位数的 1.5 倍显示可用于预测胎儿贫血(详见第 40 章)。

分析数据库和调查数据

以前,围产期流行病学家专注于分析现有的大型数据集,这些数据集要么是常规收集,要么是为某个特定研究项目收集的。尽管一些重要见解得益于这些研究,但对这些资源实施的"数据疏浚"(data dredging)或"数据捕鱼"(fishing expeditions)也产生了误导性的证据。当代围产期流行病学家更倾向于去解决假说驱动问题,理想的情况是通过实施随机对照试验或通过研究围绕同一问题的不同随机试验结果,并通过系统评价和荟萃分析得到最具信息量和最小偏倚的结论。当使用现有的数据库和调查时,至关重要的是,聚焦问题,预先确定结果并关注错误来源,包括选择偏倚、信息偏倚、混杂和检验效能不足等。来自数据库和调查的研究类型通常是回顾性队列研究、病例对照研究、横断面研究和描述性观察研究。STROBE 声明(加强流行病学观察性研究的报道),为加强这些研究的报道提供了国际公认的指导方针。

对常规收集的产妇死亡和围产期死亡的管理和临床结局数据进行研究,有助于跟踪这些事件的发生频率,阐明风险因素,并设计相关干预措施来解决这些问题。美国国家生命统计数据库和医院围产期数据库等数据集在许多方面是有用的(例如,产生假设,其中一些假设最好通过随机对照试验来确定),描述疾病在人群中的分布,确定罕见但严重的问题。因此,美国国家生命统计数据用于指导量化重要围产期结局的频率、趋势和危险因素,包括早产、剖宫产以及孕产妇和围产期死亡。"巴克假说"将胎儿生命关键阶段的营养不良与包括冠状动脉疾病在内的成人慢性疾病联系起来,它是通过对常规收集的出生体重、胎盘重量和新生儿测量数据进行研究得出的,并将这些发现与成年后期的健康和疾病联系起来[22]。在冰岛常规收集的孕妇记录已被证明对子痫前期的遗传易感性的人群研究有价值[23,24]。苏格兰的记录则提供了对上次妊娠中双胎分娩[25]、反复妊娠并发症[26]和剖宫产后的生育能力[27]的重要见解。

系统和其他综述

提供综述和临床指南,对繁忙的临床医师十分有必要,可以从大量的原始医学文献中为临床医师提取前沿的临床或科学热点信息。这些综述包括传统的病例报告(narratives)或专家综述,以及更严格的系统综述（有或没有荟萃分析）。由于传统的或专家的综述往往没有那么严格的标准，不同的专家综述同一主题，可能会得出完全不同的结论；读者往往并不知晓综述作者是如何选择某些研究并忽略其他研究。如果某主题研究进展迅速，一篇综述在出版时可能就已经过时。经常使用的专家综述包括来自专业组织，如美国妇产科医师大会（ACOG）和皇家妇产科医师学院（RCOG）的指南，以及电子资源，如UpToDate。建立分级推荐评估（Grading Recommendations Assessment）、发展评估（GRADE）标准可以确保这些来自综述的建议能体现证据的足够质量。

相比之下，像Cochrane Reviews这样的系统综述是基于明确和严格的过程，包括：

- 清楚描述目的
- 纳入研究的明确标准
- 无论是否出版发布，试图确定所有相关的研究
- 清晰解释相关研究未被纳入的原因
- 数据提取
- 汇集相似研究数据（meta-analysis）
- 描述结果
- 得出合理的结论，并讨论对临床实践和进一步研究的影响

"系统综述和荟萃分析的首选报告项目"（PRISMA）声明为公开的报道提供了指导方针。

荟萃分析

荟萃分析是一种适用于系统评价的技术，以解决严重不良结局（如胎儿死亡）的罕见病的重要研究问题。这些问题可以通过大规模研究来解决，或者通过荟萃众多结构和目的相似但不同研究数据（例如荟萃分析）和跨多个研究重新分析单个患者水平的数据［例如个体，个体病例数据荟萃分析（patient-level meta-analysis，IPD）］。个体病例数据荟萃分析是指试验研究者获得文献原始单个病例的暴露和临床结局数据，以及研究考虑纳入的相关混杂因素和分层变量的数据。然后，将这些数据作为独立研究进行分析，尤其关注病例间的个体异质性。与常规荟萃分析相比，IPD分析提供了一种更细致入微的方法来解决因混杂、效应修饰（交互作用）所产生的偏倚，从而大大地提高统计效能。因此，IPD分析的可能最

大收益在于能够描述和理解所报告关联间的变异及其来源。

现有几个例子可以说明这两种荟萃分析方法，都为优化胎儿或产妇结局提供了孕期干预价值的明确指导（例如，皮质类固醇治疗干预疑似早产）[28]。关于大型单一试验是否优于对几项较小试验的荟萃分析，目前仍存在争议。在大多数情况下，两种实验设计的结果趋于一致，并且也能找到两者之间临床差异的合理解释[29]。

在报告荟萃分析结果时，有一些重要考虑因素，包括：

- 在实施荟萃分析前制订方案。最重要的是首先制订一个清晰的方案，尽可能详细地描述荟萃分析的目的。这包括建立假设、具体目标，文献背景回顾，定义主要和次要终点、研究选择和评价标准，统计分析计划和结果传播。最近一项加强荟萃分析的倡议是要求登记，确保按计划实施。

- 预先确定合格标准。准确地识别合适的研究，确保研究不会"遗漏"纳入（最好由两位独立作者进行彻底的文献搜索，且他们的发现相互验证）。

- 标准化数据收集。建立标准化的数据收集方案，可用于从每个合格的研究中提取数据。

- 评估偏倚。确保荟萃分析成功的措施之一是在一个系统框架中对每个符合研究标准的潜在偏倚进行评分。这些偏倚包括选择偏倚（selection bias）、失访偏倚（attrition bias）、实施偏倚（performance bias）、测量偏倚（detection bias），以及对随机化过程的评估（盲法，失访）。综合考虑，这些偏倚提供了定性证据，说明荟萃分析所提供证据在多大程度上具备内部有效性（偏倚最小化）和外部有效性（发现的可推论性）。

- 计算汇总效应（pooled summary effects）。在荟萃不同研究的数据之前，很重要的是确定研究存在的（统计）异质性。这种异质性通过I^2统计（以百分比表示），I^2值通常较高（通常≥50%）。通过统计分析，可以汇集数据来估计单个汇总效应值。这种汇总效应可以通过拟合固定效应或随机效应模型来估计。固定效应模型应用于汇集的数据不显示统计异质

性的情况,而随机效应分析更适用于存在统计异质性的汇集数据。

- 数据制图。在荟萃分析中,呈现数据结果,森林图和漏斗图是两个重要的图形工具。森林图能有效地描绘荟萃分析中每个研究的汇总结果(例如,相对危险度或绝对危险度)以及效应合并值。另外,森林图还能展示荟萃分析中为每个研究分配的统计权重,并进行异质性的统计分析。漏斗图展示了效果测量值(在 x 轴上)相对于每个研究的效果测量值的标准误差(在 y 轴上)的分布。该方法可用于评估荟萃分析中是否存在发表偏倚。

Cochrane 协作

Cochrane 协作是一个由个体和机构组成的国际网络,主要致力于对医疗保健措施的有效性进行最新的系统评价[30]。Cochrane 综述质量往往优于其他系统综述[31]。协作基于真正协作、公平和包容的原则,它由四个维度组成——评价小组、中心、领域、方法和软件开发组。这些中心遍布在世界各地,为其所辖地区的评价小组提供支持;每个中心还负责合作的一些战略活动(例如,试验注册、评审员培训、软件开发)。"领域"涉及结局超越任何一个评价小组的一般性大型问题(如儿童、老年人、生活在发展中国家的人)。评审小组则进行系统的评价,并从围产期医学(妊娠和分娩)的初始就有了很大的发展[32]。例如,目前在卒中、传染病、精神分裂症、月经失调和生育力低下等领域都有富有成效的评价小组。

Cochrane 系统综述主要关注随机对照试验,因为这种评估临床干预的方法具有科学优势,也因为处理其他类型科学数据(如定性研究数据)时具有方法学上的困难。其他发表了对筛查和诊断试验的系统综述以及对与围产期医学专家相关的非随机对照研究的综述,包括双胎之一胎死宫内后共存胎儿的预后[33]和胎儿尿液分析在尿路

梗阻中的价值[34]。

Cochrane 协作的主要产出是 Cochrane 系统综述数据库,该数据库在 Cochrane 图书馆内以电子形式每 3 个月发布一次,同时还有临床试验、方法学论文和其他系统综述摘要的数据库。已发表的妊娠和分娩综述都是基于已发表报道的综合评价。IPD 荟萃分析被越来越多地采用,并且资源更加密集,但也允许对亚组分析进行更复杂的探索。第一次围产期 IPD 综述主要关注的是低剂量阿司匹林的研究问题[35]。

循证医学

循证医学是认真、明确和明智地应用当前最佳证据对患者做出决策。医疗保健系统资源的有限性,增加了根据临床有效性提供患者诊疗的压力。这也应该是所有想要提供高质量服务临床医师的目标。循证医学实践的基本步骤包括提出适当的问题;确定回答问题需要哪些信息,进行文献检索,选择最佳研究,批判性地评估有效性证据,提取信息并将其应用于临床问题。

随着越来越多的干预措施使用良好的临床试验进行评估,更多的研究主题也将开展系统评价,以确定哪些是应广泛使用的有效治疗方法,哪些是应被放弃的无效或有害的干预,哪些是应开展进一步研究的尚未确定有效性的干预措施。

结论

总之,流行病学产生了一套丰富的工具,并越来越多地应用于临床研究。支持研究设计和研究方法的概念对于解释胎儿医学研究仍然至关重要。任何成功的研究都取决于精心设计的研究、正确的实施、准确的数据分析和合理的解释。

(胡屹 译 蒋宇林 审校)

参考文献和自我测试题见网络增值服务

第五部分

伦 理

第15章 母胎医学中的伦理问题

WYBO J. DONDORP AND GUIDO M. de WERT

本章要点

- 胎儿虽然不是传统意义上的患者,但患病的胎儿也可以接受治疗。
- 任何对胎儿进行的治疗必须通过孕育胎儿的母体,所以胎儿治疗让孕妇成为患者,进而需要她的知情同意。
- 无论胎儿在道德层面上的地位是高是低,胎儿宫内治疗的决策必然与孩子未来的利益息息相关。
- 相对于正常妊娠及产后治疗而言,如果没有明确的益处,就没有进行胎儿宫内治疗的理由。
- 在胎儿治疗中,如果混淆治疗与研究的区别,就会造成治疗性误解,如何避免这种治疗性误解是胎儿宫内治疗伦理工作中的重要挑战。
- 在道德层面上,不能将宫内治疗视作终止妊娠的替代。

引言

本章节探讨母胎医学中的伦理问题,重点讨论的是随着胎儿治疗技术的发展而产生的伦理问题。从开放性的胎儿手术到宫内药物治疗,从实验性操作到可被采纳的宫内治疗,从避免胎儿宫内及围产期死亡的干预措施到旨在改善远期生存质量的治疗方法,胎儿治疗涉及的领域十分广泛。

本章节中,我们将列举胎儿疾病相关的宫内治疗,探讨涉及其中的基本伦理问题。宫内治疗的伦理挑战是,胎儿只能通过孕妇的身体接受治疗。因此,胎儿治疗始终是孕育胎儿的母亲和胎儿共同参与的治疗,这一过程必须得到母体的知情同意。然而,与其他医学领域一样,知情同意不足以为治疗提供伦理依据。临床医师的专业职

责之一就是"不让自己的患者暴露在高风险中"。在胎儿医学这一领域中,这种风险更难被界定,孕妇因宫内治疗而面临潜在的风险,但直接受益的并不是孕妇本人,而是胎儿或者说是尚未出生的孩子。

在这一章节中,我们首先讨论一个最基本的问题:无论孕妇是否需要接受医师的诊治,她所孕育的胎儿能否被视作是一个患者。其次,当胎儿面临致死性和非致死性情况时,我们需要解决两个不同的伦理挑战:拯救胎儿(或新生儿)的生命抑或是提高出生后儿童的生活质量。最后,我们将探讨哪些因素可能会影响胎儿宫内治疗方案决策的制订[1]。

胎儿是患者吗?

生病的胎儿也是可以接受治疗的,所以胎儿当然可以被称为患者。但是"患者"也是一个与社会角色相关的概念,并有明确的定义。患者因为对医疗的需求而与医师形成关系,从这个意义上来讲,将胎儿称为"患者"似乎又有些牵强。我们应避免将这两种定义混用。从第一种意义上的来讲,胎儿可以成为患者。他们自然也是第二种意义上的患者,意味着无论是对胎儿还是对孕育胎儿的母亲,临床医师都承担着相关的责任和义务。仅仅是从胎儿可以被治疗这一事实来看,目前还没有关于"何种情况下胎儿应该被治疗"的认定。

关于道德地位的争论

我们以什么为基础去确定专业人员(如产科医师或母胎医学专家等)对胎儿或孕育胎儿的母体所负有的责任和义务。从道德层面上讲,我们首先要回答的问题是胎儿到底是什么[2]?这也引发了伦理辩论上的难题,关于生命连续性(胎儿

是人类生命的开始形式）和阶段性（它们仍然缺乏人类的大部分定义特征）的争论。

对于这个问题，宗教往往强调的是"生命的连续性"。例如，罗马天主教会认为胎儿注定要成为人，所以应当给予人类胚胎和胎儿与人类同等的道德地位[3]。作为"潜在的人"，他们应当得到充分的保护。犹太教和伊斯兰教基本上遵循相同的推理，不同之处在于其认为"胎儿必须在被赋予灵魂之后才构成完整的生命（遵循亚里士多德的说法，男胎在受孕后第 40 天，女胎则为受孕后第 80 天）"[4-5]。

相比之下，世俗的哲学家和伦理学家则倾向于强调"阶段性"。人之所以值得被尊重和保护，是因为我们是具备"复杂意识形式"能力的人[6]，这使我们成为具有"自我意识"的动物[7]。而这显然不适用于胚胎或胎儿。虽然在孕晚期胎儿可能出现某些反应（有感觉的能力），比如对疼痛产生反应，甚至可能持续存在某种（微弱的）兴趣，但他们仍然不是人，因此也不主张受到同样程度的尊重和保护[8]。人之所以成为人是因为具备道德能力，仍有许多学者认为，尽管低于人，但仍可以给予胚胎和胎儿一定的道德地位。这种地位通常被认为是随着胎儿的发育而增加的，主要指的是那些后期人格发育所必需的条件（例如，能够维持意识的大脑发育）。

这两个观点为什么会有如此之大的差异？为什么"出生"会产生这样的不同，"出生"到底意味着什么？这也是伦理学上的一大挑战。从人格的定义来讲，胎儿显然不具备人格，甚至是婴儿也无法达到。尽管如此，婴儿大多被认为可以共享人的全部道德地位。事实上，即使是早产儿也是如此，而根据目前的推理即使是接近足月的胎儿也不具备这种地位。基于 Joel Feinberg 等[2]的工作，Carson Strong[2]强调婴儿应被赋予一定的道德地位，归因于其具有"近似人"的社会属性。他认为这一理论适用于婴儿，一定程度上也适用于孕晚期的胎儿："我们可以认为孕晚期的胎儿有被赋予的生命权，但又不如婴儿那么强"。然而，我们也可以听到尖锐的反对声，认为无论是婴儿还是胎儿都远没有到可以被尊称为人的程度[8,9]。

宗教和世俗观点上的世界观有许多的不同而且无法调和，所以似乎不太可能就"哪种阶段的

胎儿可以被视作人"达成共识。这对于母胎医学框架的建立又意味着什么呢？作为一种出路，伦理学家 Laurence McCullough 和产科医师 Frank Chervenak[10]建议我们可以绕过这些棘手的争论，仍然可以将胎儿视为规范意义上的患者。他们建立了一个很有影响力的理论即临床医师对于孕妇及胎儿都负有责任[11]，之后我们将更详细地讨论这一观点。

McCullough 和 Chervenak 模型

根据 McCullough 和 Chervenak 的说法，胎儿不需要先有道德地位才能被视为患者，相反，如果一个胎儿可以从医疗中获益，它就是一个患者，而作为患者，就有一个与之对应的道德上的身份，也就是患者这一社会角色[10]。关键的一步是让胎儿能获得合理的符合预期的医疗并能真正地受益其中。正如 McCullough 和 Chervenak 所解释的那样，"使胎儿受益"这一概念的成立，需要存在一种"联系"，这一"联系"可以将胎儿与具有独立道德地位的人关联起来。这里的理由是，"人之所以成为人的要素是具备独立的道德地位"。显而易见的是，从胎儿到人到之后获得独立道德地位这一连串的联系中，胎儿是其中的必要且充分条件[10]。在足够的技术支持下，从胎儿期就可以开始维系这种生命力直至进入新生儿期。对于早产儿而言，这种联系的建立取决于孕妇有无意愿妊娠至足月和将胎儿当作患者一样交给专业人员护理。

McCullough 和 Chervenak 说，就产科医师而言，对于患病胎儿所承担的义务是"基于慈善"的，而对于（有能力的）人的所承担的义务则是"基于自主的"。他们认为，产科医师对于所照顾的孕妇有基于自主权和慈善的义务，但关于胎儿，他们的义务只基于慈善，就像对新生儿或幼儿的情况一样。因为胎儿治疗只能通过孕妇的身体进行，所以必须获得孕妇的同意。笔者认为，拒绝承担不合理的健康风险是孕妇的合法权利，对于是否允许进行胎儿治疗上，临床医师应当尊重孕妇的自主选择权[10]。虽然有些"不合理"，但在某些病例中，只能从道德上去寻找平衡点，期望孕妇愿意承担合理的风险。

这一说法背后的理由是，对于一个尚不能独

立存活的胎儿而言,完全由女性自主决定是否让其接受宫内治疗,但对于有存活能力的胎儿而言,这种自主性则有一定的限制,因为这类有生存能力的胎儿可以成长为一个具有独立行为能力的个体并行使其自主权。根据 McCullough 和 Chervenak[12] 的说法,当临床医师提出通过宫内治疗可以给胎儿带来益处时,势必又给孕妇带去一定的风险,对孕妇而言,将面临一种新的道德义务。在这种情况下,临床医师不应当简单地以"知情拒绝"为理由结束一个病例,而是应当传递更多的信息给孕妇,必要时也可以寻求伦理委员会的帮助,并在尊重的前提下,尝试说服女性,让她知道从道德上讲她有义务让患病的胎儿接受治疗。

当胎儿成为患者时:留给孕妇的会是什么?

对"患病的胎儿"这一术语的批评中反复出现的一个主题是,它在概念上将胎儿与女性割裂开,不仅与妊娠的现实相悖,而且本身也威胁到孕妇作为患者的地位。在一篇关于早期法律案件的评论中,George Annas[13] 对一名忽视医疗建议生下一个严重大脑受损的孩子的妇女提出了刑事指控,他创造了"胎儿容器"这一隐喻,有力地说明了这种担忧:"偏爱胎儿从根本上贬低了孕妇的价值,并惰性地将她视为孵化器或胎儿的培养基。"在一项关于胎儿手术早期历史的经典社会学研究中,Monica Casper[14] 观察到,一些先驱外科医师实际使用的语言与这相去不远。她说,在这一领域,患病胎儿的利益被视为至高无上,孕妇则被定义为能使胎儿获得这些利益的强化工具,反之,被视为限制胎儿获取利益的障碍。孕妇在这种框架中的自主权受到严重削弱。

在"胎儿也是患者"这一概念中,孕妇要么消失在胎儿身后,要么被期望成自我牺牲的"英雄母亲"的角色[14]。然而,将所谓的"2 号患者"放在孕妇身边不可避免地会导致一个问题,在出现冲突时,将谁的利益放在第一位。Elselijn Kingma[15] 采取了激进的立场,她认为,由于孕妇和胎儿之间无法划定明确的物理界限,因此应该将胎儿理解为"孕妇身体的一部分"。正如她说的,"整个妊娠期间胎儿被视为身体的某个器官,只有在出生时,这个器官才会分裂成两个有机体"。根据这种观点,任何影响胎儿的事物,无论是女性的行为还是医疗行为,都会影响整个"妊娠生物体"。因此,临床医师不可能分别对孕妇及她的胎儿负有明确的义务。

在早前有见地的讨论中,Susan Mattingly[16] 明确表示,在高分辨率超声出现之前,Kingma 主张的这一观点在产科医学上占主导地位:"医师无法将胎儿与母体进行明确的区分,而是将母体和胎儿视为同一个复杂的患者,即胎儿是妊娠女性不可分割的一部分。"Mattingly 则认为,如今我们已经可以将子宫中的胎儿窥探得如此清晰,在这种"透明子宫"的时代,这种传统的单患者的理念已经不能指导我们的伦理思维。同时,她也指出:"具有讽刺意味的是,当胎儿成为第二个独立患者时,医师对于胎儿患者的权利实际上被削弱了。"这是因为劝告患者接受违背其意愿的治疗以造福另一名患者,这有悖于医师的职业操守。我们可以将活体组织捐赠作为说明这一说法的背景。

其他人同样认为,"双患者观点"似乎很难调和患者与医师的专业职责之间的关系,因为在面对冲突时,临床医师可能无法履行对两名患者的义务(包括不放弃)[17]。Anne Drapkin Lyerly[18] 和同事们以持续妊娠将对孕产妇生活构成重大威胁的悲惨案例为例,指出胎儿与孕妇之间不可避免地存在"规范不对等性"。如果胎儿与女性是同等意义上的患者(规范对等),在这种情况下,临床医师应该推荐什么方案并不显得明显。同时,让这些学者担心的是,当胎儿被定义为另一个患者时,医师可能会觉得有理由向女性施压,允许她们通过自己的身体治疗该患者。

McCullough 和 Chervenak[19] 可能会对此做出回应——就像他们已经做的一样——正因为患病的胎儿与怀有患病胎儿的孕妇无法分开,两个独立患者之间的"规范对等性"并未包含在他们的框架中。他们没有说胎儿的利益应该与孕妇的利益同等重要,也没有说他们认可孕妇拒绝进行胎儿治疗的理由。然而,McCullough 和 Chervenak 模型理论的关键点是,当临床医师面对两个患者时,他或她在理解对双方患者义务时的相对性力量决定了这场可能冲突的结果[11]。

为什么 McCullough 和 Chervenak 模型有缺陷

McCullough 和 Chervenak 捕捉到了该领域专业人士普遍持有的道德直觉，即他们确实必须与两名患者打交道，据称也摆脱了关于胎儿状况的有争议的道德假设，这一事实可以解释其在母胎医学和相关文献领域的不良影响[20]。然而，该模型招致了基本的哲学批评[2,21,22]。正如 Joan Callahan 在评论 McCullough 和 Chervenak 的《妇产科伦理学》一书时所表明的那样，他们的推理是有缺陷的，因为他们建议绕过有关"道德地位"这一棘手的哲学辩论[23]。

Callahan 观察到，唯一能理解这个陈述的观点源自胎儿具有成为人的能力，将其描述为"潜在人格身份"，而事实上，McCullough 和 Chervenak[21,23]则希望我们忘记这一点在论点中的立场。毫无疑问，这是一个有问题的版本，因为没有充分的理由来解释为什么后来成为一个人，而且能够从治疗中受益的能力将取决于生存能力。但更根本的是，在这个时刻反而变得清楚了，尽管他们一再持相反的主张，但在他们的理论背后是对胎儿利益的描述应该得到孕妇及其临床医师的保护。Strong 同时指出，在谈及女性有义务让活胎就医这一话题时，McCullough 和 Chervenak[2]只是"回避问题"。显然，胎儿应该被作为患者来对待，这是一个潜在的人。换句话说：道德地位先于患者地位，而不是相反。引用斯蒂芬·布朗的话："任何尚未认为胎儿应该得到保护的人（除非父母要求）都会排斥作者的观点，即临床医师有责任让胎儿受益。"将胎儿指定为"患者"的建议不会改变任何事情[24]。

为什么这很重要？是因为 McCullough 和 Chervenak[21]模型在该领域仍然具有影响力，它可能被用来限制妇女自主控制其身体状况的权利，而这一理由本身存在缺陷。正因为 McCullough 和 Chervenak 说的关于胎儿状况的辩论充满了宗教和其他世界观的假设，他们的模型没有成功地回避这场辩论，这使它成为界定有关当事方道德义务时一个有问题的基础。如果对胎儿道德地位的描述从根本上是有争议的，那么明确的或（如 McCullough 和 Chervenak）默认的依赖于此的对胎儿患病状态的规范性描述也是有问题的。临床医师可能会因为胎儿的状况提出医疗方案以期使胎儿受益或挽救其生命，但这并不意味着孕妇需要追随这些观点，也不意味着她有义务允许拟定的治疗通过她的身体进行。不能将"恭敬地说服"孕妇接受临床医师的观点当作道德要求，更不用说通过法庭命令强迫她了。

未来孩子的利益

什么是未来孩子的利益？在母胎医学中，除了女性的道德利益，我们是否可以说还没有其他明确的重大的道德利益需要考虑？因此，临床医师的相关选择是否只应该考虑他们对孕妇的责任，包括求善和对患者自主权的尊重？虽然这是一些人所拥护的，但这忽视了父母和专业人士对未出生的孩子应负有的责任。如果妊娠导致未出生孩子的存在，那么这个未出生的人的利益可能会因妊娠阶段所发生的事情而受到伤害或受益[21]。正如包括乔尔·范伯格和托马斯·默里在内的几位哲学家所认为的，这些未来的人尚未出生这一事实并不重要，关键是如果他们被允许出生，那么在妊娠期间他们就具备相对应的利益[25-27]。重要的是，与这些利益相关的道德责任（包括孕妇和专业人士的）并不取决于孕龄；未出生孩子的利益在早孕阶段和在有生存能力后一样重要。担心这会损害女性终止妊娠的选择权是错误的。因为如果她堕胎了，也就没有孩子会被伤害和受益于她或临床医师的选择。但是，如果女性决定将妊娠进行至足月，那么除了她自己的利益，Murray[28]所谓的"尚未出生的孩子"的利益将成为她的产科医师提出宫内治疗建议的一个独立理由，同时孕妇自己也会为此考虑（已有的）胎儿治疗。

与基于胎儿利益和胎儿道德地位的描述相比，产科实践中的一个重要区别是，基于未来儿童利益的推理并不会导致为了胎儿而试图挽救胎儿生命的道德义务。这是因为胎儿死亡不会影响孩子的利益。当然，如果这是孕妇知情和深思熟虑后的选择，专业人员仍然可以在道德上被要求做一些合理的可能的事情来拯救胎儿的生命（表 15.1）。

这并不是说妊娠过程中胎儿的利益不应该被考虑。观察孕中期胎儿对潜在有害刺激的反应，

表 15.1　胎儿治疗伦理学两种方法的核心概念的意义

胎儿作为"患者"的概念	胎儿作为"未来人"的概念
抓住了一种道德直觉，即未出生者的利益也很重要，仅次于孕妇的利益	将这种道德直觉限定为在孩子出生后（如果出生）才会随之而来的利益
这与正常情况下"患者"的定义有争议	正常来说，只有一个患者：孕妇
不可避免地给予胎儿道德地位，从而使这个概念在伦理上存在争议	无论胎儿有无利益，未来人的利益，在出生前都会受到影响
区分可存活胎儿和不可存活胎儿的利益	未来人的利益并不依赖于生存能力或孕周
两个患者的观点引发了一个有问题的"规范对等"视角来平衡母亲和胎儿的利益	保护未来人利益的道德责任是受对等性考虑因素的限制的
被挽救回生命的胎儿，在产后的生存质量可能是差的	没有这样的要求。这里的问题是，这样做在道德上是否可以接受。只要未来人的生命是值得的

表明这些胎儿可能会感到疼痛。因此，潜在的会带来"疼痛"的手术给予止痛措施是再合适不过的[29]。因为有证据表明，压力或疼痛的经历在日后会被神经系统"记住"[30]，采取这些措施也符合未来孩子的利益。

胎儿治疗的目的：从拯救生命到改善健康状况

只有在以下情况下才应考虑提供胎儿宫内治疗措施：①疾病的诊断明确；②疾病的自然病程明确；③没有同样有效的出生后治疗方法[29]。这些标准至关重要，如果不能在产后获得明显有效的益处，就没有理由因为胎儿需要治疗而让孕妇成为患者。

提供胎儿治疗的理由

有以下两种情况符合"没有同等有效的出生后治疗"这一标准，这反映了提供胎儿治疗的两个不同原因。

致死性疾病：不进行宫内干预，胎儿宫内死亡及围产期死亡率高，如宫内输血治疗胎儿贫血[31]，胸腔 - 羊膜腔引流术治疗严重胸腔积液胎儿[32]，双胎输血综合征的胎儿镜激光治疗[33]，以及先兆早产胎儿产前使用皮质类固醇[34]。而有些治疗则被认为是实验性的，如膀胱羊膜腔分流术治疗胎儿尿路梗阻性疾病[35]。早期在该领域发展起来的一些产前干预措施，因为产后治疗的存活率已提高，已逐渐被产后治疗替代。例如，先天性膈疝（congenital diaphragmatic hernia，CDH）胎儿的宫内治疗已被产后治疗所取代，只有一小部分预后不佳的病例考虑进行胎儿镜下的气管闭塞术这一实验性胎儿治疗[36-38]。在某些情况下，新生儿科的发展使患病的胎儿可考虑早产分娩以便于在出生后接受治疗[39]。后一种方法有利于避免孕产妇并发症的发生，但胎儿治疗也可能避免一些不得已的早产及早产对幸存儿童预后的影响。

非致死性疾病：相比不治疗或产后再进行干预，产前治疗能为未来孩子带去更好的健康状况或生活质量。例如脊柱裂的宫内修复，以避免神经元组织长期暴露于羊水中而导致的不良影响[40]。其他实验性干预也可用于防止不可逆转的健康问题，如饮食治疗 3- 磷酸甘油酸脱氢酶缺乏症这一罕见的代谢病，旨在避免产前的胎儿大脑发育受限[41,42]。其他旨在永久性的损伤发生前对胎儿进行干预的临床前沿性研究[43]，如宫内干细胞治疗成骨发育不全及旨在及时扭转唐氏综合征胎儿大脑异常发育的宫内药物治疗[44]等。宫内的基因治疗也可能是未来发展的方向，例如 A 型血友病的宫内治疗[45]。

是否给胎儿"生命的机会"？

第一种胎儿治疗（旨在避免宫内或围产期死亡）的一个伦理陷阱是，如果没有其他方法来挽救胎儿或新生儿的生命，就可能会接受任何可能的风险[46]。这种"终极比率"推理在 20 世纪 90 年代初开放性胎儿手术的开创阶段普遍存在，其驱动力是临床医师认为使用这些技术来拯救濒危"胎儿患者"的生命是他们的医疗责任，这也使孕妇有一种"需要尽一切力量来保护胎儿"的迫切感[14]。这一系列的情况可能导致临床医师提出了风险不相称的操作方案，而他们的患者可能在不完全知情的情况下接受了这些操作[46,47]。在临床研究中,对于评估这些"创新性操作"的益处和风险也没有促进作用[48]。美国妇产学会(American College of Obstetricians and Gynecologists,ACOG)和美国儿科学会(American Academy of Pediatrics,AAP)2011年的建议再次显示了对该类情况的关注,称"最初的几例新的宫内干预措施的初衷是想帮助特殊的胎儿,但一旦确定其可行性和潜在的益处,这种创新的措施应尽快接受系统的正式研究[1]"。该文件强调,提供全面循证的产前治疗路径对于孕妇能够做出真正知情的决定,帮助她们克服"要么成功(胎儿治愈)要么失败(胎儿死亡)"这一错误的信念至关重要[1]。

为了避免片面性,应该适当地告知妇女所有可能的结果。首先,是孕妇自身的风险。宫内干预的风险从小(如输血针头穿刺)到大(如开放性手术),甚至可能影响未来的妊娠(如开放性手术后的子宫瘢痕问题)。其次,当面临潜在的致死性疾病时,父母应该意识到,旨在拯救胎儿生命的治疗也可能给他们带去一个有严重健康问题或残疾的孩子。这可能是胎儿自身疾病所致,也可能是由手术引起的,如严重早产儿可能存在的发育障碍问题。无论哪种情况,父母所面临的结果将是一个生活质量受损的孩子,而如果没有干预,他们可能没有出生,也可能没有在新生儿期存活下来。正如 Ray Noble 和 Charles Rodeck[49] 所说:人们很容易就会得出胎儿应该得到"生命的机会"这一结论。这往往基于这样一个概念,即对任何生命而言,有机会总比没有机会好。然而,在这种情况下,有的成功可能导致后代遭受更大的长期痛苦,并给父母带来更大的心理和社会经济负担。

以什么代价拯救胎儿?

在这种情况下,未来孩子的利益前景如何?假设胎儿治疗拯救了患有致死性疾病患儿的生命,换来的却是严重残疾的儿童,那不是应该说儿童因为胎儿治疗受到了伤害吗?这将如何影响胎儿治疗的可接受性[50]?显然,在本章开头简要提到的"道德地位"观点中,拯救胎儿等于拯救孩子。这意味着,如果不可避免的,只要孩子的生命仍然值得活下去,即使存在严重问题或与治疗相关的健康问题或残疾,在生命面前都是可以被抵消的。但是,关于儿童和成年人是人,但胎儿并不是这一观点如何理解呢?在这里,拯救胎儿等于将一个原本不存在的人带入这个世界。当然,这样做并没有道德层面的要求。这里的问题是,它在道德上是否可以接受。如果不可避免的结果是带来一个生活质量很差的孩子,那么挽救胎儿的生命在道德层面上不是也有问题吗?这取决于人们如何看待婴儿的道德地位,如果胎儿治疗导致新生儿生存,但却要面对质量受损的生活,同样的问题也可能会出现。例如,用于治疗胎儿梗阻性泌尿系统疾病的膀胱羊膜分流术挽救胎儿的生命,但出生后的孩子则往往存在严重的肾功能不全问题[35]。

这个问题与一个关于(辅助)生殖中儿童福祉的更普遍的争论有关。Bonnie Steinbock 和 Ron McClamrock[51] 在他们的论文"什么时候出生对孩子是不公平的?"中认为,如果父母不能让孩子过上最起码的体面生活,他们就有责任进行避孕。同样的观点,辅助生殖专业人员的相关指南中指出,他们有责任考虑辅助生殖技术"制造出"的儿童的福祉[52,53]。这一观点抓住了我们广泛达成的共识,即"有责任的生育"。在胎儿治疗这一领域,也有类似的担忧,拯救胎儿是否会伤害到出生后的孩子。

然而,当这种治疗是唯一能让胎儿存活下来的方法时,治疗可能带来的伤害就不显得那么明显了[54]。这里的观点是,任何可以预见的更好的生活都将给这个孩子带去不同的人生。孩子仍然有可能受到那些使他们处于"有害状态"的人的伤害,但前提是他们的人生是如此之可怕,以至于任何理性的思考都认为宁可其不存在[25,55]。Feinberg[25] 说,人们应该在这里考虑一些罕见的情况,由于非常严重的异常,儿童所有潜在的利益都"注定要失败"。在"生活质量零以下"的标准之上,让带有重大健康问题或残疾问题的儿童出生并不意味着伤害儿童[55]。

其结果是,无论我们认为孩子是通过胎儿治疗挽救了生命,还是因为胎儿治疗而得以存在,只有当任何不可避免的健康问题或残疾严重到使其不值得生存时,从儿童的利益出发反对进行干预。那些自称即使面临养育子女的高风险也要拯救存在严重残疾和活着生下孩子的女性毕竟是少数，而那些认为这违反直觉的人也需要扪心自问，换成自己，他们是否也愿意考虑终止妊娠，以避免孩子面对"生活质量零以下"的状况[56]。

当然，上述内容并不能够作为规避后代风险的正当理由。但如果通过谨慎的治疗可以避免儿童的健康问题或能力不足时，即使这些治疗会带来伤害也不会有什么争议。因为在这种情况下，这个孩子的生活可能不那么妥协。

给孩子更好的生活

在这一领域，扩大而言，包括非致死的情况下，需要证明选择胎儿治疗而不是出生后干预（或不干预），可以让孩子过上更好的生活，且不会让孕妇面临过高的风险。这需要一个长期的评估，为胎儿治疗提供循证的证据。这方面的一个重要里程碑是胎儿脊髓脊膜膨出管理研究（management of myelomeningocele study, MOMS）。这项胎儿脊柱裂的开放手术多中心随机对照试验（randomized controlled trial, RCT）清楚地确立了这种方法相较产后手术的价值，即减少了出生后1岁内脑积水分流术的进行，并在30个月大时显著提高了精神和运动功能的得分[40]。初步随访数据表明，10岁时的行走状况也有所改善[57]。然而，MOMS试验也证实，胎儿手术具有严重的孕产妇并发症且早产率很高（孕30周前分娩的概率为13%）[40,58]。尽管微创内镜手术在理论上似乎可以降低并发症的风险，但最近的一项荟萃分析发现了相反的证据[59]。基于MOMS的试验发现，ACOG建议，当胎儿符合纳入标准时，孕妇应该被告知这些试验发现并进行相应的咨询，同时强调"即使在最好和最有经验的医师手中，也可能发生高的发病率和可能的死亡率"[60]。MOMS二期研究正在对产前及产后手术儿童的远期预后以及母亲未来生殖健康的长期影响进行比较。

在MOMS试验之前，对于脊柱裂等非致死性疾病的胎儿治疗引发了两种伦理批评。首先，有人认为，手术干预的高风险状况不太可能被这种治疗的低益处所抵消[48]。正如莱尔利[46]和同事所说，"很难证明为了减少妇女生残疾儿童的机会，却让母亲或胎儿冒着高的发病率甚至死亡风

险的理由。"该试验只证实了他们对开放性胎儿手术高风险的担忧。鉴于目前所获得的较少数据和后续仍需要更多的数据，该试验的成效无疑会被视为不明显。但是，为什么当胎儿治疗的目的是改善孩子的生活质量，而不是挽救胎儿的生命时，这种情况会存在问题呢？显而易见的是，如果胎儿不是人，而是未来的孩子时，这种情况似乎可以得到很好的保护。然而，正是从未来孩子的利益出发，在非致死性疾病的胎儿治疗中，仍有理由认为这种对等性的平衡更不稳定。关于致死性疾病，任何不可避免的医源性健康问题或残疾的负担都将被"让孩子活下来"这一价值所抵消（见上文）。而这里，这些结果必须被获得更好的生活质量所超越。如果不是，胎儿治疗就是对孩子有伤害。

此外，有人认为，对可能致残的疾病选择胎儿治疗可能冒犯患有这些疾病的人，因其发出了"贬损信息"，即他们的生活质量不高。这种"表现主义论点"在产前诊断和筛查异常胎儿的所谓"残疾权利批判"中发挥着重要的作用[61]。在此背景下，这一观点质疑了通过产前筛查及诊断进行妊娠选择的可接受性，如选择性地终止患有脊柱裂或唐氏综合征的胎儿。胎儿治疗的另一面是有条件和愿意接受残障儿童的父母或社会。例如，Lyerly等[46]建议，专业人士不应提议胎儿手术，而应帮助女性理解"怀有脊柱裂的孩子到足月是一个可能和可以接受的选择"。

残疾人权利批判的基础是所谓的残疾社会模式，该模式阻碍了残疾人平等地参与社会文化生活[62,63]。根据这一观点，如果有什么需要改变的，并不是残疾人，而是他们所处的社会未能适当地支持他们。尽管关于脊柱裂胎儿手术的论点已被引用，但很难理解在这里如何应用，因为即使出生后再做手术也不成问题。事实上，为了完全接受残疾儿童，父母应该拒绝接受改善孩子健康和生活质量的医疗建议简直是荒谬的。但是，在唐氏综合征胎儿的宫内药物治疗前景中，期望残疾人权批评组织在社会辩论中发挥作用并不是不合理的。旨在改善唐氏儿神经认知结果的一期宫内治疗试验已经开始[64]。

开展唐氏综合征胎儿神经认知疗法的理由是：首先，提高唐氏综合征儿童智商（intelligence

quotient，IQ）的干预措施将使这些儿童及其家人受益；其次，产前如果可以进行这种干预将是最成功的。关于第一种说法，唐氏综合征患儿的几乎所有器官系统的异常都可以定期治疗，除了大脑，智力残疾仍然是该疾病的一个关键问题。假设有一种治疗可以减轻或完全扭转孩子的智力残疾，唐氏综合征患儿的父母会做何选择？最近的一项研究告诉我们，面对这一选择时父母往往怀有复杂的情感。许多选择拒绝的父母认为，治愈唐氏综合征是一种理想状态，问题的关键并不在于孩子的智力水平，而在于社会对于人的认知功能多样性的接受度。几位反对神经认知疗法的家长则认为这种治疗会改变孩子的天性。然而，这一治疗也获得其他许多父母的欢迎，以期他们的孩子可以更加独立，并因此改善儿童和家庭的生活质量[65]。

当然，社会应该更包容唐氏综合征患者这样的残疾人群。然而，残疾社会模式是片面的，这种模式减轻了残疾人面对偏见和排斥时的困难。当这种模式使人们失去从治疗中获利的机会时则是有问题的。通过治疗可以给予残疾人群更大的生活控制权，改善他们的生活质量，并不断地减少生活挫折，从而提高他们的自主权[66]。

鉴于有足够的伦理考量支持，对于唐氏综合征患者开发的神经认知疗法[67]，胎儿治疗的（第二种说法）预期效果会比产后治疗更好。基于动物研究的发现，预计在子宫内进行药物治疗可能及时逆转唐氏综合征胎儿胚胎期的异常脑发育[68,69]。目前的研究旨在确定安全的候选药物[70]。预计未来几年即将进入临床研究阶段。

除了安全性和有效性研究，还需要远期随访以确认唐氏综合征的胎儿治疗确实对相关人员有益。显然，持有"改变个性"这一反对意见的人似乎不适用于胎儿治疗。事实上，在引用的父母态度的研究中，一些受访者表示，他们可能考虑过在出生时或出生前进行治疗，因为那时孩子的个性尚未形成[65]。其他担忧则与这样一个事实有关，即使神经认知功能显著改善，唐氏综合征也无法实现全面的"治愈"[67]。例如，认知功能的部分改善可能会使唐氏综合征患者更意识到无法像其他人一样充分参与社会或实现专业及生育的选择。

此外，虽然唐氏综合征的胎儿治疗会使一些唐氏综合征患者的智商达到基本水平，但是他们仍然可以从外观上被识别出来。这又将如何影响他们的社会功能和社会接受度[65]？

胎儿治疗和产前决策的制定

虽然胎儿"治疗"或"疗法"可能建议采用既定的治疗方法，但事实上，许多产前干预措施仍然是研究性或实验性的。重要的是，要让女性知道目前均缺乏证据，以免产生误解，这些标签应该谨慎使用。目前，该领域支持在临床研究中引入新的胎儿治疗，根据动物研究中关于初始安全性和有效性的临床前证据，更好地使用随机对照研究。在这方面仍然存在许多的伦理挑战。

胎儿治疗研究领域的伦理挑战

首先，对于随机对照研究而言，可能存在太早或太晚的问题。主要是对新疗法的安全性和有效性知之甚少，就无法拒绝受试者接受标准疗法[49,71]。由于随机化可能就意味着 50% 的机会不接受治疗，因此如果随机对照研究的前期持续时间太长，临床医师开始认为某个特定的治疗会给胎儿带来更多的益处时，就会很难做到真正地随机让患儿进行队列试验。孕妇通常也有类似的偏好。这种情况下，即使仍然"在临床上是平衡的"，也很难进行随机对照研究[72]。虽然 MOMS 试验只能在一般协议的基础上进行，即不在试验之外进行手术，但关于这种"关闭后门"的做法是否符合道德仍存在争议。Catharina Rodriques 等[73]根据他们在欧洲进行的胎儿气管闭塞术以加速胎肺成熟（TOTAL）试验（与严重膈疝胎儿中谨慎期待治疗对照）的经验，描述了在他们保持临床试验、失访及医师的三方平衡之间，只有次优的解决方案是可能的。他们得出结论，"可能是不领情的苦差事，但知道何时停止实验"对于该领域负责任的创新是至关重要的。

其次，尽管"治疗性误解"是临床研究中的一个普遍问题，但在面对令人沮丧的产前诊断结果时，它会干扰人们是否终止妊娠的决定[74]。虽然女性可能希望通过治疗，结果会比没有治疗更好，但情况很可能恰恰相反，而当发现这一点时，终止妊娠已经不再可能。最终的结果可能是，本来她们可以选择终止妊娠,但现在不得不调整生活,以照顾有严重残疾或健康问题的儿童[43]。这可能是胎儿宫内治疗只提供给已经做出决定不考虑终止妊娠的妇女的原因[29]。当然,参与试验并不需要她们保证将继续妊娠。终止妊娠将会导致的数据丢失也不可以成为在这方面施加任何形式压力的理由[49]。

再次,有一个更普遍的担忧是,被要求参与胎儿治疗研究的孕妇将接受任何可能的风险,以使其未出生的孩子受益。正如 Anna Smajdor[75] 所说:"即使风险大,收益微,孕妇也了解了一切可能的相关事实和统计数据,她们可能仍然愿意接受胎儿手术。"Smajdor 则认为,孕妇通常谦卑地选择胎儿治疗,但这并不能被视为考虑完善的和出自内心的真实想法。她驳斥道,真正的问题在于女性做出选择的背后,是她们所面对的社会期望为她们的选择奠定了背景。这使得它成为一个社会批判性问题,而不是医学伦理问题。尽管 Maria Sheppard[76] 认为孕妇通常能够自主选择,但那些刚刚被发现怀有一个患病胎儿的孕妇,除了警惕地等待,唯一的选择就是报名参加临床试验,这个的群体应该被视为脆弱的研究对象。对这些妇女来说,需要特别的保障措施,以确保她们同意参加试验是知情和自愿的。与其他弱势研究对象一样,应比平时更加注意确定适用于这项研究的妇女是否充分了解研究的性质、目标、负担和风险。ACOG 和 AAP 还为此提出了保护措施,例如任命一名"研究主题倡导者"[1]。

最后,是资金问题和限制性法规,例如,关于将孕妇排除在涉及药物研究的临床试验之外,这妨碍了进一步的基于循证的胎儿治疗。缺乏资金也严重阻碍了必要的关于远期预后的随访研究。对接受产前治疗的女性(生殖)健康和心理健康的长期研究仍然缺乏。

胎儿治疗是生育选择的附加选项

在本节的最后部分,我们假设越来越多的胎儿治疗形式被证明是安全、有效的。对于怀有严重(致死或非致死)疾病胎儿的女性而言,就生育选择而言,胎儿治疗创造了一个替代选项。在没有这个选项时,孕妇可能曾考虑过终止妊娠,现在则可以决定继续妊娠。这种发展可能导致这一辩论出现两个相反的道德陷阱,即"支持堕胎"和"反堕胎",这两者都应该避免。

法国儿科医师和遗传学家 Jérôme Lejeune 传统上被认为是唐氏综合征染色体发病基础的发现者,他一直认为,如果产前诊断的目的是终止妊娠,这种医学形式是有道德问题的,在理想状态下,这应该被促进治疗所取代[77]。也有人表示,发展安全、有效的胎儿疗法应该是产前诊断的"终极目标"[78]。这似乎是一个无法让人批评的想法。然而,胎儿治疗使终止妊娠变得"不必要的"的概念可能与剥夺妇女堕胎权的反堕胎议程联系起来。尽管胎儿治疗应该受到欢迎,因为这为女性提供了更多的选择,但鉴于界定胎儿地位的观点本身存在争议性,将此作为道德上首选的选择时,在伦理上会有问题(见之前的讨论)。

相反的道德陷阱是将胎儿治疗的选择视为"不必要的"。例如,在最近一篇关于胎儿手术伦理的论文中,一位临床医师说,她不明白"为什么有人要费这么大劲,而他们可以简单地选择堕胎并重新开始"[20]。即使这种观点在文献中不会被维护,但它仍可能相当有影响力。从伦理学上讲,这种观点是有问题的,因为它暴露了一种优生或家长式的动机——或两者兼而有之。它没有承认,对于许多女性和夫妇来说,堕胎是完全不可接受的。即便对于许多没有明确反对堕胎的人来说,决定终止妊娠仍然是一个极其困难的选择,可能会产生终身的心理影响。此外,在世界许多地方,堕胎是非法的。

自主生育权和父母的责任

胎儿治疗是生育选择的附加选项,这一选择既不应强加给孕妇也不应拒绝她们进行该项选择的原因,这也反映了医学的非导向性精神和对生育自主权的尊重,同时决定了已被广泛接受的产前筛查和诊断的规范框架[79,80]。然而,当妇女决定继续妊娠时,道德格局发生了变化,因为需要考虑未来孩子的利益(见前文)。父母的责任不仅仅是让胎儿出生,尽管胎儿不是(规范意义上的)患者,但专业人士也有责任考虑他们的作为或不作为将如何影响孩子未来的健康和生活质量。

正如几位作者所说,对于大多数孕妇而言,这并不是需要提醒的事。许多人往往竭尽全力保障胎儿的健康发育，并给孩子一个最佳的生活开端[75,81]。然而，这种情况也有例外。例如，Mark Evans[81]和同事们评论说，他们"偶尔会对一些患者拒绝尝试甚至是无害的治疗而感到惊讶和沮丧"，最近，ACOG 就如何处理"妊娠期间拒绝医疗建议的治疗"这一情况发表了道德委员会声明。根据 ACOG 的说法，指向性咨询在这种情况下可能很合适，因为非强制性的建议"并不违反，而是加强了知情同意的要求"[82]。这与 ACOG 的另一份相关文件有关，其中提出了"撇开个人的具体角色和关系"，如何保护自主权的问题[83]。我们同意这一观点：在妊娠的情况下，以"父母"的角色处理问题与她们作为"自主个体的人"的利益并不冲突。鉴于保护未来孩子的健康和生活质量的共同责任，除了告知未来的风险，专业人士完全有理由提供更多的专业建议。在这里，人们可能会想到向有能力的孕妇提供指导性咨询，以改变有害于未来孩子的生活方式；或为了避免造成儿童严重残障而建议进行的剖宫产分娩[84]。同理，也适用于建议或鼓励孕妇为了未来孩子的健康而接受安全、有效的胎儿治疗。

这里的经典例子是宫内输血治疗胎儿贫血。如果不进行治疗，这种情况可能导致胎儿或新生儿死亡，并可能导致幸存儿童发生脑瘫或智力迟钝等神经系统损伤[85]。该治疗本身被认为对女性安全，而胎儿并发症的发生风险则很小[31]。英国纳菲尔德生物伦理学理事会在其关于《胎儿和新生儿医学中的危重症护理决策：伦理问题》的报告中讨论了一个假设案例，即一名女性因害怕宫内治疗带来的流产风险而拒绝对贫血胎儿进行宫内输血治疗。伦理委员会的结论是，鉴于"她愿意继续采取的她认为最好的做法似乎不那么重要"，因此说服她重新考虑其立场的努力是合理的[28]。尽管该报告将此情况解释为该女性和她 26 周大胎儿之间的利益冲突，但如果从未来孩子的不可否认的利益角度出发，该理由将更具说服力，因为在这个例子中，并不涉及关于胎儿道德地位辩论中的具体立场[84]。

当然，人们只应该在这里考虑既定的、普遍认可的胎儿治疗方案，这显然可以保护未来的孩子免受重大或不可逆转的伤害，也不会使孕妇面临严重风险。目前，许多形式的胎儿治疗都不符合这些条件。胎儿治疗基本上都是实验性或研究性的，并都以"高风险"为特征。以胎儿开放性脊柱裂手术为例，即使有进一步的证据表明患儿出生后可能会长期受益，但也很难看出对这一手术的术前指导性咨询是否合理。

现有的研究下，新的胎儿治疗手段有望在利益和风险之间获得有利的平衡。唐氏综合征胎儿的神经认知疗法只是 Diana Bianchi[86]所说的"胎儿个性化医疗"新兴领域的一个可能成果，其中几种组学数据的整合可能产生更多基于药物的胎儿治疗方案。如果可以证明这些治疗是安全、有效的，并且与不治疗或产后治疗相比，这些治疗的效果会更好，如果可以通过医疗保健系统提供，或者治疗费用本身并不高，那么应该建议已知怀有患病胎儿并愿意继续妊娠的女性至少认真考虑这类治疗。

这一发展还可能从伦理上影响产前对于异常胎儿的筛查。如上所述，这种筛查的目的是为妇女提供自主生育的选择。因此，人们认为必须以非指示性的方式提供筛查服务。然而，如果"胎儿个性化药物治疗"得以实现，那么产前筛查的目的不仅仅是为了终止妊娠，而且还可以让选择继续妊娠的父母为胎儿提供治疗机会，那么筛查的提供确实应该是非指向性的，而这就需要重新考虑产前筛查的规范框架[87]。

强制进行胎儿治疗有道理吗？

在罕见情况下，如果孕妇有条件接受安全、有效的胎儿治疗，但却拒绝这一治疗，是否可以强迫孕妇接受胎儿治疗呢？这引发了道德和法律上的警示，因为这不仅明显侵犯了孕妇的自主权，还侵犯了她身体的完整性。出于这些原因，许多评论家和委员会强烈反对在对待孕妇时采取一切形式的胁迫。例如，纳菲尔德生物伦理委员会表示，"尽管孕妇在道德上错误地伤害了她未来的孩子，但强迫她接受所谓正确的行为是错误的。"[28]同样，ACOG"反对对孕妇使用胁迫性医疗干预，包括利用法院强制执行对不情愿的患者进行医疗干预。"[82]

在许多欧洲国家，法律不允许采取此类强制措施，因为不承认胎儿具备合法权利。此外，2004

年欧洲人权法院对法国的裁决中可以很明显地看到，《欧洲人权公约》第二条声明"每个人的生命权都应该受到法律保护"，不需要成员国保护未出生的生命。一些评论家呼吁加强对未出生儿童的法律保护[88]，这一努力显然与胎儿地位辩论中的反堕胎立场有关。但其他人则认为，奇怪的是，在这些法律辩论中，未来儿童的利益没有得到应有的重视[27]。"孩子还没有出生"所以不存在所谓的权利，这不是不保护其利益的好理由。为了说明这一点，Govert den Hartogh 举例说，如果一名恐怖分子在幼儿园附近放置了一枚炸弹，炸弹将在 6 年后爆炸[25,89]，未来将被炸死或致残的儿童还没有出生甚至还没有被孕育。我们当然不能说这损害了那些目前"尚不存在的生物的生命和健康利益"，但我们可以而且必须说的是，"将被炸弹炸死的儿童的利益和权利受到了炸弹的伤害"。Den Hartogh 得出结论，未来孩子的权利在出生前就已经完全被计算在内，但他也补充说，目前还没有任何关于在具体病例中强制进行胎儿治疗的理由。由于这需要压倒孕妇自己的权利，包括特别重要的身体完整权，他将此问题留给了进一步的伦理和法律分析。

美国生殖医学学会伦理委员会现任主席 John Robertson 在最近为本次辩论撰稿时遵循了同样的推理[90]。与 Feinberg 和 Den Hartogh 同样，他说，当问题涉及"保护未出生的儿童免受有害产前行为侵害"时，从保护法律地位不明确的胎儿和具有争议的利益角度来构建辩论是令人困惑的。Robertson[90]指出，如果我们同意这一观点的相关性，这场辩论就会变成一场关于政策的辩论（确定在极少数情况下，哪种情况下的强制治疗可能可以接受），而不是原则。人们担心这会生出许多理由强迫孕妇付出自身代价以避免后代可能面临的风险，这是不能令人信服的，就像滑坡效应的争论几乎总是这样。

如前所述，孕妇拒绝对其胎儿进行有益治疗的情况很少见。有人正确地指出，充分和及时的信息交流可能有助于进一步避免此类困难冲突的发生。因此，这些方面也应作为产科实践中的"预防伦理学"的一种形式给予适当的重视[10]。

结论

本章我们对胎儿治疗中只有一个患方主体即孕妇的观点提出了质疑。胎儿是不是"患者"，取决于对胎儿人格权利的认定。基于此做出的对医生和孕妇责任的确定存在争议。然而，无论是否重视胎儿的人格权利，胎儿治疗的决策都攸关孩子出生后的利益。

关于患有致死性疾病胎儿的治疗，认为如果没有其他方法拯救生命，任何可能的风险都是合理的，但忽视了这可能导致比胎儿或新生儿死亡更糟糕的结果，即便是孩子，她或他自己也不承想被带入一种"不得不妥协"的生活状态从而受到伤害。对于非致死性胎儿疾病的治疗，更难被证明的并不是治疗目标，而是这样一个事实：关于治疗所带来的益处仍需要进行远期随访后再做对比。

胎儿治疗研究的挑战包括需要及时建立精心设计的临床试验，需要避免终止妊娠的决定受到治疗性误解的影响，以及需要保障弱势研究受试者的利益。当有安全、有效的治疗可用时，产前诊断阳性后决定继续妊娠的女性可能负有道德义务，即为未来孩子的利益考虑接受针对该疾病的胎儿治疗。

（杨颖俊 译 孙路明 审校）

参考文献和自我测试题见网络增值服务

第六部分

产前筛查和诊断

第16章 产前筛查原则

JOSHUA I. ROSENBLOOM AND GEORGE A. MACONES

本章要点

- 筛查是指对无症状人群进行检测以识别无临床表现但可能患有某种疾病或缺陷的人。
- 产前筛查的目的是发现分别危及孕妇、胎儿或母胎健康的疾病状态。
- 产前筛查之后可能需要做产前诊断及其他后续处理，包括终止妊娠、为罹患慢性疾病或严重疾病的胎儿的出生做好准备、采用先进的辅助生殖技术避免再次妊娠罹患潜在疾病的胎儿。
- 筛查方法的有效性评估依赖于其敏感性、特异性、阳性预测值和阴性预测值。
- 基于验前概率和实测结果，通过似然比可以计算验后概率。
- 受试者操作特性曲线（receiver operating curve，ROC）可用于设置连续变量结果的截断值。
- 序贯筛查会提高检测的特异性，降低敏感性；相反，并行筛查会提高检测的敏感性，降低特异性。
- 理想的筛查方法应具有特异性和敏感性高、人群接受度高、疾病筛查谱广和目标疾病具有足够的临床重要性，并能提供有效的诊断方法和疾病自然发展过程中的干预手段且具有成本效益性。
- 产前筛查的有害性包括心理压力、假阳性结果以及后续的产前诊断所导致的损害。
- 患者通常不能完全理解为他们提供的筛查方案。

定义和发展史

1951年，美国慢性病委员会首次正式定义产前筛查，定义如下：通过快速检验、检查或其他流程，对未被识别的疾病或缺陷进行筛检。筛查出可能患病的胎儿与可能未患病的胎儿。产前筛查不是产前诊断。筛查出的阳性或可疑阳性结果的孕妇必须向其医师报告，以便进行产前诊断和必要的治疗[1]。

简单地说，产前筛查的目的是从健康和无症状的人群中识别出罹患特定疾病的高危患者。而产前诊断可获得明确的诊断，这与产前筛查的概念具有极大的差别。

20世纪60年代，采用羊膜腔穿刺术诊断唐氏综合征标志着产前诊断技术的开始。当时，孕妇年龄是唯一的产前筛查指征，高龄孕妇则行羊膜腔穿刺术产前诊断。20世纪70年代，发现神经管缺陷儿的母亲的血清甲胎蛋白（alpha fetoprotein，AFP）水平有异常变化，这使得母亲血清学产前筛查成为可能[2]。1984年，人们认识到母体血清AFP降低与唐氏综合征之间具有相关性，这一发现也很快应用于产前筛查。自此，产前筛查领域进展迅速，出现了先进的超声筛查以及检测母体外周血胎儿游离DNA的无创产前筛查（noninvasive prenatal testing，NIPT）[3]。

产前筛查的目的与概要

产前筛查的目的是发现对母亲、胎儿或母胎有害的疾病，包括对母亲（偶尔对父亲）和胎儿的筛查。常规的产前筛查包括对母胎具有不良影响的性传播疾病及妊娠糖尿病。一些遗传性疾病如囊性纤维化、血红蛋白病和Tay Sachs病也可以进行产前筛查，根据筛查结果，决定是否需要进行产前诊断或父亲基因检测。母体外周血检测和胎儿超声可以筛查胎儿非整倍体等出生缺陷。根据产前筛查和产前诊断结果，决定是否终止妊娠，为罹患慢性疾病或严重疾病的胎儿出生做好准备，再次妊娠时通过辅助生殖技术避免问题胎儿的出现。本章的目的在于阐明产前筛查的基本原则。

产前筛查的基本参数

筛查技术必须具备有效性,这种有效性是指区分患病人群和未患病人群的能力。有效性可进一步细分为敏感性和特异性。敏感性指筛查技术正确识别患病人群的能力,特异性指筛查技术识别未患病人群的能力[4]。此外,精准度也是一个重要参数,反映测量值与正确值的接近程度[5]。

举例如下:假设 1 000 例孕妇中有 100 例孕妇的胎儿罹患唐氏综合征,其余孕妇的胎儿正常。表 16.1 列出了该人群产前筛查的四种可能性,其中,敏感性定义为真阳性 /(真阳性 + 假阴性),特异性定义为真阴性 /(真阴性 + 假阳性)。在表中填入数字(表 16.2),计算产前筛查的敏感性和特异性。该案例中,敏感性为 70/(70+30)= 70%,特异性为 800/(800+100)= 88.9%。

表 16.1 可能的检测结果

	患唐氏综合征	不患唐氏综合征
检测阳性	真阳性	假阳性
检测阴性	假阴性	真阴性

表 16.2 结果来源于 1 000 例孕妇的唐氏综合征筛查:唐氏综合征患病率为 10%

	患唐氏综合征（n=100）	不患唐氏综合征（n=900）
检测阳性	70	100
检测阴性	30	800

预测值

敏感性和特异性反映检测技术本身的效能属性,与研究人群的患病率无关。临床医师面临的问题是:如果一位孕妇的筛查结果呈阳性,她的胎儿真正罹患唐氏综合征的概率是多少?要回答这个问题,我们必须弄清楚筛查方法的阳性预测值(positive predictive value,PPV)和阴性预测值(negative predictive value,NPV)。

我们再看看表 16.1。PPV 指筛查结果呈阳性的患者确实患病的概率,计算公式为(真阳性)/（真阳性 + 假阳性),上述案例 PPV=70/(70+100)= 41%。NPV 指筛查结果为阴性的患者确实没有患病的概率,计算公式为(真阴性)/(真阴性 + 假阴性),上述案例 NPV = 800/(800+30)=96%。

与敏感性和特异性不同,PPV 和 NPV 取决于人群中某种疾病的患病率。罕见病筛查中,特异性对 PPV 和 NPV 有很大的影响。在表 16.2 基础上列出的表 16.3 可以看出,假设唐氏综合征患病率降为 5%,检测的敏感性和特异性不变,分别为 70% 和 88.9%,但 PPV 由 41% 降 为 25%,NPV 由 96% 升为 98%。

表 16.3 结果来源于 1 000 例孕妇的唐氏综合征筛查:唐氏综合征患病率为 5%

	患唐氏综合征（n=50）	不患唐氏综合征（n=950）
检测阳性	35	105
检测阴性	15	845

患病率和预测值之间关系的一般经验法则如下:敏感性和特异性相同的情况下,患病率增加,则 PPV 增加、NPV 下降;患病率下降,则 PPV 降低、NPV 升高。因此,筛查的一个重要原则是,被筛查疾病具有相当高的患病率,筛查的 PPV 和 NPV 才具有更高的可接受性。遗憾的是,临床医师和患者都不太理解这一点。

母体外周血胎儿游离 DNA 的无创产前筛查是这一原理的最新例证。NIPT 在各种商业测试中均表现出很高的敏感性和特异性,但不同年龄妇女的基本风险水平变异很大,PPV 差别也很大。例如,NIPT 筛查唐氏综合征的敏感性和特异性均大于 99%,25 岁女性(唐氏综合征患病率为 0.7~0.9/1 000)的 PPV 为 33%,40 岁女性(唐氏综合征基线患病率为 8.5~13.7/1 000)的 PPV 则升高达 87%[6]。正因为如此,围产医学专家一直犹豫是否将 NIPT 推广到低风险女性人群[7]。

在产前筛查发展历史中,新技术通常首先应用于高风险人群。通过这些在高风险人群进行的最初的研究,取得可接受的敏感性和特异性后,产前诊断专家呼吁在低风险人群中进行更多的研究,评估筛查方法在低风险人群中的有效性,以便在普通人群中实施。这种思路是错误的。如前所述,敏感性和特异性是检测本身的特征,这些特征在不同人群中不会改变。但是,随着患病率的变化,预测值会发生变化。因此,不断呼吁在低风险人群中验证新的筛查方法并不恰当。无论筛查人群如何,检测的敏感性和特异性是相同的。NIPT在低风险和高风险人群中的敏感性和特异性是相同的,再次验证了这个特点[8,9]。这种有缺陷的思维模式很可能严重延误为普通人群提供新的筛查方法的时机。将新的筛查方法从高风险人群扩展到低风险人群时,无须置疑筛查技术在低风险人群中的有效性,而应该关注 PPV 很低时筛查的成本和效益问题。

似然比

　　似然比(likelihood ratios, LR)是评估筛查方法诊断价值的另一参数,患者筛查阳性或阴性的可能性与未患病者筛查阳性或阴性的可能性之比。换言之,似然比表示在患病人群中获得特定检测结果的概率除以未患病人群中获得该结果的概率[10]。阳性似然比(LR⁺)是检测阳性的患病个体比例(敏感性)除以检测阳性的非疾病患者比例(1-特异性)的比率,阴性似然比(LR⁻)是检测阴性的患病者比例(1-敏感性)除以非确诊者检测阴性(特异性)的比例。以表 16.2 为　例,LR⁺=0.7/(1−0.889)=6.3,LR⁻=(1−0.7)/0.889=0.33。LR⁺越高,LR⁻越低,筛查效果越好。我们可以用语言来表达 LR⁺,即对于一个筛查阳性的结果来说,胎儿患有唐氏综合征的概率是胎儿未患唐氏综合征的概率的 6 倍。

　　似然比的一个优点是可应用于个别患者,以确定该特定患者患病的可能性。比如,我们将似然比乘以患者患病的验前概率就可以计算出患者患病的验后概率。如果验前概率与 LR⁺ 均高,验后概率将更高,也就是说,流行病高风险地区患者的阳性预测值显著高于低风险地区患者的阳性预测值。

　　我们可以继续用前面的唐氏综合征的例子来说明 LR 的实际应用。胎儿患唐氏综合征的验后比数 = 验前比数 × LR⁺。本例中 LR⁺ 为 6.3,计算公式为 LR⁺ = 敏感性 /(1−特异性)。在本案例中,假设唐氏综合征的验前概率(人群概率)为 10%,这是我们虚拟人群中唐氏综合征的

患病率。验前比数为 0.1/0.9= 0.11,验后比数为 0.11 × 6.3=0.693。使用公式[验后概率 = 验后比数 /(1+ 验后比数)]将验后比数转换成概率,在我们的例子中是 P=0.693/1.693= 0.41。我们可以向患者解释这一点,在筛查之前,胎儿罹患唐氏综合征的概率是 10%;如果筛查结果阳性,胎儿罹患唐氏综合征的概率为 41%。此外,似然比的另外一个优势是它可以循序应用。我们再举一个例子,假设初次筛查阳性的妇女进行第二次筛查(可能更具侵入性),LR⁺ 为 10,结果呈阳性。在这种情况下,该孕妇验前比数 0.693,验后比数 0.693 × 10=6.93,相对应的概率是 0.87 或 87%。这种序贯筛查是遗传学超声筛查的基础。在遗传学超声筛查中,任何阳性结果的基线验前比数(通常基于年龄风险计算)都可以乘以 LR 来计算验后比数。同样,我们还可以使用 LR⁻ 来解释阴性结果。在我们前面的例子中,假设第二次筛查的 LR⁻ 为 0.3,且本次筛查结果为阴性,其验后比数为 0.693 × 0.3=0.21,相对应的验后概率为 0.17 或 17%。值得注意的是,序贯使用 LR 的前提是假设每次筛查具有完全的独立性,但实际上,这可能对于某个特定的场景来说不是一个有效的假设。尽管 LR 本身对患者来说是一个很难理解的概念,但在临床上应用 LR 有助于个性化解读患者的筛查结果。

受试者操作特性曲线(receiver operating curve, ROC)

　　前面讨论的内容是基于二元响应的筛查方法(筛查阳性或筛查阴性)。但是,大多数筛查方法结果是连续的,而非二元的。因此,筛查设计者必须确定合适的截断值,用以定义正结果和负结果。这些截断值的位置将极大地影响筛查性能,特别是筛查的敏感性和特异性。

　　妊娠糖尿病筛查是一个典型的例子。在美国,通常是被筛查者饮用 50g 葡萄糖 1h 后进行筛查试验(葡萄糖激发试验,GCT)。已有大量研究探讨最佳截断值,以区分需要进行确证性糖耐量试验的筛查阳性孕妇与筛查阴性孕妇。在最近的一项研究中,Rebarber 等[11]研究了截断值 130mg/dL(1mg/dL=0.055 5mmol/L)、135mg/dL 或 140mg/dL 诊断双胎妊娠妊娠糖尿病

患者的敏感性和特异性,当 GCT≥135mg/dL 时敏感性和特异性分别为 100% 和 76.4%,GCT≥ 130mg/dL 时敏感性为 100%、特异性为 69.8%,GCT≥140mg/dL 时敏感性仅 93.5%,特异性升高达 81.5%。连续变量截断值的设置决定了筛查方法的敏感性和特异性。通常会选择较高的特异性与较低的敏感性相结合的折中方案。

为了尽量提高灵敏性和特异性,筛查设计者可使用 ROC 来确定筛查方法的理想截断值。ROC 示例如图 16.1:x 轴为(1- 特异性),y 轴为敏感性。通过这个 ROC,我们可以发现很多特征。如前所述,x 轴是 1- 特异性,y 轴是敏感性。理想的筛查方案应最大限度地提高敏感性和特异性,如图 16.1 左上角所示,其敏感性和特异性均为 100%。图中用虚线表示的对角线代表一种无用的筛查方案,因为该筛查方案只要增加特异性,敏感性就会相应降低。例如,当敏感性为 100% 时,特异性为 0。我们还可以用简单的方法来理解该对角线,它代表的筛查方案具有 50% 的敏感性和 50% 的特异性,这并不比投币实验更好。

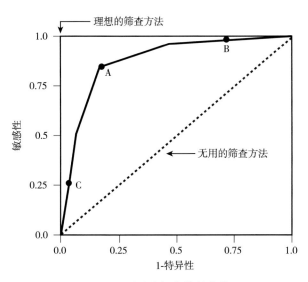

图 16.1　受试者操作特性曲线

如图 16.1 所示,虽然理想的截断值在左上角,但现实中很难实现敏感性和特异性均为 100%。图中实线曲线显示的最佳截断值是 A 点,A 点是该曲线的拐点,也最接近理想截断值,在实际筛查测试中具有最高的敏感性和特异性。图中 B 点的敏感性接近 100%,特异性仅 25%;C 点特异性高,敏感性仅 25%。值得注意的是,临床上根据筛查疾病严重程度不同,可能会选择不同的截断值。例如,在筛查致命但可治愈的疾病时,会适当牺牲部分特异性而尽可能提高敏感性,尽量不漏诊任何病例(尽量减少假阴性)。

ROC 的另一个重要参数是曲线下面积(area under curve roc,AUC),代表筛查方案的总体准确性。例如,AUC 为 1.0 表示筛查方案完美,AUC 为 0.5 时筛查方案并不比偶然性好。比较不同筛查技术的 AUC,有助于选择最准确的筛查方案[12]。

筛查方法

当同一疾病拥有多种筛查方法可供选择时,临床医师面临如何选择筛查方案以及筛查方案的使用顺序。在产前筛查领域,上述情况在唐氏综合征筛查中最为突出。对于早孕期唐氏综合征筛查和 / 或中孕期唐氏综合征筛查,医师面临选择并行使用或序贯使用这两种筛查方法。选用序贯筛查策略时,早孕期唐氏筛查临界风险的孕妇需要继续进行中孕期唐氏筛查[13]。序贯筛查策略会降低筛查的敏感性,增加筛查的特异性[4]。并行筛查策略会降低筛查的特异性,增加筛查的敏感性[4]。还有一种筛查策略是选用多个独立的筛查方法并分别解释筛查结果。例如,先选用早孕期唐氏综合征筛查并对结果进行解读,然后进行中孕期唐氏综合征筛查并完全独立地解读结果。早孕期唐氏综合征筛查结果阳性者是否进行中孕期唐氏综合征筛查会影响筛查的总体敏感性和特异性。例如,早孕期唐氏综合征筛查高风险孕妇进行中孕期唐氏综合征筛查,可能会降低中孕期唐氏综合征筛查的敏感性,因为早孕期唐氏综合征筛查的真阳性可能会在中孕期唐氏综合征筛查中变成假阴性。另外,早孕期筛查阴性的孕妇不再进行中孕期筛查,会降低中孕期唐氏综合征筛查的 PPV,因为早孕期筛查的阴性结果降低了验前风险。基于上述原因,多数情况下不建议进行多个独立筛查。

良好筛查方法的特点

首先,列举一个极端的例子:与母亲年龄风险相比,胎儿颈项透明层(nuchal translucency,NT)厚度测量是一种更好的染色体非整倍体产前筛查方法,原因何在?

在 1968 年的一篇经典论文中,世界卫生组织

总结了良好筛查方法的 10 项标准[14]:

1. 被筛查疾病属于重要的健康问题。
2. 可提供患者可接受的治疗方案。
3. 可提供诊断和治疗方法。
4. 筛查应在疾病可识别的潜在或早期阶段进行。
5. 应具有合适的检测或检验手段。
6. 筛查方法应为大众所接受。
7. 充分了解疾病转归,包括从潜伏期到发病期全过程。
8. 已形成协商一致的政策来明确哪些人应被作为患者来诊治。
9. 病例筛查(包括确诊患者的诊断和治疗)费用应在经济上与整个医疗保健的可能支出相适应。
10. 疾病筛查应该是一个持续的过程,而非一劳永逸。

这些标准虽然并不适用于所有的产前筛查案例,但适用于大部分案例。胎儿染色体非整倍体是一个重大的公共卫生问题,给家庭和受累个体带来沉重负担(标准 1)。尽管无法治疗,但可通过羊膜腔穿刺术或绒毛取样进行进一步的产前诊断,确诊病例可以选择终止妊娠,这一策略对患者具有极大的可行性(标准 2 和标准 3)。标准 5 与前面讨论的产前筛查的统计学特性有关,即胎儿染色体非整倍体筛查方法具有足够的敏感性和特异性。超声筛查和血清学筛查通常可被孕妇接受(标准 6)。标准 4、标准 7 和标准 10 更多地涉及慢性病,在这里不太适用。人们普遍认为染色体非整倍体患者应该得到诊断和治疗(标准 8)。我们稍后将讨论筛查的成本效益(标准 9)。

再回到我们的问题上来,单一的孕妇年龄筛查和胎儿颈部透明度筛查均符合上述第 5 项(也是关键的标准)以外的所有筛查标准。从筛查目的来看,合适的筛查方法应该具有较高的敏感性和相当高的特异性。胎儿染色体非整倍体筛查不能单独使用年龄筛查,需要采用更加先进的筛查模式。需要注意,被筛查疾病的发病率相对较高,以确保筛查方法的阳性预测值可被接受。

产前筛查的成本效益

产前筛查需考虑的另一个重要因素是成本。成本计算应该更多关注社会效益,而非狭隘的临床兴趣。例如,每当我们多花 100 万美元去诊断 Pena-Shokeir 综合征这样的罕见病,就要减少 100 万美元去为贫困学生提供免费的学校早餐。

评估医学成本的一种常用方法是进行成本效益分析。由于成本与效益的测算均存在固有的困难,因此成本效益分析可能很难进行。尽管特定血清学筛查方法的实际成本不难衡量,但筛查的总体成本包括多个环节,如检测相关成本、遗传咨询成本、产前诊断成本以及下游干预成本等。以不同方式评价筛查效益具有一定的挑战性。例如,Odibo[15] 及其同事对 9 种不同的唐氏综合征筛查策略进行成本效益分析,发现整合血清学筛查的成本效益最好。另外,对于一些疾病来说,或者属于特别罕见,或者产前筛查成本非常高,所以筛查的成本效益很低。例如,尽管美国妇产科医师协会、美国医学遗传学与基因组学学会推荐对脊髓性肌肉萎缩症(spinal muscular atrophy,SMA)进行普遍筛查,但最近的一项成本效益研究发现,进行 SMA 普遍筛查时,每减少一个病例的成本为 500 万美元,每个 SMA 患者质量调整寿命年的成本为 490 万美元[16-18]。

产前筛查的风险与获益

产前筛查有益于母亲,也部分有益于胎儿。对孕妇而言,产前筛查可以让孕妇知道自己的胎儿是否携带某种疾病。如果胎儿有某种疾病,可以为患儿出生做好准备,如宫内转诊至合适的有新生儿疾病治疗条件的医院分娩或终止妊娠。产前筛查对胎儿的益处相对较少,如产前诊断胎儿贫血,进行宫内治疗等可以使胎儿获益[19]。但同时,产前筛查相关风险不容忽视。

如前所述,每种筛查方法都有假阳性和假阴性。产前筛查假阳性的孕妇,往往需要进行侵入性产前诊断,而侵入性产前诊断技术具有自身固有的母胎风险。产前筛查假阴性结果会给孕妇带来虚假安慰。多项研究表明,筛查结果阳性,无论假阳性或真阳性,都会增加胎儿父母的焦虑和痛苦[20-22]。因此,选择具有良好敏感性和特异性的筛查方法至关重要。

关于筛查危害性的一个有趣的例子是唐氏综合征的超声软指标筛查。心脏强光斑、脉络丛囊肿、肠管回声增强等超声软指标是一种影像学表征,本身的内在意义并不明显,但与染色体非整倍体相关[23]。虽然超声软指标与胎儿染色体非整倍体相关,但大多数合并超声软指标的胎儿的染色体核型是正常的。最近一项研究表明,即使胎儿没有确切的畸形,超声软指标阳性结果对母婴关系也具有负面影响。胎儿超声软指标筛查阳性时,存在较高的对胎儿放弃的选择[24]。这个研究结果显示,即使产前筛查结果良性,也可能出现预料之外的后果。

患者知情同意及咨询

与其他医疗操作一样,产前筛查也需要患者知情同意,包括理解及自愿同意[25]。尽管产前筛查已广泛普及,其知情同意仍然存在不少障碍[26]。这些障碍在很大程度上与多方面的知识缺陷有关,如筛查的目标疾病、筛查采用的技术手段、筛查结果的影响等。对产前筛查的统计学概念理解不足,可能会错误地消减患者对疾病风险的顾虑。例如,在 2006 年荷兰的一项研究中,只有 51% 的患者完成了规范的产前筛查知情选择[27]。

结论

我们在本章讨论了产前筛查原则。有效的产前筛查项目必须具有良好的特异性和敏感性,必须为人群所接受,必须是临床上常见与重要的疾病,必须提供产前诊断方案和疾病自然病程的干预方案,必须具有成本效益。我们还讨论了产前筛查的风险,包括假阴性和假阳性、心理压力、信息过载以及许多患者没有获得充分知情同意的事实。了解可选用的产前筛查方法,基本掌握本章强调的产前筛查原则非常重要。

（陈素华 译　郑明明 审校）

参考文献和自我测试题见网络增值服务

第17章 产前筛查与产前诊断知情选择

JENNY HEWISON, LOUISE D. BRYANT AND JANE FISHER

本章要点

- 良好的知情选择告知是选择产前筛查的必要措施。
- 产前筛查知情选择的信息必须证据确凿且来源于最新数据,至少包括产前筛查的目的、目标疾病的信息、相关的流程或步骤、任何可能的风险、可能的结果及其临床意义、产前筛查与产前诊断的区别等。
- 不应忽略个人意愿、仅仅根据医学信息做出选择,医师应该对"准父母"的决定给予积极的支持。
- 检测技术的更新必然带来知情告知信息的新挑战,孕妇并非总能知悉新检测技术的局限性(例如,无创产前筛查结果阳性的孕妇,需要进行有创性产前诊断来明确诊断)。
- 无论源于妊娠状态或胎儿异常的危害,产前诊断阳性结果带来的情绪压力不容忽视。此刻,医师的作用至关重要,正面的关爱有助于父母成功应对上述问题。
- 确定产前诊断阳性结果对夫妇的心理影响是严重且持久的。强调采用个性化的沟通方式向家长传递不良的产前诊断结果。
- 为产前诊断后的父母提供精心协调的关爱,帮助他们知悉可能的妊娠管理的各种选择方案和相关信息并做出合适的选择。

本章旨在为临床医师提供产前筛查与产前诊断的知情选择信息。具体包括:

- 制订知情同意书,充分的知情告知对正确地选择产前筛查和产前诊断至关重要。
- 确定充分知情告知内容的必要组成部分,讨论被筛查的目标疾病的最新、最准确的信息。
- 仅仅依据医学信息不足以做出最佳选择,临床医师必须结合夫妇的价值观和环境背景协助他们做出最佳决定。
- 讨论与检测技术相关的特殊问题。例如,在今后相当长的时间内,无创产前筛查(noninvasive prenatal testing, NIPT)不太可能取代联合筛查或产前诊断的原因所在。

为什么好的知情选择告知是如此重要

选择进行一项产前筛查具有深远的意义。收到阳性筛查结果常可引起严重焦虑,虽然这种焦虑最终会消失,但是与焦虑相关的记忆不会消失[1-3]。大多数产前诊断操作都有流产的风险,等待结果阶段通常以急性焦虑为特征[4]。焦虑原因包括与产前诊断操作相关的胎儿丢失风险以及等待报告的时间,筛查结果阳性时对于胎儿异常的担忧是更重要的焦虑原因[5]。在多数情况下,终止妊娠是产前诊断胎儿异常的唯一干预措施。终止妊娠,会给绝大多数孕妇带来极大的痛苦,甚至可能引起部分女性情绪崩溃[6]。如果对产前筛查的局限性理解不足,家长会发现,他们很难接受、适应有缺陷的孩子出生[7]。鉴于上述原因,产前筛查和产前诊断项目的选择必须反映女性的个人价值观。对于知情告知所包括的内容有多重的定义,但以下的内容在产前筛查知情告知中占据了重要的部分。

只有当个人充分了解所面对的疾病或病程阶段的情况时,才会做出明智的决定;了解临床服务及其可能的后果,包括风险、限制、益处、替代方案和不确定性;酌情考虑[她]的偏好;以个人理想的水平参与决策;并做出符合[她]偏好和价值观的决定[8]。

夫妇知情选择需要的信息

首要的也是最重要的,孕妇希望以她们可以

理解的方式获得她们认为来源可靠的最新、最准确的关于检测的信息。在进行任何产前筛查之前，至少要以口头或文字形式明确告知以下基本信息，包括：

- 检测目的（例如所筛查的目标疾病以及不进行筛查的一些情形）
- 关于检测的目标疾病相关的信息
- 检测所涉及的操作
- 检测相关的任何母胎风险
- 可能的检测结果及其影响，包括焦虑、不确定性以及对后续诊断、终止妊娠的选择等
- 产前筛查与产前诊断的差异

每位女性对知情选择的理解和接受程度是不同的。产前诊断结果异常时是否选择终止妊娠，一个重要的决定因素是她们如何看待这些孩子以及如何看待与这些孩子共同生活[9]。最令人关注的一点是患儿是否会因疾病本身或疾病治疗而经历痛苦或其他伤害[10]。很多人几乎没有接触过唐氏综合征等患儿及其家庭，对唐氏综合征等相对常见的遗传病的了解也很少[11,12]。因此，应该为接受检测的个人及其家庭提供产前筛查或产前诊断相关疾病的信息。例如，在英格兰和威尔士，所有孕妇会收到一份英国公共卫生部门《您和您宝宝的筛查检测》手册，手册提供了胎儿异常筛查项目所涵盖的常见疾病的信息，包括镰状细胞贫血、地中海贫血、唐氏综合征、18- 三体综合征（又称爱德华兹综合征）和 13- 三体综合征（又称帕托综合征）等，以上疾病种类由政府与父母支持组织协商确定。

某些种族或宗教群体，特别是信奉穆斯林的女性，不愿接受产前筛查，也不愿在发现胎儿异常时终止妊娠[13]。宗教虽然是影响生育的因素之一，但并非最重要的因素。不同种族和宗教的女性根据自己的价值观和信仰做出是否检测与终止妊娠的决定，这些价值观和信仰受到个人经历以及临床医师提供的信息的影响[14]。承认个人价值观和信仰的多样性至关重要，这能确保每个个体都有机会决定是否进行产前筛查和产前诊断。这也是为什么《您和您宝宝的筛查检测》手册在英国已由英语翻译成其他 12 种语言进行推广。

仅仅知情告知不能满足知情选择的需要吗？

充分的知情告知对于做出知情选择是必要的。但在很多情况下，仅仅知情告知是不够的，尤其是文化水平较低或英语非母语的女性无法充分理解文字信息。并非所有孕妇愿意在没有专业指导的情况下独自做出选择[14,15]。然而，并非所有医师都愿意帮助女性做出决定。因为担心会给出指令性决定，所以临床医师常常仅提供知情选择的相关医学信息[16]。帮助妇女及其家属了解筛查的局限性并参与讨论检测结果的临床意义，应被视为临床医师提供产前保健的一个重要组成部分。

告知产前筛查的风险结果

临床医师关注点往往在于就产前筛查风险结果进行知情告知，以便孕妇了解检测结果并进一步做出知情决定。然而，人们在日常生活中很少接触这些筛查相关的统计学概念。研究表明，许多女性甚至一些临床医师并不了解筛查相关风险的含义[1,17]。包括英国在内的一些国家，只对筛查超过预定风险值（目前为 1/150）的孕妇提供进一步检测，这反映政策在针对整体筛查人群时关于风险性与安全性之间做出的最佳权衡，只有参与筛查工作的少数人理解这一风险值的选择的原理和内在逻辑，其他人都很难理解。

证据表明，通过数字（例如 1/800）而非特定词语（例如 "低风险"）作为筛查结果，可增强对 "筛查阴性" 人群的残余风险的理解[18]。也有学者建议采用多种方式告知相同的信息，例如，100 个胎儿中有 1 个胎儿可能为胎儿异常，也可以描述为胎儿异常概率 1%、胎儿没有异常的概率 99%[19]。采用多种方式告知相同的风险信息，有助于减少根据 "阴性" 或 "阳性" 百分率做出抉择偏差。

筛查结果阳性引起的过度焦虑，往往被归因于女性对筛查测试风险结果含义的误解[20]。这极大地推动了对于筛查风险知情告知的最佳方式的研究。一直以来大家认为正确地理解筛查风险将减少焦虑，并可确保女性意识到即便筛查结果阴性仍然存在固有的残余风险。恰当地告知风险

信息非常重要,然而,了解风险不一定能缓解与筛查结果相关的焦虑。事实上,即使有充足的风险信息也无法让女性做好万全的心理准备,因为她们想知道一切可能出现的不想要的、不确定的或意料之外的结果,甚至那些并不充分的结果信息。可见根据临床医师的判断,"误解"也可能反映出人们需要简化与风险相关的信息,以使艰难的决定更易于决策。

筛查结果阳性的女性仍可能会拒绝接受侵入性产前诊断。筛查风险越低,就越可能拒绝进一步的侵入性产前诊断[21]。这表明,即便女性不了解筛查的统计学原理,她们在做出是否进行侵入性产前诊断的决定时,本质上还是应用了风险相关的信息。有人将此简单地解读为这些女性认为安全性比准确诊断更重要,显然这样的结论是不合理的。如果要了解全面情况,需要对因筛查风险过低而未被提供侵入性产前诊断选项的女性的意见也加以考虑。研究表明,筛查风险较低的女性进行诊断性检查的需求没有得到满足[21-24]。对某些情况下的女性而言,与1%流产风险相比较,产前诊断胎儿异常更加重要。因此,针对这项工作的符合逻辑的结论是,包括高危孕妇在内的所有女性都应获得关于她们个人的风险信息,并在决定是否接受进一步检测(包括侵入性产前诊断)时获得支持。美国建议所有女性都可以选择侵入性产前诊断,或产前筛查或不做任何检测[25]。

筛查技术相关的考虑

尽管与产前筛查和产前诊断测试相关的许多信息需求适用于所有筛查流程,但技术的进步已经修改和增加了其中部分内容。越来越多的夫妇不仅要选择是否进行产前筛查,还要选择进行哪种筛查项目。产前筛查从业人员熟悉这样一种观点,他们必须帮助妇女在安全性和确定性之间找到自己的平衡点,然而,这种相对简单的平衡关系被一系列复杂得多的成本效益关系所取代,这些成本效益关系来自不同筛查方案的出现和发展。

筛查方案之所以不同,一部分因为目前所提供额外的选项使得妇女可以选择对不同的疾病进行筛查。另一些则反映了权衡安全性与确定性的不同方式,如初筛结果阳性后引入非侵入性检查

的选择。应该提供哪些与产前筛查相关的信息以及哪些是最重要的信息,都与抉择相关。下面就当前不同筛查方案中可能与知情选择紧密相关的主要特点进行讨论。

使用无细胞游离 DNA 的无创产前筛查(noninvasive prenatal testing, NIPT)

这项重要的新技术改变了产前筛查的检测内涵和检测范围,从筛查内涵而言 NIPT 改变了安全性与确定性的权衡关系,从范围而言 NIPT 扩大了产前筛查的目标疾病范围。

最初,人们希望 NIPT 能够彻底解决安全性与确定性之间的矛盾。时至今日,至少在大量的产前筛查研究中,仍未解决这个难题。在某些情况下,甚至可能加剧了这一矛盾,部分原因是媒体不恰当的过于简单和具有误导性的报道,部分原因是 NIPT 结果的确定性程度及其临床意义具有多样性。最重要的是,这项技术最初被贴上无创产前诊断的标签,但采集的 DNA 并非如当初设想的来自胎儿[无细胞胎儿游离 DNA(cell-free fetal DNA, cff DNA)],而是来自胎盘[无细胞游离 DNA(cell-free DNA, cfDNA)]。由于 DNA 来自胎盘以及其他的原因,当双胎妊娠中的一胎消失以及母体罹患肿瘤等情况下,NIPT 假阳性率虽然不高却仍然存在。这意味着 NIPT 结果阳性的女性仍需接受具有流产风险的侵入性产前诊断,确定胎儿是否为患者。这一点应该告知所有准备接受 NIPT 的女性,尤其是那些发现胎儿异常后考虑终止妊娠的女性。阳性检测结果是否属于假阳性取决于病情(唐氏综合征的检测表现优于其他三体综合征)和母体风险状态,因此了解 NIPT 阳性结果的来源很重要:是基于个体化医疗保健中对于低风险妇女进行的检测,或作为整个筛查体系的一部分所进行的检测。对于 NIPT 结果阳性的女性而言,安全性和确定性的矛盾仍然存在,临床医师需要给予充分的知情告知,帮助她们找到适当的平衡点。

就唐氏综合征而言,NIPT 阴性结果意义的不确定性比阳性结果小得多[26,27]。然而,必须始终警惕,虽然唐氏综合征的检出率很高,但并未达到100%,仍然有少数病例会被漏检。临床医师需要知悉这种情况(虽然很少人想去探究其原

因），给予妇女恰当的保障。对于唐氏综合征而言，因为这种"排除机制"，NIPT 减少了不得不面对侵入性产前诊断两难境地的女性数量。现有的产前筛查项目检出其他染色体疾病的情况尚不清楚，特别是当 NIPT 检测失败或检测结果不确定时[27,28]。需要更全面的研究数据来探讨这个问题[29]。

无创产前筛查在国际上得到了广泛应用。在英国，可以从私人医疗服务中得到该项检测服务，从 2018 年开始，也可以通过国民健康服务获得该项服务。我们可以通过两个重要的应用研究项目去理解 NIPT 在英国临床实践中的巨大作用[30,31]，但当前可提供 NIPT 检测的机构、风险阈值以及不同阶段女性的可选方案还在继续研究之中[32,33]。英国最可能的方案是将 NIPT 作为二线或整合筛查项目，服务对象是现有联合筛查方法检出的风险阈值 1/150 以上的高风险女性[34]。如前所述，NIPT 作为整合筛查的一部分，可以降低筛查方案的假阳性率（虽然不能完全消除），在不需要进行侵入性产前诊断的情况下为女性提供保障。然而，从逻辑上讲，除非改变初始风险阈值，否则，作为二线筛查手段，NIPT 无法解决初筛"遗漏"缺陷儿的问题。因此，就检测性能而言，将 NIPT 作为二线筛查手段并不能提高检出率，因为初次筛查阴性的妇女不会被提供二线 NIPT 检测。然而，如果选择 NIPT 初筛的女性人数增加，可以检出更多的缺陷胎儿。根据先前的风险评估进行相应的选择有时是令人感到困惑的，同时在技术正确性与过度简化之间实现平衡并非易事。

那些初筛阳性后进行 NIPT 检测的女性必须了解获得最终筛查结果所需的时间会增加，而且 NIPT 存在 3% 的失败率[28,30]。这种额外增加的时间可能对某些女性群体有突出的影响[35]。

众所周知，许多女性希望在孕早期进行生育选择，NIPT 提供了这种可能。然而，即使在计划的时间内，人们也认识到一些妇女将寻求早期的确定性[30,31]。因此，英国计划在未来将侵入性产前诊断作为 NIPT 的替代方案提供给联合筛查风险阳性的女性。有些女性清楚知道自己选择哪种检测方法，但有些女性在选择检测方法时需要临床医师的支持。

在某些方面，NIPT 满足了不同女性对附加信息的需求。对于流产风险比较恐惧的女性在选择筛查项目时，如果没有流产风险她们希望可以获得更多的胎儿信息；有些女性为了避免流产风险直接选择 NIPT，而不在乎是否有更加安全的选择[36]；有些女性认为"仅进行另一项血液检测"的选择不会增加受检压力[37]；也有部分女性担心 NIPT 会筛查出其他染色体异常、微缺失、微重复，或发现胎儿基因组意义未明的变异，这些信息可能增加她们的负担[38]。

检测方式越复杂，为个人价值观和偏好关注得越多，支持女性做出抉择的信息需求越多。有证据显示[39]，尽管 NIPT 受到女性欢迎，但相当多的高风险女性还是优先选择侵入性产前诊断[29,30]。如果国家卫生服务部门把 NIPT 作为二线筛查手段，对女性决策的影响在一段时间内仍不确定。这些数字背后的真实情况是，一些人的两难困境或将缓解，另一些人的两难困境可能加重。

超声筛查

超声技术在产前筛查中的应用越来越广泛，相应的挑战也越来越明显。超声筛查已经非常普遍，它可以让父母有机会看见胎儿，因此大多数超声扫描都会给父母留下安心和愉悦的经验。英国的筛查方案有两个超声扫描时间节点：早期妊娠超声扫描（颈部透明膜厚度 NT 扫描）在妊娠 11~14 周进行，参与构成早期妊娠联合筛查；妊娠中期胎儿系统超声筛查在妊娠 18^{+0}~20^{+6} 周进行。这两个时间节点的主要筛查目的是发现胎儿异常的征象。当然，妇女应预先了解，超声筛查的结果可能有时不受欢迎或令人感到不安。此外，早期妊娠超声筛查时，第二个挑战是 NT 测量作为独立的筛查标准价值有限，NT 测量更大的价值在于对联合筛查的贡献，所以想要筛查的女性必须完成联合筛查方案的两个部分。

如何告知胎儿异常的超声筛查结果具有挑战性。超声异常的结局变化较大，具有开放性，发现的问题可能严重、可能轻微，可能常见、可能罕见。有时，超声扫描具有诊断价值，可以发现确切的问题；更多的情况下，超声扫描只具有筛查功能，可能还需要进行侵入性产前诊断。超声技术越熟练,越可能发现曾被称为"软指标"的微小变异。这些微小变异常规报告会给女性带来不必要的焦虑——其中一些会持续很长时间,并导致侵入性诊断的不当使用[40]。英国目前的筛查策略是对预后意义不确定的标志物不予报告或干预。

多疾病筛查

针对多种疾病或异常进行的超声筛查时,确保知情选择非常重要。显然,每个女性对筛查和终止妊娠的看法不尽相同[41],因此,知情告知的信息必须尽可能地支持每种情况下的独立决策。

近期,英国将唐氏综合征产前筛查计划扩展到对另外两种染色体三体综合征(18-三体综合征和13-三体综合征)的早期妊娠筛查。证据表明,相对而言,18-三体综合征和13-三体综合征的致残作用更严重、更广泛。有些人不希望对其中任何一种综合征进行筛查,有些人则希望对这三种综合征都进行筛查,也有一部分对唐氏综合征筛查持有异议的人对18-三体综合征和13-三体综合征筛查也持有异议。小数据研究可能得出互相矛盾的结论。应该为每种不同的选择提供知情选择信息。

英国还有一项血红蛋白病的产前筛查计划,很显然,针对每种检测提供单独的知情选择终将成为不可持续的策略。包括 NIPT 在内的检测方法的性能因条件而异[33,42],并且从技术上讲,NIPT 全基因组测序在临床实践应用仍需进一步发展。建议对新的检测适应证的使用给予谨慎的评估[43]。同时,在必要的知情选择和信息过载之间寻找新的平衡点。应该为筛查计划的不同部分给孕妇提供知情选择告知的同时,重点讨论未来的方向、检测方法和检测目标疾病等。

胎儿异常的产前诊断

即使"准父母"对于包括超声阳性在内的胎儿异常的诊断结果有了心理准备,一旦真的确定胎儿异常,心理打击仍然巨大[44]。这意味着如何告知相关信息非常重要,这一点是对临床医师的挑战[45]。人们在承受心理打击时很难接受这些负面信息,因此,如何向"准父母"有效传达必要的信息非常重要。针对诊断的个性化护理以及良好的协调、沟通,可以帮助"准父母"在困境中获

得一些积极的体验,避免加重他们的痛苦[46]。

对于期盼妊娠的夫妇而言,产前诊断胎儿异常这一结果会使他们产生失去期盼中的"健康"胎儿的想法,并需要重建希望。他们需要时间去接受诊断事实以及未来的可能结局,很难通过一次咨询做出抉择。有些夫妻可能认为有必要通过第二个医学意见来确认这种异常,并可能需要进一步的咨询。这些不应该被视为对初始临床判断的不信任。对于部分患者来说,这是他们理解并接受现实的重要过程[47]。

临床医师的有效沟通不仅仅是选用正确的语言。相对于生硬的信息告知,应该选择清晰地、谨慎地解释胎儿异常及其预后。临床医师需要根据夫妇的反应对沟通方式做出相应的调整,积极倾听、回应、并与"准父母"进行讨论,才有可能评估产前诊断结果对他们的意义,并就最合适的处置方案达成共识。要尽量选用非专业术语按照逻辑顺序对结果进行解释,以核实夫妇是否理解知情选择信息。对"准父母"而言,获取书面的记载知情选择信息的文件,并在有任何疑虑时能联系上临床医师进行详细的咨询非常重要。他们可能会愿意得到他们医疗保健提供者之外可靠的信息来源的指导,以获取尽可能多的关于诊断对他们的影响的信息。

如果"准父母"接受连续咨询,并从所有参与诊疗的医务人员那里获得一致的知情选择信息,将非常有利。要做到这一点,最好的办法是确保所在区域以及专科中心工作的所有临床医务人员之间存在良好的多学科合作以及畅通的沟通渠道。

超声产前诊断

超声产前诊断对"准父母"的社会心理意义已经明确[48]。对"准父母"而言,即使他们已被告知超声检查的目的是诊断胎儿异常,他们仍缺乏足够的心理准备应对超声诊断可能带来的坏消息[49]。超声诊断首次发现胎儿异常的潜在可能时,"准父母"承受的打击更加严重。此时,对于诊断结果的沟通可能十分困难,临床医师很难有机会经过充分的准备再向他们传递必要的坏消息。因此,简明、清晰的解释必不可少,同时要适当照顾"准父母"对信息的接受能力。数据表明,

除了简明、清晰的解释,临床医师的同情心和同理心也很重要[48,50]。

超声检查室并非解决难题和告知"坏消息"的理想场所。特别是进行阴道超声检查时,女性处于仰卧且易受伤害的体位。至少等到女性整理好衣服并处于坐位时再告知超声结果。有些女性希望看到扫描结果,这一要求应该得到理解。当然,有些女性更注意"尊严"。针对这些情况,唯一的解决之道是询问孕妇的意愿并给予理解和支持[51]。正确地使用医学术语是必要的,同时,要使语言便于理解。"准父母"们希望超声技师描述结果时要注意他们的尊严和敏感,如,必要时使用"宝宝"而非"胎儿",敏感地考虑是否使用"草莓头""柠檬头""瑞士奶酪图案"等词汇描述超声征象。

基因检测产前诊断

大多数遗传病的诊断都需要进行侵入性产前诊断,例如绒毛取样(chorionic villus sampling,CVS)或羊膜腔穿刺术。孕妇接受侵入性产前诊断,同时也接受了产前诊断手术相关的流产风险。虽然孕妇对侵入性手术存在流产的风险有所顾虑,但这并不意味着她在心理上已为确诊诊断做好准备,并在这种情况下接受特定的措施[52]。换句话说,重要的是临床医师不要假设如何接收来自 CVS 或羊膜腔穿刺术结果的消息,或者在面对诊断的情况下将保留部分结果摘要中表达的意图。

几乎没有研究数据表明告知检测结果的时间(如约定时间或得到结果时)或方式(如面对面、电话或电子邮件)可降低夫妇的焦虑程度[53]。我们知道,夫妇很可能对结果感到焦虑,所以临床医师应该尽量帮助他们减少等待结果的时间,并事先讨论好告知诊断结果的方式。常见的染色体三体综合征、确定的遗传变异等结果可能给出明确的诊断,但有些夫妇面对染色体异常或遗传变异知之甚少或一无所知(必须承认,即使确定的遗传变异也存在一定程度的不确定性)。目前,比传统的染色体核型分析更加敏感的检测技术(如微阵列)的应用越来越多[54],胎儿全基因组测序也已进入临床应用[55],在这种情况下,基因变异的不确定性或意义未明等潜在的复杂问题更加突

出,需要胎儿医学与临床遗传学从业者之间密切合作[56]。必须承认,非常不确定的预后是对"准父母"的挑战,医师应该在适当的时候为他们提供遗传咨询服务[57]。

诊断后的妊娠管理

诊断后的妊娠管理取决于胎儿异常的性质以及与人工流产有关的法律条款。从有限的数据来看,宫内处理具有可行性,如膈疝的胎儿手术、胎儿体腔内积液的导管引流术、双胎输血综合征的激光消融治疗等。对于胎儿医学专家来说,母体与胎儿两个"患者"之间的利益冲突可能更加明显。因此,描述并讨论任何可能的干预措施的风险与获益,对母胎双方均有影响[58]。

关于父母在诊断胎儿异常后如何决定继续或终止妊娠的确切证据很少。显然,在做出决策的同时获取这些信息存在实际和道德上的限制。现有文献证明,即使对于知道自己想要做什么的父母,也很难做出决定[59]。从一些研究的叙述中可以看出,父母在他们可能持有的任何态度和信念的背景下,会权衡该种异常对孩子出生时、对他们自己和其他直系亲属(包括现有和未来的兄弟姐妹)的影响的方式,并可能会选择流产。现有研究显示,尽管终止妊娠是主要选择,少有"准父母"对他们的决定感到后悔[60]。

在缺乏坚实的证据基础的情况下,问题在于临床医师如何才能最好地支持夫妇,帮助他们做出最好的决定?对于那些迫切想要做出"正确"选择的夫妇来说,这是一种复杂的心理状况[61]。有些夫妇会向临床医师寻求指导与建议。当他们询问"您觉得我应该怎么做"或"您会怎么做"时,他们常常是在寻求他人认同自己的困境,或者接受自己当时的决定。对此而言,"非指导性建议"原则是否可行一直存在争议[62]。有学者认为,"准父母"会综合参考临床医师的建议及其他因素做出决定[63]。临床医师会对他们面临的困难充满同情,帮助他们权衡损害与获益(尤其是当潜在的结局存在不确定性时)。

在大多数发达国家,妊娠早期胎儿畸形与遗传筛查已成为常态,很多夫妇在妊娠的更早阶段面临选择与决定。更早诊断胎儿异常会减少父母心理负担的观点是没有依据的[64]。在大多数情

况下,即便终止妊娠,父母仍持有对正常妊娠的期待。此外,父母可能很少求助外部支持,因为很多夫妇直到妊娠3个月后才准备宣布妊娠的消息。如果继续妊娠,他们将有更多的时间去调整和应对,当然,对于潜在的结局的焦虑时间也更长。

家长决定终止不良妊娠时的信息需求

确诊胎儿罹患致命性或严重影响生存期限的疾病,会使终止妊娠的决定在心理上更容易接受。其实,这一假设是无益的[65],因为父母不得不面对他们的孩子无法存活的噩耗,并且他们还要对孩子的死亡时间做出选择。

一些从事胎儿医学的临床医师可能认为他们的责任在终止妊娠的时候就终止了。然而,父母希望临床医师不仅为他们提供产前诊断,还要对他们的终止妊娠过程提供信息和指导。研究表明,父母希望临床医师告知今后可能发生的情况,并且在危急时刻给他们提供帮助[66]。他们的信息需求包括终止妊娠的方法选择(手术或药物)及其相关的程序、是否提供引产、尸检报告能够发现什么、这些发现是否可以为今后的妊娠提供有用的指导[67]。

父母决定继续维持胎儿异常妊娠时的信息需求

迄今,产前诊断确诊胎儿异常后继续妊娠的研究少于终止妊娠的研究。大量研究集中在诊断胎儿致命性异常的孕周。有研究提出,在这种情况下,决定不终止妊娠可能对孕妇的情绪和健康更有利,因为继续妊娠的女性可以避免她们选择终止妊娠的负罪感。然而,对很多女性来说,在明知自己孩子会死亡的情况下仍继续妊娠,这种做法与终止妊娠一样令人难以想象[68]。问题是家长无法为孩子做出正确决定。据报道,继续妊娠的夫妇在剩余的妊娠时间内得不到很好的照顾[69]。因此,为这些女性制订有计划的保守治疗方案,对继续妊娠给予支持[70],并制订明确的婴儿出生和新生儿期管理计划,对于这些选择继续妊娠或无法接受终止妊娠的孕妇来说显然会更受欢迎。尽管有证据表明,在这种情况下,如果可以终止妊娠,大多数孕妇会选择终止妊娠,但不应排除对继续妊娠的女性给予精心护理和支持照顾。

有很多父母在诊断出许多不致命且可能不提供终止妊娠的异常之一后选择继续妊娠,例如唇裂或足内翻。有时产前诊断出的疾病需要持续监测;有时会有治疗方案可选,有时则没有治疗措施。无论预后如何,诊断意味着父母已经失去了她们预期的健康婴儿,她们将不得不去面对继续妊娠和胎儿出生后的不确定性,并将经历许多复杂的情绪[71]。在越来越多的定性数据基础上,研究人员探索了产前诊断后持续妊娠的过程和经历,以及如何照顾仍然是孕妇但在产前保健重点关注胎儿健康时似乎被遗忘的母亲[68]。她们在产前诊断后的震惊、失去预期的健康婴儿的悲痛、决定继续妊娠后与家庭和临床医师的距离感,这些问题需要重视[72,73]。爱尔兰共和国允许进行产前诊断,但时至今日,除了非常有限的特殊情况,终止妊娠仍然非法。最近的数据表明,即便如此,他们对继续妊娠夫妇的护理并不理想,不能满足这些孕妇的需求[46]。

配偶。产前诊断的护理往往集中在母亲身上。事实上,父亲或母亲的伴侣常常是妊娠过程的重要参与者[74],但少有研究聚焦他们[60]。我们有限的研究表明,当父亲们努力安慰、支持、帮助母亲们时,他们忽略或否认了自己的需求。必须注意的是,他们对健康婴儿的美好期盼也破灭了,他们会产生常常是危险的被归因于母亲需求的情感。在不鼓励男性表达情感的文化环境中成长的父亲,他们表达自己的感受或需求可能特别困难。因此,照顾这些夫妇的临床医师有责任在任何时候让父亲参与进来,并鼓励他们在适当的时候寻求支持。

下一次妊娠

大多数女性在诊断出胎儿异常,尤其是因此终止妊娠后,妊娠的感受会发生变化[75]。这意味着再次妊娠会让夫妇充满焦虑,他们沉浸在与过去诊疗有关的不愉快记忆里,并对这段病史非常敏感。许多女性希望由前次诊断胎儿异常的临床医师再次接诊,有些女性则希望避开这些临床医师。

再次妊娠后,即便通过了之前的诊断或所有检查未发现大问题,焦虑也不一定会完全消失。那些在产前诊断后终止妊娠或流产的夫妇会发现,再次妊娠孕周一旦超过前次流产的孕周会很难过,因为前途未明,或者对前一个婴儿没有活到这个孕周而感到内疚。有些妇女再次妊娠的情绪非常糟糕,她们几乎认为自己不可能有一个快乐的结局。对很多人来说,即使再次妊娠分娩一个健康的孩子,也仍然带着悲伤的色彩,因为这提醒她们前一次妊娠"原本也该如此"。总之,大多数曾失去胎儿的夫妇再次妊娠后都需要产科团队的额外支持和精心协调的护理。

人性化关怀

无论医师的临床技能或经验多么丰富,为受到痛苦打击的夫妇服务都需要付出更多的努力[76]。重要的是,对于很少能为诊断出的严重胎儿异常提供产前干预措施以保障母亲及其胎儿获得良好的结局,这可能会引起部分临床医师的失败感。事实上,医务人员能够提供的健康服务体系应该包括临床医师采取的任何能够帮助父母们从产前诊断后的心理打击中恢复过来的策略。大多数到产科就诊的孕妇妊娠结局良好,因此,一旦遇到胎儿异常就很难处理。我们主张为临床医师提供专业培训,帮助他们掌握能够提供非常好的个性化护理及适当的支持的技能,以确保他们能够帮助受到痛苦打击的家长们做好情绪管理。

结论

本章指出,虽然在产前筛查前提供充分的知情选择信息至关重要,但知情选择比提供相关信息更加重要。夫妇们的需求和顾虑多种多样,他们带给临床的经验和价值也各不相同。以女性能够理解的方式,向她们传达有关多种检查和病症的复杂信息,对临床医师来说是一项挑战。新检测技术的出现和检测途径的复杂化,对临床医师的知情告知提出了新的要求,而女性面临的困境却没有得到解决。NIPT 技术使女性拥有了更好的检测手段选择,但是,在今后相当长的时间内,NIPT 不太可能取代联合筛查或侵入性产前诊断。因此,建设高质量的知情选择信息体系以及培训临床医师的相关技能,仍是需要优先解决的问题。胎儿畸形的消息可能引起家长强烈的心理反应,因此,向家长告知胎儿畸形的产前诊断结果始终是一项挑战。在这个悲痛的时刻,家长消化相关信息的能力下降,他们获得的信息必须清晰明了,他们对从医师那儿获得的产前诊断结果的临床意义的理解非常重要。面对产期诊断结果需要做出终止妊娠或继续妊娠的选择时,他们需要精心协调的临床关照以支持他们完成随后的决策过程和得到后续结局。

（陈素华 译　郑明明 审校）

参考文献和自我测试题见网络增值服务

第18章　胎儿非整倍体的超声及生化筛查

HOWARD CUCKLE AND RAN NEIGER

本章要点

- 采用两种孕妇血清学标志物联合超声测量胎儿颈项透明层（nuchal translucency，NT）厚度的早孕期筛查（联合筛查）对唐氏综合征（Down's syndrome，DS）的筛查效率明显优于中孕期采用四项血清标志物的筛查（四联筛查）。

- 早孕期联合筛查的效率可以通过增加其他血清学标志物，如胎盘生长因子（placental growth factor，PLGF）和超声标志物，如鼻骨的测量来提高。

- 四联筛查效率可以通过增加某些超声标志物，如基于面部轮廓的指标来提高。

- 尽管常规的中孕晚期超声结构扫查对 DS 筛查效率不高，但仍可将超声结构扫查时所见的特异性"软"指标似然比用于超声扫查后重新评估后验风险。

- 早孕期和中孕期血清标志物的序贯筛查方案筛查效率最高，酌情筛查及序贯筛查与整合筛查效率一样，甚至更好。

- 许多 18- 三体综合征病例是从联合筛查为 DS 高风险的妊娠中偶然发现的。类似病例在四联筛查方案中较少见，需要单独设定 18- 三体综合征的截断值（类似 13- 三体综合征的那样）。

- 联合筛查还可以进一步筛查不良妊娠结局，如子痫前期，尤其是在应用 PLGF 后。

- 游离 DNA 筛查比传统筛查具有更好的效率，但目前由于其费用太高，不常规用于公共卫生一线筛查，而是推荐用于二线筛查或知情选择。

发展历史

胎儿非整倍体（aneuploidy）是先天异常的一种常见原因，它与宫内死亡相关，在那些能够活到足月产的胎儿中，它也与中重度智力障碍的患病率和死亡率增加相关。除了患儿自身学习和健康问题，患儿的出生给其父母及家庭带长期负面影响。

非整倍体胎儿产前诊断需要通过介入性手术获得胎儿标本进行检测，如绒毛取样（chorionic villus sampling，CVS）和羊膜腔穿刺术（amniocentesis），但这些操作存在一定的风险且费用相对较高。基于不同地方的卫生保健系统，介入性手术要么像美国一样为非选择性地提供给孕妇，要么基于先验风险因素，如母亲年龄（advanced maternal age，AMA）或家族遗传病史等选择性地提供给孕妇；要么在常规筛查后决定。介入性产前诊断后，大多数存在严重异常非整倍体的妊娠会选择终止妊娠，也有部分人选择继续妊娠。妊娠期间越早完成产前诊断，准父母们就有越多时间咨询诊断结果的潜在影响。如果决定继续妊娠，准父母们获得额外的"提前期"为孩子的出生做好准备。

现代产前筛查时代开始于 20 世纪 70 年代中期，人们发现胎儿神经管缺陷（neural tube defects，NTD）妊娠时[1]，大部分母体血清甲胎蛋白（alpha fetoprotein，AFP）水平明显升高。当时，检测结果尚未标准化，导致实验室间的差异较大，而且检测结果随着孕周快速增长，几乎每 5 周翻一番的现象并没有考虑在内。为了克服这一缺点，目前每一个实验室结果都用中位数倍数（multiples of the normal median，MoM）表示，即检测值除以相同孕周正常孕妇的中位数值。

当 AFP 用于 NTD 常规筛查 10 年后,人们很偶然地发现一些非整倍体病例的母体 AFP 水平相对较低[2]。由于自然流产也与 AFP 低水平相关,这个发现曾经被归因为部分无法存活的非整倍体类型;但是很快又发现唐氏综合征(DS, 21-三体)是能够存活的病例,其 AFP 平均水平也降低[3]。刚开始只选择低 AFP 水平的孕妇做介入性产前诊断,但后来发现结合母亲年龄、家族史及检测的 MoM 值来评估具体孕妇的 DS 风险更有效。

随后又添加了额外的非整倍体"标志物",包括母体血清标志物和超声标志物。多标志物联合方案具有更好的筛查效率,用检出率(detection rate, DR,转诊去进行产前诊断的孕妇中受累妊娠的比例)和假阳性率(false positive rate, FPR,转诊的未受累妊娠的比例)表现。风险评估是一种综合评估,将结果和固定的截断值相比,分为"阳性"和"阴性"。当 FPR 固定不变时,早孕期多种标志物联合筛查方案比中孕期筛查 DR 更高。除了这个优点,早孕期筛查方案可以做到更早进行筛查,当孕妇要求终止妊娠时,就可以更早进行从而更安全。早孕期与中孕期序贯筛查的效率更高,但是它会错过早孕期诊断。

更早一段时期非整倍筛查的关注点是检测唐氏综合征,逐渐筛查重点也开始分别包括 18-三体综合征和 13-三体综合征的风险评估。对于某些筛查方案,即使仅提供 DS 风险,由于高龄、18-三体综合征、13-三体综合征和类似于 DS 的软指标表现,18-三体综合征、13-三体综合征和其他形式的非整倍体的"偶然"发现也很高。

近期有一种完全不同的筛查模式:基于分析母体血浆中游离 DNA(cell-free DNA, cfDNA)的无创产前检查,可以显著提高检出率并大幅降低假阳性率。但是因为 cfDNA 仍然存在假阳性和假阴性,所以不能替代介入性检查。不过,一些专业团体如美国妇产科学院(ACOG)[4]和国际产前诊断学会(ISPD)[5]建议将 cfDNA 作为传统筛查方案结果阳性人群的二线筛查方案,如果 cfDNA 发现异常仍然需要通过金标准的介入性穿刺诊断检查确认。

尽管性能优越,但是把 cfDNA 作为常规筛查替代现有方案在短期内不太可能实现,限制其推广应用最重要的因素就是费用成本,在大部分地区 cfDNA 的检测由于费用问题都被排除在常规检查范围之外,折中方案就是"整合的游离 DNA 筛查",即将 10%~30% 常规筛查高风险的孕妇再选择 cfDNA,该方法通过应用生化和超声标志物,同时还可以筛查一些不良妊娠结局及非整倍体之外的先天性异常。

非整倍体

胎儿非整倍体的表型非常广泛,其生存力和临床结局根据基因型不同而变化。严重程度从致死性(如三倍体)到相对良性的特纳综合征(TS, X 型单体性染色体)和其他性染色体异常(SCA)。大多数严重受累的胚胎在早孕期自发流产,有时甚至在出现临床妊娠迹象之前。如能够幸存超过早孕期,宫内死亡率仍然很高,婴儿死亡风险也增加。到目前为止,DS 是最常见的足月分娩相对多的非整倍体,符合筛查要求,在无产前诊断和治疗性流产情况下的出生率为 1‰~2‰;ES 和 PS 的出生率分别为 DS 的 1/10 和 1/20[6]。

母亲年龄分布

DS、ES 和 PS 的出生率根据不同地区母亲年龄分布而变化。特定地区的 DS 流行率可以通过地区内每个孕妇年龄段的出生率乘以基于已发布的特定孕妇年龄胎儿患病率回归曲线得出。可用的最佳曲线是通过荟萃分析(meta-analysis)的方法发表的在产前诊断工作开展之前不同年龄段 DS 出生率的研究结果综合得出。有 4 篇荟萃分析包括已经发表的 11 篇不同母亲年龄对应的 DS 出生率队列[7-10],其中有一篇纳入当时发表的 8 个队列研究,包括 4 500 名出生的 DS 婴儿和超过 500 万未受影响的婴儿[7],对于以年计算的每个年龄段,相关数据都是统计按出生数量加权的平均出生率来汇总得出的。最合适的曲线是"加指数",其中有两个组成部分:与年龄无关的背景流行率和随年龄呈指数增长的情况。

标准年龄分布

竞争筛查方案的相对优势可以直接比较或通过统计建模建立。直接比较需要进行非常大样本的研究,其中有相当多的受累妊娠经过一个以上的筛查方案且有干预。选择没有干预的原因是为了避免由于高发的胚胎死亡导致的"生存率"偏差,部分妊娠唐氏综合征胎儿的孕妇产前诊断后确诊并选择终止妊娠也会产生偏差,这些孕妇采用以上筛查方案结果为阳性,随后进行介入性产前诊断提示胎儿异常会选择人工引产。由于结果阴性人群中的等比比例常不被识别,就必然会使观察到的检出率过高。

建模可以从不同方案之间得到更可靠的估计和更现实的比较。模型元素包括标志物分布和母亲年龄分布参数,后者可以是本地的观察分布,但出于方案比较目的,也可以对其进行建模计算。包括本章在内的许多建模应用都使用了高斯年龄分布,即平均值为 27,标准差为 5.5 岁的"标准"分布[11]。

不同孕周阶段的流行率

产前诊断研究可用于评估 DS 患病率,CVS 常规应用时,可评估早孕期患病率;选择羊膜腔穿刺术的数据可以评估中孕期患病率。一项已发表的流行病学研究包括 341 例 CVS 诊断的 DS 病例和 1 159 例羊膜腔穿刺术诊断的 DS 病例[12],通过比较产前诊断确诊病例预期出生率,根据母亲年龄分布或随访拒绝终止妊娠的 DS 病例数使用直接或精准生存分析,计算从产前诊断到出生前的 DS 宫内丢失率。另外 3 个发表的随访队列研究,包括 110 例羊膜腔穿刺术后 DS 病例[13]和 126 例来自英国国家唐氏综合征细胞遗传学登记中心(NDSCR)的 DS 病例,这是一个非常完整的国家数据库,根据产前诊断时的胎龄进行分析[14]。但是登记中心的研究是有偏倚的,因为在有意终止妊娠的妇女中如果发生了流产,就提高了比率;对登记数据进行精算生存分析,就能克服这种偏差,数据效率更高,因为所有病例都有助于估计,而不仅仅是那些拒绝终止妊娠的病例[15]。一个大型荟萃分析在排除了不同研究之间实际和潜在的异质性后估计胎儿丢失率,得出一个非正式的结论是,大约 50% 的 DS 妊娠在早孕期 CVS 后流产,25% 在中孕期羊膜腔穿刺术后流产[16]。由于胎儿丢失率一般随母亲的年龄增加而明显增加[19],对 DS 孕妇也可能同样存在。一大系列

根据 57 000 多名仅基于高龄进行介入性产前诊断的研究发表了相关的公式[17]。这些计算公式假定胎儿丢失率不随母亲年龄而变化[18]。然而,用于计算总体比率的研究主要基于 35 岁以上的妇女,因此这不容易进行分析。这在 NDSCR 的一项精算生存分析中得到证实,根据登记的 5 116 例 DS 妊娠,其中 271 例活产,149 例胎儿丢失,其余引产[20];CVS 和羊膜腔穿刺术时期的胎儿丢失率与以前的报道相似,但随着母亲年龄增加,丢失率稳步上升;从 25 岁的 23% 和 19% 分别增加到 45 岁时的 44% 和 33%。不过,需要注意的是,观察到的母亲年龄效应被标志物水平差异混淆了。大部分产前诊断病例是常规产前筛查后结果阳性的病例,筛查标志物的阳性率随孕妇年龄不同而变化。然而,年轻女性的标志物水平更倾向于极端,一些年龄大的女性,即使标志物水平处于中等水平,也会有筛查阳性的结果,因为高龄对风险的影响较大。

产前筛查和产前诊断

尽管筛查和诊断使用相同的术语来描述各自的结果,如"真阳性""假阳性""真阴性""假阴性",但两者之间存在根本差别。超声和生化筛查的目的主要是从明显健康的孕妇中鉴别出那些染色体异常高风险孕妇,从而证明其有必要进行介入性产前诊断。因此,非整倍体筛查的目的不是做出诊断,而是为了合理使用诊断手术和检查,如果没有事先筛查,这些诊断手术和检查将会更加危险或费用更高。

评估筛查标志物的效能

特定标志物潜在筛查效应取决于标志物分布在受影响和正常人群之间的分离程度,这可以表示为两者的平均值绝对差除以两者的平均标准差(SD),是马氏距离(Mahalanobis distance)的一种形式。对于连续变量,选定一个截断值以决定一个测量值是正还是负往往是武断的,因为分布区间之间没有内在本质的区分。影响截断值的选择有三个相对重要性的因素:DR,FPR 和阳性预测值(PPV),即在筛选结果为阳性的情况下,胎儿为唐氏综合征的概率。筛查背景的先验风险会影响 PPV(见第 16 章)。

非整倍体筛查使用的所有血清标志物都是连续变量，在受影响妊娠中的平均分布值都会较高或较低。通常，这些标志物结果在受影响和未受影响个体之间的分布有相当大的重叠。相反，用于诊断的变量值分布基本上没有重叠。大多数主要的超声标志物也是具有重叠分布的连续变量。也有一些二分类超声标志物存在质量评估的困难。

唐氏综合征筛查的主要标志物

在超过 50 种 DS 母体血液、尿液和超声标志物中，7 种被常规广泛应用于产前筛查的标志物是：母体血清甲胎蛋白（AFP）、人绒毛膜促性腺激素（hCG）、游离 β-hCG、游离雌三醇（uE₃）、抑制素 A 和妊娠相关血浆蛋白（PAPP）-A 和超声测量颈项透明层厚度。在这些标志物中，PAPP-A 和 NT 仅在早孕期使用，其余的既可用于早孕期也可用于中孕期，但 AFP、uE₃ 和抑制素 A 一般在中孕期使用。

表 18.1 显示每个标志物在 DS 妊娠的平均 MoM 值和马氏距离。AFP 作为 NTD 筛查标志物的马氏距离超过 3，而母亲年龄作为 DS 指标的马氏距离约为 1。

表 18.1 唐氏综合征：每种标志物在不同孕周的平均中位数倍数值和马氏距离[a]

标志物	孕周	平均 MoM 值	马氏距离[b]
NT	11	2.3	2.02
	12	2.1	1.87
	13	1.92	1.65
PAPP-A	10	0.4	1.31
	11	0.45	1.14
	12	0.53	0.9
	13	0.65	0.61
游离 β-hCG	10	1.66	0.76
	11	1.86	0.94
	12	2.01	1.05
	13	2.09	1.11
	14~18	2.3	1.33

续表

标志物	孕周	平均 MoM 值	马氏距离[b]
hCG	10	1.03	0.05
	11	1.18	0.32
	12	1.41	0.68
	13	1.77	1.14
	14~18	2.02	1.15
AFP	14~18	0.73	0.79
uE₃	14~18	0.73	0.83
抑制素 A	14~18	1.85	1.12

注：a. 参考荟萃分析[6]。

b. Log（平均 MoM）/［（DS 中的 SD ＋ 未受影响妊娠的 SD）/2］，当 SD 为 log（MoM）的标准差时用正数表示。

AFP，甲胎蛋白；DS，唐氏综合征；hCG，人绒毛膜促性腺激素；PAPP-A，妊娠相关血浆蛋白 A；uE₃，游离雌三醇。

颈项透明层厚度是迄今为止唯一的最佳独立标志物。在血清标志物中 PAPP-A 最有区分度，但其马氏距离随着孕龄增加而迅速下降。尽管游离 β-hCG 在妊娠 10~18 周马氏距离逐渐变化，但 14~18 周时比 10~13 周时更有区分力。妊娠 14~18 周时 hCG 的区分力低于游离 β-hCG，且妊娠 13 周之前，它并不是一个理想的标志物。妊娠 14~18 周时抑制素 A 与 hCG 具有相同的区分力。AFP 和 uE₃ 并不是非常具有区分力的标志物。

多种标志物筛查策略

多种标志物联合筛查方法的有效性已经过评估，其中许多方法目前仍在使用，并得到了 ISPD[5] 的推荐。当 FPR 固定不变时，这些筛查策略是 DR 最高的方案，广泛使用的策略有以下 6 种：

联合筛查　早孕期策略，是结合两种血清标志物，PAPP-A 和 hCG 或游离 β-hCG，以及 NT 的早孕期筛查方案。血液样本可以在 10~13 周采集，尽管一些实验室接受更早的样本。然而，NT 能测量的时限较窄，只能在孕 11~13 周，头臀长（CRL）为 45~85mm 时。

四联筛查　中孕期的完全血清学标志物筛查，是结合 AFP，hCG 或游离 β-hCG，uE₃ 和抑制素 A 的中孕期血清筛查方案。当用 AFP 水平同时筛查 NTD 和非整倍体时,筛查必须在妊娠 16~18 周或至少 15~19 周时进行,此时是 NTD 检测的最佳窗口期。

整合筛查　这种筛查方案结合了两个孕期的标志物。PAPP-A 和 NT 在早孕期测定,但 hCG 或游离 β-hCG 的测定推迟到中孕期,与 AFP、uE₃ 和抑制素一起测定[21]。本方法要求不评估基于 PAPP-A 和 NT 水平的风险,有些人认为不评估是不符合伦理的,或至少是不切实际的,因为专业卫生技术人员很难不对早孕期筛查的异常发现采取进一步诊断措施,尤其是 NT 异常时。因此,该方法增加检出率的优势也被延迟的早期诊断和理应提供早期筛查的原则所抵消。

血清整合筛查　只有血清标志物进行检测的整合筛查策略。

序贯筛查　第一阶段使用联合筛查标志物,对于风险非常高的妇女(比联合筛查本身要高得多)立即提供介入性诊断。对于那些风险低于截断值的人群则提供四联测试,他们的最终风险基于所有标志物的测定[22]。

酌情筛查　除了中孕期标志物是否检测取决于早孕期结果,其他步骤与序贯筛查一样。该方法早孕期有两个截断值,高风险孕妇建议做产前诊断,低风险孕妇只进行早孕期筛查。中间风险孕妇再进行中孕期血清筛查,只有 10%~20% 处于中间风险的孕妇需要进行中孕期筛查[23]。

风险筛查

先验风险

先验风险或背景风险,即通过母亲年龄和家族史来估算 DS 风险。它可以表示为足月分娩异常新生儿或筛查时胎儿为异常的机会。目前而言,筛查的目的是降低出生缺陷率,那么前者解释最为恰当;但是筛查也涉及向妇女提供信息,以便在知情的基础上做出产前诊断的选择,因此又认为后者更有意义。如果按预产期计算先验风险,则可以根据不同年龄段出生流行率来估计,当存在家族史时先验风险升高[6]。如果使用早孕期或中孕期筛查风险,可以用出生流行率结合胎儿宫内丢失率来评估。

似然比

从统计上讲,解释多标志物特征的最佳方法是从单个标志物水平评估 DS 风险[24]。通过从患者的标志物特征和标志物分布模型中计算患者特定似然比(LR)来修正先验风险。由于所有的主要标志物都在 MoM 值范围内近似服从对数高斯分布,因此使用多元对数高斯模型。模型参数为受影响和不受影响妊娠的对数转换均值、SD 和相关系数。MoM 值是指超过这个值就会与模型产生很大的偏差。出于风险计算的目的,假设 MoM 值超过"截断值"将处于最接近风险评估的界限。参数最好通过荟萃分析得出,排除前瞻性干预研究中出现的生存率偏倚或至少对偏倚进行调整。

单个标志物的 LR 计算为在特定水平上两个重叠的"钟形"分布的高度之比。两种标记产生的重叠双变量分布可以表示为"足球形状"的山脉,其高度由两个特定水平的经纬度决定。当包含两个以上的标志物时,多变量分布是很难想象的,但确定"高度"比例的原则是相同的。这种风险计算方式假设标志物水平和母亲年龄是风险的独立决定因素,并且标志物水平与宫内存活率无关。尽管有证据表明生化和超声标志物的极值可能与胎儿死亡增加有关[6],但截断值范围内的妊娠不会受影响。

协变量

当 MoM 值和分布参数考虑到母亲体重、吸烟状况和种族等协变量时,可以估计出更精确的 LR。血清标志物用 MoM 值表示时,与母亲体重呈负相关。这通常认为是稀释——胎盘产生的定量化学物质在母体被可变容积稀释。然而,这并不是涉及的唯一因素,因为各个标志物之间的相关程度不同(例如,PAPP-A 相关性几乎是 AFP 或 hCG 的两倍;抑制素比这两者相关性更弱;而对于 uE₃,几乎没有任何相关性,特别是在早孕期)。标准做法是根据个体体重调整所有血清标志物水平,将观察到的 MoM 值除以体重回归曲线得到的期望值。对于体重过重或过轻的女性使用 1/ 体重的回归公式比简单的线性回归更准确[25],且应该来自当地人口数据。

通常来说,吸烟者的 PAPP-A、游离 β-hCG 和中孕期 hCG 水平降低,抑制素水平升高。在加勒比裔或美国非裔女性中,AFP、总 hCG 和中孕期游离 β-hCG 水平通常升高,抑制素 A 降低。在南亚裔妇女中,uE_3 和总 hCG 水平似乎有所增加。与母亲体重一样,可以根据吸烟状况和种族,将观察到的 MoM 值除以当地人口的平均值来进行调整;不同种族的校正因素根据胎龄的不同而有所不同[26,27]。

孕龄确定

准确确定孕龄对于预约产前筛查和计算 MoM 值都很关键。在常规产科中,孕周是以最后一次月经开始时间(LMP)为基准计算,仅当其与超声校正的孕龄相差较大,才用超声孕龄来校正它。在早孕期基于 LMP 孕龄与 CRL 的估计值相差大于 3 天被认为是较大的,需要用 CRL 校正孕龄来替代 LMP 孕龄。随着妊娠的继续,胎儿测量的精确度有所下降,存在超过 7 天的差距才校正。在实践中,如果每例妊娠都有早孕期超声孕龄可用,并用它代替 LMP 孕龄进行 MoM 计算,那么筛查效能将会提高。

评价多种标志物筛查性能

常用的两种检出率和假阳性率估计方法是数值积分法和蒙特卡罗法。数值积分法是基于标志物相同的对数高斯分布模型,这些标志物结合母亲年龄分布用于 DS 和正常胎儿妊娠的风险计算[24]。每种标志物的理论值范围(±3SD)被分成若干相等的部分,从而在多维空间中形成一个"网格",然后使用高斯分布来计算每个剖面(两个标记的平方,三个标记的立方,等等)的 DS 和未受影响妊娠在剖面和似然比中的比例;并将这些值应用到母亲年龄分布[20];不同年龄段 DS 和正常胎儿妊娠的数量根据特定年龄的风险曲线估计;然后,根据网格值计算 DS 风险分布。蒙特卡罗模拟也使用高斯分布,但它不是固定网格上的刚性求和,而是使用多维空间中的随机点样本来模拟被筛选的总体结果。

在评估不同方案相对效益时,最好的办法是固定 FPR(如 1% 或 5%)比较 DR,或固定 DR(如 75% 或 85%)比较 FPR。然而,当方案改变时,为了维持 DR 或 FPR 不变要去改变风险截断值也令人感到混淆。在实践中,通常保留截断值不变(例如妊娠期的 1/250 或中孕期的 1/270),允许 DR 和 FPR 变化[20]。本章采用上述三种方法进行效益评估,模型预测基于高斯分布,参数由荟萃分析得出,并使用标准的母亲年龄分布。

早孕期筛查

标志物详解

颈项透明层　胎儿颈后部皮下水肿与 DS[28] 及其他染色体和先天异常相关。DS 胎儿水肿的原因尚不清楚,最合理的解释是细胞基质成分改变[29]、淋巴系统异常或发育延迟以及心功能不全。

由于 NT 测量经常由没有建立自己正常值的超声科室完成,因此建议采用标准化检查技术进行测量[30]。伦敦的胎儿医学基金会和美国的颈项透明层质量审查(NTQR)项目都对标准测量技术进行了详细的描述。采用回归法对孕龄正常中位数进行计算,得到最佳结果。超声操作人员可以使用中心或个人特有的曲线[31]。

PAPP-A　是一种胰岛素样生长因子结合蛋白 4 的蛋白酶,可能在调节胎儿生长和滋养层细胞增殖方面发挥作用。在早孕期的 DS 妊娠中,PAPP-A 水平降低[32],随着妊娠进展而逐渐减少,在中孕期几乎没有差别。DS 妊娠 PAPP-A 水平低的原因尚不清楚,可能与胎盘功能不全有关;与胚胎停育表现为低水平 PAPP-A 的机制相同[33]。

hCG 和游离 β-hCG　是一种糖蛋白激素,通常只在妊娠期间的血液和尿液中发现。这种激素是由两个不相同的非共价键连接的 α 和 β 亚基,它们要么自由存在,要么彼此结合,由胎盘的合体滋养层细胞产生。α 亚基也被其他三种糖蛋白激素所共享:黄体生成素(LH)、促卵泡激素(FSH)和促甲状腺激素(TSH)。β 亚基是 hCG 独有的,它将 hCG 与其他糖蛋白激素区分开来。母体血清中存在五种 hCG 相关分子:非结合 hCG,是有生物活性的激素;结合 hCG、游离 α 亚基、β 亚基、游离 β 亚基[34]。β-hCG 在母体血清循环的 hCG 中占比为 0.3%~4%[35]。β-hCG 缺乏 hCG 活性,但一些研究表明它具有促进生长的活性。对于妊娠的起始和维持,hCG 介导维持多种胎盘、子宫和胎儿功能。其中包括合体滋养细胞的发育、有丝分裂增长和子宫内膜的分化、母体免疫系统的局部抑制、子宫形态和基因表达的调节以及子宫内膜复杂信号转导的协调[36]。并非所有与 hCG 分泌有关的影响因素都是已知的,但环磷酸腺苷(cAMP)、催乳素、皮质类固醇和促性腺激素释放激素会影响其释放,而多胺、雌二醇和孕酮则会抑制其释放。

孕妇血清 hCG 水平在妊娠 8~10 周时达到高峰,妊娠 18~20 周时下降,并在足月前维持相对稳定。细胞滋养层细胞分化异常可能是 DS 妊娠 hCG 升高的基础[37]。分子生物学研究表明,21- 三体滋

养层细胞中 β-hCG mRNA 显著升高,α-hCG mRNA 轻度升高,提示母体血清 hCG 水平升高原因之一是胎盘增加了 hCG 的产生和分泌[38]。

筛查效率:联合筛查

表 18.2 展示了在妊娠 11 周或 13 周时进行生化和超声联合筛查以及使用 hCG 两种亚型时的模型预测性能。当 FPR 为 5% 时,DR 为 80%~87%,而单独使用 NT 的 DR 为 71%~77%,使用两种血清标志物的 DR 为 53%~57%。表中显示,在 11~13 周的窗口期,早期的效率比后期要高。在第 10 周进行生化检查,在第 11~13 周进行 NT 检查,结果更好一些。此外,该方案克服了联合筛查的应用限制,因为 NT 扫描的结果可以立即报告给患者,但分批检测或隔夜检测的血清样本通常几天后才会有结果。一般来说,处理这

表 18.2　联合筛查:预测唐氏综合征检出率(DR)和假阳性率(FPR)的模型,增加或不增加胎盘生长因子以及超声鼻骨(NB)测量,按不同孕龄计算[a]

	孕周	固定 FPR 的 DR		固定 DR 的 FPR		固定最终截断值的 DR 和 FPR	
		1%	5%	75%	85%	足月:1/250	中孕期:1/270
联合筛查							
使用游离 β-hCG	11	74%	87%	1.20%	3.80%	81% 和 2.4%	84% 和 3.3%
	13	66%	80%	2.90%	8.80%	75% 和 2.8%	78% 和 4.0%
使用 hCG	11	71%	84%	1.60%	5.30%	79% 和 2.5%	82% 和 3.5%
	13	67%	81%	2.40%	7.40%	76% 和 2.7%	79% 和 3.8%
联合筛查加 PLGF							
使用游离 β-hCG	11	76%	89%	0.90%	3.00%	83% 和 2.3%	86% 和 2.2%
	13	70%	84%	1.90%	5.90%	78% 和 2.7%	81% 和 3.8%
使用 hCG	11	73%	86%	1.30%	4.30%	81% 和 2.5%	83% 和 3.4%
	13	71%	85%	1.60%	5.20%	79% 和 2.6%	82% 和 3.6%

续表

	孕周	固定 FPR 的 DR		固定 DR 的 FPR		固定最终截断值的 DR 和 FPR	
		1%	5%	75%	85%	足月：1/250	中孕期：1/270
联合筛查加 NB							
使用游离 β-hCG	11	88%	95%	0.20%	0.60%	90% 和 1.4%	91% 和 1.8%
	13	85%	93%	0.30%	1.00%	88% 和 1.6%	89% 和 2.1%
使用 hCG	11	87%	94%	0.20%	0.80%	89% 和 1.5%	91% 和 2.0%
	13	86%	93%	0.20%	0.90%	88% 和 1.6%	90% 和 2.0%
联合筛查与酌情选择 NB[b]							
使用游离 β-hCG	11	86%	91%	0.30%	0.80%	86% 和 0.9%	87% 和 1.3%
	13	82%	87%	0.50%	2.80%	82% 和 1.0%	83% 和 1.4%
使用 hCG	11	84%	89%	0.40%	1.20%	84% 和 1.0%	85% 和 1.3%
	13	83%	88%	0.40%	2.10%	83% 和 1.0%	84% 和 1.3%

注：a. 模型参数基于荟萃分析[6,39,40]和标准分布的孕妇年龄（27±5.5）岁。

b. NB，鼻骨，仅当联合风险为 1/1 500~1/50（足月，相当于中孕期 1/1 200~1/38）时测量。第二阶段的风险截断值是基于联合或酌情选择 NB 检查后重新计算的最终风险。

hCG，人绒毛膜促性腺激素；PLGF，胎盘生长因子。

个问题的方法是在预定的超声检查前几天抽取血样，并确保血清 MoMs 在 NT 测量后可以进行风险计算（有时称为 IRA- 即时风险评估）。或者在超声室附近安装设备，这样可以在 1h 内便捷地检测单个样品（有时被称为"OSCAR 模式"或"一站式风险评估"）[41]。

所建模型表明，使用额外的血清标志物将增加检出率，第一个候选标志物是胎盘生长因子（PLGF），这种激素的 DS 马氏距离为 0.936[6]，目前用于子痫前期的早孕期筛查（见后）。根据模型预测，FPR 为 5% 时 DR 将增加到 84%~89%，即再增加 2%~4%（表 18.2）。添加其他候选标志物如 AFP、uE₃ 和抑制素 A，每一个都能使检测结果进一步提高 1%~2%。

在具有高质量超声检查的地方

一些额外的 DS 超声标记在 NT 测量时就可以评估。在足够专业的机构，常规会在 NT 扫查期间对胎儿鼻骨（NB）是否存在进行评估。

NB 是一个二分类标志物，所以只有两个 LR，一个表示缺如，另一个表示存在。纳入 9 项研究的荟萃分析[40]表示两者的 LR 分别为 49 和 0.31。然而，二分类变量（如 NB）的质量控制是一个问题，鼻骨缺如是一件相对罕见的事件，因此操作者将其误判为存在或反之的频率也很难确定。这就提出了另一种方案，即联合筛查为临界风险的孕妇被转诊至一个更为专业、可以开展更多先进标志物的中心，这种早孕期酌情筛查策略可以避免常规酌情筛查延迟几周的问题。表 18.2 为常规联合筛查或酌情筛查增加 NB 时的预测模型。在常规使用 NB 的情况下,当 FPR 为 5% 时,DR 明显增加到 93%~95%。如此之大的改善,减少了不同亚型 hCG 和孕周的相对益处。该模型假设 NB 与血清标志物不相关;NB 缺如的 DS 病例与 NB 存在的 DS 病例相比,PAPP-A 轻度下降,游离 β-hCG 轻度增加,但这些差异无统计学意义[40,42]。使用 NB 的酌情筛查可以获得合理的高检测率,当 FPR 为 5% 时 DR 为 87%~91%。

其他在 NT 测量时就可以评估的超声标志物包括静脉导管(DV)血流异常和三尖瓣(TR)反流,两者都需要掌握胚胎解剖并熟练应用超声多普勒频谱。DV 血流是一个连续变量,通常报告为正常或异常,后者表示缺失或反向血流,异常与正常 LR 分别为 22 和 0.35[43]。同样,TR 的 LR 分别为 56 和 0.44。另一个超声标志物是额颌面(FMF)角度[44,45],FMF 角度是一个随孕周变化的连续变量。第 95 百分位数以上和以下的 LR 分别为 45 和 0.57[43],使用 DV,TR 或 FMF 代替 NB,性能相当但区分力稍低。

在超声能力有限或无可靠 NT 测量的地方

由于设备有限或操作者在 NT 测量方面没有接受过充分培训而无法进行 NT 测量时,可以考虑只使用早孕血清筛查方案,尤其是增加了额外血清标志物时。早孕期的四联筛查,即在 PAPP-A 和游离 β-hCG(或 hCG)基础上增加 PLGF 和 AFP;一项可能存在生存偏倚的前瞻性研究,有一个模型预测 FPR 为 5% 时 DR 为 82%,而联合筛查的 DR 为 87%。血清五联筛查也可以考虑继续增加 uE$_3$ 或抑制素 A。模型还分别预测了 PAPP-A、hCG 和游离 β-hCG 的高 DR,尽管这两种 hCG 之间存在高度相关性[46]。

另一种方案是所有孕妇进行联合筛查中的血清筛查,但 NT 测量只应用在血清筛查后风险相对较高的妇女[47]。该模型在妊娠 10 周时测量 PAPP-A 和游离 β-hCG,1/3 高风险的妇女酌情在妊娠 11 周时测量 NT,5% FPR 时 DR 从 87% 降低到 82%,但仍然显著高于四联筛查的 71%。当提高截断值时,只有 1/5 高风险妇女需要测量 NT,DR 可以达到 77%。

另一个问题是早孕期生化标志物检测时间:因为筛查 DS 时,PAPP-A 在妊娠 8 周比在 10 周时更具区分力,在妊娠 13 周时 hCG 才是较好的标志物,有些研究者提议分别测量这些标志物,以获得更好的检出率[48,49],但这在实践应用中有一些局限性。

早孕期结构扫查确定唐氏综合征的超声标志物

水囊瘤是胎儿颈后部增大的低回声间隙,沿胎儿背部延伸,其内有清晰可见的分隔。它与非整倍体高风险和常见不良妊娠预后有关。在早孕期和中孕期风险评估(FaSTER)筛查,超声上有这种结构异常足以立即提供介入性诊断,而不是等待联合或整合筛查结果。标准筛查方案的这种变化对 DS 检出率没什么影响,因为在大多数情况下(虽然不是全部)NT 都是高的,大多数受影响妇女的筛查结果也呈阳性。有研究报道,7 000 例早孕期超声扫查中发现 42 例水囊瘤病例,其中有 35 例 NT 大于或等于 3mm[50]。

虽然 NT 测量的同时可以扫查其他一些结构畸形,但完整的胎儿结构畸形扫查通常要在妊娠中晚期进行(见后)。最近发展的经阴道高频探头与改进的超声设备相结合,极大地提高了超声分辨率,改善了早孕期胎儿结构的可视化。许多研究报道早孕期超声扫查主要是胎儿异常,与中孕期结构扫查结果相当[51,52]。一项纳入 19 项研究包括 78 002 个胎儿及 996 个畸形胎儿的荟萃分析提示,超声扫查的总检出率为 51%,颈部异常为 92%,面部异常为 34% 和泌尿生殖系统异常为 34%[53]。这使得人们对在早孕期扫查识别中孕晚期出现的非整倍体"软"指标(主要是定性)的实用性产生了怀疑,这些标志物有可能会纳入联合筛查。

18- 三体和 13- 三体的筛查

用于 DS 筛查的标志物同样适用于 18- 三体筛查。荟萃分析结果显示,18- 三体妊娠中的 NT、PAPP-A、hCG 或游离 β-hCG 的平均值分别为 2.77、0.14 和 0.31MoM[6]。表 18.3 显示了标准 DS 筛查方案与包含 18- 三体筛查方案对 18- 三体的理论检出率。即使没有明确筛查,早孕期的 DR 也特别高,因为大多数病例都存在 NT 增厚。

表 18.3　联合筛查与四联筛查：预测 18- 三体检出率和假阳性率的模型，使用单独的唐氏综合征风险截断值和明确的 18- 三体风险截断值[a]

	GA	DS 截断值			DS/18- 三体截断值		
		足月：1/250	中孕期：1/270	足月：1/250-50	中孕期：1/270-50	足月：1/250-100	中孕期：1/270-100
联合筛查							
游离 β-hCG	11	81%	83%	81%	83%	81%	83%
	13	80%	82%	81%	83%	82%	84%
hCG	11	87%	88%	87%	89%	87%	89%
	13	78%	80%	81%	83%	83%	85%
四联筛查							
游离 β-hCG		31%	36%	48%	53%	52%	55%
hCG		29%	35%	32%	38%	39%	45%

注：a. 模型参数基于荟萃分析和标准孕妇年龄分布（27±5.5）岁。
hCG，人绒毛膜促性腺激素。

有人建议产前筛查应包括 13- 三体[54]。在早孕期，13- 三体的一些标志物比 21- 三体和 18- 三体更加异常，具有极高的 NT 值和极低的游离 β-hCG 和 AFP[55]。使用一组参数来计算 18- 三体和 13- 三体的联合风险，根据模型预测，当 FPR 为 0.3% 时，95% 的 18- 三体或 13- 三体非整倍体病例被检出。

中孕期筛查

血清标志物

AFP　这是一种分子量与白蛋白相似的胎儿特异性球蛋白（约 69kD），但它们的一级结构和抗原性都截然不同。在早孕期，AFP 主要来自胎儿的卵黄囊。DS 胎儿中 AFP 合成减少的原因尚不清楚，但在中孕期可能反映其肝脏未成熟。

非结合雌三醇　研究发现 DS 妊娠孕妇在孕晚期的尿总雌三醇排泄量低于非 DS 妊娠孕妇[56]，随后又发现，早孕期和中孕期孕妇的血清 uE$_3$ 水平也低于普通孕妇[57]。DS 胎儿有肾上腺发育不全，因此硫酸脱氢表雄酮（DHEAS）的产生会减少。这种激素会被胎儿肝脏羟化，然后被运输到胎盘，在进入母体循环之前，它在胎盘中经历脱硫和芳香化，变成雌三醇。

抑制素　通过检测所有种类的抑制素[58]以及专门对抑制素 A[59]的研究已经表明，在 DS 妊娠中抑制素水平升高。抑制素被认为在调节促性腺激素的生物合成和分泌、卵巢和胎盘类固醇生成以及卵母细胞成熟中起作用。抑制素被认为是转化生长因子超家族成员之一，具有抑制 FSH 分泌的功能。

效能：四联筛查

表 18.4 显示，该模型预测的四联筛查效率比联合筛查效率差得多，5% FPR 的 DR 为 67%~71%。这可以通过常规同时联合超声软指标筛查来改善性能。

18- 三体和 13- 三体的检测

基于荟萃分析，在 18- 三体妊娠中，中孕期的平均 hCG 或游离 β-hCG、AFP、uE$_3$ 和抑制素分别为 0.31、0.68、0.44 和 0.81MoM[6]，与早孕期相比不同的是，18- 三体需要详细的风险截断值来达到合理的高 DR（表 18.3）。在 13- 三体妊娠中，由于母亲中孕期 uE$_3$ 水平较低[60]，抑制素水平升高[61]，可导致 DS 筛查方案中有一些偶然的诊断病例。

表 18.4　四联筛查：模型预测唐氏综合症（DS）的检测率（DR）和假阳性率（FPR），
伴或不伴超声颈项皮肤皱褶厚度（NF）、鼻骨长度（NBL）和鼻前厚度（PT）[a]

	下列 FPR 时的 DR		下列 DR 时的 FPR		截断值时 DR 和 FRP	
	1%	5%	75%	85%	足月：1/250	孕中期：1/270
单独四联						
使用游离 β-hCG	50%	71%	6.9%	15%	68% 和 4.2%	73% 和 5.9%
使用 hCG	46%	67%	9.3%	20%	64% 和 4.3%	69% 和 6.0%
四联和 NF						
使用游离 β-hCG	64%	80%	3.0%	8.4%	75% 和 2.9%	78% 和 4.1%
使用 hCG	62%	78%	3.7%	10%	73% 和 3.0%	76% 和 4.2%
四联，NF 和 NBL						
使用游离 β-hCG	69%	84%	1.8%	5.5%	78% 和 2.6%	81% 和 3.5%
使用 hCG	68%	83%	2.2%	6.7%	77% 和 2.6%	80% 和 3.7%
四联，NF、NBL 和 PT						
使用游离 β-hCG	83%	93%	0.3%	1.3%	88% 和 1.9%	90% 和 2.6%
使用 hCG	81%	92%	0.4%	1.5%	87% 和 2.0%	89% 和 2.7%

[a] 模型参数基于荟萃分析[6,66]和标准母亲年龄分布（平均年龄为 27 岁，标准差为 5.5 岁）。hCG，人绒毛膜促性腺激素。

超声标记

颈部皮肤皱褶和长骨　在中孕早期可以确定的 3 种标志物可能是有作用的，分别是颈皮褶厚度（NF）、股骨长度（FL）和肱骨长度（HL）。早在 30 多年前[62]，就发现在 DS 妊娠中 NF 增厚，但大多数研究并没有报道 MoMs 价值。一项对 5 项研究的荟萃分析显示，受影响孕妇的平均 NF 为 1.45MoM，马氏距离约为 1.0，预测在血清游离 β-hCG 和 AFP 中增加 NF 可使 5% FPR 的 DR 增加 12%[63]。也有研究人员建议将 HL[64]或 FL[65]纳入血清筛查方案中，在此项荟萃分析中，受影响孕妇平均值为 0.94MoM，马氏距离为 0.80[6]。据预测，增加 NF、HL 和 FL 将使 5% FPR 的四联 DR 增加 15%[65]。

面部轮廓　除 FL 和 HL 之外，有研究提出在获取 NF 的正中矢面来定量测量面部轮廓作为进一步的超声标志物。这些标记包括鼻前皮肤层厚度（PT），PT 是额骨最低部分的前缘与前皮肤和鼻骨长度（NBL）[66]之间的最短距离。在对 5 项研究的荟萃分析中，PT 平均值为 1.33MoM，马氏距离为 0.80[67]。在中孕期，DS 的特征是 NBL 减少而不是 NB 缺失，这是一个较弱的标记[68,69]。

模型预测，结合 NF、PT 和 NBL 的四联筛查在 5% FPR 下的 DR 值为 92%~93%（表 18.4）。其他的面部标记已经被研究结果显示可以进一步提高检测能力。这与 DS 胎儿上颌骨的较小尺寸和背侧位移有关，如 FMF 角[70-72]和前额叶空间比[72,73]。

中孕期解剖学扫查

胎儿解剖结构的超声检查，传统上是在中孕晚期进行的，有时也被称为"遗传"超声扫查，因为它不仅用于检查胎儿的结构畸形，而且还用于寻找遗传疾病的超声标记。一种严重胎儿异常的发现被认为是非整倍体的风险因素。此外，超声扫查研究发现了超声可检测到的多种软指标，一个或多个超声软指标的存在表明非整倍体的风险增加。这些标志包括 NF 增加、股骨和肱骨短、肾盂扩张、心室内强回声点、肠回声增强和迷走右锁骨下动脉（aberrant right subclavian artery，ARSA）。

最近一项包括 48 项研究的荟萃分析总结了中孕期超声标记筛查 DS 的累积数据[74]。对每个标记估算出两个 LR，一个是标记存在时的 LR，另一个是标记不存在时的 LR。心内强回声点的两个 LR 分别为 5.8 和 0.80,脑室扩张的两个 LR 分别为 28 和 0.94,NF 增厚的两个 LR 分别为 23 和 0.80,肠回声增强的两个 LR 分别为 11 和 0.90,肾盂扩张的两个 LR 分别为 7.6 和 0.92,股骨(FL)短的两个 LR 分别为 3.7 和 0.80,肱骨(HL)短的两个 LR 分别为 4.8 和 0.74,ARSA 的两个 LR 分别为 21 和 0.71,鼻骨(NB)缺如或发育不良的两个 LR 分别为 23 和 0.46。将不同标记的 LR 相乘可以得到组合的阴性 LR,当包含 FL 而不包含 HL 时为 0.13,当包含 HL 而不包含 FL 时为 0.12。大多数孤立出现的标记,对 DS 风险只有很小的影响。但若有孤立的脑室扩张、NF 和 ARSA,风险增加了 3~4 倍,而对于鼻骨发育不良,风险增加了 6~7 倍。

对于直到中孕晚期才就诊的孕妇也可开展解剖学结构筛查。最好的 DR 估算模型来自 FaSTER 研究团队,他们使用的预测模型在 FPR 为 3% 时 DR 为 59%[75]。FaSTER 研究还评估了常规使用结构筛查标记来改进四联筛查效能的可能性,在 FPR 为 3% 时,模型预测 DR 为 80%。

序贯筛查

表 18.5 展示了用模型预测的联合使用早孕期及中孕期标志物的 4 种筛查方案的效能。血清整合筛查的效能低于早孕期联合筛查,但优于中孕期四联筛查。在 5% FPR 时的 DR 预测值为 73%~78%。与联合筛查相比,完全的整合筛查效能在 5% FPR 时 DR 可从 89% 提升至 93%。然而,在 FPR 为 5% 时,阶梯式序贯筛查和酌情筛查的效能均可与整合筛查相媲美,DR 分别为 91%~94% 和 88%~92%。考虑到人力资源和实际效益以及较低的成本,酌情筛查应该是序贯策略的选择。

表 18.5　序贯筛查方案:根据孕龄(GA)对 DS 的模型预测检出率(DR)和假阳性率(FPR)[a]

方案[b]	孕龄	DR For FPR		FPR For DR		DR 和 FPR 用于最终风险截断值	
		1%	5%	75%	85%	足月:1/250	中孕期:1/270
整合筛查							
完全方案	11	85%	93%	0.3%	1.1%	87% 和 1.6%	89% 和 2.1%
	13	79%	89%	0.6%	2.5%	84% 和 2.0%	86% 和 2.7%
仅血清学	11	61%	78%	3.7%	10%	74% 和 3.2%	77% 和 4.5%
	13	55%	73%	5.7%	14%	70% 和 3.7%	74% 和 5.2%
分步序贯筛查							
使用游离 β-hCG	11	85%	94%	0.4%	1.0%	89% 和 1.7%	91% 和 2.2%
	13	80%	91%	0.6%	1.9%	86% 和 2.1%	88% 和 2.8%
使用 hGC	11	86%	94%	0.4%	0.9%	89% 和 1.6%	90% 和 2.1%
	13	80%	91%	0.6%	1.9%	85% 和 2.0%	87% 和 2.6%
酌情筛查							
使用游离 β-hCG	11	85%	92%	0.4%	1.0%	88% 和 1.6%	89% 和 2.0%
	13	79%	88%	0.7%	2.3%	84% 和 1.9%	85% 和 2.4%
使用 hGC	11	84%	90%	0.4%	1.2%	86% 和 1.4%	87% 和 1.8%
	13	79%	88%	0.6%	2.5%	83% 和 1.8%	85% 和 2.3%

注:a. 模型参数基于荟萃分析[6]和标准的孕妇年龄分布,均值为 27,标准差为 5.5 岁。

b. 整合筛查:第一阶段妊娠相关血浆蛋白 A 和颈部透明层,常规进行第二阶段甲胎蛋白、游离 β 人绒毛膜促性腺激素(β-hCG)、非结合雌三醇和抑制素。分步序贯筛查:第一阶段还包括 hCG 或游离 β-hCG;1/50 截断(足月风险,相当于中孕期的 1/38);如果是阴性,就进行第二阶段筛查。酌情筛查:类似分步序贯筛查,只有当第一阶段风险值高于 1/1 500(中孕期 1/1 200)时才进行第二阶段筛查。整合筛查的最终风险截断值,分步序贯筛查的第二阶段,以及基于所有早孕期和中孕期标志物的酌情筛查。

hCG,人绒毛膜促性腺激素。

针对结构的扫查结果

通常接受联合筛查并得到临界阳性结果的孕妇会把是否接受介入性产前诊断的决定拖延到中孕期超声检查后才做出。一些临界阴性结果的孕妇有可能需要超声检查来进行确认。通常，扫查结果会被简单化地进行解读，即若存在一种与 DS 相关的严重异常或软指标就足以使平衡转向有利于做介入性检查的方向，而若无异常表现时则不会进行进一步的介入性诊断。这种做法现在已经不被接受，而是代之以联合筛查的风险值应该用与每个存在或不存在的标记相对应的 LR 来进行风险度修正。

同样，大多数联合筛查结果为阴性的女性最终都要进行常规的解剖学扫查。尽管孕妇联合筛查的结果正常，但若检测到结构异常或软指标时会产生相当大的焦虑。通常这只能通过介入性检查来解决，但是，最好还是先正式修正原始风险度。

尽管解剖学扫查在上述这些临床应用中可能起到修正联合筛查结果的作用，但如果常规应用，它将不会是一个有效的方案。来自 FaSTER 研究的数据表明，在酌情筛查中用超声替代四联标志物会减少检出率[75]。

另一个研究团队也评估了联合筛查和解剖扫查的序贯应用[76]。在该项模拟研究中，单独的联合筛查达到 DR 为 88%，FPR 为 4.2%。根据先前的结果未做出决定的孕妇在随后的中孕期超声检查中如果只发现一个超声标记，将会多检出 8% 的 DS 病例，但代价是多出 13% 假阳性。尽管如此，使用个体 LR 来修正筛查阴性患者的联合筛查风险，总体 DR 为 95%，FPR 为 5.4%。在酌情筛查方案中，仅对早期妊娠风险为 1/（300~2 500）的患者进行解剖扫查，DR 为 93%，FPR 为 4.9%。

特殊注意事项

1 型糖尿病

过去，在多项研究中发现患有 1 型糖尿病的妇女在中孕期母体血清 AFP 水平平均降低了约 20%[77]。在最近的一些研究中，其影响作用要小得多[78]，可能是由于更好地控制了糖尿病的原因[79]，也有一些学者建议不需要进行中位

数调整[80]。在一项荟萃分析中，中孕期的血清 uE$_3$ 和 hCG 值也有很小的变化[78]。有多项研究表明，糖尿病患者早孕期的 PAPP-A 水平较低，但尚不清楚这是否仅限于 2 型糖尿病患者[81,82]，还是 1 型糖尿病患者也存在这种情况[83]。一些研究表明，低 PAPP-A 可以预测妊娠后期的妊娠糖尿病[84]。糖尿病患者的早孕期 hCG 水平也存在不一致的数据[82,85]。根据以上发现的重要性和一致性，我们建议针对妊娠期 2 型糖尿病患者（或接受口服降糖药的患者）调整中孕期 AFP 中位数值。此外，调整妊娠期 2 型糖尿病患者早孕期 PAPP-A 似乎也是合适的。其他指标还需要更多的数据，也需要根据不同的糖尿病类型和不同治疗方法对不同的女性亚组进行进一步的分类。

肾移植

据报道，正在接受透析的妇女的 hCG 值非常高[86]，并且在接受肾移植的妇女中也观察到 hCG 值有所升高，因为这些妇女的肾脏损害可能持续存在[87,88]。对于肾功能可能受损的妇女，应谨慎解读其血清标志物水平的改变，尤其是 hCG，这种情况下更加依赖超声标志是适宜的。有人还提出了基于血清肌酸的 hCG 浓度校正方法[6]。

多胎妊娠

与单胎妊娠或单绒毛膜（Monochorionic，MC）双胎相比，在双绒毛膜（Dichorionic，DC）双胎中生化标志物的辨别力较差。这是因为在患有 DS 不一致的双胞胎中，来自未患病胎儿的胎盘产物会掩盖患病胎儿产生的异常水平。因此，在出现胎盘"λ"征的 DC 双胎中，许多中心只使用 NT 进行筛查，理想情况下认可胎儿染色体异常患病风险与胎儿 NT 测量值之间的关联[89,90]。另外，我们认为，尽管联合筛查对双胎不如单胎有效，仍可用于 DC 双胎来评估特定胎儿的风险，前提是做相应的参数调整。对于 MC 双胎可以使用多标记筛查方案，除了血清标志物参数水平需要调整，与单胎没有区别[6]。

对于 DC 双胎，无论是否进行完全的联合筛查，阴性结果的预测价值都相对较低。因此，使用早孕期和中孕超声标志物重新评估风险有

很大的价值。这种风险修正在双胎中的可靠性尚不清楚,但 FPR 的数据表明,对于某些早孕期标志物,它不应该与单胎有明显区别。大规模的双胞胎系列研究结果显示,与单胎相比,在早孕期没有鼻骨缺如[91]和异常静脉导管血流频谱[92]的双胞胎有类似的 FPR。双胎的中孕期软标记 LR 尚未发表,不过似乎是与单胎相对应的 LR 类似。

对于三胎妊娠,无论绒毛膜性如何,都必须仅依靠超声标记进行筛查。如果像双胎妊娠一样使用 NT,那么最准确的风险值评估来自胎儿之间 MoM 值的配对校正分析[93]。

双胎之一胎死宫内(即自然减少为单胎妊娠或"双胞胎之一消失")是很常见的,特别是在早孕期。如果已停育胚胎的残余滋养细胞有活性或母体循环中的蛋白类物质清除缓慢,可能会增加标志物浓度。此外,考虑到早孕期单胎流产的高非整倍体异常率,已停育胚胎很可能有染色体异常。由此产生的问题是血清筛查标志物是否可以可靠地用于评估风险。有一项研究测量那些被认为双胎之一死亡发生在检测前 4 周内的病例的早孕期血清标志物,与单胎妊娠相比,PAPP-A 和游离 β-hCG 均显著升高[94]。然而,另一项研究未能确定双胎之一消失的病例中血清标志物水平有显著差异[95]。由于这些不确定性,不使用血清标志物而考虑使用更多的超声标志来评估风险是可行的审慎做法。

辅助生殖技术

当一对低生育力夫妇在经过长时间的等待和克服一些困难后完成非自然妊娠时,更加有理由来避免介入性产前诊断。这些夫妇需要进行最多数量的标志物检测,以最好地评估 DS 的风险。在计算风险时,在确定孕妇年龄时需要特别注意。如果使用捐赠的卵子,则使用收集时捐赠者的年龄来计算风险。同样,如果采集妇女的卵子进行冷冻或受精后再冷冻,则孕妇年龄以冷冻日期为准。使用辅助生殖技术(ART)的妇女的早孕期血清标志物最一致的发现是 PAPP-A 水平的下降;hCG 和游离 β-hCG 水平也可能改变[6,96,97]。中孕期标志物也可能与自然妊娠的标志物不同[98]。但是,这些研究之间存在很大的异质性,

这可能是由于孕龄评估的方法,筛查时的实际孕龄,不孕症的原因或治疗类型等差异所致。因此,目前大多数筛查模型都不调整 ART 妊娠的标志物参数。

既往筛查结果

对于每一种血清标志物,在连续的妊娠中所检测到的值之间存在着正相关性。理论上,纳入前一次妊娠的筛查结果可以提高本次的筛查效能[99-102]。然而,在临床实践中应用会比较困难,因为它需要将前一次妊娠结局的记录和详细信息联系起来,并确保最初的结果未受到畸形、妊娠并发症、孕龄计算错误、双胎以及其他协变量的影响。

偶然的诊断

当出现极高或极低的标志物水平可以偶然地检测到许多染色体异常,大体上分为五类。

三倍体

两种不同类型的中孕期标志物与三倍体胎儿相关:①明显升高的 AFP、hCG 和抑制素水平,以及低于正常的 uE_3;②极低的 hCG、uE_3 和抑制素,以及低于正常的 AFP[103]。同样,在早孕期,第一种类型显示 NT 增厚,但在第二种类型中 PAPP-A 非常低[104]。

特纳综合征

在超声上也可以看到两种不同的表型模式,即有和没有水肿;两种类型的 uE_3 均降低,但 hCG 水平在有水肿的疾病时升高,在无水肿时降低[105-107]。一般来说,当特纳综合征出现时,PAPP-A 水平较低,NT 水平很高[107]。

其他性染色体异常

在一项偶然诊断的荟萃分析中,DS 只占检测到的非整倍体的 58%,甚至所有三种常见非整倍体三体异常加在一起也只占 76%[108]。有人认为,DS 筛查更适宜识别性染色体异常(SCA)[109]。然而,这些结果有很强的偏倚,因为这些病例通常是由于筛查结果异常进入了诊断流程后被诊断出来的,但筛查阴性的病例仍

然未被发现。

其他不良结局

Smith-Lemli-Opitz 综合征

这是一种罕见的常染色体隐性遗传疾病,每 20 000~40 000 例分娩中约有 1 例发生。临床特征包括智力低下和骨骼、生殖器、心脏、肺和肾脏畸形。临床表现差异很大。该病是由于胆固醇生物合成的缺陷引起的,由于胆固醇是雌三醇的前体,因此受累妊娠的特征是中孕期孕妇血清 uE_3 较低[110],AFP 和 hCG 似乎也降低了。利用这些发现,提出了一种用于中孕期筛查 Smith-Lemli-Opitz 综合征(SLOS)的算法[111]。在一项涉及超过 100 万例妊娠的前瞻性筛查中,使用中孕期的风险截断值为 1/50 时,有 0.29% 的孕妇 SLOS 筛查呈阳性,但是只有 0.07% 的孕妇是仅此病筛查阳性(即非整倍体或 NTD 的筛查呈阴性)[112]。许多假阳性可归因于非整倍体、胎儿死亡和各种其他胎儿异常。DR 目前仍未知,因为仅发现了一小部分病例(在筛查阳性病例中确诊 5 例严重的受累胎儿,筛查阴性病例中有 1 例)。在美国加州全州范围开展的筛查项目中四联筛查方案里包含了 SLOS。

X 连锁鱼鳞病

这种 X 连锁疾病的特征是在头皮、躯干和四肢有鳞片状深色皮肤,大约每 2 000 例男婴中就有 1 例发生。它是由于类固醇硫酸酯酶缺乏引起的,随之而来雌三醇生物合成异常,导致孕妇血清 uE_3 水平极低。在一项研究中,9 例中孕期孕妇血清 uE_3 水平低或缺乏,发现其中 6 例为类固醇硫酸酯酶缺乏基因的完全缺失,1 例有部分缺失[113]。在罕见的情况下,基因缺失涉及相邻的 DNA 序列,并可能导致卡尔曼综合征、智力低下和其他异常,这取决于基因缺失的具体情况。筛查 SLOS 的实验室会在阳性检测结果中发现许多 X 连锁鱼鳞病的病例。

胎儿死亡

如前所述,21- 三体、18- 三体和 13- 三体都与宫内死亡发生率高有关,而且可能具有最极端

标志物水平的病例的死亡风险最高。在整倍体胎儿处于难免流产和胚胎停育的妊娠中也可以看到相同的标志物水平异常模式。在早孕期低 PAPP-A、低或高游离 β-hCG 和非常高的 NT 水平(或水囊瘤)与胎儿丢失有关。极低的 PAPP-A 也可能是由宫外孕引起的。在中孕期,胎儿丢失与高或低的 AFP、低 uE_3、高 hCG 和高抑制素 A 相关。异常标志物的组合可能提示更高的胎儿死亡风险,例如,高 AFP 和低 uE_3,高 AFP 和 hCG,高 AFP 和抑制素 A。

几乎检测不到的 AFP 和 uE_3 水平可能表明是完全性葡萄胎妊娠(因为没有胎儿),这些病例也可能显示非常高的 hCG 和抑制素 A[114]。

心脏异常

NT 增厚似乎与极为广泛的胎儿异常有关。特别值得注意的是与严重心脏异常有关。一项对 20 项研究的荟萃分析发现,FPR 为 5.5% 时,DR 为 44%[115]。由于这些检出率,所以建议为 NT 增厚的孕妇提供胎儿超声心动图检查,而不论其血清标志物的结果如何[116]。

母胎疾病

Nicolaides 提出在孕妇接受联合筛查时,也可评估其通常在孕晚期才出现的某些母胎疾病的风险,如子痫前期、生长受限、早产及巨大儿[117]。早期发现筛查高风险可能有助于初级预防管理。这一概念在子痫前期筛查领域得到了充分的发展。子痫前期是一种复杂疾病,始于早孕期子宫螺旋动脉无法重构,其表现和结局多种多样。在正常妊娠中,滋养层细胞侵入螺旋动脉,取代血管平滑肌和血管内皮细胞。重构后的动脉减少了阻力,从而增加了流入胎盘的血液流量。当这一过程失败时,就会出现灌注不足、胎盘损伤和血栓素 - 前列环素失衡,导致血小板聚集。低剂量阿司匹林已被证明可降低子宫动脉血流频谱搏动指数(PI),表明血流得到改善[118]。但直到最近的共识是它并不能预防子痫前期的发生。然而,一项对 9 项已发表的研究(这些研究的治疗开始于 16 周之前)的荟萃分析,使上述共识发生了转变[119]。这些试验包含 116 名有子痫前期风险的孕妇,被分配到服用阿司匹林的孕妇的发病率显

著降低（*RR* 0.47，95% *CI* 0.34~0.65）。

　　与 DS 一样，筛查将根据体重指数、胎次和前一次妊娠或近亲属的子痫前期病史，通过基于多标志物系统的 LR 来修正先验风险率。筛查阳性的人将接受预防性的低剂量阿司匹林口服的干预。然而，与染色体非整倍体异常不同的是，子痫前期有不同的形式：一种与孕产妇死亡率和发病率、早产、生长受限和胎儿死亡有关，另一种是在分娩前后发生的，通常是良性过程，与早产无关。多项筛查研究中使用的一个操作性定义是将病例划分为"早发型"，即在妊娠 34 周之前的分娩，在妊娠 32 周之前为"极早发型"，在妊娠 37 周之前分娩为"早产"，以及妊娠 37 周之后为"足月"。基于分娩时的孕周分类比基于妊娠期发作或严重程度的分类更客观。

　　筛查效能的最佳评估可以从伦敦的国王学院医院（Kings College Hospital，London）开展的基于大规模人群研究中得到。招募孕 11~13 周的孕妇，记录孕产史，测定平均动脉压和子宫动脉血流频谱测量 PI 值，检测 PAPP-A，并作为染色体非整倍体异常筛查的一部分。此外，保存血液样本并进行回顾性检测 PLGF。建模预测在 5% 的 FPR 时对早发型子痫前期的 DR 为 93%[120]。虽然荟萃分析不能区分早发型子痫前期，但早期治疗后严重疾病的相对风险（RR）为 0.09。此项阿司匹林干预研究荟萃分析还表明，早期治疗降低了生长受限的风险。在没有子痫前期的情况下，联合使用所有非整倍体和子痫前期标志物（包括 NT 和 hCG）筛查可以发现有这种疾病风险的妊娠[121]。因此，有证据表明可以将早孕期非整倍体筛查扩展到胎盘血管性疾病。此外，这也可以改进非整倍体的筛查，因为 PLGF 也是非整倍体筛查的一种标志物[122]。

　　最近已经开展的一项国际多中心随机试验（ASPRE），以直接评估低剂量阿司匹林对常规多标志物筛查高风险的孕妇的疗效[123]。筛查高风险的 1 776 名患者被随机分为 150mg/ 晚组或安慰剂组，早发型子痫前期的发生率分别为 1.6% 和 4.3%（*RR* 0.38，95% *CI* 0.20~0.74，*P*<0.005）。

联合筛查与胎儿游离 DNA 筛查的整合

　　使用 cfDNA 进行非整倍体筛查将在第 21 章

详细描述。在本节中，我们将讨论每种方法的相对优势和劣势以及对总体筛查效能的影响。目前，联合筛查和 cfDNA 筛查均可使用，全球各地对其使用的政策有所不同。

游离 DNA 筛查策略

　　表 18.6 显示了将 cfDNA 与联合筛查相结合的模型预测不同策略的效能。联合筛查结果呈阳性后进行 cfDNA 的二线筛查，而不是进行诊断性检测，将大大地减少羊膜腔穿刺术和绒毛膜取样（CVS）的数量，从而减少医源性胎儿丢失，但也会导致异常检出的小幅下降。与常规的 cfDNA 作为每个人的初级筛选试验（"一线 cfDNA"）相比，酌情 cfDNA 以极低的成本维持一个合理的高 DR。与分步序贯筛查相类似，向具有较高联合筛查风险的患者直接提供介入性检查具有较高的 DR，尽管 FPR 较高，但仍值得考虑，因为大约 2/3 的异常妊娠孕妇属于高危人群，从而避免了因等待 cfDNA 结果而导致的产前诊断延迟。

表 18.6　游离 DNA（cfDNA）策略：模型预测的唐氏综合征（DS）检出率（DR）、假阳性率（FPR）和阳性预测值（PPV）[a]

cfDNA 的选择	DR	FPR	PPV[b]
二线 cfDNA（在孕 12 周的联合筛查后）			
5% 阳性	83.9%	0.006%	95%
3% 阳性	79.9%	0.003%	97%
1% 阳性	71.2%	0.001%	99%
一线 cfDNA			
100%	99.3%	0.11%	54%
酌情 cfDNA（用于孕 12 周的联合筛查）			
风险最高的 20%	93.6%	0.02%	85%
只有 0.5% 的高危人群有介入性 PND	94.1%	0.52%	19%
另外使用 PLGF 和 AFP 的风险最高的 20%	95.6%	0.02%	85%

注：a. 模型参数基于荟萃分析[6,39,124]和标准的孕妇年龄分布，均值为 27 岁，标准差为 5.5 岁，并对 cfDNA 进行荟萃分析。

　　b. 按足月而不是检测时间计算。

AFP，甲胎蛋白；hCG，人绒毛膜促性腺激素；PLGF，胎盘生长因子；PND，产前诊断。

成本效益

衡量 cfDNA 成本效益的最有效方法是"边际"成本或增量成本比率（incremental cost ratio, ICR）。这是指 cfDNA 策略所避免的每一个额外活产的异常胎儿成本，超过例如联合筛查所避免的异常胎儿活产的成本。这可以与出生患者的终生成本结合起来，其中仅限于直接的医疗、教育和社会服务成本，或包括收入损失等间接社会成本。在一些成本效益研究中，终身成本包括在 ICR 内，然后将其与某些一般衡量负担能力的标准进行比较，负担能力是一个国家可用资源的数量，如人均国内生产总值。除了边际成本，公共卫生规划者还需要考虑转向新策略的总成本或接受筛查的每个孕妇的平均成本。

由于 cfDNA 检测的单位成本与介入性产前诊断的单位成本相同量级或更便宜，所以二线 cfDNA 筛查策略通常是成本相当或更节约成本。需要更详细的成本效益分析来得出关于一线 cfDNA 和酌情 cfDNA 策略的效益结论。其最简单的形式是考虑传统筛查、cfDNA 和介入性产前诊断的单位成本以及接受率。这些成本在不同国家之间有很大的差异，终生成本也不相同。

在一篇对已经发表的成本分析研究的综述里[125]，有 7 项的结论认为一线 cfDNA 的成本太高，其中 5 项是基于相对于现有常规筛查方案检测到的每例 DS 的增量成本，2 项是基于他们对每个被筛查女性的平均成本的结论。一项单独的分析发现，该策略具有成本效益，但仅从社会角度考虑，包括 DS 患者的间接和直接终生照护成本。有 5 项研究表明，酌情 cfDNA 比一线 cfDNA 更具成本效益。

游离 DNA 时代的传统标志物

如果 cfDNA 检测的单位成本大幅下降，公共卫生系统将负担得起一线 cfDNA。在这一点上，公共卫生规划者可能会考虑放弃早孕期 NT 超声筛查，也许会用更简单、更便宜的常规超声扫描代替它。然而，这种决策并不慎重，因为即使在没有非整倍体的情况下，NT 增厚也会增加结构异常和遗传综合征的风险。前者包括严重的心脏缺陷，仅这一点就足以证明保留 NT 超声扫描是合理的。

可以保留一些早孕期的生化标志物，特别是用于筛查不良妊娠结局（如子痫前期和生长受限）的病例。这些不良妊娠结局比所有非整倍体的总和更常见，而且在筛查阳性的妇女中，这些不良妊娠结局很大一部分可以通过早孕期筛查发现，以及后续每日低剂量可溶性阿司匹林来预防。

如何计划项目

早筛查和早诊断是非常有利的，因为它可以提供更早的确认时间，如果选择终止妊娠，它可以在妊娠早期完成，在临床上更易于操作，也更安全[126]。对于在感觉到胎儿有运动之前终止妊娠的孕妇，在情感上也更容易接受。DS 妊娠的早期终止是计划性流产，它还有一种优势是消除了晚期流产的创伤。它还可能提供复发风险的信息。因此，一种新的筛查项目的优化设计应尽可能地注重早期检测。虽然重点是早筛查和早诊断，但人们认识到并非所有孕妇都能足够早地接受产前保健，一些检查（如通过 AFP 检测或超声扫查 NTD）仍是妊娠稍晚阶段的最佳选择。因此，项目的设计需要相当大的灵活性。直到最近，新的产前筛查项目的设计主要集中在限制介入性诊断方面，具体来说是，最小化介入性手术相关的胎儿丢失数量，确保介入性检查的成本可控。由于有广泛的血清和超声标志物可用，因此筛查的设计很大程度上取决于精通生化检测的超声技师的可及性，被推荐进行筛查的孕妇孕龄，以及其他实际考虑，如费用和患者个人偏好等。

cfDNA 检测的可及性为改进筛查方案设计提供了可能。因为 cfDNA 筛查的 PPV 比任何传统的筛查方案都要高得多，而且可以更早地提供，所以这将可能是一种首选的筛查检测。然而，目前 cfDNA 检测的成本太高，无法考虑用它来代替所有孕妇的传统筛查方法。此外，由于它不能够完全替代诊断，仍然需要为 cfDNA 结果阳性的孕妇提供确诊性的诊断性介入性检查。传统的筛查，特别是包括早孕期超声和 NT 测量的方案，有助于识别目前无法通过 cfDNA 检测到的许多种胎儿异常。基于这些考虑，ISPD 建议酌情使用 cfDNA 检测。

由于筛查策略范围不断扩大以及可能发现的疾病范围的差异,这样就对医疗保健提供者提出了额外的要求,要求他们就这些方案的危害和益处向患者提供充分的咨询。ACOG[127]、美国医学遗传学学会(ACMG)[128]和ISPD[5]提出的指南强调,在产前筛查和诊断过程中,患者在做出决定时具有自主权。因此,产前筛查和诊断项目需要有兼具临床和社交方面经验的咨询师的参与。

质量控制和质量保证

在 NT 测量和其他胎儿相关生化检测中,准确性的重要性已得到广泛认可。对于准确的 NT 测量有明确的标准[129],并对质量保证的持续评估有要求[30]。实验室检测也同样需要注意质量控制和质量保证。对早孕期或中孕期筛查结果的偏倚影响进行建模结果表明,分析物 MoMs 中相对较小的差异会严重影响 DR 和 FPR[130,131]。当使用大量标志物时,这就变得越来越成问题,因为随着检测的增加,会有更多的错误来源。实验室的质量控制包括注意标本的充分性和完整性,在临床使用前对新检测试剂盒进行评估,并在结果发布前对每次检测中包含的质控品(control materials)进行仔细审查。追溯质量保证措施包括定期检查控制数据、持续监测 MoM 值、筛查阳性率以及在可能的情况下收集妊娠结局数据。cfDNA 检测的质量要求尚未制定。

风险计算软件

有商业软件可用于计算风险值,但用户应该了解供应商在构建算法时可能做出的选择:

● **时间点**: DS 风险的评估可以根据孕妇的年龄,以及根据估计的分娩日期,或者在早孕期或中孕期的某个时间或检测时的实际日期来计算风险[6]。

● **分布参数**:通常使用多元对数高斯分布,但参数可以从已发表的荟萃分析或单个大型研究中得到。本地分布的均值不太可能与已发表的研究不同,但 SD 可能不同。本地化差异的部分包括分析精度(分析性能有所不同)和孕周误差,孕周误差在很大程度上取决于在检测之前进行超声测孕周的准确程度。对于 NT,一些软件使用两组 DS 分布参数,其比例根据胎龄不同而不同(所谓的"混合"模型)[132]。

● **截断**:大多数软件提供者对来自文献的单个标志物使用截断限制(例如:参见参考文献 21)。一些软件会截断 LR 以避免极端风险,一些软件会对计算出的风险值进行四舍五入。

● **风险逆转**:对于 NT, DS 的 SD 是未受累胎儿的两倍。因此,尽管风险一般随着 NT 的增大而增加,但在一定的水平以下,风险随着 NT 的减小而增加。一些软件认为这种"风险逆转"现象是人工因素造成的,并相应地截断了 NT。在某种程度上,这种现象也会发生在其他标志物上,但是不那么明显。

● **风险截断值**:决定筛查结果是阳性还是阴性的风险截断水平的选择不是任意的。它取决于筛查相关 DR、FPR 和 PPV 等相对重要性不同的影响。在实践中,截断值通常由国家或国际机构的建议决定。

结论

近年来,产前筛查发展迅速,所提供筛查模式的阳性预测值和可筛查疾病的范围都扩大了。尽管 cfDNA 检测的成本仍然很高,无法考虑对所有人群进行常规应用,但其成本降低和技术改进将使这种检测变得越来越重要。越来越多的人认识到,常规产前筛查在发现非染色体的胎儿疾病和妊娠并发症当中具有重要的作用。由于这些进步被引入常规的产前保健中,因此孕妇将需要额外的产前咨询。

（朱宝生　译　顾圆圆　审校）

参考文献和自我测试题见网络增值服务

第19章 早孕期胎儿结构异常的超声筛查

CATERINA M. BILARDO AND FREDRICK USHAKOV

本章要点

- 随着早孕期诊断胎儿结构畸形的可能性不断增高,近 50% 的胎儿结构畸形可在早孕晚期被诊断。
- 严重或者致死性畸形的早期诊断,可为胎儿父母选择继续妊娠或者终止妊娠提供帮助。
- 孕妇拥有早孕期确定胎儿异常或正常的机会,这使得早孕期筛查成为胎儿先天畸形筛查必要的第一步。

引言

早孕期超声检查(US)首次应用是为了基于头臀长(crown-rump length, CRL)测量[1]以准确地确定孕龄和多胎妊娠。随着 20 世纪 80 年代后期 US 成像技术的快速发展,证明在早孕期就已经可以检测到胎儿的结构异常[2]。这一发展的关键是引入了经阴道超声,从而可以对早孕期胎儿进行更详细的检查[3-5]。

此后,出现了有关早孕期胎儿异常诊断的大量报道。最初的早孕期超声检查重点是高危妊娠人群[6],后来逐渐扩展至越来越多的普通人群[7]。

在引入了有效的非整倍体筛查标志物——颈项透明层(nuchal translucency, NT)厚度测量[8]之后,在全球范围内许多国家,11~14 周超声检查已经成为标准孕期保健的基本检查项目,尤其作为非整倍体筛查方案的一部分[9,10]或妊娠期整体风险的首次评估[11,12]。

胎儿医学基金会(FMF)在制定标准、提供早孕期筛查技术的培训和认证方面发挥了至关重要的作用。2013 年,国际妇产超声学会(ISUOG)在指南中讨论了早孕期超声检查的各个方面问题,旨在促进其标准化和统一化[13]。

尽管考虑到研究之间存在差异,操作者和研究人群的特征不同,但总体而言,在未经选择的人群和常规检查的情况下,早孕期可发现 40%~50% 的胎儿结构异常[7,14],严重且致死性的异常可 100% 诊断[7,15]。

最近的系统综述得出的结论是:在早孕期检查中可检测出 30% 的结构异常,而当检查遵循结构筛查方案时,检测效能可翻倍至 60%[16]。

显然,早孕期超声的筛查范围远远超出筛查胎儿非整倍体。因此,除了无创筛查非整倍体,应将其视为所有妇女孕期常规保健的重要组成部分[17]。毫无疑问,早孕期超声检查可作为排除严重先天性异常的第一步。对于何时应进行检查(12~14 周),检查的首选方法(经腹或经阴道)以及应涉及的内容,尚缺乏共识。向父母解释早孕期超声检查可以检测到的内容以及检查的局限性也很重要。

11~13⁺⁶ 孕周的胎儿结构筛查(图 19.1 及表 19.1)

早孕期胎儿的运动对于检查者可能具有挑战性,但也可以帮助检查者在短时间内快速获得不同的胎儿切面。为此,使用超声回放功能至关重要,它可以提高早孕期的超声检查效率。在用于 NT 测量的同一切面上对胎儿头部和上胸腔的检查还提供有关鼻骨(NB)和大脑结构的信息,包括间脑、脑干和脉络丛的第四脑室(图 19.2)。第四脑室显示为矩形结构,称为颅内透明层(IT),由两条回声线界定[18]。另一纵向的正中矢状切面(包括整个胎儿躯干)可以看到膈肌,整个腹壁和腹腔内容物,包括膀胱充盈和大小。胎儿脊柱虽然尚未完全骨化,但也可以沿颈部起源到骶骨的整个纵切面观察到。通过沿着胎儿身体纵轴两侧探头倾斜,可以将

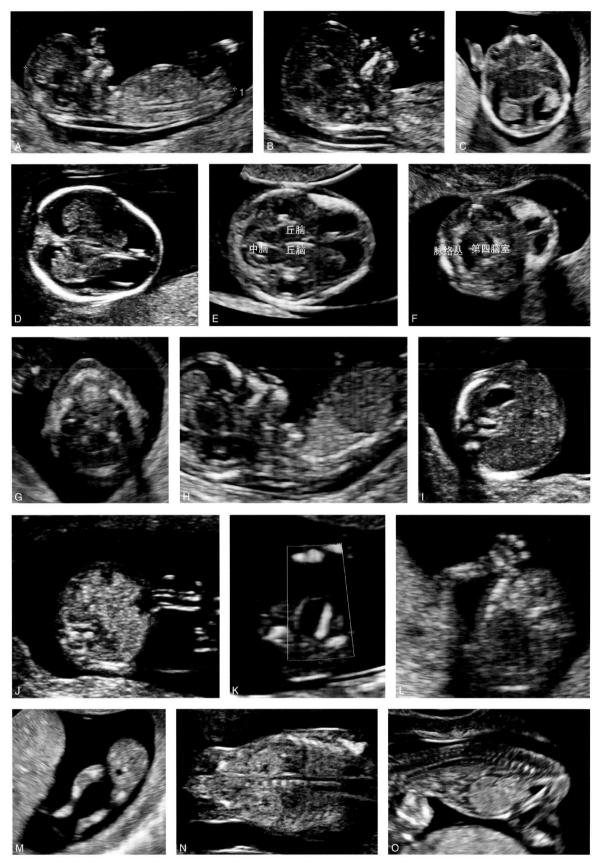

图 19.1　早孕期胎儿筛查的解剖切面。**A.** 头臀长。**B.** 胎儿侧面和颈项透明层。**C.** 眼和晶状体。**D.** 侧脑室和脉络丛（"蝴蝶"征）。　**E.** 丘脑（T）和中脑（M）[用于测量头围（HC）的切面]。　**F.** 第四脑室（4v）和脉络丛（C）。　**G.** 上唇和上腭。**H.** 横膈。**I.** 胃。**J.** 脐带插入腹壁。**K.** 膀胱和两条脐动脉。**L.** 手和手指。**M.** 下肢。**N.** 肾脏。**O.** 脊柱

表 19.1　孕 11~13^{+6} 周超声建议筛查的
胎儿不同解剖部位

器官或解剖区域	存在和 / 或正常
头部	存在 　横切面 　颅骨 　中线大脑镰 　脉络丛 - 充满脑室 正中矢状切面 　脑干厚度 a 　第四脑室（颅内透明层）a
颈部	正常外观 颈项透明层厚度（需知情同意且有经过培训或认证的操作员）
面部	眼和晶状体 a 鼻骨 正常的侧面轮廓和下颌骨 完整的嘴唇
脊柱	椎骨（纵切和横切）a 完整皮肤覆盖
胸部	肺野对称 无积液或肿块
腹部	胃存在于左上腹 膀胱 肾脏 a
腹壁	正常脐带插入
四肢	四肢,手和足方向正常,各有三节段
胎盘	附着部位（相对于剖宫产瘢痕）
脐带	血管数目 胎盘插入部位

注：a. 选择性的。

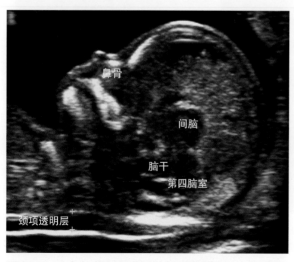

图 19.2　正中矢状切面,包括颈项透明层（NT）、鼻骨
（NB）、间脑（DE）、脑干（BS）和第四脑室（4V）

四肢长骨和手足一起看到。早孕期胎儿通常张开手,因此很容易计数手指。胎儿腿部经常弯曲,双脚彼此靠近,这样一来,就可以通过一个简单扫查完成评估。从头到尾的横切面在头部显示了大脑镰（中线）和脉络丛的图像,在此阶段几乎完全充满了相对较大的侧脑室。值得注意的是,侧脑室的大小（通常为 6~8mm）在 12~13 周后不会改变。头部的典型特征是大脑镰和侧脑室内的强回声结构,称为"蝴蝶征"[19]。

在四腔心水平处的胸腔横切面可显示心轴以及心房和心室的大小（图 19.3A）,彩色或者能量多普勒超声都是对心脏结构二维成像的重要补充。这包括心脏腔室的充盈（图 19.3B）,排除房室瓣反流（更常见于三尖瓣）,心室流出道的交叉以及主动脉弓和导管弓形成 V 形（符号）汇合指向胎儿的左肩,（颜色）血流方向相同（图 19.3C）。向胎儿尾端移动,心脏下方和脐带插入腹壁正上方可见胎儿的胃。最后,在骨盆的下部,可以看到膀胱,两侧是两条脐动脉。有时可以观察到肾脏为在脊柱两侧的两个卵圆形强回声结构。这种快速而简单的解剖学检查能够排除严重的和致死性的结构异常,例如无脑儿,露脑畸形,全前脑,脊柱畸形,腹壁缺损,巨膀胱和严重骨骼或四肢畸形。心轴,彩色多普勒下四腔心切面和流出道切面的正常显示可以排除严重的心脏异常。尽管在合适的情况下,使用高分辨率的超声系统进行经腹（TAI）扫描可提供出色的图像,但在肥胖妇女或后倾子宫的情况下,经阴道超声可改善和提高胎儿结构的显示质量[20]。在肥胖妇女中早孕期经阴道超声能比中孕期的经腹超声提供更好的胎儿结构图像[21-23]。最近,高频线性阵列探头已应用于早孕期胎儿解剖学评估。在苗条的女性中,此探头可提供出色的图像,尤其是胎儿心脏的图像[24]。

迄今为止,最大的研究是在进行胎儿 NT 扫描时检查了 48 850 个整倍体胎儿的解剖结构,结果表明在 1.1% 的病例中观察到胎儿结构异常[7]。总体上,在早孕期扫描发现 43% 的结构异常,这些结构异常中 30% 表现 NT 增厚。作者指出,大约 1/3 的结构异常适合早期诊断,大约 40% 的结构异常可能在早孕期被发现。剩下的 30% 结构异常在早孕期不能被发现是因为它们仅在

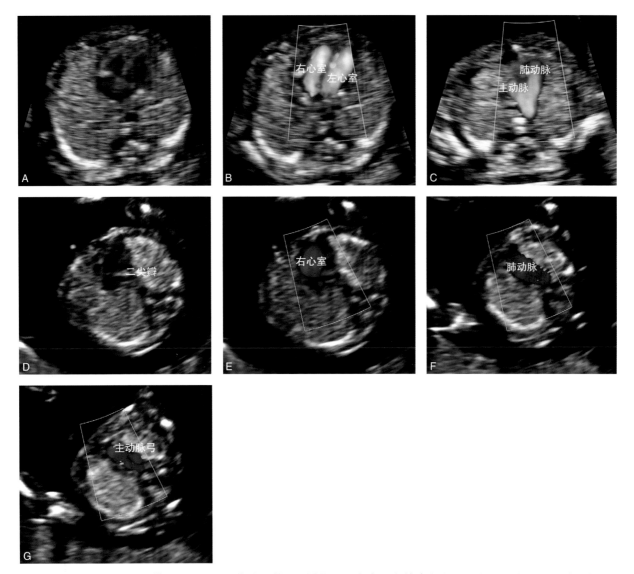

图 19.3　用于心脏检查的横切面（A-C）。作为比较：12 周的左心发育不良综合征（HLHS）（D-G）。A. 四腔心切面。B. 定向能量多普勒心室充盈。C. 方向能量多普勒的 V 形。D. HLHS。二尖瓣闭锁（MA）的四腔心切面。E. HLHS。右心室充盈的四腔心切面。F. HLHS。肺动脉增宽。G. HLHS。主动脉弓（红色）血流反向（AA）

妊娠后期才表现明显或出现[7]。另一项研究证实，45% 的结构异常和 100% 的严重异常可以早孕期诊断。在 50% 的病例中 NT 增厚[15]。最近一项对 19 个研究（115 731 胎儿）的荟萃分析显示，早孕期超声扫查对胎儿结构异常的整体检出率为 46%。当使用设定的结构筛查方案时，在低危妊娠中检出率为 32%，在高危组中检出率增加至 60%[16]。

NT 增厚（图 19.4）及胎儿结构畸形

在整倍体胎儿中，过多的颈后液体的积聚（NT 增厚、淋巴水囊瘤）被认为是胎儿结构和遗传疾病风险增加以及不良妊娠结局的有力标志物[25-28]。不良结局的可能性与最初的 NT 增厚程度密切相关。其中，与心脏畸形关联性最强，NT 在 40% 的严重心脏畸形的胎儿中都有增厚[29-31]。

在所有遗传综合征中，最常见的与 NT 增厚相关的是 Noonan 综合征，这是一种相对常见的综合征[32,33]（请参阅"遗传综合征"一节中的更多内容）。

NT 增厚是许多发育异常的共同点，似乎是不同途径共有的非特异度超声标志物[34,35]。

为了完善基于 NT 筛选的风险评估，已经发

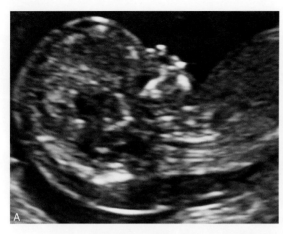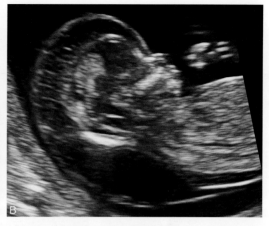

图 19.4　颈项透明层（NT）增厚。A. NT 6.0mm，鼻骨缺失。B. 严重水肿

现了其他标志物并将其添加到算法中。第一个是鼻骨缺失或发育不良[36]，随后是静脉导管（DV）异常（a 波缺失或反向）[37, 38]。最近，也有研究纳入三尖瓣反流（TR）[39]。

NB 缺失在非整倍体中是很常见的[36]，但某些遗传综合征也具有这一特征[40]。DV 异常尤其与心脏畸形有关，尽管我们对这种关联仍知之甚少[41]。

Becker 和 Wegner 在 11~13+6 周对 3 094 例胎儿进行了超声扫描发现，86 例结构异常的胎儿中，有 58 例（67.44%）观察到 NT 大于 2.5mm[42]。

Syngelaki 发现 NT 值超过 95 百分位与无脑儿（$P < 0.000\ 1$）、膈疝（$P = 0.007$）、脐膨出（$P < 0.001$）、巨膀胱（$P < 0.000\ 1$）、致死性骨发育不良（$P = 0.000\ 2$）、双足内翻（$P = 0.012$）和体蒂异常（$P < 0.000\ 1$）以及多发畸形（$P < 0.000\ 1$）之间存在高度相关性[7]。美国的一项大型研究发现，NT 增厚使脑积水，肺和膈肌异常，肠梗阻和骨骼疾病的风险增加了 3 倍[43]。

在另一项包括 6 858 例胎儿的研究中，Becker 及其同事[44]发现，该队列中存在 220 个异常胎儿（包括非整倍体）（发病率 2.8%），其中在 NT 正常的胎儿中观察到 111 个（1.7%）。因此，他们的结论是，尽管 NT 增厚与胎儿结构异常之间的关联是已知的事实，但如果早孕扫描的目的是诊断尽可能多的异常，那么 NT 正常的胎儿也应该仔细探究，因为大约 50% 的异常将在这一组中被发现（8.3%）[44]。

发现 NT 增厚后的检查工作包括比较基因组杂交技术（CGH）研究和再次超声扫描。CGH 检查提示在这些胎儿中有 5% 的病理性拷贝数变异（copy number variants, CNV）[45]。如果妊娠中期胎儿的水肿已经完全消失，且孕 20 周的超声检查结果是正常的，则胎儿异常结局的可能性极低，并且与正常人群相似[28]。

神经系统异常

1989 年首次报道了早孕期超声用于扫描胎儿神经系统[46]。早期诊断中枢神经系统（central nervous system, CNS）异常的重要性在于：神经系统异常是常见的，通常是致死性的，或与严重的智力障碍或运动功能障碍有关。神经系统异常的早期发现为父母提供了在伤害较小的早孕阶段终止妊娠的选择[47]。

在整个妊娠期间，大脑不断地发育和成熟。神经发育从神经管形成阶段开始，从胚胎生命的大约 19 天到大约 26 天。神经板变成神经管，并进一步发展为前脑，中脑，菱脑（后脑）和脊髓。在 US 时（11~13 周），胎儿基本的大脑结构已经形成，可以通过超声进行评估[48]。

早孕期胎儿大脑和脊柱检查

颅骨骨化应在 11 周之前完成。在横切面和冠状切面内专门检查颅骨骨化情况是有帮助的。此时不应出现颅骨缺损（变形或中断）的现象。侧脑室相对较大，并在后 2/3 处被表现为强回声的脉络丛填充（图 19.1D）。大脑半球看起来是对称的，并且被清晰可见的半球间裂隙和大脑镰隔开（图 19.1D）。颅脑前方可以观察到薄薄的大脑皮质，衬在充满液体的侧脑室中，这种现象不要被误认为是脑积水。在这个很早的阶段,一些大脑结构(例如胼胝体、小脑)尚未充分发育,不应被评估。

常规用于评估 11~13 周时 NT 厚度和 NB 的胎儿正中矢状切面也可以用于评估早期胎儿的大脑解剖结构。开放性脊柱裂(OSB)的情况下,中脑、脑干和第四脑室的结构发生了变化。与第四脑室相对应的 IT 被提议作为正常大脑发育和脊柱完整的标志物[18,49]。在 OSB 的情况下,双顶径在早孕期已经受到影响,头围相对较小[50,51]。另外,偶尔可检测到颅后窝的囊性异常(Dandy-Walker 畸形)[52]。

关于矢状切面或横切面,哪个切面对胎儿脑部异常的早期检查更有帮助,一直存在争议[53]。矢状切面(或更合适的旁正中矢状切面或斜矢状切面)可用于筛查,但在怀疑颅内异常的情况下,在转诊中心使用平行的横切面和三维(3D)神经超声检查可能会获得更准确的最终诊断。

超声检查可以在孕 12~13 周时进行,超声检查可以使用腹部高频探头(在瘦的女性中)或经阴道进行。使用五个横切面可以排除适合早期诊断的最常见异常(图 19.5)。3D 超声(将探头放置在头骨周围并从"蝴蝶征切面"开始扫描)可以帮助在平行的横切面(切面 A)中进行系统评估,而矢状重建切面(切面 C)用于横切面中的局部定位。

最常见的脑和神经管异常

无脑儿

无脑儿(图 19.6)(发病率在 10 000 例妊娠中约为 3.7),是由于神经管的头端部分融合失败所致。在这种情况下,颅骨和头皮没有发育,大脑组织暴露在机械和化学性损伤中。最终,脑组织"溶解"在羊水中,在扫描时产生"乳状"羊水外观(图 19.6B)。随后表现为露脑畸形,在孕中期进展为无脑儿,几乎看不到脑组织。无脑儿可在 12% 的染色体异常或遗传病(Meckel-Gruber 综合征)或羊膜带综合征中出现,并且多达 5% 的病例与非整倍体有关[54]。无脑儿特征从孕 9 周就可以在超声中出现[55]。在孕 11~13 周时,无脑儿的常见表现是在矢状切面中的头部轮廓不规则,颅骨缺如或严重缺损,脑组织出现变形(图 19.6A)。为了不漏诊,应由受过训练的超声医师在孕 11 周后进行早期扫描[56]。

脑膨出或脑疝

脑膨出或脑疝(图 19.7)(每 5 000 例活产中有 1 例)是一种神经管缺陷,其特征是颅内结构通过颅骨缺损处突出至颅外。早孕期的检出率为 80%。早期超声检查发现脑膨出与菱脑腔扩大有

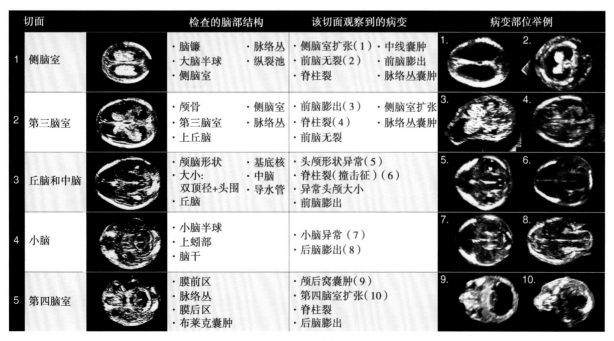

切面		检查的脑部结构		该切面观察到的病变		病变部位举例
1	侧脑室	·脑镰 ·大脑半球 ·侧脑室	·脉络丛 ·纵裂池	·侧脑室扩张(1) ·前脑无裂(2) ·脊柱裂	·中线囊肿 ·前脑膨出 ·脉络丛囊肿	1. 2.
2	第三脑室	·颅骨 ·第三脑室 ·上丘脑	·侧脑室 ·脉络丛	·前脑膨出(3) ·脊柱裂(4) ·前脑无裂	·侧脑室扩张 ·脉络丛囊肿	3. 4.
3	丘脑和中脑	·颅脑形状 ·大小: 双顶径+头围 ·丘脑	·基底核 ·中脑 ·导水管	·头颅形状异常(5) ·脊柱裂(撞击征)(6) ·异常头颅大小 ·前脑膨出		5. 6.
4	小脑	·小脑半球 ·上蚓部 ·脑干		·小脑异常(7) ·后脑膨出(8)		7. 8.
5	第四脑室	·膜前区 ·脉络丛 ·膜后区 ·布莱克囊肿		·颅后窝囊肿(9) ·第四脑室扩张(10) ·脊柱裂 ·后脑膨出		9. 10.

图 19.5　第 11~13 周的神经系统超声:大脑的 5 个横切面

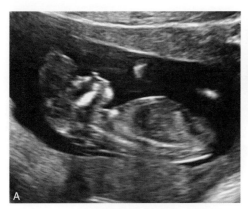
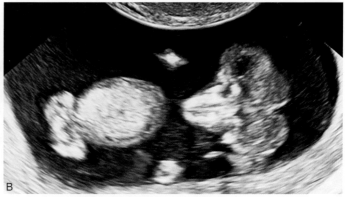

图 19.6 无脑儿。A. 第 13 周经腹扫描。B. 第 12 周经阴道扫描。"乳状"羊水

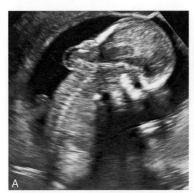
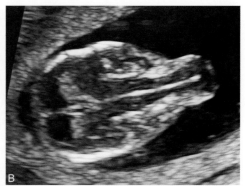

图 19.7 第 13 周的脑膨出。A. 后矢状切面。B. 横切面：脑干通过枕骨缺损部位疝出

关，并且三个后脑间隙之一的缺失可能有助于发现胎儿脑膨出[57]。

通过横切面上的胎儿颅骨缺损，可以区分颅脑膜膨出（仅脑膜突出；占 37% 的病例）和脑膨出（脑组织膨出；63% 的病例）[57,58]。3D 超声有助于清晰地显示缺损[57]。在 65% 的病例中发现并发其他胎儿畸形。预后与其他相关的状况，脑膨出的位置、大小和所涉及的解剖结构相关。脑膨出可能进一步演变为露脑畸形。有些缺损会导致胎儿宫内死亡[56]。

脊柱裂

开放性脊柱裂（表 19.2）（欧洲，发生率为 1/2000 妊娠）是由于受孕后 24~27 天神经管闭合失败而引起的。典型的相关脑部变化是由脑脊髓液（CSF）渗漏引起的。发育中的脊髓和裸露的神经受到直接损伤和羊水的神经毒性损害[59]。在早孕期，这些继发性变化才刚刚开始，因此比较轻微。脊柱缺损和脊髓脊膜膨出（图 19.8）可能在早孕期末并不总是那么容易被诊断。

表 19.2 头部和颅骨体征及其对开放性脊柱裂的灵敏度

头部或颅骨结构	灵敏度 /%
IT[62]	53
CM（不可见；< 第 5 百分位）[65]	50~73
脑干（> 第 95 百分位）[63,64]	97
BSOB（< 第 5 百分位）[63,64]	87
BS/BSOB（> 第 95 百分位）[63,64,66,67]	100
扇形额骨	50~55
较小的 BPD	
颜面角（< 第 5 百分位）[72]	90
BPD/ 经腹直径 <1[73]	77
IT/CM（R）[69]	66
中脑后移位[71,75]	100

注：BPD，双顶径；BS，脑干；BSOB，脑干枕骨距离；CM，枕大池；IT，颅内透明层；R，比值。

IT 是 OSB 最有名的简单标记，可以在与 NT 测量的相同切面上测量[18,49,53,60]。受过训练的超声医师可以在 96% 的正常胎儿中进行测量[61]，最近一个包含 9 项研究的荟萃分析表明，IT 的不可

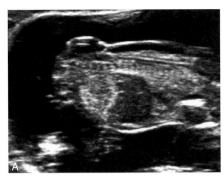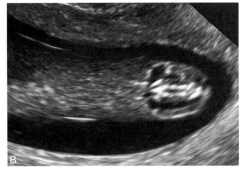

图 19.8　脊柱裂伴脑膜膨出。A. 第 11 周经腹扫描的脊柱横切面。B. 第 13 周的脊柱冠状切面（不同的病例）

见对 OSB 的灵敏度为 53.5%,特异度为 99.7%[62]。

为了提高灵敏度,还提出了其他方法,包括测量小脑延髓池（CM）,脑干和脑干枕骨距离（BSOB）(图 19.9),颅后窝区域和四线切面[62-66]（图 19.10）。CM 的缺失或 CM 宽度在第五百分位数以下对 OSB 诊断敏感度为 50%~73%[65]。在同一幅图像中,可以评估三个后脑间隙是否存在[62-66],BSOB 距离可以测量[60-62]。在一项回顾性研究中,脑干测量值高于 95%,BSOB 距离低于 5%,脑干与 BSOB 的比例高于 95% 对 OSB 的灵敏度分别为 96.7%,86.7% 和 100%[65]。在目前唯一的前瞻性研究中,即 Berlin IT 多中心柏林研究,纳入 15 526 名人群队列,专家们能够在 11~13 周的扫描中仅通过结合所有颅后窝参数的可疑发现来诊断所有 11 例 OSB 病例[66]。没有一个单一参数显示出高灵敏度,各参数的灵敏度介于仅通过 IT（有或无）检测的 18% 至仅通过 CM 截断值的 73%[64]。

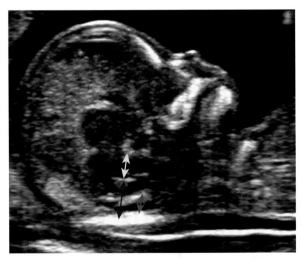

图 19.9　胎儿头部正中矢状切面,展示脑干厚度（黄色箭头）、脑干枕骨距离（红色箭头）和颅后窝积液（枕大池）（蓝色箭头）

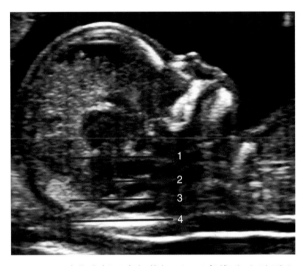

图 19.10　胎儿头部正中矢状切面。四条线:（1）脑干上缘,（2）脑干下缘,（3）第四脑室脉络丛,（4）枕骨内缘

另两项小规模的前瞻性研究证实了这些结果[67,68]。OSB 的新标志物 IT 和 CM 之间的比率显示出 66% 的灵敏度[69]。扇形额骨和较小的双顶径（50%~55% 的病例）均是 OSB 中脑脊液渗漏导致的"干涸的大脑"症状,在早孕期 OSB 中也很常见[64,69,70]。经 CRL 校正后,OSB 组的面部角度比对照组约低 10°,在 90% 的 OSB 面部角度低于第 5 百分位[71]。通过双顶径与腹横径之比小于 1 的简易方法可测到 69% 的 OSB 病例[72]。

关于脑干和颅后窝结构改变的标志物似乎能最有效地预测 OSB,最近关于这一观点,越来越多的专家达成了共识[68,73]。

我们的观点是,仍然需要进行大规模的前瞻性研究来确定早期超声在 OSB 诊断中的作用。伦敦大学医院（UCLH）研究团队（Fred Ushakov）提出的一个新的标志即"碰撞迹象",在 OSB 的情况下,从横切面观察中脑导水管向枕骨移位（图 19.11）,作为高度敏感的筛查参数[74]。可能

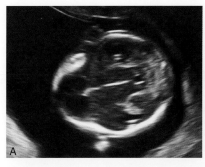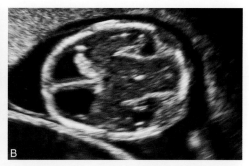

图 19.11　孕 12 周的脊柱裂：中脑水平的大脑横切面。A. 正常大脑：完整的中脑和大脑导水管。B. "碰撞征"：中脑向后尾侧移位及导致的枕骨变形

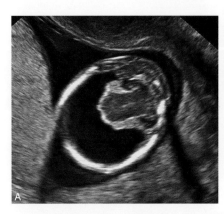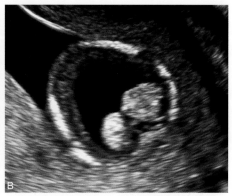

图 19.12　全前脑畸形：13- 三体（A）和三倍体（B）胎儿的单脑室

只有通过结合大脑的矢状切面和横切面扫描，才能获得 OSB 的高诊断率。最近，有人提出了另一种新的有希望的 OSB 标志物，即上颌枕骨线[75]。

中线缺陷

全前脑

全前脑（发生率 1：1 300）特征是前脑向两个半球分化中的发育异常，形成单个脑室（图 19.12）。全前脑常合并颅骨和面部的畸形，2/3 病例与染色体异常有关，主要是 13- 三体和 18- 三体[75, 76]。

蝴蝶征的缺失[17]和横切面显示前侧的单个脑室高度提示无叶全前脑[8, 77]。

然而，叶状全前脑和半叶全前脑在这个孕周较难诊断，通常在早孕期不会被发现。

胼胝体发育不良

胼胝体发育不良（ACC）代表一组不同的中枢神经系统异常，人群发生率为 0.3%~0.7%，通常是遗传综合征的一部分[78]。胼胝体在胎儿期发育相对较晚，超声下最早可见时间是孕 16 周，女胎可能提前 1 周在超声下显影[58, 72]。在 11~13 周的扫描中[79]，超过 95% 的正常胎儿可以看到

胼周动脉[58, 72]。但是，我们强烈建议不要在妊娠 14 周之前对胎脑使用多普勒检测。

Dandy-Walker 畸形

在 Dandy-Walker 畸形（DWM）（1：30 000 活产）中，该异常可通过颅内透明层和 BSOB 明显增大，而无隔膜分开第四脑室和小脑延髓池所发现[48, 59, 73]。早孕期直接评估小脑蚓部不可能的，因为它在妊娠 18 周左右最终形成。DWM 可能与染色体异常或其他胎儿异常有关[48]。此外，如果怀疑有小脑蚓部异常，则不应在早孕期做最终诊断。如果发现可疑，可在妊娠 18 周后再次进行超声扫描评估。

侧脑室扩张

侧脑室的直径超过 10mm 主要是在中晚孕期侧脑室扩张的诊断标准。尽管在妊娠早期可以获得胎儿脑室的正常范围，但是轻度的脑室增大仍可能是正常的变异[65, 69]。

但是，在某些染色体异常和导水管狭窄的情况下[80]，尤其是 18- 三体和 13- 三体，在妊娠早期侧脑室似乎已经增大（图 19.13）。如果同时出现拇指内收可能提示 X 连锁脑积水[81]。

综上所述，早孕期可以诊断出诸如无脑儿，全

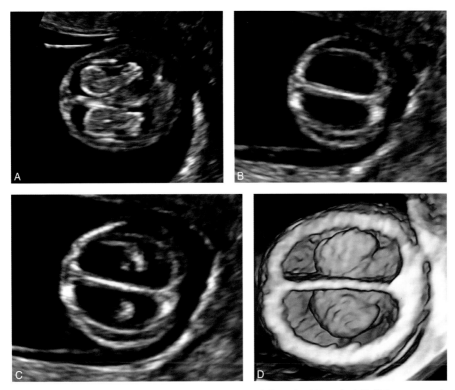

图 19.13 孕 11~13 周的脑室扩张。A. 侧脑室和脉络丛水平的正常脑的横切面。B. 脑室扩张:"空的"脑室上部。C. 脉络丛发育不良的横切面。D. 三维重建显示的脉络丛发育不良

前脑和脑膨出等疾病,并且应在每次早孕期扫描中积极排除这些异常。在专科中心早孕期筛查脊柱裂是可行的,检出率为 50%~100%,假阳性率非常低。但是,关于最佳检测时机及其在低危人群中的筛查存在争议。早孕期无法诊断出所有其他脑部异常(轻度侧脑室扩张,ACC,神经元迁移异常,肿瘤,脑裂畸形)。

面部畸形

最近,许多研究表明面部畸形,例如小颌畸形及唇腭裂已经可以在早孕期被诊断出来[82, 83]。除了直接诊断严重的小颌畸形及唇腭裂的胎儿,使用角度还可以协助诊断不太严重的病例。超声下的上颌骨间断定义为"上颌间隙",可提示腭裂[84]。尽管在特定情况下很有用,但不太可能常规使用这些标志物。

先天性心脏病

先天性心脏病(CHD)是最常见的畸形(8~10/1 000 活产)。大约 30% 的患者是严重的,在新生儿期和婴儿期造成高的死亡率和发病率[85]。

由于 NT 筛查的广泛使用和对其他早期标志物的识别,再加上超声系统分辨率的提高,因此 CHD 的早孕期诊断被大量研究。早期胎儿超声心动图检查(EFEC)通常用于高危妊娠或在早孕期筛查时发现 NT 增高伴或不伴其他异常的情况[86]。早期诊断严重 CHD 的重要性在于,它可以进行更多的检查评估,在某些明确诊断的情况下,可在法律规定的 24 周之前(在许多国家/地区)尽早地并更安全地终止妊娠(TOP)[48]。挑战在于面对早孕期诊断不能确定的病例需要在妊娠后期进行评估,这会增加父母的孕期焦虑。在高危妊娠中,正常的 EFEC 可以更早地缓解父母的焦虑。

先天性心脏病的早期筛查指标

在最初提出 NT 增厚和 CHD 之间有很强的相关性后[29],最近的一项荟萃分析[30]显示,NT 在 95% 百分位数或更高和 99% 百分位数或更高的水平,对严重 CHD 的综合灵敏度和特异度分别为 45.6%、94.7% 和 21% 和 99.2%,阳性似然比为 30。当 NT 测量值增高,CHD 风险增加,在 NT 值 2.5~3.4mm,CHD 风险为 1.6%;当 NT 测量值在 3.5~4.4mm,风险为 3.4%;在 4.5~5.5mm,

风险为 7.5%；在 5.5~6.4mm 时风险为 15%；在 6.5~8.4mm 时风险为 19%，而 NT 在 8.5mm 以上时风险则为 64%[87,88]。所有类型的 CHD 均与 NT 增厚相关，并没有哪一种特定的 CHD 类型相关性高于另一种[86]。

DV 和 TR 异常在心脏病胎儿中更常见，并可提高单独使用 NT 对 CHD 筛查的灵敏度[37-39,89-92]。

DV 血流异常（心房收缩期 A 波缺失或 A 波反向）是中晚孕期心脏功能异常的信号[93]。对 7 项研究的荟萃分析，包括 600 例 NT≥95% 的染色体正常的胎儿，发现在妊娠 11~14 周时，NT 在 3.5mm 或更厚的情况下，DV 血流异常的胎儿 CHD 风险增加了 3 倍，而 DV 血流正常的胎儿 CHD 风险降低了 50%[89]。另一项近期的荟萃分析报告称，异常的 DV-A 波联合 NT 增厚，可以检测到 83% 的 CHD，FPR 为 20%，而 NT 正常时则可以检测到 19% 的 CHD，FPR 为 4%[90]。

DV 可以从 A 波（正向，缺失或反向）或搏动指数（PI）评估。我们的小组（CB）发现 NT 增厚的核型正常的 CHD 胎儿中，2/3 的胎儿静脉导管 PI（DVPI）（≥P95）异常，对 CHD 的灵敏度和特异度分别为 70% 和 62%[38]。现在已经达成共识，作为筛查算法的一部分，DVPI 测量优于 DV 的 A 波评估[94]。

CHD 中 DV 血流异常的机制尚不清楚，但主要是右侧梗阻性病变[44-46]，伴有房室（AV）瓣膜反流的房室间隔缺损（AVSD）和左心发育不良综合征（HLHS），这些 CHD 出现 DV 血流异常可能与同时改变了右心房压力和舒张功能障碍相关[35,36]。

三尖瓣反流在 11~14 周的三体胎儿和患 CHD 的整倍体胎儿中经常观察到[36,37,84,85]。机制尚不清楚，但可能与舒张功能降低和后负荷升高有关。

最近一项对 40 990 例胎儿的研究发现，在 85 例具有严重 CHD 的胎儿中，NT 位于 95% 或更高，TR 或 DV 中的 A 波反向，占比分别为 35.3%、32.9% 及 28.2%，在无 CHD 胎儿中，占比分别为 4.8%，1.3% 和 2.1%[84,85]。

在患有 CHD 的胎儿中 57.6% 表现出 3 种标志物中的至少一种阳性（95% CI 47%~67.6%），在无 CHD 胎儿中的阳性率则为 8%（95% CI

7.7%~8.2%）[84,85]。

最近，早孕期心轴的测量可作为 CHD 非常敏感的筛查指标。早孕期的正常心脏心轴为 44.5°±7.4°。在 CHD 组中，有 74.1% 的病例心轴异常（左偏 110° 和右偏 19°）。用于筛查严重 CHD，心轴测量明显优于 NT 增厚，TR 或 DV A 波反向指标（单独或组合使用）[95]。

总之，在妊娠早期，DVPIV 异常可以检测到约 70% 的严重 CHD，即使在 NT 正常的情况下，也建议安排专门的 EFEC。发现三尖瓣反流也建议 EFEC 的检查。CHD 的风险会随着 NT 测量值的增加而增加，并且在存在异常 DV 血流或 TR 的情况下，CHD 风险会进一步增加，但如果不存在这些异常，则 CHD 风险会降低。但是，早孕期使用多普勒检测的时间应该受到限制，并且仅在高危病例中使用。

早期超声检测先天性心脏病的准确性

Khalil 和 Nicolaides 最近进行的一项针对 24 项 CHD 筛查研究的综述显示，早孕期的检出率介于 2.3%~56%[96]。在任何孕期的检出率主要取决于超声医师的经验，而对于非专业操作者，在 12 或 18 周进行筛查，检出率差异并不大（11% vs 15%）[97]。

早孕期不同心脏病检出率不同，从主动脉缩窄（CoA）的 16%，法洛四联症（TOF）和大动脉转位（TGA）的 18% 到 HLHS 的 51%[88]。另一项系统性综述中 Rossi 和 Prefumo 报告了 48% 的 CHD 检出率，其中 43% 的 CHD 是通过非针对性的早孕超声检查发现的，而在进行专业的 EFEC 时则为 53%[14]。当专家进行 EFEC 以及针对高风险胎儿时，CHD 检出的灵敏度和特异度分别可以达到 85% 和 99%[98]，在孕 13~14 周时甚至更高[99]。

如何进行完整的早期胎儿超声心动图检查

在正常扫描情况下，所有心脏结构应在孕 13 周可见[100]。最初，采用经阴道超声[101]，但随着 NT 筛查的出现，经腹超声成为更为普及的方法。经阴道超声心动图检查仍然在肥胖患者中占优势，但是在获取不同扫描切面时灵活性降低限制了其准确性[102]。

首选经腹扫描的主要原因是早孕胎儿通常处

于仰卧位,这可能是由于重力和子宫腔的形状所致。这个位置便于心脏检查标准化。

在胸部的横截面中,对应胎儿头位时,心尖指向 10~11 点钟位置,臀位时心尖指向 1~2 点位置。对心脏和胃的相对位置评估以确定内脏位置。四腔心切面用于评估心轴,心室的对称性,房室瓣和十字交叉(图 19.3A)。进一步向胎头方向倾斜探头,显示出两条平行的线,从 LV 延伸到右侧,代表左室流出道,再往上就显示三血管切面。肺动脉(PA)径直进入动脉导管(DA),并和左侧的主动脉,形成 V 形。在大多数情况下,现代超声系统会显示相对清晰的四腔心切面图像。可以通过使用高频探头[22]和适当的图像放大(胸腔占据屏幕的至少 50%)来提高分辨率。

彩色多普勒在早孕期是必要的,它可以克服灰阶对大动脉显像不佳的缺点,并且优先选择方向性能量多普勒。但是,如果怀疑有高速血流(如三尖瓣反流或主动脉瓣狭窄),则应使用彩色多普勒。检测大动脉可以减少某些 CHD 的假阴性诊断。第一步是在灰阶模式下获得高质量的四腔心切面并使用能量多普勒。心室充盈可视为大小相等的两个单独的红色(对于心尖四腔心切面)血流(图 19.3B)。左心室血流到达心尖,比右室血流稍长。合适的参数设置后,三尖瓣反流通常是起源于室间隔附近的蓝色的右室血流。早孕期轻微的三尖瓣反流很常见,很可能是正常的变异。

通过从四腔心切面向胎儿头侧倾斜探头,可以看到左心室流出道(LVOT)的蓝色血流。有时 LVOT 中的血流速度低于设置的参数值,可以通过降低脉冲重复频率(PRF)更好地显示出来。继续向胎儿头侧扫描看到的下一个结构是右心室流出道(RVOT)形成的长的蓝色血流。正常的肺动脉从右室到动脉导管都是很直的路线。血管血流在屏幕上显示为垂直的方向。通过使探头向胎头侧进一步倾斜,可以看到肺动脉右侧(与心脏相对)的横向主动脉(主动脉弓)。肺动脉 - 动脉导管和主动脉汇合,形成指向左侧的蓝色 V 形符号(图 19.3C)。当肺动脉在屏幕中为垂直方向时,由于血流速度相对较慢,因此在彩色多普勒图像中可能看不到主动脉。通过逐渐减小 PRF,将出现 V 形符号。妊娠早期,在 11~12 周时,主

动脉弓的位置高于导管弓,在有些病例中不可能获得适当的 V 形信号。但是,如果从动脉导管开始,向胎臀方向连续扫描,最终,主动脉的蓝色血流会从右侧出现。

为了简化 EFEC 中的 CHD 筛查,我们提出了一种旨在检测五个最常见的严重 CHD[左室发育不良综合征(HLHS),房室间隔缺损(atrioventricular septal defect, AVSD),大动脉转位(TGA),法洛四联症(tetralogy of Fallot, TOF)和主动脉缩窄(CoA),占所有心脏病的 80% 以上]的方法。

严重的 HLHS 的典型超声检查表现(图 19.3D)是缺乏正常的四腔切面,右心室 - 左心室(RV-LV)明显不对称和心轴移位。在彩色多普勒超声上,仅可见右心室充盈(图 19.3E)或两者同时流入,但右心 / 左心明显偏高。有时会伴随着三尖瓣反流或二尖瓣反流。肺动脉增宽且笔直(图 19.3F)。没有 V 形征,在导管弓正上方可以看到主动脉横弓中的逆行血流(图 19.3G)。主动脉中逆行血流的速度通常较低,如果看不到该血流,则应逐渐降低 PRF。某些 HLHS 病例与主动脉瓣狭窄进展为闭锁有关,仅在妊娠中期才表现出来。提示性征兆是右室 - 左室血流充盈不均和狭窄的房室瓣处的高速血流,这很容易与三尖瓣反流混淆。我们建议 2 周后进行一次随访扫描,以确认或排除 HLHS。

在 HLHS 中,经阴道扫描通过观察肺静脉中反向的 A 波来提供有关卵圆孔血流受限的更多信息[103]。

房室间隔缺损(AVSD)通常与 21- 三体(1/3)和左房异构(LAi)有关。病情的严重程度各不相同,但完全型 AVSD 的特征是房室连接为一个融合的多叶房室瓣膜。大的 AVSD 在四腔心切面上可见(图 19.14)。仔细观察房室共瓣运动,尤其是在舒张期,可提示 AVSD 诊断。彩色多普勒超声显示单个心室流入后形成带有角度的心室填充血流,而不是两个正常的平行血流。这种排列被称为“裤子征”(图 19.14A)。在 AVSD 中,共瓣的关闭不全很常见,并且反流自心脏中部呈喷射状(图 19.14D)。

对于具有正常核型的 AVSD,重要的是要排除左房异构。这包括复杂类型的 AVSD,心脏传导阻滞,下腔静脉离断伴奇静脉连接和右位胃[104]。

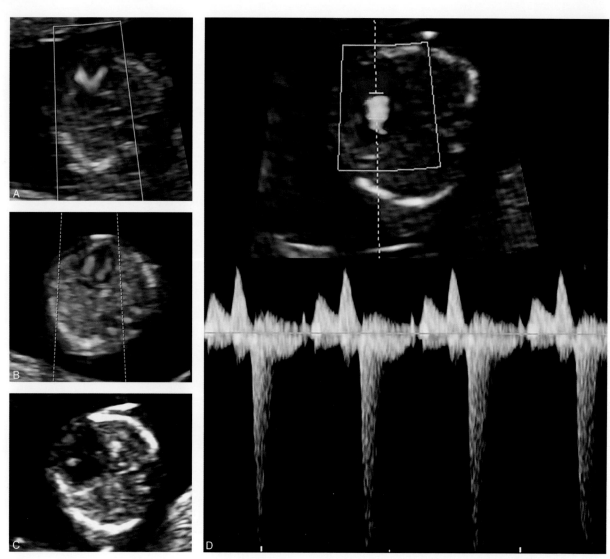

图 19.14　房室间隔缺损（AVSD）。A. 孕 12 周的双绒毛膜双羊膜囊双胎 A 的 AVSD（左心房异构）。B. 双胎另一胎儿 B 的正常心脏。C. 房室间隔缺损和共瓣（21- 三体综合征）。D. 常见的房室瓣反流（13 周时 21- 三体综合征）

即使在妊娠中期扫描，大动脉转位也是最具挑战性的诊断之一，检出率不到 50%[105]。大多数大动脉转位基本上具有正常的四腔心切面和正常大小的大动脉。大动脉的平行走向在不同胎儿之间有差异性（图 19.15A）。TGA 在 11~13 周的检出率为 18%[95]。

由于分辨率有限且四腔心切面正常，灰阶超声在 11~13 周时对 TGA 的诊断没有帮助。TGA 有两种不同的表现形式：①在流出道水平看到的平行血管；②在矢状切面中肺动脉导管弓和主动脉弓"融合"呈的"单个"血管的影像（图 19.15B）。为了提高诊断能力，我们建议遵循大血管的走向，而不是只看三血管切面。

法洛四联症（TOF）通常与染色体异常、遗传综合征以及心外畸形有关。该 CHD 通常具有正常的四腔心切面，并由两个平行的血流正常充盈心室。TOF 的标志性影像是大而通常呈异常弯曲的血管，该血管起源于心脏中部并形成主动脉弓（图 19.16）。可以通过灰阶超声看到血管，但更容易用彩色多普勒超声观察。由于肺动脉和动脉导管的发育不良和分辨率不足，通常超声下很难显现。当在 11~13 周时发现室间隔缺损（VSD）和单个骑跨的血管时，诊断需要考虑 TOF，肺动脉闭锁，右心室双出口（DORV）和共同动脉干。这些都是严重的圆锥动脉干畸形，建议排除 22q.11 微缺失。

由于假阴性和假阳性率很高，因此在妊娠的任何阶段诊断主动脉缩窄都是具有挑战性的。在 11~13 周时左右心室大小不一致时需考虑 CoA 的可能。但 40% 的 CoA 病例存在 VSD，因而左

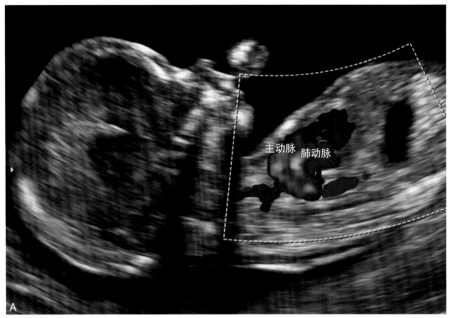

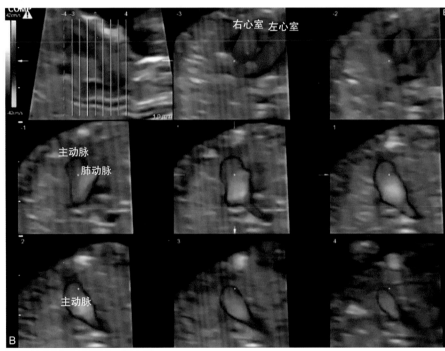

图 19.15　孕 13 周的大动脉转位。A. 矢状切面平行动脉。B. 横切面：同一张图像显示舒张期和收缩期的四维超声心动图（时空关联成像）

右心室发育差异不明显。我们建议通过灰阶测量主动脉横弓的直径，并通过彩色或能量多普勒检查主动脉峡部的血流方向。在 11~13 周时区分 CoA 和主动脉弓离断是困难的。

可以在早孕期的四腔心异常中检测到的其他严重 CHD 是 Ebstein 畸形和三尖瓣闭锁。相比之下，DORV，肺动脉闭锁，共同动脉干和右位主动脉弓的诊断可能更具挑战性，因为它依赖于异常流出道的识别。

有人提出使用四维时空关联成像技术（STIC）有助于 EFEC（图 19.15B 和图 19.16）。但是，对于妊娠早期活跃的胎儿，STIC 仅在较短的采集时间下才可行[106,107]。

结论

在妊娠 11~13 周时诊断严重的 CHD 越来越可行。几种早期标志物可以间接提示并帮助识别罹患 CHD 高风险胎儿（NT 增厚，DV 血流异常，

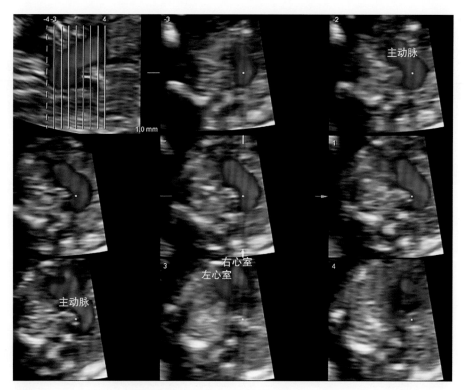

图 19.16 孕 13 周的法洛四联症：时空关联成像技术在同一张图像上显示舒张期和收缩期

TR 的存在和心轴异常）。使用标准化方案，彩色多普勒技术和人员培训可提高 CHD 的早期检出率。我们期待未来 11~13 周的 CHD 筛查将基于直接检查心脏结构和形态，而不是基于标志物的检查。

为了减少假阳性和假阴性的诊断，必须在 16 周时重复扫描，如果不确定，还应在妊娠后期再次扫描。

胸部, 膈肌, 腹壁及肠道

呼吸系统来源于前肠的腹侧，从第 3~4 周（胚胎期）开始，并在生命的头 2 年及以后继续发育。在早孕期至 17 周内，是 4 个发育阶段之一的假腺期。单侧或全肺发育不全以及喉或气管闭塞是罕见的畸形，鉴于它们对胸腔的解剖结构的影响，早期诊断是存在可能性的，因病变的特征在于肺部强回声，目前被归类为先天性肺气道畸形，从未在 16 周之前报告过[108]。

由于喉咙或气管阻塞导致慢性高位气道阻塞综合征（CHAOS），通常是致死性疾病（尤其是存在水肿的情况），导致肺部体积增大和回声增加，可见气管内充满液体，膈肌变平或反弓，心脏变小，并被扩大的强回声肺挤压（图 19.17），静脉回流受阻继而导致腹水，水肿和心力衰竭。在不太严重的阻塞情况下，肺部肿大可能在妊娠后期消失。在 11~13 周发现明显正常的肺并不能排除 CHAOS，因为这种情况可能会在后期延迟表现（个人经验，FU）。

早在 1997 年就已经报道了 NT 增厚与膈疝（CDH）之间的关联[109]。特别是严重的 CDH 似乎显示出颈部水肿，这可能是由于胸腔内压力升高引起的静脉回流受阻所致。在左侧的 CDH，可能会在心脏附近看到胃泡。但是在病情较轻的情况下，胃泡可能还在腹腔，直至妊娠晚期随着胎儿腹腔压力增加逐渐疝入胸腔。在右侧的 CDH，妊娠早期的胃泡始终位于腹腔内。在 Syngelaki 及其同事的队列研究中，8 名 CDH 胎儿中有 3 名（37.5%）的 NT 增厚，并且在 11~13 周的扫描中诊断出其中的 4 名。

腹壁缺陷

腹壁缺损很容易在早孕期诊断出来[110]。重要的是，诊断应在生理性中肠疝孕周之后。生理性肠中疝一般在大约 12 周时消失（CRL≥55mm）。

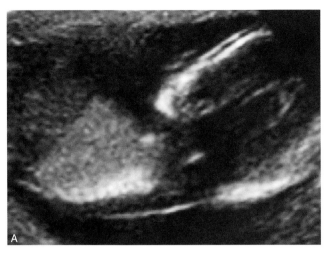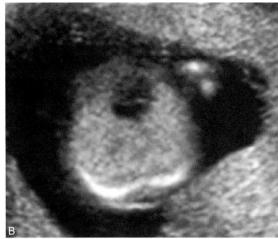

图 19.17　在慢性高位气道阻塞综合征（CHAOS）的病例中，早孕期的肺回声增强和颈部透明层增厚。A. 矢状切面。B. 横切面

在早孕期扫描中，脐膨出（图 19.18）的发生率为 1/419[111]，但随着孕周增加发病率有降低的趋势。肝脏的膨出少见（1/3 360）并且不消退，但对于仅出现肠管的膨出，其发生率从 CRL45.0~54.9mm 的 1/98，CRL 55~64.9mm 时的 1/798，CRL65.0~84.0mm 的 1/2 073 不等[112]。在肝脏和肠管均有膨出（52%）或仅肠管膨出（55%）的情况下，胎儿核型异常是常见的（40.8%）[110, 113]。然而，如果染色体核型正常，早孕期仅肠管膨出的胎儿在妊娠 20 周后有 92% 的机会自发消退，并且妊娠结局和新生儿结局良好。这表明在早孕期诊断出的大多数仅肠管膨出的病例，可被认为是生理性中肠疝的回纳延迟。因此，如果在早孕期筛查或 NIPT 时评估为低风险，这类情况无须进行核型分析，仅在孕中期持续的情况下才考虑诊断脐膨出。

在最近的一项研究中，对在妊娠 14 周之前诊断出的 98 例脐膨出患者中，有 46% 与其他主要结构异常有关：21.4% 的 NT 增厚，而 51% 的胎儿染色体异常[82]，主要是 18- 三体。合并其他严重结构异常或 NT 增厚的脐膨出，非整倍体发生率分别为 78.9% 和 72.2%。

为了提高早孕期筛查的预后评估，Tassin 及其同事研究了标准化比率（脐膨出平均直径 / 腹横径）和脐膨出内容物是否可预测新生儿发病率[114]。当该比率大于 0.8 或在早孕期肝脏膨出时，新生儿发病率增高。作者得出的结论是，脐膨出的预后（92.6% 的活产婴儿在新生儿时期幸存，96% 的儿童没有长期后遗症）相对较好，但仅在单纯脐膨出且比率低于 0.8 时。在妊娠 14 周之前被诊断出的单纯脐膨出胎儿中，有 9% 的胎儿在妊娠后期被诊断出患有严重畸形[109]。

总之，在早孕期诊断出的脐膨出，无论其大小或内容物如何，都需要进行进一步的检查以确定产前和产后结局。当脐膨出排除非整倍体或其他畸形后，其膨出大小可以预测产前和产后结局。

在早孕期，腹裂（图 19.19）的发生率低于脐膨出，但其发病率正在增加（从 2.3/10 000 增加到 4.4/10 000）[115, 116]。这种腹壁缺陷与脐膨出在胚胎发育、并发畸形、危险因素和妊娠结局不同。它的特征是前腹壁全层缺损，通常在正常脐带插入的右侧，伴有腹部内容物的脱出。卵黄囊血管缺血是可能的病理机制。慢性压力和暴力是腹裂的危险因素。此外，与对照组相比，孕有腹裂胎儿的母亲更年轻，吸烟率高，吸食毒品和遭受家庭暴力的情况更常见[117]。

尽管其他与缺血机制有关的异常（例如，肢体缺损）以及脑、心脏和肌肉骨骼异常也可能与腹裂有关，但该畸形通常是孤立的[118, 119]。很少报道有综合征与腹裂相关[120]。最常见的相关异常是胃肠道疾病，尤其是肠闭锁，发生率在 7%~28%[121]。

早期诊断应谨慎进行，因为生理性中肠疝可能与腹裂相似，或者由于一些肠管通过正常插入的脐带右侧的缺损部位疝出，在正中矢状切面可能看不到而漏诊。因此，推荐增加横切面扫查。

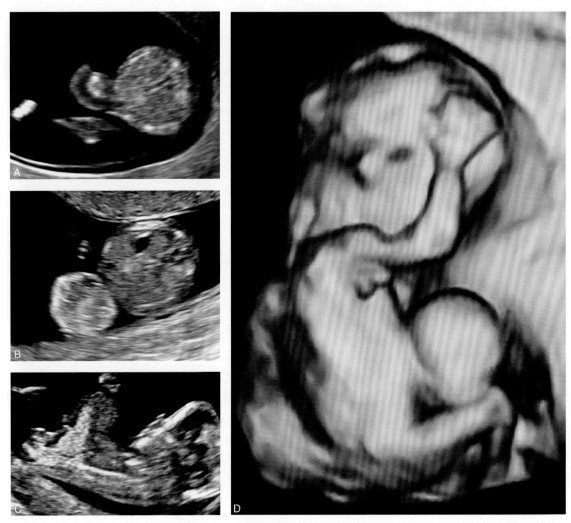

图 19.18　脐膨出。A. 小的单一肠管疝出（12 周）。B. 较大的仅有肠管疝出（12 周）。C. 较大的肝脏及肠管均疝出的矢状位图像（13 周）。D. 三维成像图像：较大的肠管及肝脏疝出（其他例子）

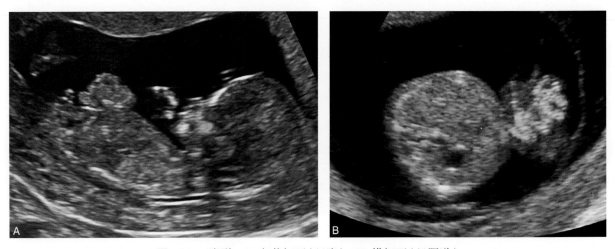

图 19.19　腹裂。A. 矢状切面（经腹）。B. 横切面（经阴道）

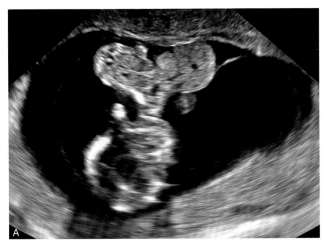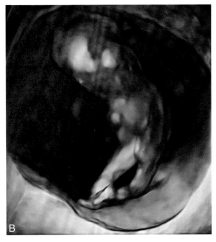

图 19.20　体蒂异常。A. 羊膜将胎儿分为羊膜内和羊膜外（体腔）部分。B. 三维成像示身体扭曲

在早孕期诊断出的腹裂和脐膨出的孕期管理有所不同，因为如果是单纯的腹裂畸形，不常规推荐核型分析[111]。

罕见的腹内和腹壁异常

在早孕期扫描中很少观察到肠管扩张，但发现肠管扩张（结肠扩张）需要在中晚期妊娠进行重复扫描，因为它可能是肛门闭锁的特征[122]。早孕期偶尔观察到腹腔内囊肿，通常在妊娠后期消失并且预后良好[123]。

体蒂异常的特征是存在严重的腹壁缺损，严重的脊柱后凸畸形，这可能是由于脐带过短造成的，其中 50% 的胎儿体位于羊膜腔内，另 50% 在胚外体腔内（图 19.20）[124]。由于其畸形严重，通常在早孕 11 周就可发现异常[125]。

对羊膜囊和胚外体腔内容物以及短脐带的检查有助于将这种情况与其他腹壁缺损区分开。

膀胱外翻（另见尿路异常的讨论）是下腹壁闭合异常的罕见缺陷（30 000 例中的 1 例），其特征是膀胱在腹膜腔外突出和外翻。如果在早孕期未见腹腔内正常充盈的膀胱，或脐带插入与生殖结节之间的距离缩短，则应怀疑膀胱外翻[126]。另外，发现腹腔大的低位的薄壁囊肿，也应怀疑膀胱或泄殖腔外翻。

另一个罕见的异常是脐膨出、膀胱或泄殖腔外翻，肛门闭锁，脊柱裂（OEIS）综合征。产前的发现是脐膨出，皮肤覆盖的腰骶神经管缺损，膀胱未探及和四肢畸形。在早孕期，肛门闭锁，膀胱外翻和生殖器异常更加难以发现。即使有早期诊断

的报告，通常也需要在 16 周后才能确定 OEIS 综合征[127]。

Cantrell 五联症很少见，但由于其心脏外露及 NT增高和其他畸形，该缺陷应该于早孕期诊断[128]。

尿路和肾脏畸形

肾脏的发育从胚胎的第 4 周开始[129]，并在妊娠的第 12 周完成[130]。此时，由于胎盘发挥排泄作用，胎儿肾脏不起作用。而羊水由卵黄囊形成，并自胎儿和胎盘跨膜渗出。因此，妊娠早期正常量的羊水不能排除没有尿液产生的严重泌尿生殖系统异常。

早孕期的肾脏超声下显影可能很困难。在这个阶段，胎儿肾脏评估可以包括评估两侧肾脏可见和膀胱充盈[102]。

单侧（URA）和双侧肾缺如（BRA）的发生率分别为 1/1 000 活产和 1/4 000 活产。尽管已经有一些家族性病例报道[131]，大多数 BRA 病例是散发性的。预后根据肾发育不良不同种类而异。URA 具有良好的预后，对侧肾脏代偿性肥大，预期可正常存活，但 BRA 因严重羊水过少继发的肺发育不全而具有致死性的预后。羊水过少会在第17 周开始明显[132]。在极少数情况下，脐尿管囊肿可引起膀胱逆行充盈，掩盖 BRA 引起的无尿。

早孕期的肾脏偶尔会出现强回声，这可能是正常的变异，但也可能是肾脏发育不良，染色体异常，多囊肾和其他先天性综合征的早期特征。如果双侧肾脏强回声与枕部脑膨出和轴后多指畸形相关，则应怀疑存在 Meckel-Gruber 综合征

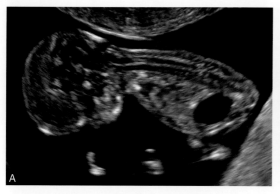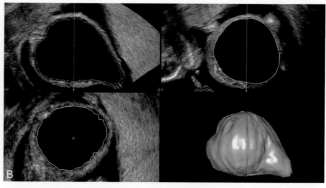

图 19.21　巨膀胱。A. 中度增大：12 周时 10mm。B. 重度增大：通过虚拟器官计算机辅助分析（VOCAL）进行体积的三维测量

（MKS）[133]。最早的 MKS 综合征产前诊断是在 10 周时通过胚胎镜检查发现的[134]。在妊娠 11~14 周可通过超声扫描进行非侵入性的诊断。在此阶段，MKS 的诊断可能更容易，因为在妊娠后期，羊水过少可能会妨碍多指和脑膨出的诊断。

　　膀胱在超声下表现为下腹部的低回声结构，周围是脐动脉（图 19.1K）[135]。在早孕期发现单个脐动脉可能存在假阳性诊断[136]。妊娠 12~13 周，在 98% 的病例中膀胱可正常显示。如果持续无法看见膀胱，则应怀疑是双侧肾脏病变或膀胱外翻[137]。胎儿巨膀胱定义为膀胱纵向直径为 7mm 或更大[138]，并且在早孕期的扫描中发生率为 0.06%（图 19.21）。这种罕见的疾病发生的潜在原因很多，从下尿路梗阻、染色体异常和遗传综合征到出生后自发消退和正常泌尿系统的短暂扩张。对 145 例早孕期巨膀胱的研究结果显示，胎儿结局主要由膀胱增大程度决定：中等增大，纵向直径为 15mm 或更小，和胎儿染色体异常或整倍体胎儿中自发消退（2 周后）有关。但是，纵向直径大于 15mm 的严重增大主要为梗阻性尿路疾病所致[139]。因此，如果膀胱直径在 7~15mm，建议进行胎儿遗传学分析并在 2 周后重复扫描。

遗传综合征

　　在早期超声时，遗传综合征的一些典型表型可能已经出现。当父母携带有显性或隐性遗传的遗传综合征的基因时，早期超声检查以及有针对性的基因检测（如果有）可能有助于确认或排除后代中该综合征的发生，并减少不确定的妊娠时间[140]。

　　当胎儿的 NT（严重）增厚，核型和基因芯片正常时，当存在颈部积液的延迟吸收或者后续检查发现新的畸形时就需要怀疑遗传综合征的可能[25,26]。尽管有关 NT 增厚与遗传综合征之间关联的报道越来越多，但它们的罕见性意味着无法证明是否存在真正的关联还是混淆因素。报道最多的是 Noonan 综合征（NS）（图 19.22），先天性肾上腺皮质增生（CAH），胎儿运动不能畸形序列征，Smith-Lemli-Opitz 综合征（SLOS）和脊髓性肌萎缩症（spinal muscular atrophy, SMA）[25,26,33]。然而，到目前为止，仅 NS 和其他 RAS 系统综合征和 NT 增厚有明确的关联，而 SLOS，SMA，CAH 或

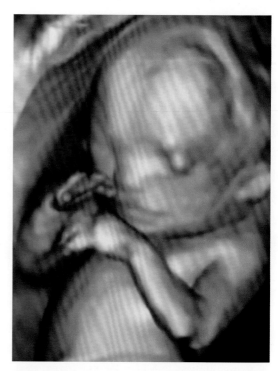

图 19.22　早孕期超声示颈项透明层 6.0mm 后诊断为 Noonan 综合征的 14 周胎儿的三维图像

22q11 缺失综合征与 NT 增厚无明确关联[33,141]。在可疑病例中,应与父母讨论 NS 的遗传学检查。NS 的基因检测非常复杂,涉及多个基因(PTPN11 基因约占病例的 50%),因此检出率将取决于所检测基因平台的种类。

伦理考虑

由于超声技术的不断改进(具有出色分辨率的高频探头[22]和在妊娠 11~14 周时广泛使用的超声检查),越来越有可能早期诊断出结构异常。经阴道超声通常可以提供更好的影像学表现。重要的是,如果将热指数保持在可接受的范围内,并且在"尽可能低至可合理检查的水平"(ALARA)的原则下使用彩色多普勒和频谱多普勒,没有科学证据表明超声可能有害。应始终避免使小胎儿长时间接受多普勒检查。

早期诊断的优势显而易见,因为它可以留出一些时间重复超声检查或进行其他检查,并让父母有时间考虑他们的选择,包括终止妊娠。但是,重要的是要意识到以下事实:某些发现(例如 NT 增厚,仅见肠管的脐膨出或巨膀胱)可能是暂时的,并且与妊娠后期的异常无关。此外,与任何妊娠孕期的超声一样,发现意义不明时,需要谨慎咨询并由有经验的人员进行复查。因此,必须通过专家进行的超声检查来再次确认早期的异常发现。我们强烈反对在早期诊断出异常后就匆忙做出终止妊娠的决定,只有少数例外,例如无脑儿、脑膨出或体蒂异常。

类似于 NT 筛查的经验,培训和对扫描方案的遵守是早孕期超声检查质量良好的关键。我们建议对发现不确定的情况或高危妊娠的孕妇谨慎提醒早孕期检查的局限性,因为某些异常可能仅在妊娠中期或更晚才可见。

未来发展方向

无细胞游离 DNA 检测成本的降低将不可避免地使得这种筛查方法从早孕 10 周开始就被广泛作为产前筛查的组成部分。但是作为异常发育或正常发育延迟的最强标志物,应保留妊娠早期诊断胎儿异常的超声检查以及对 NT 的评估[15]。

超声技术的进一步发展将产生新的 3D 重建模式和类似技术,例如虚拟现实技术,可通过开发价格合理的超声桌面端功能得到广泛应用[142]。通过这种类似技术的发展,在某些情况下,检测异常胚胎发育的可能性将越来越大,甚至早至妊娠 9~10 周[143]。

我们希望将来,针对性的遗传和(妊娠前的)风险状况评估,结合早孕期的超声,游离细胞 DNA,以及在有指征时进行微阵列 CGH 或外显子组测序的侵入性检测,将为夫妇提供有关其子代健康的早期信息,以及提供妊娠中晚期并发症的预测。

由于早期超声评估胎儿的多方面作用,因此无法想象这种检查可能完全被新兴的基于胎儿 DNA 的技术所取代。

结论

经验丰富的超声医师、按照标准的操作规程,并最好在妊娠 12 周后对胎儿进行检查,这将使得妊娠早期超声获得良好的诊断效能。类似于中晚期妊娠,应该提供早孕期超声的培训计划和认证。

在早孕期诊断出严重的致死性的畸形,为父母提供了生殖选择。在游离 DNA 时代,早期的胎儿结构评估(包括 NT 评估)将仍然是筛查先天性缺陷的重要组成部分。

（郑明明 译　陈敏 审校）

参考文献和自我测试题见网络增值服务

第 20 章 中孕期及晚孕期常规超声筛查胎儿异常的证据

YALDA AFSHAR, RASHMI RAO, ANAHIT MARTIROSIAN AND LAWRENCE D. PLATT

本章要点

- 常规中期妊娠超声检查（US）的主要目标是为优化产前保健（包括分娩计划）提供准确的诊断信息。
- 常规早期超声检查有利于更好地估算孕龄。
- 常规超声检查可以更早地发现临床未发现的胎儿畸形、更早诊断多胎妊娠。
- 从事产科常规超声扫查的人应受过妊娠诊断的专项训练。
- 在超声畸形检测方面，Eurofetal 研究可能最接近准确的敏感度（50%~70%）。
- 如果进行一次筛查性超声检查，最佳时间是在妊娠 18~22 周[1,2]，此时可以很好地观察解剖结构，并且足够早以完成产前诊断程序，在需要时选择终止。
- 在妊娠晚期常规进行超声检查没有得到现有数据的支持。但推荐超声检查指导分娩计划。
- 超声拟诊结构畸形、水肿胎、先天性神经肌肉疾病等，应在有新生儿专家及儿科专家的三级转诊中心分娩。

大多数先天异常和不良妊娠结局发生在没有已知危险因素的妊娠中。75% 的先天异常是在低风险人群中发现的，90% 的先天异常婴儿是由无危险因素的妇女分娩的，这表明常规在中孕期及晚孕期进行超声筛查是有益的[3]。对异常的产前诊断将有助于优化产前保健，带来最好的母胎结局，并在分娩时机和地点上进行优化[1]。在美国，很多中心施行了这类产前常规超声筛查，但其对妊娠和新生儿结局的获益程度仍未得到证实。

国际妇产科超声协会（ISUOG）发表了中孕期胎儿常规超声筛查的实践指南[1]，旨在 18~22 周提供精确诊断，以保证最佳母胎结局。标准产前超声检查的推荐内容见框 20.1。ISUOG 研究表明，中期妊娠 18~22 周的超声检查可以及时发现异常，并能确定妊娠日期（越早检查越准确）（图 20.1）。

在美国，美国妇产科医师学会（ACOG）支持使用超声来识别先天结构异常、评估胎儿生长异常、判断何时具有医学指征。ACOG 建议不要在非医疗情况下使用产前超声[4,5]。2014 年，尤尼斯·肯尼迪·施莱佛国家儿童健康与人类发展研究院（NICHD）举办了一次研讨会，探讨妊娠期超声检查的适应证、频率、产能和成本效益，并发表了 ACOG、NICHD、美国母胎医学会（SMFM）、

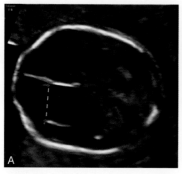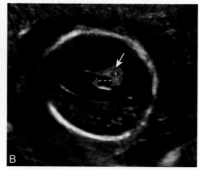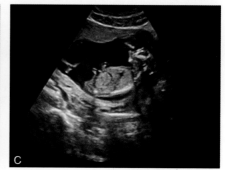

图 20.1　A. 孕 19 周超声诊断的侧脑室扩张；B. 孕 20 周超声诊断脉络丛囊肿，卡尺标出囊肿，箭头指示脉络丛；C. 孕 15 周诊断无脑儿

美国医学超声研究院（AIUM）、美国放射学院、儿科放射学会、超声放射科医师学会达成的共识摘要[3]。

该研讨会就妊娠期超声筛查的益处达成以下一致意见：

1. 超声提供了关于孕龄、胎儿数目、心脏搏动、胎盘位置和重大胎儿畸形的准确判断（图20.2~图20.8）。

2. 如果使用得当，超声对胎儿是安全的。

3. 超声检查可提高对胎儿发育异常和羊水量改变的检测。

4. 早孕期未行指定的检查时，妊娠18~20周行超声筛查较合适。

5. 应与所有患者讨论超声的益处和限制性。

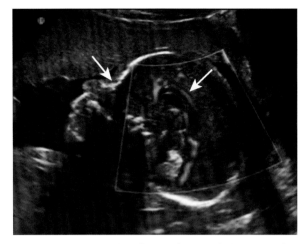

图 20.2　孕23周超声图像显示鼻骨（左侧箭头）和胼胝体及胼周动脉（右侧箭头）

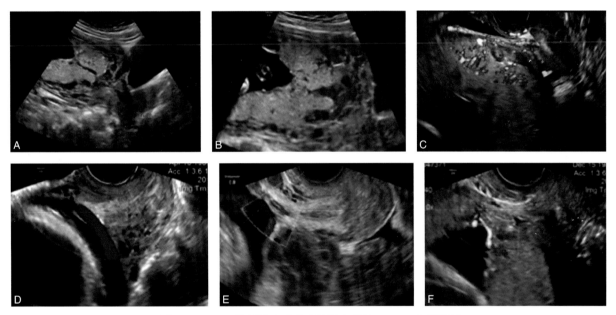

图 20.3　A-C. 前置胎盘并病理性胎盘粘连。D-F. 血管前置

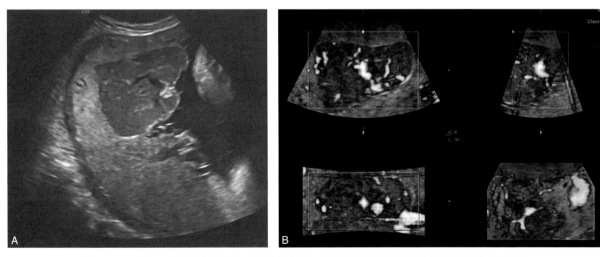

图 20.4　A. 孕36周超声显示绒毛膜血管瘤；B. 彩色多普勒显示绒毛膜血管瘤内血管增加

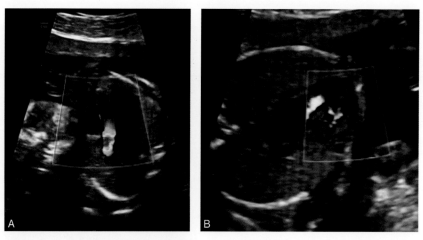

图 20.5 21 周系统超声彩色多普勒在心尖（A）及轴向切面（B）诊断室间隔缺损

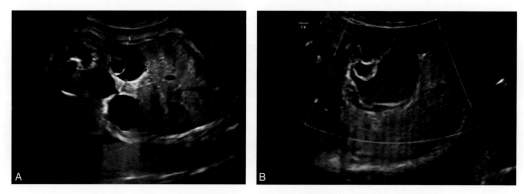

图 20.6 孕 29 周（A）及孕 33 周（B）超声图像显示女性胎儿盆腔包块

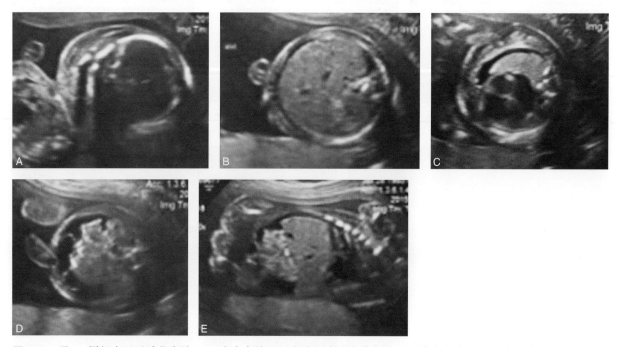

图 20.7 孕 23 周超声显示胎儿水肿。A. 头皮水肿；B. 腹腔积液及皮肤水肿；C. 胸腔积液；D. 腹腔积液；E. 腹腔积液矢状切面

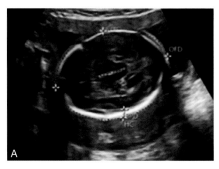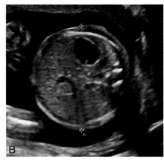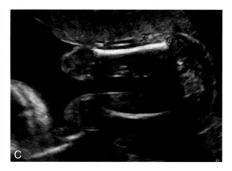

图 20.8　标准的胎儿生物测量。胎儿体重可获取双顶径（BPD）、头围（HC）、股骨长（FL）、腹围（AC）测值后估算。预测结果可与正常胎儿第8百分位相比较

先天畸形的超声检查

超声检查先天性异常虽然被推荐和常规使用，但其在非指定人群中检测胎儿异常的敏感性仍有争议[6]。大型系统回顾研究表明，在妊娠24周之前检查发现的先天畸形占16%~44%，其中重大及致死性畸形的检出率更高（图20.1~图20.7）[7-9]。致死性畸形的总检出率高达84%，尽管检测灵敏度因畸形种类、孕龄、母亲体重指数、操作技巧及经验等因素而异[10-12]。这些回顾性研究一致认为，应该为所有妊娠18~22周的孕妇提供一次常规超声检查，评估胎儿解剖、多胎妊娠及绒毛膜性、胎盘异常以及宫颈评估。

框 20.1　中孕期超声检查的组成[3,4,17]（图20.1~图20.8）

- 有无胎心搏动、胎儿心率及节律
- 胎儿数目
- 胎先露
- 评估羊水量
- 胎盘形态和位置（图20.3和图20.4）
- 脐带血管数量和胎盘插入口位置，如果技术可行
- 胎儿生物测量（双顶径、头围、股骨长、腹围）（图20.8）
- 胎儿结构检查（18~20周）

包括以下参数：
头部（完整的颅骨，透明隔腔，脑中线，丘脑，脑室，小脑延髓池，脉络丛），面部（眼眶，嘴，上唇完整），颈部（无包块），胸部和心脏（胸部和肺部的形态及大小，心脏搏动，四腔心切面，主动脉和肺动脉流出道，膈疝），腹部（胃位置正常，无肠管扩张，两个肾脏，脐带插入口，膀胱），骨骼系统（脊柱，肿块，上臂及手部、腿及足部）

- 有无胎动
- 多胎妊娠需对每个胎儿进行评估

2015年，一项对妊娠24周前常规超声检查队列回顾性的荟萃研究中，指出常规早孕超声检查明显增加了胎儿异常的诊断率（RR 3.46，95% CI 1.67~7.14）[13]。然而，这项荟萃研究中仅有两项纳入的研究评估常规超声检查对于胎儿结构异常的检测能力，Helsinki研究和常规产前超声诊断成像（RADIUS）研究。显然，影响检出率的诸多因素没有包括在RR值测定的考虑中，包括孕龄、畸形类型、操作者的超声检查数量、操作者经验和畸形的发病率。另外，超声成像技术取得了显著的进步。因尚无近期的中孕期常规超声检查研究，以下我们回顾一下前述研究。

Helsinki 研究

Helsinki研究于1986—1987年进行，随机对4 691例妊娠16~20周的妇女进行常规超声筛查，对照组是4 619例因临床指征进行超声检查的孕妇，比较两组的结局[14]。在赫尔辛基，95%的孕妇参与了这项研究。对照组中77%的妇女在妊娠期间接受了超声医学检查。中期妊娠的常规超声筛查增加了胎儿畸形的检出率。约50%的严重畸形被检出，其中市立医院的检出率为36%，大学附属医院的检出率为77%。在接受筛查的人群中，围产儿死亡率显著降低（4.6/1 000 vs 9.0/1 000），这很可能与畸形胎儿终止妊娠以及先天畸形死亡的新生儿减少有关。

RADIUS 研究

RADIUS研究是1987—1991年在美国进行的一项多中心研究[15,16]。这项研究随机选取了15 151例妇女，研究组孕妇在妊娠15~22周及妊娠31~35周均接受了超声筛查检查，对照组孕妇

只接受有产科指征的超声检查。45%的对照组孕妇至少接受了一次超声检查。常规的中孕期超声筛查增加了异常的检出率（34.8% vs 11%）。在这些异常中，50%是在妊娠24周之前发现的。然而，尽管超声检测出了异常，但早期筛查的围产儿结局未得到改善，异常胎儿的流产数量及存活率没有差异。胎儿畸形的产前检测并不能提高存活率。此外，进行这项研究时，超声设备的分辨率比目前的超声设备分辨率要差。

Eurofetus 研究

Eurofetus 研究是在非指定妊娠人群中进行常规超声筛查的最大研究。这项研究是在1990—1993年进行的。针对欧洲61家产科病房的妊娠18~22周的妇女进行了常规筛查，并前瞻性地收集数据。所有异常的检出率为56.2%。重大畸形检出率为73.7%，微小异常检出率为45.7%。中枢神经系统异常（88.3%）和泌尿路异常（88.5%）高于心脏异常（20.8%~38.8%）。总的来说，44%的超声结构异常和55%的严重超声结构异常是在24周之前发现的。与中枢神经系统或泌尿道异常相比，心脏和面部异常在妊娠期诊断的孕周较晚。

在评论这些实验时，有几个因素需要考虑。值得注意的是，必须考虑胎儿结构异常情况的普遍性、人口统计特征和研究设计。结构异常的检出率也取决于随访。文献报道的超声结构异常患病率为0.3%~3.2%[17]。17项低患病率的研究可能存在随访不全的情况。

研究人群的临床特征也影响检出率和结果和数据的普遍性。例如，在RADIUS研究中，在应用排除标准后，只有28%的符合条件的女性被纳入研究。此外，本研究的设计排除了希望接受超声筛查的妇女，以及胎儿异常考虑终止妊娠的妇女。这极大地改变了研究人群，降低了普遍性。Helsinki研究更具代表性，因其涵盖了队列中95%的孕妇，因此更可靠地描述了胎儿异常的检测结果。

RADIUS研究的主要终结点是新生儿早产的后果，而不是胎儿畸形。因此，RADIUS试验无法进行与畸形相关的，由新生儿并发症和家庭经济能力所造成的差异的比较。例如，有胎儿先天性心脏病[18]，尤其是单纯性室间隔缺损[19]和胎儿躯体异常[20]的患者，在产前诊断比在产后诊断有更好的结局。

超声检查的医疗机构级别也很重要。RADIUS研究及Helsinki研究都表明，在医院或三级保健机构进行的超声检查发现异常的比例高于在社区中心。这可能是由超声检查者经验或设备差异而不是地点本身所导致的。此外，RADIUS和赫尔辛基研究都是在20世纪80年代进行的，当时超声技术刚出现不久，因此当时的先进操作技术还未在世界范围内推广。

超声筛查的额外用途

超声检查用于胎儿非整倍体的筛查

随着非整倍体筛查的进展，中期超声筛查常见胎儿非整倍体（21-三体综合征、18-三体综合征和13-三体综合征）的作用减弱[21, 22]。超声筛查不再作为主要的筛查工具。现在是在11~14周联合筛查或中期妊娠血清筛查来校正风险（见第16章）。非整倍体的超声软指标，如肠管回声增强，长骨偏短，肾盂扩张或心室强光点的意义不应被单独解读[3]。虽然超声在识别非整倍体的能力有限，但它确实有助于识别其他可能与异常血清标志物（如神经管缺陷）和拷贝数变异相关的异常。

越来越多的女性可能会在非整倍体筛查的高风险结果后选择进行无细胞游离DNA（cfDNA）分析（见第21章），或者有些人会选择这种方法作为她们的主要筛查检测方法[23-26]。在这些病例中，cfDNA的阳性和阴性预测值与软指标的存在或不存在无关。cfDNA结果阳性者要行侵入性诊断检查来确诊[23]。在已完成了侵入性产前遗传检测的女性中，超声标志物的存在与否与遗传病诊断结果无关。

更好地估算孕龄

确定预产期（EDD）是产科管理必不可少的。大量积累的证据表明，常规的超声检查结果估算预产期比末次月经更准确，即使她的月经周期是规律的（图20.8）[3-5]。准确估计孕龄的好处包括减少39周前的计划性剖宫产，降低晚期妊娠的干预,减少胎儿生长受限的诊断。在一篇对 11 项研究进行了 Cochrane 回顾性研究的文章中,常规使用早期超声,随后对预产期进行调整,可减少足月妊娠的引产(RR 0.59, 95% CI 0.42~0.83)[9]。一项专注于检查时间的随机研究表明,在低风险人群中,在减少过期妊娠方面,早孕期超声检查比中孕期更有效[27]。

妊娠中期宫颈长度

中孕期常规测量宫颈长度测量仍有争议。2013 年的一项 Cochrane 研究中没有发现足够的依据建议对所有孕妇常规进行宫颈长度的测量[28]。一项对中孕期无症状宫颈缩短的孕妇进行孕激素治疗的荟萃分析表明,在中孕期对所有单胎妊娠孕妇进行宫颈长度筛查,并对发现宫颈短的妇女进行治疗,被认为是可行的[29]。在接受产科超声检查的妇女中,美国妇产科学会(ACOG)建议在临床合适且技术可行的情况下检查宫颈[2]。加拿大妇产科协会(SOGC)之前认为,常规的经阴道宫颈长度评估不适用于低风险妇女[30]。2016 年,母胎医学协作组织(SMFM)建议对有前次早产病史的单胎妊娠的妇女进行常规宫颈长度筛查,但并不建议对全部的孕妇人群进行常规筛查[31]。现有文献在常规宫颈长度筛查上尚未达成共识。然而,考虑到阴道孕酮制剂的可及性,我们认为在妊娠 18~22 周的进行详细的超声评估是合理的。

多胎妊娠

常规的超声筛查可早期识别多胎妊娠。在2015 年的一项 Cochrane 研究中,妊娠 24 周前接受常规超声检查者,比 24 周时进行超声检查者更早诊断为多胎妊娠,早孕超声检查显著降低妊娠 24 周时漏诊多胎妊娠的风险(RR 0.07,95% CI 0.03~0.17)[9]。在 RADIUS 研究中,中孕期未常规进行超声检查的妇女,38% 的双胎妊娠直到妊娠 26 周后才被发现,13% 的双胞直到分娩后才被诊断;而超声筛查组未漏诊双胎妊娠[16]。同样,这项研究是在 20 世纪 80 年代进行的。在 Helsinki 研究中也发现了类似的结果[14]。在超声筛查组中,所有双胎妊娠都是在孕 21 周之前诊断的,而在对照组,这一比例为

76.3%。筛查组的围产期死亡率为 27.8/1 000,对照组为 65.8/1 000,差异无统计学意义。其他的回顾性研究提示早期诊断双胎妊娠可改善新生儿结局[32]。在理想情况下,多胎妊娠应该在妊娠前 3 个月得到诊断,此时能准确地进行判断绒毛膜性。

孕晚期常规超声检查

早期的超声检查可以确定孕龄,为后续检查提供基础,并进行对比以评估胎儿的生长。在2015 年对常规超声检查与选择性超声检查的回顾性研究中,常规早期超声检查并没有显著降低对小于胎龄儿(SGA)的诊断(RR 1.05, 95% CI 0.81~1.35)[9]。此外,尽管早期识别生长受限胎儿可以进行更密切的观察和早期干预,但妊娠晚期超声(图 20.8)识别胎儿生长受限的价值仍不明确。2015 年一项回顾性研究发现,孕晚期常规超声检查并不能提高对出生体重低于第 10 百分位胎儿的诊断率(RR 0.98, 95% CI 0.74~1.28)或降低围产儿死亡率(RR 1.13, 95% CI 0.58~2.19)[33]。

随后一项针对妊娠结局预测的前瞻性队列研究,对未经选择的单胎妊娠初产妇行早期超声检查以推算受孕日期[34]。同意参与研究的妇女(n=4 512)在妊娠 20 周、28 周和 36 周接受了额外的超声检查。50% 未接受额外检查的妇女最终接受了有临床指征的孕晚期超声检查。与依据临床指征的超声检查相比,普遍孕晚期超声检查的新生儿 SGA 检出率增加了两倍(57% vs 20%)。然而,普遍超声检查组中超声过度诊断 SGA 的情况比依据临床指征的超声检查组更常见(阳性预测值, 35% vs 50%)。在估计出生体重(EFW)小于第 10 百分位的胎儿中,只有腹围增长速度在最低十分位的新生儿患病风险增加。

虽然孕晚期超声检查可以诊断有重要临床意义的异常,胎先露异常,羊水量异常,胎儿过度增长,但 2015 年的一项 Cochrane 研究显示,相较于有临床指征及高危因素的超声检查,无证据表明孕晚期常规超声检查能改善孕产妇、胎儿或新生儿结局(图 20.3,图 20.4)。然而,一些结构异常如某些骨骼发育不良,往往只能在妊娠晚期检测到[34,35]。

多普勒测速的常规应用

有研究评估了多普勒超声筛查在低风险妇女的应用[3]。这些研究发现,无论是对母体还是胎儿都没有益处,这与其在高风险、生长受限妊娠中已证实的益处形成了鲜明对比。2015年一项对14 185名妇女的Cochrane回顾研究中,低风险或未经选择人群的常规多普勒超声检查并没有导致产前、产时和新生儿干预的增加,也没有发现临床结果的总体差异[36]。

谁来做扫描?

根据各地规章制度及实践地点的不同,超声操作人员的技能和经验有很大的差异。在一些国家,包括美国,超声技师通常进行超声检查,然后由医师审查图像。在美国,注册的医学超声诊断师并不独立工作,对图像及其解释的责任落在医师身上。在其他国家,医师做全面的超声检查。在某些地方,医师只进行针对性的超声检查。无论采用何种实践模式,执行超声检查任务的操作员都应该具备熟练的技能,并接受培训以执行这些检查。AIUM和ISUOG都规定了超声成像的资质和指南,并说明了协会规定的最低标准[4,37]。

设备

产科超声应该使用经腹部或经阴道的方法(或两者)实时进行。探头频率的选择是超声分辨率和穿透力之间的微妙平衡。通常,3~5MHz的经腹探头允许足够的穿透,同时对大多数患者有足够的分辨率。在肥胖患者中,需要一个较低频率穿透性更强的探头。对于高危病例需进行更详细的扫描,需要脉冲、连续波多普勒以及三维成像能力,这在许多胎儿畸形评估方面显示了优势。所获得的图像应以数码方式存档,机器应定期进行适当维护并酌情升级。重视探头的维护和清洁,在经腹部和经阴道超声检查中都必须注意预防感染[38,39]。

结果的记录及交流

无论在哪里进行超声检查,图像和结果的充分记录对于患者的诊疗质量是必不可少的。超声检查后应该有一个永久的记录及医师的解释。这些作者的观点是,超声应该用来补充训练有素的医师病史和体格检查,以形成鉴别诊断,优化直接接触患者体格检查后的诊断。因此,远程医疗不应取代与患者的直接接触。

AIUM制订了质量保证计划,使结果记录及交流标准化和流程化[37]。正常及异常的图像都应该以可检索的格式记录和存档,最好是数字化的。超声图像和全面报告的保存应符合临床需要以及相关的法律和当地医疗保健机构的要求。

解读医师和转诊医师之间的沟通应明确、及时,并充分尊重患者隐私。最终的超声报告应在检查完成后24h内提供。最终报告必须(至少)包括:患者姓名和其他识别信息(如出生日期)、医疗机构识别信息、医师识别信息、超声检查的日期和时间、解读、鉴别诊断和随访建议。对图像质量和解读的限制,以及对以往或相关成像研究的回顾,都应包括在本交流中。

遵循标准化的详细的成像和报告方案将最小化人为错误和事故。许多较新的机器都有内置的工作流程,以减少操作者扫描的失误。在理想情况下,图像是通过数字方式存储和审查的,以便研究人员之间进行持续的审查和检索。

质量保证程序对卓越的检查至关重要。每个超声单元应由训练有素的人员采集图像,确保标准化、充分、以患者为中心。在审查的过程中都应允许快速调阅存档图像,以便识别不良预后,漏诊以及随机检查。

资源利用

常规筛查对卫生保健系统的影响还有待确定。一些报告分析了低风险妇女产科超声检查的成本效益比。每个个体患者对分娩或避免畸形孩子出生的价值,都需要在成本效益平衡中加以考虑。目前,还没有一种标准化的方法来纳入这种以患者为中心的指标。此外,世界卫生组织(WHO)研究小组已经认识到,在世界范围内,目前开展的大部分超声培训实际上是由很少或没有接受过正式培训的个人进行的。为了解决这个问题,ISUOG和AIUM等组织已经提供了最低标准的实践指南[1],并建议结合当地的情况和资源,进一步评估各地超声筛查的好处。

如前所述,RADIUS 研究得出的结论是,常规的超声筛查不具备成本效益,会给医疗保健系统带来巨大的负担。虽然常规筛检并没有改善围产期的总死亡率,但异常的检出率较高。该研究没有分析这种检率对后续结果的影响。成本分析也没有考虑超声对不符合随机化条件的患者进行检查的社会成本。未参与 RADIUS 研究的研究人员利用 RADIUS 试验的数据对常规孕中期超声筛查进行了成本效益分析,并考虑了研究的所有结果[40],成本考虑了对每一种类型的胎儿异常进行的评估,并对每一种异常新生儿需要的随访工作量进行了预测,包括产后诊断所节省的费用,并得出结论,常规超声筛查仅在三级保健中心进行时,可显著节约成本。

Helsinki 研究解决了产前保健服务在常规超声筛查应用的问题[41]。超声筛查减少了对专家服务的需求[42],在住院人数上没有差异。对同一数据集的成本效益分析表明,行中期妊娠筛查是有成本效益的,至少对在公共资助卫生系统每例超声检查需要 86 美元(注意,为 1995 年的美元价值)的社会是如此。如果加上额外筛查所致的检查及程序的费用,每例超声筛查的费用上升到 102 美元。成本节省是根据保健服务和出诊次数减少计算出来的,每例超声筛查节省成本为 182 美元。因此,每名患者净节省 80 美元。基于研究提出的围产期死亡率的下降,避免一例围产期死亡的总费用为 21 938 美元。该项研究假定了终止妊娠的可行性和可接受性。

来自南非一个中心的一项随机试验考察了常规超声筛查的成本和围产期结果[43]。研究组包括妊娠 18~24 周无先天性畸形危险因素的患者,对照组只进行常规诊疗。两组患者都可以接受有指征的额外扫描。对照组的妇女有更多的可能被诊断为过期妊娠,并曾接受羊膜腔穿刺术来确认肺成熟度,但两组不良围产期结局的发生率是相似的。常规的超声不能改善结局并增加了成本。对筛查成本效益的研究进行系统性回顾,得出的结论是,现有的数据质量很差,不能用这些数据得出有用的结论[44]。

安全和伦理考虑

安全和伦理责任是由包括制造商在内的利益相关者共同承担的,他们应该确保准确性。因此,ISUOG 规定,超声必须由接受相关临床应用培训的卫生专业人员进行开展[45-47],而不允许将超声仅用于图像纪念品。虽然没有关于胎儿伤害的临床报道,超声检查仍然被认为是有能量的,并在理论上有潜在的生物学效应。在临床实践中,产前超声检查似乎是安全的,但需要依从于 ALARA 原则,即尽可能低地合理应用。

与此同时,应考虑患者在做出医疗选择决定时的自主权。他们应该被告知,尽管超声已经证明了产前筛查的益处,但关于普遍筛查的益处和成本效益的数据是不一致的,对围产期结局和分娩计划的改善已经被证明。向患者提供基于证据的信息,与患者共享常规诊疗的好处和局限性,尊重他们的自主权[6,48]。

结论

- 妊娠中期常规超声检查的主要目的是为优化产前保健和为分娩计划提供准确的诊断信息。
- 常规的早孕期超声检查是有益的,可以更好地估算孕龄、诊断多胎妊娠、确定绒毛膜性。
- 常规超声检查可以更早地发现临床未发现的胎儿畸形并且更早诊断多胎妊娠。在畸形检测方面,Eurofetal 研究结果揭示了超声检查的实际敏感度(50%~70%)。
- 进行产科超声扫描的人员应该定期接受妊娠相关的超声诊断培训。
- 如果进行一次超声检查,最佳的时间是在妊娠 18~22 周,可以进行良好的系统解剖观察,以便于尽早完成产前诊断流程和必要时的终止妊娠。
- 在妊娠晚孕期常规进行超声筛查的检查没有得到现有数据的支持。

（杨芳　译　顾圆圆　审校）

参考文献和自我测试题见网络增值服务

第 21 章　胎儿染色体非整倍体及微缺失异常的无创产前筛查

KAREN WOU AND RONALD J. WAPNER

本章要点

- 回顾了孕妇血浆中完整的胎儿滋养层细胞和有核红细胞的来源及其用于无创产前筛查的局限性和前景。
- 阐述了孕妇血浆中胎儿游离 DNA（cell-free fetal DNA, cffDNA）的发现及其在高风险和普通人群中被应用于常见非整倍体和性染色体异常无创产前筛查的发展历程。
- 从敏感度、特异度、阳性预测值、假阳性率和假阴性率等方面评估了 cffDNA 的临床效能。
- 阐述了基于 cffDNA 检测胎儿非整倍体异常的不同技术，并探讨了影响胎儿游离 DNA 浓度的因素。
- 利用 cffDNA 检测胎儿拷贝数变异的技术仍面临包括测序深度在内的很多挑战，目前并不推荐将胎儿亚染色体异常的无创检测应用于临床。

概述

近半个世纪以来，旨在发现胎儿细胞遗传学异常的产前筛查技术不断进步，检出率逐步提升，而假阳性率逐渐下降[1]。50 年前，孕妇高龄是基于人群筛查的唯一危险因素，主要目标是发现唐氏综合征胎儿，当高龄孕妇的风险为 5% 时，唐氏综合征胎儿的检出率约为 30%。到 20 世纪 90 年代，中孕期血清学指标人绒毛膜促性腺激素（human chorionic gonadotrophin, hCG）、甲胎蛋白（alpha-fetoprotein, AFP）、游离雌三醇（unconjugated estriol, uE₃）联合筛查，结合孕妇年龄，在 5% 的假阳性率水平，可将 21- 三体、18- 三体、13- 三体的检出率提高到 80%。随后，联合应用早孕期血清生化指标妊娠相关血浆蛋白 A（pregnancy-

associated placental protein A, PAPP-A）、hCG 以及超声测量胎儿颈项透明层（nuchal translucency, NT）厚度，可在早孕期将上述染色体异常的检出率提高到 92%～95%[2]（该筛查方法详见第 19 章）。

尽管血清学筛查表现优秀，全面遗传学分析需要胎儿组织或 DNA，这只能通过绒毛取样或羊膜腔穿刺术等侵入性方法获得。过去 20 年许多研究尝试从母血或宫颈脱落细胞获得和分离胎儿细胞，均没能成功应用到临床[3]。孕妇血浆中胎儿游离 DNA（cffDNA）的发现与应用突破了这种困境，其对唐氏综合征的检出率达到 99% 以上，假阳性率低于 0.1%，这种方法很快用于临床，目前已被世界上主要的学术组织推荐应用到胎儿染色体非整倍体（21- 三体、18- 三体、13- 三体）高风险孕妇的筛查中，包括高龄孕妇、血清学筛查阳性、NT 筛查阳性、曾生育过非整倍体后代的夫妇、夫妇双方之一为涉及 21 或 13 号染色体的罗伯逊易位携带者，以及超声异常提示胎儿可能为非整倍体（表 21.1）[4-7]。无创产前筛查在低风险人群中的表现同样可靠，基于 cffDNA 进行其他细胞遗传学异常的研究正在进行中，以期达到与介入性产前诊断同样的检测效能。

表 21.1　国外学术组织对无创产前筛查的推荐[4-7]

主要团体	推荐
ACOG/SMFM（2015）	目前仅推荐 NIPS 应用于胎儿为染色体非整倍体高风险的孕妇
SOGC（2013）	NIPS 可以作为高风险孕妇羊膜腔穿刺术之外的选择
ISPD（2015）	血清学和超声筛查提示为高风险的孕妇可考虑 NIPS，传统筛查提示为高或中风险的孕妇或所有孕妇都可考虑 NIPS
RCOG（2014）	无具体建议（ROCG 科学影响论文第 15 期）

主要团体	推荐
ACMG（2016）	告知孕妇 NIPS 比传统血清学筛查的敏感性更高（ACMG 政策声明）
ESHG/ASHG（2015）	无具体建议（ASHG/ESHG 联合声明）

续表

译者注：ACMG，American College of Medical Genetics and Genomics，美国医学遗传学与基因组学学会；ACOG，American Congress of Obstetricians and Gynecologists，美国妇产科医师协会；ASHG，American Society of Human Genetics，美国人类遗传学协会；ESHG，European Society of Human Genetics，欧洲人类遗传学协会；ISPD，International Society of Prenatal Diagnosis，国际产前诊断学会；NIPS，noninvasive prenatal screening，无创产前筛查；RCOG，Royal College of Obstetricians and Gynaecologists，英国皇家妇产科学会；SMFM，Society of Maternal-Fetal Medicine，母胎医学会；SOGC，Society of Obstetricians and Gynecologists of Canada，加拿大妇产科医师协会。

母体循环中胎儿细胞和游离 DNA 的来源

母体循环中的胎儿细胞

穿过胎盘屏障进入母体循环的胎儿成分（包括完整细胞）是过去 20 年的研究重点之一[8-11]，因为只需要提取少量这样的细胞就能获得一个可供分析的胎儿基因组的完整拷贝，从而采用先进的分子技术，如染色体微阵列分析和测序技术，做到真正的诊断性检测。

1893 年，德国病理学家 Georg Schmorl 描述了死于子痫的孕妇肺中存在滋养细胞[12]，是母体外周血中存在胎儿细胞的第一篇报道。直到 1969 年，母体血液中发现含有 Y 染色体物质的胎儿淋巴细胞，证实正常妊娠孕妇的外周血中存在胎儿细胞[13]。随后，荧光原位杂交（fluorescence in situ hybridisation，FISH）和聚合酶链式反应（polymerase chain reaction，PCR）证实所有妊娠过程中都会发生胎儿 - 母体细胞转运[14-16]。

研究表明孕妇血中的胎儿细胞很少。据估计，其占比为 1/（10^4~10^8）个孕妇单核细胞[17, 18]。Emad 等[19] 使用自动扫描显微镜载玻片来确定孕妇血中胎儿细胞的浓度，发现在正常妊娠中，每 1mL 母血中可检出 3~6 个胎儿细胞，而在胎儿罹患唐氏综合征的孕妇，则可检出多达 3~12 个胎儿细胞。由于这些细胞的稀缺性，大多数利用胎儿细胞进行无创产前诊断的研究都聚焦于细胞分离纯化技术，通过富集更多的胎儿细胞和尽可能地去除母体细胞污染，以期获得足够量的理想胎儿靶细胞进行检测[20, 21]。

母体循环中胎儿细胞的类型

目前，已发现四种类型的循环胎儿细胞：滋养细胞、胎儿有核红细胞（fetal nucleated red blood cells，fNRBC）、白细胞、未分化干细胞和祖细胞[22]。后两种细胞在产后 27 年内一直存在于母体外周血液循环，故不能用于再次妊娠的产前诊断[23]。滋养细胞和 fNRBC 分娩后可迅速从母体血液中被清除，因而成为产前诊断研究的重点。

母体循环中胎儿细胞的分离纯化

直到现在，使用这些稀有而易碎的细胞进行非侵入性检测的最大挑战仍然是如何将它们从母体细胞中完整地分离出来。最主要使用梯度分离的方法来增加所需细胞的相对浓度，然后通过特异性的细胞表面或胞质内标志物来分离它们（图 21.1）。

滋养细胞　滋养细胞是第一种在母体外周血液循环中被检测到的胎儿细胞[24]，但将其用于非侵入性产前诊断还存在困难。首先，几乎没有高度特异性的抗体可用于滋养层细胞的分离和富集。其次，此类多核细胞很难用标准细胞遗传学技术如 FISH 技术检测，而需要分子技术如染色体微阵列分析。最后，由于这些细胞起源于胎盘，与绒毛取样类似，存在 1% 的限制性胎盘嵌合可能。尽管存在这些困难，目前的研究仍不断地显示出它们的潜在价值。

Paterlini-Brechot 等使用循环滋养细胞对 63 例有囊性纤维化（cystic fibrosis，CF）或脊髓性肌萎缩症（spinal muscular atrophy，SMA）风险的胎儿进行了基因诊断[25]。滋养细胞的收集通过使用校准的过滤器按照细胞大小初步分离上皮性肿瘤 / 滋养层细胞来实现。随后用激光将细胞从滤膜上切割下来，通过父母源性的短串联重复序列（STR）进行基因分型确认滋养细胞。在过滤选择得到的超过 15μm 的细胞中，50% 被确认为胎儿细胞。随后对这些细胞进行特定的诊断性检测。每毫升母血大约存在 1.5 个细胞，每个病例大约可分析 5~10 个细胞。绒毛取样证实所有 CF 或 SMA 胎儿均诊断正确。

从外周血中Ficoll-Hypaque分离单核细胞

磁性正选择

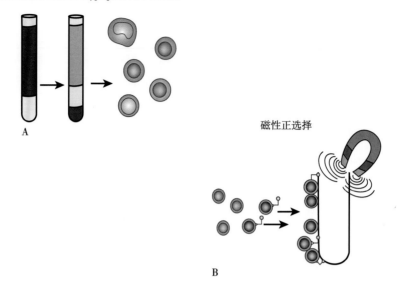

图 21.1 A. 从外周血中 Ficoll-Hypaque 分离单核细胞（MNC）。图示为将单个核细胞从母体循环的其他细胞（如红细胞）中分离。基于密度不同，采用 Ficoll-Hypaque 梯度分离将细胞分层。单核细胞层中胎儿细胞的浓度将会增加。B. 磁性正选择：用吸附有胎儿特异性细胞抗体的铁珠对胎儿细胞染色，然后通过磁性分离选择出被标记的细胞

Hatt 等[26]用特异性标志物对最可能来源于血管内亚群的绒毛外滋养细胞（extra villous trophoblast, EVT）细胞进行标记，进一步证明了滋养细胞捕获的潜在价值。这些原始外胚层细胞表达内皮 / 血管标志物是其对血管环境适应的结果。采用一种新的内皮 / 血管标志物 CD105 和 CD141 组合抗体的磁珠细胞分选富集技术可从母血（11~13 周）中分离胎儿细胞。用细胞角蛋白抗体的混合物对滋养细胞进行区分。在 85%的样本中，FISH 可以获得 X 和 Y 信号用于性别鉴定，特异度为 91%。如果在一个样本中可以发现三个及以上的胎儿细胞，那么胎儿性别的符合率就有可能达到 100%[26]。

最近，Beaudet 等[27,28]开发了利用微阵列比较基因组杂交（array comparative genomic hybridisation, CGH）和 / 或二代测序（next-generation sequencing, NGS）检测母血中胎儿滋养细胞染色体和亚染色体异常的方法。首先，通过密度分离法从妊娠10~16 周的孕妇血液中分离出有核细胞，然后对它们进行免疫组织化学染色，以识别细胞角蛋白阳性和 CD45 阴性的滋养细胞。经全基因组扩增和基因分型后，采用微阵列 CGH 和 / 或 NGS 分析，识别正常胎儿和患 Klinefelter 综合征、21- 三体、18- 三体、13- 三体和 15 号染色体缺失综合征

的胎儿[27,28]。

1971 年，Shettles[29,30]首次使用喹啉芥子荧光染色法发现宫颈黏液中也存在滋养细胞，这些细胞很容易通过形态学特征和特异性抗体的免疫组织化学进行鉴定[31-33]。然而，此后有研究报道宫颈黏液中胎儿细胞的检出率在 50%~60%[34,35]。

最近，Bolnick 等[36]发表了关于 56 名孕妇在妊娠 5~20 周宫颈黏液标本的研究结果，他们通过细胞刷和人类白细胞抗原 G 滋养细胞特异性抗体识别、收集细胞。每例患者平均搜集细胞数为（746 ± 59）个，母体细胞污染程度达到最小化，95%~100% 的分离细胞都能表达确定的胎儿特异性参数。尽管如此，到目前为止，技术方面的难题还是导致其不能应用到临床实践中。虽然一些学者仍在探索，但未获成功。

胎儿有核红细胞　母体外周血液循环中的胎儿有核红细胞具有相对较短的半衰期，更能反映当前妊娠的真实情况[37]，这种特性使其成为产前诊断的主要研究目标[38,39]。此类细胞的优点是它们能够被红细胞前体细胞独特的、与其他血细胞亚群不同的表达谱所识别。例如，fNRBC 的细胞表面表达转铁蛋白受体（CD71），而不表达母体白细胞的 CD45。

10^5~10^7 个母体有核细胞中只有 1 个胎儿细胞，

因此需要严格的标准分离和鉴定。用细胞特异性标志物初步染色后,通常单独或联合使用免疫磁珠分离法或流式细胞分离技术来富集胎儿细胞。其他方法包括使用 Ficoll 梯度离心分离、芯片过滤、横向位移和磁电泳法、凝集素结合、双向电泳、显微操作、激光显微切割和压力弹射法[40]。技术方法种类繁多,恰恰说明目前还缺乏最佳分离技术的共识。

由于母体未成熟有核红细胞可表达转铁蛋白受体等与胎儿红细胞类似的标志物,所以富集之后还需要进一步确定细胞来源[9,14]。目前,最常用的方法是先用胚胎或胎儿珠蛋白抗体进行免疫标记,随后选择性地进行细胞分离或捕获。

最初,细胞遗传学技术(如 FISH)被用于检测,但胎儿细胞在分离纯化过程中容易被破坏,细胞遗传学检测难以进行。近年的研究证明,分子技术只需要少量胎儿 DNA 且更加有效。

美国国家儿童健康与人类发育研究所胎儿细胞分离研究(The National Institute of Child Health and Human Development Fetal Cell Isolation Study, NIFTY)是迄今为止最大的一项利用 fNRBC 进行无创产前诊断的研究[41],结果显示,基于细胞的方法在检测非整倍体方面的敏感性和特异性都不令人满意。这项研究使用了多种特异的有核红细胞表面标志物以及磁性激活细胞分选(magnetic-activated cell sorting, MACS)和荧光激活细胞分选(fluorescent-activatedcell sorting, FACS)两种方法[41,42],研究共纳入 2 744 份样本,结果表明 FISH 对 13-三体、18- 三体、21- 三体以及性染色体的非整倍体异常检出率为 74.4%,假阳性率为 0.6%~4.1%。这项研究证明了当时有核红细胞鉴定、分离和分析技术的局限性。分离胎儿有核细胞用于产前诊断昂贵、费力、耗时,除非有可靠的自动化方法。

展望

过去的 10 年里,不同的研究小组开发了针对 fNRBC 的新抗体,并利用先进的单细胞分析技术继续探索提取和分析胎儿细胞的可能性。如:生命科学生物技术公司 RareCyte 使用顺序密度分离来获取完整的胎儿细胞[43]。两步离心法利用有核细胞的密度,从血浆和母体红细胞中浓缩和分离所需的细胞。使用专利软件进行多路成像,通过分析单个细胞的形态和生物标志物表达谱来检测和排序潜在的所需细胞,将目标细胞单独提取进行分析。

KellBenX 专注于一种专有的单克隆抗体(4B9),该抗体仅存在于游离有核红细胞及其前体细胞上,而不存在于母体红细胞表面抗原上[44]。当该抗体与有核红细胞表面抗原结合时,就可以分离出胎儿细胞,并通过测序、PCR、FISH、微阵列或免疫组织化学等方法进行全面分析。

尽管这些进展引人注目,但由于其复杂性和验证细胞来源于胎儿的必要性,该技术还不能被应用到临床大规模的常规筛查。

母体循环中的胎儿游离 DNA

血浆和血清游离核苷酸在其他医学领域,如肿瘤学和创伤,已被描述为各种疾病的新生标志物。1948 年,Mandel 和 Metais[45] 首先报道外周血中细胞外核苷酸的存在。1997 年,采用针对单拷贝 Y 染色体特异序列 SRY 的实时聚合酶链反应,来证实胎儿为男性并对男性胎儿的 DNA 含量进行定量。孕妇血浆胎儿游离 DNA(cell-free fetal DNA, cffDNA)的发现为产前诊断开辟了新的前景[46]。

cffDNA 的主要优点是,它比从有限数量的外周血胎儿细胞中获得的 DNA 多出 1 000 倍,并且在出生后迅速减少,半衰期约为 16.3min。cffDNA 在产后 2 小时就不能被检出,这使其仅适用于妊娠期的检测[47]。

最初通过传统或实时定量 PCR 检测 cffDNA 片段,辨别母体基因组中完全不存在的胎儿 DNA 序列(如男性胎儿的 Y 染色体或 RhD 阴性孕妇胎儿的 RhD 基因)[48,49]。此后,cffDNA 在胎儿非整倍体异常、性染色体异常以及微缺失 / 微重复异常方面的检测不断获得成功,临床应用越来越广泛。

母体循环中胎儿游离 DNA 的来源

许多细胞都有生命周期,最后以“凋亡”(程序性细胞死亡)告终。这个过程中,DNA 被切割成 150~200 个碱基对的短片段,作为“游离 DNA”释放到血液中。妊娠期间,胎盘滋养细胞不断转换成细胞滋养细胞,后者产生的 DNA 片段被释放到母体外周血液循环中,因此母体血浆中同时含有母体和胎儿的游离 DNA。母亲外周血中的胎儿 DNA 片段可呈现出胎儿全部基因组。

命名为"胎儿"游离 DNA 其实具有误导性,因为这些片段几乎全部来自胎盘。因此,cffDNA 在许多与胎盘病理相关的情况下升高不足为奇,如先兆子痫、早产、前置胎盘、妊娠剧吐和胎儿宫内生长受限[47]。

孕妇血浆中胎儿游离 DNA 的含量

受许多因素影响,孕妇血浆中 cffDNA 的含量占总体 cfDNA 的 3%~10%,有时可达 30%[50-53]。孕 10 周后就能可靠地检测到 cffDNA,也有报道称最早在 5~7 周就可以检出[54]。

胎儿分数 胎儿分数是胎儿 cfDNA 占循环总 cfDNA 的比例,呈钟形分布,平均峰值为 10%~20%(图 21.2)。在妊娠 10~21 周,胎儿分数相对保持稳定,随后不断增加至足月。

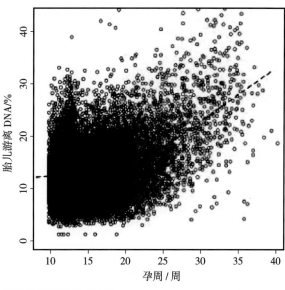

图 21.2 孕龄和孕妇体重对孕妇血浆中胎儿游离 DNA(cffDNA)水平的影响。胎儿 cfDNA 浓度与孕周的关系。根据 22 384 名孕妇的检测结果绘制了不同孕周时的 cfDNA 浓度分布图。在孕 10~10^{+6} 周,cfDNA 浓度中位数为 10.2%。孕 10~21 周(黑色圆圈),cfDNA 平均每周增加 0.10%(P<0.000 1;黑色圆圈内有蓝色虚线),2% 的孕妇在此期间 cfDNA 浓度低于 4%。孕 21 周开始,cfDNA 浓度每周增加 1%,速度较前增加 10 倍

对怀男性胎儿的孕妇,最常通过 Y 染色体上如 SRY、DYS14 和 DAZ 等基因来计算胎儿分数[46];对怀女性胎儿的孕妇,常用分子计数、差异甲基化序列扩增或独特的胎儿多态性等方法来估测[55,56]。基于母体和胎儿 DNA 片段的表观遗传学和基因型差异的预估可能比基于 Y 特异位点的预估更加精确[57]。

胎儿游离 DNA 比例在不同孕妇和不同妊娠情况下均有所不同,在整个妊娠期也会受一些外源性因素的影响,包括孕龄、母体体重、胎儿非整倍体异常等。

孕龄 胎盘细胞凋亡率和胎儿 DNA 浓度随孕周的增加而增加[50,58,59](图 21.2)。在孕 10 周时,母体血浆中胎儿游离 DNA 比例大约是 10%,在孕 10~20 周每周增加 0.1%,在孕 21 周至足月期间增长速度加快,达到每周 1%[59]。在孕 21 周前,大约 2% 孕妇的胎儿游离 DNA 比例低于 4%,浓度太低以至于不能用于非整倍体筛查。

母体体重 胎儿游离 DNA 比例与母体体重呈显著负相关[59],母体体重为 60kg 时的平均值约为 12%,而体重为 120kg 时的平均值仅为 6%[60]。因此,随着孕妇体重的增加,胎儿游离 DNA 比例低于 4% 的可能性也增加[59]。例如,当孕妇体重超过 250 磅(113.4kg)时,20% 的孕妇胎儿游离 DNA 比例将低于 4%,当孕妇体重超过 350 磅(158.76kg)时,50% 的孕妇胎儿游离 DNA 比例将低于 4%[61]。肥胖引起胎儿 DNA 比例降低的原因可能有:孕妇母体外周血液循环量增加后出现稀释效应[59-61],较高的脂肪细胞周转率导致母体 cfDNA 增加[62]。

胎儿非整倍体 特殊的胎儿染色体异常可能影响胎儿分数[63-65]。例如,在孕唐氏综合征胎儿的孕妇外周血中,胎儿游离 DNA 比例较普通二倍体胎儿增高[63-66],在其他非整倍体(如 13-三体)和性染色体异常(如 47,XXY)中也观察到这一现象,但不够显著。另有研究发现,孕 18-三体和 X 单体胎儿的孕妇外周血中胎儿 DNA 比例下降,推测可能与胎盘较小有关[65,67]。

双胎妊娠 双胎妊娠平均每个胎儿的游离 DNA 比例低于单胎妊娠[62],Srinivasan 等[68]发现在单卵和异卵的双胎中,每个胎儿的占比均降低约 50%。这导致临床上较多双胎妊娠无法利用 cffDNA 进行检测。

其他因素 结合三维超声测量发现,血清 β-hCG 和 PAPP-A 浓度可间接预测胎盘质量[69],因此,胎儿分数与这些指标线性相关,而不受母体体重和其他母体因素的影响。胎儿分数不受孕妇年龄、胎儿性别、既往献血、种族、吸烟或超声检查(如 NT 或头臀长度)等因素的影响[60-71]。

游离 DNA 分析预测胎儿细胞遗传学异常

胎儿 DNA 只占母体血浆 cfDNA 总量的 10% 左右,这要求实验室方法足够可靠,才能识别与胎儿染色体非整倍体相关的任何微小的改变。目前,全球有超过 10 家公司提供这种非侵入性产前筛查（NIPS）检测,其中 7 家来自美国[72]。每家公司都采用了三种常见检测方法中的一种,并提供不同的测试选项（表 21.2）。

表 21.2　提供无创产前筛查的主要美国公司[72]

	Sequenom, MaterniT21+	Illumina, Verifi	Ariosa, Harmony	Natera, Panorama	Labcorp, InformaSeq
三体	21, 18, 13	21, 18, 13	21, 18, 13	21, 18, 13	21, 18, 13
性染色体	XX, YY, XXX, XYY, XXY	XX, YY, XXX, XYY, XXY	XX, YY, XXX, XYY, XXY, XXYY	XX, YY, XXX, XYY, XXY	XX, YY, XXX, XYY, XXY
单体	X	X	—	X	X
其他检测	微缺失（7）;16- 三体、22- 三体	—	—	微缺失（7）; 三倍体	—
方法	大规模平行测序技术	大规模平行测序技术	靶向微阵列	单核苷酸多态性	大规模平行测序技术
敏感性:					
21- 三体	>99.1%	>99%	>99%	>99%	>99.1%
18- 三体	>99/9%	97.4%	97.4%	96.4%	98.3%
13- 三体	91.7%	87.5%	93.8%	>99%	98.2%
孕周（周）	10	10	10	9	10
双胎妊娠	是	是	是	否	是

孕母血浆中胎儿游离 DNA 检测技术在常见染色体非整倍体异常中的应用

大规模平行测序技术及二代测序技术

鸟枪法或随机大规模平行测序技术

大规模平行测序（massively parallel sequencing,MPS）的技术原理如图所示（图 21.3）。简言之,将母胎来源的 DNA 片段进行扩增,并加入荧光标记进行测序。每次测序可以获得 100 万至 430 亿条含 40~500 个碱基对（bp）的读长[73、74]。然后,通过生物信息学分析,将测序数据与人类基因组的参考序列和已知染色体来源的片段进行比对。

用鸟枪法大规模平行测序技术进行染色体非整倍体检测的基本目标是对所有目标染色体区域进行测序,然后对匹配到某个特定位点的 DNA 片段进行计数[75、76]。该方法首先对片段大小为 150~200bp 的母胎 DNA 片段同时进行测序,前 36bp 的片段可被识别并定位到来源染色体。之后将每个样本的 1 200 万 ~2 500 万个片段与已知人类基因组序列的离散的特定位点进行比对。最后将大量的片段拼接量化,并与正常染色体参考序列进行对照比较。

将待检测染色体与正常染色体参考序列进行比对,读长数目的偏多或偏少提示非整倍体（三体或单体）的风险,这种差异通常用 Z 值来表示[75-78]。由于在非整倍体胎儿的母血浆中,仅约 10% 的 DNA 片段来源于非整倍体的胎儿,且非整倍体和整倍体之间的差异很小（三体的差异约为 1.05/1）,当胎儿来源 DNA 浓度低时,这种差异将更加细微,故需要更大量的读长。

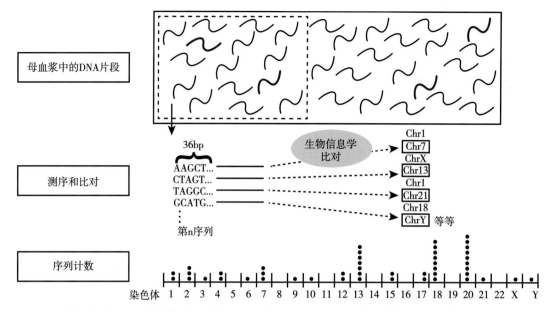

图 21.3 胎儿游离 DNA 大规模平行（鸟枪法）测序分析。利用大规模平行测序技术分析母血浆中游离 DNA 检测胎儿染色体非整倍体异常。该方法对片段大小为 150~200bp 的孕母血浆中游离 DNA 片段进行测序。通过生物信息学分析将 DNA 片段和基因组参考序列进行比对，确定基因组位置

靶向或定向大规模平行测序

大规模平行测序是一种高分辨率的技术，但如果只筛查常见非整倍体异常的话，这项技术的效率很低，因为大多数读长片段并没有被分析。靶向 MPS 通过一个预测序的步骤来提高效率，选择性地只扩增目标染色体片段，从而得到只与特定染色体匹配的读长。该方法亦通过单核苷酸多态性（single nucleotide polymorphisms，SNPs）位点分析来计算胎儿 DNA 浓度。这种选择性测序，又被称为选定区域的数字分析（digital analysis of selected regions，DANSR），是一种更高效的测序方法，它可以同时量化目标染色体上的数百个位点[52,79]。

DNA 片段数目被定量后，使用"胎儿浓度优化的三体风险评估算法"（fetal-fraction optimised risk for trisomy evaluation，FORTE）来计算非整倍体风险[52,79]。除了实际的片段计数，FORTE 还纳入母亲年龄相关风险和胎儿源性 DNA 浓度这两个重要因素，帮助估测每个病人特异的三体风险值。这种算法的优点是，每条染色体上仅需不到 400 个位点就足以鉴别出染色体非整倍体异常[79]。通过 DANSR 分析和 FORTE 算法，靶向 MPS 对 21-三体和 18-三体的检测灵敏度分别可达接近 100% 及 98%[80]。其主要的优点是大大地减少了整体测序的数据量，从而降低了成本。另外，增加

DANSR 的测序深度也可更好地区分染色体整倍体和非整倍体。

单核苷酸多态性分析

第三种用于胎儿非整倍体的无创产前筛查（NIPT）方法是单核苷酸多态性 SNP 分析，据此还可确定母体和胎儿 DNA 的相对含量（图 21.4）。SNP 是高度多态性的 DNA 序列，通常在人群中只有一个核苷酸存在差异，因此很容易被区分[81]。由于胎儿有 50% 的染色体遗传自父亲，因此会有很多 SNP 位点与母亲不一致[53]。

SNP 分析法通过对目标染色体（13、18、21、X 和 Y）上近 2 万个多态性位点进行选择性扩增与测序，减去了孕妇的 SNP 的贡献之后用合适的运算方式进行分析。这就是基于单核苷酸多态性的二代测序非整倍体检测算法（next-generation aneuploidy test using SNPs，NATUS）[53,82]。这项技术并不是通过对比目标染色体和参照染色体序列，而是使用复杂的计算机生物信息学和基于贝叶斯的最大似然统计方法来确定每个样本中胎儿染色体的数目，并与母亲基因型进行比较。与母亲相比，胎儿的 SNP 分布将确定该胎儿是单体、二体、三体的可能性。基于 SNP 的方法也要求母血中胎儿 DNA 浓度至少达到 3%~4%，其检测表现也可与 NGS 计数方法相媲美。

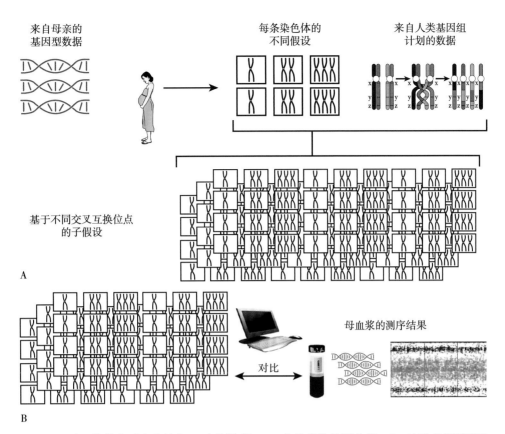

图 21.4　基于单核苷酸多态性（SNP）的游离 DNA 非整倍体检测分析。A. 对母亲基因型进行评估，确定目标染色体的 SNP。利用母亲基因型数据和人类基因组计划中关于交叉互换事件发生的频率和位点的数据，得出胎儿基因型为单倍体、二倍体和三倍体的子假设。B. 最大似然法推测正确假设。将假设的胎儿基因型与来自母血浆游离 DNA 的测序结果进行比较，然后用最大似然法对每个假设进行估计，选择最可能正确的假设来确定胎儿基因型。子图为读数说明，其中上方的红色线代表等位基因 aa 的频率（a 是频率较高的等位基因），蓝色线代表等位基因 bb 的频率（b 是频率相对较低等位基因 SNP）。绿色线代表等位基因（ab）的频率。注意 y 轴每个等位基因的基因型的相对等位基因频率混合决定了绿色频率

基于 SNP 分析方法的潜在优势还在于可以提供一些额外的信息，包括非整倍体异常染色体的来源、染色体的重组信息及突变遗传。SNP 方法还可以检测三倍体[83]，这一点 NGS 无法做到。另外，基于 SNP 的方法还可识别胎儿的染色体纯合区域，提示亲本的亲缘关系和是否存在单亲二体等相关信息。在某些情况下，父亲的样本也可帮助提高检测效率。SNP 方法无法发报告的概率为 5.4%，与其他 NIPS 的方法相差无几[82]。SNP 法也存在一些局限性，包括意外发现胎儿与父亲的非亲缘关系。此外，由于 SNP 仅占人类基因组约 1.6%，因此更需要对胎儿 DNA 进行富集，增加测序深度及高保真的扩增[84]。

基于微阵列的技术

最近，微阵列技术被用于量化特定染色体片段，无须进行 NGS，可降低成本并节约时间[85]。这种方法通过 DANSR 将 DNA 片段从目标染色体中选择出来，并与特殊设计的阵列进行杂交和分析，可同时对每个样本中数百万个基因组位置进行研究。Juneau[85]团队研究基于微阵列的 NIPS 技术，结合 DANSR 检测及 FORTE 算法，对胎儿进行非整倍体分析具有较高的敏感性（21- 三体为 99.9%，18-三体为 97.5% 和 13- 三体为 93.8%）和特异度（常见的三体均大于 99.9%）[85, 86]。这种基于微阵列的 NIPS 技术的优点是稳定性高，对胎儿源性 DNA 浓度要求低，允许一个样本单独检测而无须等待其他样本，从而缩短检测时间，降低成本。

基于甲基化分析的技术

另一种游离 DNA 分析法主要是通过表观遗传标记来区分胎儿 DNA 和母体 DNA[87]。2005

年，Chim[88]团队发现 Maspin（SERPINB5）基因在胎盘细胞中呈低甲基化表达，但在母体血细胞中呈高甲基化表达。随后，大量胎儿和母亲甲基化差异位点被发现，这些位点主要集中在21号染色体上[89,90]。这种 DNA 甲基化差异为区分胎儿和孕妇片段进行 NIPS 分析提供了基础[91-93]。然而，由于具有甲基化差异的区域较少，适合通过甲基化敏感限制性内切酶进行检测分析的区域也较少，这种分析方法的应用受到一定的限制。

研究发现通过 5- 甲基胞苷特异性抗体进行免疫沉淀可以富集胎盘细胞21号染色体中高甲基化的 DNA 序列。2009 年，Papageorgiou[94]团队利用这种方法在21号、18号、13号、X 和 Y 染色体上鉴定了 2 000 个甲基化程度具有差异的区域，其中大多数位于低 CG 含量的非基因区。通过免疫沉淀选择性富集胎儿游离 DNA 并进行实时荧光定量 PCR 检测，来测量胎儿21号染色体来源 DNA 数量的差异，从而达到检测 21- 三体的目的[90,95]。

最近的研究继续发掘新的胎儿特异性表观遗传标记。Hatt 团队对孕妇血液和绒毛活检样本中超过 45 万个 CpG 岛（在碱基线性序列上鸟嘌呤核苷酸紧随胞嘧啶核苷酸的 DNA 区域）的甲基化状态进行了全面的微阵列分析[96]。他们在21号、18号和13号染色体及其他常染色体上定义了一系列标记，这些标记包含 16 种不同甲基化敏感限制酶中的一种限制性酶切位点，有潜在可能应用在 NIPS 中。然而，这种方法只能应用于 CpG 岛和启动子区域，而这些区域在全基因组中占比很小。虽然这种方法很有前景，但仍然需要进行进一步的临床试验。如果能应用于临床，可较基于测序的方法显著降低成本。

染色体拷贝数异常的检测方法（微缺失和微重复）

一些公司在进行临床验证之前就推出一组包含 5~7 种微缺失的产前检测业务，如 22q 缺失综合征（DiGeorge）、5p-（猫叫综合征）、15q（Prader-Willi/Angelman 综合征）、1p36 缺失综合征、4p（4p- 综合征）、8q（Langer-Giedion 综合征）和 11q（雅各布森综合征）。这些微缺失综合征的发病率不受母亲年龄的影响，产前超声通常无特异表现。虽然某种微缺失综合征患病率低，从

1/4 000（22q 11.2）到 1/50 000（cri-du-chat），但微缺失和微重复综合征的综合患病率却是可观的。

虽然 NIPT 可检测部分染色体微缺失和微重复，但就目前的技术水平仍存在局限性[97,98]。目前，各公司公布的检出率从 60% 到大于 99%[98]，但毫无疑问其特异性和阳性预测值都显著低于常见的非整倍体筛查，可能是由于患病率较低以及全基因组水平对缺失的检测假阳性率较高所致[99]。目前，由于评估无创检测微缺失的临床试验有限，仍然缺乏相关数据，该方法的敏感性、特异性、阳性预测值（positive predictive value, PPV）和阴性预测值（negative predictive value, NPV）尚无法确定，因此还没有权威的国家级妇产科或遗传机构推荐进行微缺失的 NIPS 检测[100]。

无创微缺失和微重复检测的测序深度

MPS 的分析统计能力很大程度上取决于测序深度以及所分析的胎儿拷贝数变异（CNV）的片段大小。为了检测出更小的拷贝数变异，需要更深的测序深度，以确保分析到目标区域足够多的片段。目前所用的一种方法是在 10 亿标签的水平上进行测序，而不是用 MPS 进行胎儿体非整倍体筛查时所采用的 1 000 万 ~2 000 万标签。只有在这个测序深度才能分辨较小的拷贝数变异。虽然理论上可行，目前无创检测尚未实现跟羊水或绒毛细胞染色体微阵列分析相同的分辨率（CNV<100kb）。Srinivasan 团队研究表明，使用 10 亿个读长的深度测序，将基因组分成 1Mb 的片段，可以检测到小至 300kb 的胎儿 CNV，但这些研究数量少且无法提供临床验证的证据[101]。

目前，基于 NGS 的无创产前基因筛查技术已经可以检测到 3Mb 以上的染色体异常[102,103]。Zhao[104]团队使用低覆盖率的全基因组测序技术检测全基因组的 CNV，然后用统计方法来判断持续增加或减少的区域。他们对 18 个病例的 CNV（范围在 3~40Mb）进行检测，灵敏度为 94.4%，特异度为 99.4%。该方法的限制因素包括胎儿 DNA 浓度、CNV 片段大小、目标区域的覆盖范围和生物学技术可变性。Lo 团队描述了一种基于分割算法的 "calling pipeline" 来检测选定的亚染色体异常[105]。他们对 565 个样本进行测序，其中 31 例有拷贝数变异。使用与非整倍体检测标准流程相同的测序深度，他们检测出 83% 的样本

中 CNV 大于或等于 6Mb；而 20% 的样本 CNV 小于 6Mb，534 个正常样本中出现 2 例假阳性。其敏感度为 83%（95% *CI* 61%~94%），特异度为 99.6%（95% *CI* 98.6%~99.9%），PPV 为 55%，频率为 0.6%。结论是该方法检测灵敏度取决于胎儿 DNA 浓度、测序深度和 CNV 片段大小。因此，对于亚染色体异常的 NIPS 尚不适合应用于临床。

基于单核苷酸多态性的无创产前筛查检测染色体微缺失和重复

前文描述的基于 SNP 的方法可通过识别目标基因区域中足够的 SNP 位点进行胎儿染色体非整倍体筛查，这种方法也可扩展到其他的不平衡染色体异常的检测，包括染色体的微缺失和微重复等。这种方法的理论优势是，母亲的基因型被"剔除"，从而能够检测到胎儿基因组中片段较小的异常。尽管存在理论优势，但由于临床上染色体的微缺失可能发生在任何染色体上，该方法因 SNP 探针分布不足而受到限制。目前，该方法仅限于有限的微缺失的检测，对于片段更小，频率更低的微缺失和微重复的检测尚未得到验证[98,106,107]。

一项原理论证研究证明了这一方法的可行性[98]。首先，对样本进行靶向多重 PCR 扩增，然后测序。用一组引物对目标区域内超过 4 000 个 SNP 进行扩增，然后利用 NATUS 算法对这些微缺失区域进行靶向分析，例如，22q11.2 区域中一段 2.91Mb 的区域中共有 672 个 SNP 位点，NATUS 算法可基于等位基因分布模式估计胎儿靶区域的拷贝数。Wapner[98] 团队的研究表明，基于 SNP 的 NIPS 技术在 469 个样本中筛查出 5 种微缺失，且其检出率很高，22q11.2 微缺失的检出率为 97.8%，Prader-Willi，Angelman，1p36 缺失以及猫叫综合征的检出率则为 100%。假阳性率均小于 1%，且未发现任何假阳性案例。

最近，Gross[108] 团队发表了基于 SNP 的 NIPS 技术检测 22q11.2 微缺失综合征的研究。该方法与前文描述的一样针对该特定区域的 672 个 SNP 位点。21 948 个样本中有 95 个被报告为胎儿 22q11.2 缺失高风险，其中 61 例随后进行了诊断检测。其中真阳性率为 18.0%，假阳性率为 82.0%，总阳性预测值为 18.0%，无超声异常者阳性预测值较低为 4.9%。由于所有的阴性病例均没有进行随访，因此本研究的敏感性尚不可知。

胎儿游离 DNA 无创筛查的临床效能

最初对游离 DNA 筛查效能的研究是在行产前诊断的孕妇中进行，这些孕妇有高龄、序贯或联合筛查阳性等高危因素，所以常见的胎儿非整倍体风险异常高。这些研究表明，21- 三体的灵敏度在 97%~99%，18- 三体和 13- 三体的灵敏度约为 85%，假阳性率约为 1‰~3‰；性染色体检测的灵敏度约为 90%。近期两个包含 41 项研究的荟萃分析也评估了这一效能，证明了不论在高风险还是低风险人群中，游离 DNA 筛查都有更高的灵敏度和更低的假阳性率[109,110]（表 21.3）。

表 21.3 胎儿游离 DNA 检测非整倍体的最新荟萃分析

	检出率 /%	假阳性率 /%	敏感度 /%	特异度 /%	阳性预测值（低 / 高风险人群）/%	假阴性率（低 / 高风险人群）
21- 三体	99.2	0.09	99.3	99.9	82/91	1/5 570，1/1 054
18- 三体	96.3	0.13	97.4	99.9	37/84	1/7 194，1/930
13- 三体	91.0	0.13	97.4	>99.9	49/87	1/8 506，1/4 265
X 单体	90.3	0.23	—	—	—	—
其他性染色体	93.0	0.14	—	—	—	—
双胎 21- 三体	93.7	0.23	—	—	—	—

为评估 NIPS 在普通风险人群中的检测效能，一项关于染色体三体的无创检测研究于 2015 年完成。该研究不考虑孕妇年龄或前设风险，对近 1.6 万例连续病例进行评估[111]。孕妇平均年龄 31 岁，21- 三体的总体风险为 1/417。研究中所有 21- 三体均被检出，18- 三体的检出率为 90%（9/10），13- 三体的检出率为 100%（22/22）。每种常见非整倍体的阳性率为 3/10 000。35 岁以下

亚组中，21- 三体检出率为 100%；对于血清生化和 NT 筛查阴性且前设风险小于 1/270 的最低风险组，检测效能也一样好。这项研究中所有患者都进行了常规的早期妊娠非整倍体筛查。在总体组和亚组中，胎儿游离 DNA 检测的高敏感度和低假阳性率都优于 NT 和生化筛查[111]。

胎儿游离 DNA 浓度的重要性

对细胞遗传学异常准确筛查的能力取决于胎儿和母体游离 DNA 的相对比例，较低的胎儿 DNA 浓度需要更深的测序深度来确保其可以充分代表胎儿游离 DNA 片段；如果胎儿 DNA 浓度低于 3%~4%，则无法确保结果的可靠性，许多实验室不进行无创产前筛查[51,52,112]。如前所述，母亲肥胖是造成胎儿 DNA 浓度低的常见原因之一，推测很可能是过多的母体 DNA 片段所导致[59,60,112,113]。

特定的胎儿非整倍体的胎盘较小，导致胎儿游离 DNA 水平较低[65,67]。以 18- 三体为例，三维超声成像显示胎盘体积较小，故胎儿游离 DNA 浓度较低[114]。Rava 等发现，18- 三体和 13- 三体的平均胎儿游离 DNA 浓度分别比整倍体胎儿低 29.7% 和 28.3%[67]。几个系列研究表明，cffDNA 筛查失败，非整倍体风险增加，OR 为 2.5~6.2[111,115]。正因如此，当胎儿游离 DNA 浓度较低时（<4%）可以重复取样，若浓度大幅增加，NIPT 的结果应该有效。如果胎儿游离 DNA 浓度仍然很低，则非整倍体的风险可能较高，应该通过 CVS 或羊膜腔穿刺术进行诊断性检测[116]。

无创产前筛查的假阴性结果

和任何筛查一样，无创产前筛查也存在假阴性和假阳性结果。假阴性结果源自整倍体和非整倍体细胞的游离 DNA 片段数量统计方式，为了保持合理的筛查阳性率，截断值对区分正常和异常结果是必需的。因此，无创产前筛查是检测而非诊断方法[117]。

胎儿游离 DNA 浓度低更易产生假阴性结果。例如，在妊娠极早期（<10 周）[112,118]、肥胖[59,61,118] 以及在处理前血液样本保存不佳和长时间保存时进行 NIPT，会导致三体胎儿 DNA 片段的数量减少[119,120]，从而导致假阴性的结果。为解决这个问题，现在大多数实验室将测量胎儿游离 DNA 浓度作为其常规分析的一部分，当胎儿比例低于 4% 时，不会报告结果。另一些实验室则在报告注明该阴性结果的可靠性较低。

假阴性病例也可由胎盘嵌合引起，此时虽然胎儿是非整倍体，但胎盘中有一定比例的整倍体细胞。绒毛取样术（CVS）的孕妇中，有 0.8%~1% 存在限制性胎盘嵌合（confined placental mosaicism，CPM），其滋养细胞核型与胎儿核型不同[121,122]。在一项基于 52 673 例孕妇的回顾性研究中，136 例 13- 三体、64 例 18- 三体及 135 例 21- 三体中分别有 1 例 NIPS 假阴性结果，研究者预测假阴性的原因可能是胎盘嵌合[123]。

在一些假阴性的病例中，无法找到 NIPS 假阴性的原因。Hochstenbach 等[124] 描述了两个涉及 13- 三体和 18- 三体的类似病例。作者回顾了既往发表的 NIPS 假阴性并进行了分子 / 细胞遗传学检测的病例，结果显示限制性胎盘嵌合（CPM）可能是最常见的原因（表 21.4）[125-131]。

表 21.4 已发表的具有细胞遗传学结果的假阴性病例[124-131]

三体 [参考文献]	NIPT 指征	孕妇年龄	孕周	胎儿 DNA 浓度 %	NIPT 结果	核型	NIPT 假阴性说明
13[124]	T18 风险：1/190	35	13+5	8.8	T13，T18，T21<1/10,000	羊水 47，XY，+13	非嵌合性 47，XY，+13 核型；胎盘取样（9 处活检）未发现整倍体细胞存在的证据
13[125]	超声异常	34	14	6	13 号染色体 Z 值 0.08	羊水 46，XX/47，XX，+13	羊膜腔穿刺术显示 +13 的细胞系嵌合率为 10%

续表

三体 [参考 文献]	NIPT 指征	孕妇 年龄	孕周	胎儿 DNA 浓度 %	NIPT 结果	核型	NIPT 假阴性说明
18[124]	孕妇年龄	40	11	10.7	T13, T18, T21<1/10 000	羊水 47, XX, +18	非嵌合性 47, XX, +18 核型；胎盘取样（10 处活检）显示,细胞滋养层细胞中可能存在最多 20%~30% 的整倍体细胞
18[125]	孕妇年龄	39	12	23	18 号染色体 Z 值 0.22	绒毛 47, XY, +21/48, XY, +18, +21	CVS 显示 +18 和 +21 的细胞系有 45% 的嵌合性
18[126]	早期唐筛 T21: 1/70	43	13	7.4	XXY 高风险	羊水 48, XXX, +18	FISH 检测的胎盘细胞中估计有 20%~30% 是 +18 细胞, QF-PCR 显示整个胎盘中 +18 细胞的水平各不相同
18[127]	血清筛查 T18: 1/313	22	17	11.6	T18Z 值 0.035 T21 Z 值 4.4	羊水 47, XX, +18	胎盘活检显示平均 50%+21, 35%+18 和 15% 的正常细胞,但至少有一个区域有 61%+21, 22%+18
18[128]	联合检查 T21: 1/45	24	18	N/A	T18 T-0.52 X 染色体 T -4.05	羊水 47, XX, +18	FISH 检测 30% 的胎盘细胞为 +18, 67% 的胎盘细胞为 45, X; SNP-array 显示 50% 的细胞为 +18
18[129]	联合检查 T21: 1/360	29	19	5.3	未检测到非整倍性	POC47, XY, +18	6 次胎盘活检显示 20%~40% 的细胞 +18
18[129]	联合检查 T21: 1/45	24	20	9.5	45, X	羊水 47, XX, +18	胎盘组织中, 30% 的细胞 +18, 60% 的细胞 45, X
21[125]	孕妇年龄	44	11	17	21 号染色体 Z 值 2.03	绒毛 46, XX [20]/47, XY, +21[2]	CVS 显示 +21 的细胞系有 9% 的嵌合性
21[125]	孕妇年龄	41	12	9	21 号染色体 Z 值 1.25	绒毛 46, XX [20]/47, XY, +21[2]	CVS 的嵌合率为 50%,可能胎盘整体的嵌合率较低

续表

三体 [参考 文献]	NIPT 指征	孕妇 年龄	孕周	胎儿 DNA 浓度 %	NIPT 结果	核型	NIPT 假阴性说明
21[130]	早期唐筛 T21：1/370	32	18	15.6	21 号染色体 Z 值 2.043	胎儿血液 46，XX, der（21；21）（q10；q10），+21	胎盘活检中有 17%、21%、23% 和 53% 的细胞 +21
21[130]	两次自然流产	35	18	19.7	21 号染色体 Z 值 1.33	羊水 47，XY，+21	胎盘活检有 2%、51% 和 76% 的细胞 +21
21[131]	完全性房室间隔缺损	32	20	N/A	21- 三体阴性	产后血液 47，XX，+21	未对胎盘或脐带进行研究，未提供任何解释

假阳性结果

在一个 52 673 名患者的队列研究中，Grati 等[123]利用 CVS，发现限制性胎盘嵌合（CPM）所致常见三体的 NIPS 假阳性率为 0.033%（1/3 006），如果包括 X 单体，假阳性率为 0.08%（1/1 243）。在 NIPS 系列研究中，计算得出所有阳性结果中总的假阳性率：21- 三体为 5.6%，18- 三体为 40.5%，13- 三体为 55.6%，X 单体为 62.1%[132-134]（表 21.5）。

表 21.5　已报道的所有阳性结果中的假阳性率[124-126]

	Choy 等[132]	Meck 等[133]	Wang 等[134]	合计 /%
21- 三体	3/55	1/30	3/41	5.6
18- 三体	6/12	2/5	9/25	40.5
13- 三体	3/7	3/4	9/16	55.6
性染色体异常	2/6	6/7	10/16	62.1

许多生物学因素可导致 NIPS 假阳性同假阴性结果，限制性胎盘嵌合（CPM）也可能是假阳性结果的原因，但此种情况下，胎儿核型正常，非整倍体细胞单独存在于胎盘中。据计算，CPM 导致 21- 三体假阳性率是 5.0%，18- 三体的假阳性率则高达 12.6%[123]。早期双胎妊娠中 5%~36% 会有一胎消失，非整倍体的胎儿消失后继续发生细胞凋亡是 NIPS 假阳性的常见原因。Futch 等

[135]的最新研究表明，约 15% 的不一致结果与双胎之一消失有关。

母体染色体嵌合也会导致假阳性，最常见于性染色体异常。据 Wang 等[136]报道，8.6% 的疑似性染色体异常继发于母亲染色体嵌合。这种情况在 X 染色体增多（9.5%）和减少（8.1%）之间几乎平均分布。因此，当 NIPS 提示性染色体非整倍体而胎儿为整倍体时，医师应该考虑母体核型分析。

母体恶性肿瘤是 NIPT 结果假阳性的罕见原因。Bianchi 等[137]发现，在 3 757 例 NIPT 阳性病例中，有 10 例与母体癌症有关，异常 cfDNA 来自非整倍体肿瘤系。在大多数病例中，怀疑存在多条染色体的非整倍体，包括 NIPS 报告的双三染色体。

直到最近，实验室都一直谨慎地报告除 21、18、13 号以外的其他染色体非整倍体结果。但此类病例的进一步处理以及孕妇影像学检查的必要性仍不明确。

阳性预测值的重要性

与任何其他筛查一样，阳性结果的意义取决于疾病的发病率。在筛查罕见病时，即使有着高灵敏度和特异度，妊娠受影响的可能性也会变得很低。例如，在 35 岁以上的女性人群中，21- 三体的发病率约为 1/100，即使是 99.3% 的灵敏度和 1/1 000 的假阳性率，每 10 个阳性检测结果中也有大约只有 9 个是唐氏综合征。另外，在发病

率为 1/500 的人群中,阳性预测值为 67%。在常规筛查阴性的低风险人群中,只有 50% 的 NIPS 阳性结果会受影响。因此,所有阳性的 NIPS 结果都必须通过诊断程序确认。

确诊方法的选择

如前所述,当胎儿为整倍体时,CPM 会导致假阳性 NIPS 结果[138,139]。由此产生了一个问题,即应该行胎盘绒毛取样术(CVS)还是羊膜腔穿刺术来确诊? 羊膜腔穿刺术的好处是提供胎儿细胞而非胎盘组织,因此不会受胎盘嵌合的影响。在一个大样本研究中,对于 21- 三体、18- 三体、13- 三体和 X 单体,因 NIPS 高风险行绒毛取样术(CVS)提示为染色体嵌合仍需羊膜腔穿刺术的可能性分别是 2%、4%、22% 和 59%[140]。在这些嵌合体的病例中,44%、14%、4% 和 26% 经羊膜腔穿刺术证实异常是来自胎儿。因此,对于 13- 三体和 X 单体等胎儿非整倍体,考虑到 CPM 的可能性较高,羊膜腔穿刺术可能是更好的选择。

然而,许多在 9~10 周做 NIPS 的孕妇不愿意再等至少 1 个月做羊膜腔穿刺术。在此种情况下,也可以行绒毛取样术(CVS),但有一些注意事项。第一,如果绒毛取样(CVS)结果是嵌合体,后续必须行羊膜腔穿刺术以确认胎儿是否为非整倍体。第二,由于大多数限制性胎盘嵌合来自非整倍体滋养层细胞,因此建议对所有绒毛组织(细胞滋养层和间充质核)进行 FISH 或直接法培养分析。如果所有来源均证实为非嵌合非整倍体,则假阳性结果的可能极小。在 NIPS 结果呈阳性后进行超声检查也有助于决定首选的诊断方法。如果超声结果异常,如 NT 增厚,则绒毛取样术(CVS)为首选。超声正常的患者如果推迟到妊娠中期行产前诊断,应该被告知正常的超声结果并不能排除非整倍体胎儿可能。如果最后确认胎儿异常,终止妊娠也会更晚、更困难。

总结

通过非侵入性方法进行产前筛查并不是一个新概念,近半个世纪已有了巨大的进展。最终目的是发现一种对胎儿进行完整遗传学分析的非侵入性检测方法,效能与目前的侵入性诊断(如 CVS 或羊膜腔穿刺术)相媲美。最初的研究把注意力集中在母血中完整的胎儿细胞上,但提取和分离这些为数不多的细胞难度很大。而对于常见的非整倍体、性染色体异常以及一小部分的微缺失和微重复综合征,cffDNA 已迅速成为非侵入性检测的首选。在现阶段,鉴于存在有临床意义的假阳性和假阴性率,cffDNA 仍然是一项筛查技术。但是,随着实验室方法的快速发展,无创诊断最终将可应用于临床。

(尹爱华 译　戚庆炜 审校)

参考文献和自我测试题见网络增值服务

第 22 章　单基因遗传病的无创产前诊断

MELISSA HILL AND LYN S. CHITTY

本章要点

- 无创产前诊断（noninvasive prenatal diagnosis，NIPD）分析母血游离 DNA 进行胎儿性别鉴定现已成为许多国家常规的临床检测项目。

- NIPD 诊断单基因遗传病（如软骨发育不全、致死性骨发育不良、Apert 综合征、Crouzon 综合征、先天性肾上腺皮质增生症和囊性纤维化）在英国已应用于临床检测。

- 单基因遗传病的 NIPD 为诊断性质检测，与针对非整倍体异常的无创产前筛查不同，NIPD 无须进行侵入性操作确认。

- 迅速发展的测序技术使得 NIPD 能够对复杂的遗传病进行检测。

- 受检者以及公共卫生专业人员认为无创产前诊断能在孕早期进行，取样安全简单（仅需孕妇血样），并且无流产风险。

- NIPD 的接受率高。许多拒绝侵入性检测的孕妇愿意选择 NIPD，因其能帮助决定是否终止妊娠，或提前对未分娩的患儿做准备。

- NIPD 检测父系遗传和新发突变的诊断成本小于侵入性诊断。但是对于其他复杂的遗传病，其成本会高于侵入性诊断。

引言

　　无创产前诊断（noninvasive prenatal diagnosis，NIPD）检测的对象为胎儿游离 DNA（cell-free DNA，cfDNA），孕早期出现在母体外周循环中，分娩后快速从母体中清除[1]。NIPD 避免了侵入性产前诊断操作所导致的流产。胎儿游离 DNA（cell-free fetal DNA，cffDNA）涵盖了整个胎儿基因组，可为产前诊断提供全面信息[2]。单基因病 NIPD 是在已知家族史或确认胎儿超声异常的前提下进行的，仅针对一个基因或者一组基因。单

基因病 NIPD 是一种诊断性质的检测，无须进行绒毛或羊膜腔穿刺术对其结果进行验证。而无创产前检测染色体非整倍体异常［NIPT 或无创产前筛查（noninvasive prenatal screening，NIPS）］是一种高敏感的筛查性质实验，需要侵入性操作对阳性结果验证（表 22.1）。由于 cffDNA 实际来源于胎盘，如果胎儿发生限制性胎盘嵌合会影响 NIPD 结果[3]，同时母体中未知的染色体结构变异也会影响结果。目前，由突变造成胎盘嵌合的单基因遗传病还未有报道。母体嵌合会影响实验结果，但可以通过对胎儿和母亲 DNA 同步测序解决。

表 22.1　比较 NIPD 用于单基因遗传病诊断与 NIPT 用于非整倍体检测的特征

	NIPD 用于单基因遗传病	NIPT 用于非整倍体检测
检测的性质	诊断性	筛查性
侵入性操作确认	不需要	需要
方法	针对一个或多个特定的基因分析	对所有的染色体或者部分染色体进行分析
胎盘嵌合	尚未报道过由体细胞系突变造成的胎盘嵌合，不能检测染色体嵌合	限制性胎盘嵌合导致结果错误
母体嵌合	同时测序母体 gDNA 可排除母体嵌合	母体嵌合导致错误结果
母体染色体重排	不能预测	使用全基因组测序时，母体染色体重排会导致矛盾结果
母体肿瘤细胞	不能预测	使用全基因组测序可能检测到

注：NIPD，无创产前诊断；NIPT，无创产前筛查。

NIPD 与 NIPT 的检测时机不同。基于 cffDNA 的检测都会受到胎儿分数的影响,孕妇血浆中胎儿游离 DNA 的比例随孕周的增加而增加,妊娠第 7 周时就可通过检测血浆中 Y 染色体片段确定胎儿性别[4]。但染色体非整倍体检查需要准确定量,一般在孕 10~12 周才可达到检测条件[5],因此进行 NIPT 前要通过超声确定孕周。此外,超声还能确认双胎妊娠[2],一个空囊或 "正在消失的双胞胎",可能会导致假阳性结果[4]。尽管 NIPD 无法确认哪个胎儿患病,对异卵双胎可以通过单核苷酸多态性(single nucleotide polymorphism, SNP)来分析不同胎儿部分的差异,确定合子性,并分析每个胎儿的片段[6]。

将孕妇血浆中的孕妇 cfDNA 和 cffDNA 的分离是非常困难的,必须对母体部分和胎儿部分同时进行分析。最初,NIPD 用来检测母体血浆中父源等位基因或新发突变的存在(如胎儿性别[7]、RhD[-] 母亲的胎儿 RHD 血型[8]、父系单基因遗传病[9]、单基因病新发突变如软骨发育不全[10])。如果父母分别携带有同一种常染色体隐性遗传病的不同突变,NIPD 可用于 "父源突变排除"。即在母体血浆中发现父系等位基因,仍需要进行侵入性产前诊断以确定胎儿是否遗传了母系突变基因[11],从而判定胎儿是否受累。

现已报道多种 NIPD 实验技术,但均还在研究阶段(表 22.2)。大规模平行测序(massively parallel sequencing, MPS),可实现对特定序列的精确量化分析,对母源突变以及 X 连锁的隐性遗传病的检测。

确认 cffDNA 的存在对 NIPD 结果的可靠性至关重要。尽管未能在母体血浆中发现异源等位基因可说明结果为阴性,但也可能是靶向捕获失败导致胎儿 cfDNA 丢失或者浓度过低。故 NIPD 实验中可通过检测胎儿特异性标志物以证明胎儿 cfDNA 的存在而增加阴性结果的可信度。男性胎儿中 Y 染色体上的序列可用作胎儿特异性标志物但不适用于女性胎儿。胎儿遗传父源的 SNP、STR、短片段的插入或者缺失可用作胎儿特异性标志物,但这增加了实验成本[57,58]。另一种确认胎儿 cfDNA 存在的方法是利用胎儿和母亲之间的表观遗传学的差异,这种差异是由于母源和父源等位基因的差异化表达造成的。例如,RASSF1A 是最常用的差异表观修饰基因[59],RASSF1A 在母亲基因组中表达低甲基化,而在胎儿中表达为高甲基化。但分析表观遗传差异的方法很复杂,不适合在面向临床的实验室中使用。还有对于 BMI 指数高的孕妇,开发可靠的胎儿分数分析方法非常重要。由于脂肪组织中大量脱落母体 cfDNA,肥胖孕妇血中的胎儿分数通常较低[60]。此外,还需要优化样本收集和处理的流程(如在抽血后数小时内分离血浆或使用血细胞稳定管),以提高胎儿 cfDNA 比例和最大限度地减少不确定或失败的病例[61]。

表 22.2 2000 年 1 月—2016 年 8 月单基因病无创产前诊断发表的研究

单基因遗传病	方法	总例数	结果	参考文献
常染色体显性遗传病				
软骨发育不良	限制性内切酶消化	1	患胎 1 例	Saito 等[12](2000)
	限制性内切酶消化	1	患胎 1 例	Li 等[13](2004)
	MALDI-TOF MS	2	患胎 2 例	Li 等[14](2007)
	PCR-RED	6	患胎 4 例 正常胎儿 2 例	Chitty 等[10](2011)
	QF-PCR	2	患胎 1 例 正常胎儿 1 例	Lim 等[15](2011)
	NGS		PCR-RED: 14/14 患胎 MPS: 8/9 患胎	Chitty 等[16](2015)

续表

单基因遗传病	方法	总例数	结果	参考文献
Apert 综合征	等位基因 RT-PCR	1	患胎 1 例	Au 等[17]（2011）
	PCR-RED	2	患胎 1 例 正常胎儿 1 例	Raymond 等[18]（2010）
克鲁宗综合征	PCR-RED	1	患胎 1 例发病排除 1 例	Raymond 等[18]（2010）
亨廷顿舞蹈病	QF-PCR	1	正常胎儿 1 例	Gonzalez-Gonzalez 等[19]（2003）
	QF-PCR	4	2/3 患胎 1/1 正常胎儿	Bustamante-Aragone 等[20]（2008）
	QF-PCR	1	正常胎儿 1 例	Gonzalez-Gonzalez 等[21]（2008）
强直性肌营养不良	巢氏 PCR	1	患胎 1 例	Amicucci 等[22]（2000）
致死性骨发育不良 1 型和 2 型	PCR-RED	4	3 例患胎 1 例在 12 周发病排除	Chitty 等[23]（2013）
	MPS	20	PCR-RED：9/11 患胎 MPS：9/9 患胎	Chitty 等[16]（2015）
扭转张力障碍	RT-PCR	2	患胎 2 例	Meaney 和 Norbury[24]（2009）
常染色体隐性遗传病：父母双方携带不同突变				
先天性肾上腺皮质增生症	荧光 SNP	1	正常胎儿 1 例	Chiu 等[25]（2002）
颅缝早闭	COLD-PCR	1	患胎 1 例	Galbiati 等[26]（2014）
囊性纤维化	PCR-RFLP	1	患胎 1 例	Gonzalez-Gonzalez 等[27]（2002）
	SnaPshot	3	患胎 2 例 正常胎儿 1 例	Bustamante-Aragones 等[20,28]（2008）
	NGS panel 包括 10 种常见突变		4 例正确诊断： 2 例遗传了父源突变	Hill 等[11]（2015）
血红蛋白 E 病	巢氏 PCR 与限制性内切酶	5	3 例患者 2 例正常胎儿	Fucharoen 等[29]（2003）
	对三种突变的巢氏和半巢氏 RT-PCR	39 beta（E） 12 beta（17） 9 beta（41/42）	所有病例精准检测 26beta（E）患者/携带者 6beta（17）患者/携带者 5beta（41/42）患者/携带者	Tungwiwat 等[30]（2007）
血红蛋白 Lepore 综合征	等位基因 RT-PCR	1	正常胎儿 1 例	Lazaros 等[31]（2006）

续表

续表

单基因遗传病	方法	总例数	结果	参考文献
Leber 先天性黑矇	变形高效液相色谱法	1	患胎 1 例	Bustamante-Aragones 等[32]（2008）
甲基丙二酸血症	SnaPshot、熔点曲线分析	1	患胎 1 例	Bustamante-Aragones 等[33]（2008）
α- 地中海贫血	巢氏 RT-PCR	13	携带者 8 例，HbH 型 1 例，HbBarts 型 2 例	Tungwiwat 等[34]（2006）
	QF-PCR	30	对 10 例进行父源突变排除	Ho 等[35]（2010）
β- 地中海贫血	COLD-PCR	35	10/21 患者 Cd39 11/21 正常胎儿 12/14 患者 IVSI-110 2/14 正常胎儿	Galbiati 等[36]（2011）
	针对 SNPs AS-PCR	2	患胎 1 例 正常胎儿 1 例	Papasavva 等[37]（2006）
	APEX	7	遗传父源突变 3 例 正常胎儿 1 例 诊断错误 1 例	Papasavva 等[38]（2008）
	全基因组 MPS 和 SPRT 分析	1	携带者 1 例	Lo 等[2]（2010）
	胎儿 DNA 富集和 RT-PCR	10	10 例携带父源突变	Ramezanzadeh 等[39]（2016）
常染色体隐性遗传病：父母双方携带相同突变				
先天性肾上腺皮质增生症	靶向 MPS 和单倍型分析	14	正常胎儿 14 例	New 等[40]（2014）
	靶向 MPS 和单倍型分析-HMM 模型	1	正常胎儿 1 例	Ma 等[41]（2014）
囊性纤维化	单细胞 STR	32	32 例正确诊断（患胎 7 例）	Mouawia 等[42]（2012）
枫糖尿病	靶向 MPS 和单倍型分析	1	正确诊断 1 例	You 等[43]（2014）
甲基丙二酸血症	ddPCR 和 RMD 分析、SNP 分析	1	正确诊断 1 例	Gu 等[44]（2014）
镰状细胞贫血症	数字 RT-PCR 和 RMD 分析	65	52 例诊断正确 7 例诊断错误 5 例未能诊断	Barrett 等[45]（2012）
	PAP	1	父源 SNP 连锁分析隐性	Phylipsen 等[46]（2012）

单基因遗传病	方法	总例数	结果	参考文献
脊肌萎缩症（SMA）	单细胞 STR	31	31 例正确诊断（7 例患胎）	Mouawia 等[42]（2012）
	靶向 MPS 和单倍型分析	5	5 例正确诊断	Chen 等[47]（2016）
α- 地中海贫血	Qt-PCR	158	61/62 患胎 灵敏度：98.4% 假阳性率：20.8%	Sirichotiyakul 等[48]（2012）
	等位基因 RT-PCR	67	33/67 正确预测为正常胎儿	Yan 等[49]（2011）
β- 地中海贫血	数字 RT-PCR 和 RMD 分析	10	5 例正确分类 1 例错误 4 例未分类	Lun 等[50]（2008）
	靶向 MPS 和单倍型分析	2	2 例携带者正确预测	Lam 等[51]（2012）
	PAP	13	在 13 例中预测出父源 SNPs	Phylipsen 等[46]（2012）
	靶向 MPS 和单倍型分析	10	在 8 中成功进行了 NIPD	Papasavva 等[52]（2013）
	高分辨率熔解曲线分析	50	25/27 患胎 19/23 正常胎儿	Zafari 等[53]（2016）
X 连锁单基因遗传病				
血友病 A 和血友病 B	数字 PCR 和 RMD 分析	7	3 例为血友病 A 4 例为血友病 B	Tsui 等[54]（2011）
视网膜色素变性（X 连锁）	测序	1	预测 1 例父源突变	Bustamante-Aragones 等[55]（2006）
DMD 和 BMD	靶向 MPS 和单倍型分析	9	2 例患胎 7 例正常胎儿	Parks 等[56]（2016）

注：APEX，引物延伸芯片法；AS-PCR，等位基因特性 PCR；DMD，进行性假肥大性肌营养不良；HbBarts，血红蛋白 Barts；HbH，血红蛋白 H；MALDI-TOF MS，基质辅助激光解吸电离飞行时间质谱法；MPS，大规模平行测序；NGS，二代测序；PAP，焦磷酸聚合反应；PCR，聚合酶链反应；PCR-RED，限制性内切酶 PCR；PCR-RFLP，限制性片段长度多态性聚合酶链反应；QF-PCR，荧光定量聚合酶链反应；SnaPshot，单碱基延伸法；SNP，单核苷酸多态性；SPRT，序贯概率比检测。

商业化加速了 NIPT 检测染色体非整倍体的发展，NIPT 在世界各地都广泛应用。大多数单基因遗传病的发病率很低，以及考虑到开发特异性测试所需的大量成本和时间，目前单基因遗传病 NIPD 并不具有良好的商业前景[62]。本章讨论单基因遗传病 NIPD 的临床应用，包括确定胎儿性别以提示 X 连锁遗传病的产前诊断。任何检测应用于临床中都需要通过稳定可靠的实验室验证、临床适用性和成本效益的验证，同时必须满足用户需求。根据英国国家医疗服务体系（NHS）的要求，NIPD 临床服务的开发基于英国基因检测 网 络（UK Genetic Testing Network，UKGTN）标准（表 22.3）。这里讨论 NIPD 在英国等地区的应用，概述 UKGTN 要求考虑的因素包括其临床效果、经济和社会问题以及利益相关者的观点。

表 22.3　UKTN 认为将一项新的分子基因诊断检测列入英国医疗保健系统需要考虑的因素

- 疾病的严重程度
- 疾病的发病率
- 针对人群
- 检测的难易程度
- 临床应用中灵敏度、特异度、预测值
- 检测目的：诊断、治疗、判断预后、管理等
- 应用该检测有助于患者的疾病管理
- 其替代检测的有效性
- 符合伦理、法律和社会认可
- 经济实用

胎儿性别鉴定

胎儿性别鉴定是 NIPD 首批应用于临床实践的项目之一，自 20 世纪 90 年代末以来，在欧洲的多个实验室得到了广泛应用[7]。胎儿性别可在第 7 周用 NIPD 进行可靠检测[4,7,63-65]，用于 X 连锁遗传病风险判定、先天性肾上腺皮质增生（congenital adrenal hyperplasia，CAH）和生殖器不明确的病例的检测[4,65]。对于迪谢内肌营养不良（Duchenne muscular dystrophy，DMD）和肾上腺脑白质发育不良（adrenoleukodystrophy，ALD）等 X 连锁遗传病，如果经 NIPD 诊断胎儿为男性，则需要后续侵入性诊断判断胎儿是否继承了母源致病基因，女性胎儿则无须后续检查。对于 CAH，尽管在孕早期是否对胎儿进行地塞米松治疗仍有争议，但激素治疗可以减轻女胎外生殖器男性化的程度，而男性胎儿则不存在该风险[66]，故早期确定胎儿性别还可以指导孕妇地塞米松治疗。此外，NIPD 能够解释某些生殖器畸形或者性别反转的遗传病的超声表现，如躯干发育异常（campomelic dysplasia，CMD）和 Smith-Lemni-Opitz 综合征[67]。

无创产前诊断通过判断 Y 染色体的存在，直接判断胎儿性别。在母体血浆中发现 Y 染色体序列则可直接证明胎儿为男性，反之为女性。一项包含 57 项研究的荟萃分析通过采用不同的实验方法对 3 524 名男性胎儿和 3 017 名女性胎儿 NIPD 性别鉴定结果进行了统计。结果表明，NIPD 在孕 7 周后用于胎儿的性别鉴定是可靠

的[65]。英国一项对所有使用 RT-qPCR 技术（靶向 SPY 基因或者 TSPY 基因上 DYS14 序列）进行无创产前诊断胎儿性别的结果进行荟萃分析，表明该检测的灵敏度为 99.5%（95% CI 98.2~99.9）[4]。研究显示检测的失败率为 4%~5%[65]，可以通过使用数字 PCR[68]或者同时捕获 SRY 基因和 DYS14 基因来降低实验失败率[69]。但是使用第二种方法的研究包含的总病例数较少，需扩大样本量进一步研究。每种实验方法都会存在实验失败和假阴性，故建议引入胎儿特异性标志物确定胎儿成分以降低假阴性率，以及证明在某些胎儿分数较低的实验中，不是因为胎儿性别为女性而是由于实验失败导致的。

数年的临床应用初步证明 NIPD 鉴定胎儿性别具有临床适用性。英国人群统计显示，严重性连锁遗传病高风险孕妇（不含血友病）进行侵入性产前诊断的比率为 43%，其中 38% 为 CAH 高风险孕妇[4]。然而，对于血友病的高危孕妇，选择侵入性操作的比率相比其他性连锁遗传病较小（16.9% vs 43%）[70]。这在很大程度上是因为血友病高危孕妇通常使用胎儿性别来指导妊娠管理，而不是选择侵入性产前诊断以决定是否终止妊娠。法国一项研究对 258 例进行了胎儿性别鉴定的 CAH 高风险的孕妇（包括 134 名男性胎儿和 124 名女性胎儿）的结果进行了分析，说明了胎儿性别鉴定可避免 68% 怀男胎的孕妇进行类固醇治疗[64]。

在实施新检测时必须考虑卫生经济学，尤其是考虑纳入医疗保健系统的检测项目。英国一项的卫生经济分析表明，使用 NIPD 对 DMD 等严重的 X 连锁遗传病进行性别鉴定能够节约整体人群检测成本。这是因为在 NIPD 诊断之后需要进行侵入性检测的比例降低，这抵消了用于 NIPD 检测的费用，最终平均每个女性可减少 86 英镑（减少 303 英镑至增加 131 英镑）的花费[71]。对于 CAH 高风险孕妇，避免类固醇治疗能够节省更多的费用，平均减少 193 英镑（减少 84~301 英镑）。不同国家在试剂的消耗、利润以及成本间的计算存在差异，英国人工成本较高而实验试剂的成本较低，其中侵入性产前诊断的人工成本更高[71]。由于 NIPD 能够提供更早、更安全的产前诊断，同时在心理上为孕妇提供一种可控感，故该新技术在英国很受欢迎[72]，公共卫生人员也欢迎这种更

安全、更早期的胎儿性别鉴定的技术[67]。

英国政府批准 NIPD 用于胎儿性别鉴定，但建议检测公司和相关基金会仅针对严重的 X 连锁遗传病（不包括血友病）和先天性肾上腺皮质增生症这两类遗传病。自从获得 UKGTN 批准以来，NIPD 应用于胎儿性别鉴定的数量显著增加。对于单基因病产前诊断，NIPD 胎儿性别鉴定是最热门的检测之一[73]。但是在血友病群体中表现出不一致性，这是由于该群体在进行 NIPD 后仍会继续进行侵入性诊断。但随着 NIPD 技术的发展，血友病在未来可免于侵入性产前诊断。

单基因遗传病

在一些国家 NIPD 可用于部分单基因遗传病的产前诊断，研究证实多种单基因遗传病均可进行无创产前诊断（表 22.2）。但由于该实验仍处于研究阶段，仍推荐夫妇在决定流产之前进行侵入性诊断以确认 NIPD 的结果[74]。截至文章撰写为止，目前提供无须验证的 NIPD 检测的仅有一家实验室。最初进行无创产前诊断的单基因病是来自父方或胎儿新发突变的常染色体显性遗传病，母体不存

在这种突变。检测常染色体显性突变的技术较简单，若在孕妇血浆中检出突变基因则一定来源于胎儿，这与胎儿性别鉴定的原理相同（表 22.2）。对于父母携带不同的突变的隐性遗传病，NIPD 的结果也被用于指导侵入性检测（表 22.2）。即进行父源突变排除实验，如果父系突变存在，则需要进行侵入性测试以确定胎儿是否同时存在母系突变。

一些新的分子诊断技术，例如数字 PCR 和大规模平行测序（MPS），实现了对单分子以及对特定基因位点准确定量。利用上述新的测序技术加上一种基于大数据分析方法——相对单倍剂量法（relative mutation dosage, RMD）[50]，可以通过评估母体血浆中存在的特定突变与野生型（wild type, WT）等位基因的比率来确定胎儿的基因型（图 22.1）。RMD 面临的主要挑战是需要准确地估计胎儿分数，在男性胎儿中可使用 Y 染色体上的序列。然而，当胎儿是女性时，确定胎儿分数就需要分析父源 SNP。同时在测序过程中，靶基因的等位基因脱扣也会影响检测准确性。该过程很复杂，需要针对个别情况开发特定的胎儿分数定量分析方法。

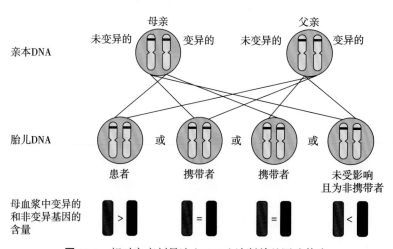

图 22.1 相对突变剂量法（RMD）诊断单基因遗传病

本文描述了如何在英国的公立遗传学实验室建立临床 NIPD 服务，以及如何转向使用 MPS 技术提供更全面的 NIPD 检测来进行父源突变排除分析，以及针对父母携带相同致病杂合突变的无创产前诊断分析。本文将从经济、心理和社会等多方面讨论 NIPD 的实用性。（该 NIPD 项目由 RAPID 计划支持。RAPID 是一项为期 5 年的计

划，旨在为将来 NIPD 广泛应用于胎儿性别鉴定和单基因遗传病的产前诊断制定行业标准。）

常染色体显性遗传病的无创产前诊断以及排除父源突变或新发突变

PCR 联合限制性内切酶消化法（PCR restriction enzyme digest, PCR-RED）技术可以用来确定某

些致病基因突变,该方法需要在检测前明确突变位点,并且可被限制性内切酶识别。PCR-RED 已用于多个 NIPD 研究(表 22.2),也是最初用来诊断 FGFR3 相关软骨发育不良的方法[10,23]。由于98% 软骨发育不良的病例 FGFR3 基因的突变位点位于(c.1138G>A),故该疾病是 NIPD 早期涉及的疾病之一,也是实验室开展 NIPD 实验的起点(表 22.2)[10]。软骨发育不良通常是新发突变,

在孕中晚期可通过超声检测。PCR-RED 也用于同样由 FGFR3 基因突变引起的致死性骨发育不良(thanatophoric dysplasia, TD)的无创产前诊断[23]。但是致死性骨发育不良共有 12 种常见突变,并不全适合使用 PCR-RED。由于致死性骨发育不良是致死性疾病,缺乏先验知识进行对照,分析其 PCR-RED 的结果需要对电泳图像进行主观判断(图 22.2),这限制了无创产前诊断检

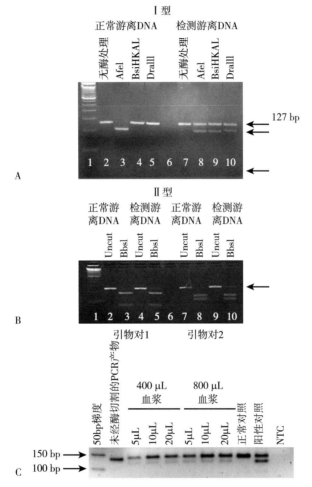

图 22.2　用限制性内切酶 PCR 检测致死性骨发育不良 I 型(FGFR3 c.742C>T)(A)、致死性骨发育不良 II 型(FGFR3 c.1948A>G)(B)和软骨发育不良 FGFR3 c.1138G>A(C)孕妇血浆胎儿 cfDNA(ty et al.2011[10])。A. 用限制性内切酶处理致死性骨发育不良 I 型的 PCR 结果,用 Afe I, BsiHKA I 和 Dra III 三种酶处理。第 3 列为用 Afe I 酶处理怀正常胎儿的孕妇游离 DNA 结果,用 BsiHKA I(第 4 列)和 Dra III 酶(第 5 列)无法识别。相反对于致死性骨发育不良胎儿,Afe I 位点被破坏,使部分胎儿 DNA 未处理(第 8 列),而 BsiHKA I(第 9 列)和 Dra III(第 10 列)可识别。B. 用 Bbs I 酶和两种不同的引物处理致死性骨发育不良 II 型的胎儿 cfDNA。正常胎儿中所有胎儿 cfDNA 均被剪切(第 3 列和第 8 列)。TD 胎儿 Bbs I 酶识别位点被破坏,部分胎儿 cfDNA 不能被剪切(第 5 列和第 10 列)。C. 用 PCR 反应富集软骨发育不全症第 8 外显子中包含致病突变的 132bp 区域,分别从 400μL 和 800μL 血浆中提取 5μL,10μL 和 20μL 进行实验,加入阴性对照实验和阳性对照试验。在正常胎儿中,BsrG1 酶不能剪切 DNA,故片段大小仍为 132bp。如果 BsrG1 酶切位点发生变异,那么会得到 132bp、122bp 和 20bp 的结果,会显示两条带。在图中 6 个不同稀释程度的样本中可观察到第二条带,说明该样本带有突变基因(A 和 B 来自 Chitty LS, Khalil A, Barrett AN, et al. Safe, accurate, prenatal diagnosis of thanatophoric dysplasia using ultrasound and free fetal DNA. *Prenat Diagn* 2013; 33: 416-423, C from Chitty LS, Griffin DR, Meaney C, et al. New aids for the non-invasive prenatal diagnosis of achondroplasia: dysmorphicfeatures, charts of fetal size and molecular confirmation using cell-freefetal DNA in maternal plasma.Ultrasound Obstet Gynecol 2011; 37: 283-289.)

测致死性骨发育不良检测项目的推广[16]。一项对 75 例软骨发育不良或致死性骨发育不良的胎儿研究（使用 PCR-RED 方法），有 5 例（7%）结果不确定，1 例假阴性（c.742C>T），后者在孕 20 周再次检测时胎儿分数仍旧过低。还有另外 3 例致死性骨发育不良突变不在 PCR-RED 酶切位点检测范围内，这也进一步说明了 PCR-RED 方法的限制性[16]。数字 PCR（digital PCR，dPCR）是 PCR-RED 的一种改进方法，它不依赖于主观观测而是通过敏感的数字计数，还能够检测出 PCR-RED 不能检测出来的母源等位基因[9]。表 22.4 和图 22.3 展示了 dPCR 用于 Fraser 综合征和常染色体隐性多囊肾的无创产前诊断的诊断思路。

但是 PCR-RED 和 dPCR 均存在局限性，如通量低、需已知（或能够很容易地推测）致病的突变位点，以及在没有胎儿特异性标志的情况下需额外检测确认 cffDNA 的存在。近年来，随着测序成本降低、实验周期减少以及测序通量增加，MPS 的应用越来越广泛。MPS 可同时进行致病位点鉴别和 cffDNA 的确认，所以更适合在面向临床服务实验室中使用。尽管其他技术同样存在优势，但目前英国临床实验室常规使用 MPS 和 PCR 靶向扩增的方法排除单基因病的父源突

变[11,16]。FGFR3 骨骼发育不良基因包，用于超声提示软骨发育不良或者致死性骨发育不良的胎儿及有先证者的家系提供产前诊断[16]。正式用于临床检测之前，共 47 例母体血浆样本使用

表 22.4　评估 Fraser 综合征和 ARPKD 中 WT 基因和突变型基因的靶向分子数

	样本	野生型	突变型
Fraser 综合征[a]	母亲 gDNA	1 363	1.5
	父亲 gDNA	4 328	4 116
	第一次妊娠	120	17
	第二次妊娠（1）	90	0
	第二次妊娠（2）	206	1
ARPKD	母亲 gDNA	2 878	0
	父亲 gDNA	2 698	0
	第一次妊娠	935	86
	第二次妊娠	361	0

注：a. 首次妊娠样本的孕周较小，故选取了两个二次 Fraser 综合征妊娠的样本。

参考 Lench N，Barrett A，Fielding S，et al.The clinical implementation of non-invasive prenatal diagnosis for single gene disorders：challenges and progress made. *Prenat Diagn* 33：555-562，2013.

ARPKD，常染色体隐性多囊肾。

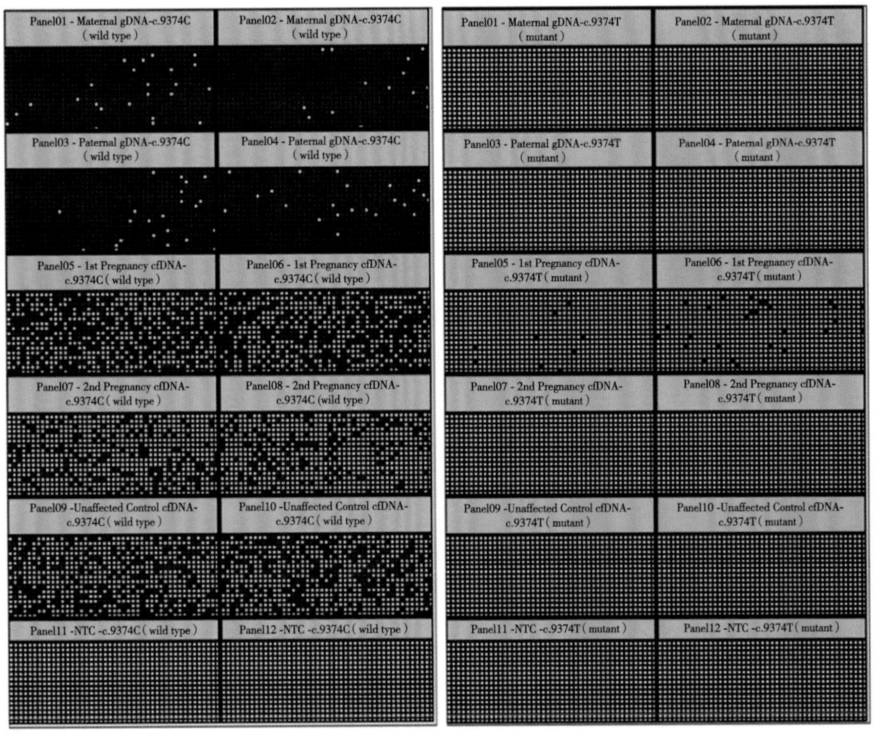

图 22.3　Fraser 综合征和常染色体隐性多囊肾数字 PCR 的热图结果，所有样本分别进行野生型基因（红）和突变基因（蓝）两种检测。A. 该家系胎儿有患 Fraser 综合征（*FRAS1* 基因 c.10261C>T）的风险，从图中可知母亲为野生型等位基因，父亲的野生型等位基因和突变基因拷贝数基本相等，说明父亲为携带者。该家系首次妊娠，胎儿遗传了突变基因（突变基因拷贝数 17，野生型拷贝数 120）。第二次妊娠无父源突变基因则胎儿没有遗传突变基因（表 22.4）。B. ARPKD 样本中均表现为野生型基因，其中突变（*PKHD1* c.9374C>CT）在首次妊娠中发现，且在第二次妊娠中仍为野生型基因，说明该突变为新发突变。ARPKD 为常染色体隐性多囊肾（With permission from Lench N, Barrett A, Fielding S, et al.The clinical implementation of non-invasive prenatal diagnosis for single gene disorders: challenges and progress made. *Prenat Diagn* 33: 555-562, 2013.）

该 panel 进行无创产前诊断，其中的 27 例样本还同时进行了 PCR-RED 检测。结果显示 MPS 的敏感度为 96.2%（81%~99.3%），特异度为 100%（85%~100%），无可疑结果，并将一例 RCP-RED 可疑结果诊断为阳性患者。MPS 还在无法进行 PCR-RED 的 3 例中检出致死性骨发育不良。1 例假阴性结果是由于该 *FGFR3* 突变位点很罕见，基因包未覆盖[16]。针对 Apert 综合征[8] 也研发了类似的基因包。此外一种基因包覆盖了最常见的囊性纤维化（cystic fibrosis, CF）突变位点用于排除母体血浆中的父源突变[11]。

　　MPS 可在更多的单基因遗传病中应用，如结节性硬化症、神经性纤维瘤、家族性横纹肌肉瘤、婴儿早期癫痫型脑病、成骨不全症以及 Fraser 氏综合征[75]。由于 MPS 需要对父母的 gDNA 测序，在对这些家庭进行测试的过程中，在 3 名母亲和 2 名父亲身上发现了低水平的嵌合。这不仅增

加再次发病风险，而且母体嵌合使 NIPD 结果可信度较差。2015 年英国北部所有单基因病产前基因检测中，NIPD 占 30% 以上。总结结果如下：4.3% 为可疑结果，1 个（0.4%）为假阴性，还包括 31% 的阳性突变（产后确认），3 个家庭（1.2%）因母体低比例嵌合而未进行 NIPD。MPS 的通量相对较高能够降低成本，并将检测周期优化到 5 天内。然而，测序的敏感性可以识别双亲中的嵌合体，因此母体 gDNA 的分析应该与 cfDNA 检测并行进行，以避免低水平的母体嵌合体导致的假阳性结果。

常染色体隐性和性连锁遗传病的无创产前诊断

　　父源突变排除已用于 CAH、CF 和 β- 地中海贫血症等多种隐性遗传病（先证者为杂合突变）的产前诊断（表 22.2）。如果父亲的突变存在，仍需要侵入性检测来确定胎儿是否遗传母亲

突变。由于隐性遗传病父母携带相同的突变位点或者 X 连锁的单基因遗传病中母亲的高致病突变 cfDNA 背景，需要能够非常灵敏地检测突变剂量的方法。计算胎儿分数能够更准确地计算胎儿的突变剂量。因此需要针对胎儿特异性标记物进行胎儿分数测定。数字 PCR 和 MPS 这两种敏感的分子诊断技术均可实现单分子计数，能够与 RMD 分析方法相结合应用于 NIPD。数字 PCR 技术现已应用于 β- 地中海贫血、血友病和镰状细胞贫血症（表 22.2）。正如上文所讨论的，数字 PCR 只针对特定的突变位点同时必须进行额外的实验验证胎儿 cfDNA 的真实存在，很难进行大规模实验。因此 MPS 提供了一种更实用的方法，特别是考虑到一些常见的单基因遗传病如 β- 地中海贫血症和 CF 等常见致病突变位点较多的情况。

　　某些遗传病和基因突变位点需要更复杂的诊断方法。若致病基因包含假基因或者高度同源区域，使用游离核酸进行产前诊断分析仍是一个难题。该类型的致病突变可以使用 long-range PCR 进行基因组 DNA 选择性扩增，但无法应用于片段较短的游离 DNA。对于隐性或 X 连锁遗传病，需要 RMD 分析以计算胎儿分数。常规 PCR 针对已知的突变位点，并且必须是单碱基的突变或者小片段的插入或者缺失，RMD 并不能分析大片段的缺失和重排。为解决限制，中国香港研究人员[2,51] 提出应用相对单倍型剂量（relative haplotype dosage，RHDO）无创诊断单基因病。该方法将 SNPs 位点和突变基因相关联，利用先证者和父亲的 SNP 位点将母体的单倍型分为正常单倍型和致病单倍型，推断胎儿是否遗传了致病单倍型。该团队应用单倍型方法成功地对 β- 地中海贫血进行了无创产前诊断。尽管分析单倍型需要对父亲和先证者的 DNA 进行测序，但是 RHDO 能应用于所有的隐性单基因遗传病，该方法已成功应用于 CAH[40]、枫糖尿病[43] 和 DMD[56] 的无创产前诊断（图 22.4）。该方法的优点是无须已知的突变位点，能够诊断目的基因的假基因、缺失、重复或者倒位等多种突变，即通过一次实验可检测到基因中所有的突变类型。

　　我们的实验室设计了针对囊性纤维化（先证者为纯合突变）和先天性肾上腺皮质增生症使用

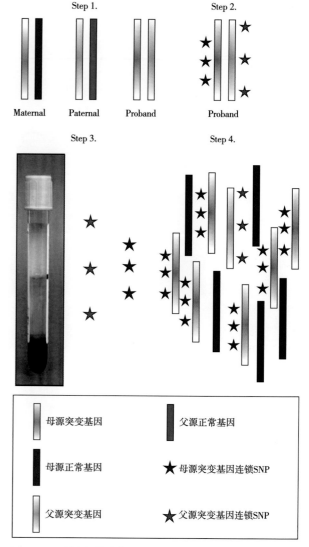

图 22.4　无创产前诊断 RHDO 分析隐性单基因遗传病的流程：第一步，获得携带者夫妇和先证者的 DNA；第二步，富集与致病突变相关的杂合性 SNP 位点；第三步，分离孕妇血浆中 cfDNA，并对目的基因靶向富集；第四步，如血浆存在与父源突变连锁的 SNP（蓝色星）说明胎儿遗传了父源突变；如果母体血浆中与母源突变连锁的 SNP（红色星）过量，则说明胎儿遗传了母源突变基因

MPS 与 RHDO 相结合的实验流程。两种疾病的实验流程不相同[75]。CAH 较为特殊，第一步为确定胎儿性别。如果胎儿是男性则不需要进一步检查，除非受检夫妇要求明确诊断。如果胎儿没有遗传父源致病突变，无须进行下一步流程。判断是否遗传母亲突变则需要进行 RHDO 分析。和上述 RMD 分析方法原理相似，但不同的是，RHDO 使用与母体突变连锁的多个 SNP 的累积计数来评估母源突变的遗传。到目前为止，我们发现这是一种非常准确的产前诊断方法，但唯一

美中不足的是 RHDO 方法需要父母和子代（患者或非患者）的样本资料。

伦理和社会问题

将 NIPD 用于胎儿性别鉴定和产前诊断单基因遗传病的优势十分明显，因为检测结果可在孕早期得知，而且安全、取样方便。但是在正式实施之前还需要解决伦理问题并调查受检者态度。现已经进行了多项研究来评估受检者对 NIPD 的态度，包括使用 NIPD 进行胎儿性别鉴定[72]或骨骼发育不良病产前诊断的父母[76]，以及单基因遗传病携带者[77-79]和卫生专业人员的观点[70,80]。调查结果显示，相关人群对 NIPD 的态度是积极的，他们强调 NIPD 通过安全和早期测试可提供许多实际便利和心理安慰[76,77,79]。最重要的一点是，无须考虑到流产风险，在情感上夫妇更容易作出决策。尤其对于已生育过骨骼系统发育不良患儿的夫妇[76]。

由于 NIPD 安全可靠，未来 NIPD 可能会成为产前诊断的常规检测，人们担心这会成为一种负担。但对大多数人来说，NIPD 的好处可以平衡这些缺点。通过正式的服务监管和适当的检测前咨询可以解决这些问题，在咨询过程中要讨论 NIPD 的好处、局限性以及替代方案[76-78]。卫生专业人员强调应该通过专门的遗传学服务机构提供 NIPD，由专业卫生专业人员进行遗传咨询。NIPD 的实施必须伴随健康教育，确保提供 NIPD 的机构强调检测的所有优点与不足，以鼓励夫妇独立做出决定。

另外一些研究表明，隐性遗传病携带者以及拒绝侵入性产前诊断的家庭选择在怀孕时进行 NIPD，不一定是为了决定终止妊娠，而是帮助他们为受累孩子的出生提前做准备[77,79]。对于不能改变妊娠结局的国家医疗保健系统，产前检测仍存在一定的伦理问题。

经济问题

在英国，对于使用 PCR 技术的常染色体显性遗传病，NIPD 比侵入性检测便宜（减少 314 英镑）。但常染色体隐性遗传病和 X 连锁遗传病 NIPD 方法更复杂、更昂贵，比侵入性检测成本更高（增加 141~1 090 英镑）[81]。然而人们对 NIPD 需求很强，同时由于流产风险而拒绝侵入性诊断的夫妇更愿意接受 NIPD。目前 NIPD 检测总成本比侵入性检测成本高得多[11,81]。但是随着测序成本的持续下降，这些差距将会减小。在一次 NIPD 中检测多种遗传病致病基因突变，例如将 CF 与镰状细胞贫血症联合检测将会降低总成本。随着更多病种检测转移到 MPS 平台上进行，通量较大，一周内可进行数次测序，成本和时间都在下降。之后面临的问题是实验室该如何开展 NIPD 服务，单基因遗传病大多均为罕见病，如何降低成本和提高收益，定制检测尤其如此，因为进行检测所需的人力成本都很高[75]。

结论

基于 cfDNA 的无创产前诊断为产前检查带来了革命性的变化。通过 NIPD 进行胎儿性别鉴定作为一项临床检测服务项目在许多国家都已经成熟，可在怀孕 7 到 9 周内确定胎儿性别。NIPD 现可用于新发突变引起的单基因遗传病，如软骨发育不全。一些公共实验室使用新技术（如 dPCR 和 MPS）诊断部分隐性遗传病，包括 CF 和 CAH。NIPD 诊断单基因遗传病未来有很大的发展空间，研究表明使用 cffDNA 能够重建整个胎儿基因组图谱。尽管目前主要受到测序成本的限制，这项技术允许在有已知遗传病家族史的情况下进行突变检测，以及允许检测新发突变。然而，在临床应用之前任何进展都必须有严格的大规模验证。须考虑伦理问题、受检者意愿并规范应用，确保提供准确的 cfDNA 检测。最后，NIPD 检测引入临床之后，还需对实验室检测和服务质量进行审核和长期监督。

（孔祥东　译　尹爱华　审校）

参考文献和自我测试题见网络增值服务

第23章 介入性诊断技术

ANTHONY O. ODIBO AND GANESH ACHARYA

本章要点

- 自妊娠 15 周起，羊膜腔穿刺术可用于染色体异常、单基因病、胎肺成熟度、胎儿感染及炎症的产前诊断。
- 自妊娠 10 周起，绒毛活检术（chorionic villus sampling，CVS）可用于单基因病及染色体异常的产前诊断。
- 由于胎儿丢失率及结构异常的风险增加，早期羊膜腔穿刺术（小于 15 周）及早期绒毛活检术（小于 10 周）已经被禁止。
- 由训练有素的专家在适当的孕周进行羊膜腔穿刺术和绒毛活检术，操作相关的胎儿丢失率似乎很低（分别约为 0.1% 和 0.2%）。
- 若由具有相同经验的医师进行操作，经宫颈和经腹部 CVS 的胎儿丢失率相似。
- 随着非介入性技术的发展，诊断性脐血穿刺及其他介入性操作的适应证逐渐减少。

引言

绒毛活检术（chorionic villus sampling，CVS）、羊膜腔穿刺术，其次是胎儿血取样术，是产前最常用的介入性诊断方法。羊膜腔穿刺术最早在 19 世纪 80 年代早期被应用于治疗羊水过多[1,2]。这些年来，这项技术逐步被用于评估胎儿的健康状况，包括 Rh 同种免疫妊娠的监测[3-6]。仅以遗传检测为目的的羊膜腔穿刺术起始于 20 世纪 50 年代中期，从初期对羊水细胞进行 X 染色质分析以测定胎儿性别，到随后的几年对一系列的染色体及代谢性疾病的成功诊断[7-16a]。CVS 从一开始就仅被用于进行遗传学诊断[16b]，是孕早期的介入性诊断方法。胎儿血取样较少用于遗传学诊断（通常在 18 周后），它的主要作用在于胎儿贫血的确诊。

本章节讨论了羊膜腔穿刺术、CVS 及胎儿血取样术的现有技术及安全性。文章中详细地叙述了产前诊断的指征和方法[17-22]。另外，文章对非介入性产前检查对这些诊断性操作的影响也进行了概述。

只要有可能，应该向每一对夫妻提供关于遗传风险以及可选择的产前检测方法的孕前咨询[17,21,23]。当有指征进行介入性产前诊断时，必须向其告知这些操作的相关风险、产前诊断的准确性和局限性、结果回报的时间、有可能需要重复取样的技术问题，以及在极少数情况下无法做出诊断的可能性。

羊膜腔穿刺术

羊膜腔穿刺应该由训练有素的产科医师进行，他应该对该操作具有足够的技能和经验，能进行高质量的超声检查，并且具有进行产前诊断的实验室经验[20,24,25]。之所以推荐由产科医师进行操作并不是由于技术上的困难，而是操作者必须能随时处理穿刺过程中可能出现的并发症。根据美国妇产科医师学会（American College of Obstetricians and Gynecologists，ACOG）建议，如果发现胎儿严重异常而这对夫妻选择终止妊娠，产科医师应该为其实施流产或将其转诊至可满足他们需求的医师处[26]。

羊膜腔穿刺可以从妊娠约 15 周后开始，此时有活性的细胞比例最高[27]。早期羊膜腔穿刺（earlyamniocentesisin，EA）在 14 周前进行，而由于技术上的困难以及相关的感染和自然流产的风险，经阴道的羊膜腔穿刺术已成为历史[28]。

羊膜腔穿刺技术

在详细的超声检查之后选择一个穿刺点。在连续实时的超声引导下，避开胎儿将穿刺针刺入最合适的羊水（amniotic fluid, AF）池。穿刺应尽可能地避免穿过胎盘。尽管 Tabor 和他的同事们[29]报道了经胎盘的穿刺会增加操作相关风险，但这一结论并未经其他学者证实[30,31]。

通常不需要进行局部麻醉[32-35]。穿刺部位不同是否影响疼痛程度目前并不清楚[36]。在羊膜腔穿刺术前的咨询中应强调，在手术过程中实际经历的疼痛和焦虑要明显低于预期[37,38]。

用含碘或含乙醇的溶液消毒孕妇皮肤，然后将无菌单放置在穿刺部位周围，以保持一个无菌区域。最常用的是一次性 22 号脊髓穿刺套管针。在整个穿刺过程中，应该始终利用二维实时超声监测保持针尖可见。对于广泛的前壁胎盘，可经胎盘进行穿刺。有学者建议使用四维超声引导，但并没有客观数据表明能改善结局[39]（图 23.1）。

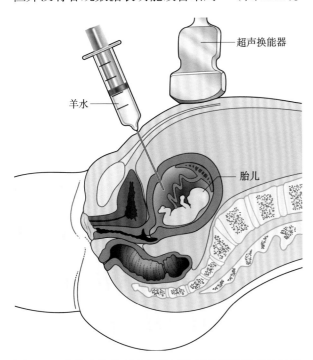

超声换能器

羊水

胎儿

图 23.1 直接连续的超声扫描下进行羊膜腔穿刺的示意（扇形换能器，3.5MHz）

在确认穿刺针位于合适的位置后，去除针芯，并连接一个 10mL 或 20mL 注射器。一般最初的 1~2mL 羊水会被去除。通常抽取 10~20mL 羊水至无菌一次性塑料注射器中，尽管已证明仅 3~5mL 羊水就足以获得可靠的产前细胞遗传学结果[40,41]。在由每年进行少于 50 次手术的医师进行遗传学羊膜腔穿刺术所获得的样本中，母体细胞污染似乎更为常见[42]。研究人员描述了使用真空容器抽吸技术进行羊膜腔穿刺术[43]，但相比

注射器技术，它似乎并没有什么优势。

曾报道羊膜腔穿刺术的失败率高达 5.9%~10.6%[44,45]，尤其是在同步超声引导还未常规使用的时期。由于实时超声引导的常规使用，无法获取羊水的情况大大地减少[46,47]。然而，对于 EA 来说则更加困难。如果在妊娠 15~16 周由经验丰富的医师实施手术，无法获得羊水的病例应该少于 1%[24,48-50]。

传统上，羊膜腔穿刺术的培训首先是受训者观摩有经验的操作者，然后是受训者在导师的直接监督下进行操作。现代高保真的基于模拟器的模型可用于羊膜腔穿刺术的教学，因为随着在模拟器上经验的增加，受训者的表现也被证明在逐步提升[51-53]。

双胎及多胎妊娠的羊膜腔穿刺术

羊膜腔穿刺术可以在大多数的双胎妊娠中成功实施，与单胎相比可能并不增加风险[54]，尽管由于缺乏随机研究，很难对风险进行准确定量[55]。

在美国，大部分中心采取对每个羊膜囊单独进行穿刺以评估每个胎儿的情况，而不考虑绒毛膜性。在抽出第一个羊水标本后立即向羊膜腔内注射一种染料（靛胭脂）可以用于区分不同的羊膜腔。在完成第一个羊膜腔穿刺后，在超声定位的另一个胎儿区域进行第二次羊膜腔穿刺。抽出清亮的羊水则提示成功进入了第二个羊膜腔，而抽出蓝染的羊水则提示再次进入了第一个羊膜腔[56-60]。然而，这一方法并不需要常规使用，因为羊膜分隔通常是可见的。亚甲蓝染料与小肠闭锁及胎儿死亡的风险增加相关，因此被禁止使用[61]。

有报道在超声引导下对双胎的两个羊膜囊进行单针穿刺[62,63]，主要的担忧在于单次穿刺技术可能导致两个羊膜囊间的交叉污染，从而导致诊断不准确。Jeanty[64]和他的同事们描述的技术是用一根穿刺针穿入第一个羊膜囊，然后穿过隔膜进入第二个羊膜囊。这项技术经 Sebire[65]和同事们证实，未增加双胎之间的细胞污染及妊娠丢失的风险。

利用上述技术，有经验的研究者们已经成功获得了超过 90%~95% 的关于两个胎儿的信息[66-83]。已报道的双胎羊膜腔穿刺术后的妊娠丢失率为 0.6%~2.7%[77-88]。

羊膜腔穿刺术已在许多三胎妊娠中实施过,并成功地从所有妊娠囊中获取了羊水样本[82,83,86]。尽管如此,目前的数据仍不足以对三胎妊娠的羊膜腔穿刺术风险得出任何结论。

羊膜腔穿刺术的母体风险

危及生命的母体风险是罕见的。羊膜炎在大约 1/‰ 的接受过羊膜腔穿刺术的孕妇中发生[89-91]。这可能导致胎儿丢失但很少危及母亲的生命。

然而,轻微的母体问题并不罕见。2%~3% 的孕妇在术后会出现一过性的阴道少量出血或羊水渗漏。虽然羊水渗漏的量和持续时间一般都是有限的,但仍可能持续存在并导致羊水过少和妊娠丢失。羊水过少是常见的导致胎儿畸形和肺发育不良的原因[92]。

羊膜腔穿刺术后即刻出现的子宫收缩或痉挛并不少见。通常来说,仅需要对孕妇进行期待治疗与安慰。

羊膜腔穿刺术的胎儿风险

潜在的胎儿风险包括自然流产,穿刺针造成的损伤,胎盘剥离,绒毛膜羊膜炎,早产及抽取羊水导致的损伤(如羊膜束带)。穿刺针的直接损伤较罕见,曾报道过的包括回肠皮肤瘘、腹壁瘘、手臂坏疽、眼外伤、回肠闭锁、脑穿通性囊肿、髌骨破裂、脑损伤、外周神经损伤及脐带血肿[93-106]。其中一些问题更倾向于归因于羊膜腔穿刺,而除了少数病例报道,其他报道均来自使用实时超声引导之前的时期。

羊膜腔穿刺术后的人类免疫缺陷病毒(human immunodeficiency virus, HIV)传播

羊膜腔穿刺术与 HIV1 型的垂直传播率的上升有关[107-109]。然而,随着反转录病毒药物预防治疗的出现,羊膜腔穿刺导致的传播风险已经显著降低。Bucceri[108] 和同事们报道了 9 例感染HIV 的孕妇在妊娠 16~20 周进行了羊膜腔穿刺术。其中 6 例进行了药物预防治疗,全部的 10 个婴儿均未感染。国际围生期 HIV 组织[110] 报道了9 例感染 HIV 的孕妇接受了羊膜腔穿刺后,其中未进行药物预防治疗的 5 名孕妇分娩了感染的婴儿,而服用齐多夫定的孕妇所分娩的 5 名婴儿均未感染。最近,一份来自意大利的为期 4 年的报告中,接受抗反转录病毒联合预防治疗的 HIV 感染孕妇,没有发现羊膜腔穿刺术或 CVS 后的垂直传播病例[111]。从有限的证据来看,选择羊膜腔穿刺术的 HIV 感染孕妇可能将受益于药物预防治疗。

羊膜腔穿刺术后的妊娠丢失

虽然大部分的自然流产都发生在妊娠前 3 个月,但在孕中期仍可能发生。另外,年龄大的孕妇相对年轻孕妇更容易发生自然流产[112]。这种与年龄相关的现象可能影响早产的发生率及其他不良妊娠结局。因此,只有将接受了羊膜腔穿刺术的受试者与未接受手术的对照者进行匹配,才能评估受试组中额外的胎儿丢失,研究才真实可靠。关于羊膜腔穿刺术风险的四项大型的国家级合作研究(美国、英国、加拿大和丹麦研究)已经发表[44,45,88,113,114]。

英国的研究报道了更高的流产率,但受试者明显比对照组参与者年龄大,而年龄本身可能是增加胎儿丢失率和产前出血的原因[88]。事实上,与美国和加拿大的研究相比,英国的研究显示对照组的胎儿丢失明显较少,而并不是受试组丢失过多。令人惊讶的是,在英国和北美进行的超声监测妊娠的纵向研究显示,妊娠 8~16 周的存活胎儿几乎没有妊娠丢失[113,115,116]。

Tabor[50] 和同事们在 1986 年发表了唯一一项对 4 606 名年龄在 25~34 岁的胎儿遗传异常低风险的孕妇接受羊膜腔穿刺术的随机对照研究。羊膜腔穿刺术使用 18 号穿刺针,在实时超声引导下进行。因此,这是第一个常规需要超声的羊膜腔穿刺术安全性的合作研究。16 周后接受羊膜腔穿刺术患者的自然流产率为 1.7%,而对照组为0.7%(P<0.01),如果穿透胎盘,自然流产的相对风险为 2.6 倍。

Tongsong[117] 和同事们报道了一项泰国的大规模队列研究,将进行了羊膜腔穿刺的妊娠15~24 周的单胎妊娠孕妇前瞻性地与对照组参与者在年龄、分娩史及社会经济状态上进行一对一匹配,共入组 2 256 对受试者。两组间在胎儿丢失率、早产及胎盘早剥方面无显著差异(P>0.5)。

Papantoniou[118] 和同事们报道了一项 1 006

名接受羊膜腔穿刺术的单胎妊娠孕妇的回顾性研究。对照组包含 4 024 名无高危因素的接受羊膜腔穿刺术的孕妇。两组均在妊娠 16~18 周进行羊膜腔穿刺术。将病例组和对照组按孕妇年龄分层，20~34 岁的孕妇（2.54%）和 40 岁以上的孕妇（5.1%）的胎儿丢失率的差异具有统计学意义。本次妊娠有阴道流血史的孕妇妊娠丢失率（6.5%）也高于对照组（2.8%）。具有既往自然流产或终止妊娠史的孕妇胎儿丢失率为 8%，而对照组为 2.8%。

2006 年，Eddleman[119] 和同事们利用美国国家儿童健康与人类研究所数据库报告了与妊娠中期羊膜腔穿刺术相关的胎儿丢失率。该多中心孕早期和孕中期风险评估（the first and second trimester evaluation of risk，FASTER）试验，旨在比较孕早期唐氏综合征筛查与孕中期筛查。在纳入 FASTER 试验的 35 003 名患者中，3 096 名接受了中孕期羊膜腔穿刺术（研究组），31 907 名未接受（对照组）。比较了两组间的妊娠 24 周前的胎儿丢失率，并采用多元 logistic 回归分析来校正潜在的混杂因素。羊膜腔穿刺术组的自发性胎儿丢失率为 1.0%，未手术组为 0.94%。

两组间差异无统计学意义（P=0.74，95% CI 为 -0.26%~0.49%）。一些研究随后报道了更低的丢失率，从而验证了 FASTER 试验组的发现[120-124]。

总的来说，我们可以得出结论，若由有经验的医师进行操作，传统认为的 0.5% 的流产率是不准确的。当然，在 25 年前超声还没有出现的时候提出同样的 0.5% 的风险也是不合逻辑的。作为支持，Armstrong[125] 和同事们随访了美国产科医师进行的 28 613 例手术后的结局，大部分针对高龄孕妇。总体的流产率（结合了背景及手术相关的）仅 1/362。在比较 16 年期间的 11 746 名接受孕中期遗传学羊膜腔穿刺术的孕妇和 39 811 名没有接受介入性手术的孕妇，Odibo 和同事们[126] 得出结论，羊膜腔穿刺术导致的胎儿丢失率为 0.13%，即 1/769。

最近，Akolekar 等[127] 学者对 2 000 年后发表的研究进行了系统性综述，每项研究至少包含 1 000 例手术并设置了对照组，报告了妊娠 24 周前羊膜腔穿刺术后的总的胎儿丢失率为 0.11%（95% CI 为 -0.04%~0.26%）。若仅从近 10 年发表的研究来看，羊膜腔穿刺术后的手术相关流产率为 0.16%（95% CI 为 -0.57%~0.51%）。见表 23.1。

表 23.1 2006—2016 年羊膜腔穿刺术研究的总结

研究（年份）	羊膜腔穿刺术流产率 /% （95% CI）	对照组流产率 /% （95% CI）	手术相关流产率 /% （95% CI）
Eddleman 等[119]（2006）	1.00（0.68~1.42）	0.94（0.84~1.05）	0.06（-0.30~0.42）
Caughey 等[120]（2006）	0.83（0.73~0.94）	—	—
Towner 等[121]（2007）	0.46（0.36~0.58）	0.53（0.52~0.65）	-0.07（-0.22~0.09）
Odibo 等[126]（2008）	0.97（0.80~1.16）	0.85（0.76~0.94）	0.12（-0.07~0.31）
Tabor 等[122]（2009）	1.39（1.27~1.52）	0.90（0.88~0.92）	0.49（0.39~0.60）
Pitukkijronnakorn 等[123]（2011）	0.37（0.18~0.66）	0.20（0.04~0.59）	0.17（-0.18~0.51）
Corrado 等[124]（2012）	1.00（0.68~1.43）	0.82（0.22~2.09）	0.18（-0.77~1.13）
总流产率	0.86（0.67~1.10）	0.70（0.54~1.04）	0.16（-0.57~0.51）

早期羊膜腔穿刺术

之所以探索早期羊膜腔穿刺术，是为了避免当患者原计划进行 CVS，但孕周已超过 14 周而又早于 15 周的情况下，不得不重新安排时间的不便。

除了抽取的羊水量更少，EA 技术与传统羊膜腔穿刺术基本相同。EA 的一个局限性是羊膜牵拉和干抽的发生率更高。妊娠期越早尝试羊膜穿刺，由于绒毛膜和羊膜的不完全融合，羊膜牵拉的风险就越大[128]。大约在 10% 的 EA 中会发生羊膜牵拉。

EA 在 20 世纪 80 年代后期开始流行,但在随后 10 年里的一些研究中强调了手术相关的并发症[129-150]。

基于数据显示,EA 相比传统羊膜腔穿刺的妊娠丢失和并发症的发生率显著上升,ACOG 不再建议进行 EA(小于妊娠 14 周)[151]。

孕晚期羊膜腔穿刺术

妊娠晚期的羊膜腔穿刺术主要用于评估胎肺成熟度。它也可用于在常规的中孕期筛查窗之后进行胎儿异常的检测,而此时几乎没有胎儿丢失的风险。技术与中孕期的诊断性羊膜腔穿刺术类似。挑战是要找到一个没有脐带或胎儿部分的合适的羊水池进行穿刺[152-154]。尽管存在胎肺成熟度的阳性检测结果,新生儿并发症的报道仍限制了羊膜腔穿刺术在这一适应证中的作用[155,156]。

也有小样本量研究报道了孕晚期羊膜腔穿刺术在分娩前诊断遗传性出血性疾病是有用的。出血性疾病如中重度的血友病 A、血友病 B 及 3 型血管性血友病(type 3 von Willebrand disease)可以增加分娩期间出血的风险。对于受累病例进行限制性分娩计划,而未受累病例可以进行常规产科管理[157,158]。由于这些结论仅基于少量病例,仍需要更大型的研究来证实这一方法的安全性及可靠性。

绒毛活检术

绒毛活检术正式引入是在 20 世纪 80 年代,并在 1968 年 Mohr[16b]进行了可行性报告后确立为一种在早孕期进行的产前诊断技术。CVS 的适应证与羊膜腔穿刺类似。CVS 的优势还在于对患有某些遗传疾病的高危妊娠(例如 25%~50% 的患病风险)进行早期和快速诊断。在这种情况下,可以在未培养的细胞上进行快速 DNA 检测,如为患儿则可选择早期终止妊娠。

技术

绒毛活检通常在妊娠 10~14 周进行。然而,如果不能进行羊膜腔穿刺术或其他检查(例如羊水过少),可以在更晚的孕周进行 CVS。晚期 CVS 的缺点是绒毛培养失败率更高。据报道,早于 10 周进行的 CVS 可能与胎儿肢体缺陷和其他异常相关,导致在此孕周前禁止该手术[159]。

绒毛活检可通过经腹和经宫颈途径进行(图 23.2 和图 23.3)。没有证据表明哪一种路径更安全或更可靠[160]。操作者的偏好和胎盘的位置是影响 CVS 路径选择的最主要因素。胎盘在前壁高处或宫底部时,首选经腹路径;在后壁时,经宫颈路径是最理想的[161,162]。

在经腹技术中,在超声引导下暴露胎盘最长轴,确定最佳穿刺位置。用碘或乙醇溶液对皮肤进行消毒,最好给予局部麻醉(当使用大于 20 号穿刺针时)。我们更推荐双针技术。使用 18 号针作为套管针,然后用更小的针(20 号或 21 号)插入胎盘。将一个 20mL 注射器,其中包含 Roswell Park 集合液和低浓度肝素,连接在针的末端并制造负压。针在胎盘中上下移动若干次,同时保持负压。取出时,将样本倒入培养皿中,检查有无足够量的绒毛。使用双针技术,可以多次通过胎盘而避免重复穿刺子宫壁。然而,一些术者报告使用单针技术也取得了良好的结果。

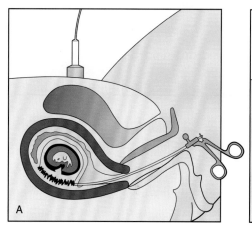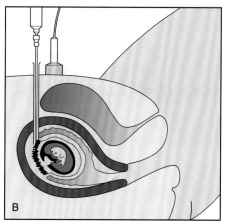

图 23.2 绒毛活检术。A. 经宫颈途径。B. 经腹途径

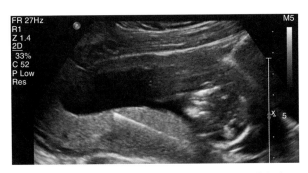

图 23.3　超声引导下经宫颈绒毛活检术。后壁胎盘内可见带有完整导丝的导管的回声线

经宫颈取样时,患者采用膀胱截石位。置入无菌窥器,暴露宫颈并用碘溶液消毒宫颈。在笔者的中心,一般不使用宫颈钳固定宫颈,但在极少数情况下,这可能是需要的。在超声引导下,将一根带有可延展导丝的 16 号导管插入滋养层区域。然后取出导丝,在导管尾部连接含有肝素化溶液的 20mL 注射器,并制造负压。缓慢抽出导管,将样本转移至培养皿中,并检查绒毛浓度是否充足。也可以使用特别设计的小活检钳进行经宫颈 CVS[163]。这种技术可以减少疼痛以及无法获得足够样本的情况[164]。

绒毛活检的并发症

总体来说,CVS 被认为是安全的,但与大多数介入性操作一样,存在潜在并发症的风险。阴道出血在经腹部 CVS 中很罕见,但在 7%~10%

的经宫颈 CVS 中可能发生。其他的 CVS 并发症包括绒毛膜羊膜炎(发病率 <1/1 000)、急性破膜、羊水过少(0.3%),胎膜早破及早产[165]。以前认为 CVS 与妊娠高血压疾病相关的观点并没有得到更多近期研究的证实[166-170]。

由有经验的医师操作,CVS 的手术相关的流产率很低。据一项最近的系统综述报道,这一比例为 0.22%(95% CI 为 -0.71%~1.16%),与羊膜腔穿刺术相似[127, 145]。加拿大协作组织的经验显示,在流产率方面,羊膜腔穿刺组为 7.6%,CVS 组为 7%,没有显著差异[171]。美国合作小组同样报告了羊膜腔穿刺术和 CVS 在流产率上没有显著差异[172]。与这些研究不同的是,医学研究理事会(MRC)CVS 评估工作组报告,CVS 后的流产率比羊膜腔穿刺术高 4.6%[173]。从实施 CVS 到妊娠 28 周,最常见的报道的流产率在 2%~3%,但最近的一份报告提示,这一比率可能要低得多[160, 174]。同样重要的是,要考虑到妊娠早期较高的背景妊娠丢失率,这可能与手术无关。表 23.2 总结了 CVS 流产率的部分研究[174-176]。Akolekar 及其同事的系统综述中得出的总体流产率为 0.22%(95% CI 为 -0.71~1.16)。这些研究的共同局限性在于它们不是随机研究。

CVS 流产率似乎不会受到手术路径的显著影响。表 23.3 总结了三项比较经腹和经宫颈

表 23.2　2005—2016 年绒毛活检术(CVS)总结

研究(年份)	CVS 流产率 /% (95% CI)	对照组流产率 /% (95% CI)	手术相关流产率 /% (95% CI)
Lau 等[175](2005)	1.85(1.20~2.71)	1.16(0.62~1.97)	0.69(-0.29~1.67)
Odibo 等[174](2008)	2.68(2.26~3.16)	3.35(2.86~3.90)	-0.67(-1.35~0.01)
Akolekar 等[176](2011)	1.84(1.34~2.46)	1.14(1.03~1.27)	0.69(0.24~1.15)
总流产率	2.18(1.61~2.82)	1.79(0.61~3.58)	0.22(-0.71~1.16)

表 23.3　绒毛活检路径比较试验中的胎儿丢失率(小于妊娠 28 周)

研究(年份)	TC-CVS 流产率 /%	TA-CVS 流产率 /%	相对危险度 /95% CI
Bovicelli 等[177](1986)	3.3	3.3	1.0(0.15~6.87)
Brambati 等[178](1991)	7.9	7.4	1.07(0.72~1.58)
Smidt-Jensen 等[179](1992)	8.2	3.0	2.72(1.82~4.07)
总流产率	7.9	4.6	1.72(0.79~3.58)

注:TA-CVS,经腹绒毛活检术;TC-CVS,经宫颈绒毛活检术。

CVS 的研究[177-179]。当汇总所有研究时,两种路径的流产率没有显著的差异[179]。

多胎妊娠绒毛活检的安全性

有经验的操作者可以在多胎妊娠中成功地进行绒毛活检。Wapner[180]和他的同事们报道了一项为期 6 年的经验,在 81 对双胎中成功实施了 CVS,妊娠 28 周前总的妊娠丢失率为 3.2%。其他研究组也报告了类似的流产率[181-188]。技术上与单胎手术相似,经腹和经宫颈入路都是安全的。有时,根据胎盘位置的不同,这两种方法可以结合使用。对于单绒毛膜双胎,许多医师只会采集一个胎儿的样本,虽然两个胎儿核型不一致的情况是可能的,但这种情况罕见,不需要对两个胎儿都进行常规采样。对于双绒毛膜双胎,必须对两个胎儿都进行取样,前面提到的增加的风险可能更多是由于这种类型的胎盘导致。最近一项对多胎妊娠 CVS 流产率的系统回顾发现,没有随机试验来评估该结果,从汇总的研究总结来看,20 周前的流产率为 2.75%(95% CI 为 1.28~4.75),28 周前的流产率为 3.44%(95% CI 为 1.67~5.81)[189]。

绒毛取样的实验室方面

绒毛有三个主要成分:合体滋养细胞、细胞滋养细胞和含有胎儿毛细血管的内中胚层。这些成分有多个来源,有可能产生令人困惑的结果。在开展 CVS 技术的早期,这会导致一些问题[190]。美国合作研究项目报告,需要再次确诊试验的发生率只有 1.1%,最常见的指征是检测失败、母体细胞污染和限制性胎盘嵌合(confined placental mosaicism, CPM)[191]。由于实验技术的改进,这种情况已经很少发生了。当胎盘和胎儿之间的细胞遗传学物质存在差异,导致仅局限于胎盘的异常时,就会发生 CPM。这是有可能发生的,因为在早期胚胎时期构成内细胞团的细胞中只有很少一部分细胞最终成为胎儿部分。其余发育成胚胎外组织,而三体可能局限于这些组织内。有两种机制导致嵌合倾向于局限在滋养细胞内,胎盘内的细胞染色体不分离或胎儿内的三体拯救[192]。

局限性胎盘嵌合发生在 1.3% 的 CVS 手术中[193]。尽管可能需要羊膜腔穿刺或胎儿血取样等后续手术来确认这一诊断,CPM 仍可能是一个需要更密切随访的标志,以了解胎儿宫内生长受限,围产儿死亡及单亲二倍体的风险。

胎儿截肢畸形与绒毛活检

已经有许多关于 CVS 与截肢畸形相关的报道。继 Firth 和他的同事们首次报道了 CVS 后的 4 例口下颌肌 - 肢体发育不良和 1 例肢体远端横断性缺失的婴儿之后[194],其他研究组也报道了一系列类似的病例。这些报道还显示,并发症似乎仅出现在妊娠 70 天之前进行的 CVS[195, 196]。然而,世界卫生组织对 20 多万例的 CVS 的大型记录显示,这项操作与截肢畸形并没有显著的关联[197]。鉴于对这种关联还存在争议,比较谨慎的做法是告知要求行 CVS 的孕妇上述的报道,并告知即使该风险存在,其概率不到 1/3 000,且在妊娠 70 天后进行手术的案例中未见报道[198]。

胎儿血取样

胎儿血取样最常用于快速的胎儿核型分析,胎儿血液系统疾病的评估,胎儿感染的鉴定(通过培养或分子分型),药物治疗及胎儿贫血的诊断和宫内输血治疗。

如果经由脐带抽取胎儿血,这项操作又可以称为胎儿血取样,经皮脐血取样(percutaneous umbilical blood sampling, PUBS)或脐带穿刺术。

利用经皮脐血取样进行胎儿血核型分析用于明确在培养的羊水细胞或绒毛中是否真的存在染色体嵌合[199]。通过对未培养的有核血细胞进行"直接"细胞遗传学分析,实现了胎儿染色体组的快速评估[200]。此外,一些胎儿异常在妊娠后期才显现,在这种情况下,快速结果可能有助于产科管理和分娩方式的决策[201, 202]。

胎儿血取样的适应证

胎儿血取样曾被用于许多胎儿血液和生化异常的产前评估[203-205]。可通过直接检测胎儿血细胞比容,以评估由 Rh 或其他抗原不相容及同种免疫状态引起的胎儿溶血[206-208]。可以直接评估胎儿血红蛋白用于诊断镰状细胞贫血、α或β地中海贫血或其他血红蛋白病[209]。然而，这些疾病目前也可以通过对绒毛或羊水细胞的DNA分析进行直接诊断。胎儿血取样也可以用于评估血小板的数量和功能[210,211]。

胎儿血也可以用于诊断各种胎儿期的凝血因子异常，如血友病A和血友病B及血管性血友病（von Willebrand disease）[205,212]。另外，在血液学研究中，胎儿血样本已经被用于诊断常染色体隐性或X连锁免疫缺陷，包括重症联合免疫缺陷（severe combined immunodeficiency，SCID），Chédiak-Higashi综合征，Wiskott-Aldrich综合征及慢性肉芽肿病[213-216]。

采集胎儿血可以评估胎儿的病毒、细菌及寄生虫感染。利用胎儿血清可进行抗体滴度的定量检测[217,218]。除了检测抗体滴度，PUBS还可以对胎儿血进行培养或载体特异性的DNA序列的分子扩增，来直接分析病毒、细菌及寄生虫感染[218-223]。

胎儿血取样技术

胎儿血取样通常在妊娠18周后，在连续实时超声引导下进行。然而，早在妊娠12周就有成功案例的报道[224-226]。通常不需要母体镇静，但当手术时间较长时（如胎儿输血），可以局部注射1%利多卡因，偶尔可以考虑使用泮库溴铵（pancuronium）或阿曲库铵（atracurium）对胎儿进行神经肌肉阻滞，以暂时性地阻止胎儿活动。

使用含碘溶液或乙醇清洁皮肤并盖上无菌单，以建立无菌区域。最常见的是使用二维超声引导针。虽然有学者建议使用四维引导针，但并没有证据表明这项新技术可以改进二维的可视化[39,227]。

有几个可选择的取样点。因为胎盘插入点部位的脐带位置比较固定，只要它清晰可见并容易接近，通常是首选的穿刺位置。其他可选择的部位包括脐带游离部或胎儿肝内脐静脉（图23.4和图23.5）[203,225,226]。许多手术医师更喜欢使用22号锐角回声增强针，但也有人提倡使用更小规格

的针（如25号）[228]。用于诊断的抽血量取决于PUBS的指征，但很少超过5mL。

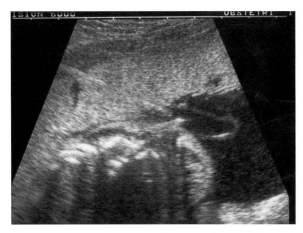

图23.4　胎盘插入点部位脐带的胎儿血取样

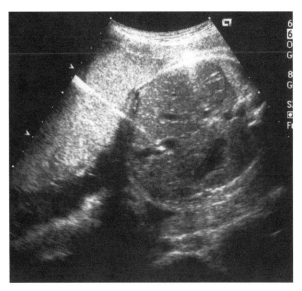

图23.5　经肝内静脉的胎儿血取样

在胎儿血取样手术结束后，将针头拔出，并进行超声检查以评估胎儿状况。所有具有Rh同种免疫风险的孕妇应在术后注射300mg Rh免疫球蛋白（RhIG）。

胎儿血取样的安全性

PUBS的母体并发症很少见，但包括羊膜炎和胎盘出血[212,219]。据大型围产中心的数据估计，PUBS后死胎或自然流产的风险为3%或更低[225-234]。直接比较对照组与手术组流产率的研究已有发表，但这些研究都不是随机的。Tongsong[209]和他的同事们进行的唯一一项病例对照研究选取1 281名在妊娠16~24周接受徒手

脐带穿刺术的孕妇，以没有明显胎儿异常（故无须手术）的孕妇作为对照组，PUBS的指征为检测胎儿地中海贫血（61%），快速核型分析（21%）或两者兼有（8.7%）。流产率分别为3.2%（PUBS组）及1.8%（对照组），在产科并发症方面没有差异。

这些研究有一个共同的混淆因素，即接受PUBS或胎儿血取样患者的基线流产率随着手术适应证的不同而有很大的差异[235]。超声检查异常胎儿的流产率远远高于因孕妇血型致敏而继发溶血、手术预约延迟或为明确羊膜腔穿刺术中的嵌合现象而进行手术的胎儿。总体而言，手术相关的流产率应该在1%~1.5%。

有学者研究了胎母输血与妊娠结局之间的关系[236]。尽管胎母输血与出血时间呈正相关，但胎母输血程度与妊娠结局无关。其他研究还表明PUBS常与母胎出血有关，而后者又与前壁胎盘、手术持续时间和穿刺次数有关[237,238]。

最后，在对30例孕龄（19.5±1.6）周的多胎妊娠（29例双胎及1例三胎）进行的59例PUBS手术的回顾性分析中，Tongprasert[239]及同事们报告了98.3%的取样成功率。在继续妊娠的病例中，总体的胎儿丢失率为10.5%。然而，并没有发生术后两周内的胎儿丢失。因此，没有足够的数据来提供一个可靠的双胎PUBS的手术相关流产率。

介入性诊断性操作后的Rh同种免疫

在羊膜腔穿刺术、CVS和胎儿血取样后，胎母输血的风险增加，这可能导致免疫致敏效应。然而，这一假定风险的大小尚未确定。尽管如此，已经清楚地观察到中孕期羊膜腔穿刺术后的Rh致敏[240-242]。因此，有必要在羊膜腔穿刺术后对Rh阴性血的孕妇使用RhIG来预防致敏。这一建议的确有效，Khalil[243]及同事报告了在300名羊膜腔穿刺术后注射了300mg RhIG的孕妇中，仅有1例致敏（0.3%）。相比之下，在615名存在致敏风险，但在羊膜腔穿刺术后没有接受RhIG预防的Rh阴性血孕妇中，Golbus[241]和他的同事们报告了12例致敏病例（2.1%）。

同样，在CVS及胎儿血取样后，母体循环中的甲胎蛋白和胎儿红细胞也有所增加[244,245]。因此，事实上所有术者都建议在介入性操作后常规使用RhIG。但给药剂量还存在争议。ACOG[246]目前建议在中孕期羊膜腔穿刺术后使用300mg RhIG。

无创产前检查对诊断性操作的影响

产前诊断性检查后胎儿丢失的风险引起了人们对从母血中分离胎儿DNA的兴趣。继Lo和他的同事们在孕妇血浆中发现了游离DNA（cell-free DNA，cfDNA）后[247]，许多研究都证实了这一发现，且母体循环中的胎儿分数可以占3%~20%[248,249]。随着分子生物学及测序技术的进步，母体血浆中cfDNA的浓度相对较低所带来的最初挑战已经被克服。

随着无创产前筛查（noninvasive prenatal testing，NIPT）领域的飞速发展，许多临床试验结果得以发表[250-254]。这些试验中使用的方法存在显著差异，这是在评估对产前诊断性操作的潜在影响时的重要考虑因素。研究设计从回顾性队列，病例对照到前瞻性方法，各不相同。此外，生成结果的算法也各不相同，从基于Z评分（Z-score）的系统到结合孕妇年龄及胎龄的其他方法[255]。然而，大部分研究来自高危人群。

利用母体血液中胎儿游离DNA（cell-free fetal DNA，cffDNA）可以对胎儿唐氏综合征达到近乎诊断的能力。然而，也应该强调目前NIPT的一些局限性。如前所述，出于实用原因，大部分已发表的研究纳入的为非整倍体高风险孕妇，但少数低风险或混合风险的研究提示NIPT在这些人群中可能是同等有效的[252,256,257]。正如许多专业机构所强调的那样，NIPT的这些和其他的一些局限性使它被标记为一种好的筛查试验而不是诊断试验[258-260]。因此，必须强调的是，目前关于cffDNA效能的数据及报道提示需要对NIPT阳性结果进行确诊性的细胞遗传学检测，因为已经开始出现假阳性的文献报道[261]。此外，随着更新的细胞遗传学技术的出现，更细微的染色体异常得以被检测，CVS及羊膜腔穿刺术的适应证正在扩大。但也有明确的证据表明 NIPT 的出现导致了对介入性手术的需求大幅下降[262, 263]。由于目前选择的多样性,有必要在产前诊断检测前提供充分的咨询[264]。

结论

目前有许多可供孕妇选择的产前诊断技术。筛查方法的增加也使孕妇做出知情选择变得复杂。忙碌的临床医师并没有足够的时间去充分了解各种选择及它们的相关并发症,这使情况变得更加复杂。这需要明智地利用遗传咨询师来弥补现有的差距,并为这些焦虑的孕妇提供更好的指导。

（熊钰 译　蒋宇林 审校）

参考文献和自我测试题见网络增值服务

第 24 章 染色体异常的产前诊断

COLLEEN G. BILANCIA, MYTHILY GANAPATHI AND BRYNN LEVY

本章要点

- 绒毛、羊水和胎儿血液都是目前针对染色体异常进行产前诊断的样本类型。
- 产前检测可发现的染色体异常包括常染色体或性染色体非整倍体,平衡性或不平衡性染色体结构重排,三倍体,额外标记染色体,染色体微缺失和微重复,嵌合体以及单亲二倍体。
- 产前染色体检测的方法包括 G 显带染色体核型分析,荧光原位杂交,染色体微阵列分析,荧光定量聚合酶链反应,多重连接探针扩增技术以及二代测序(next-generation sequencing, NGS)技术。
- 染色体单核苷酸多态性微阵列分析对于诊断临床相关性微缺失和微重复是极具价值的。与同源染色体不分离所致的染色体非整倍体不同,拷贝数变异和孕妇年龄无关。随着检测能力的进步,应向所有孕妇提供染色体异常的产前检测。
- 孕妇外周血无创产前筛查目前被用于常见染色体三体、性染色体非整倍体以及微缺失综合征的风险评估。对于筛查阳性的妊娠,应给予进一步的检测确诊。
- 对染色体异常诊断的难点包括对嵌合体和拷贝数变异不完全外显或表现变异性的解释,以及对于新发的平衡性染色体重排的风险评估。
- 染色体异常产前检测的未来前景集中在通过 NGS 来提高无创产前筛查能力。

引言

染色体异常的产前诊断始于 20 世纪 60 年代,至今仍是产前保健的重要组成部分[1-4]。产前诊断最初是在中孕期进行羊膜腔穿刺术。出于对穿刺安全性的顾虑,有研究评估了羊膜腔穿刺术对于妊娠的风险,结果显示羊膜腔穿刺术可使自然流产的风险增加 1/200 或 0.5%[5-7]。这一风险低于分娩时年龄 >35 岁的孕妇生育核型异常胎儿的风险,因此,20 世纪 70 年代,常规的产前保健措施是对这些孕妇提供羊膜腔穿刺术。20世纪 80 年代出现了绒毛活检术(chorionic villus sampling, CVS),该技术孕早期即可实施,可在妊娠更早的阶段提供产前诊断[8-11]。队列研究结果显示取材的孕周对于降低 CVS 导致的胎儿肢体缺陷的风险非常重要,这种情况往往在妊娠 8 周之前进行 CVS 时发生。常规做法是 10~12 周实施 CVS。与羊膜腔穿刺相比,CVS 导致流产的风险稍高[12,13],但这两种操作的风险都显著低于最初的研究结论。最近一项大型荟萃分析显示CVS 相关性流产风险约为 1/450,羊膜腔穿刺术约为 1/900[14]。

过去,产前检测通过经典细胞遗传学分析检出涉及整条染色体或大片段染色体的大型基因组不平衡性改变。分子细胞遗传学技术提高了产前染色体诊断的能力,可以检出标准细胞遗传学分析无法检出的染色体微缺失和微重复。这些技术包括荧光原位杂交(fluorescence in situ hybridization, FISH)、荧光定量聚合酶链反应(quantitative fluorescence polymerase chain reaction, QF-PCR)、多重连接探针扩增(multiplex ligation-dependent probe amplification, MLPA)以及染色体微阵列分析,每项技术有其各自的优势。随着 CVS 和羊膜腔穿刺术所致不良结局风险的降低,以及诊断基因组不平衡的技术进展,目前可对任何一个希望进行产前诊断的孕妇提供更加安全和综合性的检测。

产前样本

产前样本主要通过 CVS 或羊膜腔穿刺术获得，也可经皮脐血取样（percutaneous umbilical blood sampling，PUBS），通常在之前检测结果不明确时进行。这些方法分别在妊娠不同阶段进行，各有优势和局限性。所有样本都可通过经典细胞遗传学和分子细胞遗传学技术来检测胎儿是否存在染色体异常。

绒毛取样

胎盘绒毛含多层组织，包括胎儿组织最外层和形成胎盘血管化绒毛的绒毛膜。在超声引导下，经宫颈或经腹取绒毛。经宫颈途径是经阴道和宫颈插入一根导管，经腹途径则用一根和羊膜腔穿刺类似的细针，采用何种取材方法取决于子宫和胎盘的位置。取出少量的绒毛送检进行细胞遗传学分析。有两种处理 CVS 样本的方式——直接法和培养法。直接法分析的是快速分裂的胎盘细胞滋养层细胞，可在 24~48 小时内获得结果；培养法检测的是绒毛的间充质细胞，通常 7~10 天才能获得结果。培养法通常能够获得更好的核型，很多实验室也更加愿意采用这种方法，有些实验室同时采用直接法和培养法。用于染色体微阵列分析的 DNA 可以直接从绒毛提取，也可以从培养细胞中提取，前者通常只要 7~10 天获得结果，后者则需要 14~21 天。

羊膜腔穿刺术

羊膜囊包裹胎儿且充满羊水，羊水中含有多种不同的来自胎儿和羊膜的细胞类型。羊膜腔穿刺是在超声引导下用一根细针穿过母亲腹壁进入羊膜腔吸取一定量的羊水，是应用最广泛的获取胎儿样本的方法，通常在妊娠 15~17 周进行，不宜早于妊娠 14 周，否则会造成胎儿足内翻，且增加流产风险。羊水细胞通常需要培养一周才能获得足够用于细胞遗传学分析的细胞量。羊水细胞培养的成功率约为 99%，细胞遗传学诊断的可靠性也在 99% 左右。早期羊膜腔穿刺术（妊娠 14 周之前）存在 1%~2% 足内翻的风险[15]，因此，对希望早期产前诊断的孕妇，CVS 是更好的选择。和 CVS 一样，用于染色体微阵列分析的 DNA 可以

直接从未经培养的羊水细胞中提取，7~10 天即可获得结果，如果从培养细胞中提取 DNA，则需要 14~21 天。

经皮脐血取样

经皮脐血取样（PUBS）是一种获取胎儿血液的侵入性操作，也被称为脐带穿刺术、脐静脉取样，最初用于对血液系统疾病（如血红蛋白病）的产前诊断。PUBS 是在超声引导下经腹将一根细针穿刺入脐静脉抽取胎儿血样，穿刺的部位可以是胎盘脐带插入部、脐静脉肝内段，或游离脐带。评估 PUBS 安全性的研究显示有 1%~2% 胎死宫内或自然流产风险，显著高于 CVS 或羊膜腔穿刺术[16,17]。最近研究显示，在胎儿异常的情况下，如非免疫性胎儿水肿或宫内生长受限，PUBS 的风险会更高[18,19]。因此，如果通过 CVS、羊膜腔穿刺术和超声检查未获得诊断性信息，或检测结果不明确，是否进一步进行 PUBS 尚存在争议。在孕周较大、需快速获得结果决定下一步处理的情况下也会采用 PUBS。与 CVS 和羊膜腔穿刺术不同，PUBS 在妊娠 18 周之后进行。由于血液培养所需时间短，经典细胞遗传学分析只需 3~4 天，染色体微阵列分析 7~10 天。

转诊的指征

过去，孕妇高龄是最常见的染色体异常产前诊断的转诊指征。其他胎儿染色体异常风险增加的因素包括早孕或中孕期非整倍体筛查阳性、胎儿超声异常、既往染色体异常妊娠史、父母之一存在染色体重排。分子细胞遗传学技术可检出与孕妇年龄无关的其他染色体异常。因此，在美国的标准保健是无论孕妇年龄，可对所有孕妇提供产前诊断[20-22]。

孕妇高龄

早在 1933 年，Penrose 就发现胎儿唐氏综合征的发生率随孕妇年龄的增加而增加[23]。孕妇高龄，通常是指分娩年龄大于或等于 35 岁。将 35 岁作为切割值是因为在此时胎儿染色体异常的风险和羊膜腔穿刺术所致流产的风险大致相等。孕妇不到 35 岁时，羊膜腔穿刺术所致流产的风险高于活产儿罹患染色体非整倍体的风

险。高龄孕妇胎儿染色体异常发生率增加是由于减数分裂时同源染色体不分离所致。图 24.1 显示了在 CVS 和羊膜腔穿刺术孕妇年龄与胎儿染色体异常风险之间的直接关系。在双胎妊娠中,如果考虑孕妇年龄和双胎合子性的因素,无论对于单卵双胎还是双卵双胎,胎儿唐氏综合征的发生率都远低于既往根据经验所计算得出的数值[24a]。

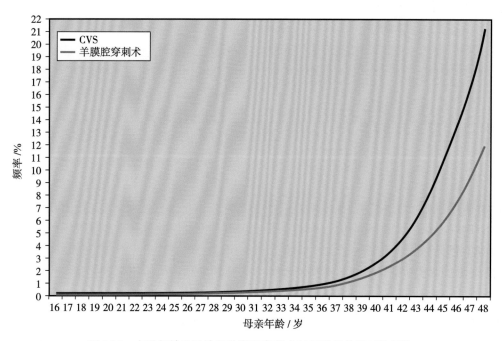

图 24.1 在进行绒毛活检和羊膜腔穿刺术时年龄相关的三体风险

细胞遗传学技术的进步如染色体微阵列分析和无创产前筛查(noninvasive prenatal screening, NIPS),以及拷贝数变异(copy number variants, CNV)的发生率与孕妇年龄无关这一发现[24b],使得越来越多的胎儿染色体非整倍体异常低风险的孕妇(年龄低于 35 岁)选择产前遗传学筛查和诊断性检测。

异常筛查结果

尽管孕妇高龄增加胎儿染色体异常的风险,大多数妊娠发生在较低年龄孕妇中,她们处于最佳生育年龄。无创筛查技术既能检出胎儿染色体非整倍体风险增加的妊娠,又不增加 CVS 或羊膜腔穿刺术的流产风险,可以很好地解决这一问题。但是,由于胎儿染色体异常(如整条染色体非整倍体,亚显微 CNV,单亲二倍体(uniparental disomy, UPD)的联合发生率高于侵入性操作所致流产的风险(0.11%~0.22%)[17],任何一个孕妇都可以选择诊断性细胞遗传学检测。不过,大多数低风险孕妇在决定 CVS 或羊膜腔穿刺术之前都会采用无创的筛查来评估风险。目前有方法可以帮助筛查胎儿染色体异常风险增加的妊娠。

生化分析和颈项透明层测量的无创筛查

早孕和中孕期都有一系列无创筛查方案可供孕妇选择。早孕期筛查结合母亲血液检测以及超声检查,早在妊娠 11 周即可实施。在母血中监测游离人绒毛促性腺激素 β 亚单位(free β-human chorionic gonadotropin, β-hCG)和妊娠相关血浆蛋白 A(pregnancy-associated plasma protein A, PAPP-A),结合超声测量颈项透明层厚度。这一筛查方案可以检出 80%~90% 的唐氏综合征胎儿。中孕期四联筛查采用 AFP, hCG,非结合雌三醇以及抑制素 A,可检出 67%~76% 的唐氏综合征胎儿,整体假阳性率约 5%。早孕期和中孕期筛查可以单独或联合使用。将早孕和中孕期筛查联合应用,出具一份风险评估报告,称为整合筛查。序贯筛查指实施所有的筛查检测,当早孕期筛查高风险时,孕妇可以选择直接进行诊断性检测或推迟至中孕期获得所有的筛查结果。一般而言,早孕期筛查的截断值比中孕期要高,前者一般为 1/100~1/60,后者一般为 1/270。

分层筛查模式则是将早孕期筛查结果作为指导下一步进行产前筛查或是诊断性检测的指标。如果早孕期筛查提示高风险,则建议孕妇侵入性检测,如 CVS 或羊膜腔穿刺。如果早孕期筛查提示中等风险,则可进行中孕期筛查。最后,如果早孕期筛查提示低风险,则不用建议进行进一步筛查。母体血清标志物筛查局限于最常见的染色体非整倍体,并且有 5% 的假阳性率。与单一筛查相比,早中孕期联合筛查可稍提高检出率及降低假阳性率,但也可能会延误对筛查阳性病例进行诊断性检测的实施。

胎儿游离 DNA 无创产前筛查

近来,对孕妇外周血中胎儿游离 DNA（cell-free fetal DNA, cffDNA）分析,使胎儿染色体非整倍体（13、18、21 号染色体以及性染色体异常）以及某些染色体微缺失的无创产前筛查成为可能[25, 26]。cffDNA 源自胎盘,在母体血浆的总游离 DNA（cell-free DNA, cfDNA）中其只占一小部分,后者是母体 cfDNA 和 cffDNA（在 20mL 全血含量小于 1μg）的混合物[27-29]。目前的 NIPS 不能将 cffDNA 从母体 cfDNA 中分离,需检测母血中的全部 cfDNA。NIPS 采用二代测序（next-generation sequencing, NGS）技术（全基因组或靶向）,寻找是否存在目标染色体（例如 13、18 和 21 号染色体）的额外序列。如果母亲表型正常,则推测额外序列来源于胎儿。目前应用的测序技术主要有两种:第一种被称为"计数",所有的序列都被计数,将来自目标染色体的 DNA 序列与参考染色体或染色体组进行对比,判断其是增加或缺失。第二种方法采用单核苷酸多态性（single nucleotide polymorphisms, SNP）来评估基因型是否为非整倍体[30,31]。这两种技术都需要结合先进的统计学算法以及复杂的生物信息学分析软件,来孕妇外周血中染色体特异性 cfDNA 中的异常数量。cffDNA 在妊娠 6 周的时候即可在母体血浆中检测到,胎儿分数在妊娠 10~21 周期间每周增加 0.1%,妊娠 21 周后每周增加 1%,分娩后数小时之内从母血中被清除[32,33]。任何一种 NIPS 方法在多胎妊娠中的应用都受到限制,美国妇产科医师协会不推荐将 NIPS 应用于多胎妊娠[34]。目前资料显示,在单胎妊娠中,基于 NIPS 的非整倍体筛查在检出 21- 三体方面较其他方法优越,如结合母亲

年龄,早孕期或中孕期超声检查和血清生化指标分析[25, 35, 36]。因此,这一筛查方法是传统血清学筛查很有吸引力的一种替代方法。和 21- 三体相比,该方法对 18- 三体、13- 三体和性染色体非整倍体的检出率偏低。最近一项针对 cfDNA 检测在单胎妊娠筛查非整倍体的性能的荟萃分析结果显示,该方法对于 21- 三体的加权汇总检出率为 99.2%,假阳性率为 0.09%;对于 18- 三体分别为 96.3% 和 0.13%;对于 13- 三体分别为 91% 和 0.13%;对于 45, X 分别为 90.3% 和 0.23%;对于除 X 单体以外的其他性染色体非整倍体分别为 93% 和 0.14%[35]。NIPS 最初被应用于高风险患者,但最近研究认为它也可应用于普通产科人群[25]。重要的是要注意到基于 cffDNA 的 NIPS 是一种筛查方法,考虑到潜在的假阳性和假阴性结果,推荐对筛查阳性的患者进一步通过 CVS 或羊膜腔穿刺术进行诊断性检测[34]。目前,NIPS 的局限性包括只能筛查少数非整倍体和某些特定的微缺失、潜在的不准确性以及费用较高。应对选择 NIPS 的妇女进行咨询,告知该方法的局限性,包括只能筛查少数非整倍体（13- 三体、18- 三体、21- 三体）,筛查性检测和确诊性检测之间的区别,以及关于母亲的意外发现,如母亲染色体异常,甚至是母体肿瘤[37-39]。

异常胎儿超声发现

超声检查是可用于所有妊娠的重要的非侵入性监测方法,从早孕确认妊娠到评估胎儿状态直至分娩。最近的一项荟萃分析显示,妊娠 14 周之前超声对胎儿异常的检出率在 46%~51%[40, 41],在低风险或非选择性人群中,检出率为 32%,在高风险人群中的检出率在 60% 左右[40]。颈部异常,如颈项透明层增厚或颈部水囊瘤的检出率最高（92%）[41]。腹壁异常,如脐膨出和腹壁裂在孕早期超声中的检出率也很高。大脑、脊柱和心脏缺陷的检出率在 50% 左右,肢体、泌尿生殖道及颜面部缺陷仅有 34% 的检出率[41]。另外,需注意有些异常（如胼胝体发育不全、小脑发育不良、肾脏发育不良、重复肾）要到中孕期才比较明显,早孕期很难被检出[41]。妊娠 18~20 周胎儿系统超声筛查是围产保健的标准项目,随着早孕期筛查的进展,很多孕妇选择在早孕期进行超声检查。

染色体非整倍体往往与多发性先天异常有关,超声表现明显(表 24.1 和表 24.2)。20 世纪 90 年代,超声测量胎儿颈项透明层厚度被作为唐氏综合征的标记[42],其他值得注意的染色体非整倍体标记包括颈部水囊瘤、鼻骨发育不良、心内强回声、脐膨出以及胎儿生长受限[43-45]。与血清标志物筛查一样,超声结果阳性提示胎儿染色体异常的风险增加,但不意味着胎儿罹患染色体异常。一般检出的超声标志物越多,胎儿受累风险越高。

表 24.1　不同检测指征和操作下的产前诊断中染色体异常的发生率

染色体异常	CVS			羊膜腔穿刺术			CVS + 羊膜腔穿刺术
	超声异常	所有其他指征	合计	超声异常	所有其他指征	合计	总计
正常核型 /%	51	94	86	83	97	93	89
任何染色体异常 /%	49	6	14	17	3	7	11
研究总计 /n	411	1 798	2 209	652	1 421	2 073	4 282

表 24.2　不同检测指征和操作下的产前诊断中染色体异常谱的发生率

染色体异常	CVS			羊膜腔穿刺术			CVS+ 羊膜腔穿刺术
	超声异常	所有其他指征	合计	超声异常	所有其他指征	合计	总计
21- 三体 /%	21.17	3	6.38	4.14	1.41	2.27	4.39
18- 三体 /%	11.19	0.61	2.58	5.37	0.07	1.74	2.17
13- 三体 /%	4.38	0.17	0.95	2.30	0	0.72	0.84
45, X/%	7.30	0.06	1.40	1.23	0	0.39	0.91
47, XXY/%	0.97	0.17	0.32	0.15	0	0.05	0.19
47, XXX/%	0.49	0.06	0.14	0	0.28	0.19	0.16
47, XYY/%	0	0.06	0.05	0.31	0	0.10	0.07
69, XXX 或 69, XXY/%	1.7	0.17	0.45%	1.07	0	0.34	0.40
结构重排: 不平衡性 /%	1.22	0.28	0.45%	1.84	0	0.58	0.51
结构重排: 平衡性 /%	0.24	1.17	1%	0.31	1.13	0.87	0.93
其他非嵌合型非整倍体 a/%	0	0.17	0.14	0.15	0	0.05	0.09
结构重排: 标记染色体 /%	0	0	0	0.15	0.14	0.14	0.07
研究总数 /n	411	1 798	2 209	652	1 421	2 073	4 282

注:a. 其他非整倍体包括两例 9- 三体和两例 16- 三体。

既往染色体异常妊娠史或生育史

妊娠丢失或出生的孩子罹患染色体异常,对于一个家庭来说是一种困境,他们通常会在再次妊娠的时候寻求产前诊断。三倍体、四倍体、47, XYY 或 45, X 的诊断并不增加再次妊娠发生染色体异常的风险。非整倍体再发风险增加的细胞遗传学发现包括所有的非嵌合型三倍体、47, XXY、结构重排和标记染色体[46]。再发可能是孕妇高龄所致,但双亲之一生殖腺嵌合及其他与减数分裂错误相关的因素(如易位携带者)也会增加再次妊娠发生染色体异常的风险。一般认为如果既往妊娠或流产为三倍体,再次妊娠发生三倍体的风险增加 1.6~1.8 倍[47]。对亚显微 CNV,再发风险取决于遗传方式。新发的 CNV 再发风险与普通人群的风险相似。但如果双亲之一为携带者,则再发风险为 50%。

双亲之一罹患染色体重排或拷贝数变异

染色体结构重排可见于临床表现正常的人。这些重排包括平衡易位(两个或更多个染色体片段交换)、倒位(某一条染色体的单个片段发生颠倒)。这些改变并不导致遗传物质增加或缺失,不会导致健康问题。但携带者可能在生育方面有困难,因为重排的染色体在减数分裂分离的过程中会发生错误。对于一个涉及两条染色体的相互易位,产生的配子可能包含正常的染色体组或平衡易位,胎儿临床表型正常;错误的分离可以导致部分性非整倍体的发生,即某一个染色体片段重复而另一个片段缺失,产生部分三体和部分单体。一般染色体不平衡的片段越大,发生自然流产的可能性就越大。臂间倒位同时涉及染色体的短臂和长臂,断裂点远端部分可能会发生重复或缺失,从而导致部分性非整倍体的形成,其风险与相互易位的情况类似。臂内倒位只涉及染色体的一条臂,因此产生的配子可能含有正常的、无着丝粒的、或双着丝粒的染色体成分。臂内倒位携带者生出染色体异常孩子的风险较低,因为无着丝粒或双着丝粒染色体通常无法存活。臂内插入携带者生出染色体异常孩子的风险较高,因为他们可能会遗传到含有或不含有插入遗传物质的不平衡性染色体[48]。值得注意的是,有些倒位在人群中很常见,被认为是正常的遗传变异或多态性,并不产生临床后果。其中一个例子就是 9 号染色体的臂间倒位[inv(9)(p12q13)]。

拷贝数变异(CNV)涉及亚显微染色体重排,可能是新发的,也可能是遗传性的。当检出 CNV 时,进一步对其父母进行检测以明确其是否为携带者非常重要。新发的 CNV 更有可能是临床相关性的,但其再发风险几乎可以被忽略。遗传自临床表型正常父母的 CNV 更有可能表现为良性,家族性变异不会导致不良结局的风险增加。但是,有一些已知的致病性 CNV 存在表型异质性,这是由于不完全外显或表现变异性所致,或者

两种情况都有[49,50]。在遗传性 CNV 中一个常涉及的染色体区域是 16 号染色体短臂。16p11.2 的缺失和重复都和神经认知异常相关,可能会遗传自临床表型完全正常或只有轻微受累的父母一方。其再发风险为 50%,但其临床结局却很难预测。随着我们了解更多的遗传学知识以及基因型 - 表型相关性的细微差别,遗传咨询成为产前诊断的重要组成部分。

产前细胞遗传学诊断的转诊指征很多,重要的是要强调遗传咨询的必需性。胎儿发生染色体异常的风险变异很大,这取决于患者的既往史以及目前的转诊原因。遗传咨询师可以整合重要的临床信息并与患者沟通,使之全方位理解遗传风险、筛查结果以及产前诊断结果。这些信息对于患者本次和再次妊娠做出决策非常重要。

产前染色体异常谱及发生率

在产前阶段可观察到的染色体异常谱及其发生率受转诊指征以及产前诊断时的孕周影响很大。当胎儿存在结构异常,发生染色体异常的可能性显著增加。从 2012 年美国儿童健康和人类发展研究所(National Institute of Child Health and Human Development, NICHD)的微阵列研究[24]显示,若在 CVS 或羊膜腔穿刺术时胎儿存在超声结构异常,则其存在染色体核型异常的概率分别为 49% 和 17%(表 24.1)。因其他转诊指征做 CVS 或羊膜腔穿刺术的胎儿染色体核型异常的发生率分别为 6% 和 3%(表 24.1)。在一些由于超声异常转诊约占 25% 的中心,产前诊断(CVS 或羊膜腔穿刺术)检出染色体核型异常的概率只略高于 10%(表 24.1)。表 24.2 展示了在 2012 年 NICHD 微阵列研究中观察到的所有的核型异常谱及其发生率。

非整倍体

非整倍体这一术语用于在一个细胞中染色体数目过多(>46 条)或过少(<46 条)的情况。一条或数条染色体的增加或缺失通常会涉及成千上万个基因,从而导致严重的遗传不平衡。大多数非整倍体妊娠不可存活。染色体异常可见于 60%~70% 的自然流产,其中约 82%~85% 都是非整倍体[51,52]。因此,只有很少一部分常染色体三

体和性染色体非整倍体能够在产前阶段被观察到。最常见的常染色体非整倍体是 21- 三体（唐氏综合征）、18- 三体（Edward 综合征）、13- 三体（Patau 综合征）。21- 三体最常见，约占 CVS 时存在超声结构异常胎儿的 1/5，占羊膜腔穿刺时结构异常胎儿的 1/25（表 24.2）。能够在 24~48 h 之内快速检出这些常见非整倍体的实验室方法包括 FISH, QF-PCR 以及 MLPA。这些技术会在涉及染色体异常的诊断性检测的章节中进行更详细的讨论。表 24.2 列出了在进行 CVS 和羊膜腔穿刺术时常见非整倍体的发生率，并根据转诊指征进一步分层。

性染色体非整倍体包括 47,XXY（Klinefelter 综合征）、47,XXX（三 X 综合征）、45,X（Turner 综合征）以及 47,XYY。45,X 和 47,XYY 的形成和父源性减数分裂错误有关，其他非整倍体则是由于孕妇高龄致同源染色体不分离。与其他性染色体异常相比，X 单体特异性的胎儿超声异常更多见，如颈部水囊瘤以及颈项透明层增厚。在 2012 年的 NICHD 研究中，CVS 时存在超声异常（通常是颈项透明层增厚）的胎儿中 7.3% 为 45,X（表 24.2），而羊膜腔穿刺术时这个数字明显下降至略高于 1%（表 24.2）。性染色体非整倍体可通过核型分析以及一些快速检测方法来检出，稍后会有论述。

罹患上述任何一种染色体非整倍体的胎儿都可存活至足月，但更有可能发生自然流产。因此，在进行 CVS 的时候可发现更多的染色体异常，随着妊娠的进展这一数字不断减小（图 24.1 和表 24.2）。据估计约 30% 在 CVS 时被确认的 21- 三体妊娠都会在足月之前发生自然流产（表 24.2）。与此类似，大约 24% 在羊膜腔穿刺时被确认的 21- 三体妊娠会在足月之前自然流产[48,53]。常染色体三体的表型已被充分描述，对这些情况进行遗传咨询较为简单。

性染色体异常通常不表现有严重的临床特征或畸形。这是由 X 失活现象所致，正常女性一条 X 染色体会经历名为莱昂化的失活过程，从而"关闭"大多数基因[54]，有些 X 染色体上的基因逃避失活，呈现两个有活性的拷贝。其中包括假常染色体区域（pseudoautosomal region, PAR）（PAR1 和 PAR2，分别位于性染色体短臂和长臂

的末端）中的基因。此外，约 15% 的 X 染色体基因逃避失活[55]，这些基因的拷贝数异常很可能是性染色体非整倍体个体出现异常表型的原因。与其兄弟姐妹相比，有些患者出现学习困难和 IQ 轻度降低。另一个性染色体非整倍体合并的情况是不育。有些病例激素治疗有益，某些有生育问题的病例需辅助生育，45,X 的妇女在妊娠后会发生严重的母体并发症[56]。

三倍体和葡萄胎

三倍体在人类妊娠中的发生率为 1%~3%，尽管其中大多数都在妊娠早期发生自然流产（在早期自然流产中占 6%~7%）[52,57]。三倍体和胎儿结构异常高度相关，在产前结构异常病例中占 1%~2%（表 24.2）。三倍体可以通过核型分析、QF-PCR 以及 SNP 微阵列分析准确诊断，但无法通过 MLPA 或不包含 SNP 的基于比较基因组杂交的微阵列分析检出。

完全三倍体　正常人类染色体是二倍体，有两套染色体成分，一份遗传自母亲，另一份遗传自父亲。在三倍体中，额外的染色体成分既可以来源于母亲（双雌），也可以来源于父亲（双雄）。资料显示胚胎的表型与额外的染色体成分来源于双亲的哪一方相关，这种差异可能和胎盘印记相关[58]。双雌三倍体的形成是由于受精时卵细胞排出第二极体失败所致，而双雄三倍体则认为是双精子受精所致，偶可由于二倍体精子受精所致。双雄三倍体可能导致部分性葡萄胎，否则双雄或双雌三倍体胎儿可以在妊娠期存活[59]，但它们几乎不能存活至足月，也未见过非嵌合型三倍体活产儿可以存活过新生儿期。

嵌合型三倍体　三倍体也可以嵌合体的形式发生，其发生机制包括双合子融合，其中一个是正常的，另一个是三倍体，从而产生异源嵌合胎儿；受精延迟，即合子和第二个精子受精；第二极体被并入受精卵中[60]。嵌合型三倍体可能存活至足月，这取决于两个细胞系所占的比例以及分布情况。曾有一例 CVS 检出的嵌合型三倍体，三倍体细胞系只存在于外胚层组织中，分娩一个正常婴儿的病例报道[60]。

完全性葡萄胎　这些妊娠是二倍体，但两套染色体都来自父亲。在大多数情况下，是由于单

精子空卵受精后复制产生两套父源性染色体；在罕见的情况下，葡萄胎妊娠由于空卵双精子受精所致。从病因学角度讲，葡萄胎妊娠一般都是散发的，但是，也有复发性家系的报道[61]，在某些病例中也被证实存在双亲源遗传的情况。推测其发生机制是由于母系生殖细胞中涉及印记基因"重编程"通路中的基因发生突变，导致配子中存在父源性印记染色体。完全性葡萄胎妊娠和绒毛膜癌的风险有相关性。含 SNP 的染色体微阵列分析证实在二倍体的完全性葡萄胎中存在全基因组的父源性单亲二倍体。

部分性葡萄胎　有些双雄三倍体妊娠会导致部分性葡萄胎。这类妊娠和绒毛膜癌的风险之间没有相关性。部分性葡萄胎妊娠也可能是三倍体嵌合体，其中三倍体细胞系局限于胎盘组织而二倍体胎儿则可以存活至足月[62]。

结构重排和拷贝数变异所导致的部分性非整倍体和全染色体非整倍体不同，由于部分性非整倍体只涉及少量基因，因此有更大的可能存活至出生。不平衡性片段的大小及其所含基因对于理解其临床特征和总体预后很重要。G 显带核型分析和 FISH 分析是传统的用于鉴别部分性非整倍体的方法。染色体微阵列分析（CMA）可以提供更快、更准确的染色体不平衡的起源和性质的评估。部分性非整倍体可能是遗传自双亲之一的平衡易位或倒位所致的不平衡性重排所致。缺失、重复、额外标记染色体、环状染色体和等臂染色体也可以导致部分性非整倍体的发生。

当检出胎儿存在部分性非整倍体时，应对父母进行染色体分析以明确该变异是新发的还是遗传。一般而言，不平衡的、新发变异通常和不良结局相关，而新发的和家族性的平衡性重排则往往有良好的预后。经典的细胞遗传学研究显示，94% 新发的平衡性重排和不良临床结局没有相关性，6% 有相关性[63]。这种平衡性重排发生于0.4% 的妊娠[64]。采用微阵列或 NGS 技术可对这些平衡性重排发生不良结局的风险进行再次评估[65-67]。对有临床表现的病例，CMA 和 NGS 可以检出标准 G 显带核型分析无法辨别的亚显微不平衡性改变以及复杂的结构性改变[65-67]。相反，不平衡性重排与先天性异常及其他不良结局的相关性更大，无论这种重排是新发的还是遗传

自携带平衡性改变的父母。和其他不平衡性结构改变一样，如果 CNV 是新发的，则更可能是病理性的，如果是遗传自表型正常的父母，则往往是良性的。但是，在解释由微阵列分析检出的某些特定 CNV 时要谨慎。随着越来越多的亚显微平衡性改变被检出，发现有一部分存在表型的异质性。即使父母携带相同的 CNV 且表型正常，其子代仍可能会严重受累。如果以往不知道父母携带有结构性重排或 CNV，则应该对不平衡的类型及其遗传性进行咨询，并讨论再次妊娠时的再发风险。

大范围连续纯合状态

染色体微阵列分析可以检出亚显微染色体异常。采用拷贝数寡核苷酸探针可以检出小到几千碱基的拷贝数改变，但要确定该区域是杂合性的还是纯合性则需要采用 SNP 寡核苷酸探针。在多条染色体上观察到大范围连续纯合状态（long contiguous stretches of homozygosity，LCSH）提示父母可能是近亲婚配（同源一致性）。这些 LCSH 区域中的基因都是纯合状态，会增加常染色体隐性疾病发生的风险。注意这些纯合性区域有助于进一步诊断性检测时识别候选基因[68]，同时也应推荐父母进行扩展性携带者筛查。

在有些情况下，染色体的两个拷贝都遗传自父母一方，这种现象被称为单亲二倍体 UPD。UPD 中不存在非整倍体，但胎儿整条染色体全长都是纯合状态（图 24.2 和表 24.3）。和近亲婚配相似，UPD 纯合区域中的基因发生常染色体隐性疾病的风险增加。如果父母中一方是某个有害等位基因的杂合携带者，而子代基因的两个拷贝都遗传自该父/母，子代就会受累。UPD 也会导致印记基因（只在来自某一亲源的染色体上表达而在来自另一亲源的染色体上不表达）的异常表达。一些特定的染色体上含有印记区域（6、7、11、14、15 和 20 号染色体），这些染色体的 UPD 会导致异常临床表现（表 24.4）[69]。例如，对于 15 号染色体的 UPD，如果两条染色体都遗传自母亲，可以导致 Prader-Willi 综合征，如果两条染色体都遗传自父亲，则可导致 Angelman 综合征。

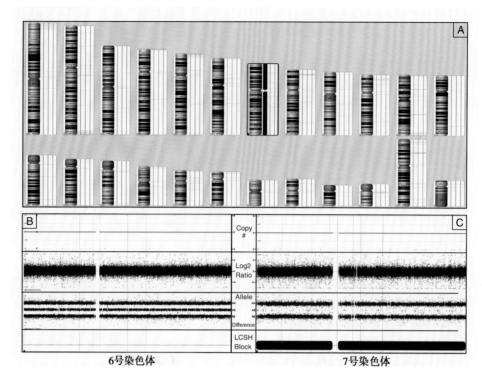

图 24.2　用单核苷酸多态性（SNP）微阵列检测 7 号染色体单亲二倍体。**A**. 观察到 7 号染色体呈单一的大范围连续纯合状态（LCSH），如染色体旁的紫色条带所示。6 号染色体（**B**）和 7 号染色体（**C**）的 SNP 微阵列数据显示拷贝数为 2，log2 比值为零（和拷贝数为 2 是一致的），等位基因差异图及 LCSH 区块的存在或缺失。注意 6 号染色体三个等位基因 AA，AB，BB 的轨迹都存在，而 7 号染色体是单亲二倍体，只有 AA 和 BB，没有杂合的轨迹

表 24.3　通过分析单核苷酸多态性基因型鉴定 7 号染色体的母源性单亲同二体 [a]

探针集 ID	dbSNP RS ID	染色体	物理位置	染色体区带	母亲	胎儿	父亲
S-3ECAR	rs73366581	6	18271814	p22.3	AA	AB	BB
S-3YVUO	rs4714520	6	41913778	p21.1	AA	AB	BB
S-3VFAH	rs9381707	6	48917283	p12.3	AA	AB	BB
S-4TELX	rs435945	6	33496632	p2.31	BB	AB	AA
S-4NPHJ	rs1321518	6	51769501	p12.3	BB	AB	AA
S-3YLUT	rs9342564	6	67326064	q12	BB	AB	AA
S-4IDXW	rs1636897	7	22341983	p15.3	AA	AA	BB
S-3EEDS	rs1419767	7	22344911	p15.3	AA	AA	BB
S-3NWPG	rs1003924	7	22609655	p15.3	AA	AA	BB
S-4RJFU	rs2069852	7	22772260	p15.3	AA	AA	BB
S-3JSSN	rs10270171	7	22813879	p15.3	AA	AA	BB
S-3TESE	rs12533973	7	23831713	p15.3	BB	BB	AA
S-3RPWV	rs78515700	7	23879102	p15.3	BB	BB	AA
S-4NDZW	rs12667136	7	23892995	p15.3	BB	BB	AA

续表

探针集 ID	dbSNP RS ID	染色体	物理位置	染色体区带	母亲	胎儿	父亲
S-3BODY	rs4719742	7	23925448	p15.3	BB	BB	AA
S-4HOWK	rs17360344	7	24160169	p15.3	BB	BB	AA
S-4OOFE	rs1474140	8	12900843	p22	AA	AB	BB
S-4CIVB	rs454100	8	17555736	p22	AA	AB	BB
S-4MJRS	rs7002574	8	56090880	q12.1	AA	AB	BB
S-4BTPP	rs10957521	8	71344432	q13.3	BB	AB	AA
S-3HNUG	rs11785802	8	80256246	q21.13	BB	AB	AA
S-3VXJV	rs7840987	8	89929477	q21.3	BB	AB	AA

注：a. 在 6 号染色体上总共有 51 945 个单核苷酸多态性（single nucleotide polymorphisms, SNP），7 号染色体上有 6 46 414 个 SNP，8 号染色体上有 38 797 个 SNP。在 6 号、7 号、8 号染色体上可提供信息的代表性的 SNP 列于表中。对于 6 号和 8 号染色体，当父母的等位基因表现为不同纯合性时（即母亲为 AA 而父亲为 BB，或者母亲为 BB 而父亲为 AA），胎儿总是杂合性（AB）的，用绿色阴影标示。对于 7 号染色体，当父母的等位基因表现为不同纯合性时，胎儿只表现为和母亲一样的纯合性基因型，用蓝色标亮。
dbSNP RS ID，单核苷酸多态性数据库参考集群识别号。

表 24.4　与单亲二倍体相关的表型

UPD 染色体	亲源	综合征或疾病	表型	OMIM#
6	父源	一过性新生儿糖尿病	IUGR，新生儿糖尿病	601410
7	母源	Silver-Russell 综合征	IUGR/FTT，畸形	180860
11	母源	Silver-Russell 综合征	IUGR/FTT，畸形	180860
11	父源	Beckwith-Wiedemann 综合征	过度生长，偏身肥大，胚胎源性恶性肿瘤，畸形	130650
14	母源	Temple 综合征	IUGR，畸形	616222
14	父源	Kagami-Ogata 综合征	钟形胸，发育迟滞，矮小，畸形	608149
15	母源	Prader-Willi 综合征	肥胖，畸形，智力残疾	176270
15	父源	Angelman 综合征	智力残疾，畸形	105830
20	母源	生长停滞，多动	IUGR/FTT	—
20	父源	假性甲状旁腺功能减退症 1b 型	假性甲状旁腺功能减退	603233

注：FTT，无法存活；ID，智力残疾；IUGR，宫内生长受限；OMIM，在线人类孟德尔遗传；UPD，单亲二倍体。

单亲二倍体可以由不同的发病机制所致。配子的同源染色体不分离导致胚胎产生某一条染色体三体，其中一条染色体可能会在这一过程中丢失，这一过程被称为三体自救。如果剩余的两条"被自救"的染色体来源于同一个亲源，就会导致 UPD。与此类似，如果某一条染色体为单体，这条染色体可能会通过复制来保持两个拷贝数，同样导致 UPD 的发生[69]。重要的是微阵列分析只能检出单亲同二体，即遗传了同一个亲本的两条完全相同的同源染色体。如果在某一条染色体上发现大范围的纯合状态，提示可能为单亲异二体，即两条不同的同源染色体遗传自同一个亲体，这需要通过进一步的检测来验证。印记性疾病既可以是单亲同二体所致，也可以是单亲异二体所致，但隐性疾病只可能发生于单亲同二体。

染色体异常的诊断性检测

核型分析

　　经典的细胞遗传学分析是对一个细胞中的染色体进行辨认和排序,称之为核型分析。对于产前样本中细胞在含专门培养基的培养瓶中或盖玻片上生长,至足够数量的分裂细胞时,即对其进行低渗、固定、打散,形成染色体分裂象,再经过烤片和 Giemsa 染色之后形成具有特征性浅带和深带相互交替的带型(G 显带),经过数字成像后用特定计算机软件进行核型分析,可以检出染色体数目和结构异常。标准的操作要求对多个细胞进行分析(原位盖玻片培养法通常需要分析 15 个细胞集落,培养瓶法通常需要分析 20 个细胞),以最大限度地检出 14% 或更高比例的嵌合

体(95% 可信度)[70]。核型分析通常可以检出大于 7~10Mb 的结构异常及染色体物质的重复或缺失。但是不同病例的显带分辨率存在差异,有些核型的分辨率只能达到 400 条带左右,这种情况下无法检出 10~20Mb 以下的异常。

快速非整倍体检测

　　荧光原位杂交　随着 FISH 技术的出现,分子细胞遗传学分析被应用于临床。FISH 采用荧光标记的 DNA 探针与染色体上的唯一互补序列结合,提示有无该序列的存在或缺失及其相对拷贝数。针对间期细胞核的 FISH 分析(图 24.3)可以对非培养的绒毛或羊水样本进行快速的诊断性检测[71],可在 1~2 天内对常见的涉及 13、18、21 号、X 和 Y 染色体的非整倍体进行分析,与标准 G 显带核型分析一致性在 99% 以上,一些诊断

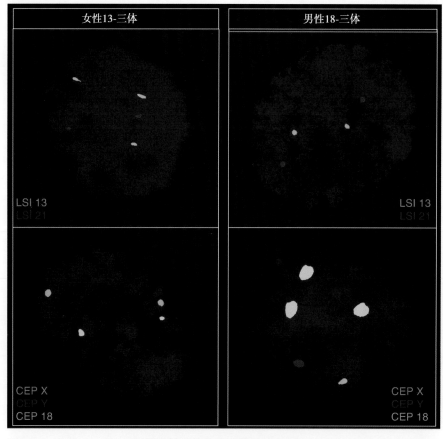

图 24.3　采用 X、Y 和 18 号染色体的染色体计数探针(chromosome enumeration probe, CEP)(CEP X、CEP Y、CEP 18)以及 13 号和 21 号染色体的位点特异性标识探针(locus-specific identifier, LSI)(LSI 13、LSI 21)的荧光原位杂交检出女性胎儿 13-三体以及男性胎儿 18-三体。左侧两图可以观察到 18 和 21 号染色体为正常信号(2 个拷贝),X 染色体探针信号显示胎儿为女性。观察到 13 号染色体的探针有 3 个信号,提示为 13-三体。右侧两图可以观察到 13 和 21 号染色体为正常信号(2 个拷贝),X 和 Y 染色体探针信号显示胎儿为男性。观察到 18 号染色体的探针有 3 个信号,提示为 18-三体

性检测的参数,如敏感性、特异性和预测值,也都大于 99%[72]。当血清学筛查或 NIPS 结果异常时,采用靶向 FISH 检测包可快速验证有无染色体非整倍体,有助于做出有关妊娠的决策。但是,该项检测对于涉及这些染色体的低水平嵌合体、结构重排和标记染色体方面存在残余风险,也不能提供有关其他染色体的信息。FISH 检测之后始终应进一步做核型分析和 / 或微阵列分析以对阳性发现进行验证,并排除 FISH 检测包所不能检出的染色体异常,也可以明确一些阳性病例染色体异常的发生机制,例如由于染色体易位所导致的 21- 三体(如果母亲是平衡易位携带者,再发风险为 10%~15%),或由于同源染色体不分离所导致的 21- 三体(其再发风险与母亲年龄相关)。

采用除 21 号,18 号,13 号,X 和 Y 染色体以外的探针,通过荧光原位杂交分析还可以鉴别出异常染色体物质的来源,包括那些在核型分析中难以判断的不明确的重排、重复、插入以及额外的标记染色体[73, 74]。明确这些染色体改变的起源对于理解基因型 - 表现型关联以及判断妊娠的预后都非常重要。不过,这种序贯性 FISH 检测的费用比较高,也比较费时。染色体微阵列分析能够一次性、高分辨率地检出大范围染色体异常,其检测期限通常也和传统细胞遗传学分析相同。尽管间期 FISH 依然可以提供最快的关于染色体非整倍体的检测结果,但目前染色体微阵列分析已经被广泛地应用于产前诊断。

荧光定量聚合酶链反应(QF-PCR) QF-PCR 也可用于产前样本的三体检测。这一技术涉及对一种被称为短串联重复序列(short tandem repeats,STR)的遗传标志物的 PCR 扩增,STR 广泛地分布于基因组中,在普通人群中呈多态性表现。PCR 产物经过毛细管电泳分离之后,根据不同染色体峰可以判断出其拷贝数。在产前诊断中,这是一项有效的、可以快速确认或除外 13- 三体、18- 三体、21- 三体以及性染色体异常的高通量技术[75-77]。很多细胞遗传学实验室都采用这一技术作为一种成本效益高的非整倍体检测手段。另外,QF-PCR 在检出嵌合体方面也比其他技术更加敏感,同时还可以提供有关母体细胞污染的信息。这两种情况将在本章的稍后部分进行描述。

多重连接探针扩增技术(MLPA) 多重连接探针扩增技术是另一种基于 PCR 的异常染色体拷贝数检测技术[78-80]。和检测 STR 不同,MLPA 采用的探针针对基因组中的某一特异性区域,每个探针包含两个寡核苷酸片段,它们与基因组 DNA 的靶区域结合之后就会连接起来,之后就对该区域进行扩增。采用荧光标记的探针以及毛细管电泳分析被扩增的区域,就可以确定每个区域的相对数量。MLPA 是少数可以快速和准确检出低于 FISH 或 CMA 分辨率的小的缺失和插入的技术之一,不过,该项技术在检出嵌合体和母体细胞污染方面具有局限性,这一点导致其无法在产前诊断中被广泛应用。

染色体微阵列分析

染色体或细胞遗传学微阵列分析是一项高分辨率的分子细胞遗传学诊断性检测,可以检出不平衡性染色体异常,包括非整倍体、结构性重排以及 LCSH。CMA 采用拷贝数探针来检测任何染色体物质的增加或丢失。有些包含 SNP 探针的 CMA 平台也可以检出 LCSH 区域。和传统细胞遗传学细胞裂解来检测染色体结构的技术不同,CMA 技术是将 DNA 从患者的细胞中提取出来,与包含有数百万拷贝数和 SNP 探针的芯片杂交,用软件来分析每个探针的相对荧光信号,从而在整个基因组水平上判断有无遗传物质的增加、丢失或纯合性。在产前诊断中,CMA 最常应用于 CVS 和羊膜腔穿刺样本,可以使用直接提取的或培养细胞的 DNA。直接提取 DNA 的检测周期为 7~10 天,培养细胞中提取 DNA 的检测周期一般为 10~14 天。PUBS 样本较为罕见,但其检测周期和从非培养细胞直接提取 DNA 的情况类似,也是 7~10 天。

采用 CMA 对染色体异常进行产前遗传学诊断具有许多优势。其最大的优势在于能检出比经典细胞遗传学及 FISH 技术能检出的小得多的染色体不平衡。通过 G 显带核型分析最多能够达到 5~10Mb 的分辨率,FISH 虽然可以检测出更小的异常但通常需要通过一些临床特征来指导探针的选择,这对于产前诊断来说是很困难的。和序贯性地使用很多 FISH 探针不同,CMA 可以通过一次检测就在基因组任何区域检出小到几个碱基对的异常,唯一受到限制的因素是在芯片中是否存在这些探针。和核型分析相比,CMA 在检出常见非整倍体方面具有 100% 的准确性,对有临床指征而核型正常的患者,如高龄、血清学筛查阳性结果或超声异常[24,81,82],CMA 可以提供更高的诊断率。对核型正常而超声异常的病例,CMA 可以增加 6% 的诊断率[24]。表 24.5 列出了伴或不伴超声异常情况下最常见的拷贝数改变,其中最常见的是 22q11.2 区域的不平衡性改变,这提示和 CNV 相关的表型具有很大的异质性。这种临床异质性也强调了单纯通过超声对有临床意义的 CNV 进行筛查是不够的。CMA 可以对有临床相关性但与孕妇年龄无关的微缺失和微重复提供诊断。和随着孕妇年龄增加而风险增加的同源染色体不分离不同,微缺失和微重复可以在任何妊娠中发生。有研究表明,大多数产前 CMA 发现的拷贝数改变是偶发的[24,83](表 24.5),这也体现了 CMA 在诊断非复发性染色体异常方面的重要性。鉴于 CVS 或羊膜腔穿刺导致不良妊娠结局的风险较低,以及 CMA 诊断能力的增加,推荐对所有孕妇都提供产前诊断,无论其是否存在遗传性风险。

表 24.5 具有(胎儿异常和无胎儿异常的患者中最常见的拷贝数不平衡)

胎儿异常		所有其他指征	
CNV	频率[83]/%（缺失+重复）	CNV	频率[101-104,24]/%（缺失+重复）
22q11.21	18.0	22q11.21	15.4
17q12	9.8	16p13.11	13.5
16p13.11	9.8	1q21.1	9.6
1q21.1	4.9	17p12	9.6
10q21.1	3.3	16p11.2	7.7
15q13.3	3.3	Xp21.1	7.7
单次发生	50.8	Xp22.3	7.7
		15q11.2	5.8
		单次发生	23.1

CMA 的另一个优势是能够对经典细胞遗传学识别的异常进行精确定位。通过核型分析也许能够看到染色体物质的增加或丢失,但 CMA 能够提供精确的断裂点以及异常部分所涉及的基因。这一点特别重要,因为含很少基因的大片段缺失可能不如基因富集区的小片段缺失的临床意义更大。CMA 也可以检出核型分析貌似平衡的结构重排断裂点周围的小片段重复或丢失。最后,采用 SNP 探针的 CMA 还可以提供全基因组范围内的基因型信息,从而发现 UPD 及血缘同源一致性(近亲婚配)。

CMA 也有局限性。和任何临床检测方法一样,其敏感性依赖于待测样本的质量以及待检测的 DNA 的质量。每个 CMA 平台都受到探针覆盖的分辨率(探针的数量及其间隔距离)的限制,因此,如果染色体异常恰好位于探针覆盖率低或没有探针覆盖或低于探针间隔距离的分辨率的区域,该异常可能会被漏检。拷贝数探针无法检出三倍体,因为全部染色体的额外拷贝会被软件分析过程中的标准化步骤所掩盖。要想检出三倍体,必须用 SNP 探针来分析是否存在由于额外染色体所导致的基因型。嵌合体的检出也较为困难,这一点将在下一部分进行讨论。

染色体或细胞遗传微阵列分析不能检出平衡性重排(例如易位或倒位),正常的 CMA 结果也不能除外单基因疾病的存在。CMA 结果阳性时,也不总是能提供导致这种不平衡染色体的机制。例如,CMA 可以诊断 21- 三体,但不能明确它是由于易位还是同源染色体不分离所致。在这种情况下,对胎儿及其父母进行经典的细胞遗传学分析以判断再次妊娠的风险就至关重要。对 CMA 的优势和局限性,以及阳性、阴性和意义未明结果的含义进行遗传咨询非常重要。在 CMA 分析过程中可以设置一些参数来减少发现临床意义不明确的拷贝数变异的机会,然而这种情况总会发生,而需要进一步检测父母。

产前诊断染色体异常的特殊情况

基因型 - 表现型相关性

嵌合体。在人类遗传学中,嵌合体是指在一个来自单一受精卵的个体中同时存在一个以上具有不同基因组成分的细胞系的情况。即一个细胞系可能是 46 条染色体的正常细胞,而另一个细胞系则存在染色体数目或结构的异常。例如,对某一个唐氏综合征患者的遗传学分析可能显示,50%

细胞的核型为 46, XX, 而另 50% 为 47, XX, +21。

要诊断染色体嵌合, 必须区分真性嵌合和假性嵌合。假性嵌合是在实验室处理标本的过程中产生的人为的假象。假性嵌合体最常见的原因是细胞培养。这种情况异常并不代表真正的胎儿核型。要区分产前标本中的真性嵌合和假性嵌合, 实验室需要采用三个等级的分类(Ⅰ级、Ⅱ级和Ⅲ级)。Ⅰ级嵌合是仅见于单一细胞, 对同一个培养物或来自同一个患者的其他培养物进一步检查无法验证这一结果。Ⅰ级嵌合没有临床意义, 也无须报告。Ⅱ级嵌合是指染色体异常仅见于 CVS 的单一培养瓶或羊水细胞的一整个克隆, 但进一步对其他培养物进行扩展性检查未发现这一异常。Ⅱ级嵌合通常也是假性嵌合。如果在 CVS 时发现这种现象, 大多数情况下胎儿都是正常的[84,85], 而在羊膜腔穿刺时, 约 1% 的病例Ⅱ级嵌合提示是真正的胎儿核型[84-86]。Ⅲ级嵌合是指染色体异常可见于两个或两个以上的细胞或者多个培养的克隆。Ⅲ级嵌合有可能是真性嵌合。如果怀疑是真性嵌合, 但又没有额外的培养物以供分析验证, 则可以采用间期 FISH 来计数更大量的细胞。这方面, FISH 优于染色体微阵列分析, 后者对于比例低于

10%~15% 的嵌合无法进行准确的评估。

真性嵌合可能反映两种情形: 广泛性嵌合或局限性胎盘嵌合。广泛性嵌合指的是异常细胞同时存在于胎儿(真性胎儿嵌合体)和胎盘中, 而局限性胎盘嵌合指的是异常细胞不存在于胎儿中, 而只存在于胚胎外组织中[69,87]。1%~2% 的 CVS 样本会呈现染色体嵌合现象, 其中大约 87% 的情况下异常细胞都局限于胎盘中[88]。在 CVS 中检出的嵌合性染色体异常, 如果在细胞滋养细胞和间充质核心中都能够被观察到的话, 这一异常在胎儿中得到验证的可能性最高, 约为 37.5%。如果嵌合性染色体异常只存在于细胞滋养细胞中, 而不存在于间充质中, 那么这一异常在胎儿中得到验证的可能性最低, 约为 3.7%[88](表 24.6)。通过羊膜腔穿刺术来验证胎儿是否存在异常的可能性取决于所涉及的是哪一条染色体。在一个大型单中心研究系列中, 对 1 001 例 CVS 发现的嵌合体病例进行后续的羊膜腔穿刺术, 大约有 1/3 的嵌合型 21- 三体和 17% 的嵌合型 18- 三体在胎儿中得到验证, 而只有 10% 的嵌合型 20- 三体和 2.4% 的嵌合型 13- 三体在胎儿中得到验证[88]。

表 24.6 根据嵌合异常的胚胎位置, 通过绒毛活检检出并在后续羊膜腔穿刺中被证实的嵌合体病例的分布

胚胎起源	间充质核心 +		间充质核心 −	
细胞滋养细胞 +	CPM Ⅲ	TFM Ⅵ	CPM Ⅰ	TFMⅣ
	62.5%	37.5%	96.3%	3.7%
细胞滋养细胞 −	CPM Ⅱ	TFM Ⅴ		
	87.9%	12.1%		

注: CPM, 局限性胎盘嵌合; TFM, 真性胎儿嵌合。

如果在 CVS 中发现异常结果, 进行遗传咨询的目的是要考虑这一染色体异常是否能存活至活产, 这一点很重要。例如, 如果在 CVS 中发现Ⅱ级或Ⅲ级嵌合型 18- 三体, 应对其密切随访, 包括进行羊膜腔穿刺术以确认胎儿核型, 超声检查以检出任何逐渐显露的胎儿结构异常。如果是无法存活的染色体异常, 如 16- 三体, 则更有可能是局限性胎盘嵌合, 可以通过羊膜腔穿刺术确认。2 号和 7 号染色体三体是最常见的在 CVS 中检出的非整倍体且几乎从未在羊膜腔穿刺术中得到确认[88]。但是, 对于嵌合体而言, 从来没有绝对性, 因为一个不可存活的罕见三体的表型严重程度会

由于正常细胞系的存在而减弱。罕见的常染色体非整倍体见于约 1/180 的 CVS 标本中, 而仅见于 1/2 440 的羊水标本中[89]。这种在 CVS 和羊膜腔穿刺术阶段发病率的差别提示大多数异常都是局限于胎盘的。那种反映真性胎儿嵌合的罕见常染色体嵌合型三体通常都伴有胎儿结构异常, 大约 12.6% 合并超声异常的染色体异常妊娠是罕见的常染色体三体[90-93]。

重要的是即使已经明确是局限性胎盘嵌合, 也需要进行后续的检测和密切的临床监测。16- 三体的局限性胎盘嵌合会导致胎盘功能不良, 从而导致胎儿宫内生长受限以及母亲发生子痫前

期,往往导致妊娠并发症和早产[94,95]。对于 15 号染色体以及其他印记染色体,胎盘为三体而胎儿该染色体数目正常,则需要考虑胎儿是否为该染色体的 UPD[69,94],因为有可能胚胎起初是 15-三体但其后发生了三体自救使胎儿得以存活。这种情况下,应进行有关 UPD 的检测以排除胎儿罹患 Prader-Willi 综合征或 Angelman 综合征的可能性。此外,某些特定的染色体异常只存在于某一种组织或样本类型中,如 8 号染色体三体可在 CVS 中被观察到,但在后续的羊膜腔穿刺术中罕见[96]。尽管羊膜腔穿刺术以及后续的超声检查结果正常,也要对患者进行有关染色体异常残余风险的咨询。

表型异质性和临床意义不明确的变异。对父母进行检测是对产前检出的遗传学改变进行评估的重要组成部分,尤其是在发现临床意义不明确的变异(variant of uncertain clinical significance,VOUS)的时候。VOUS 是在人群中不常见、只有很少或没有临床证据来评估其致病性的一类遗传学改变。VOUS 可能是良性的家族性变异,不产生临床症状,也可能是会导致罕见的临床表型。变异的大小、所包含的基因以及遗传方式都有助于确定 VOUS 更可能是良性的还是致病性的。通过核型分析检出的染色体不平衡通常都是完全外显的,因为有大量的基因改变,如果在健康父母中发现同样的改变,胎儿的预后通常是良好的。

对 CMA 检出的小片段拷贝数改变进行解释更具挑战性。可以使用公共数据库来帮助识别人群中常见的良性 CNV,每年都会有新的报道确定一些复发性的致病性 CNV,这也对产前诊断有所帮助。一般遗传自正常父母的 CNV 不太可能有临床相关性。但是,新的数据显示越来越多的 CNV 存在外显不全或表现变异性,或两者兼具。尽管研究结果支持这些 CNV 是致病性的,但患者的临床表现差异较大,有些严重受累,有些只是轻微受累或完全正常[49,50]。很多这一类型的 CNV 都会涉及神经认知发育,有证据提示在有临床表型的病例中二次打击或突变负荷增加起一定的作用[49,97]。对这种情形进行咨询尤其具有挑战性,因为难以对胎儿的临床结局进行预测。

对于表型 - 基因型的相关性,产后通常能被确诊,是因为临床特征与遗传状态可以相互联系。但产前阶段情况复杂,很多临床特征在胎儿期不能被观察到,或者只在孕龄较大时才能够被观察到。随着 CMA 在产前诊断中被广泛应用,对罕见拷贝数变异的致病性及其临床结局进行分类,给临床提供更好的指导将成为可能。在检测前对患者进行咨询,使其理解他们可能会得到一些非预期信息或者临床结局尚未明确的结果,这一点很重要。

技术方面要考虑的问题

母体细胞污染

产前标本可能会存在母体细胞污染(maternal cell contamination,MCC)。样本中含有母体血液,例如穿过胎盘的羊膜腔穿刺,更有可能发生高比例 MCC。CVS 获取的标本需要进行仔细地清洗以避免来自母体蜕膜的污染。针对羊水和 CVS 培养的研究显示了较低水平的 MCC,0.3% 的羊水细胞培养和 1.8% 的 CVS 培养存在 MCC[85,98,99]。目前,分子技术在产前诊断中的应用十分普遍,其优点是可以对未经培养的样本直接进行分析。但是,培养可以减少 MCC,因此,对于未经培养的 FISH 和微阵列分析结果进行解释的时候需要谨慎,尤其是在样本中含有母血的情况下。

有多种分子研究可用于除外可疑的 MCC。在进行染色体微阵列分析之前评估有无 MCC 是一项标准化的操作,MCC 表现为出现多余的 SNP 带型,且数据噪声较大。最近的一项研究显示,MCC 达到大约 10% 将影响芯片数据。20%~30% 的 MCC 就会使 500kb 左右的重复变得难以检测,50%~60% 的 MCC 会使较小的缺失(75~100kb)变得难以检测[100]。和 QF-PCR 类似,STR 分析是在进行微阵列分析之前最常用于评估 MCC 的方法。这一分析通过测定胎儿及母亲若干基因座中重复序列的确切数量来确定每个个体中等位基因的大小。对来自胎儿和母亲的等位基因进行对比,计算在胎儿样本中母体特异性等位基因所占的比例,从而确定 MCC 的百分比。STR 分析对于鉴定性检测以及其他分子遗传学分析都有帮助,也可用于可能存在污染的细胞遗传学样本中(例如产后的脐血)。

培养失败

对产前样本要仔细接种和监测以防止培养失败,尽管培养失败率一般都很低,但不同实验室之间存在差异。和产前样本培养成功相关的因素包括样本的量以及孕周。如果绒毛量很少(<5mg),则培养失败风险较高。在较大的孕周获取的羊水标本培养失败率增加,因为此时羊水中含有大量没有活性的细胞[46]。间期 FISH 和染色体微阵列分析可以对未经培养的样本直接进行分析,即使培养不成功也能获得结果(虽然 FISH 的结果较局限)。到目前为止,还没有证据表明胎儿的细胞遗传学状态和培养失败的发生率之间存在相关性。如果培养失败,需要对患者再次穿刺,进行细胞遗传学或微阵列分析。

要点总结

产前细胞遗传学诊断已经开展了 50 多年并且取得了显著的进步。常用的针对染色体异常的产前诊断性检测技术包括快速靶向技术如 FISH, QF-PCR 以及 MLPA,而全基因组范围的评估则从核型分析拓展到微阵列分析。产前细胞遗传学检测的重点曾经主要是针对非整倍体,这是因为母亲年龄增加导致胎儿染色体异常的风险增加。但是,最近诊断性检测技术的进展使得检出与母亲年龄无关的亚显微异常(例如微缺失和微重复)成为可能,因此目前的推荐强调了所有妇女都有必要对基因组不平衡进行产前诊断。尽管检测技术有了很大的进展,但在临床细胞遗传学检测中,低水平嵌合,以及在表面上平衡的新发遗传学变异中,精准的断裂点信息仍然是目前具有挑战性的问题。随着二代测序技术应用于产前诊断领域,这些问题会逐渐得到解决。目前,关于测序技术的研究主要以评估其诊断价值和在妊娠期的临床应用为主。这一进步将为今后常规胎儿测序以提供全面的基于拷贝数和基因序列的遗传学检测的选择铺平道路。

（戚庆炜 译　熊钰 审校）

参考文献和自我测试题见网络增值服务

第 25 章　包括胎儿测序在内的分子遗传学研究进展

MAGDALENA WALKIEWICZ AND IGNATIA B. VAN DEN VEYVER

本章要点

- 胎儿畸形的遗传学因素包括：可通过核型和染色体微阵列分析检测的染色体异常，单基因序列变异，或可能源自多因素。
- 单基因疾病可遗传自父母（常染色体隐性遗传、显性遗传或 X 连锁隐性、显性遗传），再发风险较高，也可由胎儿新发突变引起，再发风险极低。
- 已明确的家系遗传性疾病，可对特定单基因测序。其他情况下，产前单基因检测的应用受到限制，因为许多单基因疾病的遗传异质性和表现变异性，阻碍了对致病基因的推断及测序选择。
- 二代测序作为可同时分析多基因，甚至整个基因组的新方法，推动了遗传检测的发展，如疾病特异性基因包，全外显子组测序（whole-exome sequencing, WES）以及全基因组测序。
- 多基因包能平行检测多个基因，可用于具有特异性临床表型的疾病的产前诊断，如骨骼发育不良或特异性脑部畸形等。
- WES 比基因包更全面，它一次检测就能分析绝大多数基因编码区。
- 在儿科和成人患者群体，WES 将遗传学诊断阳性率提高了16%~45%。
- 初步研究表明 WES 也可提高胎儿结构异常的遗传学检出率。
- 产前 WES 通常对胎儿、母亲及父亲进行核心家系检测，以便更快得到结果。
- 尽管产前 WES 应用前景广阔，仍需开展更多研究来应对成本和便利性、临床实用性、检测适应证、变异致病性的解读以及意义不明、意外发现或次要发现等相关问题。

引言

　　大约有 3% 的妊娠会发生可以被产前影像学检查发现的胎儿先天畸形。对这些胎儿羊水（amniotic fluid, AF）、绒毛取样（chorionic villus sampling, CVS）组织进行核型、染色体微阵列分析（chromosomal microarray analysis, CMA）等遗传学检测可在 30% 的病例中明确病因，但其余 70% 的病例病因仍未可知，推测其中很大一部分可由单基因病解释[1]。产前单基因病检测目前仅局限于已知特定遗传病风险增加的胎儿，如有明显常染色体显性、常染色体隐性、X 连锁遗传性疾病的家族史（图 25.1），这种情况相对罕见。在多数情况下，患病胎儿是特定家庭中第一个出现新发表型的。由于超声表现可能是非特异性或从已知的产后表型中意外发现的，很难确定目标基因。在某些情况下，存在遗传异质性，即几个不同基因突变可能导致相同的表型；某些疾病（如致死性胎儿畸形）致病基因不清楚；有些疾病是多因素的，既有遗传又有环境原因。表 25.1 展示了胎儿结构性缺陷可能的遗传和非遗传病因，以及它们的相对频率和适用的检测策略。因此，在核型或 CMA 分析结果未见异常后很难选择检测何种基因，这就需要同时分析多个基因。常规 Sanger 测序技术耗时较长，二代测序技术（next generation sequencing, NGS）使其成为现实。在本章节中，我们首先关注 NGS 如何通过多基因包测序同时在多个基因中发现点突变，接着介绍其在全外显子组测序（whole-exome sequencing, WES）中的应用，该方法可使整个"编码"基因组被检索。NGS 技术也是本书其他章节强调的新检测的基础，例如染色体疾病的无创游离 DNA 筛查（见第 21 章），单基因疾病的无创筛查和检测（见第 22 章）以及泛种族扩展性携带者筛查（见第 26 章）。

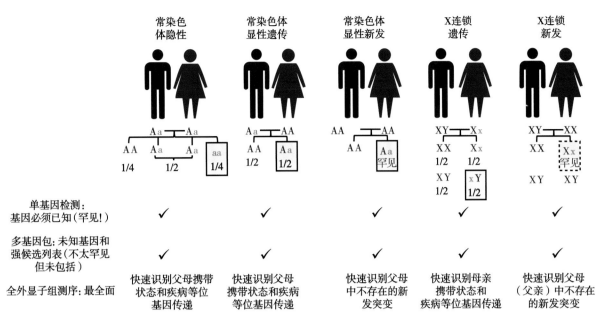

图 25.1　每一种遗传模式的应用和全外显子组测序的益处。母源等位基因用粉色表示，父源等位基因用蓝色表示。突变的等位基因用小写字母表示，遗传性突变的颜色与亲代等位基因相同，绿色代表新发突变。A，a，常染色体；X，x，X 染色体；Y，Y 染色体

表 25.1　结构性缺陷的原因频率及推荐检测策略

疾病	发病率/%	适用的诊断性检测
常见染色体三体（21,13,18）	0.2	核型分析或 CMA
三体以外的染色体异常	0.2	核型分析或 CMA，但 CMA 无法检测平衡易位
致病性拷贝数变异（缺失或重复）	1.2	CMA
已知的孟德尔遗传病	0.4	已知基因行特异性基因检测；如果基因未知，行多基因包或 WES（研究性）
结构或功能性先天畸形 ● 新发 ● 新的常染色体隐性疾病基因 ● 非遗传性	3	核型分析或 CMA 排除染色体异常和致病性 CNV，若结果正常则进一步行 WES（研究性）
多因素疾病	0.2~0.1	超声检查是主要方法，遗传学检测仅用于排除其他原因；一些可能的筛查（如神经管缺陷）
致畸剂暴露（如华法林、维 A 酸）	罕见	病史和超声是主要方法，遗传学检测可能有助于排除其他原因
损伤（如羊膜带）	罕见	超声是主要方法，遗传学检测可能有助于排除其他原因

注：CMA，染色体微阵列分析；WES，全外显子组测序。

什么是二代测序？它如何工作？

　　二代测序是基于大规模平行测序（massively parallel sequencing, MPS）的一种相对较新的技术（图 25.2），在 MPS 中，待测的 DNA 样本（例如从 AF 或 CVS 提取的 DNA）首先被打断成小片段并连接接头生成"测序文库"。整个文库片段或选定的感兴趣的片段子集作为模板用于合成数百万个短重叠 DNA 片段。组成这些片段的每个核苷酸都用不同颜色的荧光探针标记，以便可以识别每个片段的序列。将获得的所有序列数据与人类基因组参考序列进行比对。由于 NGS 比传统 Sanger 测序更容易出错，所以每个片段都需要进行多次测序，最终确保测序 DNA 的所有区域

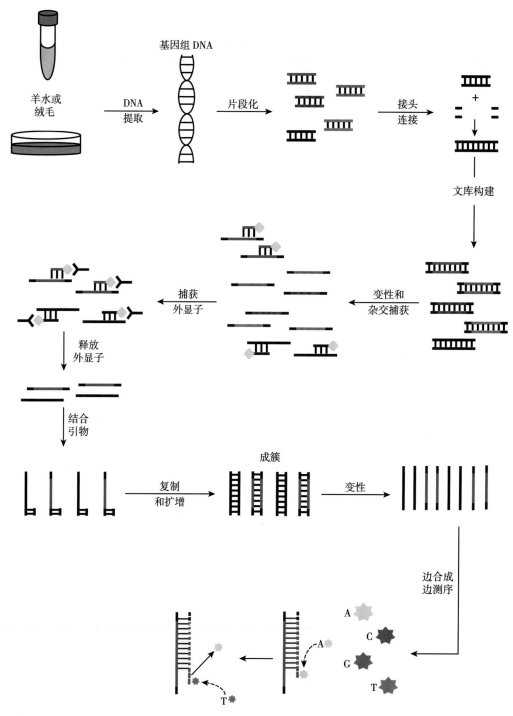

图 25.2   全外显子组测序（WES）流程。首先，对从羊水或绒毛样本（或培养的细胞）中提取的基因组 DNA 进行片段化。将接头添加到 DNA 片段中以制备测序文库。然后，将 DNA 片段变性并杂交捕获以确保分离出所需 DNA 片段（捕获），如所有外显子，并丢弃所有非编码外显子、内含子和基因间区等不需要的序列（富集）。可以选择探针来捕获所有外显子或基因包内特定基因的外显子。分离出所需片段后，释放探针，然后进行测序。需要注意的是，全基因组测序没有初始变性的选择步骤，测序是在整个文库片段中完成的。与接头杂交的 DNA 片段（测序文库）可作为模板，通过接头与互补引物的结合，扩增和复制以及变性来生成簇。生成簇之后开始测序。测序基于标记核苷酸的引入，该标记的核苷酸与单链模板上的互补核苷酸结合后发出荧光。检测与每个引入核苷酸（A，C，G 或 T）相对应的荧光。然后，将获得的序列数据与参考基因组序列进行比对

都被多个重叠的片段所覆盖。这种覆盖度被称为测序深度。NGS 用于临床诊断的覆盖度标准是由美国医学遗传学和基因组学会（American College of Medical Genetics and Genomics，ACMG）的实验室质量保证委员会所制定。对于诊断性 WES，建议先证者 WES 的平均深度为 100X，三人家系检测的平均深度为 70X，90%~95% 的核苷酸测序深度至少为 10X[2]。NGS 的最新技术进步使临床实验室能够提供更短的检测周期和更好的测序深度。

虽然 NGS 是一种功能强大的新技术，但其固有的局限性也会影响临床诊断（表 25.2）。由于测序深度的差异，部分基因可能不能被完全覆盖，而且在"高 GC 含量"的区域（鸟嘌呤和胞嘧啶比腺嘌呤和胸腺嘧啶更多的区域）也更难得到准确的结果。属于高度同源基因家族或有假基因的基因也很难进行测序。某些突变类型很难被 NGS 检测，包括三碱基重复突变（例如脆性 X 综合征中的 CGG 三核苷酸重复），长度超过几个核苷酸的缺失和重复，低比例嵌合突变，平衡和不平衡易位或倒位。克服这些难题的一些新方法正在开发中。

表 25.2　全外显子组测序和全基因组测序无法可靠检测所有类型的突变

突变检测为良性病变	突变检测为致病性或不能预测
独特的基因，外显子	假基因，重复外显子，高度同源基因和富含 GC 的序列
点突变	大片段的重排，非整倍体
小的插入或缺失	低比例的嵌合突变
生殖腺突变	重复序列扩增
仅限于覆盖区域（WES）	未覆盖区域（WES）
仅限于 NGS 可测序区域	在覆盖度或测序深度较低区域
覆盖度和深度足够的区域	表观遗传学突变

注：NGS，二代测序；WES，全外显子组测序。

二代测序数据如全外显子组测序结果如何被分析和解读？

测序数据的解读是诊断性全基因组测序中最具挑战性的部分（图 25.3）。由于 DNA 序列的

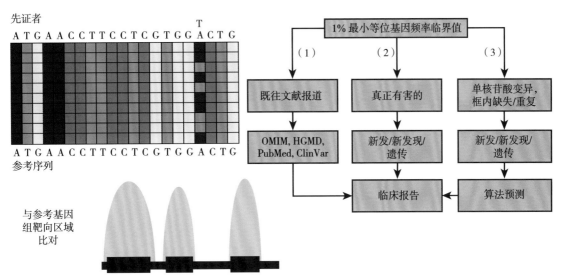

图 25.3　全外显子组测序（WES）结果解释。左上图，将片段与参考基因组进行比对，以明确其序列、位置，以及先证者序列与参考序列（本例中为杂合 A/T）之间的任何差异。左下图，最终理想的比对为在外显子区和外显子 - 内含子交界区高覆盖，而内含子区域未覆盖。右图，先证者和参考序列之间的所有差异都经过生物信息学分析，然后由编写报告结果的实验室负责人进行解读。首先，过滤留下由最小等位基因频率（minor allele frequency，MAF）小于 1% 的变异。接下来，（1）检索在线人类孟德尔遗传病数据库（Online Mendelian Inheritance of Men，OMIM）、人类基因组突变数据库（Human Genome Mutation Database，HGMD）、临床变异数据库（Clinical Variation database，ClinVar）等数据库和文献（PubMed）以寻找既往报道过的致病性突变或外显子组整合数据库（exome Aggregation Consortium，ExAc）中的良性变异。（2）使用生物信息学工具明确序列变异的功能后果，确定它是真正有害的改变（例如无义、移码突变）。（3）非同义错义单核苷酸变异（single-nucleotide variant，SNV）或框内缺失或重复。然后，明确患者中可能有意义的序列变异是遗传或新发。最后，应用 Polyphen、SIFT 或 Mutation Taster 等算法预测序列变异是否会损害蛋白质功能

个体变异,WES 可识别数以千计的序列变异,全基因组测序(whole-genome sequencing,WGS)可获得数百万计的序列变异,大多数是良性多态,不会导致疾病。强大的生物信息学算法可用于挑选那些具有重要临床意义的变异并优先排序。将与参考序列不同的已识别变异与数据库中的信息进行比较,并解释其已知或预测的功能影响。变异的分类可使用工具预测突变对基因编码的蛋白质功能影响。还整合了序列变异是否存在于已知疾病基因中的信息。为了确保诊断实验室间解读的一致性,ACMG 提供了变异分类的标准指南[3]。

变异被分为致病性,可能致病,意义不明确,可能良性,或良性,并进一步限定为与临床表型相关或无关的基因(表 25.3)。与先证者的临床表现(表型)无关的致病性或可能致病的序列变异被称为"意外发现",它们具有众所周知的临床后果,通过治疗和预防能提高预后。ACMG 发布并更新了一份临床实验室指南,建议积极寻找和报告 59 个"可干预"基因(例如癌症或心脏病易感基因)中已知和预测的致病性变异[4]。该建议指出,应对患者进行检测前咨询,他们可选择不接收此信息。注意该指南不包括 WES 在产前诊断中的应用。

表 25.3　序列变异分类

分类	与测序指征相关	与测序指征无关(意外发现)
明确致病	在已知疾病基因(既往证据)中应当报告。有时在疑似基因中也会报告(无既往证据或证据有限)	在产后病例,对 59 个 ACMG 可干预的次要发现基因通常报告。其他可干预基因和产前病例是否报告各实验室有差异
可能致病	在已知疾病基因(既往证据)通常会报告。有时在疑似基因中也会报告(无既往证据或证据有限)	在产后病例,对 59 个 ACMG 可干预的次要发现基因通常报告。其他可干预基因和产前病例是否报告各实验室有差异
意义不明确的变异	各实验室有差异	通常不报告
可能良性	通常不报告	通常不报告
良性	不报告	不报告

注:ACMG,美国医学遗传学和基因组学学会。

羊水和绒毛样本中诊断性测序的应用

单基因检测

单基因检测常被用于产前诊断。第一种情况,某种已知的家族遗传性突变使胎儿面临患病风险,例如当父母通过携带者筛查发现为特定遗传病的携带者,已有一个患儿携带已知突变时,或父母本身是显性遗传或 X 连锁遗传病患者。第二种情况罕见,当产前超声检查与某种明确的特定疾病高度相关,如超声表现与致死性骨发育不良一致时,可对 *FGFR3* 进行突变分析。这种情况依赖于准确的基因型 - 表型相关性,但已知遗传综合征的产前表型描述不全或与出生后疾病表现的预期不同,许多遗传性疾病也存在"遗传异质性",即一种疾病可能由多个基因突变引起。因此,产前选择最合适的单基因检测有困难,在NGS 问世之前,对不同基因按顺序进行"诊断试验"检测是唯一的选择。这使得许多病例不能被诊断,因为产前对于妊娠管理的决策有时限性。

多基因包

早期和仍在不断扩展的 NGS 临床应用包括临床诊断性多基因测序包。这些基因包涵盖的基因突变会导致各种表型,如先天性心脏病,骨骼发育不良或智力障碍。它们是基于与某些特定表型相关的基因开发的,已知这些表型由大量不同基因的突变引起,例如,当产前脑部成像提示头围小,或磨牙征和小脑发育不全时,可考虑小头畸形或 Joubert 综合征相关的基因。与 WES 相比,基因包通常能更好地覆盖致病基因。它们通常还包括识别缺失和重复的方法,并规避意外发现的风险。然而,它们的主要缺点是仅基于已知的疾病基因,排除了对未知和未包含基因的检测。此外,将新发现的致病基因纳入相应疾病基因包的过程通常会滞后。目前,虽然 NGS 基因包在其他检查（核型和 CMA）未获得诊断结果时被应用于产前检测，但暂时没有相关专业指南，而且大部分基因包都不是专门为产前应用设计的。其中最常用的是在早孕期超声筛查发现颈项透明层（nuchal translucency, NT）增厚的整倍体妊娠中应用的 Noonan 综合征基因包[5,6]。

全外显子组测序

目前，还不推荐在科研以外将 WES 应用于产前诊断[7]，但它已很好地融入儿科和成人的遗传诊疗中，其诊断率在 16%~45%[8-15]。几年前，单个病例报道[16,17]或小规模病例或大型临床研究中的部分病例[8,9]描述了 WES 在产前诊断中的应用（Van den Veyver[1]回顾）。随后的其他研究描述了 WES 专门应用于产前诊断的有效性（表 25.4），但其中大部分都不是关于持续进行中的妊娠。Carss 和他的同事报道了一组纳入 30 例超声筛查发现胎儿畸形的病例，他们对来源于胎盘、脐血、CVS 和培养的羊水细胞等不同标本的 DNA 行三口家系 WES 分析。3 例（10%）进行了分子诊断，发现 FGFR3、COL2A1 和 OFD1 基因致病性突变，并对另外 5 例进行了可能的分子诊断[18]。Drury 和同事对 24 例超声诊断为 NT 增厚或其他畸形且染色体微阵列分析结果正常的病例行三口家系 WES，5 例（21%）获得明确的

分子诊断，1 例获得可能的分子诊断[19]；2 例有意外发现，包括在 NT 增厚和室间隔缺损的胎儿中有一个新发的 NF1 致病性错义突变，以及在双侧足、腕关节固定弯曲和肝脏强回声胎儿中有一个 ATP7B 纯合致病性突变[19]。Alamillo 及其同事报道在死胎或因多发畸形而终止妊娠后的病例行 WES，7 例中有 3 例阳性和 1 例可能阳性。Ellard 和同事开发了一种用于 WES 和解释复发性致死性胎儿畸形的方法，该方法包含了一种考虑可能为常染色体隐性遗传的算法，并对两个复发性胎儿运动障碍的家庭进行了分子诊断[20]。Pangalos 和同事对 11 例正在妊娠的病例和 3 例多发畸形的整倍体胎儿样本测序，靶向分析 758 个基因，在其中 6 例（43%）确定了明确或高度可能的诊断[21]。第 37 届母胎医学会年会上发表的一项研究[22]表明，对 168 例胎儿畸形而核型和 CMA 结果正常的妊娠病例行家系 WES，共在 13 例中发现致病性突变，检出率为 7.7%。另外 30 例（17.9%）中，发现了被认为可有力解释表型的候选基因序列变异，但缺乏足够的证据来证实与胎儿表型间的致病性关系。来自贝勒遗传学实验室的数据（研究报告提交予 2016 年美国人类遗传学年会）显示对 61 例高度筛选后的胎儿畸形且核型和 CMA 正常的产前病例行家系测序，在 33% 的病例中发现致病性突变[23]。

表 25.4　已报道的产前全外显子组测序经验[a]

研究	样本量（N）	检出率	高风险变异	合计
Carss 等[18]	30	3（10%）	5（16.7%）	8（26.7%）
Drury 等[19]	24	5（21%）	1（4.2%）	6（25%）
Alamillo 等[24]	7	3（42.9%）	1（14.3%）	4（57.1%）
Pangalos 等[21]	14	6（42.9%）	—	6（42.9%）
Wapner 等[22]	168	13（7.7%）	30（17.9%）	43（25.6%）
Walkiewicz 等[23]	61	20（32.8%）		20（32.8%）
合计	304	50（16.5%）	37（12.2%）	87（28.6%）

注：a. 并非所有研究都报告了意外发现或次要发现，且并非所有研究都将诊断发现与高风险发现区分开来。患者选择上也有差异。

总体而言，这些早期结果支持当标准的遗传学检测无法提供更多信息时，产前三口家系 WES 有助于明确单发或多发胎儿畸形的病因。然而，7.7%~57% 的检出率也表明不同研究中在病例选择和致病性序列变异解释方面存在差异。这进一步表明，我们对于产前阶段诊断的胎儿畸形相关的遗传学改变仍知之甚少。此外，这些报道的研究极少涉及在三口家系中的意外发现。专业协会

既未对产前 WES 的使用形成共识也未声明它应优先在研究的基础上使用,但若在特殊情况下将其作为临床诊断性检测,则应由知识储备丰富的遗传学专家来提供[7]。

产前全外显子测序的临床应用

越来越多的证据表明 WES 在产前诊断中的有效性,以及最近检测周期从 12 周缩短至 3 周,一些诊断实验室开始提供专门为产前诊断设计的以三口家系为基础的 WES 检测[24,25]。虽然这一方面取得了成功,但也面临着一些挑战。有时,因样本量有限,无法对直接从 AF 或 CVS 样本中提取的 DNA 行 WES,在提取 DNA 之前通常需要进行样本培养,这将接收样本到报告结果的时间延长了两周左右。努力减少 WES 所需样品量是必要的,并已经在计划之中。关于如何解释和报告致病性变异的挑战(表 25.3)并不是产前 WES 特有的,但在这种情况下会被更加放大,如果在产前提供 WES 时,检测前咨询和检测后的咨询至关重要。

产前诊断性全外显子测序检测前和检测后的遗传咨询

检测前咨询

对接受诊断性产前 WES 患者的咨询复杂且漫长,最好由训练有素的遗传专业人士来完成,用不同教育背景的患者都能理解的语言来解释复杂的概念。检测前咨询应说明该检测项目较新,仍属于研究阶段,在产前病例中尚无明确的敏感性、特异性和临床实用性(阳性和阴性预测值),保守估计可能有 7.7% 的病例可以得到诊断,但也有一些实验室检出率更高。咨询还应包括可能发现临床意义不明确的变异,这会导致焦虑和难以做出与妊娠管理有关的决定。由于产前诊断 WES 常应用于核心家系,因此在来自胎儿、母亲和父亲的 DNA 中都可能会发现致病性和可能致病变异,

或临床意义不明确的变异,或与表型功能相关性不明确的基因的致病性和可能致病性变异。虽然一般专业指南中有关于在诊断性 WES 中哪些变异需要报告,但它们并未扩展至产前应用中。因此,实验室必须就三口家系 WES 结果的报告原则与咨询提供者进行沟通,让他们了解实验室如何处理 ACMG 建议在产后诊断性 WES 中报告的 59 个基因中意义不明确的变异、意外发现和次要发现。

检测后咨询

阳性 WES 的检测后咨询也应由遗传专业人士来完成,并应说明与所诊断疾病的关系、预后和潜在治疗方法,以及对其他家庭成员和未来妊娠的影响。还需要进一步提供情感和社会支持。

患者和检测提供者对产前全外显子测序的看法

医学遗传学学会对于产前 WES 的益处仍有争论,考虑到产前 WES 的临床有效性和实用性数据有限,调查结果显示患者对这项新的遗传学检测兴趣浓厚[26]。

结论

二代测序技术已经开始给产前诊断带来革命性的变化,产前 WES 已成为现实。目前不建议将其作为产前检查的常规方法,但最近的一些报道显示,在某些通过影像学检查提示胎儿异常的病例中,该方法能使患者获益。随着 WES 的应用越来越多,将会发现已知疾病基因的新表型以及胎儿异常的新致病基因。需要解决的挑战包括成本和测序通量,报告序列变异的类型,特别是对三口家系行产前 WES 检测时如何处理胎儿及父母样本中意义不明确的变异和意外或次要发现。

(符芳 译 熊钰 审校)

参考文献和自我测试题见网络增值服务

第 26 章　扩展型携带者筛查

LIRAN HIERSCH AND YUVAL YARON

本章要点

- 扩展型携带者筛查（expanded carrier screening, ECS），可对个体同时进行 200 多种遗传疾病的筛查。
- ECS 使用了不同的实验室技术，包括靶向基因分型和二代测序。
- ECS 中应纳入的疾病选择因实验室而异，目前尚无共识。
- 当前存在多种筛查策略，包括婚前携带者筛查、级联筛查、序贯筛查和夫妻筛查。
- 患者教育是提供 ECS 的一个重要方面。

携带者筛查的基本原则

1968 年，世界卫生组织（World Health Organization, WHO）提出了建立筛查项目的指南（知识点 26.1）[1]，为筛查疾病提供了一般性建议。该指南早于基因检测的出现。1998 年，WHO 发布了修改后的指南，专门适用于基因筛查[2-4]（知识点 26.2）。

知识点 26.1　WHO 关于筛查项目的建议指南（1968 年）

1. 这种疾病是一个重要的健康问题吗
2. 是否存在可识别的潜伏期或早期症状阶段
3. 我们了解疾病的自然病史吗
4. 对已识别到疾病的患者是否存在有效的治疗方法
5. 有无合适的检测方法可以在疾病的早期阶段识别出这种疾病
6. 这项检测能被公众接受吗
7. 我们对谁来治疗这种疾病达成一致了吗
8. 有无诊断和治疗设施
9. 应该继续发现病例

10. 发现病例的费用（包括诊断和治疗）应与可能的整体医疗支出在经济上保持平衡

知识点 26.2　修订的基因筛查指南（2006 年）

- 基因筛查应该是自愿的，而不是强制性的
- 基因筛查之前应提供充分的信息，说明筛查或检测的目的和可能的结果，以及可能做出的选择
- 出于流行病学目的，可在通知筛查的人群之后进行匿名筛查
- 未经个人同意，不得向雇主、保险公司、学校或其他人披露结果，以避免可能的歧视
- 在极少数情况下，披露信息可能符合个人或公共安全的最佳利益，医疗服务提供者可能会与个人合作，由其做出决定
- 检测结果出来后应进行遗传咨询，特别是在检测结果不利的情况下
- 如果存在可用的治疗或预防，应尽量避免延误
- 如果早期诊断和治疗将使新生儿受益，应该强制进行免费的新生儿筛查

2006 年，WHO 指出，需要开展预防基因病的工作来有效地减轻先天性和遗传性疾病的负担。然而，在许多国家遗传服务是短缺的，仅能提供给富裕和受过良好教育的人群。必须公平、公正地权衡这些遗传服务而不是放任医疗资源自由争夺。事实上，关于先天性和遗传性疾病的流行病学数据以及筛查项目的成本效益分析表明，将遗传性疾病的预防项目纳入卫生服务中，很多国家都会受益。遗憾的是，尽管越来越多的遗传技术迅速发展并具有广阔的前景，但这些技术在临床实践中并未得到充分利用，无法起到减轻遗传病负担的作用。扩展型携带者筛查（expanded carrier screening, ECS）可能提供一种可行的通用解决方案。

携带者筛查的发展

利用酶学技术筛查 Tay-Sachs 病

首批成功的携带者筛查项目之一是 20 世纪 70 年代在东欧（德系）犹太人种族人群层面建立的 Tay-Sachs 病（Tay-Sachs disease，TSD）携带者筛查。TSD 是由 β- 己糖胺酶 A 活性不足引起的常染色体隐性（autosomal recessive，AR）遗传病

（图 26.1）。通过检测血清和血液淋巴细胞中酶活性的降低可确定杂合子携带者[5-7]。美国、加拿大和以色列的德系犹太人群中自愿发起了大规模 TSD 筛查项目，并最终在世界上更多国家得以实施[7]。项目前 30 年中，超过 140 万人进行了筛查（主要来自北美和以色列），发现 1 400 多对夫妇的后代有患 TSD 的风险。该项目大大地降低了德系犹太人的 TSD 发病率，同期大多数的患者都来自其他未经筛查的种族[5]。

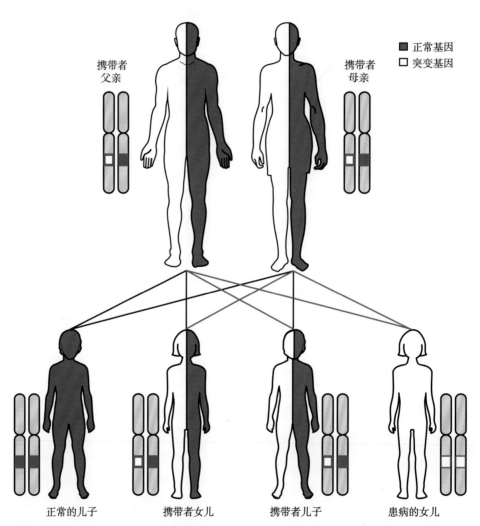

携带者父亲　　　　　　　　　　携带者母亲

■ 正常基因
□ 突变基因

正常的儿子　　　携带者女儿　　　携带者儿子　　　患病的女儿

图 26.1 常染色体隐性（AR）遗传模式。在 AR 遗传中，每个未受影响的父母都携带同一基因的一个拷贝中的突变。受影响的后代同时遗传这两种突变的风险为 25%

利用红细胞相关指数进行 β- 地中海贫血的筛查

β- 地中海贫血在中东和地中海地区人群中相对普遍，其特征是血红蛋白 β 链合成不足，导致严重的贫血。杂合子携带者患有轻度贫血和红细胞相关的指数降低。该疾病的筛查基于全

血细胞计数（complete blood count，CBC）、平均红细胞体积（mean corpuscular volume，MCV）和平均红细胞血红蛋白含量（mean corpuscular haemoglobin，MCH）偏低。血红蛋白电泳用于区分携带者和铁缺乏患者，具有高灵敏度和与表型较好的关联性[8]。由于 CBC 相对便宜、简单，β 地中海贫血的筛查项目得以广泛开展。有关详细

说明,请参见第 27 章。

利用分子技术进行遗传筛查

　　TSD 和 β 地中海贫血的筛查最初都是基于非分子检测方法(酶学检测和全血细胞分析)。目前,多数携带者筛查都是基于分子方法学。1989 年发现 CFTR 基因的致病作用之后,囊性纤维化(cystic fibrosis, CF)的筛查已成为携带者筛查的样板[9]。CF 是一种以进行性肺部疾病,胰腺功能障碍和男性不育为特征的常染色体隐性遗传性疾病,是高加索人群中最常见的严重遗传病之一,携带者的频率约为 1/25。尽管 *CFTR* 基因中描述了 2 000 多种突变类型,但每个族裔可能都有一组独特的突变类型,其中 delF508 突变最常见,约占 CF 等位基因突变的 70%。2001年,美国妇产科医师学会(American College of Obstetricians and Gynecologists, ACOG)和美国医学遗传学学会(American College of Medical Genetics, ACMG)为产前和孕前 CF 携带者筛查制定了指南[10]。最初建议仅对高加索人群或有家族史的人群进行筛查,2011 年更新了指南,指出由于区分个体的种族类别越来越困难,委员会一致认为,对计划妊娠的所有夫妇都进行 CF 筛查[6,11]。夫妻双方是同一常染色体隐性基因突变携带者的夫妇,后代有 25% 罹患疾病的风险。孕期可以讨论各种生殖决策,例如通过绒毛膜取样或羊膜腔穿刺术进行产前诊断。妊娠前了解携带者的状况也为胚胎植入前遗传学诊断提供了选择。

泛种族的筛查

　　尽管许多遗传性疾病具有种族异质性,但有少数疾病在不同人群中普遍发生。其中一个例子是脊髓性肌萎缩症(spinal muscular atrophy, SMA),这是一种严重的常染色体隐性神经肌肉疾病,由脊髓中运动神经元的变性引起,导致进行性肌肉无力和麻痹。ACMG 建议为所有夫妇提供携带者筛查,而不分其民族或种族[12,13]。对于某些 CF 突变(例如 delF508 突变)也是如此,这些突变约占全球 CF 突变类型的 70%。据认为,这种突变发生在 52 000 年前的某个种族的人群,而该种族在遗传上与任何目前的欧洲人群都不

相同[14]。ACOG 和 ACMG 目前建议对 CF 进行泛种族筛查[11,13]。同样,脆性 X 综合征(fragile X syndrome, FXS),一种与智力障碍(intellectual disability, ID)和自闭症行为相关的疾病在大多数人群中普遍存在。事实上,这是遗传性智力低下的最常见原因。据估计,脆性 X 综合征的患病率在男性约为 1/4 000,女性约为 1/7 000[15]。男性的临床表型包括不同程度的智力低下和轻度的畸形表现,例如相对的大头畸形、大耳朵、下巴突出和青春期后的大睾丸特征。患病的女性通常表型轻微,可能仅表现出细微的认知障碍。该疾病是由 Xq27.3 染色体上 *FMR1* 基因中的 CGG 三碱基重复扩增突变引起的。正常健康个体通常具有不到 55 个 CGG 重复序列。患有脆性 X 综合征的个体往往具有 200 多个 CGG 重复序列,成为全突变。而具有 55~200 个 CGG 重复序列的个体被认为是前突变。女性前突变携带者的后代有 CGG 重复拷贝数进一步扩增的风险,这可能最终导致全突变的发生(重复 200 次以上)。作为携带者的母亲 CGG 重复序列的数量与后代扩增为全突变的风险之间有很强的相关性[16]。自 20 世纪 90 年代中期以来,以色列广泛开展了基于人群的脆性 X 携带者筛查[17,18]。现在,它已被纳入在所有种族的大多数基本筛查基因包中。

多种疾病的筛查基因包

　　在 1990—2000 年,随着越来越多的基因被发现,越来越多的疾病可用基因筛查。这在以色列和北美地区具有高度同质性的德系犹太人群中尤其明显,这些疾病包括 Canavan 病、Gaucher 病、家族性自主神经失调、C 组范可尼贫血、A 型 Niemann-Pick 病、黏多糖贮积病Ⅳ型、Bloom 综合征等。

　　这些发现促使人们建立了"德系犹太人遗传基因包"(Ashkenazi Jewish Genetic Panel, AJGP)筛查项目。ACOG 最初建议对有东欧地区犹太人(即指德系犹太人)血统的个体进行 TSD 和 CF 的携带者筛查,作为常规产科诊疗的一部分[19]。ACOG 和 ACMG 针对 AJGP 的建议分别仅包括 4 种或 9 种疾病[20,21]。许多实验室中针对 AJGP 的筛查内容不断扩大,目前一些 AJGP 筛

查产品包括数十种疾病[22]。尽管其中许多疾病对个体来说都是罕见的,但累积起来,确实造成了巨大的疾病负担。Mount Sinai 实验室进行的一项研究表明,在 16 种疾病的 AJGP 基因包检测中,受检者携带至少一种疾病致病突变的风险大于 30%[23]。

尽管 AJGP 在德系犹太人群筛查中作用显著,但除少数疾病外,大多数疾病的筛查效果在非德系犹太人以及非犹太人群不是很有效[24]。这是因为该基因包中大多数突变来源于该族裔祖先独特的突变,可能是该族裔遗传瓶颈效应后基因漂移的结果[25]。

随着适于筛查的遗传疾病数量的增加,设计特定种族筛查基因包的复杂性以及技术创新,提示当前的筛查策略不充分或者已经过时。当今快速人口流动导致种族混合增加,个人无从确切认知自己的种族背景,使得情况进一步复杂化。上述这些导致筛查整体框架逐步转变为 ECS。通过这种模式,可以使用统一的平台同时筛查数百个疾病。该筛查模式适用于所有人,无论其祖先是谁[26]。在本章中,我们将讨论 ECS 的各个方面。

扩展型携带者筛查

2005 年,ACOG 更新了指南,证明对特定疾病(例如 CF)进行全人群的筛查是合理的,因为"将一个个体赋予单一种族背景正变得越来越困难"[27]。实际上,1990 年在加州通过新生儿筛查诊断患有 β- 血红蛋白病的新生儿中,约有 12% 并非来自 ACOG 携带者筛查指南的适宜人群[28]。基于此,有理由要求扩展针对血红蛋白病和其他潜在疾病的筛查方案,以适应更多种族人群筛查的要求[29]。据估计,18%~20% 的婴儿住院和死亡可归因于孟德尔遗传性疾病。仅对数量有限的疾病进行筛查,对减轻孟德尔疾病的总体负担几乎没有作用,而通过向所有人群提供 ECS 可以避免许多新生儿遗传疾病的发生[30]。现在,技术上可以被检测的疾病列表迅速增加,使得 ECS 成为一个合理的选择,尤其是当新的测序技术可以同时对许多常染色体隐性疾病进行较便宜的检测分析时[31,32]。

这些假设已在许多研究中得到证实。Lazarin[33]

及其同事设计了一个有针对性的突变基因包,包括与 108 种遗传疾病相关的 417 个突变。在 23 000 多名混血患者的队列中,24% 至少携带一种突变位点。尽管该基因包中每种疾病都是罕见性疾病,但后代患病的总风险为 1/280[24],这种风险超过出生后代患有神经管缺陷(neural tube defect, NTD)的风险,而针对后者进行筛查是被广泛接受的[34]。在一项更大的研究中发现了类似的结果,该研究使用包含 88 种严重或极严重的隐性遗传疾病包进行了筛查研究,通过分析 322 484 例接受 ECS 检测的结果,发现受影响的妊娠频率约为 1/550。研究指出,与标准的唐氏综合征或神经管缺陷筛查相比,ECS 发现一例患者所需的筛查人数更少[26,35]。

2017 年,ACOG 审查了 ECS 的作用,并建议"对特定种族和泛种族,ECS 是针对孕前和产前携带者筛查可以接受的策略"[36]。最好在妊娠前,每位妇产保健人员应建立标准流程持续为患者提供服务并与他们讨论。咨询后,患者可以拒绝任何或全部的携带者筛查。如果患者要求的筛查策略不是医疗保健提供者所采用的策略,则应在咨询其局限性、益处和替代方案后,向其提供所要求的测试。

欧洲人类遗传学协会(European Society of Human Genetics, ESHG)制定并发布了有关可靠地开展 ECS 的建议[37]。它强调携带者筛查的主要目标是通过识别可能生下患有(常染色体或 X 连锁)隐性遗传病患儿的夫妇,来推动加强知情同意下的生殖决策。ECS 允许对所有个人进行检测,无论其祖先或出生地(即"泛种族"或"通用")。ECS 为个体提供了公平性并减少了被污名化的机会。提供筛查的最佳时间是在受孕前,因为在妊娠前识别携带者夫妇可以有更多的选择和更多的时间做出理性的决定。然而,实施 ECS 会引发许多技术、伦理、法律和社会问题。

实验室方法学

ECS 主要使用两种技术:基于阵列的靶向基因分型技术和二代测序技术(next generation sequencing, NGS)。每种方法有各自的优点和局限性(表 26.1)。

表 26.1　基于阵列的靶向基因型分析与二代测序比较

	基于阵列的靶向基因分型	二代测序比较
优点	• 更便宜	• 更全面
	• 仅检测已知的致病突变	• 适合所有种族
	• 检测前和检测后咨询更简单	• 检测罕见突变
缺点	• 将错过罕见的突变	• 检测到意义未知的变异
	• 需要不断修正突变	• 需要生物信息学支持
	• 不同种族需要不同的基因包	• 检测后咨询可能有困难

基于阵列的靶向基因分型技术

靶向基因分型技术基于对预先设定的致病性变异（突变）列表进行分析，已知这些变异是导致特定疾病的原因。这种系统通常是基于多重荧光标记的序列标签开发，每个序列标签对应于一个特定的变异序列[39,40]。大多数变异序列是简单的双等位基因单核苷酸多态性（single nucleotide polymorphisms，SNP）。但同时还进行了特定的修改，以允许检测更复杂的变异体，例如三等位基因 SNP、插入和缺失、拷贝数变异等[39,41,42]。基于靶向阵列的基因分型平台可以同时分析数百个已知的变异类型[38,39]。几项验证研究，包括将基于微阵列的芯片平台与基于单基因的检测方法进行比较的研究，都证实了相类似的检测性能[39,42]。此外，该方法在针对一组已知突变的携带者检测研究中被认为是 100% 准确，表明高通量靶向基因分型测定法可以准确地鉴定被测人群中的携带者[43]。由于靶向分析仅包括具有已知基因型-表型相关性且完整注释的突变，因此对于携带者筛查受检者，检测后咨询相对简单且清晰。相反，靶向基因分型技术会遗漏尚未包括在基因包中的罕见致病性变异。每当发现了特定疾病基因中的新发致病性变异或需要在基因包中纳入新基因时，都可能需要进行不断的更新。另外，对于许多筛查疾病，仅在特定人群中发现了某些致病变异。由于靶向的突变检测仅当应用于最初设计的族群时才被认为是筛查全面的。因此，不建议将靶向

检测基因包称为"通用筛查基因包"。

二代测序技术

二代测序技术是基于对数百万个 DNA 片段进行平行测序的技术，该技术的引入大大地提高了测序速度和测序容量，费用却大幅度下降[44]。简要而言，首先对患者的样品进行 DNA 片段化、纯化和扩增，从而制备 DNA 文库。然后每个 DNA 片段通过附着在固体表面或小珠子上进行物理隔离，每一个片段的序列通过边合成边测序实现检测。所得到的序列数据通过计算机软件实现与"正常参考"基因组进行比对[45]。这使得能够在单个反应中同时检测到许多的序列变异。

基于二代测序的筛查技术已显示出对所检测基因的高度临床敏感性[46-48]。突变检测已证明对 SNP，插入和缺失，剪切突变以及较大的缺失等多种突变具有约 95% 的敏感度和 100% 的特异度[46-48]。支持基于二代测序的携带者筛查的研究者称，与靶向基因分型技术相比，在临床应用上它具有较高的准确性、精密度、可重复性和容错性[47]。由于测序技术能够检测到所有目标基因变异，所以可能会检测到未被识别的或罕见的致病突变（而未包含在任何靶向基因阵列中），这允许在更广泛的种族人群中实施携带者筛查，从而更接近"通用"。

基于 NGS 的携带者筛查的高成本在过去一直是主要的诟病点，但其成本也在逐步降低。因为基因内部与疾病最相关的致病突变大多都已完成检测，所以不需要持续的改进修正。对代表美国人口的 100 万对夫妇进行携带者筛查的模型分析，预计将检测到 83 421 个突变携带者。据估计，与通过靶向基因分型筛查相比，基于二代测序技术的筛查将额外避免 21 例患病新生儿的出生，节省成本约达 1 300 万美元。与根本不进行筛查相比，基于 NGS 的携带者筛查避免 223 例患儿的出生。该结果对有关多种族人群突变检测率和突变携带率的假设参数选择较敏感[49]。

基于二代测序技术的方法有几个缺点：该测序技术检测到的某些新变异类型可能没有临床意义。对于某些变异，不存在明确的基因型-表型相关性。因此，该方法需要强大的生物信息学分

析能力,能够使用各种计算机分析方法以及文献综述来准确地判定每个检测到的突变的致病性。实验室通常将其报告限制为仅报告致病性为 1 类和 2 类的突变位点,但是对于某些突变,可能很难给出一个明确的判读(表 26.2)。这可能会给实验室人员、遗传咨询师和医师带来压力。在这种情况下,检测前和检测后咨询的重要性再怎么强调都不为过[50]。

表 26.2 根据美国医学遗传学学会的建议,使用基因测序技术对识别的变异进行分类的术语

变异分级	变异分类	解释
1	致病性	根据临床研究,既往在患有疾病和/或强烈怀疑是致病性的个体中报告的变异
2	可能致病性	可能与疾病发病机制有关联,但目前尚无致病性确切证据的变异
3	临床意义不明的变异	有一些特征提示可能的功能改变的变异,但没有足够的证据证明致病性或良性
3	可能良性	在医学文献中仅少部分数据支持致病性的变异,但大多数证据表明该变异是良性的
4	良性	预测不会改变基因表达或功能的遗传变异

筛查策略

目前已经开发了几种不同的筛查方法,每种方法都符合被筛查人群的特定要求,同时具有一定的局限性。

婚前的携带者筛查项目

塞浦路斯 β 地中海贫血疾病的沉重负担促使当地卫生部于 1973 年发起了一项旨在婚前识别携带者进行新生儿疾病预防的项目[51]。自 1983 年以来,希腊东正教教堂要求准备结婚的夫妇需要获得相关证明,证明这对夫妇在获得结婚证前接受了婚前筛查和遗传咨询。该证书并不记录检测的结果,因为其目的是使夫妻在结婚前了解现有的生育选择。这些项目不仅包括携带者筛查,还包括遗传咨询和产前诊断[52]。这些项目的

有效性已使得塞浦路斯的重度 β 地中海贫血发生率从出生人口的 1/250 减少到 1/4 000[51]。某些人可能将婚前进行遗传检测视为对人身权利的侵犯,但支持者认为这是在婚前提供相关信息和生育选择的有效手段。在黎巴嫩、伊朗、沙特阿拉伯、突尼斯、阿拉伯联合酋长国、巴林和卡塔尔等许多国家婚前筛查计划是强制性的,旨在防止同一疾病携带者之间的结婚和生育[53,54]。

另一个成功的婚前携带者筛查项目是 Dor Yeshorim,该项目最初旨在极端正统犹太人群中预防 TSD。尽管德系犹太人中 TSD 发病率较高,但极端正统东正教人群并未参加这一已经较完善的筛查项目,因为犹太法律禁止在受孕 40 天后终止妊娠。该项目方案是在主要宗教领袖的支持下于 20 世纪 80 年代初期制定的,根据社区人群婚姻习俗开展,社区根据各种纳入因素来决定配对是否合适[55]。Dor Yeshorim 项目建议将后代发生 TSD 的风险纳入考虑的因素之中。项目代表从极端正统东正教高中生那里取到血样,每个人都有一个唯一的编号,测试结果不会报告给个人或其医师,而是存储在 Dor Yeshorim 项目的数据库中。当某对青年男女提出配对要求时,检查其编号并分析检测结果。如果两个人都不是同一遗传疾病的携带者,则配对要求被批准。随着更多的疾病基因和突变被发现,该项目筛查的疾病数量逐渐扩展。该项目避免了具有潜在患病风险人群的出生,确切数量只能通过推算得出。尽管取得了成功,该项目确实还存在一些缺陷。由于个人不了解其潜在的携带者状态,因此不会试图检测家庭中其他潜在的携带者(请参阅后面的"级联筛查")。如果发现一个伴侣是携带者,而另一半没有携带任何常见致病突变,他们的后代仍然存在残余的患病风险,而这可以通过二代测序或基因测序来检测。最后,出于显而易见的原因,该基因包未包含脆性 X 综合征,因为女性携带者将不会被配对所匹配。

序贯筛查

基于人群的筛查最常用序贯筛查法(图 26.2)。先检测夫妇一方,如未检测到任何突变,则不采取进一步的措施。如果检测到突变,将提供遗传咨询,讨论携带者状态的影响,并建议对另一方进行

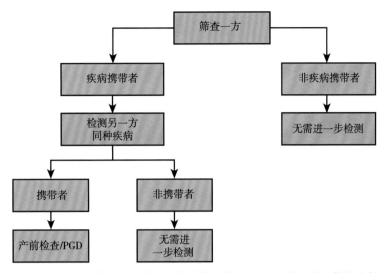

图 26.2 常染色体隐性遗传病的序贯筛查模型。PGD,植入前遗传学诊断

检测。如果发现夫妇双方都是相同疾病的携带者,则应讨论并提供相应的生育选择。自 1990 年以来,该方案一直是各个筛查实验室最广泛使用的方案。因为不是所有人群都需要进行检测,所以它具有较高的成本效益比。由于筛查检测通常是在妊娠期间进行的,并且由于脆性 X 综合征的筛查仅需在女性中进行,因此夫妇中的女方往往首先接受检测。在此序贯模型中,存在一个固有的滞后期,即从发现先检测的受检者为携带者,到获得另一方最终的检测结果的时期。即使在大多数情况下,后者的检测结果为阴性,但在该滞后期通常会观察到负面情绪、压力和焦虑[56-57]。随着筛查检测中包含更多的疾病,这种可能性也会增加。另外,随着疾病种类的增加,这种召回率也将不断增加,使得这种筛查方案变得效率低下和烦琐。

夫妇筛查

这也称为同期筛查或协同筛查模式。对夫妇双方同时按照同一个常染色体隐性疾病列表进行筛查(图 26.3),仅当发现夫妇双方都是同一基因致病变异(不一定是相同变异)的携带者时,才考虑为阳性结果,因为只有这些携带者的后代有患病风险(25%),将提供遗传咨询,并提供不同的生育选择。如果发现只有一方是携带者,则提供该携带者信息,但通常不会采取进一步的措施。夫妻筛查可能比序贯筛查的费用更高。但是,在进行 ECS 时,同时筛选夫妇双方比序贯筛查更加有效。夫妇筛查消除了等待另一方筛查结果时的焦虑[58]。此外,这可能是 ECS 的首选方法,因为

在进行多种疾病筛查时,一个人至少有一种疾病的筛查呈阳性的概率可能高达 1/3。

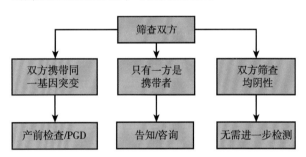

图 26.3 常染色体隐性遗传病的夫妇筛查模型。PGD,植入前遗传学诊断

级联筛查

在这种方法中,筛查并非均等地提供给所有人群成员,而是在家庭中确定患者个体或携带者后开始筛查。向直系亲属提供的遗传咨询和检测仅针对所发现的特定疾病。对筛查阴性的人将不采取进一步的措施。对那些筛查阳性的人,将扩展到其他未筛查的直系亲属,依此类推。最重要的是,还对新发现的携带者的伴侣进行筛查,以发现后代有患病风险的夫妇。此策略最常用于囊性纤维化疾病的筛查[59,60]。级联筛查的主要缺点是,它通常只有在至少一个受影响的个体出生后才开始筛查。此外,该策略比基于人群的筛查具有更低的纳入率,因此,在整个人群中避免患儿出生的效率较低。为了证明这一点,我们假设某种疾病的理论人群携带频率为 4%,检测所有已发现的携带者的所有兄弟、姐妹和堂表兄弟、姐妹仅需要定位和筛查整个人群的 2%,但也只能检

测到所有新病例的15%。同样,对于携带频率为1%的疾病,检测所有已识别出的携带者的所有兄弟、姐妹和堂表兄弟、姐妹将需要定位和检测整个人口的0.1%,但仅能检测到所有新病例的3%。检出率随着携带频率、家庭规模的增加以及对已确诊携带者的第二级亲属的检测量的增加而增加,但是其代价是所定位和被检测的人群比例进一步增加[61]。因此,级联筛查的性能表现不理想不足以将其作为对任何常染色隐性疾病的有效筛查检测模式。

确定 ECS 基因包的内容

能够将大量疾病整合到 ECS 基因包,需系统性地确定纳入疾病的优先顺序。此外,ECS 基因包含众多遗传疾病使得检测前咨询时几乎不可能详细描述每种疾病。这就需要将筛查疾病分类为具有相似特征的疾病组。这可以作为一种实用的方法,针对患者选择筛查的疾病,简化有关遗传咨询和决策的内容。由于疾病的严重程度是主要标准,因此按严重程度或其他主要特征对所筛查的疾病进行分类似乎是最合适的[62-64]。目前已提出了不同的分类系统(表26.3)。这样的分类系统可用于针对某种疾病对寿命和生活质量的预期影响进行检测前的患者教育。另外,它们可以帮助患者选择他们希望接收的信息类别。

表 26.3　ECS 基因包中的疾病分类系统

分类系统	描述
基于严重程度[62]	与智力残疾和婴儿或儿童预期寿命相关的疾病
极重度	智力残疾或寿命缩短的疾病(成年早期);其他可能的症状,如身体畸形或行动不便
重度	可能包括一些(但不是全部)症状,如身体畸形、活动受限、失聪或失明;预期寿命和智力正常
轻度	成人期发病,病情轻微或可治疗;许多人可能从未出现症状
基于特征[63]	
1 组	疾病是致命的,经常引起疾病和疼痛,与发育不良有关,包括严重的身体残疾(行走、进食),预期寿命不到几年,没有有效的治疗或治愈方法

续表

分类系统	描述
2 组	疾病是渐进性的,导致频繁病痛,与已经学过的技能的退化有关,可以活到成年早期;有些疾病在症状进展时进行管理可以延缓症状的进展,但无法治愈
3 组	在个体的一生中会导致医疗问题的慢性疾病;在此期间,个体会出现症状,有治疗方法防止疾病频发,但必须终身接受治疗,这可能不会导致预期寿命缩短,特别是如果疾病得到很好的控制,至少可以活到成年后期,但无法治愈
4 组	导致智力发育迟缓的疾病;不影响寿命或造成重大健康问题;儿童期及时干预,可能有更好的预后,但仍有可能导致学习或独立生活问题,而且无法治愈
基于分类法	
寿命缩短	即使有药物干预,大多数患者也不能活过童年早期
严重的医疗问题	大多数患者都有医疗问题,需要定期就诊、每日服药、仔细监测饮食或手术,或者在学习、视力、听力或行动能力方面存在严重问题
轻度的医疗问题	大多数患者会有医疗问题,需要偶尔额外就诊,偶尔服药,轻度调整饮食,手术;在学习、视力、听力或行动方面有轻微问题
无法预测的医疗结局	对于许多孩子来说,结果很难预测;一些孩子会有更严重的情况,但另一些孩子症状轻微的无症状
成人迟发性疾病	很少有人在儿童期就有症状,医学、行为、视力或听力问题可能在成年后开始出现

进行 ECS 的实验室在一次检测中筛查的疾病类型和数量有所不同,范围从几十种到数百种[62]。2008年,ACMG 指南提出了疾病筛查标准,表明纳入的疾病应具有显著的发病率或死亡率,携带频率至少1%,并且可以通过灵敏度为90%或更高的方法进行检测[65]。但是,当前 ECS 基因包并非都遵守 ACMG 指南。一些 ECS 基因包包括具有轻中度影响或成年发病的疾病,即使专业协

会尚未确定筛查此类疾病的效用[66-68]。应该强调的是，ECS 基因包纳入了轻度或迟发性疾病会存在一些潜在的弊端，因为它们既给医疗保健提供者带来了咨询方面的挑战，也给面临生育选择的患者带来了道德困境的纠结。至少，是否筛查这些疾病应成为患者或转诊的医疗服务提供者的可选项[66,67,69]。

2017 年，ACOG 筛查指南建议，"鉴于 ECS 包可包含多种疾病，选择纳入的疾病应符合以下共识确定的标准中的几个：携带频率为 1% 或更高，有明确的表型定义，对生活质量有不利影响，导致认知或体格受损，需要手术或医学干预，或在生命早期发病。此外，筛查的疾病应该能够在产前得到诊断，并可能为产前干预提供机会，以改善围产期结局，改变分娩管理以优化新生儿和婴儿的结局，并对父母进行分娩后特殊护理需求的教育"[36]。

患者宣教

检测前咨询

知情同意是指一个人有能力根据要做出的决定的获益和风险以及个人价值做出合理选择的过程[70]。关于知情同意，已经明确两个基本要素：首先，患者充分理解要做出决定所基于的医学事实；其次，患者可以在没有胁迫的情况下做出自己的选择[63,71]。ECS 的检测前咨询主要局限性在于，充分讨论基因包中的所有疾病是不切实际的。这与经典的携带者筛查项目的检测前咨询有所不同，后者包括有关数量有限的疾病的自然病程，检出率，先验和后验携带者概率的信息。因此，开展 ECS 必须对该模式进行改善[26]。

1994 年，Elias 和 Annas[72] 强调了充分告知受检者有关以生育为目的的筛查或检测相关全部可获得的遗传信息，以及该信息在常规多种疾病筛查项目中的意义是很困难的。相反，他们提供了一种基于普遍同意的遗传咨询方法，强调所有基因筛查检测共有的重要因素，包括筛查试验的局限性；可能需要额外的检测以完成明确的诊断；可能需要考虑的生殖选择，例如产前诊断、收养、配子捐赠、堕胎或接受相关风险继续妊娠；筛查费用；保密问题；社会歧视的可能性，包括医疗保险和就业方面的歧视。如果在夫妇之一中检测到携带者状态，则必须强调筛查另一方的重要性[72]。

但是，一项针对患者对多种遗传疾病筛查的知情同意方案的倾向性研究发现，患者层面对于什么是理想的知情同意的方式在认知上存在很大差异，尽管大多数患者更倾向于更详细的知情内容，并同意使用通用而非特定疾病的详细咨询将提供适当的信息以便做出明智的决定[63]。由于遗传咨询师不能总是在进行每个 ECS 之前都进行详细的咨询，因此检测前的信息可以通过非遗传咨询专业人员、印刷品、视频或互联网内容来提供。针对此问题，美国医学遗传学和基因组学会、ACOG、全国遗传咨询师协会、围产期质量管理基金会和母胎医学会的联合声明建议，在 ECS 的检测前咨询期间，应知情同意的内容应包括多个组成部分，包含[69]：①任何性质的携带者筛查都是自愿的，接受或拒绝都是合理的。②基因检测的结果是保密的，在健康保险和就业中的权益受到 2008 年《遗传信息非歧视法》的保护。③ECS 基因包中纳入的疾病的严重性各不相同，许多疾病与严重的不良预后相关，例如认知障碍，预期寿命缩短以及需要药物或手术干预。④妊娠风险评估依赖于对父亲的了解，如果胎儿生物学父亲无法进行携带者筛查，则无法对隐性遗传性疾病风险进行准确的评估。⑤阴性的筛查结果不能完全消除后代的患病风险。⑥由于携带者筛查纳入了大量的疾病，受检者经常会被发现为一种或多种疾病的携带者，在这种情况下，作为隐性遗传性疾病的携带者对个体来说没有临床后果，如果夫妇两人都被确定为不同隐性遗传性疾病的携带者，那么后代也就不太可能受到影响。⑦某些情况下，一个人可能会发现自己具有一种疾病的两种致病性突变（纯合或复合杂合），因此通过携带者筛查可得知其患有可能影响其个人健康的常染色体隐性疾病。一些 ECS 基因包针对选定的常染色体显性和 X 连锁性疾病进行筛查，同样，个人通过筛查可能会得知自己患有可能影响其健康的这些疾病之一。在这种情况下，需要转诊至合适的专家进行医疗管理和遗传咨询，以评估其遗传模式，复发风险和临床特征。

实施 ECS 之前的咨询应获得进行检测或拒绝检测的知情同意。上述任何决定都应记录在病历中。

检测后咨询和管理

如前所述,经 ECS 的受检者中多达 1/3 的个体会被确定为至少一种疾病的携带者。随着更多疾病的纳入和检测方法的改进,预计该比例还将上升[33]。因此,对所有筛查阳性的病例进行彻底随访的可行性存在实际问题。如果提供了通用的检测前咨询,应在发现携带者状态后提供更详细的咨询。尽管最好由遗传咨询师提供 ECS 的结果[73],但鉴于目前遗传咨询师的资源缺乏,可能无法完成针对每个阳性检测结果的个性化遗传咨询。因此,必须考虑其他结果分发的替代方案,包括使用可实现患者自我认知和理解的网络在线告知结果[74]或电话远程遗传咨询[75]。此外,开展 ECS 的实验室提供的辅助检测后遗传咨询也可能有助于解决这方面的动态需求[33]。

将 ECS 引入临床工作中

尽管 ECS 具有上述优点,但关于 ECS 是否能成为临床检测服务仍存在争议。一些研究表明,遗传学专业人员认为当前的 ECS 产品还存在重大的局限性,并且尚未准备好在临床中常规使用[32]。这种观点反映了此前对于筛查过程中出现的临床不明意义结果所造成的担忧,尤其是在筛查疾病数量不断增加的情况下[76]。

2012 年,一份评估遗传咨询师对 ECS 的认知和态度的匿名在线调查通过电子邮件发给了全国遗传咨询师协会(National Society of Genetic Counselors, NSGC)的所有 3 039 名参与成员,最终共有 337 名(11%)遗传咨询师完成了调查[77]。结果表明,对于 ECS 的认可在总体上是一致的。例如,大多数人同意携带者筛查应纳入当前指南中所描述的疾病。但是,在是否能提供合适的检测前和检测后咨询以及临床实际可操作性方面存在意见分歧,包括可用于后续咨询的时间资源以及用于告知结果方式的其他选项(例如,使用印刷品,视频或互联网媒体)。在大约 200 名参与者中进行的另一项调查也反映出临床对 ECS 的积极态度,参与者中 61% 是医师[78]。在这项调查中,有 77% 的参与者表示在假设检测费用相同的情况下,希望接受更多数量的疾病检测。同时该研究还注意到了检测后咨询的重要性,因为大多数参与者认为,与遗传咨询师进行测试后咨询会有所帮助(83.7%),即使不是必不可少的(78.1%)。

与医疗服务提供者的态度相类似,患者层面对 ECS 的接受度也显示出越来越高的趋势[79]。尽管如此,ECS 的实际临床使用仍然进展缓慢。只有 15% 的 ACOG 的会员向他们所有的患者提供 ECS,大约 3/4 的受访者认为应仅根据种族或民族,家族病史或 ACOG 的建议进行 ECS[73]。在遗传咨询师人群中也发现了类似的情况:尽管 80% 的人宣称自己会选择 ECS 进行自我检测,但只有少数人会向所有患者提供 ECS[77]。尽管这些差异可以部分归因于 ECS 的相对新颖,但在临床体系发生框架性变动之前可能需要更多的时间和研究证据。

结论

扩展的携带者筛查可以检测所有个体的多种遗传疾病,无论其血统、种族如何。新的分子技术促进了它的发展,该技术能够扩大筛查的疾病范围,而并不会导致检测成本的增加。提供携带者筛查的最佳时机是在受孕前,因为在妊娠前识别携带者夫妇可以提供更多的生育选择和更多的时间来做出明智的决定。实施 ECS 仍然面临若干挑战,包括患者和医师的遗传知识架构的不足,费用和保险支付问题,不同国家和地区卫生服务机构之间的差异,缺乏专业指南以及缺乏遗传咨询专业人员。要广泛开展 ECS,需要花费时间和精力来解决这些问题。需要开展针对公众以及医学专业人员的教育。可能需要进行成本效益分析,以向政策决策者展示其不仅具有显而易见的医疗收益,而且还有其经济回报。必须开发创新的解决方案来应对检测前和检测后的咨询需求。尽管存在这些缺点,但可以肯定地说 ECS 已经成为一个有效的临床选择。

（蒋宇林 译 符芳 审校）

参考文献和自我测试题见网络增值服务

第27章 地中海贫血的产前筛查

KWOK YIN LEUNG, PATRICK AU AND MARY TANG

本章要点

- α^0-地中海贫血纯合子和重型 β-地中海贫血是全球性的常染色体遗传病。

- 不同的 α-地中海贫血和 β-地中海贫血的基因型对应不同的表型。

- 对于高发地区及拥有高发地区移民的国家而言,普遍筛查是首选。

- 通过平均红细胞体积或平均红细胞血红蛋白量(用或不用血红蛋白分析)进行筛查是可行的。

- 对筛查阳性夫妇的后续检查包括血红蛋白分析和分子诊断。

- α-地中海贫血和 β-地中海贫血的分子诊断可用于血液学参数临界性改变的携带者诊断和产前诊断。

- 通过超声检查排除 α^0-地中海贫血纯合子,可以有效减少多数未受累孕妇对侵入性检测的需要。

- 早期筛查是首选。对于 α-地中海贫血携带者高发人群,鉴于与纯合子 α^0-地中海贫血相关的严重母体风险,仍建议在妊娠晚期进行筛查。

- 对卫生保健人员和社区工作人员进行宣教,获得知情同意的咨询对于有效的筛查方案至关重要。

引言

血红蛋白(hemoglobin, Hb)是由两条 α-类(α 或 ζ)和两条 β-类(ε, γ, δ 或 β)珠蛋白链组成的四聚体蛋白(图 27.1)。其特征在于血红蛋白珠蛋白链的合成减少。两种最严重的地中海贫血类型为:缺失 4 个 α-珠蛋白基因的 α^0-地中海贫血纯合子和同时具有 2 个 β-珠蛋白基因缺陷的重型 β-地中海贫血(表 27.1 和表 27.2),已经成为严重的公共卫生问题[1,2]。地中海贫血在地中海地区、印度、东南亚及撒哈拉以南的非洲地区常见,这与该地区恶性疟疾的阳性自然选择有关。如今由于人口迁移,此病已经成为一个全球性的健康问题[3,4]。

地中海贫血是常染色体隐性遗传病。如果配偶双方携带同类型的(α 或 β)轻型地中海贫血,其后代有 1/4 的机会患重型地中海贫血。许多国家已实施了针对重型地中海贫血的预防计划[5,6],主要通过产前或婚前筛查和产前诊断,少数依靠植入前遗传诊断。然而,预防计划在发展中国家没能得到很好的实施[7,8]。产前筛查计划的成本效益已经在控制 β-地中海贫血上被广泛证明,但对于控制 α-地中海贫血上证据有限。

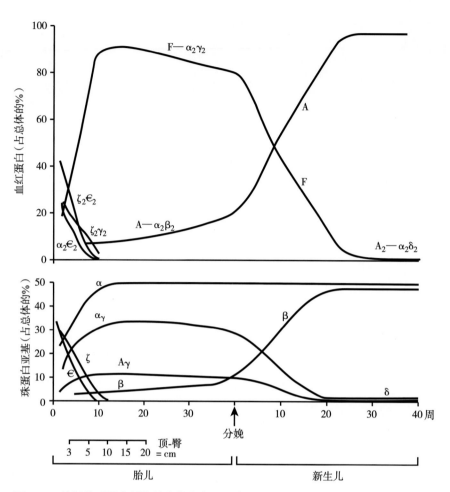

图 27.1   从胚胎到婴儿早期的人类发育过程中,血红蛋白四聚体(上图)和珠蛋白组分(下图)的变化

表 27.1   α- 地中海贫血的基因型和表型[a]

α- 珠蛋白基因数量	疾病或正常	基因型	表型
0	α^0- 地中海贫血纯合子	(--/--)	胎儿水肿综合征
1	血红蛋白 H 病	(--/-α) 或 (--/$\alpha^T\alpha$)	中度贫血,通常不依赖于输血
2	α^+- 地中海贫血纯合子或 α^0- 地中海贫血杂合子	(-α/-α),($\alpha^T\alpha/\alpha^T\alpha$) 或 (--/$\alpha\alpha$)	无临床症状 MCV 和 MCH 降低
3	α^+- 地中海贫血	(-α/$\alpha\alpha$),($\alpha^T\alpha/\alpha\alpha$)	无临床症状 MCV 和 MCH 轻微降低
4	正常	($\alpha\alpha/\alpha\alpha$)	MCV 和 MCH 正常

注: a. α^0- 地中海贫血:同一条染色体上的 2 个顺式 α- 珠蛋白基因缺失(--);α^+- 地中海贫血:2 个 α- 珠蛋白基因中缺失 1 个(-α),或者是一条染色体上的非缺失型缺陷($\alpha^T\alpha$)。MCH,平均红细胞血红蛋白量;MCV,平均红细胞体积。

表 27.2 β- 地中海贫血及相关疾病的基因型与表型

疾病	基因型	表型
β⁰- 地中海贫血纯合子 或	(β^0/β^0)	重型地中海贫血
β⁰- 地中海贫血 /Hb Lepore 或严重的 β⁺- 地中海贫血复合杂合子	β^0 /(Hb Lepore 或重度 β^+- 地中海贫血)	
β⁰- 地中海贫血 /β⁺- 地中海贫血双重 杂合子 或	(β^0/β^+)	个体差异性 : 中间型或重型地中海 贫血主要取决于 β⁺ 突变的类型 (轻 或重)
β⁺- 地中海贫血纯合子或	(β^+/β^+)	
Hb E/β⁰ 或严重 β⁺- 地中海贫血复合 杂合子 或	(Hb E/β⁰ 或 β^+)	
δβ⁰- 地中海贫血 / 严重 β⁺- 地中海贫 血复合杂合子	(δβ⁰- 地中海贫血 /β^0 或 β^+)	
Hb 0-Arab/β⁰- 地中海贫血复合杂合子	(Hb 0-Arab/β⁰- 地中海贫血)	严重中间型地中海贫血
δβ⁰- 地中海贫血纯合子	(δβ⁰/δβ⁰)	中间型地中海贫血
δβ⁰- 地中海贫血 / 轻微 β⁺- 地中海贫 血复合杂合子或	(δβ⁰- 地中海贫血 /β^+)	轻度中间型地中海贫血
ααα/β⁰- 或严重 β⁺- 地中海贫血复合 杂合子	(ααα/β⁰ 或 β^+)	
Hb C/β⁰ 或严重 β⁺- 地中海贫血的复 合杂合子	(Hb C/β⁰ 或 β^+- 地中海贫血)	个体差异性 : 中间型 β- 地中海贫血 或地中海贫血性状
β⁰- 地中海贫血杂合子或 β⁺- 地中海 贫血杂合子	(β^0/β) 或 (β^+/β)	个体差异性 : 正常 - 地中海贫血性状 MCV 和 MCH 降低
HPFH 纯合子或杂合子	(HPFH/HPFH)	无临床表现
	(HPFH/β)	MCV 和 MCH 降低
Hb E 纯合子或杂合子	(Hb E/Hb E)	无临床表现
	(Hb E/β)	MCV 和 MCH 正常或降低
正常	(β/β)	MCV 和 MCH 正常

注 : β, 正常的 β- 珠蛋白基因型 ; Hb, 血红蛋白 ; HPFH, 遗传性胎儿血红蛋白持续存在症 ; MCH, 平均红细胞血红蛋白含量 ; MCV,
平均红细胞体积。

地中海贫血

α- 地中海贫血

正常人有 4 个 α- 珠蛋白基因。α- 地中海贫
血的特征是由于一个或多个 α- 珠蛋白基因存有
缺陷导致 α- 珠蛋白链合成不足。其表型差异主
要取决于有缺陷的 α- 珠蛋白数和剩下的 α- 珠蛋
白基因的功能 (从 0 个到 3 个) (表 27.1)。

具有 2 个或 3 个功能 α- 珠蛋白基因

轻型 α- 地中海贫血无症状, 其对应的突变表
示为 α⁰- 或 α⁺- 地中海贫血 (表 27.3)。α⁰- 地中
海贫血涉及 2 个 α- 珠蛋白基因的缺失伴或不伴
ζ- 珠蛋白基因缺失。α⁺- 地中海贫血的基因缺陷
大部分是缺失型, 例如缺失 3.7kb (-α³·⁷) 或缺失
4.2kb (-α⁴·²) ; 少见的是非缺失型, 例如 Hb Quong
Sze (QS) 和 Hb Constant Spring (CS)。

表 27.3　α- 地中海贫血，β- 地中海贫血和 δβ⁰- 地中海贫血的基因缺失或突变及分布

地中海贫血	基因缺失或突变	分布
α⁺- 地中海贫血	-α³·⁷	世界各地可见 在非洲、地中海国家、中东、印度次大陆及美拉尼西亚普遍存在
	-α⁴·²	世界各地可见 东南亚及太平洋地区常见
	-αᵀ	多见于地中海地区、非洲及东南亚
α⁰- 地中海贫血	--ˢᴱᴬ	东南亚及中国南方地区
	--ᵀᴴᴬᴵ	泰国和中国南方地区
	--ᶠᴵᴸ	菲律宾
	-(α)²⁰·⁵	地中海国家，如希腊、塞浦路斯和土耳其
	--ᴹᴱᴰ	地中海国家，如希腊、塞浦路斯和土耳其
	--ˢᴬ	偶见于印度
	--ᴮᴿᴵᵀ	偶见于英国
β⁺- 地中海贫血	β⁺	地中海国家，东南亚，非洲及英国
β⁰- 地中海贫血	β⁰	南亚，印度尼西亚
δβ⁰- 地中海贫血	δβ⁰	地中海国家，越南及中国南方地区

-(α)²⁰·⁵，20.5kb 缺失包括 α₂- 珠蛋白基因及 α₁- 珠蛋白基因的 5′ 端；-α³·⁷，α₂- 珠蛋白基因 3.7kb 的缺失；-α⁴·²，α₂- 珠蛋白基因 4.2kb 的缺失；-αᵀ，α₂- 珠蛋白基因的其他缺失；--ᴮᴿᴵᵀ，英国；--ᶠᴵᴸ，菲律宾；--ᴹᴱᴰ，地中海地区；--ˢᴬ，南非；--ˢᴱᴬ，东南亚；--ᵀᴴᴬᴵ，泰国。

无功能的 α- 珠蛋白基因：Hb Bart 病或 α⁰- 地中海贫血纯合子

由于 4 个 α- 珠蛋白基因全部缺失，α⁰- 地中海贫血纯合子胎儿在宫内不能合成任何 α- 珠蛋白来生成胎儿血红蛋白（Hb F [α₂γ₂]）或者出生后不能生成 Hb A（α₂β₂）。受累胎儿在孕 8 周时开始出现贫血，此时是 ζ- 基因表达转换为 α- 基因表达的时间（图 27.1），生成的产物为异常的 Hb Bart（γ₄）和少量的 Hb Portland（ζ₂γ₂）。

Hb Bart 不像 Hb F 一样能有效地释放氧，结果造成缺氧、胎儿水肿、死胎或新生儿死亡。同时还可能发生包括类似子痫前期的镜像综合征、产后出血甚至孕产妇死亡等严重的母体并发症。通过宫内或产后输血或骨髓移植而长期存活的病例已有报道，其中部分患者合并先天性畸形、认知和运动功能障碍及铁超载等。在 --ᶠᴵᴸ/--ᶠᴵᴸ 病例，由于缺失基因包括 α- 和 ζ- 珠蛋白基因，胚胎于 8 周之前可能会发生流产。

具有 1 个功能 α- 珠蛋白基因：Hb H 病

Hb H 病的 4 个 α- 珠蛋白基因中 3 个有缺陷，只剩余 1 个 α- 珠蛋白基因具有功能。Hb H 病分为两种类型：缺失型（基因型 --/-α）和非缺失型（基因型 --/αᵀα），后者的表型比前者严重。一般来说，Hb H 病患者可以有相对正常的生活，并且不依赖于输血；会有中度贫血和脾脏肿大，但在妊娠或感染时，可能需要输血或住院治疗。

β- 地中海贫血

正常胎儿有两个 β- 珠蛋白基因。β- 地中海贫血的特点是由 1 个或 2 个 β- 珠蛋白基因缺陷引起的 β- 珠蛋白链合成不足，从而导致 β- 地中海贫血性状或纯合型 β- 地中海贫血。

轻型 β- 地中海贫血

轻型地中海贫血无临床症状。大多数 β- 地中海贫血的突变为非缺失型。突变可区分为 β⁺ 型或 β⁰ 型，前者的 β- 珠蛋白基因表达减少，后者则 β 珠蛋白表达完全缺如（表 27.3）。

在 β⁺ 或 β⁰- 的突变类型中，大多数在纯合子状态会引起严重的表型。表型较轻的患者都会有相当量的 β- 基因或 Hb F 的表达。

β- 地中海贫血纯合子

与 Hb Bart 病相比，β- 地中海贫血纯合子胎儿由于有 Hb F（α₂γ₂）的存在不会发生宫内贫血。然而在患儿出生几个月后，当 γ 基因的表达转变为 β 和 δ 基因表达之时就会发生贫血（图 27.1），因为没有功能正常的 β- 珠蛋白基因来产生正常的成人期血红蛋白（HbA [α₂β₂]）。

重型 β- 地中海贫血主要由 β⁰- 地中海贫血纯合子、β⁰- 地中海贫血 /β⁺- 地中海贫血双重杂合子或 β⁺（严重）- 地中海贫血纯合子（表 27.2）引起。患者依赖于输血治疗，反复输血会导致铁超载，可能会在二三十岁时死于心力衰竭，但有些可健康存活到 40 岁并正常生育。若能与同胞或亲属人类白细胞抗原匹配成功，此类疾病可以通过骨髓移植成功治愈[9]。

中间型 β- 地中海贫血可由 β⁰- 地中海贫血 /β⁺（轻微）- 地中海贫血双重杂合子、β⁺（轻微）- 地中海贫血纯合子引起（表 27.2）。临床表型轻重不一。通常来说，与重型地中海贫血相比，中间型的临床症状比较轻微且发病较晚，几乎无须输血，铁负荷也较轻。

产前筛查

普遍或选择性筛查

产前筛查策略取决于某一地区重型地中海贫血的患病率和类型。高发地区首选普遍筛查，低发地区依据孕妇及伴侣的种族进行选择性筛查。高发地区包括非洲、地中海、中东、印度次大陆、东南亚及太平洋地区[10]。不同人群地中海贫血突变的遗传信息可以在网上查找到[11]。

如何筛查

当目标疾病是两种最严重的地中海贫血时：α⁰- 地中海贫血纯合子和重型 β- 地中海贫血（表 27.2），需筛查 α⁰- 地中海贫血、β⁰/β⁺- 地中海贫血携带者，主要通过评估平均红细胞体积（mean corpuscular volume，MCV）、平均红细胞血红蛋白含量（mean corpuscular hemoglobin，MCH）或者两者同时进行。

在高危地区，还需要通过 Hb 电泳筛查 δβ- 地中海贫血、Hb C、Hb O-Arab、Hb E 和 Hb Lepore[12]，因为这些突变中的一种与 β⁰/ 严重的 β⁺- 地中海贫血形成复合杂合子，便可以导致重型或中间型地中海贫血（图 27.2）。

基于已知的 β- 地中海贫血基因型预测临床表型可能并不总准确。虽然 β⁺（轻微）- 地中海贫血纯合子通常导致中间型地中海贫血，β⁺（严重）- 地中海贫血 /β⁺（轻微）- 地中海贫血的双重

杂合子在一些病例发生重型地中海贫血，但是当同时合并 α- 地中海贫血或高 Hb F 时，重型地中海贫血基因型将会表现为中间型地中海贫血的表型。

一般来说，Hb H 病不需要进行产前诊断，因为患者可以正常生活。偶尔，非缺失型 Hb H 病可以出现胎儿水肿，此类高危夫妇可能需要进行产前诊断。已有报道表明，胎儿贫血的产前超声表现为大脑中动脉血流峰值速度（middle cerebral artery-peak systolic velocity，MCA-PSV）升高。如果需要进行产前诊断，筛查 α⁰- 地中海贫血 /α⁺- 地中海贫血就十分必要。还有一种替代方案是新生儿筛查。

HbS 和 β⁰ 或严重的 β⁺- 地中海贫血的复合杂合子导致镰状细胞贫血，但不在本章讨论范围之内。

通过平均红细胞体积和平均红细胞血红蛋白量进行筛查

MCV 和 MCH 均可用于 α- 地中海贫血和 β- 地中海贫血的筛查。由于体外红细胞会随着时间的变化而膨胀，从而影响 MCV 值，因此采血后如果短时间内不能进行血样本分析时，MCH 是首选。使用 80fL 作为 MCV 截断值或 27pg 作为 MCH 的截断值，已经证明能检测出所有 SEA 缺失携带者和 β- 地中海贫血携带者[13]。一些实验室将 MCV 截断值设定更高的 82fL。单用 MCV/MCH 筛查可能无法检测 α⁺- 地中海贫血和 Hb E，因为这两种情况的 MCV/MCH 值可以在正常范围（80~85fL），所以当其伴侣携带 α⁰- 地中海贫血和 β- 地中海贫血时可能会漏掉 Hb H 病或 HbE/β- 地中海贫血复合杂合子的产前诊断。与单纯 β- 地中海贫血相比，α- 复合 β- 地中海贫血突变可能具有较高的 MCV 和 MCH 值及较低的 HbA 2[14]。因此，当 MCV/MCH 在临界正常时，应考虑 α- 复合 β- 地中海贫血突变的可能。

血红蛋白 H 包涵体

亮甲酚蓝孵育红细胞存在 Hb H 包涵体时，建议诊断为 α⁰- 地中海贫血。没有 HbH 包涵体时不能排除该诊断，确诊需要进行 DNA 分析。大量

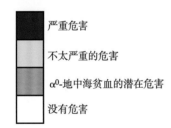

携带者	α^+地中海贫血	α^0地中海贫血	Hb S	β地中海贫血	δβ地中海贫血	Hb Lepore	Hb E	Hb O^{Arab}	Hb C	Hb D^{Punjab}	HPFH	非携带者
α^+地中海贫血												
α^0地中海贫血												
Hb S												
β地中海贫血												
δβ地中海贫血												
Hb Lepore												
Hb E												
Hb O^{Arab}												
Hb C												
Hb D^{Punjab}												
HPFH												
非携带者												

■ 严重危害

▨ 不太严重的危害

▩ α^0-地中海贫血的潜在危害

□ 没有危害

图 27.2　地中海贫血或血红蛋白病高危夫妇的主要遗传风险总结。Hb，血红蛋白；HPFH，遗传性胎儿血红蛋白持续症

HbH 包涵体的存在，提示诊断为 HbH 病，因为网织红细胞中的 β- 链过多。

血红蛋白电泳、高效液相色谱或毛细管电泳

血红蛋白电泳可区分 Hbs（A，F，A$_2$ 及其他），但是高效液相色谱（high performance liquid chromatography，HPLC）或毛细管电泳（capillary electrophoresis，CE）可对 Hb 进行定量分析。如果为了单独检测 β- 地中海贫血，当 MCV/MCH 低时，可以选择增加 HPLC 或 CE（图 27.3）进行 Hb 分析。β- 地中海贫血携带者可以通过低 MCV 和高 Hb A$_2$ 进行诊断，其 Hb A$_2$ 升高（3.5%~7.0%），除非同时合并 δ- 地中海贫血，或少数情况下属于 Hb A$_2$ 正常的 β- 地中海贫血。

高水平的 Hb A$_2$（7.0%~9.0%）表明存在影响 β- 珠蛋白基因启动子区域的缺失突变。

β- 地中海贫血携带者合并铁缺乏时，Hb A$_2$ 水平可能正常。因此，当依据 MCV 降低而 Hb A$_2$ 正常来排除 β- 地中海贫血携带者前，需要排除铁缺乏。补铁治疗 4 周后，重复血液检查可能会协助诊断。

在 δβ- 地中海贫血、Hb C、Hb O-Arab、Hb E 及 Hb Lepore 高发地区[12]，由于其 MCV/MCH 值通常正常，因此无论 MCV 或 MCH 值是否降低都需要 Hb 电泳检查。静止型 β- 地中海贫血（A$_2$ 值正常）存在的地区，如果夫妇一方是 β- 地中海贫血携带者，另一方无论 MCV/MCH 和 Hb A$_2$ 值如何，都需要 β- 珠蛋白基因型检测[15]。

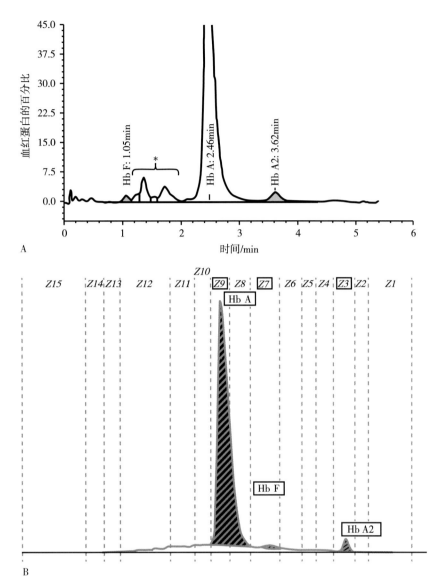

图 27.3 高效液相色谱（HPLC）或毛细管电泳（CE）检测血红蛋白（Hb）A_2 和 Hb F 的常用自动分析方法。A. HPLC 定量测定 Hb F 和 Hb A_2。B. CE 定量测定 Hb F 和 Hb A_2

当偶尔发现 Hb F 水平升高时，应怀疑 δβ-地中海贫血或遗传性持续性胎儿血红蛋白增高症（hereditary persistence of fetal hemoglobin，HPFH）。

筛查阳性夫妇的后续检查

筛查阳性者是指 MCV 或 MCH 值低于截断值的人，需要考虑 α-地中海贫血、β-地中海贫血及铁缺乏症，进一步检查包括检测 Hb H 包涵体、Hb A_2 值以及铁水平。Hb H 包涵体阳性和 Hb A_2 值升高分别诊断为 α^0-地中海贫血和 β-地中海贫血。铁缺乏可能是造成小细胞低色素性的原因，但应注意排除同时存在 β-地中海贫血。

夫妻双方的检测应从 MCV 和 / 或 MCH 开始。筛查结果阳性者，需要进一步检测 Hb H 包涵体和 Hb A_2 水平以及是否缺铁。筛查的目的是明确夫妇是否携带相同类型的地中海贫血（如是否为 α-α 或 β-β 夫妇）。在 α- 和 β-地中海贫血高发地区，高达 7% 的 β-地中海贫血携带者同时复合 α-地中海贫血。因此，当夫妇双方 α-地中海贫血和 β-地中海贫血（α-β 夫妇）不一致时，β-地中海贫血携带者应排除 α-地中海贫血。少数情况下，一方为 δβ-地中海贫血、Hb C、Hb O-Arab、Hb E 及 Hb Lepore[12] 的携带者而配偶是 β^0-/ 严重

β+- 地中海贫血携带者,此时胎儿有 25% 的风险患重型或中间型地中海贫血。

地中海贫血的分子诊断

分子诊断用来在 β- 地中海贫血携带者排除 α- 地中海贫血及在高危夫妇产前诊断 α- 地中海贫血和 β- 地中海贫血。分子诊断也被用来识别导致 Hb 变异体的核苷酸改变。

α⁰- 地中海贫血和 α⁺- 地中海贫血缺失的诊断

每个地区的人群都有其特定的地中海贫血突变谱(表 27.3)[16]。为了能够正确且快速识别潜在的基因缺失或突变,了解夫妇一方或双方的种族起源很有必要。

首先,可以采 Gap-PCR(聚合酶链反应)来筛选 7 个最常见的缺失型等位基因,包括 $-\alpha^{3.7}$, $-\alpha^{4.2}$, $-^{FIL}$, $-^{THAI}$, $-^{MED}$, $-(\alpha)^{20.5}$ 及 $-^{SEA}$。在常见缺失的两侧设计 PCR 引物通过多重 PCR 反应来检测这些突变(图 27.4)。包括用于扩增正常 α_2- 珠蛋白基因的 PCR 引物和用于监控 PCR 反应的对照基因(图 27.4)。

如果检测结果为阴性,可采用多重连接探针扩增技术(multiplex ligation-dependent probe amplification,MLPA)检测罕见型缺失。MLPA 技术利用分布在 α- 珠蛋白基因簇上的探针,可以检测该区域内各种不同的缺失。α- 珠蛋白基因

簇中重复 / 缺失的发生,可能使 MLPA 结果的解释复杂化。

非缺失型 α⁺- 地中海贫血突变的检测

常见的非缺失型 α⁺- 地中海贫血,如 Hb Constant Spring 和 Hb Quong Sze,当与 α⁰- 地中海贫血缺失复合时会导致更严重的 Hb H 病。α⁺- 地中海贫血检测方法包括等位基因特异性杂交、多重荧光片段分析、等位基因特异性 PCR 或 PCR/ 限制性内切酶分析技术等。

还可用多重荧光微测序技术:针对检测不同的突变设计不同的探针。测序反应中仅存在荧光标记的双脱氧核苷酸,保证了单一的双脱氧核苷酸掺入正常或突变的等位基因中。微测序产物分离后被毛细管电泳检测到,通过分析结果可以检测出特殊的突变(图 27.6)。

如果筛查结果阴性,α_1- 珠蛋白和 α_2- 珠蛋白基因 PCR 测序可以检测出罕见突变。

β- 地中海贫血突变的检测

尽管报道的突变总数超过 200 种,但对于某一地区,绝大多数人仍然携带的是少数几种突变。当某位个体的种族已明确时,可以使用多种方法进行常见突变的检测,例如:等位基因特异性寡核苷酸(allele-specific oligonucleotide,ASO)探针杂交法检测单一突变类型,反向点杂交(图 27.7)、

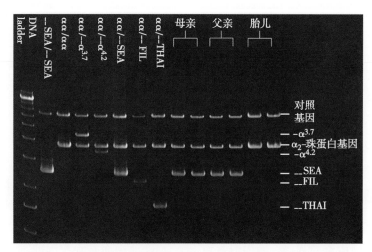

图 27.4　多重跨越断裂位点聚合酶链反应在东南亚人群中检测出 α⁰- 地中海贫血常见的缺失类型($--^{SEA}$, $--^{FIL}$, $--^{THAI}$)和 α⁺- 地中海贫血常见的缺失类型($-\alpha^{3.7}$, $-\alpha^{4.2}$)。父母均为 α⁰- 地中海贫血($--^{SEA}$)缺失的携带者,胎儿具有正常的 αα/αα 基因型

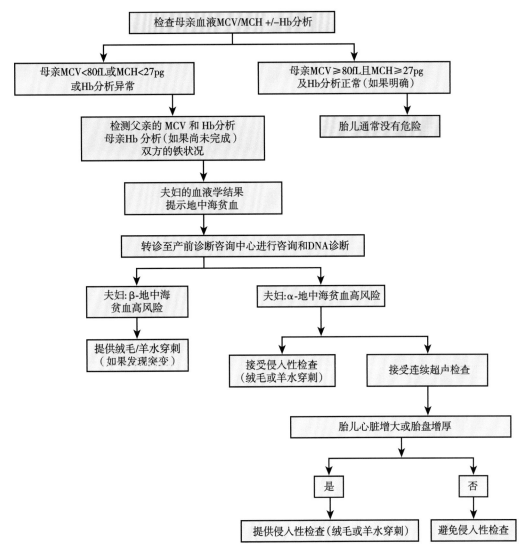

图 27.5　地中海贫血的产前筛查和后续处理流程。Hb,血红蛋白；MCH,平均红细胞血红蛋白含量；MCV,平均红细胞体积

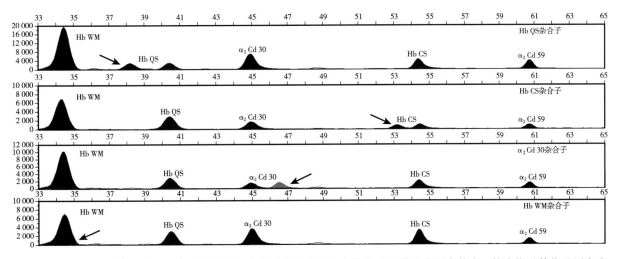

图 27.6　用于中国南方人群 α_2- 珠蛋白基因五个常见非缺失型突变检测多重荧光微测序技术。箭头指示等位基因突变的引物峰。引物是为检测突变专门设计的。通过掺入对应于正常或突变等位基因的单个双脱氧核苷酸来鉴定特定突变的存在。α_2 Cd 30,α_2 珠蛋白基因密码子 30(delGAG)；α_2 Cd 59,α_2 珠蛋白密码子 59(GGC GAC)；Hb CS,血红蛋白CS；Hb QS,血红蛋白 QS；Hb WM,血红蛋白 WS

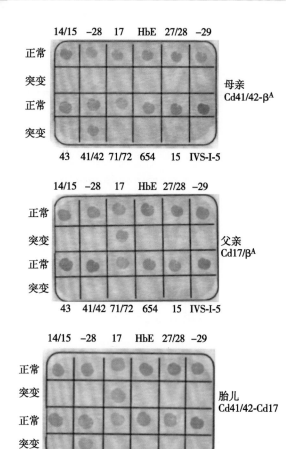

图 27.7 采用等位基因特异性寡核苷酸探针进行反向点杂交技术来检测中国南方人群 β- 地中海贫血常见的 12 个点突变。母亲是 *Cd 41/42* 突变杂合子携带者，父亲是 *Cd 17* 突变杂合子携带者，胎儿是重型地中海贫血，*Cd 41/42* 和 *Cd 17* 突变的双重杂合子

多重荧光微测序（图 27.8）检测多种突变类型，微阵列芯片同时检测大量突变类型，或突变阻滞扩增系统（ARMS）快速筛选常见突变。此外，Gap-PCR 可以诊断缺失突变。当种族来源不明，首选 β- 珠蛋白基因测序。高分辨熔解曲线是一种检测序列变异的高效技术，是用于筛查和产前诊断常见 β- 地中海贫血突变的快速高通量平台[17]。

将 β- 地中海贫血正常和突变的寡核苷酸探针固定在尼龙膜上，与生物素化的 β- 珠蛋白基因的 PCR 片段杂交。随后的颜色显影是由于链霉亲和素 - 酶缀合物的结合，再将添加的底物转化为有色沉淀物所致。

δβ- 地中海贫血缺失的检测

Gap-PCR 可用于检测特定族群中常见的 δβ 地中海贫血缺失（图 27.9）。MLPA 的探针沿 β- 珠蛋白基因簇分布，可用于检测该区域的罕见缺失。

血红蛋白变异体的分子诊断

对于未知的血红蛋白变异体，质谱（mass spectrometry, MS）是有效检测方法[18]。可以通过 α_1- 珠蛋白和 α_2- 珠蛋白基因或 β- 珠蛋白基因 PCR 测序来检测导致 Hb 变异体形成的核苷酸变化（图 27.10）。

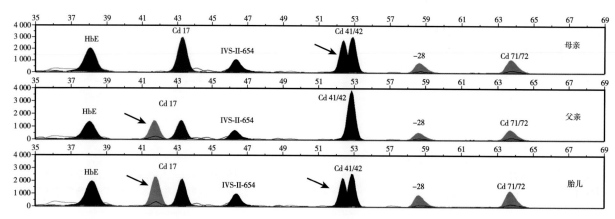

图 27.8 中国南方人群 β- 地中海贫血 6 个常见突变的多重荧光微测序。母亲是 Cd 41/42 突变杂合子携带者，父亲是 Cd 17 突变杂合子携带者，胎儿是重型地中海贫血，Cd 41/42 和 Cd 17 突变的双重杂合子（箭头表示突变等位基因的引物峰）

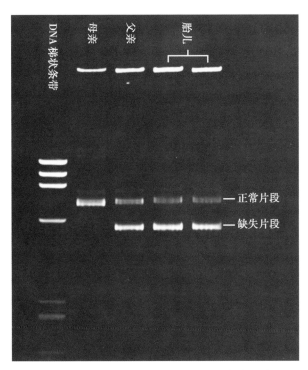

图 27.9　采用跨越断裂位点聚合酶链反应检测中国型 Gγ（AγδΒ）°- 地中海贫血。母亲未检出缺失，父亲和胎儿为杂合缺失

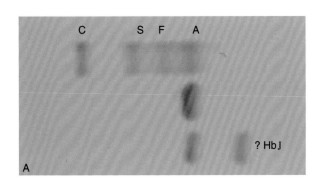

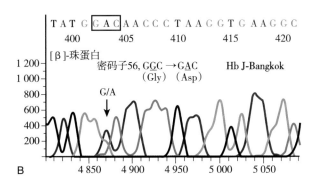

图 27.10　鉴别 Hb 变异体。A. 使用醋酸纤维素膜在 pH 值 8.6 进行血红蛋白（Hb）电泳，显示 β- 珠蛋白链变异体为快速移动的 Hb J。B. β- 珠蛋白基因的聚合酶链测序表明该变异体为 Hb J-Bangkok

高风险夫妇

当发现具有重型 α- 地中海贫血或 β- 地中海贫血高风险的夫妇时，应该由有经验的产前诊断人员和实验室进行有创或者无创咨询和产前检查。

偶有母亲单亲二倍体或非生物学父亲引起 α⁰- 地中海贫血纯合子或重型 β- 地中海贫血的病例报道，此时女方 MCV 值低，但配偶 MCV 正常[19]。

超声检查排除 α⁰- 地中海贫血纯合子

从妊娠 12 周开始，采用连续二维超声检查的无创方法可以有效减少占大多数的未受累妊娠的有创检查数量（图 27.11）[20,21]。在受累妊娠，由于严重胎儿贫血，超声扫描会发现胎儿心胸比例（CTR）和胎盘厚度增加（图 27.12）。由于依赖 α- 珠蛋白的 Hb F 从孕 8 周开始是胎儿期的主要血红蛋白，所以此孕周后受累胎儿开始出现贫血（图 27.1）。

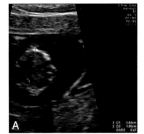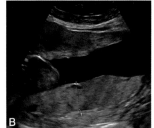
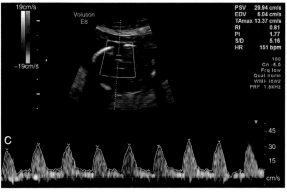

图 27.11　中孕期非 α⁰- 地中海贫血纯合子妊娠超声图像显示正常的胎儿心胸比例（A），正常的胎盘厚度（B）及正常的大脑中动脉血流峰值速度（C）

对所有 α⁰- 地中海贫血纯合子高危孕妇，无创检查可以作为供给孕妇选择的方法，以期避免在非受累妊娠实施穿刺。无创检查一般在妊娠 12~15 周、18~20 周和 30 周连续做三次二维超声检查[20,21]。胎儿心胸比（CTR）是指在心脏舒张

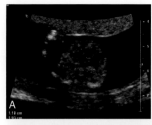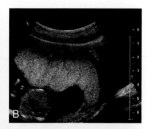

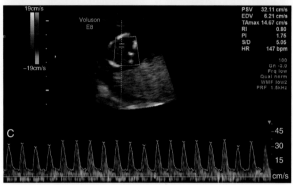

图 27.12 早孕期 α^0-地中海贫血纯合子妊娠超声图像显示胎儿心脏增大（A），胎盘增厚（B）及大脑中动脉血流峰值速度增快（C）

期四腔心平面：两个房室瓣外缘的直线距离与胸腔横径的比值。胎盘厚度（PT）测量取最大值，探头垂直于胎盘放置，并且在纵向和横向部分进行测量。如果出现胎儿心脏增大（妊娠 12~15周、18 和 30 周，CTR≥0.50、0.52 和 0.59），或胎盘增厚（在妊娠 12 周时 >18mm，在妊娠 18 周时 >30mm），则采用绒毛活检术（chorionic villus sampling, CVS）或羊膜腔穿刺术提取胎儿 DNA分析确认 α^0-地中海贫血纯合子[21]。在实验室条件有限的地区，可以进行脐带血穿刺术采集胎儿血样用于 Hb 分析，但其穿刺并发症高于羊膜腔穿刺术或 CVS。通过使用定量 PCR 技术，可以在羊膜腔穿刺术或 CVS 后的 1~2 天快速获得报告，其报告时间与脐带血 Hb 分析所需时间相当。

超声排除诊断的优势和局限性

据报道超声检查方法的总体敏感度和特异度分别为 100% 和 95.6%[21]。使用这种非侵入检测方法的最大益处是避免了约 75% 的患者进行侵入性检测，但与地中海贫血的整个产前筛查计划相比，成本节省相对较小[20]。这种方法适用于单胎和双胎妊娠，可以用于植入前遗传学诊断后以确认为正常妊娠。

然而，这种非侵入方法存在一定的局限性。

第一，由于缺乏胎儿心脏检查经验或者中孕期早期获得的图像质量不佳，可能会延迟受累妊娠的诊断[21]。这种方法依赖于准确测量 CTR，因此充分的培训和后续的质控至关重要。对于坚持选择超声检测而不是侵入性检查的孕妇，如果在妊娠 12 周胎儿的心脏扫描图像质量不佳，即使选择经阴道扫描仍推荐在 2~3 周内进行重复扫描[21]。需要注意的一点是，受累妊娠的胎盘面积可能很大，但却不厚。在给患者选择方案时，应在以下两方面权衡取舍：选择无创检查有可能推迟诊断将终止妊娠拖到孕中期；选择侵入性诊断又有流产的风险。

第二，由于宫内生长受限、先天性心脏病和Hb H 病等一些疾病可以伴有心脏增大和 / 或胎盘增厚，这种无创方法的假阳性率约为 3%[21]。此外，PT 的局部肌层收缩或者非垂直测量可能会导致 PT 的值增大。因此，最终仍需要侵入性产前检查来确认或排除受累胎儿。

第三，二维超声检查不能预测 12 周之前的妊娠情况。目前尚未证实在妊娠 12~13 周时测量MCA-PSV 的价值，因为在早孕期，其在异常和正常胎儿中的测量值有很大的重叠。

第四，胎儿 CTR 的预测价值会随着胎龄的增加而降低[21]。晚孕期受累的妊娠中，水肿征，包括腹水或胸腔积液比心脏增大更加明显[21]。胎儿大脑中动脉血流峰值速度（MCA-PSV）的测量可能成为更加敏感的超声检查参数，可用于确诊异常的胎儿[22]。

α^0-地中海贫血纯合子的其他无创检查方法

如果孕妇选择孕早期联合筛查唐氏综合征，对于 α^0-地中海贫血纯合子高危孕妇而言，在孕11~14 周检出正常水平的血清 β-人绒毛促性腺激素（β-hCG）和妊娠相关胎盘蛋白 A（PAPP-A）是一个好的迹象。

三维胎盘容积法不能预测妊娠 12 周之前的受累妊娠，即使受累妊娠的容积要大于正常妊娠[23]。

应用免疫荧光染色法在早孕期富集母血液中胎儿红细胞是一种潜在有用的无创检查技术，但其过程耗时费力。在受累妊娠，采用荧光标记的单克隆抗 zeta 抗体而非抗 α-珠蛋白抗体的阳性染色可以识别母体血液中的胎儿有核红细胞。

地中海贫血的无创产前诊断

最近,通过检查母体血浆中胎儿游离 DNA 使得受累胎儿无创检测变得可行。详细内容将在另一章中讨论。

筛查时机

早期筛查可以保证尽早地实施后续检查、高危夫妇咨询和及时缓解正常妊娠孕妇的精神压力。万一需要终止妊娠,早期诊断重型地中海贫血胎儿就显得更为重要。另外,考虑到 α- 地中海贫血纯合子能引起母亲严重妊娠并发症,在 α- 地中海贫血高发地区应对所有孕妇进行筛查,而不应考虑孕周。

宣教和咨询

医务人员培训、生育家庭宣教和知情同意是临床实施筛查的原则。患者宣教形式可多种多样,包括小册子、视频展示、在网站上发布或面对面告知。受累婴儿预后、受累妊娠孕产妇风险,患儿能获得的支持治疗、可用的有创和无创产前检查、检测准确性、产前诊断方法的局限性、筛查流程及分娩时需要确认产前诊断结果等内容都要与高危夫妇讨论交流。

结论

- 地中海贫血是常染色体隐性遗传病,如果夫妇双方同时携带相同的(α- 或 β-)地中海贫血性状,后代将有 1/4 的风险患重型地中海贫血。
- 许多国家已实施重型地中海贫血的预防计划,主要依据产前筛查和产前诊断。
- α^0- 地中海贫血纯合子缺失 4 个 α- 基因,引起胎儿水肿综合征、死胎或新生儿死亡、严重的母亲并发症,甚至孕产妇死亡。
- 重型 β- 地中海贫血由 β^0- 或 β^+(严重)- 地中海贫血纯合子或 β^0- 地中海贫血或 β^+(严重)- 地中海贫血双重杂合子引起,患儿依赖于输血。
- 产前普筛是高发地区的首选方法,而基于孕妇及其配偶种族的选择性筛查适用于低发地区。
- MCV 和 MCH 均可用于筛查 α- 地中海贫血和 β- 地中海贫血,在镰状细胞贫血、Hb E 或其他血红蛋白病高发地区需要增加 Hb 分析。
- Hb H 包涵体阳性和 Hb A_2 升高(>3.5%)分别提示 α^0- 地中海贫血性状和 β- 地中海贫血。
- 每个地区的人群都有其特异的地中海贫血突变谱。因此,了解夫妇一方或双方的种族来选择合适的 DNA 检测方法十分必要。
- 当筛查出重型 α- 地中海贫血或 β- 地中海贫血的高危夫妇时,应当由具有产前诊断经验的人员和实验室进行咨询和产前检查。
- 从妊娠 12 周开始对胎儿的 CTR 和 PT 进行连续二维超声检查的无创方法,可以有效地减少非 α^0- 地中海贫血纯合子妊娠的侵入性检查数。
- 早期筛查可以保证后续检查、高危夫妇咨询并及时缓解正常妊娠孕妇的精神压力,对受累妊娠及时处理。
- 医务人员培训和患者知情同意是临床实施筛查的前提条件。

（李东至　译　尹爱华　审校）

参考文献和自我测试题见网络增值服务

第七部分

胎儿结构发育异常的诊断和处理

第 28 章 胎儿中枢神经系统超声检查

LUC DE CATTE, BART DE KEERSMAECKER, LUC JOYEUX
AND MICHAEL AERTSEN

本章要点

- 阐述妊娠中、晚期胎儿颅脑超声检查,从初级筛查到高级神经超声学检查。
- 论述中枢神经系统异常的分类。神经发育异常的发生时期决定了部分神经发育异常的病理类型,部分类型则与干扰正常脑发育的外部因素有关。
- 神经管缺陷可能需胎儿期手术,所以应重视对神经管缺陷的诊断。
- 分析颅脑前部及后部的复合结构有助于诊断腹侧诱导异常的疾病。
- 小脑蚓部的大小和位置是颅后窝病变鉴别诊断的关键。
- 对脑皮质发育异常的诊断和鉴别诊断具有挑战性,而胎儿 MRI 可以克服部分超声检查的局限性。
- 脑破坏性病变与颅内出血、先天性感染、缺血和血管病变,以及动静脉畸形有关。
- 胎儿颅内囊肿和肿瘤可能导致神经功能损害,其原因为肿物的占位效应而不是病变类型。
- 经常会遇到一些临界性的病变,若为孤立性,则预后通常良好。

引言

中枢神经系统(central nervous system, CNS)先天异常占所有先天性异常的 10.2%,是第 4 位最常见的先天畸形(表 28.1),其发病率为 25.97/10 000[1]。8.5% 的中枢神经系统异常与遗传因素相关。然而,与最常见的先天异常相比,CNS

的活产儿只有 44%。大多数病例的结局为终止妊娠(52.4%)或胎死宫内(3.5%)。此外,全球因先天异常而死亡的婴儿中,有 10% 与中枢神经系统异常相关。

表 28.1 欧洲主要先天异常的总数和发病率

先天畸形的种类	总例数	发病率/10 000 新生儿	基因异常占比	活产儿中占比
心脏病	22 709	76.46	15.0	87.6
泌尿系统异常	10 082	33.95	6.6	84.5
肢体异常	12 817	43.16	9.5	86.7
神经系统异常	7 712	25.97	15.0	44.1

妊娠中期超声检查作为胎儿颅脑结构畸形的筛查工具,主要基于以下 3 个经典扫查平面:经丘脑切面、侧脑室切面和经小脑延髓池切面(图 28.1~图 28.3)[2]。掌握这 3 个妊娠中期超声筛查的标准切面,有助于发现大多数主要的中枢神经系统畸形。对于怀疑脑部异常的胎儿,应尽可能由胎儿医学专家在不同的正交平面(经腹或经阴道)对其进行评估(图 28.4~图 28.6)。此外,三维超声成像技术有助于胎儿头颅检查(图 28.7)。近年来,人工智能自动算法已可以对正常胎儿头颅主要的标志性结构进行识别[3,4]。在妊娠 24 周后对胎儿头颅的检查,磁共振成像(magnetic resonance imaging, MRI)技术与超声互补,对某些病例可以在超声检查的基础上增加更详细的信息[5,6]。

国际妇产超声协会已发布了关于胎儿 MRI 检查的实用指南[7]。

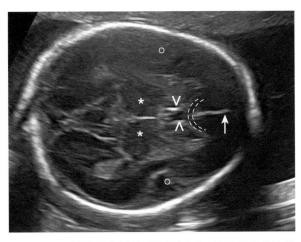

图 28.1 22 周胎儿头颅经丘脑横切面。最常见到的结构是丘脑（星号）、透明隔间腔（∧），大脑镰（箭头），胼胝体（---）和大脑外侧裂（。）

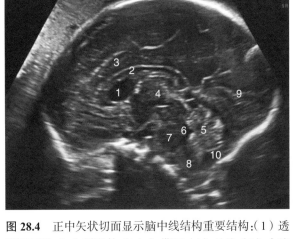

图 28.4 正中矢状切面显示脑中线结构重要结构:（1）透明隔间腔;（2）胼胝体;（3）扣带回;（4）丘脑;（5）小脑蚓部;（6）第四脑室顶;（7）脑桥;（8）延髓;（9）小脑幕;（10）小脑延髓池

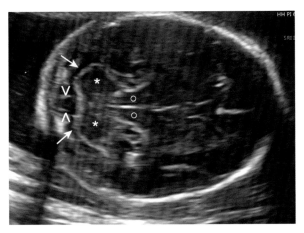

图 28.2 经颅后窝横切面,显示小脑（星号）,小脑延髓池（箭头）,残存的 Blake 窝（∧）和大脑脚（。）

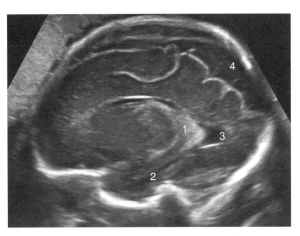

图 28.5 旁矢状切面可评估侧脑室,包括侧脑室颞角。此外,还可以观察到一些脑回结构:（1）脉络丛;（2）侧脑室颞角;（3）侧脑室后角;（4）蛛网膜下腔

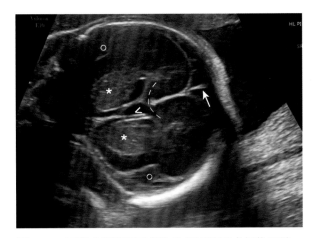

图 28.3 经腹或经阴道可获取头颅冠状面或矢状面进一步检查。联合运用多平面三维成像技术对识别常规切面难以显示和判断的结构有很大的帮助。图中显示了丘脑（星号）,透明隔间腔（∧）,大脑镰（箭头）,胼胝体（---）和大脑外侧沟（。）

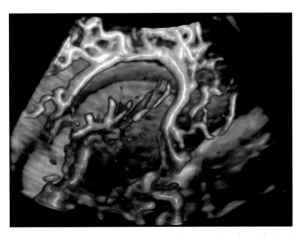

图 28.6 颅内血管彩色多普勒成像对识别正常血管与动静脉畸形十分重要。图中显示胼周动脉的供血范围

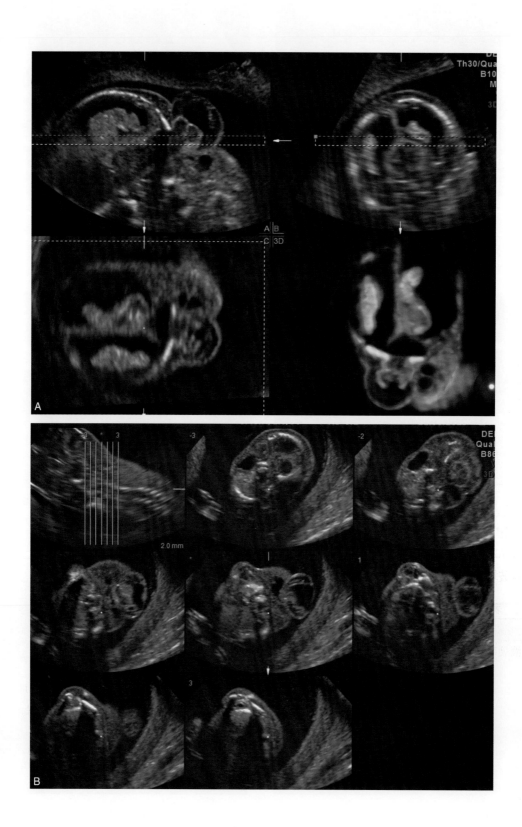

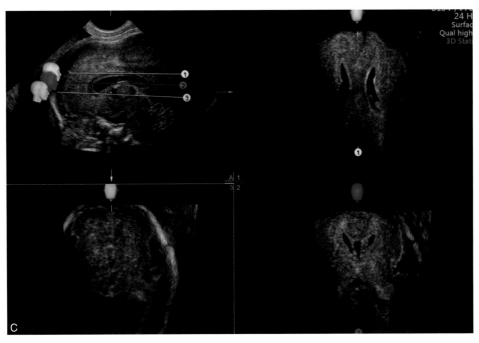

图 28.7 （A）获取三维容积数据,提供多平面分析或断层成像;（B）对脑膨出胎儿的头颅三维容积数据分析来评估脑部情况。（C）经正常胎儿大脑矢状切面采集的三维容积数据,采用容积对比成像重建 3 个平行于轴平面的横切面,分别为（1）经侧脑室和脑中线的横切面;（2）经侧脑室前角和透明隔间腔的横切面;（3）经丘脑横切面

中枢神经系统异常

侧脑室扩张

胎儿侧脑室扩张（VM）是由脑脊液增多导致侧脑室增大。活产儿中发生率为 0.3%~1.5%。单侧侧脑室扩张占 60%,其余 40% 为双侧,以男性患儿居多（70%）。侧脑室扩张的可能原因有梗阻性畸形、脑破坏性病变和大脑发育异常（表 28.2）。

表 28.2　伴侧脑室扩张的胎儿异常

侧脑室扩张的主要原因		异常
脑脊液循环异常	阻塞性	中脑导水管狭窄
		脊柱裂和脑膨出
		颅内出血
		蛛网膜囊肿
		肿瘤
		感染
	非阻塞性	脉络丛乳头状瘤
结构畸形		胼胝体发育不全
		前脑无裂畸形
破坏性病变		感染
		脑穿通畸形
		血管损伤

续表

侧脑室扩张的主要原因	异常
综合征	21- 三体,13- 三体, 18- 三体综合征
	Miller-Dieker 综合征
	Smith-Lemli-Opitz 综合征
	Aicardi 综合征
神经元迁移障碍	无脑回畸形
	脑裂畸形
	巨脑畸形
	小头畸形

诊断是基于标准的侧脑室切面的测量数据。测量时在顶枕沟对着的侧脑室处,游标置于侧脑室最宽处的内侧壁,并与长轴垂直拉一直线测量（图 28.8）[8]。侧脑室宽度 10~15mm 为轻度扩张,大于 15mm 为重度扩张（图 28.9 和图 28.10）。在 5%~50% 的病例中,胎儿 MRI 检查有助于其他合并异常的诊断[9,10]。

胎儿侧脑室增宽通常合并其他中枢神经系统异常（例如胼胝体缺失、脊柱裂）。在 30% 的病例中,重度侧脑室扩张合并其他非中枢神经系

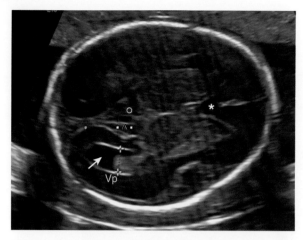

图 28.8　侧脑室（Vp）的标准测量切面应同时显示以下结构：透明隔间腔（星号），环池（○），侧脑室体部（箭头）。侧脑室的测量应在顶枕沟水平（∧），测量侧脑室体部内缘到外缘间的距离，可参照早孕期 NT 测量方法

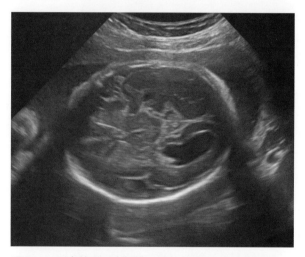

图 28.9　不合并明显中枢神经系统异常的轻度脑室扩大

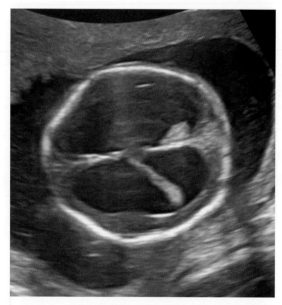

图 28.10　19 周重度侧脑室扩大导致大头畸形。可见皮质变薄和侧脑室内悬垂的脉络丛。此胎儿小腿肌肉严重萎缩

统畸形。在侧脑室扩张合并其他异常的病例中 15% 以上存在染色体异常[11]。轻度侧脑室增宽的病例中，10%~76% 合并结构性异常。然而，即使是典型的影像学水平的孤立性侧脑室扩张，仍有 13% 的病例在出生后才发现有合并异常[12]。

侧脑室扩张合并其他脑部异常时死亡率很高（60%~70%）。早期出现和后期进展是不良预后的指标。孤立性轻度侧脑室扩张病例中，20% 预后不良，1.4% 围产期死亡，3% 检出染色体异常（主要为 21- 三体综合征发病率升高 9 倍以上）[12]。产前侧脑室大小不变或减小是预后良好的征象。近来一项对轻度侧脑室扩张病例在出生 18~36 个月时采用 Vineland 适应性行为量表（Vineland Adaptive Behavior Scales）评估预后的研究显示，胎儿头颅 MRI 没有异常发现与神经系统发育正常的良好结局有相关性。研究还发现中度侧脑室扩张也有相似的结果，但样本量较小，该结果仍需进一步增加样本量去证实[13]。

神经管背侧诱导失败相关异常

简介　神经管缺陷（neural tube defect, NTD）是在妊娠 6 周末神经管在两个最易受累的部位（即头端神经管前孔和尾端神经管后孔）发生的闭合失败。神经管背侧诱导闭合失败相关异常，根据受累程度不同分为开放性神经管缺陷和闭合性神经管缺陷。

头端和尾端神经孔在初级神经管形成过程中未能闭合，将分别导致颅侧和脊柱末端的开放性 NTD。在次级神经管发育期间神经管腔形成失败将导致闭合性 NTD。NTD 是由多因素导致的，包括遗传因素，大部分为具有复杂机制的表观遗传因素。

发生在尾侧脊柱水平的 NTD 称为脊柱裂。

有皮肤覆盖的闭合性脊柱裂与无皮肤覆盖的开放性脊柱裂不同，胎儿通常不会出现同样严重的后遗症。开放性脊柱裂作为一种进展性疾病，其发病过程可由"二次打击"学说解释[14,15]。首先，妊娠 6 周时神经管闭合失败；然后，16 周开始，裸露的脊髓和神经会出现继发性损伤，这是由于在羊水中暴露直接受损和神经毒素的作用，同样还会累及大脑[16-18]。第二次打击的证据表现为由于受损处脑脊液渗漏导致"负压梯度"的形成，从而出现侧脑室扩张和 Chiari II 型畸形[19]。类似的二次打击学说还可以解释其他类型 NTD 的发病过程。对于无脑畸形,动物实验和病例报道显示,其进展过程为颅骨缺损到露脑畸形,最后为脑组织破坏消失。

一项对欧洲 NTD 发病率的长期变化趋势的研究发现,1991—2011 年的总发病率略有波动,但并没有明显的下降趋势[20]。根据 2008—2012 年欧洲胎儿先天异常和双胎联合调查行动(EUROCAT)数据,脊柱裂作为最常见的 NTD,在欧洲的总发病率为 4.9/10 000,美国为 3.17/10 000,巴西为 1.4/10 000,而中国北方为 15.0/10 000[1, 20-23]。在欧洲,无脑畸形和脑膨出的总发病率分别为 5.40/10 000 活产儿和 1.06/10 000 活产儿[24]。由于北美使用叶酸添加食品进行一级预防,美国脊柱裂的总发病率从添加前(1995—1996 年,5.04/10 000)到添加后(1998—2006 年,3.49/10 000)下降了 31%。此外,孕前补充叶酸也可能降低 NTD 的严重程度[25]。

欧洲产前超声筛查 NTD 的检出率为 25%~94%,总检出率为 84%[26]。检出率取决于是否遵循标准化筛查流程,以及筛查孕周和病变类型。

头部神经管缺陷

无脑和露脑畸形　无脑畸形形成的三个阶段包括:①头侧神经管闭合失败导致颅骨发育不全;②脑组织暴露于羊水中以及不自主的胎动使发育中的脑组织变成不规则形态神经血管组织(露脑);③脑组织破坏消失形成无脑畸形[1, 16, 19]。

露脑畸形超声表现为眼眶上方脑组织凸出,呈"米老鼠面容"或"法帽征"。在妊娠早期,由于头臀长(crown-rump length, CRL)可能正常,容易被漏诊。脑组织完全崩解时,胎儿 CRL 相较于此孕周正常胎儿缩短,同时由于眼眶上方缺乏脑组织导致胎儿面部呈现出典型的"青蛙样"外观(图 28.11、图 28.12)。无脑和露脑畸形需与大型脑膨出和羊膜带综合征进行鉴别(图 28.13)。超声对于无脑儿的检出率可达 100%,目前大部分病例可在早孕期检出[27]。25%~50% 的病例可合并其他异常。无合并其他异常时染色体异常风险较低[28]。

无脑畸形在产前、产时和产后 48h 都是致命的[29]。

脑膨出是由于颅骨和硬脑膜缺损,脑膜(脑膜膨出)或覆盖着脑膜的脑组织(脑膜脑膨出)从缺损处疝出而形成。神经管形成失败直接导致脑膨出的发病机制一直存在争议。然而,至今此类病变仍被认为是神经管形成后发生的病变[30]。脑膨出通常由皮肤或一层薄层上皮组织覆盖,最常发生于中线,可能累及枕部(75%~85%)、额部(12%)、顶部偏一侧(13%~15%)和顶骨间隙[31]。病灶大小有很大的差异,偶尔会出现脑膨出病灶大于胎头的情况,由于内容物疝出,胎头呈小头畸形[32]。

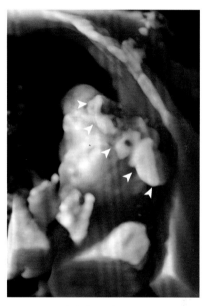

图 28.11　露脑畸形胎儿脑组织呈不规则形凸出于颅骨外(箭头)。此 12 周的胎儿可见明显的颅骨缺失

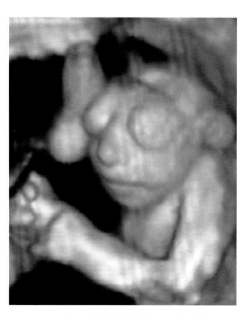

图 28.12　无脑畸形胎儿的三维成像

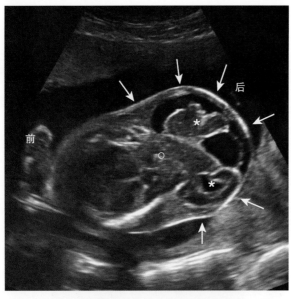

图 28.13 头颅横切面显示大的脑膜脑膨出（箭头），膨出组织包括中脑（°）和枕叶（星号）

脑膨出尤其是巨大脑膨出的新生儿中，20%~36.8%合并其他颅内或颅外畸形（表28.3）[33-35]。综合征性脑膨出如梅克尔-格鲁伯综合征（Merkel-Gruber syndrome）和沃克-沃伯格综合征（Walker-Warburg syndrome）等的再发风险升高。合并染色体异常罕见[35]。产前超声在早期发现脑膨出方面有重要的作用，甚至在早孕期也是如此[35]。特别对于非孤立性脑膨出的病例，应注重合并畸形的扫查，并提供有创性产前检查方案。鉴别诊断包括羊膜带综合征、枕骨裂露脑畸形和囊性淋巴管瘤及头皮囊肿（图28.14）。

表 28.3 脑膨出合并畸形

类别	异常
中枢神经系统	胼胝体发育不全、颅内囊肿、顶盖畸形、Dandy-Walker畸形、小脑蚓部发育不全、侧脑室扩张、脑积水、灰质异位
非综合征性	室间隔缺损、主动脉缩窄
	腭裂
	食管气管瘘、腹裂、膈疝
	肋骨畸形、足内翻
	肾盂扩张、输尿管发育不全
染色体异常	13-三体、18-三体、20-三体嵌合、13q-、X单体

续表

类别	异常
综合征性	Meckel-Gruber 综合征
	Walker-Warburg 综合征
	Knobloch 综合征
	Apert 综合征
	额-面-鼻发育不良
	眼-脑-肝-肾综合征
血管性疾病	直窦畸形、Galen 静脉瘤、上矢状窦漏

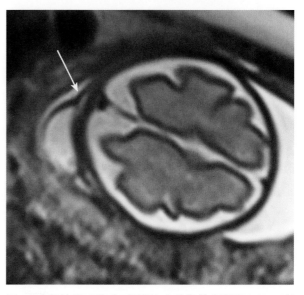

图 28.14 轴位 T_2 加权半傅里叶采集单次激发 RARE 序列（HASTE）显示 27[+4] 周胎儿脑部图像。左侧顶骨区可见一小囊性结构，尖端朝向颅骨（箭头），可能与蛛网膜下腔相通，提示小的脑膜脑膨出

孤立性脑膨出（73%~80%）的预后取决于病变部位、大小及膨出物[36]。非孤立性病例的死亡率高达79%，存活新生儿中75%~80%合并神经损伤，包括癫痫及明显的神经发育迟缓[37,38]。巨大脑膨出胎儿可建议终止妊娠。小头表现和脑积水是不良预后的可靠指标。

不伴脑组织膨出的小型病灶手术治疗预后良好。对于包含脑组织的较大脑膨出者应行剖宫产以避免产时损伤。

颅脊柱缺损

颅脊柱裂 仅3%的神经管缺陷出现初级神经管发育失败的极端形式，即神经管头端发育停止、椎骨和皮肤闭合不全。这种致命的病变超声上表现为无脑畸形合并脊髓裂[30]。大部分胎儿在孕早期即死亡（图28.15）。

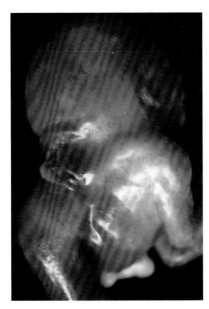

图 28.15　颈部脊柱裂,胎头极度后仰,如枕骨裂露脑畸形表现,但枕骨裂露脑畸形是脊柱闭合的病变

枕骨裂露脑畸形　此种致死性疾病的病因尚未明了。枕骨裂露脑畸形的一系列表现包括枕骨及枕骨隆凸缺损,颈胸脊柱裂和胎头极度后仰。

超声表现为头部后仰固定、面部向上(仰望星空征)。颈胸椎发育不全或闭合不全,枕骨似与颈胸椎融合。有报道显示,80% 的病例合并其他异常。

枕骨裂露脑畸形需与胎头过度仰伸(可自行消退)及 Klippel-Feil 综合征鉴别[39]。胎头过度仰伸可致难产,应考虑早期引产以避免剖宫产[40]。

开放性脊柱闭合不全

脊柱闭合不全的分类,近期修订版本详见图 28.16[41]。

脊髓脊膜膨出　开放性脊柱裂(OSD)包括表面无皮肤覆盖、神经组织直接暴露于羊水中的脊髓膨出或脊髓裂,以及有脊膜覆盖的脊髓脊膜膨出。脑脊液渗漏入羊膜腔中,可能是导致额骨凹陷(柠檬头征)的原因。此外,常伴有小脑枕骨大孔疝(Arnold-Chiari 畸形 II 型),影响脑积液循环,导致侧脑室扩张、24 周后"柠檬头征"逆转(图 28.17)[41]。超声观察到头围减小常常是开放型 NTD 临床表现的一部分,其中 53% 胎儿头围

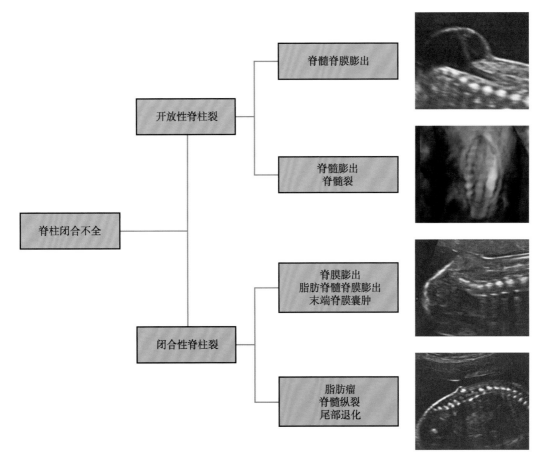

图 28.16　脊柱闭合不全的分类

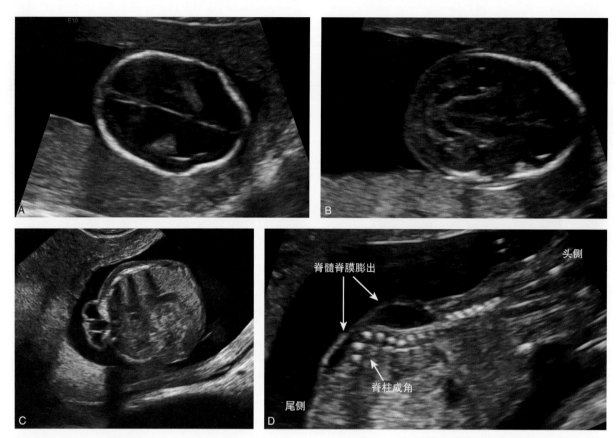

图 28.17 A~D 脊髓脊膜膨出（MMC）的特征：柠檬头征（A）；香蕉小脑征（B）；脊髓脊膜膨出脊柱横切面（C）矢状面（D）显示脊柱成角及 MMC

低于 3 个百分位数，74% 的胎儿低于 10%[42]。

开放性 NTD 的超声筛查依赖于此类头颅异常征象，而非脊柱裂的直接表现。在 99% 的病例中，24 周前至少会出现一种头颅异常征象（表 28.4）。妊娠中期头部异常的其他征象包括侧脑室后角变尖、脑干顶盖部分拉长以及大脑半球间囊肿[43-45]。

表 28.4 开放型神经管缺陷头颅异常征象的出现频率

	<24 周 /%	>24 周 /%	总体 /%
柠檬头征	97~98	13	53
香蕉小脑征（小脑偏小）	96~97	96	96
小脑延髓池消失	93		93
侧脑室扩张	75		75~81
双顶径小			61~74
脑室变尖	>75		

为了识别与评估病变范围，需要对脊柱的 3 个正交平面进行超声扫查（图 28.17）。尽管有

6% 的胎儿存在肋骨数目的异常，我们仍推荐以第 12 肋作为判断病灶水平的参考标志[46]。脊柱和胸腔多平面三维成像技术为椎体病变水平和定位提供了一种标准化的方法（图 28.18）。在显示矢状切面的 A 平面上移动参考点，即可在 B 平面上显示椎体的横切面及其上覆盖的皮肤，这是识别脊柱缺损的最佳切面。然而，骨性缺损并不总是与功能损伤相关，因此产前预测神经功能及障碍水平可能并不准确。

近年来，在 11~13 周超声检查中，通过观察颅内透明层（intracranial translucency，IT）和正中矢状切面观察颅后窝结构筛查开放性脊柱裂的方法越来越受到关注[47-49]。然而，这些指标的敏感性仍然很低[50,51]。对于专家级别的筛查，IT 和小脑延髓池消失对筛查开放性脊柱裂的敏感度分别为 18% 和 64%，但若采用特定的界值时，敏感度将显著增加至 45% 和 73%[51]。另有一些超声征象可以帮助早孕期诊断，例如颅内脑脊液量的减少[52]。

与采用高分辨率超声探头检查的经验丰富的超声医师相比，胎儿 MRI 在确定脊椎裂平面、评估

神经板、检测脑室扩大等方面并不能提供更多的价值。原因在于尽管 MRI 对比度分辨率高，但其与超声相比空间分辨率较低[41,53,54]。然而，MRI 在术前检查中有其应用价值，因其可为神经外科医师制订手术方案提供必要的解剖学信息[55]。更多细微的结构异常，例如胼胝体发育不全、脑室周围结节状异位、小脑发育不良、脊髓空洞症、脊髓纵裂和其他破坏性损伤在产前 MRI 上更易识别[41]。与开放性 NTD 相关的神经损伤见表 28.5。

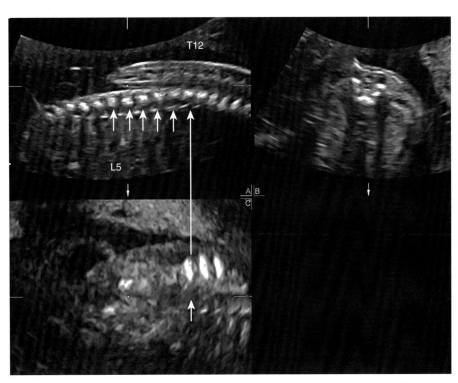

图 28.18　脊柱三维多平面成像有助于对脊柱缺损病变水平的准确定位

表 28.5　开放性神经管缺陷相关神经损伤

开放性 NTD 类型	是否致命性	颅内水平等损伤	脊柱水平的损伤
无脑畸形	是[a]	大脑半球功能缺失	脊髓功能缺失
脑膜脑膨出	否	轻（前部 EC）至重度（后部 EC）大脑功能障碍 • 神经发育迟缓 • 认知功能障碍 • 癫痫 • 脑积水有时需行分流术 • 共济失调 • 视觉障碍 • Chiari II 型畸形和 Dandy-Walker 畸形罕见	轻（前部 EC）至重度（后部 EC）脊髓功能障碍 • 痉挛性四肢轻瘫（肢体感觉 - 运动障碍） • 膀胱、肠道、性功能障碍 • 需纠治残疾
开放性脊柱裂（脊髓脊膜膨出和脊髓裂）	否	无异常到大脑功能中度障碍 • 脑积水有时需行分流术 • 导致后脑功能障碍等 Chiari II 型畸形 • 认知功能障碍、癫痫发作、共济失调、视力障碍等罕见	轻至重度的脊髓功能障碍 • 痉挛性截瘫（下肢感觉 - 运动障碍） • 膀胱（自控）、肠道（自控）、性（勃起）功能障碍 • 脊髓栓系综合征 • 需纠治残疾（马蹄内翻足、脊柱侧弯）

注：a. 产前、产时或出生 ≤48h 均为致死性。

EC，脑膜脑膨出；NTD，神经管缺陷。

闭合性脊柱裂

闭合性神经管缺陷是指有皮肤覆盖的脊柱裂。根据 Tortori-Donati[41] 提出的分类,闭合性脊柱裂又分为有皮下包块和无皮下包块两种类型。无皮下包块者产前常被漏诊。

脊髓栓系综合征　由于脊柱裂脊髓粘连固定于椎管内,导致脊髓圆锥末端上升受限或不上升。在胎儿生长发育过程中,脊柱的生长较脊髓生长快,因此脊髓圆锥在 13~18 周位于 L_3、L_4 水平,到 20~24 周上升至 L_2 水平[56,57]。

脊髓栓系综合征可以是先天性的,也可以是由于脊髓损伤或 NTD 相关的并发症所致。

脊髓圆锥在超声图像上表现为位于脊柱尾端两条高回声线之间的针状三角形低回声结构[58]。可以采用一些解剖标志,如肾上极(T_{11})和最下一个肋骨(T_{12})等作为判断脊髓圆锥水平的参考,发生脊髓栓系时,脊髓圆锥位于 L_2 以下水平(图 28.19)[56]。

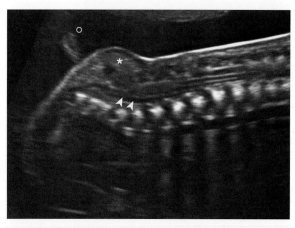

图 28.19　伴骨髓脂肪瘤(星号)和脊髓栓系(箭头)的隐性脊柱裂。可见小的皮肤赘生物(∘)

脊髓纵裂畸形　脊髓纵裂或分裂畸形是指下胸段或上腰段脊髓被骨性或软骨性结构纵向分裂成两半。脊柱冠状面超声显示椎管增宽,完整皮肤下见碎骨片回声(图 28.20)可提示诊断。其他脊柱畸形常可合并脊髓纵裂。孤立性病例预后良好[59]。

前脑发育异常

简介　前脑或前脑泡发育为端脑和间脑源于排卵后第五周的一系列诱导过程。神经管腹侧诱导的过程包括前脑形成、分裂和中线结构发育,同

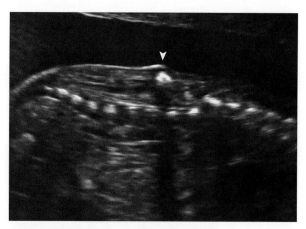

图 28.20　脊髓纵裂是一种闭合性的神经管缺陷,其特征为脊髓分裂成两半,伴骨刺回声(箭头)

时也诱导面中部的形成。发育缺陷可导致各类畸形,面部也常受累及(表 28.6)。

表 28.6　前脑发育障碍所致异常

前脑发育失败阶段	异常
前脑形成阶段	无前脑
	无脑畸形
前脑分裂阶段	前脑无裂畸形(包括中脑和端脑)
	端脑无裂畸形(涉及端脑)
前脑中线结构发育阶段	胼胝体缺失或发育不全
	透明隔缺失
	视-隔发育不良

前脑无裂畸形　前脑无裂畸形(holoprosencephaly, HPE)是不同程度的复杂前脑畸形。由于神经管腹侧诱导失败,前脑泡不能分裂为端脑和间脑泡。此外,额鼻突的生长发育障碍将导致多种面中部发育畸形。

前脑无裂畸形的估计发病率为 1/6 000~1/16 000 活产儿,早期妊娠发病率为 1/250。不同性别、不同种族人群发病率无明显差异。表 28.7 列出了可能的致病因素。

根据前脑分裂程度的不同,前脑无裂畸形可分为四种类型:无叶型、半叶型、叶型和半球间中线变异型(表 28.8)。

前脑无裂畸形常伴有不同程度的面中部发育异常,包括独眼、喙鼻、严重的眼距过窄、猿头畸形、无嗅脑,也可以面部正常[60,61],偶尔仅仅表现为单颗切齿。

表 28.7　前脑无裂畸形的可能致病因素

类别	异常
综合征性（18%~25%）	Smith-Lemli-Opitz 综合征
	假性 13- 体综合征
	Meckel 综合征
	Steinfeld 综合征
染色体异常（35%~45%）	13- 三体综合征
	18- 三体综合征
继发于基因点突变	位于 7q36 的 *SHH*
	位于 13q32 的 *ZIC2*
	位于 2p21 的 *SIX3*
	位于 18q11.3 的 *TGIF*
	PCTH
	TDGF1
	GLI2
	FOXH1
	NODAL
	DISP1
	GAS1
	FGF8

表 28.8　不同类型前脑无裂畸形（HPE）的
脑室和中线结构特征

HPE 类别	脑室特征	中线结构特征
无叶型	单个原始脑室 残余 "脑皮质" • 煎饼状 • 杯状 • 球状	• 丘脑融合 • 中线结构缺失包括： 　• 大脑镰 　• 大脑纵裂 　• 第三脑室 　• 透明隔 　• 胼胝体 • 背侧囊：可出现
半叶型	原始侧脑室 原始第三脑室	• 半球间隙后部分及 侧脑室颞角形成 • 丘脑部分融合 • 胼胝体发育不全 • 透明隔间腔缺失 • 背侧囊：罕见
叶型	侧脑室前角部 分融合，呈方 形，顶部平坦	• 额叶皮质变浅，可能 偏小，两侧相连 • 胼胝体发育不全或 缺失 • 透明隔间腔缺失 • 背侧囊：罕见
半球间 中线变 异型	• 双侧脑室前 角和后角分 开 • 双侧脑室中 部融合 • 第三脑室将 下丘脑和豆 状核分开	• 大脑纵裂前、后部分 正常 • 丘脑分隔异常 • 基底核和下丘脑分 隔正常 • 胼胝体异常：膝部和 压部可存在，但体部 缺失 • 背侧囊发生概率：0%

从早孕期经腹或经阴道超声检查就可以诊断半叶和无叶型 HPE（图 28.21 和图 28.22）[62, 63]。

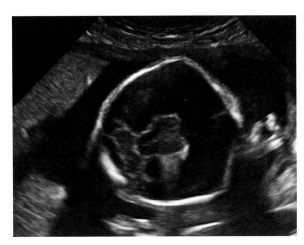

图 28.21　无叶全前脑畸形，显示前脑泡为大的单一脑泡，覆盖于融合的丘脑之上

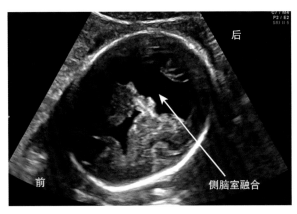

图 28.22　半球间中线变异型前脑无裂畸形

三维超声反转成像模式、脑室系统超声自动容积测量技术（AVC）和超声断层成像技术有助于确定畸形的严重程度及面部畸形特征[64]。MRI在鉴别脑部发育异常特征方面有很大的补充价值，有助于此类分裂障碍疾病的诊断与咨询，其预后取决于神经管腹侧诱导失败的严重程度[65]。

由于此类异常通常伴有染色体异常，因此常规建议行胎儿核型分析及比较基因组杂交检测（CGH）。最常见的染色体异常包括13-三体、del（13q）、del（18p）、18-三体、三倍体、dup（3p）和del（7）（pter+q32）。判断有无综合征性HPE需要检查胎儿是否合并其他结构异常，如此还建议行病理学检查。

HPE的经验性推测再发风险为5%~6%。如是伴染色体异常的HPE，再发风险低于1%。综合征性HPE再发风险可升高至25%~50%。外显率低的显性遗传可解释家族性HPE的遗传模式。

不同类型HPE的预后总结于表28.9[66,67]。无叶型、半叶型、半球间中线变异型病例通常建议终止妊娠。

表28.9　前脑无裂畸形（HPE）预后

死亡率	• 50%的无叶型HPE于出生后5个月死亡
	• >30%HPE患儿存活超过1年
	• >50%半叶型和叶型HPE存活超过1年
神经损害	• 无叶型HPE患儿均不能坐或说话
	• 50%叶型HPE患儿能行走，手功能轻度受损，能说简单词语
	• 轻度半球间中线变异型，可辅助行走，可说话，功能轻度受损
患病率	• 脑室腹腔分流术：17%
	• 抗惊厥治疗：40%
	• 脑性瘫痪
	• 吞咽障碍、吸入性慢性肺病
	• 胃排空障碍、反流、便秘
	• 下丘脑功能障碍：睡眠障碍、体温调节障碍、内分泌失调

胼胝体发育异常　胼胝体是两侧大脑半球间重要的连接结构，在两侧半球间的信息整合中起重要的作用。妊娠12周起胼胝体开始从终板处发育成一束连接两个半球的纤维。胼胝体的发育与透明隔的正常出现密切相关[68]。室间孔前方，

两侧透明隔之内的区域为透明隔间腔（CSP），其后方为韦加尔腔（cavum Vergae, CV）。胼胝体有4部分，自11周膝部开始发育，随后依次为体部、峡部和压部，位于最前端的嘴部发育最晚。18~20周胼胝体发育完成，在大脑正中矢状切面，可见扣带回沿胼胝体走向紧绕于其周围。

超声头颅横切面上，颅内前部、后部复合结构正常说明脑中线结构发育正常，但如果前部、后部复合结构和形态异常，则高度提示中线结构和皮质发育异常[69]。正中矢状切面和冠状切面是显示胼胝体的最佳切面。在正中矢状切面二维图像上，胼胝体为上下两条平滑高回声线之间的薄层带状无回声区。从18周起胼胝体均可显示并可进行测量。正常参考值可用于评估胼胝体的长度和厚度。经阴道超声、多平面三维成像、C平面三维容积对比成像（VCI-C）等技术有助于正确识别胼胝体[70,71]。正中矢状切面可显示胼胝体周围的所有结构，包括透明隔间腔、韦加尔腔、中间帆腔和扣带回。彩色多普勒超声可在中孕早期显示大脑前动脉、胼周动脉及其分支，以及Galen静脉。

描述胼胝体发育异常的术语包括完全性和部分性胼胝体缺失、胼胝体发育不良（胼胝体变薄）、胼胝体增生（胼胝体变厚）和胼胝体变形[72]。胼胝体缺失和胼胝体发育不良的发病率分别为1.4/10 000和0.4/10 000活产儿。由于无症状胼胝体缺失有可能漏诊，该发病率可能低估了真实水平[73]。

完全性胼胝体缺失　完全性胼胝体缺失（agenesis of the corpus callosum, ACC）可引起脑回内卷诱导异常，导致第三脑室顶部周围脑沟呈放射状排列。ACC时，胼周动脉的半环状走行结构改变，大脑前动脉的分支呈放射状向上延伸。ACC常伴发其他颅内畸形，例如颅后窝异常、半球间囊肿、神经元移行障碍性疾病。由于胼胝体发育与脑皮质发育相关，故常可伴发无脑回畸形、灰质异位、多小脑回畸形和脑裂畸形。17.8%的病例合并包括微缺失在内的染色体异常，因此可考虑行比较基因组杂交技术（comparative genome hybridization, CGH）检测。此外，ACC相关综合征的遗传模式通常为常染色体显性或隐性遗传，或X连锁染色体遗传模式[74]，通过检索人类孟德尔遗传在线数据库（Online Mendelian Inheritance in Man, OMIM）可检出超过200个相关综合征，其中

Aicardi 和 Andermann 综合征最为常见。此外，偶尔可发现其他致病病因，例如非酮症性糖尿病、丙酸脱氢酶缺乏、苯丙酮尿症等代谢性疾病[75]。

　　超声筛查的间接征象通常有助于发现胼胝体缺失。透明隔腔缺如是可疑征象[68,76]，侧脑室体部和枕角扩大（后角扩张）使侧脑室呈泪滴状则高度提示存在 ACC（图 28.23A）。在多数情况下，ACC 引起的脑室扩张不会进展加重[77]。在冠状切面，由于 Probst 束未能通过脑中线，双侧侧脑室向外侧移位，使侧脑室前角呈"牛角"状，常伴第三脑室向背侧及颅顶部扩大。由于缺乏联合纤维，导致两侧大脑半球纵裂增宽（图 28.23B），这种现象在头颅横切面上表现为三条平行线，分别为大脑镰和两侧半球的内侧缘。在妊娠中期超

声检查时，间接征象往往缺如或不明显，但随着孕龄的增长越发清晰。在矢状切面上，ACC 引起脑组织内侧卷曲诱导异常，导致第三脑室顶部周围脑沟呈放射状排列，并因扣带回发育不良或缺失变得明显。彩色多普勒超声检查可发现胼周动脉呈不规则放射状排列（图 28.24 和图 28.25）。

　　部分性胼胝体缺失　在部分性胼胝体缺失的病例中，透明隔间腔通常存在，但形态异常[78,79]。只有在正中矢状切面才能区分完全性胼胝体缺失、胼胝体发育不良和部分性胼胝体缺失（图 28.26）[80,81]。胼胝体发育不良通常为胼胝体后部受累，只有少数病例可以在产前被发现[82]。

　　胼周动脉通常表现为前部正常，而后部走形异常。

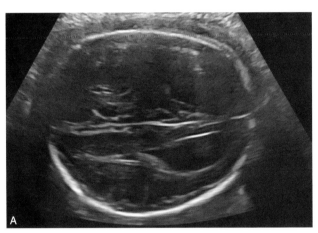
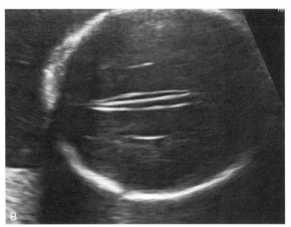

图 28.23　完全性胼胝体缺失间接超声征象。A. 侧脑室枕角扩大呈"泪滴状"；B. 三线征

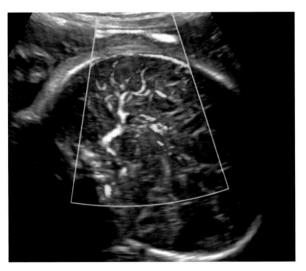

图 28.24　完全性胼胝体缺失胼周动脉呈异常不规则放射状排列

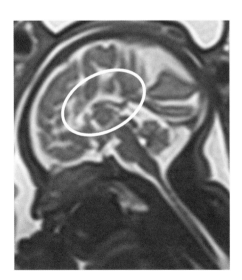

图 28.25　31 周胎儿脑部 MRI 矢状位 T$_2$ 加权 HASTE 成像，显示胼胝体缺失，可见穹隆部（圈内）及典型的脑回放射状排列

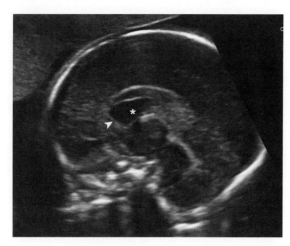

图 28.26　部分性胼胝体缺失：嘴部和膝部缺失（箭头），可见发育良好的透明隔间腔（星号）

其他胼胝体发育异常　胼胝体异常中有 5% 表现为胼胝体增厚，可伴随巨颅畸形、巨颅 - 毛细血管综合征、Cohen 综合征[83,84]。

胼胝体处高回声通常是胼周脂肪瘤的表现，脂肪瘤通常孤立性发生，但有时也可以是额鼻发育不良综合征、Goldenhar 综合征或 Pai 综合征的一部分[85]。胼胝体发育不全可合并多种染色体异常，所以推荐行 CGH 检查。除神经超声学检查外，还应对胎儿其他器官系统进行仔细扫查，尤其是心脏、泌尿生殖系统及骨骼系统。

MRI 可识别胎儿中枢神经系统的其他合并病变（≤22.5%），例如与 ACC 相关的脑回异常、灰质异位和神经元移行障碍，可提高诊断和预后判断的准确性[86,87]。由于 MRI 的空间分辨力低，对胼胝体厚度测量较不准确[88]。当主观上感觉胼胝体增厚时，应予重视，并进一步寻找有无其他合并异常[88,89]。此外，MRI 新技术例如白质纤维束追踪技术和功能 MRI，可能有助于区分预后良好的孤立性病变和预后不良的合并其他脑部异常的病变[90]。

神经发育预后　孤立性胼胝体发育异常病例有 15%~36% 会发生明显的神经发育延迟[80,91]，合并其他颅内或颅外异常则神经发育预后更差[92]。一项系统综述评估了 132 例胎儿的神经发育结局，完全性 ACC 中 74.3%、部分性 ACC 中 65.5% 的患儿预后正常，完全性 ACC 合并中度和重度残疾的比例分别为 14.3% 和 11.4%，部分性 ACC 则分别为 6.9% 和 27.6%[86]。患儿以后还可能出现轻微的知觉、神经心理和运动异常。

还应注意的是，另有 15% 的产前孤立性 ACC 病例在出生后才发现有相关问题。这些孩子 10 岁时，他们中的 75% 智力正常，但常伴有轻度学习困难[93,94]。

透明隔腔缺失

透明隔腔缺失的发生率为（0.2~0.3）/10 000。透明隔间腔在横切面上表现为侧脑室前角、胼胝体和丘脑间的充满液体的区域[95,96]。在矢状切面上，它位于胼胝体前部的下方。73% 的透明隔间腔为方形，27% 为三角形，有韦加尔腔存在时呈矩形[69]。在妊娠中期透明隔腔平均宽度为 3.4mm，26 周起逐渐减小，足月时 97% 的胎儿 CSP 闭合，有少数可持续存在直至成年[68]。18~37 周透明隔间腔未显示应高度怀疑存在脑部异常。虽然一些孤立性透明隔间腔缺失病例可能是正常变异[76]，但透明隔间腔缺失可能与前脑无裂畸形序列、视隔发育不良（septo optic dysplasia, SOD）、胼胝体发育不全和发育不良、中脑导水管狭窄引起的慢性重度脑积水或颅后窝池增宽、脑裂畸形、脑穿通畸形、积水性无脑畸形和基底部脑膨出等并发。遗传病因少见，婴儿期后持续存在的透明隔腔增宽（>1cm）与脑发育不全相关。

视隔发育不良

当透明隔腔缺如而其他脑部结构正常时，应怀疑是否存在视隔发育不良（图 28.27）。此时可见侧脑室前角于中线处融合，胼胝体常偏薄，还可出现侧脑室增宽。经验丰富的超声技师通过三维成像显示并测量视交叉和视神经来做出诊断[97]。胎儿 MRI 通常更适用于排除视束发育不全，对于鉴别孤立性透明隔腔缺如，还需增加内分泌检查和视力评估。孤立性透明隔腔缺失的预后通常良好[98]，而非孤立性病变预后与合并异常有关。孤立性透明隔腔缺失的再发风险低，但在少数情况下可呈现孟德尔遗传。

颅后窝异常

简介　胚胎 5~6 周时，脑桥曲开始形成脉络膜皱襞，将菱脑分为后脑和末脑。第四脑室顶部内陷，将其分为前膜区和后膜区，前膜区发育形成小脑蚓部。小脑蚓部的生长导致第四脑室顶部后膜区在小脑蚓部下方向后扩张，形成 Blake 窝。

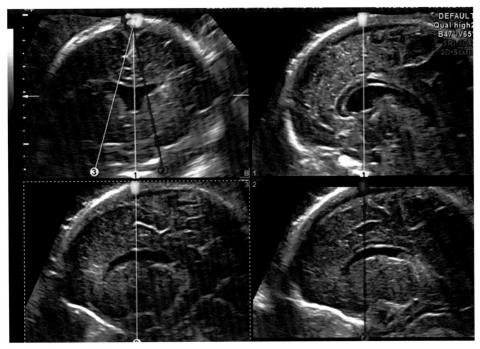

图 28.27　侧脑室前角融合、透明隔间腔缺失在与之密切相关的伴视神经萎缩的视隔发育不良和叶状全前脑中,常表现为孤立性存在征象

Blake 窝正后方穿通,形成第四脑室正中孔(Magendie 孔),最后导致其随后退化消失。而第四脑室侧孔(Luschka 孔)在胎儿第 4 个月左右随之开放。正常胎儿中有 1%~2% 第四脑室正中孔缺如,第四脑室和蛛网膜下腔的交通只有第四脑室侧孔开放后才形成[99]。小脑发育始于第 6 周末,两个外侧原基发育后,在中线处融合形成小脑蚓部。第 11 周时,小脑覆盖第四脑室,随后发育出垂直于脑干纵轴的裂隙,继而小脑皮质发育导致脑叶形成[100]。

常规超声评估颅后窝结构取经前囟 - 枕下头颅横切面,显示两个小脑半球及中间蚓部连接,蚓部与枕骨内侧之间为小脑延髓池。胎儿小脑呈蝴蝶形,由两侧圆形小脑半球和中间稍高回声的蚓部连接而成。横切面和冠状面可良好地显示小脑半球,呈低回声伴高回声边界。到中孕晚期,随着脑叶的发育,小脑外观呈条纹状回声增强。在妊娠中期和妊娠晚期,有 84%~92% 的胎儿在经小脑延髓池横切面上可看到两条垂直于小脑的带状间隔,该间隔被认为是 Blake 窝的残余囊壁[101]。可在正中矢状切面上对小脑蚓部的细节进行评估,该切面可以显示三角形的第四脑室(第四脑室顶部)、脑桥、小脑延髓池和小脑幕。超声图像上小脑蚓部呈高回声,24 周起还可在正中矢状切面上观察到呈横向高回声的小脑蚓原裂。对小脑半球及蚓部正常生长发育的可靠评估应从 18 周开始[102,103]。

Dandy-Walker 相关异常　由于对颅后窝畸形胚胎发育的新认识,近年来,颅后窝畸形被归类为 Dandy-Walker 异常序列。这一相关异常序列包括孤立性颅后窝池增宽、Blake 窝囊肿、小脑蚓部发育不良和 Dandy-Walker 畸形(DWM)。对于颅后窝液体增多的异常,超声分类取决于窦汇的位置和小脑蚓部的完整性。对颅后窝疾病产前诊断的不足,可归因于描述蚓部病理学的术语混乱、诊断时的胎龄、对小脑正中矢状切面的错误评估以及某些病变可能发生变化和进展[104]。可采用经阴道超声行细节检查,通过评估蚓部或脑干与小脑幕的夹角、原发裂的特征,正确地识别第四脑室顶及其与蚓部的关系[70,103,105,106]。标准三维容积多平面成像、断层超声成像和容积对比成像(VCI)的应用有助于正中矢状切面的结构,如小脑延髓池,尤其是小脑蚓部和第四脑室顶的显示和进行生物学测量[70,105]。

胎儿 MRI 可以更加清晰地显示窦汇,但蚓部完整性的评估方面仍有局限性,特别是在妊娠中期[107]。目前,对于预测产后 MRI 确诊的颅后窝畸形,胎儿期 MRI 尤其是 24 周前的 MRI,准确性有限。41%的病例产前、产后 MRI 诊断不相符，15% 产后 MRI 推翻产前 MRI 的诊断，26% 发现其他异常[108,109]。孕早期 MRI（18 周前）检查虽然看起来安全，但其存在因胎动、解剖结构微小（空间分辨力有限）、中晚孕期小脑快速生长等局限性，具有较高的假阳性[110]。T_2 加权成像能提供结构性信息，与 T_1 加权序列和超声图像互补，有助于判断出血性病变。标准曲线图可用于颅后窝及其内结构的评估。

孤立性小脑延髓池增宽 小脑延髓池是位于小脑后方一个充满液体的腔隙。在中孕中期，小脑延髓池前后径稳定在 2~10mm。孕早期小脑蚓部尚未完全覆盖第四脑室时，可能会造成小脑蚓部缺损的假象。小脑延髓池宽度超过 10mm，且未合并其他异常时称为孤立性小脑延髓池增宽（mega cisterna magna，MCM）。

孤立性 MCM 定义为，在经透明隔腔和蚓部横切面上，小脑蚓部与枕骨内侧缘之间的距离超过 10mm，且小脑蚓部完整，第四脑室正常，没有侧脑室扩张，窦汇位置正常，估测发病率为 2%。孤立性 MCM 通常是偶然发生，也可继发于不伴蚓部移位的 Blake 窝一过性扩张。

本疾病需与 Dandy-Walker 相关异常、小脑发育不良和颅后窝蛛网膜囊肿鉴别[111]。

孤立性 MCM 成人患者的认知功能正常，但通常伴记忆力和语言流畅性下降。儿童小脑延髓池增宽则轻度神经发育迟缓的风险增高[112]，大多数研究显示其预后良好[113]。非孤立性的 MCM 病例神经功能发育异常的比例为 11%~29%。综合征性 MCM 预后取决于综合征本身的情况[114]。

Blake 窝囊肿 若 Blake 窝正中孔开放失败，脑脊液集聚形成囊袋样结构突入小脑延髓池即形成 Blake 窝囊肿。Blake 窝囊肿始终与第四脑室相通。小脑幕位置正常，蚓部正常发育，但向后上旋转（<45°），小脑延髓池宽度正常，这些是 Blake 窝囊肿的特征。扫查平面较倾斜时，Blake 囊肿容易被误认为小脑蚓部发育不全（图 28.28）。妊娠中期即可以做出诊断。但是即使在 MRI 的帮助下，Blake 囊肿与下蚓部发育不全的鉴别仍有困难。Blake 窝囊肿内的液性成分较小脑延髓池内液体的回声更低，在胎儿 MRI 上也可以显示同样的现象，大部分征象可在矢状切面显示，包括完整但旋转上抬的蚓部，正常窦汇和与第四脑室相通的囊肿。

由于小脑半球和蚓部发育完善，Blake 窝囊肿的总体神经发育预后较好。24~26 周正中孔开放延迟可发生在 50% 的病例[115]。继发侧脑室增宽的病例，产后需行脑室 - 腹腔分流术。在一项对 19 例 Blake 窝囊肿胎儿的回顾性研究中发现，10 例胎儿未合并其他异常，其中 7 例预后正常，10 例中有 4 例晚期出现了正中孔开放；19 例中 9 例合并其他畸形：5 例心脏异常，1 例 21- 三体综合征[115]。Blake 窝囊肿再发风险低。

Dandy-Walker 畸 形（Dandy-Walker malformation，DWM） 活产儿发病率为

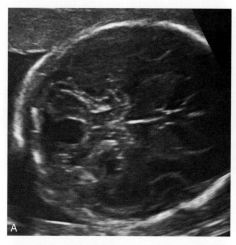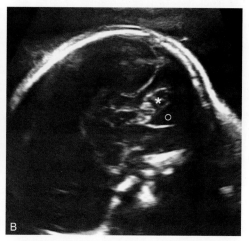

图 28.28 Blake 窝囊肿。A. 经颅后窝横切面显示一小脑间的囊性结构；B. 矢状切面易于与其他颅后窝异常相鉴别（星号为旋转上抬的蚓部；∘为 Blake 窝）

1/（25 000~35 000）至 1/5 000[116]。其特征为小脑
蚓部缺失或严重发育不良，与第四脑室相通的颅
后窝池囊肿，以及小脑幕上抬。Dandy-Walker 畸
形通常伴有其他中枢神经系统异常（50%~60%
的病例）：侧脑室增宽（36%~67%）、胼胝体发育
不全（5%~50%）和前脑无裂畸形。还可伴发
先天性心血管缺陷、泌尿系统异常和面裂，通常
是染色体异常（50%~70% 的病例为：T13、T18、
T21、45，X）和遗传综合征（Walker-Warburg
综合征，Aicardi 综合征，Neu-Laxova 综合征，
Meckel-Gruber 综合征）的合并表现。妊娠期糖
尿病、过量酒精摄入和早期宫内感染是该病的
诱因。

　　DWM 的超声表现为在经小脑横切面上，
"第四脑室"与小脑延髓池相通，小脑蚓部显示不
清。矢状切面上，小脑蚓部缺失或严重发育不良，
在四叠板的后方逆时针旋转上抬。小脑幕下囊
肿使小脑幕上抬，脑干与小脑幕之间的夹角大于
40°[117]。在未合并其他畸形或核型异常的病例中，
仍有 68% 的病例合并侧脑室增宽[118]。建议行产
前 CGH 检查排除染色体亚端粒缺失（例如 6p）等
异常。

　　胎儿 MRI 能提供神经解剖方面的详细信息
并识别其他合并异常，包括脑干异常、灰质异位
或脑回异常，这些异常都是超声难以发现的，与
产前超声检查具 65% 的准确性相比，MRI 可以
提高诊断准确性至 88%（图 28.29）。胎儿 MRI
对 35% 的病例临床管理的总体效果显著[119]。有
报道显示，神经发育延迟，包括肌张力降低、小脑
功能障碍和偏瘫发生在 40%~60% 的 DWM 病
例中[120]。本病的预后变异大，从严重的运动发
育迟缓（30.4%），到肌张力降低、共济失调和癫
痫不等。35%~50% 的病例智力发育正常，取决
于小脑蚓部发育情况及是否合并幕上畸形。合
并正常或大部分正常分叶的部分性小脑蚓部发
育不全预后良好，尽管因颅后窝囊肿产生的占位
效应导致难以对其分叶情况进行判断[121]。非综
合征性的 DWM 再发风险低（1%~5%），在合并
染色体异常的病例中再发风险低于 1%，综合征
性 DWM（例如 Walker-Warburg 综合征、Meckel-
Gruber 综合征、LeuLaxova 综合征）的再发风险
达 25%。

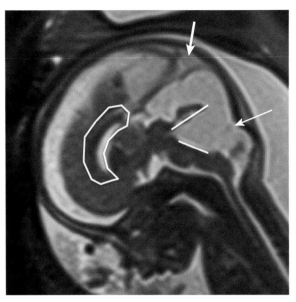

图 28.29　矢状位 T_2 加权 HASTE 成像，显示 Dandy-
Walker 畸形的特征性表现，包括小脑延髓池增大及窦汇
上抬（粗箭头）、第四脑室囊状扩张（细箭头）、发育不良
的蚓部异常旋转上抬（横线示蚓部与脑干夹角增大）。此
外，还合并胼胝体发育不良（任意形框）

　　小脑发育不良　小脑发育不全的特征包括
一侧或双侧小脑半球发育不良导致小脑体积减
小，小脑蚓部较小但形态正常。这种不同因素
所致异常与染色体 9- 三体、13- 三体、18- 三体，
先天性糖基化障碍、抗惊厥药物（丙戊酸钠）和
可卡因使用有关[122]。可单独发生于遗传性小
脑发育不良、脑桥小脑发育不良、先天性巨细胞
病毒（CMV）感染或颅后窝出血[123]。小脑破坏
性疾病谱包括小脑缺失、单侧小脑缺失和发育
不良[124]。总体来说，当小脑生物学测量值低于
相应孕周的两个标准差（SD）时就应怀疑小脑
发育不良。通常在单侧小脑发育不良或先天萎
缩时，脑桥不对称且对侧体积缩小，有报道早在
20~24 周即可诊断[125]。小脑发育不良常常是进
展性病变，需进行动态超声观察。一些合并小脑
发育不良的异常需行遗传学检测，还应排除先
天性巨细胞病毒（CMV）感染，并建议并行 MRI
检查。

　　小脑发育不良预后较差[126]。小脑缺如与新
生儿死亡、神经运动发育迟缓、运动协调障碍和智
力低下相关[123]。但是对于单侧小脑发育不良，
小脑半球表面组织缺失比例是预后不良的预测指
标。小脑蚓部正常的单侧小脑发育不良病例，神
经学预后通常良好[127]。该病的再发风险低。

Joubert 综合征相关异常　Joubert 综合征相关异常表现为小脑蚓部进行性缺失,伴脑干异常,导致在 MRI 头颅横切面上的"磨牙"征。但"磨牙"征并不是 Joubert 综合征特有的。已证明至今已有超过 30 个基因与 Joubert 综合征有关。83%~94% 的患病家系中可发现致病基因[128,129],此病被认为是纤毛类疾病的一种。

产前超声诊断该疾病十分困难,仅有有限的病例报道[128,130]。孕 21 周后有可能获得产前超声诊断。小脑蚓部发育不良表现为上蚓部存在而下部分缺失,在中线处形成一条沟通第四脑室和小脑延髓池的裂隙。所有病例均可观察到第四脑室异常:在横切面上呈伞形或圆形,且顶部特征性的三角形结构消失。最常合并的中枢神经系统异常为胼胝体发育异常。中枢神经系统外的合并异常包括肾囊肿、面裂、枕部脑膨出和多指畸形[131]。但是对于此类异常的诊断应基于超声或MRI 检查在头颅横切面上的"磨牙"征。

Joubert 综合征多为常染色体隐性遗传,但是*OFD1* 基因突变类型则以 X 连锁方式遗传。对于已知 Joubert 综合征的高风险妊娠,有无 MRI 辅助都可能通过产前超声做出诊断。

预后不良的表现包括周期性癫痫发作、眼球运动异常、肌张力减退、共济失调、神经发育迟缓和智力低下。

小脑蚓部发育不良　在部分病例中,上蚓部完好而下蚓部变小。蚓部的整体外观正常,但生物测量值偏小。小脑蚓部发育不良通常由于小脑蚓部小而上移被发现,小脑延髓池和窦汇正常。

现有学说认为此种畸形是一种影响菱脑顶膜区整体发育的缺陷所致,这样可以解释为何蚓部发育不良会合并不同程度小脑发育不良。小脑发育不良可见于非整倍体(特别是 18- 三体和 21-三体)、先天性感染(CMV)、某些代谢性疾病以及某些综合征(例如颅后窝异常、血管瘤、心脏异常或主动脉缩窄、眼部异常综合征,PHACE)。蚓部发育不良还可合并脑干发育不良(桥脑小脑发育不良)。若为孤立性发生,则可以没有临床症状,但目前尚缺准确的风险数据[132]。

中孕晚期和晚孕期 MRI 能更好地区分蚓部发育不良与蚓部部分缺失。

小脑蚓部部分缺失　这是一种最少见的类型。典型的产后 MRI 征象是后叶缺如、前叶发育不良、双侧小脑分开伴第四脑室变形。这种情况最初被认为是 Dandy-Walker 变异型,但这一术语目前已不再使用。30% 的病例合并染色体异常。在妊娠 24 周之前诊断下蚓部发育不全不太可靠。蚓部的生物学测量和形态表现对于诊断至关重要。在头颅横切面扫查获取颅后窝三维数据后进行多平面分析,很容易检测蚓部是否存在并对蚓部大小进行评估。蚓部在第四脑室和小脑延髓池之间,呈椭圆形高回声结构。采用任何水平切面出现第四脑室与小脑延髓池间相通时,都应怀疑是否存在蚓部部分缺失或蚓部发育不良,经颅后窝的正中矢状切面有助于这些情况的鉴别[117]。其他的鉴别诊断还包括 Blake 窝囊肿、Joubert 综合征以及 MCM。

菱脑融合　菱脑融合是一种罕见的脑中线畸形,其特征为蚓部缺如,伴两侧小脑半球和小脑脚融合。RES 可独立发生或合并其他畸形。与菱脑融合相关的最常见的综合征为 Gomez-Lopez-Hernandez 综合征[133]。菱脑融合的病因及发病率尚不清楚,至今已有 90 例的病例报道[134]。

菱脑融合在影像学上可表现为颅后窝池较小、幕上异常(包括透明隔腔缺失、脑回异常和脑积水)。经小脑横切面上可见小脑蚓部缺如,小脑半球发育不良并于中线处融合(图 28.30),第四脑室呈圆形或钻石形。当检查发现小脑发育不全、侧脑室扩张合并或不合并透明隔间腔缺失时,应进一步评估是否存在后脑融合[135]。其他的脑

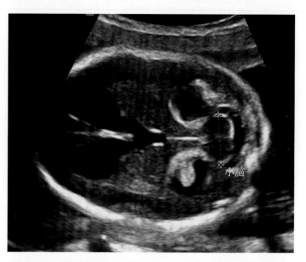

图 28.30　菱脑融合:显示小脑小,两侧小脑半球于中线处融合,没有蚓部将其隔开

部异常包括下丘、大脑脚、丘脑融合以及中线结构缺如。中枢神经系统外的异常包括脊柱分节和融合异常、肌肉骨骼异常、心血管、呼吸系统及肾脏异常[135,136]。有证据显示，在少数家系中该病呈常染色体隐性遗传。孤立性菱脑融合的婴儿常合并共济失调、肌张力减退、注意力低下、多动症和认知功能受损[137]。该病的再发风险尚不明确。

脑皮质发育障碍

脑皮质发育障碍（malformations of cortical development, MCD）可分为继发于神经元和胶质细胞增殖异常的畸形、神经元迁移异常的畸形和继发于迁移后皮质组织发育异常的畸形[138]。由于这些发育阶段存在重叠，皮质发育障碍可能表现为复合畸形。

最近分类的更新反映了正常和异常皮质发育胚胎学和分子生物学方面的进展。此外，已证明许多基因与皮质发育畸形（malformation of cortical development, MCD）不同表型相关[139]。

这一领域话题较为复杂，在此不进行全面阐述。我们将着重阐述每一种类中所包含的一些异常（图 28.31）。

颅骨的钙化和通过颅缝狭窄声窗扫查脑表面的局限性导致 MCD 的产前超声诊断十分困难。超声表现包括脑沟浅、皮质膜薄而不规则、脑回异常发育、侧脑室结节状突起。高分辨率多平面 MRI 在分辨灰质与白质、分析白质形成和识别脑沟和脑回发育方面有更高的准确性[140,141]。

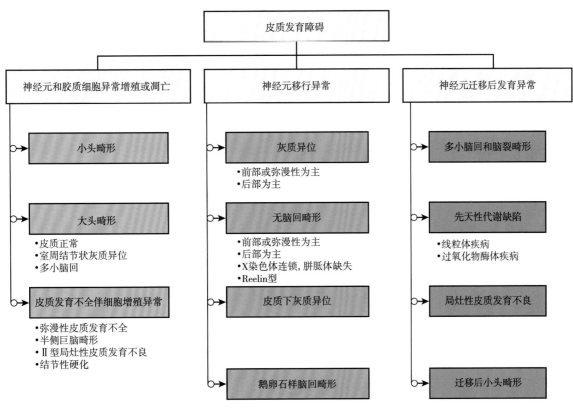

图 28.31　皮质发育障碍疾病的分类

神经元和胶质细胞异常增殖或凋亡

小头畸形　由于所使用的诊断标准不同以及所使用的生长曲线图的人群种族背景不同，小头畸形的诊断差异性很大。欧洲非遗传性小头畸形的估计发病率为 1.53（1.16~1.96）/10 000 新生儿。另外，23%~31% 的小头畸形是由遗传学因素导致的[142,143]。小头畸形定义为产前头围低于正常人群第 3 百分位数，其病因罕有孤立性常染色体隐

性遗传家族性疾病，此类疾病通常在患儿出生后一年内迅速进展[144]。实际上，大部分小头畸形是综合征或染色体异常疾病表现的一部分，或与原发脑组织疾病及脑破坏相关。

因此，当出现无法解释的头围减小（<3%），应对胎儿脑部进行仔细而系统的分析检查，分析检查的详细步骤见表 28.10[144]。

表 28.10 胎儿小头畸形的检查

头围 <3SD 的胎儿脑部详细、系统检查	
了解背景资料	环境因素、种族、血缘关系、头颅以外的生物学测量
确定严重程度	头颅测量值偏离正常的程度,制订后续随访计划
检查大脑周围区域	脑与颅骨内侧缘之间距离增宽可能更准确地反映胎儿大脑发育不足。MRI 脑容积测量可能能够更准确地预测大脑的真实大小
检查大脑外侧裂	形态观察可发现脑回异常
检查脑表面是否光滑	胎儿 MRI 能鉴别真性无脑回畸形和正常的脑回偏少,两者在遗传特征上完全不同
检查有无破坏性病变	例如先天性感染(寨卡病毒、CMV 等)、血管性病变或颅内出血
排除脑中线结构异常 检查颅后窝结构	观察脑前、后复合结构

注:CMV,巨细胞病毒;MRI,磁共振成像;SD,标准差。

大头畸形 大头畸形的定义是不伴脑积水的脑体积增加和头围大于该孕周均值 +2SD。脑结构的增大与以下因素有关:良性家族性疾病、代谢异常(溶酶体贮积症)或影响神经解剖发育因素(例如哺乳动物雷帕霉素[mTOR]靶点,RAS 丝裂原活化蛋白激酶[RAS/MAPK]、SHH 信号通路),可单侧或双侧发病[145,146]。良性或特发性大头畸形是指儿童出现异常头部增大而不伴神经损伤,父母一方或双方通常头围较大。某些先天性代谢异常性疾病可表现为大头畸形。诊断基于特异性神经系统特征。有类似疾病家族史时,提示有常染色体或性连锁隐性遗传。该病病程呈进展性,并可合并其他器官异常,包括心脏、眼、肝脏和脾。结构性大头畸形疾病组表现为进展性,与涉及早期脑细胞生长、迁移或复制的单个基因突变有关[147,148]。

神经元迁移异常 初级神经元移行失败导致侧脑室室周灰质异位。神经元移行延迟将导致大脑皮质正常 6 层结构的破坏(经典型无脑回畸形)和皮质下带状异位。但若移行的神经元不能在其本应到达的位置终止移行,而继续迁移至皮质表面将导致鹅卵石样脑回畸形[138]。

无脑回畸形(1 型) 无脑回畸形即平滑脑,其特征为脑回宽度及皮质厚度的异常。无脑回畸形患者的新皮质缺乏正常的皮质分层,应有的 6 层结构仅有 2~4 层[149]。无脑回的程度不同有不同级别,完全型无脑回畸形特征为全脑表面光滑,常见的类型为非完全型,根据遗传缺陷的不同,脑回病变的严重程度从前到后呈梯度变化。1 型无脑回畸形和 Miller-Dieker 综合征通常可在 27~30 周后诊断。轻度侧脑室增宽及大脑外侧裂发育延迟是最早出现的特征,可在 23 周高危胎儿中观察到。此外,还可出现大脑外侧裂发育不全、脑沟出现延迟、胼胝体异常和皮质增厚。额下回岛盖形成异常是造成"8"字形大脑的原因[150]。

经典无脑回畸形在出生后 MRI 上表现为沙漏状脑、脑室增宽、平滑且增厚的皮质(>10mm)与深层神经元之间相隔一层"细胞稀疏层",皮质下白质变薄、灰白质之间指状突起消失及大脑外侧裂变浅。

无脑回畸形通常是对称的,可合并胼胝体缺失或小脑发育不全。

鹅卵石样脑回畸形 鹅卵石样脑回畸形过去称为 2 型无脑回畸形,其特点是脑表面结节伴眼部异常和先天性肌肉疾病[151]。

鹅卵石样无脑回畸形依据程度不同分为三种类型。Fukuyama 先天性肌营养不良是最轻的一种类型,肌 - 眼 - 脑疾病为中度,Walker-Warburg 综合征是最严重的类型。先天性肌营养不良是本病的重要特征。

发病机制为放射状胶质细胞与胶质界膜之间缺乏连接形成间隙,而神经元则通过这些间隙过度迁移[138]。早孕期通常通过发现脑膨出诊断 Walker-Warburg 综合征。其他提示性的表现包括早发性侧脑室增宽、小脑蚓部异常、视网膜剥离、白内障、脑沟异常、脑干弯曲和脑桥裂[152]。

室周灰质异位 灰质异位源于神经元从室周向皮质迁移过程的失败,在室管膜下或皮质下区域留下含正常神经元的痕迹或形成结节[153]。基于 MRI 检查,灰质异位分为三种类型:室周结节状异位、皮质下结节状异位和带状异位。

当产前超声显示侧脑室壁不规则伴室周组织凹陷时，应考虑是否存在室周结节状异位（图28.32），侧脑室宽度正常时超声诊断困难。MRI可显示侧脑室边缘室管膜下多个低信号结节状病灶，与生发基质信号相等，类似灰质信号（图28.33）。室周结节状异位与前脑室周围或弥漫性室周结节状异位相比，合并有海马、小脑、脑干异常可能性更高，可表现为胼胝体缺失和小脑延髓池增宽[151]。

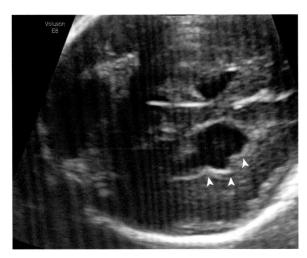

图28.32　侧脑室边缘不规则合并结节状突起。图示室周灰质异位（箭头）。此外，可见多小脑回

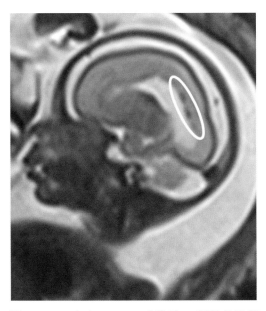

图28.33　T₂加权HASTE成像示27周胎儿脑部矢状面。图示侧脑室边缘不规则低信号（圆圈），伴不规则皮质折叠，与包括管膜下灰质异位和多小脑回的移行异常相吻合。父母决定终止妊娠后，尸检证实了上述发现

迁移后脑发育异常

多小脑回　多小脑回是由于神经元迁移后期或迁移后早期皮质发育中断引起的，包括一系列皮质发育异常，其共同特征为脑回过多，大脑皮质正常的6层结构排列紊乱，以及因皮质沟形成过程中分子层分布异常导致的脑沟排列紊乱[154,155]。多小脑回的皮质改变在妊娠后期出现，表现为全脑或局部皮质无正常沟回形成，受累皮质出现多处异常内折[156]。

在孕早期（<24周）这种皮质异常很难发现，无论在超声还是MRI上几乎无表现。其征象包括出现与孕周不符的脑沟、额下回岛盖发育异常、脑表面不规则、皮质带正常信号缺失。最常见的产前MRI表现为轻度侧脑室扩张，伴大脑外侧裂周围脑沟增多，灰白质交界线不规则，畸形皮质上方蛛网膜下腔增宽。胎儿多小脑回畸形最常见的病因是先天性巨细胞病毒（CMV）感染，这些病例常伴有其他脑部感染征象，例如侧脑室扩张、侧脑室壁异常高回声及粘连、室周假性囊肿、颞部囊肿、脑部钙化灶和小脑异常。

脑裂畸形　指大脑内出现横穿大脑半球的裂隙，裂隙连接脑室和蛛网膜下腔。I型或称闭唇型脑裂畸形，单侧多见，裂隙的壁紧贴。II型或称开唇型脑裂畸形，双侧常见，可见脑脊液将裂隙侧壁分开。

脑裂畸形通常发生在外侧裂周围区域。*EMX2*基因杂合突变可能在发病中起作用。患者可出现严重的精神运动发育迟缓，取决于疾病的严重程度和合并异常。该病的产前检出率很低[157]，大部分病例在28周后诊断，MRI诊断优于超声。

先天性感染

简介　小头畸形、侧脑室扩张、室周钙化和脏器受累等超声指标提示可能存在宫内感染，出现这些征象预示着预后不良。然而，常规超声扫查时这些征象的敏感度和预测价值均不高。超声检查发现颅内单一异常征象时，近期弓形体或巨细胞病毒感染的患病率没有显著差异，但是发病率很大程度上依赖于发生异常的类型。数据说明用颅内和脏器受累指标提示先天性感染的敏感性很低[158]。

先天性巨细胞病毒感染　巨细胞病毒感染是

迄今为止最常见的产前和围产期感染,所引起围产期死亡和远期发病率比其他所有先天性感染性疾病的总和都要多[159]。

巨细胞病毒是一种嗜神经双链 DNA 病毒,初次感染后将潜伏并存在于神经元中,感染者通过尿液、唾液和鼻腔分泌物排出病毒,也可能通过性接触传播。

该病在工业化国家的血清阳性率为 50%,在发展中国家则为 90%。国际指南不推荐对该病行常规产前筛查,原因在于血清学检测困难,母体 IgG 阳性不能排除病毒再激活或再感染的可能,且还缺乏有效的产前治疗方案。此外,已有抗体的孕妇重复 CMV 感染是大多数先天性巨细胞病毒感染所致感音神经性听力障碍的原因[160]。垂直感染率随着孕周的增加而增加,但胎儿死亡率和患病率逐渐降低。16~20 周后发生的先天性 CMV 感染严重发病者少见。仅 1/10 的宫内感染新生儿有 CMV 感染的明显且严重征象。此外,还有 10%~15% 出生时无症状患儿在未来会出现神经发育后遗症。

先天性 CMV 感染的超声筛查敏感性和特异性低,该病不推荐行超声筛查[161]。早孕早期的血清学检查和 20 周前复查可发现大多数原发感染病例[162]。通过采取卫生措施,产前血清学筛查还可以减少原发感染的孕妇数量[163]。

胎儿感染巨细胞病毒后,病毒通过胎儿尿液进入羊水中,故羊水中巨细胞病毒 PCR 检测阳性可诊断胎儿感染。在此阶段,系列超声评估有助于先天性 CMV 感染相关的脑部或其他系统异常的检出[161,164]。尽管所有类型的细胞均可能受到感染,但 CMV 显示出对脑室周围祖细胞的高度亲和性。在早孕期神经发生和神经元迁移时,CMV 通过直接细胞毒作用、炎症反应、小胶质细胞激活,导致皮质板异常和小头畸形。多小脑回畸形并非由神经元移行障碍引起,而是与破坏放射状胶质支架的复杂的反应性炎症过程有关。杏仁核和海马旁-颞叶生发基质区的 CMV 感染可导致颞叶囊肿,可不合并皮质病变。

在脑室周围区域病毒浓度高,推测细胞免疫功能低下,导致了细胞毒性病变、溶解性病变和钙化。胎盘感染导致缺氧,可增加巨细胞病毒的

脑损害作用[165]。通常在 37.7%~43.5%CMV 感染的胎儿中可以发现感染的超声征象[164,166],即使是超声评估正常的胎儿,尸检或产后临床检查显示 55% 的病例也存在 CMV 感染相关异常[166]。

在有症状的胎儿中,超声可在超过 50% 的病例中检测到各种各样与 CMV 相关的脑部病变[164],病变的类型和数目可能随孕周变化。虽然与 CMV 感染相关的颅内超声特征是非特异性的,对于有症状性先天性 CMV 感染不能诊断,预测也不可靠,但若合并羊水 PCR 检查阳性,则可作为预后的预测指标[161]。各种与 CMV 感染相关的脑部病变超声表现列于表 28.11,参见图 28.34 和图 28.35。

头颅超声异常征象,特别是小头畸形、多小脑回、室周脑实质内囊性病变与新生儿不良预后相关[167,168]。虽然胎儿 MRI 对于脑皮质异常的检查效果更好,但对于胎儿脑发育异常的诊断,有针对性的神经超声学检查与 MRI 的效果相当[168,169]。MRI 显示的孤立性轻微病变对于预测不良结局的价值有限,不能据此终止妊娠[170]。尽管如此 MRI 对于 28 周后感音神经性耳聋和神经损伤方面仍具有较高的阴性预测价值[171]。

表 28.11　巨细胞病毒感染相关的胎儿脑部超声改变

侧脑室内壁高回声
侧脑室后角无回声囊
脑室内粘连
胼胝体发育异常
小脑蚓部发育不良
大脑及小脑钙化
豆状核纹状体血管病变
小头畸形
脑室扩大
室周囊肿
蛛网膜下腔增宽
脑室周围钙化
多小脑回
室管膜下囊肿
室壁不规则、结节状灰质异位

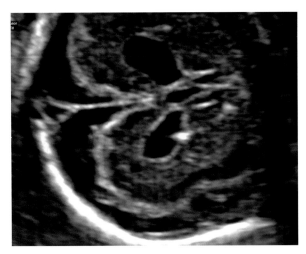

图 28.34　先天性巨细胞病毒感染相关性异常：重度脑萎缩伴脑室壁钙化

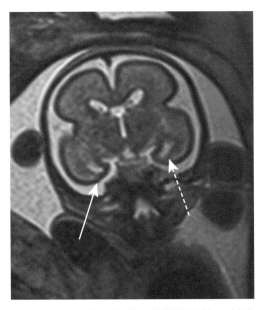

图 28.35　已证实巨细胞血清学阳性的 25 周胎儿脑部冠状位 T_2 加权 HASTE 成像。图示单侧颞叶囊肿（粗箭头）及对侧颞角扩张（虚线箭头）

先天性弓形体感染　在猫食用含有刚地弓形体缓殖子的生肉后，刚地弓形体进入猫的肠道开始有性生殖循环。充满子孢子的卵囊随猫的粪便排出并污染蔬菜、土壤、水和草。若摄入这些卵囊，速殖子经血循环扩散并垂直传给胎儿。人体对弓形体产生免疫应答后，弓形体将以包囊的形式存在于身体组织中，包囊内含有缓慢分裂的缓殖子。人类食入未煮熟的肉类可以激活这些缓殖子，缓殖子进入体内后将开始有性生殖循环。

在欧洲，人群血清阳性率徘徊于 50% 左右。由于采取了严格的卫生措施，妊娠期弓形体实际血清阳性率已有显著下降，约为 0.1%[172]。胎儿感染取决于垂直传染率，传播率随孕周的增加而增加。但是如果感染发生于妊娠后期，严重颅内或眼部病变的可能性将显著降低。同 CMV 一样，不推荐对弓形体感染进行常规血清学筛查，但在孕早期进行血清学检查主要是为了实施卫生措施，对于防止获得性寄生虫感染似乎非常有效。

在母体感染诊断后 5 周内，或早孕期血清学阳性者妊娠 18 周后，可通过羊水 PCR 诊断胎儿感染（敏感度为 87%，特异度为 99%）[173, 174]。

提示弓形体感染的胎儿颅内超声征象包括侧脑室扩张、结节状局灶性强回声、颅内钙化灶、弥漫性室周回声增高、囊肿及胼胝体发育异常[175]，这与 20 世纪 90 年代粗略研究报道的侧脑室扩张、颅内钙化灶、结节状室周病变为本病的主要表现的结果相一致[176]。使用现代超声设备偶尔在严重感染病例中可观察到视网膜受累。超声征象通常在孕后期才表现出来，因此推测该病发生后遗症需要较长时间[177]。在无侧脑室增宽的情况下，即使母体血清转阳出现在妊娠中期或之后，也应对胎儿脑部进行详细的超声学评估。此外，母体弓形体感染血清学检查阳性但羊水 PCR 检查阴性的情况下，由于母体感染到胎儿感染之间可能存在一定的延迟，因此也应对胎儿进行细致的超声学随访。晚期感染后出现迅速进展的严重后遗症可能与弓形体的特定毒株有关[177]。超声分辨率的提高以及 MRI 在产前管理中的应用，使弓形体感染所致的常见脑部异常得以更好地显示，包括侧脑室扩张、高回声病变、囊肿和脓肿。脑部病变不限于室周区域。

先天性寨卡病毒感染　寨卡病毒属黄病毒科，感染病毒的原因包括蚊虫叮咬（埃及伊蚊和白纹伊蚊），也可通过精液、输血、唾液和母乳传播，但除蚊虫叮咬外的其他传播途径尚未得到证实。通常感染的过程是无征兆的，但可以出现非特异性的类似感冒症状和发热。

寨卡病毒对神经祖细胞的特殊亲嗜性会引起严重的胎儿脑部异常。Sarno 团队综述了 52 例寨卡病毒感染相关小头畸形的超声表现[178]。在一项对 19 例胎儿的回顾性病例系列研究中，发现胎儿严重小头畸形（头围 <3SD，19 例中有 14 例）在本病中的重要性，及其他神经系统病变的存在（19 例中有 17 例），包括侧脑室扩张、小脑延髓池增宽、脑实质钙化、眼部钙化、DWM、蛛网膜下腔增宽、小脑发育不良以及皮质萎缩[179]。除这些中枢神经系统异常外，寨卡病毒还可出现早期流产、晚期流产、胎死宫内、胎儿宫内生长受限及胎儿水肿[180]。胎儿 MRI 检查最常出现的异常包括头围减小、侧脑室扩张、钙化灶、神经元移行异常（包括无脑回畸形、巨脑回畸形、多小脑回畸形及岛盖畸形）[180]。寨卡病毒感染病例中，94% 出现与皮质发育异常相关的脑体积改变。其他合并异常包括胼胝体发育异常和侧脑室增宽[181]。

脑破坏性病变

颅内出血　虽然在新生儿期脑室内出血（IVH）和生发基质出血（GMB）十分常见，且通常与早产有关（25%~45% 发生于出生体重 <1 500g 的早产儿中），但胎儿期发生颅内出血则较少见[182,183]。一项来自转诊中心的研究显示，ICH 在新生儿的发生率为 1/10 000~0.64/1 000。但是轻度的 GMB、IVH 难以检测，因此其真实发病率可能被低估。

胎儿颅内出血的好发位置在神经节隆起、脉络丛和皮质板。此外，出血征象常出现较晚，只有对易感人群行有目的的影像学检查才可能被发现[184]。

生发基质脑室内出血　生发基质内血管组织脆弱，在 24~32 周胎儿血压突然变化或宫内缺氧引起血管损伤破裂，可导致生发基质和脑室内出血。26~28 周出血风险最高。出血后终末静脉阻塞可导致出血性静脉梗死和脑白质软化。此外，脑脊液循环受阻、闭塞性蛛网膜炎、脑脊液反应性增加将导致脑脊液积聚和侧脑室扩张。

表 28.12 列举了各种导致 IVH 的病因，其中最常见的是同种免疫性血小板减少症、宫内缺氧相关性疾病和母体创伤。新生儿颅内出血的分级（四级）与神经系统发育结局有良好的相关性[185]。

表 28.12　颅内出血病因

母体创伤	
缺氧	
先天性感染	cCMV、弓形体、微小病毒 B19
先天性血管缺陷	
抗凝药物使用	华法林、阿司匹林
凝血障碍性疾病	
母体妊娠并发症	胎盘早剥、先兆子痫、高血压、严重低血压、癫痫发作
母体维生素 K 缺乏	
TTTS	
脐带血栓形成	
同种免疫性血小板减少症	
无法解释的其他原因	

注：cCMV，先天性巨细胞病毒感染；TTTS，双胎输血综合征。

出血早期表现为脑实质或脑室周围均质高回声区，不伴后方声影。出血数天至一周后，血肿液化使血凝块表现为混合不均匀回声肿块，患侧脑室扩大，脑室壁呈线状不规则高回声（图 28.36）。血凝块吸收可能使侧脑室扩张减小。脑实质出血伴静脉阻塞的病例，在数周内将出现脑组织破坏及形成脑穿通性囊肿[186]。而轻度 IVH 则可能自行消失。

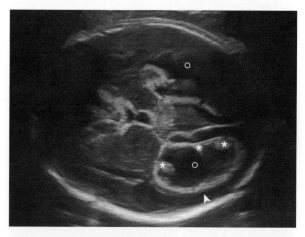

图 28.36　头颅横切面显示侧脑室内陈旧性出血伴残存小血凝块（星号）附于侧脑室壁、脑室边缘线状高回声（箭头）、脑室系统（○）和室间孔扩张

在 MRI 上，高铁血红蛋白在 T_1 加权像上表现为与钙化类似的高信号。另外，因出血灶内的不饱和血红蛋白在 T_2 加权像和回波平面序列的图像上表现为极低信号。因此，这两种成像

方式尤其有助于显示小出血灶和红细胞破裂产物[187]。弥散加权成像上出血信号强度依出血阶段而不同(图28.37)[188]。由于红细胞破裂产物的快速清除,出血灶几周后不再显示[189]。

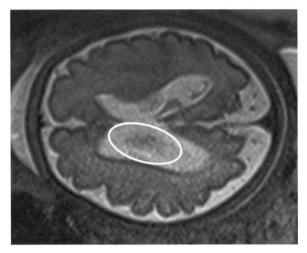

图 28,37　32 周胎儿头颅横切面 T₂ 加权像证实双侧侧脑室扩大至 16~19mm。较大的左侧侧脑室中,可见一不规则等信号结构(圆圈)为生发基质出血后血细胞破裂产物导致,伴侧脑室扩张

小脑出血　颅后窝和小脑的出血通常在尸检和在≤1 550g 的早产儿(占 3%)中发现。20%的早产儿可发现小范围小脑出血灶,并显著影响存活儿的神经发育预后[190, 191]。小脑出血通常伴有幕上出血。小脑出血性损伤的早产儿常伴有严重的血管调节功能障碍,通常需要重症监护保守治疗[191]。

虽然先进的 MRI 技术增加了胎儿小脑出血的检出率,但在胎儿期小脑出血仍属罕见[192]。在大多数情况下,发生于 21~25 周,位于软脑膜下生发基质和室管膜下外颗粒层。发病机制与局灶性血管病变(如血管瘤)、滥用药物(如可卡因)、产伤、脓毒症、先天性感染(CMV)、先兆子痫、严重胎儿贫血(微小病毒 B19 相关)及宫内输血相关[192]。其合并畸形包括侧脑室扩张、脑积水及小脑发育不良。

超声表现为颅后窝或小脑内高回声区域。详细的颅后窝神经超声学检查有助于发现大多数小脑畸形。MRI 对急、慢性出血性病变均有较高分辨力,尤其在 24~26 周后。2/3 的病例中 MRI 可观察到小脑蚓部下段受累,比单独超声检查所发现的病例要多。还观察到小脑出血影响小脑叶发育的过

程[193]。MRI 图像上小脑出血信号与脑部其他出血病变信号相似。采用先进的 MRI 序列,例如弥散加权成像(DWI)、磁敏感加权成像有助于出血性病变与其他损伤性病变进行区别[192]。病灶逐渐被吸收后,最终可能发生小脑或小脑蚓部发育不全、小脑完全破坏(空颅后窝)。但是在小脑发育不良的病例中,进行性病变相较于非进展性病变,其与缺血或出血性损伤的关系更为密切[127]。尽管如此,血肿再吸收也可能完全不伴小脑损伤。

硬膜下和蛛网膜下腔出血　早产儿中硬膜下出血的主要原因是围产期损伤(3%~18%)[194]。蛛网膜下腔出血与硬膜外出血的超声鉴别困难。但硬膜外出血时,硬膜从颅骨内侧剥离,大多数位于大脑半球上方,很少发生在幕下[195]。硬膜下和蛛网膜下腔出血的实际发生率尚不明确,目前只有零星的病例报道。硬膜下和蛛网膜下腔出血通常与母体或新生儿创伤、凝血功能障碍、母亲用药、血管异常,或母亲孕期并发症有关[183,196],偶尔找不到病因。发病时由于大脑皮层受压,可出现侧脑室扩张。其他相关异常包括羊水过多和胎儿水肿(图 28.38)。

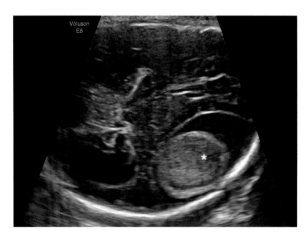

图 28.38　34 周胎儿硬膜下出血;图示一巨大析出的血凝块(星号),对同侧大脑半球产生占位效应引起侧脑室扩大

Ghi 团队总结了 19 例硬膜下出血的病例,2例终止妊娠,1 例胎死宫内[197],16 例存活病例中 9 例成功随访,其中 6 例神经学预后正常。硬膜下出血的预后差异较大,从宫内死亡到产前出血完全吸收、神经发育正常[198]。产前诊断出血后应重点询问母亲用药史、母体疾患以及近期是否遭遇创伤。实验室检查方面应注意母亲血小板计数、抗血小板抗体、父母人类血小板抗原 1a(HPA-1a)及凝血功能障碍指标(莱登 V 因子,X 因子缺

乏凝血酶原 G20210A 突变、蛋白 C 或蛋白 S 缺乏、抗磷脂抗体综合征）。

　　胎儿血液检查应进行血细胞计数、血小板计数、凝血因子检查。可能需要对胎儿 DNA 行凝血障碍性疾病的遗传学检查。

　　新生儿预后　宫内曾发生颅内出血的新生儿预后变异大，从胎儿死亡到神经发育正常均有，但是这些预后数据来源于 10 年前。Ghi 团队和 Elchalal 团队的研究显示，存活的婴儿（25/49）中，神经发育正常者的比例 Ⅱ 级出血为 5/7，比 Ⅲ 级（1/3）和 Ⅳ 级（1/11）高[197,182]。

　　Tiller 团队报道了一项包含 43 例由胎儿和新生儿同种免疫性血小板减少症（FNAIT）导致颅内出血的多中心研究，54% 的颅内出血发生在 28 周以前[199]，头胎患儿占 63%。不良预后表现为出生 4 天内新生儿死亡率达 35%~59%，存活患儿中 53% 出现严重的神经系统损害[200]，仅 12%（5/43）无后遗症。病变分类显示，28 周前的脑出血（脑室内或脑实质出血）较为复杂。大部分脑出血病例选择终止妊娠。严重出血往往预后不良，包括认知功能障碍、轻微运动障碍、语言功能和社会行为障碍[192]。也有与颅后窝出血相关的进展性小脑发育不良不合并神经或临床损害的报道[197]。最近 Hayashi 等总结了已有的小脑出血的病例报道，18 例中 7 例选择终止妊娠，3 例 22 周后胎死宫内，2 例新生儿分别于出生后 18 天和 46 天死亡。6 例存活者中 2 例神经发育迟缓[192]。

　　若小脑受累，建议终止妊娠。颅内出血的诊断需要多学科会诊。在法律允许的情况下，Ⅲ~Ⅳ 级脑室内出血和硬膜下出血在妊娠晚期也可以终止妊娠。目前，还没有对指示病例的治疗方案。但是对于患 FNAIT 和有颅内出血胎儿孕产史的母亲，再发率高达 80%[201]，对这类母亲建议从 20 周起每周静脉注射免疫球蛋白以预防妊娠中期出血。由于并发症发生率高，重复胎儿采血和宫内血小板输注的产前侵入性治疗已基本不再使用，并引入了基于风险分层的管理策略[202,203]。此外，非侵入性 PCR 检查胎儿 HPA-1a 基因型已被用于评估已诊断 FNAIT 孕妇下次妊娠的风险[204]。剖宫产术并不能显著提高颅内出血胎儿的神经学预后，应根据个体情况考虑[205]。

　　先天性脑穿通畸形　先天性脑穿通畸形继发

于妊娠中期胎儿脑血流灌注不足，脑组织发生液化，随后被破坏的脑实质吸收，形成脑穿通性囊肿（表 28.13）。这些圆形或不规则形的囊肿与脑室系统相通。

表 28.13　先天性脑穿通畸形病因

胎儿脑血流灌注不足	单绒双胎之一死亡
	肿瘤或 AVM 盗血效应导致的低心输出量心力衰竭
	TTTS 消融不完全
	早产儿围产期事件
母体因素	低血容量引起的低血压
	休克
	长期缺氧
	药物滥用（如可卡因）
感染	弓形体、CMV、微小病毒 B19、水痘 - 带状疱疹病毒，绒毛膜羊膜炎
先天性代谢障碍	
同种免疫性血小板减少症	Ⅳ 型颅内出血进展为脑穿通性囊肿
COL4A1/2 突变	伴发白内障

注：AVM，动静脉畸形；CMV，巨细胞病毒；TTTS，双胎输血综合征。

　　在超声图像上，脑穿通性囊肿表现为与脑室系统相通的无血流信号囊性占位[186]。病灶可随时间进展（图 28.39）。应仔细、全面扫查以排除潜在病因。进一步的检查包括筛查感染性疾病、出血性或血小板性疾病，以及胎儿 MRI 检查。

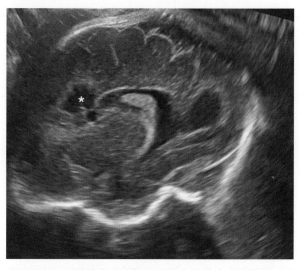

图 28.39　31 周胎儿出现侧脑室扩大和脑穿通性囊肿（星号）。旁矢状切面显示囊肿位于前部

MRI 有助于判断病灶范围和定位。MRI 的 DWI 序列在胎儿中的运用有助于发现小的缺氧缺血病灶。缺氧缺血病灶的扩大将对周围脑实质产生压迫效应[206]。脑穿通性囊肿与脑室系统也可不相通。

神经系统发育的预后不良,常出现严重的神经发育延迟和癫痫。新生儿囊肿开窗术偶可改善偏瘫,减少癫痫发作次数和严重程度。

积水性无脑畸形 积水性无脑畸形为双侧大脑半球完全破坏,大脑镰、中脑和颅后窝结构通常不受影响。胎儿头围大小变异大。主要病因包括血管阻塞、感染、低血压和出血[207]。本病应与脑积水相关疾病相鉴别。

室周白质软化 本病是一种预后不良的白质退化性疾病,最常见于早产儿。在超声图像上,室周囊性变表现为多个靠近侧脑室的囊性病变。在缺血缺氧或感染发生后 7~10 天,病变在脑室周围呈高回声,2 周后被囊肿取代[208]。本病应与发生在生发基质、丘脑尾沟或尾状核周围的室周囊肿相鉴别。组织学上,它们通常没有上皮细胞覆盖,通常预后良好[209]。

血管畸形

动静脉瘘 动静脉瘘为动静脉之间不经过毛细血管的异常连接(动静脉畸形,AVM),异常连接处血管扩张。颅内 AVM 最常发生于幕上,但有 15% 的 AVM 发生在颅后窝。超声表现为囊性结构内有高速低阻的动脉血流信号,导致高输出量心力衰竭、胎儿水肿和因盗血效应、低灌注、直接压迫或静脉血栓形成引起的缺血性脑损伤。常可见扩张的引流静脉[210]。病变范围较大的病例中,血小板计数有助于 Kasabach-Merritt 序列征的诊断[211]。

动静脉畸形需与 Galen 静脉畸形、血管瘤和颅内囊肿相鉴别,Galen 静脉畸形是一种发生于脑中线的特殊的动静脉畸形。

胎儿 MRI 能提供 AVM 对周围结构(例如,受累的血管结构、脑损伤)影响情况的辅助信息。产后治疗包括栓塞和开颅手术。37% 的病例需要联合治疗方案[212,213]。

Galen 静脉瘤畸形 Galen 静脉的动静脉畸形的发生率为 1/10 000~1/25 000 活产儿。该病

散发且再发率不高。6~11 周时,原始脉络膜血管与前脑中部 Markowski 静脉之间的动静脉异常连接导致血流异常和胚胎静脉退化障碍[214],颅后窝硬脑膜窦,尤其是乙状窦常发生闭塞,导致 Galen 静脉、直窦、窦汇及横窦充血扩张[215]。

本病通常在妊娠晚期经超声诊断,表现为位于第三脑室后方的脑中线的囊性病变,向后延伸呈朝向枕骨的扩张的管状结构。鉴别诊断包括蛛网膜囊肿、脑穿通性囊肿和颅内畸胎瘤。彩色多普勒可探及典型的混叠湍流血流信号。此外,由于直接压迫中脑导水管或继发于静脉高压的蛛网膜颗粒功能障碍导致 CSF 再吸收减少,可合并侧脑室扩张或脑积水。由于动静脉异常交通导致高心输出量心力衰竭,可出现充血性心力衰竭、三尖瓣关闭不全、心脏扩大、心包积液,最终导致胎儿水肿。此外,血流量增加将会引起局部性脑损伤[216]。二维成像有助于确定供血血管的数量,对于栓塞治疗的预后预测有重要的意义(图 28.40)[217]。系列超声监测对于评估心功能、动脉瘤的占位效应和脑皮质病变的进展十分重要。产前 MRI 已用于识别灰质和白质的损伤,称之为“脑融化(melting brain)”,还可用于确定脑实质容量减少[218]。最近,围产儿预后良好的 Yuval 判断标准被简化为不合并心脏和神经系统缺陷[219]。

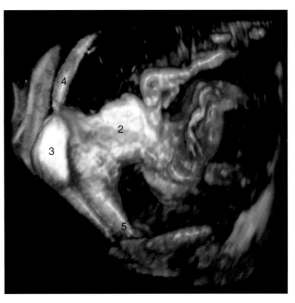

图 28.40 Galen 静脉瘤畸形三维彩色渲染成像:(1)动静脉畸形及供血动脉,(2)直窦,(3)窦汇,(4)上矢状窦,(5)横窦引流至颈静脉

妊娠合并 Galen 静脉瘤畸形应到三级医疗中心分娩,并对新生儿进行密切随访,以控制充血性心力衰竭,优化新生儿状况,为 4~6 个月的最终治疗做好准备。经股动脉栓塞术达到完全栓塞动静脉异常连接的病例不到 60%。有必要增加辅助治疗显著减少 AVM 的血流,但可能增加颅内出血和静脉血栓形成的风险[220]。多学科管理下 Galen 静脉瘤畸形患儿的长期存活率达 85%~90%,但仅有 60%~68% 的病例预后良好[220,221]。

窦汇血栓形成、硬膜窦畸形、硬脑膜动静脉分流　在儿科学文献中,提及了三种类型的硬脑膜动静脉分流(DAVS):硬膜窦畸形(DSM)、婴儿型 DAVS、成人型 DAVS[222]。在产前诊断文献中,此类病变称为硬膜窦畸形或窦汇血栓。产前超声检查可观察到胎儿颅后窝内类囊样扩张结构,以及近小脑幕高回声圆形肿块(血栓)。彩色多普勒超声可显示血栓前方搏动性血流(图 28.41),窦汇处血栓完全形成后,血流信号消失。合并其他脑部病变罕见。有此类病变在出生前自然消退的报道。

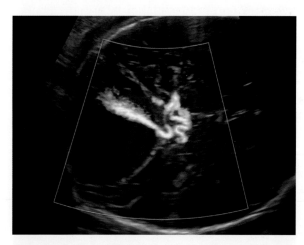

图 28.41　巨大窦汇扩张伴涡流效应,彩色多普勒超声检查提示明亮的供血动脉

MRI 上血栓的信号强度因不同阶段血栓内成分的不同,在 T_1 和 T_2 加权像上表现各异[223]。胎儿 MRI 还可用于检测由于血供改变导致的继发性脑部异常。

预后良好的可能因素包括:在监测期间脑部正常且肿块和肿块占位效应减小,存在代偿性引流静脉(经海绵窦或持续性枕窦)、无脑实质病变和深静脉系统血栓[223,224]。偶有轻度神经发育异常和言语障碍的报道。

两篇近期的文章总结了 DSM 的产前诊断经验和预后(表 28.14)[223,225]。

表 28.14　产前诊断的窦汇血栓预后

	Corral 等[225]	Rayssiguier 等[223]	总计
病例数	8	8	16
诊断孕周中位数(范围)	24(22~32)	24(22~33)	24
产前超声表现	8/8 DSM 血栓,窦汇扩张和 SSS	5/8 DSM 1/8 脑肿瘤 2/8 蛛网膜囊肿	13/16
TOP	0/8	3/8	3/16
完全或几乎完全自行缓解	5/8	0/8	5/16
病灶变小	7/8	5/8	12/16
活产	8/8	5/8	13/16
剖宫产	8/8	NA	
额外干预	0/8	0/5	0/13
正常神经学预后	4/8	5/5	9/13
轻度残疾	3/8	0/5	3/13
重度残疾	1/8	0/5	1/13
其他并发症	0/8	0/5	0/13

注:DSM,硬膜窦畸形;TOP,终止妊娠;SSS,上矢状窦。

颅内占位性病变:囊肿和肿瘤

简介　颅内囊肿在产前超声检查中比较常见,其中大部分为良性病变,无临床意义。孤立性出现者大多预后良好。囊肿可根据在脑中的位置分为:轴外囊肿(蛛网膜囊肿)、脑室内囊肿(脉络丛囊肿,CPC)、脑实质内囊肿(脑穿通性囊肿)。

先天性脑肿瘤在所有儿童脑肿瘤中占 0.5%~1.5%,有报道显示发生率为 3.6/100 000[226]。肿瘤发生的确切原因至今尚不明确。

颅内囊肿

蛛网膜囊肿　蛛网膜囊肿是由于蛛网膜与软脑膜之间异常分离,随后脑脊液积聚于其间所致。蛛网膜囊肿占儿童所有颅内占位的 1%[227]。大部分蛛网膜囊肿位于幕上,50%~60% 位于中颅窝，5%~10% 位于四叠体池，5%~10% 位于鞍上池，5% 沿大脑表面分布隆凸分布，5%~10% 位于颅后窝[227,228]。

超声表现为位于脑表面的边界清晰、单一囊腔、无血流信号的低回声占位性病变。

25% 的蛛网膜囊肿在妊娠中期诊断，余 75% 在 28~34 周得以诊断。幕上囊肿较颅后窝囊肿发现的时间更晚[229]。

蛛网膜囊肿应与脑穿通性囊肿相鉴别，后者通常单侧发生并与侧脑室相通[230]。此外，还应与脑室内的常见异常 CPC、位于脑实质内的室管膜胶质囊肿[231,232]相鉴别。借助彩色多普勒，蛛网膜囊肿易与 Galen 静脉瘤畸形以及其他血管异常相鉴别。其他少见的鉴别诊断还包括 Rathke 囊肿、脑裂畸形、畸胎瘤和脑室内出血。与颅后窝病变的鉴别诊断包括 MCM、Blake 窝囊肿和 DWM。

对于大多数病例，胎儿 MRI 并不能提供更多信息，但有助于区别蛛网膜囊肿与其他囊肿[141,229]。此外，胎儿 MRI 对于病变的定位也更为准确，且能明确囊肿与周围结构的关系，尤其是位于颅后窝的病灶（图 28.42）。MRI 对于合并异常的检测也更为容易，例如灰质异位和胼胝体发育不全[233]。蛛网膜囊肿产后检查的内容主要包括神经超声学检查确定囊肿的位置、大小、数量，MRI 检查排除合并的脑部异常。

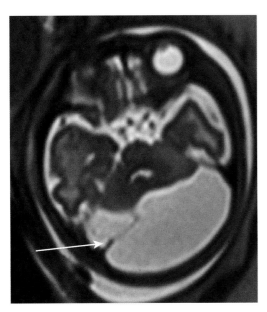

图 28.42 颅后窝巨大囊肿（箭头）及完整的小脑蚓部。囊肿对颅后窝结构呈中等程度的占位效应。无合并继发性侧脑室扩大

蛛网膜囊肿胎儿的预后主要与脑部完整性相关，而不是囊肿的体积或位置[234]。胼胝体存在且正常、未合并其他中枢神经系统异常、囊肿生长缓慢、无合并侧脑室扩张以及囊肿位于大脑外侧裂附近者预后良好。患儿的神经症状可反映蛛网膜囊肿的解剖学位置和对脑脊液循环的影响。合并的潜在异常可引起相应的症状，并不直接与囊肿本身相关（表 28.15）。

表 28.15 蛛网膜囊肿及相关畸形

染色体异常（6%）	
中枢神经系统异常	胼胝体发育不全
	透明隔间腔缺如
	Arnold-Chiari Ⅰ 型畸形
	皮质发育异常
	动静脉畸形
单基因突变	Xq22
	9q22
	14q32.3
	11p15
综合征的部分表现	Aicardi 综合征
	Chudley McCullough 综合征
	1 型神经纤维瘤病
	Marfan 综合征
	常染色体显性多囊肾病
	1 型戊二酸血症

蛛网膜囊肿的自然病程多样，包括自然消退、稳定不变、缓慢增长或急剧增大、囊肿破裂后硬膜下积液、创伤或非创伤所致的硬膜下或囊内出血。

在治疗方面，行分流术还是使用微创开放手术，抑或内镜下囊肿 - 脑室引流术或囊肿 - 颅后窝池引流术仍然存在争议。一项长期的前瞻性研究表明，在缺乏客观的症状或阻塞征象时，不推荐手术治疗。

脉络丛囊肿 妊娠中期常规超声检查中常可发现脉络丛囊肿（≤3.6%），是由于脑脊液渗入脉络丛而形成。孤立性存在时属于暂时出现的自然状态，通常于妊娠中期后半程或晚孕早期消退。脉络丛囊肿如果与其他非整倍体标志物或结构畸

形一起出现,应行核型检查以排除 18-三体。脉络丛囊肿并不增加 21-三体的风险[235]。多个和双侧囊肿不增加 18-三体的风险,但囊肿直径大于 10mm 可能增加 18-三体风险[236]。

发现脉络丛囊肿后,必须对其他非整倍体标志物和结构畸形行详细超声排查。在没有其他任何异常征象的情况下,应告知此为良性改变,不需要密切随访。大的脉络丛囊肿可能被误诊为侧脑室扩张,另需要与脉络丛乳头状瘤和侧脑室内出血相鉴别。

孤立存在的脉络丛囊肿无论在孕期消退与否,其神经学预后均良好[237]。

脑室周围假性囊肿　脑室周围假性囊肿(PVPC)多见于新生儿(1%~5%),尤其是早产新生儿。脑室周围假性囊肿位于侧脑室壁,是未分化的生发基质细胞溶解所致,由于这些细胞有丝分裂活跃,特别容易受到损伤导致细胞溶解。由于缺乏上皮细胞内衬,故称为假性囊肿。其可能的病因有感染、血管异常、代谢疾病、染色体异常。表 28.16 列出其可能的病因。

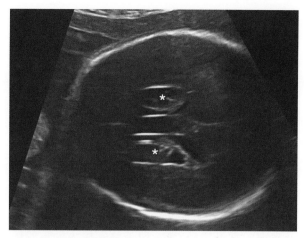

图 28.43　横切面显示大的双侧脑室周围假性囊肿(星号)。此胎儿未合并其他畸形

孤立性 PVPC 预后良好。但若合并 CMV 感染,婴儿 18 个月时的神经发育评分较未感染病例者显著降低[240]。其他不良预后的相关因素总结于表 28.17[239]。

表 28.16　脑室周围假性囊肿可能的病因

病毒感染:巨细胞病毒、风疹病毒
颅内出血:Ⅰ型出血
局灶型缺氧缺血损伤
毒素:例如可卡因
代谢性疾病:Zellweger 综合征、脑肝肾综合征、全身性过氧化物酶体疾病、全羧化酶缺乏、钼辅因子缺乏
线粒体疾病
染色体异常

表 28.17　脑室周围假性囊肿不良预后相关因素

位于丘脑尾状核沟后
靠近侧脑室颞角或枕角
形态不典型
囊肿最大径≥9mm

脑室周围假性囊肿可分为先天性囊肿(前角囊肿)和室管膜下假性囊肿(多发于尾丘脑切迹后方)(图 28.43)[238]。本病需与脑室周围白质软化仔细鉴别。超声诊断本病后,还应进行母体 TORCH 血清学检查、胎儿超声心动图及详细的神经超声学检查、羊膜穿刺术行 CGH 和 CMV 的 PCR 检查,以及胎儿 MRI 检查。MRI 图像上,囊肿在 T_2 加权像上呈高信号,T_1 加权像上低信号,且大多位于丘脑尾状核沟和前角外侧。当位置或形态不典型时,MRI 因其能识别其他中枢神经系统异常显得更为重要[239]。

颅内肿瘤　中枢神经系统肿瘤的发生率为 0.34/1 000 000 活产儿,占所有儿科 CNS 肿瘤的 1% 和胎儿肿瘤的 10%。其病因尚不明确,但母体外源性因素暴露,例如药物、电离辐射和杀虫剂,可能与本病有关[241]。颅内肿瘤通常于妊娠晚期诊断,产前超声的鉴别诊断具有挑战性。胎儿 MRI T_2、T_1、T_2^* 加权成像能对肿瘤脑组织侵犯和压迫做出更详细的评估[242]。DWI 能够识别继发于颅内肿瘤占位效应所致的缺氧-缺血性脑实质损害[243]。当颅内出现实性或囊实性占位,导致脑脊液循环受阻,出现侧脑室扩大或脑积水、巨颅、颅内出血、羊水过多及高输出心力衰竭时,应疑诊胎儿颅内肿瘤。最后诊断应依据组织病理学检查。最常见的肿瘤为畸胎瘤,其次是星形细胞瘤、颅咽管瘤[244]。总体围产期预后差,死产率高,存活率仅 15%。大部分肿瘤无法手术治疗,因其占位效应可影响较大范围的脑组织。

胎儿畸胎瘤　畸胎瘤是最常见的颅内占位性病变,占所有胎儿期颅内肿瘤的 50%。大部分位于幕上（70%）。由于囊实性成分占比不同,于中线处快速生长（图 28.44）,其超声表现复杂且存在异质性。病变生长快速,可能充满整个颅腔,甚至出现巨颅和颅骨破裂[245]。彩色多普勒超声检查有助于与出血性病变鉴别[242]。最近一篇综述报道其诊断的平均孕周为 32 周（21~41 周）,平均肿瘤大小为 10cm（3.5~23cm）,胎儿存活率不到 8%,50% 在宫内死亡[246]。

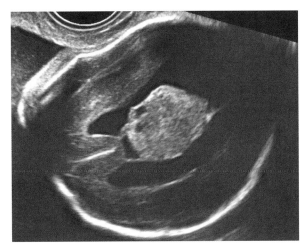

图 28.44　位于脑中部的快速生长的颅内畸胎瘤,几周内导致严重的脑积水和大脑结构的破坏

在 MRI T_1 和 T_2 加权像上,畸胎瘤表现为包含囊实性成分的异质性肿块,其信号强度因出血的存在,可表现为 T_2 高信号和 T_1 低信号到 T_2 高信号和 T_1 高信号不等。MRI 同时还可对肿瘤的范围以及占位效应对周围组织的影响进行细节评估[242]。

星形细胞瘤（神经胶质瘤）　此种实性肿瘤常在妊娠晚期经超声检查发现,表现为高回声肿块,常可引起中线移位。常伴发大头、脑积水和颅内出血。低级别星形细胞瘤生长缓慢,间变性星形细胞瘤合并颅内出血常需行肿瘤减灭术及多疗程化疗[247]。也有人提出可行质子放射治疗[248]。报道生存率为 20%~90%,主要取决于肿瘤分级和组织学类型[249],约 10% 的病例发生死产。

在 MRI 上,肿瘤表现为 T_1 加权等信号,T_2 加权高信号[250]。

颅咽管瘤　颅咽管瘤是起源于 Rathke 囊残留鳞状上皮细胞的良性肿瘤,位于鞍区中部。在超声表现与畸胎瘤相似,鉴别困难。由于其生长位置特殊,可压迫视交叉和视束,或导致下丘脑、垂体功能障碍及脑积水。手术常不能彻底切除肿瘤,

虽然是一种良性病变,产前发现者生存率很低。

在 MRI 上,T_1 的信号强度取决于病变成分（胆固醇、角蛋白、高铁血红蛋白）,信号高低不等。T_2 加权像上肿瘤表现为不均质高信号[250]。

脉络丛乳头状瘤　脉络丛乳头状瘤最常发生于侧脑室,偶见于第三或第四脑室[251]。通常在孕后期因单或双侧侧脑室增宽而发现。肿瘤位于脑室内,回声类似于近期脑出血,可通过瘤内有无血流信号进行鉴别。乳头状瘤偶可表现为囊性,囊壁有实性突起（图 28.45）。胎儿 MRI 上,肿瘤表现为 T_1 等信号,T_2 等高信号的实性肿块。T_2* 加权序列有助于瘤内出血的识别及与出血性病变的鉴别诊断。单体素波谱成像技术有助于乳头状瘤与罕见癌的鉴别[252,253]。

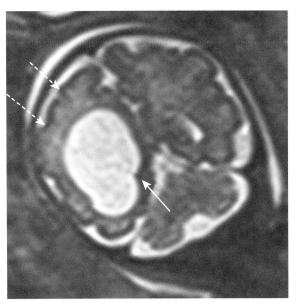

图 28.45　MRI 头颅冠状面 T_2 序列显示侧脑室壁小的低信号影。该结构可能为脑室壁的一部分,但在超声上显示为一个小的附壁结节（箭头）。胎儿 MRI 示顶叶区脑室周围白质 T_2 加权信号增强（虚线箭头）。提示囊性脉络丛乳头状瘤

脉络丛乳头状瘤手术切除后预后良好。虽然术中可能并发严重的不可控制的出血,但手术对于 96% 的病例仍然可行。约 20% 的病例会癌变,只能通过组织病理学检查进行鉴别[243]。

代谢性疾病

先天性代谢性疾病很罕见,但包括已报道的 500 种以上各种各样的疾病类型[254]。许多先天性代谢性疾病合并脑结构畸形,它在先天性疾病

患者中的发生率高达14%。由于胎盘能够清除有毒的代谢产物,大多数先天性代谢性疾病出生后才发病,当然也有病例在胎儿期即有表现[255]。

胎儿Zellweger综合征、非酮症性高血糖、丙酮酸脱氢酶缺乏症、I型谷氨酸尿症等可以出现产前MRI图像异常,常规T_1、T_2加权序列、DWI和弥散张量成像可用于研究白质束的细微结构改变,磁共振波谱成像可用于静态和动态数据的脑代谢定量测量[256]。磁共振波谱成像作为一种非侵入性的检查技术,能够提供大量化学产物的信息[257]。

皮质灰质受累时,会出现癫痫发作和脑病的表现。

婴儿深部灰质受累出现锥体外系症状,包括肌张力障碍、舞蹈病、手足徐动症或其他非自主运动障碍,白质受累出现椎体症状,例如痉挛、反射亢进和视力损害,小脑或其连接束受累表现为共济失调。

总结

胎儿中枢神经系统的产前检查仍十分复杂。但是随着超声技术的进步,包括高频探头、经阴道扫查技术、三维成像技术的应用,显著提升了对胎儿中枢神经系统异常的诊断潜能。在此基础上辅以MRI检查,进一步提升了对正常与异常大脑结构诊断的准确性,在不久的将来对脑功能性研究也将有所进展。此外,分子遗传学技术领域的快速发展,为诊断提供了新的思路。最后,对于孤立性脑部异常,只有标准化的长期随访数据才可能为父母提供最合适的咨询信息。

（谢红宁　译　孙瑜　审校）

参考文献和自我测试题见网络增值服务

第29章 胎儿心脏

CHRISTOPH WOHLMUTH AND HELENA M. GARDINER

本章要点

- 目前,证据表明胎儿心脏病的产前诊断可降低先天性心脏病(CHD)的发病率和死亡率,并让父母有时间为在三级诊疗中心为分娩做好计划和准备。
- 大约85%CHD胎儿的母亲是"低风险"人群,这表明对所有孕妇进行CHD筛查是非常必要的。
- 一个全面的胎儿心脏筛查流程,如标准的五个连续横切面扫查法,应纳入常规的中孕期产科结构筛查。
- 可疑心脏畸形应转诊给胎儿心脏病学专家。
- 胎儿CHD的管理需要多学科团队的协作,包括小儿心脏病学、胎儿医学、产科、新生儿学和护理学。导管依赖性心脏病或多种畸形的胎儿需要在三级诊疗中心分娩,便于产前-产后一体化管理。
- 几乎所有CHD胎儿都可以尝试阴道分娩,除非合并其他母体或产科剖宫产指征。阴道分娩的禁忌证包括先天性心脏传导阻滞和心功能不良。如果孕妇居住地离三级诊疗中心较远,或者需要实施统一产前-产后管理方案(如相关设备或术前准备),则可能需要人工催产。
- 某些特定病例,如主动脉瓣狭窄、肺动脉瓣狭窄或房间隔完整,可能需要考虑胎儿心脏的宫内介入干预。

概述

引言

先天性心脏病(CHD)在活产儿的患病率为6‰~9‰。然而,胎儿的患病率更高,因为部分CHD胎儿可能出现宫内死亡或被引产[1,2]。大约50%的CHD病情较重,需要在出生后一年内进行治疗。然而,其中约不到50%的患儿存在严重的右心室流出道梗阻、左心室流出道梗阻或主动脉弓缩窄,依赖动脉导管供血(通常称为严重CHD),出生后需要早期干预,因为动脉导管可能很快关闭。胎儿循环特有的结构(胎盘、静脉导管、卵圆孔、动脉导管)使胎儿能够很好地耐受心脏畸形带来的影响,大多数CHD胎儿可以存活下来,而不出现水肿。据估计,约85%的CHD患儿能够存活至成年。成人CHD患者的数量大于儿童,而且还在快速增长。然而,约1/3的CHD胎儿合并其他畸形或非整倍体。对于那些需要在围产期及时干预的CHD,产前需要仔细评估其严重程度,联合应用多种产前评估方法是非常必要的。

先天性心脏病的筛查

现在大多数国家的CHD筛查项目已包含对普通人群的筛查,这是胎儿医学的巨大进步。在前几年,CHD筛查还只提供给约15%的孕妇,即那些"高风险"人群[3-6]。

既往妊娠有过严重CHD胎儿时,再次妊娠至妊娠11~14周行胎儿超声心动图检查可以初步判断此次是否存在CHD。但对妊娠前3个月心脏检查结果的解读需要特殊的专业知识,并非常谨慎。有些严重CHD在妊娠11~14周无法检出,尤其是半月瓣异常、房室间隔缺损(因为房室间隔仍处于发育过程中)和肺静脉连接异常[7]。正如NT检查提高了对早孕期胎儿超声心动图检查的需求(见第19章),新的检测技术如扩展型胎儿游离DNA筛查也会带来更多的早孕期胎儿超声心动图的检查需求(见第22章)。对于筛查结果呈阳性的病例,需要制定详细的管理策略。能够对胎儿心脏解剖结构进行详细检查的最佳时间仍然是妊娠中期。我们建议对所有胎儿心脏进行结构筛查时都评估心脏的功能,如果发现结构或功能异常,应转诊至胎儿心脏病学专家做详细的胎儿超声心动图检查(见下文),这些专家有胎儿医学或心脏病学的背景。虽然心脏病的具体咨询最好由心脏病学专家来做,但多学科专家组成的团队,更能够提供最佳的围产期管理策略。

部分国家实行的五个横切面连续扫查法已经得到临床实践的充分验证,过去 10 年间 CHD 的产前诊断率得以显著提高。许多研究报告显示,这种扫查方法对 CHD 的产前检出率为 60%,但对于流出道异常(如完全性大动脉转位)的检出率仍然较低[8]。在具备确诊可疑病例所需医学设施的诊疗中心,CHD 的产前检出率达到更高水平,约为 85%[9]。大多数心脏缺陷在产前可以筛查出来,但并非所有的缺陷在妊娠中期都表现明显。瓣膜异常如主动脉瓣狭窄和肺动脉瓣狭窄可能在妊娠期进展,并在妊娠晚期表现出来,因此需要在随访过程中关注胎儿生长发育情况和胎盘状况。而单纯性肺静脉异位引流就非常难以检出。

产前筛查先天性心脏病的价值

高效的筛查流程有很高的临床实用价值,产前筛查 CHD 具有以下几个优点:

1. 产前诊断可以帮助父母充分理解病情,讨论可能的治疗方案和预后情况,从而做出最佳的临床抉择。

2. 产前可能的选择包括监测、转诊至专业的诊疗中心、侵入性诊断或终止妊娠。研究表明父母更喜欢获得全面的信息来做出明智的选择,尤其是关于未来生活质量的信息[10-12]。

3. 心外畸形、染色体或基因异常对预后影响较大[13,14]。对某些心脏畸形,胎儿期及早干预可改变其病程进展方向,改善未来的手术选择[15-18]。

4. 优化产前筛查流程最重要的价值在于能有效地改善出生后转归。如能有效地降低 TGA、流出道梗阻和主动脉缩窄患者的死亡率、发病率和术前脑损伤程度[19-23]。

胎儿心脏检查

2001 年,Yagel 教授[6]的团队提出了一种标准化超声筛查流程,简化了传统的心脏筛查方法,其流程包括五个连续的横切面:腹腔脏器定位、四腔心切面、左心室流出道切面、右心室流出道切面和三血管气管切面(图 29.1)。这种筛查流程被国际超声医学会(通常制定超声医学指南)接受[3-5]。筛查流程如表 29.1。在四腔心切面和三血管气切面中结合彩色多普勒比常规筛查提供了更多的重要信息。

在上述切面发现可疑异常时,应转诊至胎儿超声心动图专业团队,进行全面细致的检查,以明确诊断。广泛、全面的胎儿心脏超声检查流程以五个连续横切面为基础,还包括其他切面:心室和大动脉的短轴切面显示心脏四组瓣膜的位置与形态;冠状面显示心耳、房间隔和体腔静脉的回流;矢状面显示主动脉弓,以明确三血管气管切面上主动脉缩窄或离断等可疑异常。另外,采用彩色多普勒超声和脉冲多普勒超声评估心脏血流,再加上体静脉和肺静脉回流的检查,即构成胎儿超声心动图的综合评估流程。大多数胎儿医学专家还会检测脐动脉和大脑中动脉频谱。

胎儿先天性心脏病的妊娠期管理

当确定存在心脏缺陷、其他畸形或染色体异常时,应组织多学科进行综合会诊咨询。胎儿医学中心的多学科产前咨询应为孕妇和胎儿制订最佳的孕期和围产期管理策略。

多学科会诊包括如何明确诊断 CHD、对怀疑染色体异常增加必要的介入性检查、帮助孕妇做出妊娠抉择,如法律框架下的终止妊娠或出生后姑息关怀。继续妊娠者通常每 4~6 周进行一次超声评估,必要时行磁共振成像,并咨询外科专家的意见(小儿心血管外科和普外科)。最好在每次随访时,重新评估胎儿心脏解剖、心外畸形、生物学参数及血流动力学状态。大多数 CHD 胎儿可足月经阴道分娩。

患有严重 CHD、其他畸形或诊断不明确的胎儿应该在专业的诊疗中心分娩,从而能够出生后最初的数小时内对婴儿进行全面评估和治疗,避免母婴分离。

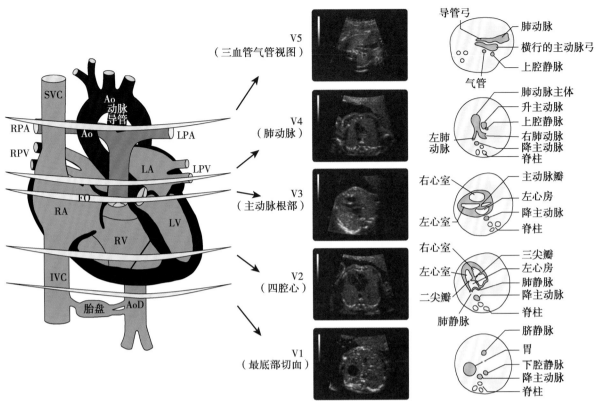

图 29.1 五个横切面连续扫查法模式图。V1, 内脏位置:胎方位需要首先确定下来,在诊断心脏复杂畸形时才能准确判断左、右侧内脏的位置。在正常情况下,腹主动脉位于脊柱左侧,下腔静脉位于脊柱右侧。V2,四腔心切面:评价心腔形态和对称性。左心房的解剖标志是冠状静脉窦和左心耳。右心室是三尖瓣连于室间隔、位置相对较低,存在调节束。V3和 V4,大动脉的交叉关系:主动脉先发出,然后向右侧走行,肺动脉与主动脉交叉。大动脉很容易辨认,因为肺动脉很早就出现了分叉。V5,三血管气管切面:三血管气管切面上可以比较主动脉横弓部和动脉导管弓,两者内径接近。还可以探及多余的血管,如永存左上腔静脉和迷走锁骨下动脉。AoD,降主动脉;FO,卵圆孔;LPA,左肺动脉;LPV,左肺静脉;LV,左心室;RA,右心房;RPA,右肺动脉;RPV,右肺静脉;SVC,上腔静脉

表 29.1 超声心动图筛查目录

横切面	关注内容	横切面	关注内容
腹部横切面	• 主动脉:脊柱左侧		• 房室连接一致(左心室位于左侧,右心室位于右侧)
	• 下腔静脉:脊柱右前方		• 房室瓣分离(三尖瓣比二尖瓣更靠近心尖)
	• 胃泡:左侧		• 与室间隔的连接(三尖瓣直接连于室间隔)
四腔心切面	• 正常肋骨		• 右心室存在调节束
	• 正常肺脏		• 原发房间隔
	• 心脏位置和大小		• 室间隔完整
	• 心轴(指向左侧 45° ± 20°)		• 卵圆瓣位于左心房
	• 没有心包积液,没有胸腔积液		• 冠状静脉窦内径正常
	• 左右心房,大小基本相等		• 肺静脉回流至左心房
	• 左右心室,大小基本相等		• 左肺至少一支回流至左心房
	• 心尖由左心室构成		• 右肺至少一支回流至右心房
	• 两组房室瓣膜		• 彩色多普勒超声:前向血流通过房室瓣口,没有混叠和反流

续表

横切面	关注内容	横切面	关注内容
左心室流出道	• 主动脉起自左心室 • 室间隔-主动脉的连续性 • 主动脉瓣纤细,开放良好 • 彩色多普勒超声:前向血流通过主动脉瓣口,没有混叠和反流	三血管气管切面	• 没有左上腔静脉 • 彩色多普勒超声:前向血流通过肺动脉瓣口,没有混叠和反流 • 主动脉弓位于气管左侧 • 动脉导管弓位于主动脉弓左侧 • 动脉导管弓内径与主动脉弓大致相等
右心室流出道	• 肺动脉起自右心室 • 肺动脉瓣纤细,开放良好 • 从左至右:肺动脉(分为左右两支),主动脉和上腔静脉 • 肺动脉内径最宽,主动脉次之,上腔静脉最细		• 没有左上腔静脉 • 主动脉峡部内径正常 • 彩色多普勒超声:两个弓内彩色血流没有混叠

神经发育延迟

CHD 患儿的神经系统发育延迟的现象已发现多年。以前认为这完全是出生后才发生的,与围产期事件和心脏手术相关,但目前这种观点正在发生改变。神经认知缺陷在左心发育不良综合征患儿中最常见,但也有报道称可见于大动脉转位患儿。产前诊断为大动脉转位的胎儿中,儿童期神经认知缺陷似乎并不甚普遍,也不甚严重[24]。目前这方面的研究正在深入进行,胎儿期和出生后的术前功能影像(如磁共振)异常并非与神经系统功能异常必然相关[25]。

目前,为 CHD 胎儿的家庭提供出生后神经发育缺陷的评估和咨询,尚需要更多地深入研究[26]。

特定病变的相关问题将在围产期管理章节中讨论。

先天性心脏病的宫内治疗

某些 CHD 需要与家属讨论是否需要宫内治疗。近年来,主动脉瓣狭窄、肺动脉瓣狭窄和卵圆孔血流受限已经能够实现宫内治疗,但疗效不一[16, 27-29]。宫内治疗的主要目的是使胎儿循环尽可能地接近正常,防止心室功能退化,促使主动脉瓣狭窄和肺动脉瓣狭窄胎儿在出生后能够维持双心室循环,保护左心发育不良胎儿的肺血管床,使随后的 Fontan 手术成功率更高。经验表明,胎儿主动脉瓣或肺动脉瓣成形术的作用比预期更有限,部分原因是病例和手术时机的选择[15, 30]。目前,单中心的病例选择标准已经发布并修正,但尚未在其他人群中进行验证[17, 18, 31, 32]。已经开展胎儿瓣膜成形术的国家,可以与家属讨论主动脉瓣狭窄和肺动脉瓣狭窄新的诊断方法。如果家属同意,可以与有经验的介入团队评估瓣膜成形术是否可能产生持久的疗效。目前,还没有临床证据为进一步的讨论提供信息。

疾病分述

四腔心切面异常的病变

左心发育不良综合征

概述: 左心发育不良综合征并不是某一种特定的畸形,而是描述左心发育不良的一系列疾病谱。新生儿发病率约占全部 CHD 的 3.5%[33]。经典的左心室发育不良综合征的定义是主动脉闭锁或狭窄,伴二尖瓣闭锁或狭窄,通常室间隔缺损较小,或室间隔完整。

病理生理改变: 几乎所有的病例中,二尖瓣存在狭窄或者闭锁。因此,卵圆孔血流方向以左向右为主。升主动脉通常发育不全,身体上半部分血供来自动脉导管。左心梗阻病变中,心房水平分流通畅至关重要。因为卵圆孔早闭或血流受限的会导致肺血管床高压,即肺静脉"动脉化"和肺淋巴管扩张[34, 35]。

伴发畸形

- 左心发育不良综合征包括左心发育不良的所有特点。
- 心外畸形的发生率约 30%，宫内生长受限的发生率约 20%。
- 染色体异常的概率为 10%~15%，包括 Turner 综合征（常发生妊娠早期宫内死亡）、18-三体、13-三体、Holt-Oram 综合征、Noonan 综合征、Jacobsen 综合征和 22q11 微缺失综合征[36,37]。

超声表现：四腔心显示左心室发育不良。二尖瓣膜性闭锁或为增厚的纤维组织。左心室流出道切面显示主动脉瓣增厚。升主动脉发育不良，三血管气管切面显示主动脉横弓内血流呈逆向灌注。与声束垂直的四腔心切面或冠状位的大动脉短轴切面，可以评估卵圆孔的大小和血流（图 29.1 和图 29.2）。卵圆孔血流受限时，肺静脉频谱 A 波反向[38]。合并严重三尖瓣反流表明右心室功能不全，提示预后不良。

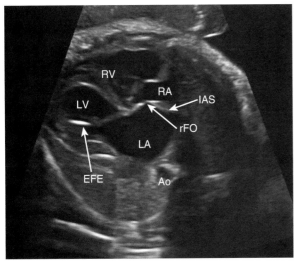

图 29.2 孕 37 周胎儿左心发育不良综合征并卵圆孔血流受限。房间隔增厚并向右心房侧膨出。左心室圆钝，心内膜回声增强（心内膜弹力纤维增生）。AO，降主动脉；EFE，心内膜弹力纤维增生；IAS，房间隔；LA，左心房；rFO，卵圆孔血流受限；RV，右心室

随访和围产期管理关注要点

- 二尖瓣和主动脉瓣口血流。
- 测量左心系统结构参数（二尖瓣、左心室、主动脉、升主动脉和主动脉横弓部）及其 Z 值[39,40]。
- 检查房间隔的形态及运动。
- 检查卵圆孔血流。
- 检查三尖瓣反流。

- 检查主动脉横弓部的血流方向。
- 提供侵入性诊断。
- 卵圆孔血流受限病例需考虑行产前房间隔支架扩张术。
- 准备在三级诊疗中心分娩，出生后用前列腺素 E 维持动脉导管开放。卵圆孔血流受限或早闭的患儿，考虑行急诊房间隔球囊扩张或外科手术。

治疗和疗效：左心发育不良综合征是导管依赖型 CHD，出生后需要用前列腺素 E 维持动脉导管开放，然后行 Norwood 手术或杂交手术（图 29.3）。Norwood 手术分为三期，一期手术是在出生后几天内，重建左心室流出道和放置体-肺循环分流管道：锁骨下动脉-肺动脉分支分流（Blalock-Taussig 分流术），锁骨下动脉-肺动脉或右心室分流（Sano 分流术）。二期为 Glenn 手术，将上腔静脉连接到肺动脉。三期为 Fontan 术，将下腔静脉也连接到肺动脉。如果不合并高危因素，Norwood 一期手术的手术成功率为 90%[41]，学龄前总体生存率为 50%~60%。右心室功能较差或卵圆孔血流受限患儿的死亡率更高[41,42]。产前诊断能明显改善新生儿生存[21]。左心发育不良患儿神经发育迟缓的风险增加，产前咨询时应告知家属。曾经认为这与心脏手术相关，最新研究表明大脑异常是持续进展的[25]。

重度主动脉狭窄

概述：主动脉狭窄程度不同，出生后转归可介于双心室与功能性单心室之间。主动脉狭窄的早期征象不明显，孕中期筛查很容易漏诊。主动脉瓣狭窄是最常见的类型。左心室内径可表现为相对正常、扩张或退化，最后发展为左心发育不良综合征。

病理生理学改变：主动脉狭窄的初期改变是左心室扩张，随后冠状动脉灌注减少和纤维化（心内膜弹力纤维增生症）导致左心室退化和继发性改变，引起左心功能障碍。

伴发畸形

- 主动脉狭窄可合并室间隔缺损、二叶式主动脉瓣和主动脉缩窄。心外畸形比较罕见。
- 主动脉瓣狭窄很少合并染色体异常，但主动脉瓣上狭窄易合并 William 综合征。

超声所见：四腔心切面显示左心室扩大，心内膜回声增强，心室收缩活动通常明显减

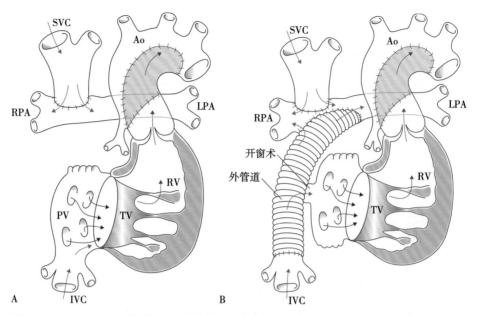

图 29.3 A. Norwood Ⅱ期手术:上腔静脉 - 肺动脉分流。B. Norwood Ⅲ期手术:全腔静脉 - 肺动脉分流。采用管道将下腔静脉与肺动脉连接。Ao,主动脉;IVC,下腔静脉;LPA,左肺动脉;PV,肺动脉瓣;RPV,右肺动脉;RV,右心室;SVC,上腔静脉;TV,三尖瓣

弱。如果二尖瓣出现重度反流,左心房会扩大。卵圆孔处血流以左向右为主。左心室流出道切面显示主动脉瓣增厚,开放受限。频谱多普勒显示主动脉瓣口流速增快,但由于左心室收缩能力减弱,主动脉瓣口流速也可以正常或减低。严重主动脉狭窄中,二尖瓣瓣口血流频谱呈单相,并伴有重度二尖瓣反流。升主动脉表现为狭窄后扩张或发育不良。主动脉弓部血流呈逆向灌注。

随访和围产期管理关注要点

- 测量左心系统参数(二尖瓣、左心室、主动脉、升主动脉、主动脉横弓和峡部)及其 Z 值。
- 检查卵圆孔处血流方向和速度。
- 检查二尖瓣口血流频谱和持续时间。
- 检查主动脉瓣口血流速度。
- 检查升主动脉和横弓部血流方向。
- 检查主动脉峡部舒张期血流速度(合并主动脉缩窄时)。
- 部分患者需考虑产前行瓣膜球囊扩张术。
- 安排心血管介入和外科手术团队进行产前咨询。
- 准备在三级诊疗中心分娩,严重主动脉狭窄需要前列腺素治疗。

治疗和转归:约 45% 的主动脉狭窄胎儿进展为功能单心室循环,出生后需要行姑息手术[31]。部分患者胎儿期需要考虑行瓣膜球囊扩张术[43]。出生后的管理策略取决于左心室形态和功能:轻

度主动脉狭窄,出生后行球囊扩张术即可。然而,许多主动脉狭窄胎儿出生后需要做复杂的外科手术,将肺动脉瓣移植在主动脉瓣的位置,建立右心室到肺动脉的管道,有些患儿还需要在儿童期进行主动脉瓣或二尖瓣置换术以维持双心室循环[17]。左心室严重发育不良、室壁显著增厚或左心功能较差的患者,如果右心功能良好,只能行单心室姑息手术。

三尖瓣闭锁

概述:三尖瓣闭锁的特征是右心房和右心室之间没有连接,通常情况下右心室发育不良,不同程度的肺动脉狭窄或闭锁。

病理生理改变:在三尖瓣闭锁中,体静脉回流到右心房后,经卵圆孔右向左分流至左心房。体静脉和肺静脉血经过扩大的二尖瓣口流向左心室。膜周部室间隔缺损连通左心室和右心室残腔。室间隔缺损处 80% 的血流流向肺动脉,20% 流向主动脉。不合并室间隔缺损时,右心室仅发育为微小残腔。

伴发畸形

- 通常合并肺动脉发育不良和闭锁。大多数心室 - 大动脉连接不一致(约 20%)的胎儿存在主动脉缩窄[44]。
- 三尖瓣闭锁很少合并染色体异常。

超声所见:四腔心显示一个主心腔和一个残

腔。仅可探及一组房室瓣,另一侧房室连接处为回声增强的纤维组织(图 29.4)。彩色多普勒超声检查确认血流流向主心腔。彩色多普勒和频谱多普勒超声联合应用,可判断流出道发育不良和梗阻。正确地判断主心腔形态对产前咨询十分重要。如果主心腔为左心室,心室短轴基底段则为鱼嘴状的二尖瓣。如果主心腔为右心室,短轴切面则会显示三尖瓣的三个瓣叶。

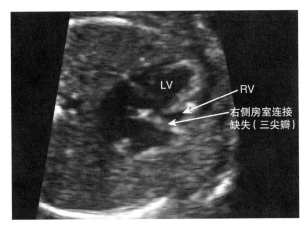

图 29.4 三尖瓣闭锁:右心房 - 右心室连接缺失,右心室发育不良。LV,左心室;RV,右心室

随访和围产期管理关注要点

- 辨别主心腔的解剖形态。
- 判断心室 - 大动脉连接。
- 判断流出道梗阻和主动脉缩窄。
- 检测动脉导管弓内的逆向血流,确认其对导管的依赖性。
- 准备在三级诊疗中心分娩,因为出生后需要前列腺素治疗。

治疗和转归: 三尖瓣闭锁治疗策略取决于流出道梗阻程度及伴发畸形。合并严重肺动脉狭窄或闭锁时,需建立体 - 肺动脉分流管道。如果大动脉内径比例失调,需要行主动脉弓缩窄术或扩展术。总体来讲,婴幼儿接受的是单心室循环的姑息治疗。一项大的多中心研究表明,三尖瓣闭锁的一年生存率约 83% 且不伴有迟发死亡[44]。主心腔为左心室患者的远期生存率相对更高[45]。

室间隔完整型肺动脉闭锁和肺动脉狭窄

概述: 肺动脉狭窄的特征是右心室流出道狭窄。胎儿期最常见的是肺动脉瓣狭窄,而轻度狭窄产前很少被检出。肺动脉闭锁可以是膜性(80%)或长段的肌性闭锁(20%)。本章节将讨论室间隔完整性肺动脉瓣闭锁和重度肺动脉狭窄。

病理生理学改变: 正常右心室由三部分组成:流入道,小梁部和流出道。室间隔完整型肺动脉闭锁和肺动脉狭窄的右心室形态可分为三种类型:三组分(三部分均发育良好),两组分(其中一部分发育不良)和仅有一组分(只有一个心室部分发育良好)。中 - 重度肺动脉狭窄中,因压力负荷过重,右心室严重纤维化,从而出现右心室功能障碍。三尖瓣发育常常较小,因血流充盈减少,右心室逐渐退化。伴有严重三尖瓣反流的患者,通常三尖瓣和右心室发育尚可,出生后有机会进行双心室矫治。三尖瓣闭锁时,体静脉回流至右心房,然后经过卵圆孔分流至左心房。肺血管由动脉导管内的逆向血流灌注(左向右分流)。仅一个组分发育的右心室常常会伴发冠状动脉瘘,其预后较差[46,47]。

伴发畸形

- 肺动脉狭窄通常是其他 CHD 的组成部分。约 1/3 的室间隔完整型肺动脉闭锁合并右心室 - 冠状动脉瘘[30,46-48]。
- 偶尔合并心外畸形,但没有某个特定器官会受累。
- 室间隔完整型肺动脉闭锁很少合并染色体异常。肺动脉狭窄常合并一些遗传综合征,如 Williams-Beuren 综 合 征、Alagille 综 合 征 或 Noonan 综合征。

超声所见: 室间隔完整型肺动脉闭锁和肺动脉狭窄的四腔心切面表现异常(图 29.5A)。由于后负荷较重,三尖瓣通常发育较小,腱索回声增强,产生中重度三尖瓣反流。在严重肺动脉狭窄或者肺动脉闭锁中,小梁过度生长导致两组分发育的右心室。最严重的病变中,即右心室发育不良合并三尖瓣和肺动脉瓣狭窄或闭锁,右心室仅有一个组分发育。这种情况可合并右心室 - 冠状动脉瘘,采用彩色多普勒和频谱多普勒超声的双向高速血流可确诊(图 29.5B)。彩色多普勒超声可显示肺动脉瓣口血流,其峰值流速可用脉冲多普勒和连续多普勒检测。三血管气管切面显示动脉导管内的逆向血流。由于右心房压较高,静脉导管 A 波出现缺失或反向[30],而且这可能在整个孕期中持续存在,并不代表胎儿缺氧。

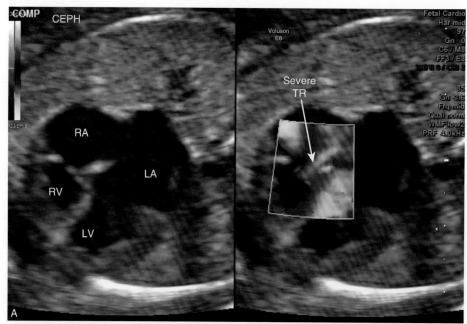

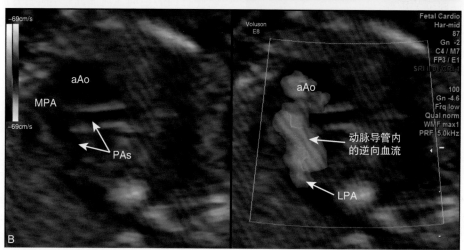

图 29.5　室间隔完整型肺动脉闭锁胎儿的右心室发育较小,三尖瓣重度反流(**A**)。肺动脉瓣口没有前向血流,发育较小的肺动脉由动脉导管内的逆向血流供血(**B**)。aAo,升主动脉;LA,左心房;LPA,左肺动脉;LV,左心室;MPA,肺动脉主干;PAs,肺动脉分支;RA,右心房;RV,右心室;TR,三尖瓣反流

随访和围产期关注要点

- 监测右心室大小(三尖瓣、右心室、肺动脉主干及分支)及其 Z 值。
- 定量评估三尖瓣反流。
- 监测动脉导管血流方向。
- 监测心室 - 冠状动脉瘘。
- 部分胎儿需考虑宫内瓣膜球囊扩张术。
- 准备转诊至三级诊疗中心,出生后用前列腺素维持动脉导管开放。

治疗与转归:与大多数胎儿 CHD 一样,除三尖瓣重度反流引起水肿外,该病通常不会出现血流动力学紊乱。理论上产前行瓣膜成形术有助于改善出生后右心室功能,但对已经出现水肿的胎儿无效。婴幼儿早期有机会实现双心室矫治,后期出现右心衰时只能行 Fontan 术。室间隔完整型肺动脉闭锁或重度肺动脉狭窄是一种导管依赖性 CHD,其预后不容乐观。尤其是存在心室 - 冠状动脉瘘时,可导致冠状动脉梗阻或死亡[48,49]。心导管检查在排除右心室依赖型冠脉循环及据此选择最佳的产后治疗策略方面很重要。在这种情况下,不考虑打开肺动脉瓣,因为这会导致冠状动脉窃血和心肌梗死。

左心室双入口

概述:在左心室双入口中,两个心房都与主

心室相连,而主心室为形态学左心室。

病理生理学改变:各种心房排列都有可能,两组房室瓣都开向主心室。房室瓣可以表现为两组发育均衡、一组发育不良或闭锁或共同房室瓣。另一个残存心室由室间隔缺损供血,可与一条或两条大动脉相连(正如右心室双出口)。

伴发畸形

- 左心室双入口的大动脉连接可存在多种变异,通常合并左心室流出道或右心室流出道梗阻。
- 需要排除内脏异位综合征。
- 很少合并染色体异常。

超声所见:需要特别关注腹腔脏器位置,因为可合并左心房异构或右心房异构。四腔心切面显示一个主心腔和残腔。正确识别主心腔的解剖形态对产前咨询至关重要。

随访和围产期管理关注要点

- 确认内脏位置和心腔解剖形态。
- 确认房室连接和心室 - 大动脉连接关系。
- 检测流出道梗阻的进展情况。
- 检测动脉导管和主动脉弓内的逆向血流,提示肺循环或体循环对导管的依赖性。
- 准备在三级诊疗中心分娩,因为存在导管依赖性循环。

治疗和转归:左心室双入口的矫治主要取决于流出道梗阻程度和伴发畸形。肺动脉瓣前向血流过少需要行体 - 肺动脉分流术,主动脉缩窄需要行弓修复术。最终,患儿需要行单心室姑息术。总体来讲,主心腔为左心室的胎儿出生后拥有较好的中期生存率[45]。

三尖瓣下移畸形

概述:三尖瓣下移畸形以三尖瓣环向心尖方向移动为特征,可导致右心室流入道心房化。临床表现取决于右心室房化和三尖瓣反流的程度。某些病例可出现胎儿心动过速和水肿。

病理生理学:右心室功能受损和三尖瓣重度反流常导致右心扩大。前向血流减少导致肺血管床发育不良,胎儿期可出现肺动脉瓣闭锁。当动脉导管内的逆向血流灌注肺动脉,而肺动脉和三尖瓣均存在严重反流,即出现病理生理学的"死亡循环"。右心房压升高导致静脉导管 A 波反向,可导致胎儿水肿和宫内死亡。

伴发畸形

- 三尖瓣下移畸形常合并流出道梗阻和房间隔缺损[50],偶尔可见心动过速。
- 严重的三尖瓣下移畸形由于右心房压升高和肺动脉闭锁,可出现胎儿水肿。
- 一项大的多中心研究表明,三尖瓣下移畸形胎儿羊水穿刺结果显示,约 20% 胎儿合并遗传学异常,最常见的是 21- 三体,CHARGE 综合征和 1p36 微缺失[23]。所以这类患者应提供侵入性检测。

超声所见:四腔心切面显示心脏增大(图 29.6)。右心房显著扩张,卵圆孔很大。三尖瓣瓣叶插入点向心尖下移,瓣叶对合不良,导致严重三尖瓣反流,彩色血流显示反流束起自瓣叶下方,达右心房后部。肺血管床灌注不足并发育不良,三血管气管切面显示肺动脉瓣反流,并且动脉导管内的血流呈逆向灌注。

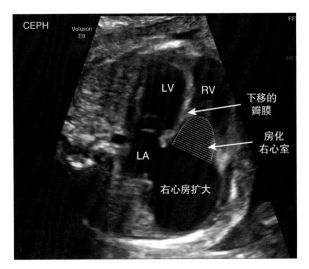

图 29.6 三尖瓣下移畸形中三尖瓣向心尖方向移位,导致部分右心室房化。瓣膜发育不良导致严重三尖瓣反流和右心房扩大。LA,左心房;LV,左心室;RV,右心室

随访和围产期管理关注要点

- 产前诊断时需评估预后指标,这对后期监测非常重要。
- 存在严重三尖瓣反流的胎儿需在当地每周监测胎儿水肿或室上性心动过速。一旦出现这些情况,需要快速转诊至胎儿医学中心治疗心动过速,监测母体镜像综合征。
- 提供侵入性遗传学检查。
- 孕晚期应进行多学科会诊,以决定出生后是否进行主动干预。如果是这样,需要准备转诊至

三级诊疗中心,提供合适的产后治疗方案,或安排姑息治疗。

治疗和转归:胎儿三尖瓣下移畸形的预后不容乐观。一项大的多中心研究表明其宫内死亡率为 17%,围产期总死亡率为 45%[23]。三尖瓣瓣环扩大、肺动脉瓣反流、右心室流出道梗阻、心包积液和孕 32 周前诊断都提示预后不良[23,51]。

仅少部分患儿进行外科手术,重要的是,为准父母提供姑息治疗的选择。

手术方式取决于畸形的严重程度。双心室矫治是尽量修复三尖瓣并缩小右心房。单心室手术包括三尖瓣封闭、房间隔切开、体 - 肺动脉分流,然后 3~6 个月行 Glenn 手术,3 岁左右完成 Fontan 术。

房室间隔缺损

概述:房室间隔缺损约占 CHD 的 4%[33]。它与染色体异常强烈相关,最常见的是 21- 三体。房室间隔缺损的特征是共同的房室连接。通常仅有一组房室瓣,偶尔可见到共同房室瓣分为左右两侧。室间隔缺损大小存在很多变异,也有可能没有室间隔缺损,这时候给产前诊断带来困难。根据左、右心室的相对大小,房室间隔缺损分为均衡型和非均衡型。

病理生理学改变:单纯房室间隔缺损在胎儿期没有血流动力学影响。当合并法洛四联症时,右心室流出道可出现不同程度的梗阻,从而依赖动脉导管。最常见于内脏异位综合征。在右心房异构中,可出现梗阻性完全型心下型肺静脉异位引流,从而需要早期手术。在单纯房室间隔缺损婴幼患儿病例中,房间隔缺损和室间隔缺损大小将决定左向右分流的程度和是否出现心力衰竭。

伴发畸形

- 非均衡性房室间隔缺损通常合并左心室发育不良、主动脉或肺动脉闭锁以及完全型肺静脉异位引流。约 5% 室间隔缺损患者合并法洛四联症,21- 三体的风险也增高[52]。
- 均衡性房室间隔缺损常合并心外畸形,但并没有特定器官受累[36]。非均衡性房室间隔缺损通常合并内脏异位综合征,以右心房异构和无脾综合征常见。
- 孕中期诊断均衡型房室间隔缺损的胎儿合并

21- 三体的概率为 40%~60%,较少与 18- 三体和 13- 三体相关[36,52,53]。孕早期的发生率更高。

超声所见:腹腔脏器的方位可能是异常的。心脏形态变得更圆一些,因为流入道间隔比流出道间隔更短。房间隔缺损和室间隔缺损的大小比例存在多种变异(图 29.7)。舒张期,彩色血流呈 H 形的蝴蝶征,流入道看不到瓣膜的分隔。扩张的冠状静脉窦(永存左上腔静脉)可能被误认为房室间隔缺损的房间隔缺损部分。原发房间隔的位置更靠前,是两者的鉴别要点。房室瓣短轴切面是诊断房室间隔缺损的确切切面。即使探及房室瓣分隔,也无法显示鱼嘴状的二尖瓣口,因为左侧瓣口开向室间隔。均衡性房室间隔缺损中,流出道和三血管气管切面通常是正常的。

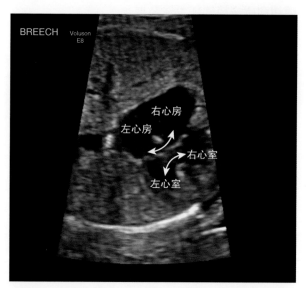

图 29.7　房室间隔缺损主要表现为共同房室连接和共同房室瓣。两个箭头所示的是房室间隔缺损的部分,这导致左右心血液混合

随访和围产期管理关注要点

- 检查内脏方位和心尖指向。
- 评估心室比例。
- 检测共同房室瓣的反流程度。
- 检查左心室流出道和右心室流出道的梗阻情况。
- 检查肺静脉的回流(心脏与膈肌的空间),排除完全性肺静脉异位引流,并在后期随访中再次核实。
- 非均衡性、合并内脏异位综合征、心外畸形或染色体异常的房室间隔缺损病例,需准备转诊至三级诊疗中心。

治疗和转归：单纯的、均衡性房室间隔缺损并非动脉导管依赖的。大多数病例出生后 3~6 个月，在体外循环下行外科矫治。如果症状明显，手术时机需提前。手术死亡率小于 5%，术后生存质量取决于伴发畸形，如 21- 三体。心脏畸形本身术后转归良好，除非合并严重的共同房室瓣反流[54]。非均衡型房室间隔缺损，因为常合并其他畸形（尤其是右心房异构合并完全型肺静脉异位引流），其预后较差。

室间隔缺损

概述：室间隔缺损是婴幼儿最常见的 CHD，产前诊断中单纯性室间隔缺损比较少见[33]。单纯的、小的室间隔缺损能够在胎儿期或出生后很快自愈。大的或多个室间隔缺损很可能有临床症状，出生后需要再次评估，而且可能合并遗传综合征或非整倍体。

病理生理学改变：胎儿期左心室、右心室压力几乎平衡，室间隔缺损没有血流动力学意义。出生后数周内肺动脉压力下降，室间隔缺损处产生左向右分流，肺循环血流量增多。患儿表现为难以喂养，呼吸困难，体重增长缓慢。

伴发畸形

- 室间隔缺损可作为很多 CHD 的组成部分，比如法洛四联症、完全性大动脉转位、右心室双出口、共同动脉干、主动脉弓离断、左心发育不良综合征和三尖瓣闭锁。
- 室间隔缺损可合并多种心外畸形。
- 单纯室间隔缺损合并非整倍体的概率尚不确切，大的室间隔缺损和合并其他畸形时需进行染色体核型分析。

超声表现：室间隔缺损表现为室间隔回声失落，断端的典型表现为高回声。四腔心切面尽量使声束垂直于室间隔，以减少假阳性和假阴性诊断。采用低脉冲重复频率的双向功率多普勒，且仔细注意增益设置，可以最佳地观察室间隔缺损处血流。

随访和围生期管理要点

- 检查心室比例，及在三血管气管切面检查大动脉比例。
- 检查大动脉及其血流是否在正常发育范围。
- 当存在大的室间隔缺损和心外畸形时，考虑进行有创性检查。
- 对于孤立性室间隔缺损的胎儿，可以在当地医院分娩。

治疗与结局：出生后孤立性室间隔缺损的诊断应通过临床检查和超声心动图进行确认。如果围产期情况稳定，最佳评估时间是在出生后 4~6 周，此时肺动脉压力已经下降，我们可以更可靠地评估分流的程度及对血流动力学的影响。小的室间隔缺损通常可自然闭合。大的缺损可能在出生后 4~6 周后出现症状，可以采用利尿剂治疗，或者计划进行手术治疗，少数病例可进行介入封堵。通常不需要进行再次手术，预后良好。

心房异构或异构综合征

概述：异构综合征的特征是主要器官的异常（希腊语：*heteros*）排列（希腊语：*taxis*）。在心脏病学领域，它的定义是基于心耳的形态，而不是腹部脏器的排列。心房异构胎儿显示双侧左心耳（左心房异构，LAI）或双侧右心耳（右心房异构，RAI）。

病理生理学：异构的病理生理学取决于相关的心内和心外畸形。

伴发畸形

左心房异构（多脾症）

- 最常见的是下腔静脉离断，伴有奇静脉连接于右侧上腔静脉或永存左上腔静脉，后者引流入扩张的冠状静脉窦。房室间隔缺损很常见。在左心房异构中，因窦房结缺失所致的先天性心脏传导阻滞可能会发生，且预后相对较差。
- 相关畸形包括胆道闭锁、肠旋转不良、原发性纤毛运动障碍和肺部异常（双叶肺）。
- 染色体异常很罕见。

右心房异构（Ivemark 综合征，无脾症）

- 最常见的心脏异常包括非均衡房室间隔缺损伴有肺动脉狭窄或闭锁。因为有两个形态学右心房，根据定义会存在完全性肺静脉异位引流。双侧腔静脉很常见。
- 右心房异构常与功能性无脾、两个三叶肺和其他胃肠道畸形并存。
- 染色体异常较罕见。家族性复发率可能高达 10%。

超声表现：诊断的要点是两个左心房或右心房，但是这些并不总是容易评估的。首先评估腹部血管的位置及其与脊柱的关系。

大多数左心房异构胎儿存在下腔静脉离断、奇静脉延续，其特征是在横断面和矢状面上主动脉后方均可见一大小相似的血管结构。在横断面上，奇静脉和主动脉并列，血流方向相反。奇静脉通常汇入右侧上腔静脉。冠状静脉窦通常容易识别。

在右心房异构中，下腔静脉通常与主动脉位于同侧，它可以在脊柱左侧，通常在脊柱右侧。胃泡较小，位置靠后，中位肝。未发现冠状静脉窦，心房后壁对称。另外，上行或下行垂直静脉可根据引流肺静脉的方向被识别，分别在心脏上方（心上型）或膈肌下方（心下型）引流肺静脉。

随访和围生期管理要点

- 连续超声扫查评估肺静脉走行及梗阻征象。
- 考虑胎儿磁共振成像进行支气管和胃肠道系统的评估。
- 儿科和小儿心外科医师的产前咨询。
- 如果血流动力学不稳定、完全性肺静脉异位引流存在梗阻或重要的相关缺陷，则计划在三级医疗中心分娩或讨论姑息治疗。

治疗与结局：预后取决于伴发畸形及其严重程度。对于不伴有心脏传导阻滞和伴发畸形的左心房异构儿童，预后一般较好。与正常儿童相比，异构儿童所有手术治疗的死亡率有所增加。完全性肺静脉异位引流的持续修复是外科治疗中最具挑战性的方面，但传导异常、心室功能差和瓣膜反流导致 Fontan 循环不太成功。大型、长期的系列报告显示，因合并复杂的心脏缺陷、胃肠道畸形和感染，仅有不到 25% 的右心房异构儿童能够活到 4 岁[55]。据报道称，在后续的妊娠中再发风险高达 10%。

体静脉回流变异

概述：体静脉回流变异包括下腔静脉离断伴奇静脉延续和永存左上腔静脉（left superior vena cava, LSVC）。如没有其他心内和心外畸形，二者都可以被认为正常变异。

静脉导管缺如的诊断与生长受限和非整倍体相关。脐静脉通过多种途径进入体循环：直接进入下腔静脉或髂静脉，经门静脉窦进入右心房或冠状静脉窦，或经肝窦进入，也可能绕过肝脏直接进入心脏，导致心力衰竭或出生后膈肌缺陷，从而导致右侧膈疝[56]。门静脉系统可能缺如，导致严重的代谢问题和很高的发病率和死亡率。

病理生理学：在正常胚胎发育过程中，左上腔静脉退化。如果它持续存在，它将引流左锁骨下静脉和颈静脉的血液经冠状静脉窦入右心房。与右上腔静脉相比，扩张的冠状静脉窦将导致左心室流入道改变，进而导致左心室细长和主动脉弓发育不良。下腔静脉离断是由于下腔静脉节段形成和吻合失败所致。来自下半身的没有直接引流至右心房，而是通过奇静脉或半奇静脉引流至上腔静脉。

伴发畸形

- 左上腔静脉通常与很多心脏畸形相关。扩张的冠状静脉窦可能会在妊娠早期改变左心血流，导致一定程度的左心发育不良，最重要的病理结局是主动脉缩窄。静脉导管缺如导致右心房扩张和严重三尖瓣反流。
- 左上腔静脉和下腔静脉离断与异构综合征相关。
- 一系列研究报道约 9% 的孤立性左上腔静脉胎儿存在染色体异常[57]。然而，这可能因入组人群的选择偏倚而高估了真实发生率。静脉导管缺如胎儿应该建议进行染色体核型检查。

超声表现：存在左上腔静脉时，扩张的冠状静脉窦在标准的四腔心切面中可以显示为一个"圆圈"（图 29.8A）。后位四腔心切面可见两条平行线伴有房间隔区域回声中断，容易被误认为原发孔型房间隔缺损。在右心室流出道和三血管气管切面，左上腔静脉位于动脉导管左侧（图 29.8B）。

在下腔静脉离断病例中，90% 的腹部横切面靠前和靠右侧看不到血管结构。相反，可以在主动脉后方观察到扩张的奇静脉和半奇静脉。在纵切面中可见奇静脉与主动脉并列，血流方向相反。

在腹部横切面和矢状面均可见扩张的门静脉窦，但未探及静脉导管。应寻找门静脉，并确定脐静脉和体静脉的连接。

随访和围生期管理要点

- 检查腹部脏器位置，探查扩张的奇静脉和肝脏门静脉异常。
- 通过探查心耳和冠状静脉窦排除异构综合征。
- 存在左上腔静脉时，检查左心大小（二尖瓣、左心室、主动脉瓣、升主动脉、主动脉弓和峡部）并获得孕周矫正的 Z 值[39,40]。

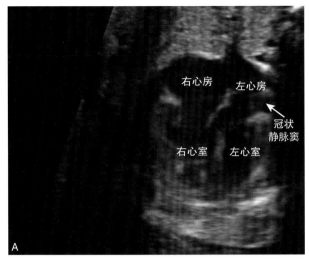

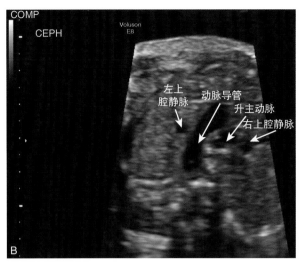

图 29.8 永存左上腔静脉的胎儿超声心动图显示扩张的冠状静脉窦（A）和三血管切面上的第四条血管（B）

- 存在左上腔静脉时，检查卵圆孔的血流方向和二尖瓣流入道血流。
- 孤立超声表现的病例可考虑在当地医院分娩。

治疗与结局：不需要对孤立左上腔静脉和下腔静脉离断进行治疗，其预后很好。

需要观察流出道切面的病变

完全性大动脉转位

概述：完全性大动脉转位约占所有先天性心脏病的 5%[33]。它的定义是房室连接一致，但心室与大动脉连接不一致，主动脉起源于形态学右心室，肺动脉起源于形态学左心室。

病理生理学：在胎儿循环中，通常不会由大动脉转位引起血流动力学失衡。出生后，右心室将乏氧的全身静脉血重新泵回全身，从肺静脉来源的富氧血再循环至肺血管中。这两个循环并非串联的，而是并联循环，如果没有卵圆孔和动脉导管充分的交通，这种情况是致命的。10% 的完全性大动脉转位胎儿伴有限制性卵圆孔，使这些新生儿围产期死亡的风险增加。产前使用前列腺素会使这种病理生理情况下的氧合状况恶化，在专家对出生后的心房交通进行评估之前应避免使用该药物。

伴发畸形

- 最常见的相关心脏畸形是室间隔缺损，有时也会有左心室流出道梗阻。
- 完全性大动脉转位很少与心外畸形或染色体异常相关。

超声表现：在孤立性完全性大动脉转位中，四腔心和左心室流出道切面通常是正常的。诊断线索是起源于左心室的血管在发出后不久便分叉。两条大动脉不交叉，二者平行走行（图 29.9）。由于动脉关系异常通常无法获得正常的三血管气管切面，只能同时看到两条血管（主动脉和上腔静脉）。预测围生期健康情况很难，因此需要连续记录卵圆孔和动脉导管血流。妊娠 34 周后进行高流量吸氧试验可以提示肺血管床良好的反应性和更好的产后适应能力[58]。

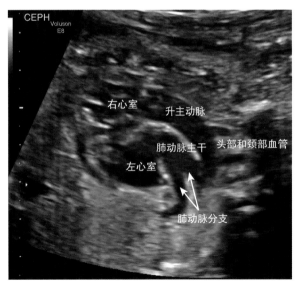

图 29.9 大动脉转位显示分别从右心室发出的主动脉和左心室发出的肺动脉平行走行

随访和围生期管理要点

- 检查卵圆孔的大小和通畅性，直至出生。
- 检查半月瓣和流出道的发育不良和梗阻情况，这些可能会妨碍大动脉调转术。
- 检查动脉导管的通畅性及血流方向。

- 可考虑妊娠晚期吸氧试验。
- 计划在三级医疗中心分娩,需评估分娩后不久心房血混合情况,如果没有限制性卵圆孔,需使用前列腺素保持动脉导管开放。
- 如果怀疑存在限制性卵圆孔,出生后需准备紧急球囊房间隔造口术。

治疗与结局:出生后,如果不存在卵圆孔缩窄,可以使用前列腺素保持动脉导管开放。如果没有足够的心房血混合,有指征进行球囊房间隔造口术以提高全身血氧饱和度。完全性大动脉转位的最终手术治疗是在出生后头几天进行大动脉调转术,以便重新建立正常的循环。在矫正手术不可行的情况下(如存在严重的肺动脉瓣狭窄、右心室发育不良、房室瓣的坐跨或骑跨、某些类型的壁内冠脉走行),可考虑进行姑息手术(Rastelli或者Nikaido手术)。

大动脉调转术后的生存率很好(>95%),通常生活质量正常。神经系统发育迟缓是包括完全性大动脉转位在内的先天性心脏病儿童需要关注的问题[26]。

双重连接不一致或先天性矫正性大动脉转位

概述:双重连接不一致(DD)或先天性矫正性大动脉转位(corrected transposition of great arteries,cTGA)在所有先天性心脏病中占比不到1%。该病主要特征是房室和心室大动脉连接均不一致。右心房连接形态学左心室,后者将血射入肺动脉,左心房连接形态学右心室,后者将血射入主动脉。

病理生理学:cTGA胎儿通常不会出现血流动力学失衡,即使合并室间隔缺损(ventricular septal defect,VSD)。胎儿可能会出现心脏传导阻滞或后续会出现这一异常。如果存在严重肺动脉瓣狭窄,则可能会出现二尖瓣反流(右侧房室瓣)。因合并Ebstein畸形,三尖瓣反流(左侧房室瓣)也可能会出现。孤立的cTGA在儿童时期可能不会被发现,只有在成人中出现心力衰竭或心脏传导阻滞时才会被发现。冠状动脉情况和传导组织均不正常。

伴发畸形

- 最常合并的心脏畸形是VSD、肺动脉狭窄和Ebstein畸形。在定期检查中应该排除完全性心脏传导阻滞。

- cTGA很少合并心外畸形或染色体异常。

超声表现:由于心尖异常,可能会怀疑存在矫正性大动脉转位,心尖通常位于中央或靠右侧,心脏呈圆形。房室瓣插入位置存在距离,左侧三尖瓣比右侧二尖瓣更靠近心尖。小梁化的心室位于左侧,如果合并Ebstein畸形时,房室瓣位置更靠近心尖且有反流。不一致的心室大动脉连接似乎是平行的而非交叉,心室通常是并列的而不是前后关系。可能合并肺动脉狭窄。三血管气管切面通常仅显示主动脉弓和上腔静脉(superior vena cava,SVC)。

随访和围生期管理要点

- 检查瓣膜反流情况(Ebstein畸形)。
- 除外室间隔缺损和肺动脉狭窄,确保足月时病变不依赖动脉导管。
- 监测胎儿水肿和心脏传导阻滞的情况。
- 如果不存在导管依赖的病变、水肿或心脏传导阻滞,可计划当地分娩。

治疗与结局:单纯cTGA胎儿出生后不需要治疗。产后超声心动图和心电图将为确诊提供基本信息。

在儿童后期可考虑进行双调转术纠正循环,从而保证左心室作为体循环的心室。这是个复杂且相对少见的手术,只能在有经验的中心完成。日本一项大型的研究报道20年生存率为80%[59]。

法洛四联症(tetralogy of Fallot,TOF)伴有肺动脉狭窄和闭锁

概述:TOF是一种圆锥动脉干畸形,是圆锥间隔前移所致,从而导致以下特征性组合:室间隔缺损、主动脉骑跨和右心室流出道梗阻。还有一个表现为右心室肥厚,通常只在无法及时手术的儿童病例上观察到。肺动脉瓣狭窄的程度不同,可以从很轻度到完全梗阻,乃至无血流通过肺动脉瓣(肺动脉闭锁)。另外一个罕见的变异是法洛四联症合并肺动脉瓣缺如,其特点是显著扩张的肺动脉分支和严重的肺动脉瓣反流。

病理生理学:在胎儿时期,单纯TOF不会出现明显的血流动力学失衡。然而,当肺动脉瓣缺如时,可能会出现明显的血流动力学异常,导致胎儿水肿和死亡。TOF或肺动脉闭锁病例中,主要肺血管可能发育很差,但是可能存在来自主动脉的多个血管供应肺部[主-肺动脉侧

支血管(major aortopulmonary collateral arteries, MAPCA)]。出生后,室间隔缺损允许右心室和左心室间血液混合,但是肺动脉瓣、瓣上狭窄通常会阻碍肺部血流过多。存在严重的肺动脉狭窄或肺动脉闭锁时,流向肺部的血流通常是导管依赖性的。在肺血管阻力高、全身血管阻力低的情况下,血液优先进入体循环,导致缺氧发作。与之相反的是,MAPCA 患儿存在肺循环血流过多,分娩后可能呈粉红色,伴有呼吸急促。

伴发畸形

- TOF 中相关 CHD 很常见[60]。25% 的病例存在右位主动脉弓(right-sided aortic arch, RAA),与 22q11 微缺失风险增加相关[61]。
- 约 1/4 的 TOF 胎儿合并心外畸形,如腹部病变(脐膨出)[36,60]。胸腺发育不良增加 22q11 微缺失的风险。
- 染色体异常的风险约为 30%,其中 21- 三体、

13- 三体和 18- 三体及 22q11 微缺失是最常见的[60,61]。

超声表现:心轴左偏可能是胎儿心脏圆锥动脉干畸形的第一个线索。四腔心切面上可能看似正常,但是三尖瓣偏移距离减少可能是一个敏感征象。VSD 可能只在左心室流出道(left ventricular outlet, LVOT)切面观察到,室间隔与主动脉内壁的连续性(形似"芭蕾舞演员的脚")中断,并可见增宽的升主动脉骑跨于室间隔缺损之上。右心室流出道(right ventricular outlet, RVOT)切面可能看起来很小,流出道间隔增大导致 RVOT 梗阻。彩色多普勒超声显示主动脉接受来自双心室的血液,呈 Y 形(图 29.10)。三血管气管切面常常显示两条血管(主动脉和上腔静脉),并将显示相对于气管的主动脉弓位置。25% 可见 RAA。采用彩色多普勒超声评估动脉导管的血流方向。

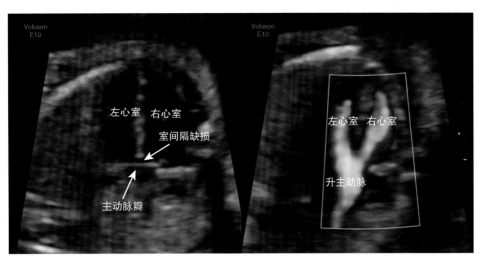

图 29.10　TOF 胎儿超声心动图显示膜周部室间隔缺损、主动脉骑跨。彩色多普勒超声显示双心室血液进入主动脉(Y 形)

随访和围生期管理要点

- 检查有无房室瓣畸形和室间隔缺损。
- 测量肺动脉瓣、肺动脉主干及分支,并转化为孕龄校正的 Z 值。
- 确认肺动脉分支汇合。
- 如果肺动脉分支扩张,使用彩色多普勒确认是否存在肺动脉瓣缺如及来回穿梭的血流。
- 检查动脉导管的血流方向,确认是否存在肺动脉闭锁。
- 检查肺动脉闭锁的 TOF 是否存在 MAPCA。
- 提供有创性产前诊断。

- 计划在三级医疗中心分娩。

治疗与结局:出生后治疗取决于肺动脉梗阻的严重性。如果肺动脉大小适当,出生后婴儿通常无症状。外科手术通常是在出生后 4~6 月龄进行,生存率高达 95%,结局良好[61]。然而,肺动脉瓣反流和右侧心力衰竭可能会发生在童年后期,这需要进行肺动脉瓣置换术。肺动脉闭锁或肺动脉内径细小时,采用前列腺素维持动脉导管开放,分娩后尽早进行主动脉 - 肺动脉分流。远期并发症也是类似的。总体来讲,由于 TOF 常与其他畸形相关,其预后比单纯只有心脏异常的病例更差。

TOF 合并肺动脉瓣缺如患者肺动脉分支明显扩张进而导致气管支气管受压,其预后很差。

右心室双出口

概述: 当主动脉和肺动脉均起自右心室,且大动脉关系正常(VSD 型)或当主动脉起自右心室靠前位置,肺动脉居中(TGA 型),便可使用右心室双出口这一术语。

病理生理学: 右心室双出口的血流动力学取决于心脏连接和梗阻情况。大动脉之间的关系可以正常(与 TOF 有很多相似之处)或异常(此时主动脉位置靠前)。VSD 与流出道的相对位置关系,有助于确定手术方式。无论是肺动脉梗阻还是左心室流出道梗阻都将决定是否需要使用前列腺素及早期手术,以便使肺循环或体循环获得足够的血流。

伴发畸形

- 右心室双出口常合并二尖瓣闭锁、肺动脉狭窄或缩窄。
- 与 TOF 相似,高达 70% 的 DORV 胎儿合并心外畸形。
- 染色体异常很常见,包括 21- 三体、13- 三体、18- 三体和 22q11 微缺失综合征[62-64]。

超声表现: 心轴左偏可能是心脏圆锥动脉干畸形的第一个线索。四腔心切面可显示各种程度的畸形或正常图像:可以是正常四腔心切面,也可以是单心室伴随主心腔和未发育的小心腔。多普勒超声显示右心室将血流同时射入两条大动脉。当大动脉关系异常时,在三血管气管切面仅见一条大动脉;肺动脉狭窄、肺动脉闭锁或主动脉缩窄时可见主动脉弓血流反向。频谱多普勒可量化肺动脉狭窄或主动脉狭窄和主动脉缩窄时舒张期血流异常[40]。

随访和围生期管理要点

- 检查房室连接是否异常(无瓣或无孔瓣膜)。
- 确定主心腔的形态。
- 检查 VSD 大小及与流出道的相对位置关系。
- 检查大动脉关系(正常或异常)和大小。
- 检查肺动脉分支大小,确定汇合关系。
- 检查动脉导管的血流方向。
- 检查主动脉弓和峡部的大小和血流方向。
- 提供有创性产前诊断。
- 计划在三级医疗中心分娩。

治疗与结局: 手术治疗取决于精确的心脏解剖和 VSD 的位置。出生后,这样的病变组合有些可进行双心室循环,有些需放置导管,也有些则进行单心室循环。本病常合并心内及心外畸形。与单纯只有心脏表现者相比,合并心外畸形者预后一般更差。

共同动脉干(common arterial trunk,CAT)

概述: 共同动脉干是一种圆锥动脉干畸形,其特征是单一流出道灌注体循环和肺循环。它约占所有 CHD 的 1%[33],几乎总合并较大的 VSD。Collett 和 Edwards[65] 将共同动脉干分为四型:Ⅰ型,肺动脉主干起自共同动脉干,再分为左、右肺动脉;Ⅱ型,肺动脉分支分别起自共同动脉干,但彼此很靠近;Ⅲ型,肺动脉分支分别起自动脉干,但彼此距离较远,其中一支有时起自较小的动脉导管。通常第四型包括在肺动脉闭锁的 TOF 中。

病理生理学: 共同动脉干不是导管依赖的病变。当出生后肺血管阻力下降,较大 VSD 导致肺部血流增加,数周内可出现充血性心力衰竭。除非存在主动脉弓离断,否则通常无正常的动脉导管。在Ⅲ型共同动脉干中,一支肺动脉分支起自较小的动脉导管,导致导管依赖的肺循环,分娩后需要前列腺素维持动脉导管开放。

伴发畸形

- 共同动脉干常合并主动脉弓异常,包括右位主动脉弓、主动脉弓发育不良和双主动脉弓。
- 40% 的 CAT 合并心外畸形且累及多个器官[66]。
- 染色体异常也很常见,以 22q11 微缺失最常见,约 30% 的胎儿会出现[66,67]。

超声表现: 心轴左偏可能是圆锥动脉干畸形的第一个线索。如果不存在大的流入道 VSD,四腔心切面可以无明显改变。仅见一组半月瓣(动脉干瓣膜)。LVOT 可见一条大动脉骑跨于室间隔缺损之上,肺动脉分支直接从其上发出。动脉干瓣膜瓣叶发育不良、增厚并反流。如果反流严重,左心室可能会扩张并回声增强。彩色多普勒超声显示血流自两个心室射入共同动脉干,同时可确认瓣膜狭窄或反流的存在。动脉干瓣膜的短轴切面可能显示瓣叶数目异常。胸腺可能缺如或发育不良[68]。因动脉导管通常缺如,三血管气管切面显示为单一弓(主动脉弓)。

随访和围生期管理要点

- 检查动脉干瓣膜有无狭窄或关闭不全。
- 评估心脏功能和心内膜是否纤维化。
- 检查是否存在弓异常。
- 检查胸腺是否存在发育不良或缺如。
- 提供有创性产前遗传学检测。
- 计划在三级医疗中心分娩。尽管Ⅰ型和Ⅱ型不依赖导管,产前常与肺动脉闭锁的 TOF 混淆。后者属于导管依赖的病变,因此建议谨慎处理。

治疗与结局: 严重的动脉干瓣膜关闭不全可能会导致胎儿心力衰竭和水肿。出生后结局依赖于是否存在动脉干瓣膜狭窄或关闭不全以及需要新生儿期修复的主动脉弓离断。否则,手术通常在出生后前 4 周进行。手术包括肺动脉从共同动脉干上分离,并通过管道连接右心室和肺动脉。重建左心室流出道并关闭 VSD。如果没有 22q11 微缺失或相关的心内或心外畸形,手术效果良好。在儿童期和成人期需要进行导管置换术,这可能对未来发病存在重要的影响。

主动脉缩窄(coarctation,CoA)和主动脉弓离断(interrupted aortic arch,IAA)

概述: 主动脉缩窄较常见,约占所有 CHD 儿童的 5%[33]。它被定义为主动脉弓狭窄,通常位于峡部,就在动脉导管插入降主动脉的近端[69]。主动脉弓离断可以分为左锁骨下动脉和动脉导管之间主动脉弓部分缺如(A 型)、左颈总动脉和左锁骨下动脉之间缺如(B 型)、右颈总动脉和左颈总动脉之间缺如(C 型)。

病理生理学: 在宫内,主动脉缩窄导致左心室后负荷增加,充盈减少,从而使更多血液分流入右心。因此,心室大小常存在明显差异。

伴发畸形

- 主动脉缩窄和主动脉弓离断常合并 VSD 和左心梗阻。主动脉瓣二叶畸形比例较高,高达 50% 的主动脉缩窄婴儿合并该疾病[70]。
- 心外畸形较常见,几乎累及所有器官系统[71]。高达 5% 的病例合并血管畸形,如囊状动脉瘤,这是脑卒中的危险因素。1/3 的成人会出现高血压。
- 主动脉缩窄与 Turner 综合征相关,其他相关的染色体异常包括 18- 三体和 13- 三体[71]。22q11 微缺失常与 C 型主动脉弓离断有关。

超声表现: 四腔心不均衡需怀疑主动脉缩窄(图 29.11A)。本病与左心发育不良综合征不同,其左心室依然构成心尖,二尖瓣双相血流。筛查主动脉缩窄的金标准是三血管气管切面,显示主动脉弓和动脉导管弓不成比例[72]。在矢状面上可见 "支架征"。左颈总动脉和左锁骨下动脉之间的距离增加可能是个诊断线索。彩色多普勒超声显示主动脉峡部血流持续至舒张期,脉冲多普勒超声典型表现为舒张期流速增加,常为 30~40cm/s(正常情况下,小于 15cm/s)(图 29.11B)。可以看到主动脉弓狭窄段前方血流反向。如果怀疑主动脉缩窄,在三血管气管切面,测量峡部和动脉导管弓内径,转化为孕龄校正的 Z 值[40]。低于 2 倍标准差的数值表明弓发育不良,有必要进行随访。主动脉瓣可能为二叶畸形。在主动脉弓离断中,

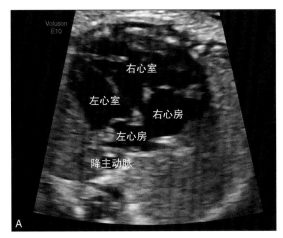

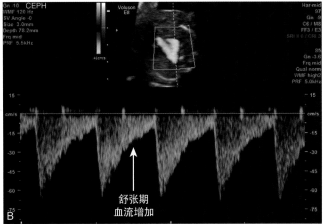

图 29.11 妊娠中期胎儿四腔心切面的左右心比例失衡提示主动脉缩窄,且有必要在三血管气管切面测量主动脉峡部(A)。频谱多普勒超声显示舒张期主动脉峡部血流增加(B)

无法在跨过气管区域追踪横弓。矢状切面显示纤细的升主动脉延续为头臂动脉进入胎儿颈部。

随访和围生期管理要点

- 在三血管气管切面主动脉峡部和动脉导管汇合处近端测量二者内径,并转化为孕周校正的Z值[40]。
- 主动脉弓离断时,追踪头颈部血管以确定分型。
- 测量二尖瓣、左心室、主动脉瓣、升主动脉和主动脉横弓[39]。
- 检查二尖瓣流入道血流频谱、卵圆孔和主动脉瓣血流以鉴别其他左心系统畸形。
- 检查主动脉瓣瓣叶,除外二叶瓣。
- 提供有创性产前诊断。
- 计划在三级医疗中心分娩,监测动脉导管关闭后弓异常和血流情况。

治疗与结局:主动脉弓离断需要早期手术,主动脉缩窄手术修复的时机依赖于其严重程度。手术通过正中胸骨切开术或胸廓切开术进行旁路手术,这取决于手术的偏好。手术修复后的预后非常好,然而可能会发生再狭窄。通常通过球囊扩张治疗,但是有时会在手术部位出现再缩窄或动脉瘤形成需再次手术。

1/3的年轻人会罹患高血压病,这提示心脏病团队对该病早期发现和连续随访至成年期非常重要[73,74]。主动脉瓣二叶畸形可能需要手术治疗。

RAA和双主动脉弓(double aortic arch,DAA)

概述:孤立性右位主动脉弓和双主动脉弓报道的患病率很低(<0.01%)[75]。然而,真正的患病率可能更高,因为这两种疾病在产前和产后都是无症状的。

病理生理学:主动脉弓异常被认为是胚胎发育过程中双主动脉弓异常发育和退化所致。Edwards[76]提出一个假设模型来解释主动脉弓异常发育。双主动脉弓和右位主动脉弓与左位动脉导管包绕食管和气管[77,78],因此有可能导致梗阻,进而导致出生前羊水过多、肺高回声和膈肌偏平,出生后呼吸和吞咽困难。

伴发畸形

- 右位主动脉弓和双主动脉弓有时合并心脏圆锥动脉干畸形。

- 右位主动脉弓和双主动脉弓很少合并心外畸形。胸腺发育不良提示22q11微缺失。右位主动脉弓时染色体异常风险增加。5%~10%的孤立性右位主动脉弓合并22q11微缺失[75,79]。

超声表现:三血管气管切面是诊断弓异常的金标准。以气管为参考点,评估大血管的相对位置。在正常情况下,主动脉和动脉导管位于气管左侧。右位主动脉弓,主动脉弓位于气管右侧,83%为左位动脉导管,血管包绕气管形成U形血管环。另外17%主动脉弓和动脉导管弓均位于右侧。双主动脉弓中,升主动脉形成分支,左位主动脉弓和右位主动脉弓完全包绕气管和食管[80](图29.12)。迷走左锁骨下动脉(aberrant left subclavical artery,ALSCA)可能形成血管吊带。

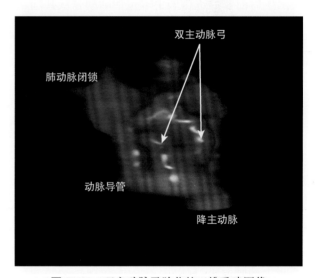

图29.12　双主动脉弓胎儿的三维重建图像

随访和围生期管理要点

- 检查气管和食管压迫征象:羊水过多、双肺高回声和膈肌低平。
- 提供有创性产前遗传学检测。
- 计划在三级医疗中心分娩。考虑对患有严重气管食管梗阻的胎儿进行子宫外产时治疗(EX-utero intrapartum treatment,EXIT)。

治疗与结局:治疗和结局取决于是否存在食管气管梗阻和伴发畸形。严重产前气管压迫的病例,有指征进行EXIT。在双主动脉弓病例中,应该监测婴儿是否存在呼吸困难、气管软化和吞咽困难,如存在需直接进行手术治疗。在右位主动脉弓和左位动脉导管中,动脉导管关闭形成韧带可能导致气管梗阻,需要外科切除术。迷走左锁骨下动脉起源于 Kommerell 憩室,在再植入之前需要前列腺素治疗维持动脉导管开放。儿外科医师通常会在患儿婴儿期选择性剪掉导管的残余部分,以防止气管壁损伤或症状性食管梗阻。

动脉导管提前收缩、狭窄

病理生理学: 在宫内,只有 13%~25% 的右心室输出量被输送至肺部,因为肺血管阻力高,剩余部分通过动脉导管分流至体循环[83]。动脉导管提前收缩导致右心室后负荷增加和三尖瓣反流。

超声表现: 右心室扩张伴有功能减低。彩色和频谱多普勒超声显示明显的三尖瓣反流。肺动脉瓣可能正常,但是肺动脉常扩张(图 29.13A)。动脉导管多普勒超声显示收缩期和舒张期流速较高(图 29.13B)。

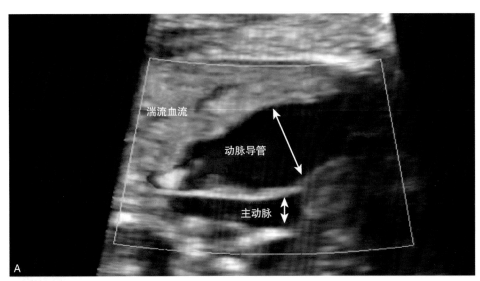

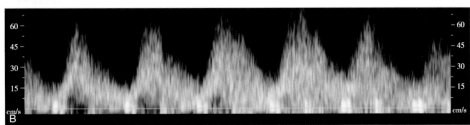

图 29.13 动脉导管收缩胎儿主动脉与肺动脉主干的比例明显失衡及局部血流混叠(A)。频谱多普勒超声显示舒张期流速增加(B)

随访和围生期管理要点

- 停止使用前列腺素合成酶抑制剂,如非甾体抗炎药。
- 特发性动脉导管收缩时应考虑饮食改变,避免进食含多酚丰富的食物[84]。
- 连续超声监测胎儿是否存在水肿。

治疗与结局: 停止使用药物,尤其是前列腺素合成酶抑制剂。饮食管理可能会逆转动脉导管收缩。出生后儿童可能需要接受肺动脉高压或心功能减低的治疗[85]。

产前难以发现的病变

孤立性肺静脉异位引流

概述: 在孤立性完全性肺静脉异位引流(total anomalous pulmonary venous connection, TAPVC)或部分型肺静脉异位引流(partial anomalous pulmonary venous connection, PAPVC)中,肺静脉血与体循环相连。根据引流的部位分为心上型、心内型、心下型和混合型[86]。在产前筛查中很少能发现 TAPVC 或 PAPVC,因为筛查时机太早,无法在四腔心切面识别汇合情况和较低的肺血流量[87]。

病理生理学: TAPVC 和 PAPVC 在胎儿时期无症状[87]。出生后,新生儿会出现严重低氧,很快进展为酸中毒,需要紧急治疗和心血管手术。

伴发畸形

- TAPVC 或 PAPVC 可单独发生,也可合并右心房异构(right atrial isomerism, RAI)。

- 心外畸形包括无脾、旋转不良和弯刀综合征。
- TAPVC 或 PAPVC 染色体异常很少见。

　　超声表现：当肺静脉血流并没有入左心房时，应怀疑 TAPVC。另外，左心房和降主动脉之间的距离增加是个有用的线索[88,89]。无左上腔静脉时冠状静脉窦增宽也应怀疑 TAPVC。

随访和围生期管理要点

- 计划在三级医疗中心分娩。
- 如果确认肺静脉回流受阻，心脏团队和心血管外科医师必须准备立即进行干预。

　　治疗与结局：肺静脉回流受阻是死亡的重要危险因素，85% 的心下型、44% 的心上型、41% 的混合型和 19% 的心内型合并肺静脉回流受阻[86]。手术成功后，预后通常良好，然而有 15% 的患者会出现术后梗阻，且没有好的治疗[86]。

　　复发风险高（17%）[9,86]，建议后续妊娠的妊娠晚期复查胎儿超声心动图。

房间隔缺损（atrial septal defect，ASD）

　　概述：卵圆孔未闭对于宫内生存至关重要，因此很少在产前诊断卵圆窝型房间隔缺损。原发孔型房间隔缺损（位于紧邻房室瓣的原发隔缺损）通常是房室间隔缺损（atrioventricular septal defect，AVSD）的一部分，其发病机制不同。

伴发畸形

- 房间隔缺损见于其他右向左分流的先天性心脏病，如三尖瓣闭锁。
- 房间隔缺损常伴有心外畸形，且与 21- 三体或 Holt-Oram 综合征、Noonan 综合征或 Treacher-Collins 综合征相关。

随访和围生期管理要点

- 如果怀疑原发孔型房间隔缺损，请仔细检查是否存在扩张的冠状静脉窦，这可能类似于原发孔型房间隔缺损。
- 提供原发孔型房间隔缺损的有创产前诊断。
- 怀疑单纯性房间隔缺损可考虑在当地医院分娩。
- 建议在出生后 4~6 周复查超声心动图，此时肺动脉压力下降，可以更准确地判断 ASD 的生理意义。

　　治疗与结局：一般来讲，单纯房间隔缺损结局非常好。对患儿按照预期进行随访，儿童时期有必要通过手术或者介入治疗关闭较大的缺损。

心律失常

　　概述：心律失常在胎儿发育过程中很常见。通常会在常规产前超声、胎心监护或胎心听诊中发现。从广义上讲，心律失常可分为三类：心律不齐（110~180 次 /min）、心动过缓（<110 次 /min）和心动过速（>180 次 /min）。

　　异位搏动（如期前收缩）是胎儿心律失常最常见的类型，通常是良性的。持续性心动过缓或心动过速时有必要将其转诊至有经验的胎儿心脏病学家，评估心脏形态结构并进行节律分析。

　　超声表现：由于产前胎儿心电图难以获得，产前心律失常的分类和诊断主要依赖于超声监测到的房室机械活动。可交替采用经心房和心室的 M 形曲线、左心室流入道和流出道[90,91]、下腔静脉和主动脉[91]或肺动脉和肺静脉[92]的同步脉冲多普勒进行检测，注意有时对检测结果的解释是困难的，需要将病例转诊给专家进行分析。胎儿心律失常的诊断流程如图 29.14 所示。

　　围生期管理：含可可脂的皮肤乳液和摄入可可制品会引起异位搏动，减少其使用通常有助于治疗。大多数异位搏动病例不需要干预。然而，如果发作频繁或出现阻滞，有必要进行监测，因为发展为室上性心动过速的风险增加[93]。

　　如果存在持续性室上性心动过速（>50% 的时间）或胎儿水肿，有指征进行产前宫内治疗。地高辛、索他洛尔和氟卡尼已被广泛地用于一线治疗。迄今为止，还没有进行随机对照试验来证明这些药物的优势。

　　未下传的房性二联律可自发缓解，故无指征进行治疗。

　　抗 SSA 或 SSB 阳性孕妇的胎儿出现先天性房室传导阻滞（congenital heart block，CHB）的风险为 3%。已受影响的孕妇再次妊娠，胎儿出现该病的风险为 15%。通过连续超声心动图检查对这样的妊娠进行管理并不能成功预防先天性心脏传导阻滞的发生。目前正在研究使用便携设备进行家庭监测，以确定是否会更成功地预防先天性心脏传导阻滞[94]。

　　治疗心动过缓或心动过速的决策需要由专家评估，由于证据的循证依据较差，治疗策略存在很大的多样性。

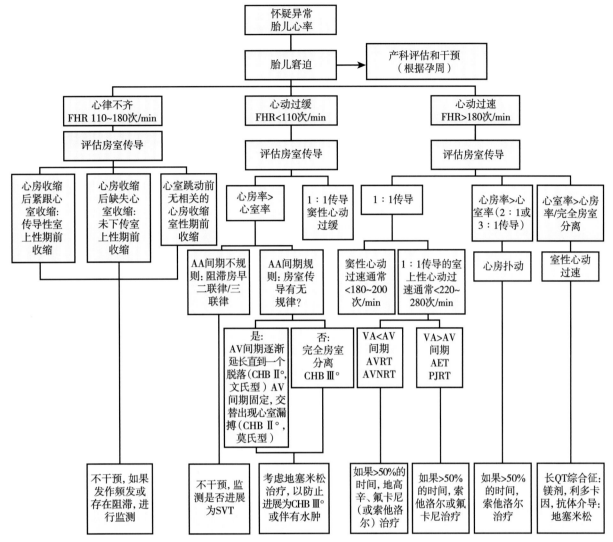

图 29.14 心律失常的诊断流程。一种临床导向的诊断胎儿异常心律的方法。AA 间期,两个连续心房收缩之间的时间间隔;AET,房性心动过速;AV,房室;AVNRT,房室结折返性心动过速;AVRT,房室折返性心动过速;CHB Ⅱ°,二度先天性心脏阻滞;CHB Ⅲ°,三度先天性心脏阻滞;FHR,胎儿心率;PJRT,持续性交界区折返性心动过速;SVT,室上性心动过速

心动过缓的治疗取决于潜在的原因。采用经胎盘类固醇治疗并预防完全性心脏传导阻滞一直存在广泛争议。它可能会减少水肿或炎症,预防先天性心脏传导阻滞病情进展,然而缺乏确凿证据,使用时必须权衡不良反应和可能的获益[95]。

总结

大多数先天性心脏病(congenital heart disease, CHD)的产前检查是可行的,建议采用五种横断面心脏检查方案对整个妊娠人群进行筛查。合并胎儿先天性心脏病的妊娠应转诊至三级医疗中心完成全面产前诊断,提供跨学科母胎监测和计划分娩,并根据先天性心脏病类型和相关缺陷(立即)进行产后干预。

（ 邓学东　何怡华 译　周祎 审校 ）

参考文献和自我测试题见网络增值服务

第30章 胎儿肺部病变

JAMES COOK, ANGELA YULIA, COLIN WALLIS AND PRANAV P. PANDYA

本章要点

- 少数先天性呼吸道畸形可以通过产前超声直接确定。
- 先天性呼吸道畸形的明确诊断需要组织学检查,所以需要系统性地描述这些畸形。
- 超声发现肺细微病变越来越普遍,但这些病变对胎儿或生后呼吸功能没有不利影响。
- 由于缺乏无症状囊性肺病变自然史的相关证据,出生后处理策略方面存在高度分歧。
- 对无症状患儿生后管理采取保守方法是一个合理的选择。
- 建议慎重产前咨询。

先天性呼吸道畸形

呼吸道的胚胎发育需要上呼吸道和下呼吸道适当生长、正常的胸腔容积,正常的胸部骨骼结构以及正常的神经肌肉功能。其中,下呼吸道是由6个"树状分支"组成,包括支气管、动脉(体循环和肺循环)、静脉(体循环和肺循环)以及淋巴管。

这些元素中的任何一个出现缺陷都将影响组织解剖结构,导致各种先天性异常(除了体循环静脉系统,因为没有已知的病例)。尽管一些病变可通过产前超声直接观察发现,而其他病变则因存在非特异性发现(如纵隔移位)或作为更广泛的遗传综合征的一部分而被发现,例如,在骨骼发育不良中发现的肺发育不良,如窒息性胸廓发育不良。另一些先天性肺部畸形仅在生后出现症状时才变得明显。

并非所有的先天畸形都对胎儿或其生后的呼吸功能有不利影响。超声技术的进步让可能没有直接临床影响的细微病变在产前得以发现。由于缺乏无症状肺囊性病变自然史的相关证据,导致生后处理策略出现分歧和产前咨询困难。

在这一章中,我们将列出可直接通过产前超声检查发现的胸部畸形,不包括先天性膈疝(见第31章);描述一个针对这些病变的超声分类系统;定义其主要的病理特征;并讨论产前和产后管理方案的优点。

产前超声检查胸部畸形

产前超声可检测到的胸部畸形详见表30.1。然而,这些病变[不包括先天性膈疝(congenital diaphragmatic hernia, CDH)]的明确诊断需要组织学证实。产前诊断或出生后诊断不能仅靠影像学检查手段。不同类型病变的影像学表现可能是相同的,使得特定的病理诊断显得多余,并有可能使医学专业人员和患者家庭之间的沟通混乱。此外,现在很明确的是,病变内部的组织学特征有相当多的相同之处,从而进一步突出了诊断的复杂性和仅依靠影像学诊断的局限性。

鉴于这些困难,我们建议采用一种诊断系统,通过产前超声检查发现畸形并运用简单的语言根据其表现进行详细描述,而不需要对单一的病理诊断进行推断[1]。在这个系统中,所有的胸部畸形都被统称为先天性胸部畸形(congenital thoracic malformation, CTM)。然后运用描述性术语进一步定义这些畸形,包括是否存在囊肿和囊肿的大小、是否存在供血血管、回声的强度、是否存在纵隔移位、羊水过多以及其他系统异常。在实际应用中,超声检查最常用的分类是将病变分为大囊型或微囊型(表30.1)[2]。

通常在常规的20孕周的排畸检查中能发现CTM,这使得医师能够详细规划进一步的产前管理,包括序贯超声检查,描绘病变范围以及必要时进行宫内干预治疗。这样也可以为产时新生儿支持提前做出适当的准备。胸腔积液并不符合这种发病规律,通常要晚一些出现,常因怀疑羊水增多或孕晚期行超声检查(ultrasound,US)时偶然发现的。

磁共振成像(magnetic resonance imaging,MRI)能提高肺部 CTM 的产前影像学检查结果的清晰度,从而吸引研究者将其视为额外的检查手段进行研究。MRI 已用于描绘胎儿肺部病变范围[3]和识别供血血管[4],虽然这很容易用多普勒超声来完成。与仅用超声检查相比,这种加强成像是否能提供任何具有实用价值的额外信息尚待确定,目前在大多数中心,MRI 并不是医疗常规的一部分。

见、胸腔内可见蠕动、胎儿呼吸运动时腹部脏器在胸腔内反常运动以及膈肌连续性缺失。但是,有时鉴别诊断仍然很困难。在 110 例诊断为 CTM 的胎儿中,两例后来经序贯产前超声检查确认为膈疝[2]。

表 30.1　先天性胸部畸形的鉴别诊断

大囊型肺病变	微囊型肺病变
先天性肺气道畸形	先天性肺气道畸形
支气管源性囊肿或肠源性囊肿	肺隔离症
先天性膈疝	胸腔积液
支气管闭锁	气管或喉闭锁
先天性肺叶性肺气肿	肺发育不良或肺缺如
胸膜肺母细胞瘤	纵隔畸胎瘤
	横纹肌瘤
	异位组织

大囊型肺病变

大囊型肺病变包括先天性肺气道畸形(congenital pulmonary airway malformations,CPAM)、支气管源性囊肿、肠源性囊肿、支气管闭锁和先天性肺叶性肺气肿(表 30.1)。超声检查表现为胸腔有大小不等的囊性病变,伴或不伴有纵隔移位(图 30.1)。鉴别大囊型肺病变时需要考虑的一个关键的鉴别诊断是左侧膈疝,疝入胸腔、胃或肠易被误认为是囊性结构。做这种鉴别诊断很重要,事关 CDH 的后续管理策略,特别是分娩地点、与染色体异常和遗传综合征的相关性以及患儿总体预后不一样。其他有助于正确地识别 CDH 的超声检查特征包括腹腔内胃泡不可

先天性肺气道畸形

先天性肺气道畸形以前被称为先天性肺囊腺瘤样畸形(congenital cystic adenomatoid malformations,CCAM)。在 2002 年,Stocker[5]建议使用术语 CPAM 来代替先天性囊性腺瘤样畸形,因为并非所有类型的 CPAM 都是囊性和腺瘤样的。新术语可以更好地描述概念的变化。例如,0 型 CPAM 不是囊性病变,0、1、4 型 CPAM 不是腺瘤样病变。

先天性肺气道畸形是产前超声诊断出的最常见的囊性病变。目前,欧洲先天性异常监测网(European Surveillance of Congenital Anomalies,EUROCAT)报告的活产儿发病率最佳估计值约

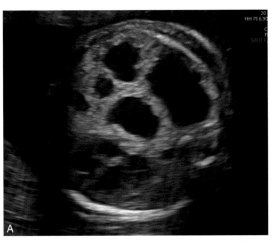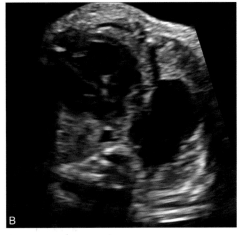

图 30.1　A. 22 周胎儿胸部横切面,胸腔内多发囊性病变。注意心脏移位和受压。B. 横切面可见单个囊肿伴纵隔移位

为 0.94/10 000[6]。CPAM 可以定义为大囊型或微囊型,这两种类型在本节中均有描述。

对于这些病变的病因众说纷纭。遗传学异常影响正常肺发育或外界因素干扰肺生长都是已有的假说。

CPAM 类型的亚分类仍存在争议。人们提出了各种分类系统,其中最广为接受的是 Stocker 分类体系[5]。在该系统中,根据被认为发生缺陷的支气管树的水平,将 CPAM 分为 5 种类型。这种分类的优势在于特定的肿瘤与特定的 CPAM 亚型相关。然而,产前超声检查无法区分这些类型,需要出生后进行组织学检查。以前认为不同的病变可能存在明显的组织学重叠[例如,混合型 CPAM,肺隔离症(pulmonary sequestration, PS)和支气管闭锁]。

0 型或腺泡发育不良。这是一种罕见类型的 CPAM,认为其一般发生在支气管水平。组织学检查可见支气管气道,但远端肺实质极为罕见,主要由间质组织构成。从宏观上看,肺体积小,生后不能存活。这种情况也称为肺腺泡发育不良[5]。

1 型。这是最常见的 CPAM 类型,占总病例的 60%~70% 的[5],并被认为发生在支气管/细支气管水平。囊肿直径可达 10cm,至少有一个囊直径超过 2cm 才能诊断。囊壁上衬有假复层纤毛柱状上皮,偶尔也可见黏液细胞增生[5]。

2 型。此类型较 1 型 CPAM 少见,占总病例的 15%~20%[5],并被认为发生在细支气管水平。病变通常由多个大小不一的小囊肿组成,但囊肿直径必须小于 2cm 才能做出诊断。囊肿与扩张的细支气管样结构有关,周围有初始的肺泡组织[5]。这些病变可能与其他先天性异常有关,如肾缺如或发育不良[7],以及心血管和神经系统异常。

3 型或肺增生。这是一种罕见的 CPAM 类型,占总病例的 5%~10%,被认为发生在细支气管/肺泡管水平[5]。将这一类型作为 CPAM 是有争议的,因为一些病理学家认为胎肺中典型的过量的细支气管导管和肺实质的显微特征代表肺增生[8]。病变涉及范围可能很大,影响整个肺叶,并压迫周围肺组织。

4 型或退化的胸膜肺母细胞瘤。此型是罕见的病变,是 CPAM 诊断中最具争议的。这种病变类型的囊肿可能很大,无法从影像学上与 1 型 CPAM 区分。然而,在组织学检查中,4 型 CPAM 的囊肿间质组织上衬有肺泡或细支气管上皮细胞[5]。此型病变与胸膜肺母细胞瘤(pleuropulmonary blastoma, PPB)之间唯一的区别是没有母细胞瘤。有些人认为,这些病变实际上代表一种退化的肿瘤,而不是 CPAM 的一种形式[9]。

支气管闭锁

支气管闭锁是指因支气管不连续或膜状闭锁引起的肺叶、肺段或亚段支气管中断。它导致远端肺实质的囊性变性,可能是由排出受阻的胎儿肺液积聚引起的。如前所述,CPAM 被认为也是起源于支气管缺陷类疾病谱,并且支气管闭锁可能与该类疾病共存。事实上,支气管闭锁的证据显示其常常与 CPAM 和 PS 混合存在[10]。即使支气管完全中断,但远端肺仍可在出生后充满空气,甚至过度充气,尽管其机制尚不清楚。在产前,支气管闭锁可能呈囊性表现或只是纵隔移位。

支气管源性囊肿和肠源性囊肿(重复囊肿)

胎肺是由原始前肠发出的分支发育而来。这种分支发育障碍可能导致囊性结构的形成,广义上称为前肠囊肿[11]。可根据其组织学分类细分这些囊肿。

支气管源性囊肿具有与原始气道一致的组织学特征,常见于纵隔内的单个囊肿,但也可能位于支气管树的任何地方,甚至在胸腔外。它们通常表现为单个囊肿,组织学检查显示囊肿内衬有呼吸型上皮,囊壁中含有软骨。患者临床症状的出现大多归因于气道受压,但囊肿也可作为感染和出血的病灶。

与支气管源性囊肿不同的是,肠源性囊肿的组织学特征是向肠道而不是支气管分化[11]。它们可以根据在胃肠道(gastrointestinal, GI)的发生位置细分。起源于食管的囊肿被称为食管囊肿,而起源于胃肠道远端的囊肿被称为胃肠道囊肿。有报道肠源性囊肿发生恶变。

先天性肺叶性肺气肿

此疾病以肺叶或肺段的高度膨胀为特征,通常在呼吸窘迫的新生儿或婴儿发现。有时,产前超声检查发现它是一个明显的大囊型病变或是纵隔移位的原因。由于黏膜瓣、肺蒂扭曲或支气管软骨缺陷引起的部分气道阻塞从而导致空气潴留。据推测,产前出现的特征也是部分支气管阻塞和肺液积聚的结果。从组织学上看,病变中肺泡数量正常,但肺泡高度膨胀,有时会破裂。罕见出现肺泡数量增加,这称为多肺泡肺叶[12]。

微囊型肺病变

先天性肺气道畸形

微囊型 CPAM 产前超声表现为胸腔内均质的高回声病变(图 30.2)。与大囊型病变一样,它们可能与纵隔移位和胎儿水肿有关。

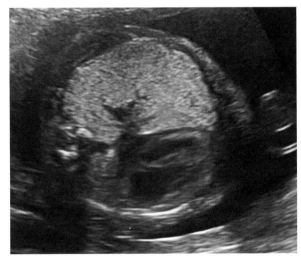

图 30.2 胎龄 21 周患有先天性微囊型肺气道畸形胎儿胸部横切面

肺隔离症

肺隔离症是指孤立的肺组织区域,这些区域不与正常肺支气管树相通并接受来自体循环的血供。肺隔离症分为两类:叶内型(病变位于脏胸膜内),叶外型(病变位于自己独立的胸膜内)。2型 CPAM 和支气管闭锁的组织学特征可能有很多相同部分[13]。和其他囊性病变一样,PS 的病因尚不清楚。

肺隔离症在胎儿 20 周排畸检查时表现为胸部或腹部高回声肿块。通常叶内型病变发生在左下肺叶,叶外型在左下肺叶下方或腹腔内。多普勒超声可用于识别血供来源(图 30.3)。一些肺隔离症组织直接与胃肠道相连,最常见的是食管下部和胃[14]。产前需要仔细监测,尤其是出现胎儿水肿迹象时,因为异常血供可能引起心力衰竭。

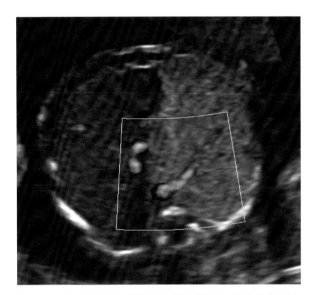

图 30.3 患有肺隔离症胎儿的胸部横切面,病变是高回声的,可见额外的供血血管

喉或气管闭锁

在胚胎发生过程中,喉和气管的上皮内膜均来自内胚层。随着内胚层的增殖,会发生喉腔和气管腔的闭塞,然后在妊娠约 10 周时会再通。再通失败可部分性或完全性,完全失败与喉或气管闭锁有关,部分失败与喉蹼有关。

喉和气管闭锁是罕见的畸形,但是如果胎儿的超声检查中发现双肺增大且呈高回声时,则应予以考虑。仔细的超声检查可能会发现闭锁水平以下扩张的气管(图 30.4)。肺过度膨胀的占位效应可导致其他典型的影像特征:纵隔受压和膈肌反向凸出。非特异性特征也可能很明显,例如羊水过多和胎儿水肿。尽管这些病变可以是孤立性的,但它们也可能是遗传综合征的一部分(例如 Fraser 综合征),因此如果合适,需要进行详细的胎儿排畸检查和遗传学检查。

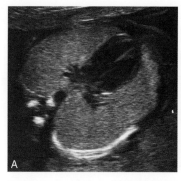 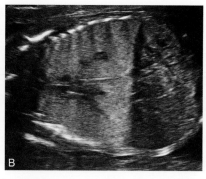 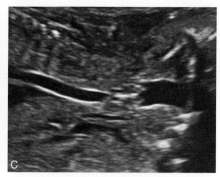

图30.4　A. 胎龄23周患有喉闭锁胎儿胸部横切面。注意双肺增大和回声增强。B. 双肺增大呈高回声伴膈肌低平的冠状切面图像。C. 喉闭锁的旁矢状切面图像显示扩张的气管

肺发育不良和肺缺如

肺发育不良和肺缺如是以肺实质发育不良为特征的相关畸形。肺缺如位于这类疾病谱的极端，完全没有肺实质组织，而肺发育不良的定义是气道和肺泡数量减少导致肺体积减小。这两种畸形的特征可能是单侧或双侧的。

这类病变被认为是由于胎肺发育过程中受到损伤所致，受损的时机与临床特征有关。单侧或双侧肺完全缺如罕见，并且经常与其他先天性畸形相关（例如与肺静脉异位引流相关的弯刀综合征）。单侧肺缺如的对侧肺会增大并引起纵隔移位。

肺发育不良更常见，其特征是产前超声检查发现肺体积减小，表现为胸腔小或心肺比增大。至少50%的病例存在相关的先天性异常。发病机制可能包括：

- 胸腔容量不足，抑制正常肺生长，如与短肋骨相关的骨骼发育不良，肋骨的长短限制肺生长。
- 胎儿呼吸运动缺陷会抑制正常的肺发育，如胎儿运动不能畸形序列征（例如 Pena Shokeir 综合征1型），表现为总体缺乏运动，很少或没有呼吸或吞咽运动，因此正常肺发育受到抑制（图30.5）。
- 妊娠早期严重羊水过少是肺发育不良的最常见原因，如双侧肾缺如，双侧早发型囊性肾病或严重的未足月胎膜早破（preterm prelabour rupture of membranes，PPROM），在这些情况下，羊水缺乏会影响液体正常进出肺部，从而肺无法充分发育。
- 先天性心脏病可能导致肺血供不足，从而抑制正常肺生长。

产前处理

总则

在产前超声检查中发现 CTM 应该请专家进行仔细扫查，以排除 CDH 并检查是否存在其他先天性异常，这可能有助于确定潜在的病理学诊断。通过多普勒超声 USS 识别病变的体循环血

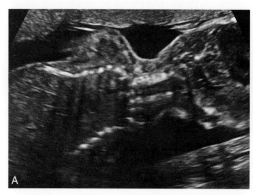 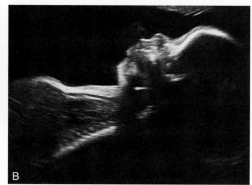

图30.5　A. 胎龄21周患有胎儿运动不能畸形序列征胎儿的胸部旁正中矢状切面图像。注意小胸腔和短肋骨的外观。B. 小胸腔的正中矢状切面图像

供有助于确定为肺隔离症（图 30.3）。

肺囊性病变

使用超声无法对先天性肺囊性病变进行明确的诊断，甚至组织学检查也常常显示出不同病变的混合特征。因此，这些畸形的临床处理也存在相当多的相同之处。总的来说，在大学附属医院的病例系列中，患有肺囊性病变的胎儿预后良好，宫内或围产期死亡风险小于 1%[2]。

患儿至少每 4 周进行一次序贯超声检查，如果有明显的纵隔移位，则应更频繁地进行检查，因为这些病变在妊娠过程中可能会发生变化，大多数病变会随着孕期逐渐缩小[15,16]。大约 50%[17]的病变体积会增大直至中孕期，在此之后高达 76% 的病例病变体积会缩小，甚至有可能在超声学上完全缓解[18]。胎儿水肿或纵隔移位等特征通常与预后不良相关[19]，也可能会自行消退。研究人员已尝试探索用于预测结局的预后特征模型，例如各种囊肿体积比[20]。Crombleholme[18] 及其同事报道了一种有用的工具，可将发生胎儿水肿的风险、需要胎儿干预的可能性以及围产期生存率进行风险分层。CPAM 体积比（CPAM volume ratio，CVR）的计算方法是：CPAM 的体积（长 × 高 × 宽 ×0.52）除以头围。CVR>1.6 预示着发生胎儿水肿的风险增加（≤75%），而 CVR≤1.6 会发生胎儿水肿的风险小于 3%[18]。回顾性和前瞻性评估表明，CVR 是胎儿水肿最有用的预测指标。此外，在为父母提供咨询、确定后续检查的频率以及确定哪些患者需要提前进行产前干预这几方面，CVR 也非常有用。其他参数，如肿块与胸廓的比值、病变以囊性为主以及膈膨升，并不能增加 CVR 以外的独立预测值[20,21]。然而，这些宫内病变的自然病史具有不可预测性，这意味着定期超声评估仍是制订个体化管理策略中最有力的工具。

已有多种胎儿干预措施试图减少病变的占位效应，防止并发症的进展，从而改善这些胎儿的结局。然而，这些产前干预不常使用，通常仅在预后较差的持续性未足月胎儿水肿的情况下使用。

干预措施包括：
- 给母体注射倍他米松[21,22]
- 胸腔穿刺[23]
- 胸腔羊膜腔分流术[23]
- 通过开放式胎儿手术切除囊肿[23]
- 经皮注射硬化剂[24]
- 射频消融[20]
- 激光消融[25]

多年来，母体使用倍他米松治疗被认为对体积大的微囊型 CPAM 有治疗效果[26-28]。在 1998 年，Higby[29] 及其同事首次描述了经过类固醇治疗大的 CPAM 病灶缓解了，起初给予类固醇治疗是为了促进胎儿肺成熟。后来，其他一些人也报道了以 12mg 两个标准剂量的倍他米松间隔 24h 肌内注射能达到类似的治疗效果，其中他们显示在孕 19~26 周对 CVR 为 1.4 或更大的 CPAM 病变进行治疗，病变减小了[27,30]。与地塞米松相比，倍他米松似乎是一个很好的选择，因为它不会使肺泡形成减少[31]。类固醇诱导 CPAM 消退的确切机制目前仍不清楚。Curran 及其同事提出假说认为类固醇可促进肺细胞成熟[28]，而 San Feliciano[31] 及其同事则认为，产前皮质类固醇可对血管内皮生长因子产生影响，而后者在肺发育中起着至关重要的作用。其他人推测，类固醇会影响细胞增殖和凋亡，并下调与异常肺发育相关的几个基因，从而抑制 CPAM 的生长[22]。目前的证据表明，对于合并胎儿水肿的巨大 CPAM，一个疗程类固醇似乎是一种合理的一线治疗。但是，也有报道称，对母体使用倍他米松治疗的反应各异。在 Morris[22] 及其同事的一项研究中，20 例高危胎儿 CPAM（定义为 CPAM 伴胎儿水肿或 CVR>1.6）患者中有 15 例（13 例水肿胎儿，2 例无水肿的胎儿）接受了至少一个疗程的类固醇治疗。13 例水肿的胎儿中，有 7 例（54%）患儿对类固醇激素给药有初步反应，但 2 例无水肿的高危胎儿直至出生时并未出现水肿现象。然而，在 15 例患者中出现 7 例胎儿死亡或出生后早期死亡，存活率为 53%[22]。对于一组 CVR>1.6 的高危 CPAM 的患者，单疗程类固醇治疗无效，多个疗程的产前倍他米松治疗可促进 CPAM 的病变稳定或消退，并能在不需要进行开放性胎儿手术切除病变的情况下带来良好的短期效果[32]。有学者担心母体使用倍他米松对胎儿发育的长期影响，但迄今为止，尚无研究证明孕妇使用一个或者两个疗程倍他米松后会产生不良影响[33,34]。

对于无胎儿水肿的低风险 CPAM 是否也应使用类固醇则更有争议,因为无干预的低风险 CPAM 预后一般良好,且病变可能自行消退[35]。

胸腔穿刺术是治疗肺囊性病变最常用的侵入性干预方法之一。根据 Cavoretto[36,37] 及其同事描述,大多数肺囊性病变治疗的主要目的是引流积液而不是对病变进行手术。然而,在大多数病例中,单纯胸腔穿刺治疗后积液会再积聚,因此需要采取胸腔羊膜腔分流术。

Schrey[37] 及其同事研究了 11 例接受胸腔羊膜腔分流术的大囊型 CPAM 胎儿。患者接受分流术的平均胎龄为 24.6 周(范围是 17~32 周)。所有病例均存在明显的纵隔移位。6 例胎儿有水肿,其余 5 例胎儿中,有 1 例有严重的羊水过多,3 例病变体积迅速增大,1 例初次发现时病灶很大。1 例水肿胎儿在 17 周进行了手术,1 天后死亡。存活的 10 例胎儿的平均出生孕周为 38.2 周。该团队得出结论认为,在大多数情况下,胎儿胸腔羊膜腔分流术用于大囊型 CPAM 产生良好的预后,在严重的情况下甚至在水肿发生之前就应该考虑使用分流术[37]。开放性胎儿手术切除病灶对母体有严重的不良反应,并且在美国只有一两个单位开展过此类手术。

越来越多的证据支持激光消融胎儿体循环供血动脉(fetal laser ablation of the systemic feeding artery,FLAFA)对提高支气管肺隔离症(bronchopulmonary sequestration,BPS)胎儿存活率和避免生后手术具有潜在的益处[25,38,39]。在一个病例报告中,一个患有微囊型肺病变和相关体循环动脉供血的水肿胎儿成功地接受了激光凝固供血血管,术后水肿得以缓解[38]。Cruz-Martinez[25,40] 及其同事评估了 FLAFA 治疗 5 例有围生期死亡风险并伴有水肿的混合型肺病变胎儿的有效性。所有病例的胎龄中位数为 24.9 周(范围为 24.4~31.7 周),均成功施行了 FLAFA。干预后,所有患者的双肺体积均增加,积液得以缓解。所有病例均为足月活产分娩,没有呼吸系统疾病,围产期生存率为 100%。在出生后的随访中,3 例(60%)表现为整个肺部肿块逐渐消退,不需要在出生后进行手术;2 例(40%)表现为肿块逐渐缩小,但肿块的囊性部分持续存在,需要在出生后进行肺叶切除术。他们的结论是,对于有围生期死亡风险患有巨大混合性肺部病变的胎儿,FLAFA 是可行的,可以提高存活率并减少生后手术的需要[25]。

然而,重要的是要意识到,这些干预措施并不是常用的技术,仅限于在预后非常差的情况下使用。在这种情况下,如果没有任何干预措施,胎儿不太可能存活。由于这些病例的罕见性,很难收集到高质量的对照数据来支持这些更积极的干预措施的使用。这类疾病的治疗应在具有胎儿治疗经验的专科中心进行。

大多数肺部病变体积小,不会引起纵隔移位,或者随着妊娠发展纵隔移位缓解。在这些情况下,可以在没有新生儿重症监护支持的条件下计划分娩。相反,如果纵隔移位仍持续到妊娠晚期,则建议在能获得新生儿重症监护和手术支持的条件下进行分娩。

喉和气管闭锁(图 30.4)

上呼吸道闭锁可以单独发生,但也可能与其他先天性异常(例如,Fraser 综合征)相关[41]。在同时合并多种畸形的情况下,可以考虑终止妊娠。当闭锁是一个孤立的发现时,可尝试进行产前干预,包括在梗阻下方行气管切开术或气管成形术以促进肺发育,但结果各异[42,43]。

子宫外产时治疗(EX-utero intrapartum treatment,EXIT),是指在呼吸开始之前,一种旨在确保分娩时确定气道通畅的干预措施。该技术是在胎盘同时维持胎儿的氧合作用下,在分娩过程中通过气管切开术或气管插管确保气道通畅[44]。情况稳定后,胎儿分娩完成,可以计划进行手术以纠正梗阻(见第 31 章)。

对于其他原因(如囊性水囊瘤)引起的完全性高位气道阻塞,也可考虑采用类似的治疗方法。导致完全性高位气道阻塞的畸形,包括喉和气管闭锁,被归类为"先天性高位气道阻塞综合征(congenital high airway obstruction syndrome,CHAOS)"[45]。

肺发育不良和肺缺如

导致肺发育不良的原因多种多样(如前所述)。如果可能,产前和产后纠正潜在原因可能会促进肺泡进一步发育。如前所述,在许多与肺发育不良或肺缺如相关的疾病中,潜在的异常太严重了,以至于即使肺发育不良可以纠正,胎儿也不能存活。对未足月胎膜早破的妇女进行羊膜腔灌注并不能改善预后,因此不建议这样做[46]。

产后处理

肺囊性病变

与产前处理一样,所有这些病变的治疗策略都有相当大的相同之处。只有少数患有 CTM 的新生儿由于病变的占位效应而表现出呼吸窘迫。然而,在这些情况下,手术治疗是必要的,治疗是切除病变。119 例在产前诊断为 CPAM 或 PS 的新生儿,在大奥蒙德街医院(Great Ormond Street Hospital, GOSH)接受了诊疗,只有 8 例(6.7%)在新生儿期需要急诊手术[47]。这与 Southampton 的另一项大样本病例系列研究相符,72 例产前诊断为先天性肺畸形的新生儿,其中只有 1 例需要紧急手术。

绝大多数新生儿维持无症状状态。所有产前诊断的肺囊性病变患儿都应在出生后 3 个月[48]进行胸部 CT 扫描,以便进行准确的评估,因为仅胸部 X 线片是不可靠的,可能会错误地显示病变消退[48]。超声心动图可以显示出可能有 PS 的患者的体循环供血血管。经过初步检查,是否需要进一步的治疗仍处于激烈的讨论之中,因为手术干预的必要性尚不明确。这导致了高度分歧的管理策略,很大程度上是因为我们对这些病变的自然病程知之甚少。保守治疗方法的支持者认为,在常规进行排畸检查之前,这些病变在人群中在临床上基本上是无症状的,并发症发生的风险似乎较低[49],并且出生后可能会自发消退[50]。然而,手术治疗方法的提倡者对病变恶性转化和反复感染的可能性表示担忧,导致全世界大约 70% 的病变被切除[51]。

管理策略的分歧使得对父母进行产前咨询具有挑战性,因此强调需要多学科共同咨询的方法,包括产科医师、新生儿科医师、儿科医师和儿外科医师共同参与,提供一个较为一致的治疗策略。在下文中,我们将总结支持和反对无症状囊性肺部疾病进行手术治疗的论据。

有 4 种论据用于证明手术方法的合理性[9]:

- 发生恶性肿瘤的风险
- 发生并发症的风险,如感染
- 早期切除后发生代偿性肺再生的可能性
- 择期手术后并发症发生率低

发生恶性肿瘤的风险。与肺囊性病变相关的两种恶性肿瘤是 PPB 和细支气管肺泡癌(bronchioloalveolar carcinoma, BAC),两者在生命早期很罕见[49,50]。

胸膜肺母细胞瘤是一种独特的病理学实体。至关重要的是,从影像学上无法将 1 型 PPB 与 1 型 CPAM 等良性囊性肺部疾病区分开。产前诊断为良性囊性病变但实际上是 PPB 的风险很低,因为大多数 PBB 是生后发现的。迄今为止,国际 PPB 登记处共发现 350 例经病理证实的 PBB 病例,其中只有 9 例经产前超声检查发现[52]。如果存在与 PPB 相关的肿瘤家族史(例如卵巢、肾和甲状腺肿瘤)或 *DICER1* 基因突变(证实与 66% 的病例相关),那么良性肺囊性病变可能使 PPB 的风险增加[54,55]。这些病变的预后取决于其组织学分期。1 型 PBB 的预后(5 年生存率 91%)优于 2 型和 3 型 PBB(5 年生存率分别为 71% 和 53%)[53]。

细支气管肺泡癌发生在黏液细胞转化后,这种黏液细胞仅在 1 型 CPAM 中发现。这些细胞有可能发展为非典型腺瘤样增生区域,转化为 BAC(非侵袭性),然后转化为腺癌(AC)(侵袭性)[54,55]。疾病进展的时间进程或进展是否是不可避免的,这两者都是未知的。BAC 和 AC 均极为罕见,总共发现 24 例,通常是在成年患者中偶然发现的。

重要的是,有证据表明,肺囊性病变的预防性切除不能消除病变恶化的风险。已有报道称腺癌在早期切除 CPAM 后的患者发现[56],同时也有报道称,PPB 在切除囊性病变后患者肺部的其他解剖区域发现[57]。

包括反复感染在内的其他并发症的发生风险。CTM 儿童呼吸道感染的发生率在早期阶段很低。Stanton[51] 及其同事报道了 505 名保守治疗的婴儿病例,其中第一年有症状的婴儿占 3.2%。Ng[49] 及其同事报道了一系列 74 例患者,随访时间中位数为 5 年,随访期内有 5% 患者出现了症状。GOSH 队列(如前所述)已经进行了中位随访期长达 9.9 年的随访[58]。我们发现,2

岁以后,因反复呼吸道感染行切除病灶的概率降低,并且没有 5 岁以上因此行切除病灶的案例。

在 PS 的病例中,另外一个并发症是由于流经供血血管的流量过高而可能导致心力衰竭的发生。在这些病例中,有医师采取过栓塞病变供血血管或切除病变。此外,也有报道称,栓塞后病变消退[59]。

支气管源性囊肿和肠源性囊肿,如果有症状则往往引起与气道受压相关的症状,但其他并发症如出血也有报道过。

早期切除后代偿性肺生长的潜力。传统的观点认为,肺泡的分裂能力仅持续到出生后的前 2 年。因此,有学者提出如果在此期间完成病灶切除,肺代偿性生长可能会得到改善。但是,新证据表明真正的新肺泡的生长很可能会持续到青春期[60]。此外,大多数确诊的病变体积很小,并且随着肺的早期生长,其体积似乎会继续缩小。事实上,在 GOSH 队列中,我们发现 5.9% 的病灶在出生后的 CT 影像上消失,这与之前报道的比例相似[50]。

手术的风险。如果考虑手术干预,那么必须综合考虑手术相关的风险,上述并发症的发生风险和预期收益,平衡风险与收益。在他们的荟萃分析中,Stanton[51] 及其同事报道,对无症状婴儿进行择期手术并发症的发生率为 5%,这些并发症包括气胸、感染、胸腔积液和死亡 1 例。最近,Hall[61] 及其同事报道,在 60 例无症状 CPAM 接受手术的患者中,并发症发生率为 23%。其中包括 3 种主要并发症:张力性气胸,侵袭性胸壁纤维瘤病,近乎致命的出血。

肺发育不良和肺缺如

婴儿如果出生时患有肺发育不良或缺如的预后通常较差,新生儿死亡率较高并且有明显的远期并发症[62,63]。这些婴儿在出生后需要呼吸支持,从吸氧到机械通气不等,甚至包括高频通气和体外膜氧合器。吸入一氧化氮(NO)可使继发于肺发育不良患有严重呼吸衰竭和持续性肺动脉高压的婴儿受益,但数据有限[64]。这些婴儿的通气过度可导致肺泡过度膨胀,肺泡内毛细血管受压,从而进一步加剧肺动脉高压。一项小样本研究显示,NO 作为辅助治疗联合西地那非和多巴胺输注治疗可提高新生儿的存活率。然而,还需要更大规模的研究来支持这种做法[65]。

结论

呼吸道先天性畸形种类繁多,其中一些可在产前超声检查中发现。超声检查不能完全区分这些病变,产前报告应基于纯粹的描述性报告系统。各种肺囊性病变的病理学特征也有相当多的相同之处,其病因学尚不清楚。

通常,胎儿肺部疾病仅在产前和生后出现明显症状时才进行干预。所发现的绝大多数病变不引起症状,许多似乎在产前和生后都能自发消退。由于对该类疾病的自然史知之甚少,生后管理仍然存在争议。

对于一些无症状的病例,保守的方法对于产前诊断出的无症状 CTM 患者是合理的选择。对于这些病变,建议向父母仔细解释并进行产前咨询。遗憾的是,对于那些疑难病例,尚无即将进行的随机试验可以帮助医师决策,因此需要临床判断。继续对这类病例进行长期随访将有助于进一步确定其自然史。

(顾圆圆 译　陈敏 审校)

参考文献和自我测试题见网络增值服务

第31章　先天性膈疝

FRANCESCA MARIA RUSSO, LIESBETH LEWI, JUTE RICHTER AND JAN DEPREST

本章要点

- 先天性膈疝（congenital diaphragmatic hernia, CDH）的患病率为（1~4）/10 000 例活产儿，其中超过 50% 的 CDH 病例为单纯性。
- 引起死亡率和发病率的主要原因是新生儿肺发育不良和持续性肺动脉高压。
- 超声检查是有效的产前诊断方法，并将患者转诊至专科中心。
- 单纯性 CDH，肺的大小和肝疝入情况是产前评估预后的指标。
- 对于预后不良的病例，胎儿镜下气管内封堵术（fetoscopic endoluminal tracheal occlusion, FETO）是一个不错的选择。

流行病学和背景

先天性膈疝（CDH）是一种先天性发育异常的疾病，发病率为（1~4）/10 000，在欧洲，每年大约有 2 000 个膈疝的孩子出生[1]。虽然这个疾病不常见，但关于 CDH 的诊断、治疗及预后评估仍是新生儿学科临床关注热点之一。虽然内外科治疗改善了 CDH 的临床结局，但是它的发病率和死亡率依然很高[2]。

CDH 的主要特征是在胚胎发育时期完整的膈形成失败。在正常情况下，在内脏器官主要生长期之前，横膈发育成一张连续的膜将胸腔和腹腔完全分开。在 CDH 的病例中，横膈是不完整的，大部分有缺损[3]。85% 的膈疝发生在左侧，12%~15% 发生在右侧，少数缺损位于双侧。在极少数的情况下，半膈发育不全也存在，但在大部分病例中，缺损局限于横膈的后外侧区域（称为胸腹裂孔疝或 Bochdalek 疝）。缺损位于横膈前侧（称为胸骨后疝，胸骨旁疝或 Morgagni 疝，占25%~30%），或者中间区域（占 2%~5%）[4]。更少

的情况下，横膈完整存在但是变得很薄，缺乏肌纤维，称为膈膨升[5]。

膈肌缺损导致腹腔脏器疝入胸腔，而占据肺发育需要的空间。当缺损位于左侧时，疝入物包括小肠、大肠、脾、胃、肝左叶，偶尔包括肾脏。右侧膈疝的疝入物几乎都有部分肝右叶，时有肠管、肾，或两者兼有[6]。连续性的膈肌缺失会损伤胎儿的呼吸运动，而这种牵张运动是诱导胎儿肺发育成熟所必需的[7]。

患有 CDH 的胎儿呈现出不同程度的肺发育不良，同时伴气道和血管成熟障碍。这些变化导致胎儿在出生后即刻出现症状，新生儿出现不同程度的呼吸功能不全和持续性肺动脉高压（persistent pulmonary hypertension, PPH），对一氧化氮吸入（inhaled nitric oxide, iNO）常存在抵抗[8]。

在 50%~60% 的病例中，膈肌缺损和肺发育不良是唯一明显的异常，其余病例主要为非肺源性的先天性异常[9]。心血管畸形、室间隔缺损、心脏流出道畸形（法洛四联症、右心室双出口、大血管转位等），和异常的大血管（右位主动脉弓，双主动脉弓，动脉干，异常锁骨下动脉等）是最常见的合并症，近 1/3 的 CDH 患者合并心血管畸形[10]。左心室发育不良也有相关报道，但它的发生与 CDH 的临床相关性存在争议[11]。肌肉骨骼缺陷，如四肢异常、椎体或肋骨数量和形状异常、神经管缺陷[9]、腹壁缺陷[12]、颅面缺陷或尿道异常时有报道。膈疝有时也成为其他综合征的一部分，如 Pallister-Killian 和 Fryns 综合征；Ghersoni-Baruch 综合征；WAGR 综合征［肾母细胞瘤（Wilms tumour），无虹膜（Aniridia），泌尿生殖系统异常（Genitourinary anomalies）和智力低下（mental Retardation）］；Denys-Drash 等其他综合征。一些染色体异常，例如 9p- 四体，膈疝为其疾病谱的一部分。更多相关信息请参考 Slavotinek[13] 及

其同事撰写的优秀综述。

最后,在胎儿发育晚期,若胎儿肠始终在胸腔中而仍未还纳腹腔,会引起肠旋转不良、固定不良,或两者兼而有之,可使疾病进一步复杂化。

病因与发病机制

CDH 的具体病因不明,尽管有人提出暴露于致畸物或药物是引起 CDH 的致病因素,尤其是芬美曲秦、沙利度胺、奎宁、硝基苯,维生素 A 的缺乏等均与该病相关[14]。传统的观点认为,CDH 的发生首先是横膈的肌性成分出现缺陷。然而,对大鼠的研究表明 CDH 主要是肺部病理学改变,人类也是如此[15]。Keijzer[16] 和他的同事提出"双重打击假说",即我们在 CDH 上看到的主要特征是由两个独立事件引起。双重打击干扰了肺正常发育(第一重打击)和横膈的形成(第二重打击)。来自动物实验的数据证实了这个假说:采用大鼠除草醚中毒模型,在横膈发育之前,同侧和对侧肺的异常已经发生了[17]。

另一种理论是基于胸腹膜管不闭合假说,由胸腹膜褶襞(横膈膜细胞的来源)缺陷导致胸腹裂孔疝。有趣的是,在除草醚动物模型中,隔膜缺损的位置较胸腹膜管未闭合所预期的更靠近中央区[18]。因此,有学者提出膈肌缺损的起源是横膈无肌间充质前体细胞,这些前体细胞也来源于胸腹膜褶襞。这一理论基于以下观察:尽管肌前体细胞的迁移没有受到干扰,但胸腹膜褶襞下的间充质基质区域仍出现了缺损,这刚好与 CDH 的缺损区相对应。

最后,类维生素 A 信号通路可能参与了 CDH 的发生。动物实验和临床研究均显示,患有这种畸形的新生儿视黄醇和视黄醇结合蛋白降低[19,20]。此外,参与人类 CDH 发病机制的某些基因与类维生素 A 信号通路密切相关[21]。

预后

CDH 早在多年前就有报道[22],但直到 20 世纪实行膈疝修补后生存率才提高[6]。气体交换不足的症状与 PPH 相关,除非进行侵入性治疗,否则呼吸状况迅速恶化,直至死亡。

不同新生儿救治中心的存活率数据差异很大。如果仅包括接受手术的存活儿童,出院时单纯性 CDH 的存活率接近 70%[23]。如果考虑到终止妊娠、自然流产、死产、院前或术前死亡以及手术死亡率,整体死亡率为 50%~60%[12]。这些数字之间的差距通常称为"隐性死亡率"。然而,在过去的 20 年里,随着"温和通气和允许性高碳酸血症"的引入,产后管理取得了显著进步,从而提高了生存率[24]。然而,由于病重婴儿在初次住院后持续发生严重并发症的风险更高[24],尤其是接受体外膜氧合器(ECMO)治疗的 CDH,其存活率明显提高。

肺发育不良和 PPH 的严重程度是决定死亡率和发病率以及生活质量的关键因素[25]。超过 50% 的幸存者在 28 日龄时是需要吸氧的[2],在出院时仍需要吸氧的占 16%,平均吸氧时间 14.5 个月[26]。手术多年后,CDH 幸存者中也有限制性和阻塞性肺疾病的报道[27]。膈肌僵硬和胸廓畸形在慢性肺部疾病中起次要作用[28]。40% 的患者在出生的第 1 年可能需要使用支气管扩张剂[26]。多达 30% 的患者在两个月龄时仍存在 PPH,而 PPH 与早期死亡风险增加和发病率增加相关[29]。PPH 还严重影响 CDH 存活者的生活质量[30]。

CDH 幸存者中非肺部疾病也相对常见。胃食管反流是由膈肌吊带的解剖变形引起的,可能是先天性的,也可能与 CDH 的外科修补有关。而且,食管运动和胃食管括约肌功能受到干扰[31]。此外,旋转不良可能会延迟胃排空,并且胸腔和腹部的压力平衡异常可能会促进胃内容物反流于食管。反流会使先前存在的呼吸疾病复杂化,由于这些原因,这些患者中相当一部分对药物治疗的反应较差,最终需要进行抗反流手术[32]。胃食管反流的出现与否和是否需要进行抗反流手术取决于肺发育不良的程度[33]。

在长时间脑部供氧不足的患者中,尤其是在 ECMO 需要大血管闭塞的患者中,可能会出现神经发育缺陷[34]。CDH 幸存者中有一小部分发生神经感觉性耳聋[34]。耳聋呈进行性加重,并且通常与长期使用抗生素治疗以及特定的敏感性或内耳的发育缺陷有关。

这些后遗症以及常见的相关畸形需要长期随访以进行早期诊断和积极管理[6]。经过多学科综合管理和随访治疗后,大多数婴儿最终都能过上非常接近正常的生活[35]。

先天性膈疝——相关的肺发育畸形

在 CDH 中,肺不仅在膈疝同侧发育不良,对侧也同样受影响,但程度不同。末梢气道发育欠佳,肺泡明显变小、变少,肺泡壁增厚和间质组织增加[36],导致肺泡腔和气体交换表面积减少。与气道改变并行,动脉减少,导致血管床发育不良。从形态学上看,血管壁增厚是由动脉中膜和外膜的增加以及小肺动脉的新肌化所决定的,而正常情况下,小肺动脉是部分肌化或呈非肌化状态[37]。小肺动脉的结构重塑降低了它们扩张以增加血管床容量的能力,并降低了出生后肺循环的压力[38]。出生后,这种"未成熟的"肺血管系统进一步肌化,外膜成纤维细胞迁移到中膜,平滑肌细胞迁移到内膜。这些形态异常的血管对机械和化学刺激产生异常反应,包括在狭窄的血管中伴随血流升高的剪切应力。在动物模型中已经证实了肺动脉的收缩性增加和舒张性减弱,这可能是传统的血管扩张疗法疗效低下的原因[39]。

产前诊断和结局预测

如今,高分辨率超声以及产前诊断和基因检测的技术进步使得相对较早的诊断 CDH 并排除许多相关异常成为可能。在理想情况下,有报道产前超声检查可以识别 70% 以上的病例,但也有报道达不到该比例[40]。胸腔内出现腹腔脏器是 CDH 的标志。左侧 CDH 的典型表现为由胃、肠疝入胸腔引起的纵隔向右移位(某些左侧膈疝伴肝脏疝入)(图 31.1A)。在右侧膈疝中,部分肝脏疝入胸腔引起纵隔向左移位[1](图 31.1B)。

产前诊断允许在子宫内转诊到三级医疗中心,利于进行专家评估、咨询和围产期管理。利用超声或磁共振成像(MRI)进一步进行遗传和形态学评估排除相关畸形。

对于单纯性膈疝,临床医师应个性化评估预后,以指导父母进行产前选择。大多数预测方法是基于肺的大小,肝脏是否疝入或肝疝程度,肺循环以及最近提出的胃位置[41-46]。超声测量肺头比(LHR)是最广泛使用的预测方法。1995 年

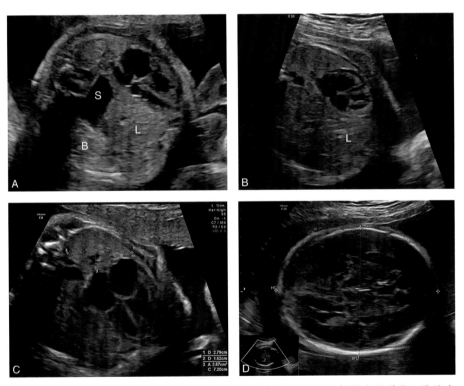

图 31.1　先天性膈疝 (CDH) 在四腔心切面上的超声表现。A. 左侧膈疝的胎儿。胸腔内包含肠管(B),胃(S)和部分肝脏(L),心脏和纵隔向右移位。B. 右侧膈疝:肝脏(L)在胸腔内可见,纵隔向左移位。C. 肺面积的测量(二维垂直线性测量,单位为 mm²)。D. 头围的测量(单位为 mm),用于计算肺头比的 O/E 值

Metkus[43]及其同事首次描述肺头比（LHR）这个检测方法，间接估测膈疝对侧肺部相对于头围正常化的程度（图 31.1C）。这是二维测量方法，随着孕周的改变，胎儿肺面积的增长比头围的增长更快。因此，在评估时，为了消除胎龄对 LHR 的影响，随后又提出实测（observed）LHR 与预期（expected）LHR 的比值概念，即肺头比的 O/E 值（即 O/E LHR）[47]。肺头比的 O/E 值已被证明是左侧和右侧 CDH[48]中产后存活率[47]及一定程度上的短期发病率的独立预测指标[49]，还提出一些其他评估肺部大小的方法，例如肺胸比[50]、定量肺指数[51]和三维测量肺体积[52]，但这些参数的预测价值均未能与肺头比的 O/E 值相媲美。

左右两侧膈疝均可能出现肝脏疝入，但在右侧 CDH，肝脏几乎总是通过缺损而疝入胸腔。对于左侧 CDH，Harrison[53]及其同事已将肝脏疝入胸腔作为预后不良的预测因素，并且似乎与肺脏大小无关[54]。

虽然理论上可以量化疝入胸腔中的肝脏占比，但肝脏在超声上的位置通常二分类表述："肝上型"（肝在胸腔中）或"肝下型"（肝仍在腹部）。因为肝脏的回声与肺的非常相似，因此超声很难判断肝脏的位置（图 31.2A）。提示肝脏疝入的间接征象是横膈上探及肝血管走行[43]（图 31.2B），静脉导管或胆囊的异位[55]（图 31.2C）或脐静脉向左偏离（弯曲）[56]（图 31.2D）。最近已经重新引入了评估胃位置这一方法，以间接评估左侧 CDH 的严重程度，因为它已显示出与 MRI 确定的胸腔内肝脏比例有关[57]。

结合肝疝入和肺头比的 O/E 值是目前被广泛接受的将左、右 CDH 胎儿分层的方法，肝疝入和肺头比的 O/E 值低提示肺发育不全和死亡率都会增加。这些指标也被用于选择胎儿治疗试验的患者（图 31.3）。

从理论上说，通过 MRI 进行严重性评估比超声更有优势。MRI 成像不受母体体形、羊水量或胎儿体位的限制。借助 MRI，可以测量总（左右）肺体积，这可以更好地预测出生后的肺功能。体积测定还可准确量化疝入的肝和胃的大小[58,59]。尽管一项研究声称 MRI 比超声能更好地预测结局[60]，但在临床实践中并未得到证实[61]。

PPH 的文献更为有限（Russo[62]及其同事的系统综述）。在单个病例系列研究中提出几个候选参数，包括肺的大小，是否存在内脏疝入和直

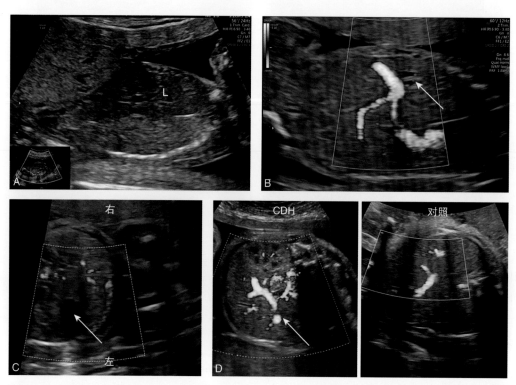

图 31.2　左侧先天性膈疝（CDH）中肝疝的超声表现。A. 胎儿腹部和胸部的矢状切面显示肝疝（L）。B. 膈肌边缘上方可见肝血管（箭头）。C. 由于肝疝和肝脏旋转，胆囊（箭头）在腹部左侧可见。D. 脐静脉向左侧弯曲；右图为患有 CDH 但无肝疝胎儿的相同切面，以供对比

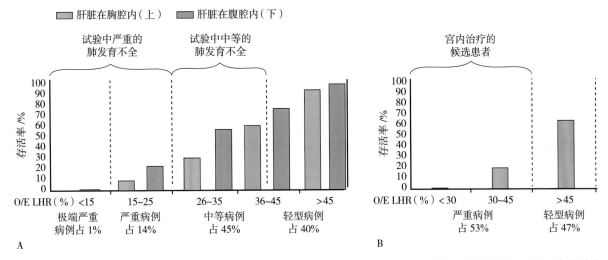

图31.3 根据左侧（A）和右侧（B）先天性膈疝的观察/预期（O/E）肺头比（LHR）对患者进行分层并选择适合接受宫内治疗的患者

接评估肺血管系统，这可能提供一些附加信息。然而，据我们所知，目前还没有有效的产前预测PPH的指标。

当前的新生儿管理

为了改善结局并进行数据比较，欧洲先天性膈疝协会（CDH EURO）发布了标准化的新生儿治疗方案（于2015年修订[63]）。计划在妊娠39周后于三级医疗中心分娩（引产或剖宫产），新生儿出生后立即进行插管。

历史上，使用高压高氧常规呼吸辅助治疗，导致了医源性气胸和急性死亡。随后，我们意识到发育不良和未成熟的CDH肺由于过量的氧气输送和过高的气道压力而严重受损[64]。据报道，自Wung[65]及其同事提出"温和通气和允许性高碳酸血症策略"以来，改善了肺部结局和死亡率。该政策逐渐获得支持，目前已成为大多数发达国家的标准方案。高频振荡通气也被认为可以提高生存率和降低长期发病率。然而，最近的一项随机对照试验（VICI试验：CDH患儿的通气——一项国际随机临床试验[66]）显示，与常规通气相比，这种技术没有优越性。后者再次表明，在实施新技术之前必须进行适当的研究。

患有CDH的新生儿中PPH的管理仍然是新生儿重症监护病房（NICU）的主要关注问题之一。国际协会建议将早期心脏超声检查（在出生后24h内）作为诊断PPH的一种非侵入性方法。然后建议进行连续的心脏超声检查，以指

导治疗并监测PPH的疗效[25]。PPH产后治疗的基础是逆转血管收缩，以防止右心室超负荷和阻止不可逆性血管重塑的进展。目前，一氧化氮吸入（iNO）是患有PPH的CDH婴儿的首选治疗选择。然而，在一项RCT中，尽管iNO显著降低了PPH婴儿对ECMO的需求，但它并未缩短住院时间，也未降低死亡率、慢性肺损伤或神经发育障碍[67]。此外，尽管所有PPH婴儿对iNO的应答率约为60%，但在CDH婴儿中，据估计仅为30%[68]。其他血管扩张药物，例如5型磷酸二酯酶抑制剂（PDE5）、内皮素拮抗剂或前列环素，已在一系列实验中单独使用或与一氧化氮联合使用[69-71]。但是，它们的使用在全球各地的重症监护病房中差异很大，因此很难定义其确切作用。同样，正在设计相关试验来证实这一点。

除药物治疗外，在某些中心还使用ECMO辅助治疗CDH相关的PPH[25]。它是用来减轻右心室负荷，同时使肺部处于休息状态，从而逆转PPH，否则PPH将是致命的。在最大限度的呼吸机支持的情况下，它可以防止气压伤和氧化应激引起的再次肺损伤。至于iNO，ECMO的经验恰好在CDH患者中取得了最差的结果[72]。因此，没有证据表明ECMO的使用能使CDH的结局更好。再加上该技术的局限性（要求体重超过2000g，需要肝素化），所有这些都削弱了最初的热情，随后在许多中心减少了使用[6]。

新生儿情况稳定后，应选择进行外科手术修补，但最佳手术技术仍存在争论。微创手术在开

腹手术（开胸手术或剖腹手术）的基础上取得进展，这种方法具有美学优势，但复发风险更高[63]。在严重的病例上也可能不适用。对于太大而无法通过一次修复将其闭合的缺损，可以用补片来关闭[73]，从第一代不可吸收的合成材料（Gore-Tex）到生物材料（异种移植物）以及复合材料。理想的网片仍然难以找到。

产前治疗策略

通过产前识别未来无生还者的能力，为产前干预提供了可能，以避免这种结果。气管封堵的概念（"堵住肺直到它生长"）是由 Wilson[74] 及其同事于 1993 年动物实验首次提出的，并受到先天性高位气道阻塞胎儿的临床观察的启发，这些胎儿的肺容量和肺泡数目明显增加[75]。气道堵塞阻止了肺液的流出，实验证明这是通过肺实质细胞的拉伸机制促进肺生长的[76]。这导致气道分支形态发生增加，肺泡表面积和空气容量增加并刺激肺泡形成[77]。进一步试验证明，气管封堵术可提高新生儿肺顺应性并改善通气。该手术首先在临床上通过开放性胎儿手术和夹闭气管进行尝试[78]。微创胎儿手术的进展使经皮胎儿镜下气管球囊封堵术（fetal endoscopic tracheal occlusion，FETO）成为可能[79]。FETO 是一项研究性微创经皮手术，可在母体局部麻醉下进行（图 31.4A）[80]。在重度病例中，该手术通常在 $27^{+0} \sim 29^{+6}$ 周时实施，在中度病例中，通常在 $30^{+0} \sim 31^{+6}$ 周时实施。肌内注射神经肌肉阻滞剂，芬太尼和阿托品麻醉胎儿并尽可能地使其制动。在超声引导下将一根柔性套管经皮穿刺经过子宫肌层，将其对准胎儿鼻尖方向进入羊膜腔，然后自套管引入专门为 FETO 设计的胎儿镜仪器，这些都包含在直径 3.3mm 的穿刺鞘套中，其内可通过光纤内镜（直径 1.3mm，德国 Karl Storz 公司）和球囊封堵系统（导管装有单向阀可分离可充气金标记乳胶球囊，型号 Goldbal 2，法国 Balt 公司）。如果定位错误，还可以用探针或钳子取出球囊。胎儿镜下的标志是胎儿的人中和上唇，舌和腭缝、腭垂、会厌软骨，最后是声带。胎儿镜进入气管，直至发现气管隆凸，通过充气和脱离导管将球囊置于隆凸之上。FETO 手术平均 10min（3~93min），手术时间取决于操作者的经验和胎

儿的位置[81]。操作时间长是胎膜早破的主要危险因素。

实验数据表明，在产前球囊封堵后又撤出有其独到的优势（球囊"封堵撤出"术）。这种操作刺激胎肺成熟[82]，可以阴道分娩，也可以转诊到患者住家附近的医院。这促使临床医师尽可能尝试在产前完成气管球囊"封堵撤出"术。同时，临床资料表明产前取出球囊可提高新生儿存活率[83]，降低新生儿发病率[41]。对于封堵术后病情平稳的患者，通常计划在 34 周时择期进行球囊撤出术。产前，可在超声引导下穿刺针直接刺破球囊，也可以在胎儿镜下取出；或产时，不断脐仍维持胎盘循环时气管镜下取出球囊；或产后，超声引导下经皮穿刺刺破球囊而取出。胎儿固定和麻醉后，在超声引导下进行宫内球囊穿刺。穿刺后，肺液将球囊推入咽部，球囊要么被胎儿自己吞入，要么落入羊膜腔。胎儿镜下移除和置入气管球囊是用相同的工具完成的，首先用针刺破球囊，然后用钳子抓住球囊并取出[84]。

有 20% 的病例会出现早产，伴或不伴胎膜早破。只要临床上可行，仍建议使用相同的技术在产前取出球囊。如果在产前无法顺利取出球囊，在剖宫产术中，娩出胎儿头和肩后，不断脐仍维持胎盘循环的情况下，通过喉气管镜取出球囊[85]（图 31.4B）。产后，通过喉气管镜取出球囊是最后的手段。还报道了盲穿和超声引导下的子宫外穿刺术[86]。在最近的一项由 3 个 FETO 中心进行的研究中[84]，有 72% 的病例择期行球囊取出术，28% 为紧急撤出。大部分病例产前采用胎儿镜下完成（67%），21% 病例在超声引导下穿刺刺破球囊；产时在维持胎盘循环的情况下，使用气管镜取出球囊的比例为 10%；产后通过气管镜取出的比例为 1%。初次取出球囊的选择方法主要取决于外科医师的偏好，令人惊讶的是，与分娩间隔的差异没有关系。然而，关键的是，分娩不应在 FETO 中心外进行，因为若在这 3 种情况下（产前、产时、产后）都无法将球囊撤出，会导致医源性死亡。

观察性研究表明，对于严重的左侧 CDH 和严重的右侧 CDH 病例，在疾病的严重程度相同的情况下，FETO 与历史对照组相比，生存率明显提高，早期新生儿呼吸道发病率明显降低[81,87,88]。

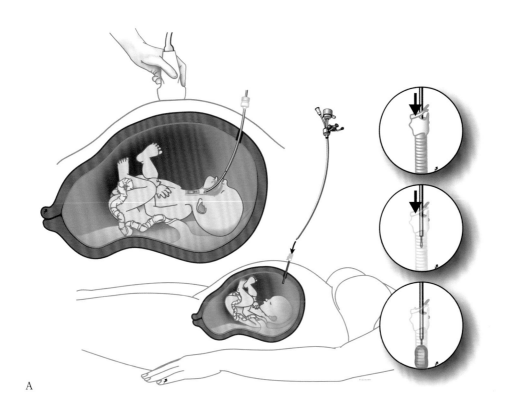

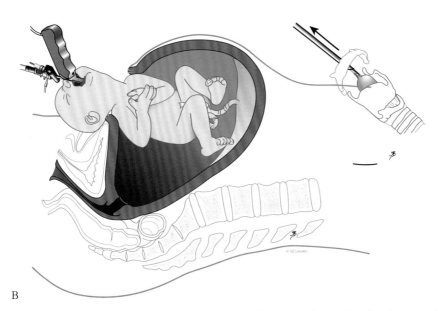

图 31.4 先天性膈疝胎儿的治疗。**A.** 经皮胎儿镜下气管内球囊封堵术示意。插图：通常用于血管内封堵可分离球囊置于气管中。**B.** 产时在维持胎盘循环的情况下，通过喉气管镜撤出球囊的示意

这一潜在的好处目前正在两项名为气管封堵加速肺发育的平行随机对照试验中进行研究（TOTAL：Tracheal Occlusion To Accelerate Lung growth）[89]，左侧 CDH 伴重度或中度肺发育不良（NCT01240057 和 NCT00763737）。右侧 CDH 不常见而不适合进行随机对照试验，基于单中心长期随访数据，我们使用肺头比 O/E 值的临界值小于 45% 作为诊断重度右侧 CDH 的标准。

实验性产前治疗

FETO 的主要缺点是早产风险增加，部分抵消了胎儿治疗的获益。从既往的 200 多个病例的数据表明，在 34 周前，发生胎膜早破的比例为 25%，早产率为 30%，需要紧急撤出球囊[81]。除了具有相对有创，FETO 在技术上也具有挑战性，因此难以广泛实施。此外，迄今为止，严重 CDH 经过 FETO 治疗后最高的存活率不超过 50%~60%，部分原因是气道发育不良，最重要的是血管发育受限。尽管进行了胎儿手术治疗，但 PPH 似乎仍然存在。表 31.1 概述了 FETO 的主要优缺点。表 31.2 概述了参与 TOTAL 试验的主要纳入和排除标准。

表 31.1　胎儿镜下气管球囊封堵术的优缺点

优点	缺点
促进肺发育，创伤小	15%~20% 发生 PPROM，平均出生孕周为 35 周
提高存活率	需要二次干预（撤出球囊）
减少产后发病率	有潜在紧急撤出球囊的风险
	对 PPH 的影响尚未得到证实

注：PPH，持续性肺动脉高压；PPROM，未足月胎膜早破。

表 31.2　对于中、重度 CDH 组，TOTAL 试验的纳入排除标准

纳入标准	排除标准
重度 CDH 组	
母亲年龄≥18 岁	患者不愿接受随机分组
单胎妊娠	多胎妊娠
签署书面知情同意书	未签署知情同意书
左侧膈疝	右侧或双侧膈疝
正常核型，未合并结构异常	合并其他重大的结构或遗传学异常
手术时的孕周：27⁰~29⁺⁶ 周	29⁺⁶ 周前不能放置球囊
严重发育不良即为最晚在 29 周时测得的 O/E LHR<25%	轻度、中度发育不良
愿意进入 FETO 中心接受球囊撤出	母体疾病或技术限制使产前手术难以实施
宫颈管长度 >15mm	随机宫颈管长度 <15mm
中度 CDH 组	
母亲年龄≥18 岁	患者不愿接受随机分组
单胎妊娠	多胎妊娠
签署书面知情同意书	未签署知情同意书
左侧膈疝	右侧或双侧膈疝
正常核型，未合并结构异常	合并其他重大的结构或遗传学异常
手术时的孕周：30~31⁺⁶ 周	31⁺⁶ 周前不能放置球囊
中度发育不良即为合并肝疝的 O/E LHR 25%~45% 或无肝疝的 O/E LHR 25%~35%	重度或轻度发育不良
愿意进入 FETO 中心接受球囊撤出	母体疾病或技术限制使产前手术难以实施
宫颈管长度 >15mm	随机宫颈管长度 <15mm

注：FETO，胎儿镜下气管球囊封堵术；LHR，肺头比；O/E，实测/预期。

由于上述原因，我们需要寻找其他的互补或替代治疗方法。理想的胎儿治疗应同时解决通气不足和 PPH 问题。在理想情况下，这种方法应该要克服胎儿手术风险。替代产前解决方案的转化医学研究主要集中在 3 个层面：①工程组织替代发育不良的肺；②通过干细胞移植进行再生治疗；③药物治疗。我们最近总结了用于治疗先天性发育异常的肺组织工程的研究进展[90]。使用脱细胞基质和直接诱导多能干细胞和肺祖细胞的可能性最具吸引力。这确实可能是肺移植的最终替代方案。尽管仍然无法设计出功能齐全的肺进行移植，但随着再生医学的飞速发展，这项技术有可能在未来几年被临床采用。基于干细胞的策略也可能在胎儿发育以及出生后阶段都发挥作用[91]。肺组织再生的主要机制，包括间充质造血干细胞或羊水来源的干细胞,可能利用了内源性上皮祖细胞的存在。短期内具有最高转化潜力的策略最有可能是经胎盘药物治疗,它可以调节胎儿的细胞反应并改善结局。该领域的研究最近集中在通过使用目前市场上用于治疗成人 PPH 的药物来预防 PPH,例如 PDE5 抑制剂西地那非[92],内皮素拮抗剂波生坦[93]或前列环素受体激动剂 ONO-1301SR[94]。

结语

　　CDH 在产前超声检查时可以发现异常,并通过恰当的基因检测寻找其他的相关异常。

　　应使用超声和产前 MRI 评估病情的严重性,必须在宫内转诊至有 CDH 产后管理经验的中心,可以改善新生儿结局。

　　如今,产前选择胎儿镜下气管球囊封堵术是可行的,应招募患者参加正在进行的随机临床试验,以充分评估其疗效。未来的干预措施可能会采用组织工程、干细胞移植再生治疗和药物治疗相结合的方法来改善肺功能,降低 PPH 的风险。

（李俊男 译　周祎 审校）

参考文献和自我测试题见网络增值服务

第 32 章　腹部

JON HYETT

本章要点

- 腹壁和腹腔内脏器的胚胎发育过程相当复杂，大多为发育起源性畸形。
- 腹腔内脏器是我们代谢最活跃的部位，但对胎儿来说功能上意义不大。部分畸形会在妊娠晚期出现，此时胎儿腹部脏器逐渐拥有功能性意义。
- 如果按照胎儿结构顺序进行超声评估，大部分的胎儿结构畸形可在妊娠早期通过超声检出。妊娠晚期筛查是提供一个"窗口"检出在 22 周之前不容易发现的胎儿畸形。
- 超声诊断和监测有助于产科医师与多学科团队协作，以改善结构畸形胎儿的预后。

引言

腹部是盆腔和胸腔之间的身体部分。腹腔上以横膈膜为界，下与骨盆相邻，边界由骨盆和腰椎的骨性标志组成。其前壁和两侧是前腹壁的肌肉和筋膜；腹部后壁更为坚硬，由壁腹膜构成，通过肌肉附着点覆盖在椎体表面。

功能上，腹腔的本质是一个与代谢过程相关的脏器系统储存库。其包括具有中空管状结构的肠道，它从食管下括约肌开始，构成消化系统，运送和处理营养物质及残余废物，并在末端将这些物质排出体外。肝、肾等器官系统是由多个不同胚胎学阶段的细胞系发育而成，发挥功能效应。其他大血管、淋巴管和周围神经等则穿过横膈膜并进入骨盆中。虽然腹部的产前评估不像其他胎儿结构一样得到临床医师的重视，但由于腹部是代谢最活跃的部位，由许多复杂的结构包绕且这些结构与周围组织的协调发育也相当重要，故腹部的产前评估也相当重要。这些系统的畸形可能是致命的，也可能导致显著的新生儿发病率。因此，产前诊断具有重要的价值，可以让新生儿在出生后得到恰当、及时干预。

欧洲先天性畸形监控中心（European Congenital Anomalies Surveillance，EUROCAT）表示，腹壁缺陷和胃肠道（gastrointestinal，GI）畸形是第五大常见的先天性畸形，约每 400 个孕妇中就有 1 例（表 32.1）[1]。约 75% 的患儿能够存活，有 3.2% 宫内死亡，并且有 22% 左右的孕妇选择终止妊娠。胃肠道病理学分类如表 32.2。其中腹壁缺损最为常见。虽然腹裂和脐膨出的发病率较为相近，但是在脐膨出中选择终止妊娠的比例更大。因而，腹裂是引起活产婴儿最常见的腹部手术并发症。膈疝也很常见，可以经胸腔进行手术修复。其余疾病主要是由于发育异常而造成的，导致消化道出现各种管状结构的闭锁。

表 32.1　与其他系统相比，腹部和盆腔异常的患病率

系统或病因学	总数 / 例	LB/ 例（%）	IUFD/ 例（%）	TOP/ 例（%）	发病率 /%（95% *CI*）
先天性心脏病	22 709	19 889（87.6）	380（1.7）	2 440（10.7）	76.46（75.47~77.47）
肢体缺陷	12 817	11 110（86.7）	199（1.6）	1 508（11.8）	43.16（42.41~43.91）
尿路异常	10 082	8 522（84.5%）	170（1.7）	1 390（13.8）	33.95（33.29~34.62）
中枢神经系统	7 712	3 402（44.1）	270（3.5）	4 040（52.4）	25.97（25.39~26.55）
胃肠道和腹壁缺损	7 083	5 283（74.6）	232（3.2）	1 568（22.1）	23.85（23.40~24.30）

续表

系统或病因学	总数/例	LB/例（%）	IUFD/例（%）	TOP/例（%）	发病率/%（95% CI）
生殖器异常	6 217	5 962（95.9）	39（6.3）	216（3.5）	20.93（20.42~21.46）
颌面裂	4 198	3 711（88.4）	66（1.6）	421（10.0）	14.14（13.71~14.57）
呼吸异常	1 259	1 001（79.5）	45（3.6）	213（16.9）	4.24（4.01~4.48）
染色体异常	12 595	4 841（38.4）	486（3.9）	7 268（57.7）	42.41（41.67~43.16）
遗传综合征	1 811	1 450（80.0）	35（1.9）	326（18.0）	6.10（5.82~6.39）
总数	75 231	59 179（78.7）	1 433（1.9）	14 619（19.4）	253.31（251.51~255.13）

注：CI，置信区间；IUFD，宫内胎儿死亡；LB，活产；TOP，终止妊娠。

表 32.2　Eurocat 数据库中英国的胃肠道畸形和腹壁缺损的发病率

畸形	总数/例	LB/例（%）	IUFD/例（%）	TOP/例（%）	发病率/%（95% CI）
腹裂	1 182	1 058（90）	39（3）	85（7）	4.67（4.40~4.94）
脐膨出	1 012	360（36）	67（6）	585（58）	3.99（3.75~4.25）
膈疝	851	606（71）	30（4）	215（25）	3.36（3.14~3.59）
肛门直肠闭锁或狭窄	797	558（70）	20（3）	219（27）	3.15（2.93~3.37）
食管闭锁伴或不伴气管食管瘘	643	549（85）	32（5）	62（10）	2.54（2.35~2.74）
十二指肠闭锁或狭窄	448	403（90）	18（3）	27（7）	1.77（1.61~1.94）
先天性巨结肠病	396	395（100）			1.56（1.41~1.72）
其他小肠闭锁或狭窄	244	235（96）			0.96（0.85~1.09）
胆管闭锁	70	70（100）			0.28（0.22~0.35）
环状胰腺	14	11（79）			0.06（0.03~0.09）

注：CI，置信区间；IUFD，宫内胎儿死亡；LB，活产；TOP，终止妊娠。

胚胎发育

产前最常见的腹部畸形包括腹裂和膀胱外翻，其与腹壁胚胎发育失败有关。侧板中胚层和覆盖在其上层的外胚层细胞系相融合形成腹壁[2]。在妊娠 5 周时，椎骨、肋骨和轴下侧肌（hypaxial flank muscles）在中线发育，然后向腹外侧和尾端延展[3]。妊娠 8 周时，腹直肌（rectus muscles）到达脐水平。随着进一步快速分化，脐下体壁不断发育。在妊娠 4~10 周时，疝出的肠道还纳后，腹腔可增加 25 倍的体积[3]。细胞增殖的速度不同导致细胞形态的改变。在此期间，腹围可增加 5 倍。细胞迁移、重组和细胞间黏附的过程都可以被破坏，导致产前出现胎儿畸形。虽然脐膨出也被定义为一种腹壁缺损，但病因不尽相同，因为该缺损是由于正常生理性肠疝突出脐带基底部后，肠环无法还纳到体内而引起的[2]。

泄殖腔腔内是一层内胚层，形成尿囊（腹侧）和原始后肠（背侧）之间的边界[4]。妊娠 4~6 周时，泌尿生殖窦将其分为前室和后室。该窦的发育障碍导致泄殖腔持续存在，肠、阴道和尿道汇入同一开口。泌尿生殖窦腹侧部分发育成膀胱和尿道，随着膀胱"下降"到骨盆，尿囊管的其余部分会逐渐退化。退化失败则会形成开放性脐尿管畸形（patent urachal remnant）。通常中胚层向内侧迁移形成前腹壁的下部，可以加固腹壁。如果该过程受阻,泄殖腔膜会发生破裂,根据发生时间的不同会造成泄殖腔外翻,膀胱外翻或尿道上裂等畸形。

肠道和主要腹内脏器是由早期胚胎经颅尾轴走行的管状结构发育而成[5]。该管由来源于卵黄囊的内胚层组织组成。并被一层中胚层所包绕,这有助于肠管壁以及脏层(脏壁)中胚层和壁层(体壁)中胚层的继续分化形成肠系膜。肠系膜内走行的血管束包括神经嵴组织,该组织分化为神经和神经元,遍布肠道和相关内脏。肠道通常分为3个部分,前肠、中肠和后肠,各自具有不同的血供。早期胚胎发育障碍会导致肠道和其他腹腔内脏器的畸形,其中包括局部细胞群分化异常、输卵管形成障碍、肠回纳障碍(或腹壁闭合障碍)、肠旋转不良以及血管和神经连接异常。此类大部分的畸形可以在产前筛查中发现。

肝脏是由胚极和卵黄囊之间的原始横膈(septum transversum)发育而来。外胚层、间充质细胞和内胚层在此融汇[6]。这与前肠和后肠的边界相对应。早期胚胎中,肝芽在腹面形成。妊娠5~8周时,细胞系经历显著的分化,逐渐发育成为门静脉和中央静脉之间复杂的结构,如胆道系统的发育。胚胎和胎儿时期,肝脏的主要功能是在脐静脉和右侧心脏之间形成血管连接参与心血管系统,并在骨髓发育之前生成造血干细胞。

利用超声,从大约妊娠7周开始,可以观察到腹腔脏器的胚胎发育情况[7]。在此期间,前腹壁已经形成,可以看到脐带插入点。同时,有证据表明,妊娠7周时,可在脐带处检出生理性肠疝;妊娠8~9周时,胃和肝脏几乎完全占据腹腔;妊娠9周时,泄殖腔膜破裂,尿道逐渐形成;大约妊娠10周时,横膈膜开始发育;妊娠11周,肠旋转并还纳到腹腔内。

妊娠12周的超声学特征

虽然常规的孕中期(妊娠18~20周)超声筛查是解剖学评估的"金标准",但是在11~13[+6]周仍然可能检出胎儿结构畸形,其中包括腹部缺陷(图32.1)。在一项关于44 859名孕妇的研究中,

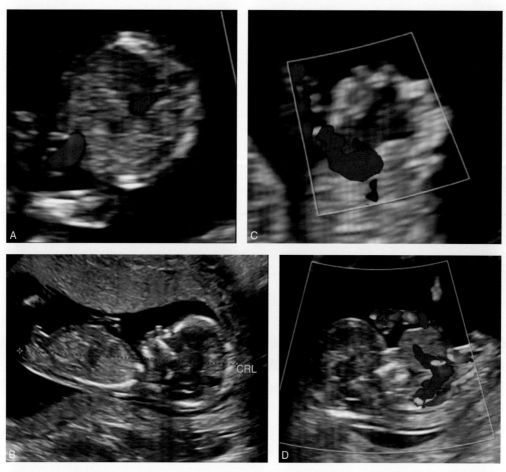

图32.1　超声图像显示横向和纵向的正常解剖结构(A和B),妊娠12周时出现腹裂(C)和脐膨出(D)。CRL,头臀长

采用超声序贯解剖结构筛查,在妊娠 11~13^{+6} 周进行胎儿结构筛查,有 488 例(1.1%)发现胎儿结构畸形,其中 213 例(43.6%)诊断明确[8]。其中包括 104 例脐膨出、腹裂、巨大囊肿和体蒂异常。然而,3 例肠闭锁无一能在妊娠 11~13^{+6} 周筛查中检出。孕早期筛查通常对胎儿正中矢状面进行评估,可以准确地评估头臀长(crown rump length,CRL),确定胎龄并测量颈项透明层厚度,但这并不是评估腹部和前腹壁最好的平面。若是进行腹部和前腹壁筛查,最好旋转探头,在横状面中成像。从胸部横膈膜向尾端扫描,可发现胃位于上腹部中线左侧[9]。在正常情况下,胃在妊娠 11 周可以检出。检查时,应确保检查的部位合适。在此解剖学水平的中线右侧,可以看到肝实质,通常均匀且无回声灶。脐静脉的肝部分可用作第二界标,以确定测量腹围的正确平面。

检查完上腹部后,可将探头向下扫描至脐水平,注意脐带插入点的完整性。在早孕期,即妊娠 <9 周时,腹腔容积有限,发育中的小肠通过脐疝出到脐带根部外。在妊娠 11 周,疝出的肠段可以还纳回腹腔内,而肠或其他腹内脏器的持续性疝出应怀疑脐膨出[10]。此畸形将在后文详细阐述。脐动脉进入腹部后,在膀胱周围出现分叉。因此,可通过彩色多普勒超声检查来辨别脐动脉。在评估中如果多加注意,可以检出只有两条血管的脐带。据报道,这与非整倍体和肾畸形的风险增加有关,因此可作为评估这些疾病的标记[11]。除了关注脐部,检查中线右侧是否存在肠疝的迹象也很重要;在妊娠 11~13^{+6} 周可检出腹裂,超声显示表面无腹膜覆盖的游离肠环在羊水中漂浮[12]。

妊娠 20 周的超声特征

在妊娠 18~20 周,通常使用 3 个横截面来评估腹部和盆腔的情况(图 32.2)。从胸腔到横膈膜依次进行扫描,在横截面上观察上腹部,该截面显示出位于门静脉窦水平处的胃无回声区,肝脏和脐静脉中 1/3[13]。在此截面中无法观察得到肾的上极。可能可以观察到另一个向右侧延伸的囊性结构,这是胎儿胆囊。腹围可通过皮纹线的外表面来测量,放置卡钳,并使用直线或椭圆来完成评估。从解剖学角度来看,此视图用于检查胃是否可见,并检查肝脏的位置是否正确和是否具有一致的回声性。结合冠状面或纵向截面,此视图也可用于观察左半隔膜和右半隔膜的完整性。

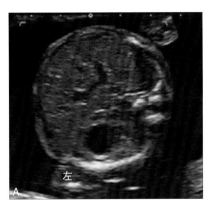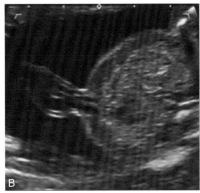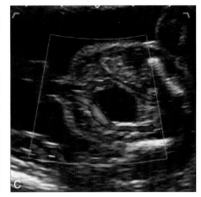

图 32.2　超声图像显示了在妊娠 20 周横截面的上腹部(A),脐水平(B)和盆腔(C)的正常解剖结构

探头向尾端移动,可以观察到胎儿肾脏位于脊柱的两侧。首先,检查脐带插入点,评估前腹壁的完整性。转向纵向截面,也可评估脐带插入点与生殖器结节间的距离。在此妊娠期间小肠和大肠的肠腔通常不明显,若出现肠环扩张,可由超声检出。肠道也可能出现回声,并与下文阐述的一系列病变相关。盆腔的横截面用于观察膀胱,彩色多普勒超声可用于显示脐动脉的分叉,存在 3 条血管的脐带。继续向尾端移动,可评估外生殖器。

妊娠 28 周后的超声学特征

妊娠晚期筛查通常关注胎儿的生长和健康状况,能够检查早期妊娠难以观察的系统(例如心脏)或病理状况只随着妊娠的进展才变得明显的系统(泌尿系统和腹部缺陷,例如小肠梗阻和大肠梗阻）。因此,可在妊娠晚期评估胎儿的解剖结构和生长及健康状况;对于腹部,具体评估胃和肠,并在腹部或盆腔中寻找任何其他异常的囊性或实性肿块。

腹壁缺损

腹裂

腹裂的发病率为(2~4)/10 000[14,15]。腹壁缺损通常位于腹中线右侧,患儿的肠段可以通过前腹壁的缺损疝出,在羊水中漂浮,表面无腹膜覆盖。较大的缺损可使其他腹部脏器受累。按照有无其他结构异常,可分为单纯性腹裂和复杂性腹裂[16]。队列研究结果表明,复杂性的病例更倾向于行肠切除术,且胃肠道并发症发生率增加,新生儿住院时间显著延长(37 天 vs 108 天),肠外营养的需求显著上升(26 天 vs 71 天)。

关于腹裂的胚胎学起源[17],最广为认同的理论是前腹壁相关血管的发育障碍。例如,在妊娠期第 5 周前右脐静脉的过早萎缩,影响外胚层与体蒂交界处的发育,导致脐环的生长缺陷。此过程中,中肠疝出到胚外体腔中,随后小肠通过脐旁缺损疝出,最终未能还纳,形成肠疝。事实证明,腹裂与肠不旋转相关。另一种理论认为,在妊娠期第 8~9 周时,当疝出的中肠还纳时,卵黄动脉(肠系膜上动脉的前体动脉丛)闭塞,血管血供异常,导致脐带基部坏死,引发肠疝。

这种血管功能障碍的原因未明。但可能存在外界因素致畸的作用,因为有研究发现年轻孕妇腹裂的发病率反而更高[17]。阿司匹林、伪麻黄碱、有机溶剂、酒精和可卡因等与腹裂显著相关。但另一项关于头发样本的研究显示,他们无法证实在诊断出胎儿异常的前 3 个月内,孕产妇服用消遣性毒品会导致其胎儿发生腹裂的风险增高[18]。

一般通过在孕 12 周和孕 20 周进行的常规超声检查,可以发现 95% 以上的腹裂(图 32.3)[1]。最近一项研究显示,在孕 12 周可以发现 86% 的病例,其余的可以在孕 20 周时进行的胎儿结构筛查中检测出;曾报道有一特殊病例,由于患儿母亲在妊娠期拒绝常规超声检查,导致其胎儿在娩出后才被发现患有腹裂[14]。尽管在腹裂患儿中染色体异常少见,但仍有 12% 的患儿伴有其他结构异常。有文献报道一例伴有 18-三体,另一例 NF1 位点基因突变的患儿。在腹裂患儿中,有 14% 的病例选择终止妊娠,剩余有 16% 的病例出现胎死宫内。

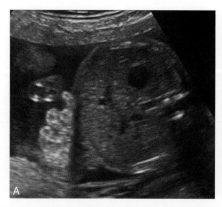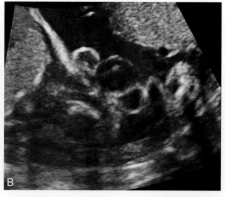

图 32.3　妊娠 20 周(A)和 34 周(B)胎儿上腹部的横截面。左边(A)显示肠环在羊膜腔内漂浮,表面无胎膜覆盖。右边(B)可以看出肠段稍为明显,孕晚期肠扩张但尚在正常范围内

产前诊断医师面临的挑战在于确定复杂而非单纯腹裂新生儿面临的风险,并预测胎儿早产(与新生儿死亡率和发病率相关)和死产的风险[15,16,19]。一些研究团队尝试回顾性地根据产前超声区分单纯性和复诊性病例,并确定围产儿并发症和死亡率的风险。一个欧洲联盟回顾了这些研究结果并进行荟萃分析,共纳入 26 项研究涵盖 2 023 例患儿[20]。该研究还显示腹腔内肠扩张和羊水过多与肠道闭锁相关(OR 5.48,95%CI 3.1~9.8 和 3.76,1.7~8.3),胃扩张与新生儿死亡相关(OR 5.58,95% CI 1.3~24.1)。

在产前诊断中,确保进行完整的胎儿结构序贯筛查尤为重要,在于患儿合并其他结构异常时预后更差,更易合并潜在的染色体异常或遗传性

疾病。尽管传统观点认为腹裂患儿出现染色体异常的风险相对较低，但相较于结构正常的胎儿，腹裂患儿出现非整倍体的风险明显增高。最近研究表明，使用基因组微阵列技术进行核型分析，在 5%~10% 的病例中可以发现致病性拷贝数变异（CNV）[21]。因此，应对这些病例提供核型分析。

通过识别疝出的结构，测量肠内外径，测量"颈部"或腹壁缺损的大小，可以确定腹裂的性质。腹裂患儿通常为小于孕龄儿。我们可利用多普勒超声和羊水指数来评估胎儿生长情况。也可利用肠系膜上动脉的多普勒超声检查，但操作难度大，同时也缺乏证据表明能够辅助临床决策或改变妊娠结局。另外，胎儿腹围会因腹内容物的疝出而减少，也难以作为评估指标。

一项关于 860 名腹裂患儿的研究，按胎龄划分，分别计算了宫内和产后的死亡率（图 32.4）[15]，发现在孕 32 周后的死产率明显下降，但到了妊娠末期死产率出现回弹。腹裂早产儿容易出现感染且对胎儿结局有显著影响，这或许与早产和外科感染有关。Sparkes 等利用这些数据来评估在孕 32 周后择期分娩和期待治疗的相对危险度。结果表明，孕 39 周的期待治疗发生胎儿死亡的风险显著增加。因此，现在大多数临床医师提倡在孕 38 周时进行分娩。美国的数据表明，在孕 39 周进行择期分娩，每 17 例可以避免 1 例胎儿宫内死亡病例的发生。

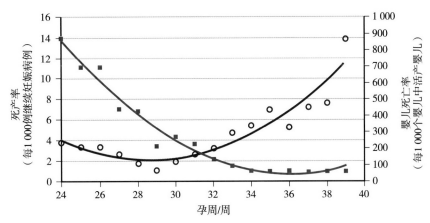

图 32.4　孕周对腹裂胎儿的死产率和婴儿死亡率（每 1 000 例继续妊娠病例）的影响。死产率以圆圈表示，婴儿死亡率以方块表示

复杂性腹裂患儿在腹部检查时往往更可能存在狭窄的"颈部"或扩张的肠环，而这些狭窄肠段在出生后往往需要切除。也有研究认为，肠外环扩张是预后不良的指征，往往提示复杂性腹裂和早产的发生。Robertson 等[22]研究了 101 例腹裂患儿病例发现，产前超声检查能够预测新生儿结局。并且认为肠外环（直径 >20mm）与复杂性腹裂相关。然而，另一项研究结果却不尽相同，38 例合并腹部外肠扩张的腹裂患儿中，只有 11 例确诊为复杂性腹裂，阳性预测值仅为 29%。

腹裂患儿娩出后应立即手术治疗。建议孕产妇在具备新生儿重症病房和儿科手术室的医院进行分娩。相关的诊断、咨询和检查最好在有条件的医院进行，以便对患者进行连续性的监护，更好地评估胎儿的健康状况。通过规范化的产前检查和产前诊断，死产率能够减少 58%[23]。

目前，尚无足够的证据表明择期剖宫产可有效地改善预后[24]。但由于难以准确选择分娩时机，引产难度大。因此，多建议选择剖宫产，并与新生儿和小儿外科团队相互协作。不过在多数情况下，也可适当选择经阴道分娩。

腹裂可以通过一期缝合修复缺损。当肠脱垂严重时，可先造一个 Silo 套袋以还纳肠管，再行分期修复术。由于患儿常出现生长发育迟缓，因此在出生后数周内多给予肠外营养。通常 3~4 周后可以出院，但复杂的病例会使新生儿住院时间延长。

脐膨出

脐膨出是位于前腹壁的病变，起源于脐部中央。与腹壁裂不同，其特征是病变部位表面有腹膜覆盖，有时腹膜可破裂。

在胎儿发育过程中,妊娠 5~9 周,肠管迅速发育,腹腔容积增大缓慢,中肠突出体外。孕早期超声检查中可见腹部中央肿物。一般情况下,膨出的肠襻以肠系膜上动脉为中轴旋转,可逐渐退回腹腔。病理状态下,该过程受阻,常形成脐膨出。因前腹壁肌肉发育畸形造成前腹壁缺损,使腹内脏器膨出。膨出的内容物除小肠外,还可能有其他脏器,如胃、大肠和肝脏等。由于缺损的大小和膨出内容物的不同,脐膨出的类型和预后也不同。

最近,荷兰一份关于产前诊断的报告分析该地区 4 年内的 141 例脐膨出[14],136 例(96%)在产前诊断中确诊,其中的 86% 在孕早期的筛查中检出,有 5 例漏诊(图 32.5)。141 例脐膨出中,85% 检出合并其他胎儿结构畸形,47% 的病例同时查出染色体异常。其中,非整倍体染色体异常最常见,以 18- 三体为主,也存在部分 13- 三体、21- 三体、45X、三倍体和各种显微染色体异常的病例。致死性非整倍体和其他主要结构异常往往导致流产或提前终止妊娠。

由于脐膨出与致死性非整倍体的染色体异常有关,容易造成自发性宫内流产。因此,脐膨出发病率的计算需要考虑进行筛查时胎龄的大小。孕早期的非整倍体风险更高。有报道指出,在孕早期,非整倍体染色体异常的发病率为 0.25%[25]。接诊的临床医师由于受到主观的影响,对疾病的判断也会有差异。例如:小儿外科医师大多接触病情较为稳定的病例,多为单纯性脐膨出,无非整倍体染色体异常,而胎儿医学专家更常接触到复杂的病例。因此,建议多科室会诊咨询。心脏和神经异常在脐膨出合并胎儿结构异常中最为常见。在一些报道中,大约有 1/3 的脐膨出患儿,在产前筛查中呈现明显单纯性脐膨出特征,但出生后仍检出其他胎儿结构异常[26]。

脐膨出的预后主要取决于染色体和胎儿结构异常的类型。也有其他辅助评价预后的手段。在横截面上,测量并计算出脐膨出和腹腔的周长比值(OC/AC)[27]。比值越高,表示肝疝、择期剖宫产、呼吸功能减退和延期缝合修补的风险越高。磁共振成像(MRI)可计算肺总容量,当肺总容量减少 50% 时,发生巨大性脐膨出的风险较高[28]。这类患儿可能更需要辅助通气治疗,延长喂养和住院的时间。

对脐膨出患儿进行持续性监护的争议较少,因为似乎未发现晚期早产和足月死产与之相关。虽然缺乏足够的证据支持择期剖宫产,但许多产科医师更倾向于采用这一分娩方式。特别是对于较大的病灶,可以避免覆盖膨出内容物的包膜破裂[27]。明确的分娩时机有利于及时地对新生儿和外科手术进行评估,并减少发生生产后并发症的可能性。不过,尚无充分证据支持该观点。手术修复的目的是在不引起心血管功能障碍或呼吸窘迫前提下,在合适腹内压下闭合筋膜和腹壁。外科治疗的目的是完全修补筋膜和腹壁的缺损,并且需要在合适的腹内压下进行,尽可能地避免引起心血管或呼吸窘迫。较小的缺损可以选择一期缝合术。但较大的缺损需要更复杂的治疗方案,往往会选择延迟缝合修补[29]。约 10 周后,包裹的囊膜可以上皮化,形成焦痂。部分外科医师还会使用组织扩张器或网状材料来修复缺损。

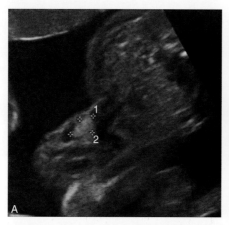
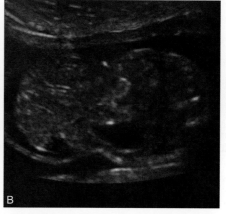

图 32.5　妊娠 12 周(A)和 13 周(B)两例胎儿腹部横截面。A 显示一个小型脐膨出,脐带根部的回声很微弱。相反,B 显示巨型脐膨出,在疝囊内有超过 50% 的腹腔内容物

膀胱和泄殖腔外翻

膀胱和泄殖腔外翻是最少见的先天性畸形,在存活的新生儿中发病率分别为 1/40 000 和 1/250 000。前下腹壁发育不完全,导致膀胱和泄殖腔外翻,诱发尿道上裂等一系列的病变[4]。由于此类病例罕见,因此对该疾病的认识相对不足。有报道表示,其产前检出率仅为 25%(40 例中检出 10 例)[30]。

膀胱外翻是指前腹壁和膀胱壁发育异常,同时暴露膀胱后壁和尿道。通常来说,具有不同胚胎学来源的尿道上段结构正常。而脐和肛门之间的距离缩短,耻骨支长度缩短到原来的 1/3,导致耻骨联合闭合障碍。同时,阴茎上裂,男性阴茎短小,女性阴道狭窄和阴蒂分裂等亦与之密切相关。泄殖腔外翻病变范围更为广泛,可涉及前肠疝或脐膨出伴颅骨畸形,肛门闭锁和尾椎脊髓畸形等。

产前超声检查诊断的特征为检测出在盆腔内无法检测的正常充盈膀胱,前下腹部肿块,脐带插入点偏低,难以辨别的胎儿性别(或外生殖器小)和耻骨支分离[30]。有图表记下了脐带插入基底部与生殖器结节之间的正常距离,当常规产前筛查发现疑似膀胱缺如的胎儿时,这些图表可用于评估其脐带插入点[31]。因为尿道囊肿偶尔会被误认为是正常膀胱[32]。MRI 也可应用于产前诊断,其优势在于能够在三维的水平上评估胎儿结构异常,获得其全貌[33,34]。MRI 在识别是否存在前腹壁缩短或脐带插入点下移,该区域是否存在肿块等方面显示出特别的优势,而传统的超声检查可能难以辨别这些差异。

膀胱外翻修复手术需要多学科团队协作,通常手术会推迟到婴儿 6 个月大时进行。手术的主要目的是闭合腹壁,确保生殖器的安全和重建。在一期缝合术中需要修复膀胱,同时行骨盆支截骨术。许多患儿随后需要进一步的膀胱扩张术或其他手段来确保尿液可控性,还可能需要外观整形修复。咨询虽复杂,但患儿家庭需要知晓的泄殖腔畸形手术修补相关复杂问题业已有完善阐述[35]。

腹部肿块

囊状或实性腹腔肿块很少见,通常出现较晚,而不是在常规的 20 周筛查时发现。需要鉴别诊断的疾病很多,取决于病变的性质、部位和胎儿性别。在大多数情况下,疾病的迟发性和诊断的不确定性使得产前干预手段难以实施,并且这类型病变大多数需要进一步评估以确定产后新生儿的治疗方法。

肠管强回声

肠管强回声是最常见的腹部肿块,通常在 20 周的筛查中检出。肠管强回声是与胎骨部分一样亮或更亮的肠环(图 32.6)[36],被认为是与肠道蠕动性下降和肠内胎粪积聚有关[37]。肠管强回声是由于在盲肠交界近端回肠末段的胎粪浓缩发生结块,导致梗阻,其长度在 5~10cm,并且通常与回肠近端扩张有关。采用超声筛查,其发病率达到 25%[39,40]。

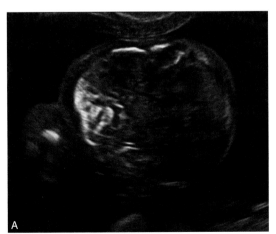
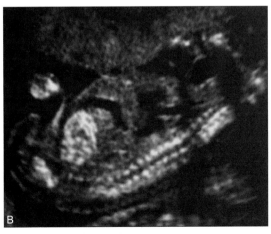

图 32.6　妊娠 20 周时,在横状面(A)和正中矢状面(B)显示肠管强回声。这一特征似乎具有临床意义,当肠管与邻近的骨结构一样明亮,可以通过减少图像上的增益进行成像

多达 50% 的囊性纤维化胎儿同时患有肠管强回声。而在白人人群中,约有 3% 的肠管强回声伴发囊性纤维化[38, 39]。

Nyberg 等[41]发现,55 名 21- 三体综合征的孕中期胎儿中有 8 名(14.5%)患有肠管强回声,而染色体正常的胎儿发病率仅为 0.9%。随后有研究发现,患有母亲年龄相关的唐氏综合征的胎儿在 18~20 周时发生孤立性肠管强回声的风险增加 5 倍[42]。

肠管强回声也可能是宫内感染的特征,或许与羊膜内出血、胎儿生长受限和死产有关[43-45]。但这些关联较弱,诊断时应使用其他诊断标准。

肠扩张

超声中主要发现的是与肠闭锁相关的近端肠段扩张。通常发生在妊娠后期。此时肠道功能和通量增加,肠道闭锁罕见,每 1 000 例个存活的新生儿中只有 1 例。只有 25% 的病例能在产前检出,"肠扩张"筛查工具的预测价值也低于50%[46-47]。

十二指肠闭锁发病率约为 1/5 000,在妊娠中期有明显的"双泡"征(图 32.7),但通常无法在常规的 20 周筛查中检出[48]。在发现羊水过多时,可能会同时发现十二指肠闭锁。由于胃是位于扩张的十二指肠近端侧面,因此可用来显示连续性,并排除上腹部其他囊性病变,如胆总管或肝囊肿。十二指肠闭锁与 21- 三体或其他结构异常有关[49]。若为孤立性十二指肠闭锁,产前诊断的结果有利于更早地进行产后干预,减少严重体液和电解质失衡相关并发症,改善新生儿结局[50]。

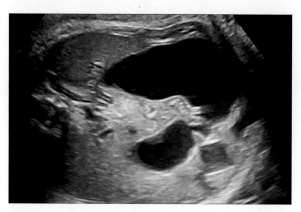

图 32.7　妊娠 22 周胎儿上腹部的横截面,显示有十二指肠闭锁"双泡"征

小肠的内腔在孕晚期通常小于 7mm,故在 18~20 周不易发现。需要鉴别腹内其他易与小肠混淆的脏器,如:可扩张的管状型器官、输尿管等。亦需注意鉴别胎粪性肠梗阻、空肠闭锁、肠扭转和 Hirschsprung 病等。闭锁可以发生在整个小肠的一个或多个部位,且可能诱发穿孔,导致胎粪性腹膜炎。

可以通过腔直径 >18mm 的结肠袋来识别大肠的扩张环(图 32.8)。每 2 000 名孕妇中约有 1 例大肠闭锁,但是由于发病较晚,因此在产前检出率很小(低于 10%)[51]。肛门直肠闭锁经常伴发其他结构畸形,尤其是泌尿生殖系统畸形[52]。梗阻近端肠段可能具有强回声或高度活跃的特性,这有利于提高诊断效率。如果怀疑肠梗阻,新生儿科医师或儿科医师需要在分娩前与父母讨论产后管理的事宜。

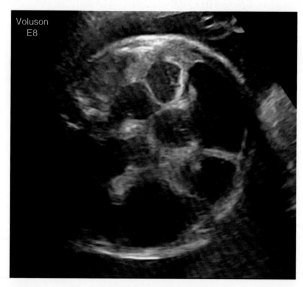

图 32.8　妊娠 34 周的胎儿下腹部的横截面,显示扩张的大肠袢(伴有结肠袋状结构)

腹内囊肿

相对于肠扩张的管状型外观,腹内囊肿的形状通常为圆形且更离散。肠重复性囊肿分布在从小肠开始的胃肠道任意部位。其胚胎学来源尚不清楚,但在男胎中更为普遍[53]。其位于肠系膜一侧,难以与肠系膜囊肿区分开[54]。肠重复性囊肿在胎儿出生后通常会引起腹痛,出血或肠套叠,需要手术切除,但肠系膜囊肿几乎没有症状[55]。

囊性结构的定位有助于鉴别诊断。肝脏的病

变定位于右上象限,可以区分囊肿是属于肝内囊肿(如胆囊肿)还是肝下囊肿(如胆总管囊肿)。但是,诊断的准确性仍不太高[56]。

女性下腹部或骨盆外侧的囊性结构最有可能是卵巢(图 32.9)。从孕早期开始,下丘脑-垂体-卵巢内分泌轴激活,并且通常在妊娠 20 周左右卵泡形成。有研究提出,直径 >2cm 的卵巢囊肿的发病率相对较高(2 500 名活产女婴中约有 1 例)可能与此时卵巢活动水平较高有关[57]。卵巢囊肿在产前趋于复杂,直径 >4cm 的囊肿,在出生时更容易发生扭转或出血的风险[58]。治疗方法包括产前抽吸,产后切除(适用于全部囊肿或仅用于复杂性囊肿)或保守治疗。但尚不清楚选择何种方法最为有利。

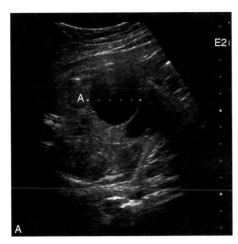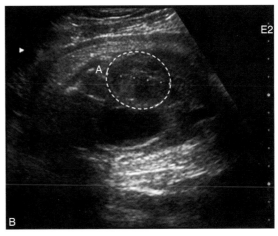

图 32.9　骨盆的横截面(注意膀胱在中线)显示囊性(A)和实性(B)卵巢肿块

肝脏

胎盘是出生前主要的代谢调节器,胎儿肝脏的主要功能是促红细胞生成和促进静脉回流心脏。肝脏是妊娠 8~28 周胎儿红细胞生成的主要来源。在妊娠晚期,若胎儿发生慢性贫血,肝脏可以继续促进红细胞生成。这可能导致出现肝大,且有证据表明肝的长度可以作为胎儿贫血的标志[59]。但其他前瞻性评估未显示出与初步报告相同的敏感性,现在可测量大脑中动脉的收缩期峰值速度,通过无创的手段检测胎儿贫血[60,61]。

脐静脉中约有 30% 的静脉血通过静脉导管回流至右心房。从生理上说,能够确保大脑血供中有足够的含氧量。另外,评估静脉导管血流可反映右心功能。在早孕期,血流动力学标记可用于筛查胎儿染色体异常。大部分常见的染色体异常,如 21-三体,可发现静脉导管内舒张末期血流缺失或倒置[62]。严重心脏畸形的胎儿,静脉导管血流多有异常[63]。静脉导管是评估生长受限胎儿心脏功能的重要结构,其变化提示心血管功能失代偿并可能诱发分娩[64,65]。静脉导管缺失相当罕见,但由于近年来静脉导管血流越来越多地应用于评估胎儿心脏功能,人们对其认识有所加深。静脉导管缺失合并心脏畸形或心脏外畸形的风险更高,并更有可能在妊娠晚期出现胎儿水肿,死产率增加[66]。

肝脏肿瘤可在肝内出现实性或囊性肿块,但很罕见。通常会出现肝大,压迫腹内其他脏器,导致膈膜抬高和挤压(splinting)。超声可确定肿块位置,监测肿块大小并判断其是否属于血管病变。而血管瘤(60%)是最常见的胎儿肝脏肿瘤[67]。尽管血管瘤属于"良性"血管病变,但如果肿块体积过大,则会导致高排性心力衰竭、胎儿水肿、血小板减少、肿瘤破裂和消耗性凝血病。在此情况下,宫内干预的价值尚不明确。该诊断尚未得到证实(与错构瘤和肝母细胞瘤鉴别诊断)。目前,尚无试验证明氢化可的松等治疗是否有助于改善预后[68,69]。肝脏肿瘤还可能与其他系统的肿瘤有关,包括中枢神经系统和胎盘等。因此,在识别出肿瘤后,应进一步做详细的系统性检查[70]。

腹腔钙化

钙化区域在超声上显示为具有声影的回声性离散区域(图 32.10)。腹内许多部位都可发现钙化灶,可能游离在腹膜内,也可能出现在胃壁、肠壁,或者在肝、胆管和脾内。肠梗阻或肠穿孔通常可发现肠内病变或腹膜内播散性病变[71]。肠穿孔可引起无菌性腹膜炎,长期的炎症反应会出现钙化。胎粪性腹膜炎可以在产后期待治疗,因此不建议进行胎儿干预[72]。

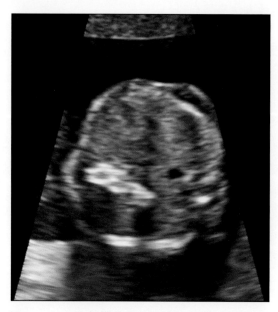

图 32.10　上腹部横截面显示了肝实质内的钙化区域。其他观点表明,这位于实质内,但位于膈膜下方。注意病变下方的声音阴影

膈膜或上腹部脏器附近常可发现孤立性钙化灶,这多为正常情况。胎儿感染或使用可卡因的情况下,可以在肝内发现多个回声灶,这可能提示血管破裂、炎症或瘢痕形成[73,74]。曾有报道称孤立性肝内钙化灶是非整倍体的标志,但最近研究发现其阳性预测值很低,因此用于检测非整倍体的价值也不高。

结论

产前检查中经常会忽略腹部的筛查,因为在出生前腹内脏器的功能不如其他系统的器官重要。腹壁畸形是最常见的。前腹壁的缺损可以在妊娠 12 周和 20 周时,通过常规产前筛查检出。产妇分娩和修复缺损的过程中多学科协作有利于改善胎儿预后。

腹内脏器畸形相对少见,且更倾向于在妊娠晚期出现,因此亦不易检出。这类畸形有许多共同特征,大多超声表现为囊性或实性的肿块,且常难以在分娩前完全确诊。少有证据表明支持腹内脏器畸形需要进行胎儿干预或提前结束妊娠。

（陈兢思 译　李俊男 审校）

参考文献和自我测试题见网络增值服务

第33章 肾和泌尿系统畸形

ROLAND DEVLIEGER AND AN HINDRYCKX

本章要点

- 当发现胎儿泌尿系统异常时,应仔细超声检查以排除合并其他畸形。
- 如果合并其他畸形,需要考虑是染色体非整倍体疾病还是单基因遗传病。
- 肾脏回声增强、肾囊肿、羊水过少以及穿刺引流后膀胱无法充盈这些超声征象与远期不良结局有关。
- 累及双侧的严重肾脏疾病合并严重的羊水过少,中孕期可能发生致死性肺发育不良,应考虑终止妊娠。
- 如果需要继续妊娠,多学科团队应该包括儿科专家、肾脏病专家以及外科专家。产后需要仔细评估新生儿的状态。
- 一些严重的下尿路梗阻的胎儿,如果接受宫内干预手术如分流术或膀胱镜手术,可改善短期结局,远期结局同时可能被改善。

胚胎学

泌尿系统的发育开始于胚胎第3周。肾脏及输尿管由中胚层的中段发育而来,膀胱及尿道由尿生殖窦发育而来。最初的尿生殖窦是由位于原始主动脉两侧的中间段中胚层发育而来。中胚层中段还生成了生肾索,生肾索发育成前肾、中肾与后肾。前肾是最初的排泄系统,约在妊娠4周就完全内卷消失了。发育良好的充分血管化的肾小球肾单位,可以与中肾管相连。除了尾部的一部分组织,大部分中肾管也会退化消失。尾部这一部分发育成男性的性腺以及输精管的 Wolffian 管。最终的肾脏是由向骶尾部移行的中肾管发育而来的,现在也称为后肾管,而输尿管芽就是由后肾管发育而来的(图33.1)。输尿管芽的生长对肾脏发育非常重要。输尿管芽与邻近的后肾间质相互作用,使得这些间质细胞向不同的细胞分化,有的分化成肾小球,有的分化成近曲小管、远曲小管、髓袢。间质细胞通过外分泌信号因子诱导输尿管芽分支,并与周边新的间质相互作用,形成新的肾小球。此输尿管芽的分支化对肾单位或肾小球的数量起决定性的作用。输尿管、肾盂、肾盏、肾小管以及肾单位的远端部分都是由输尿管芽发育而来。

尿直肠隔向泄殖腔内生长,由泄殖腔分隔出来的尿生殖窦形成下尿路的管道(图33.2)。直到最终发育成膀胱,近端的尿道延伸至后肾管的骶尾部的一部分,最终与输精管相连。

出生时每个肾脏包含100万个功能单元,即肾单位。我们所说的输尿管芽分支化过程约在妊娠32周完成。但它与间质的相互作用会一直进行,直到妊娠34~36周。此时胎儿肾功能发育成熟的所有步骤才完成。然而,功能性的成熟还要继续,肾单位的体积仍会增加。

后肾形成时,是在骶部的骶1(S_1)水平,但是成人的肾脏则位于上腰部($T_{12}~L_3$)。肾上升发生在妊娠6~9周。可能是由于骶尾部的分化发育更方便低位的胚体逐渐展开的原因(图33.3)。在上升过程中通常供应肾脏的血管会消失,而且在上升过程中肾脏会向脊柱旋转约90°。

胎儿于妊娠10~11周开始生成尿液。此时清除来自血液的废物依靠胎盘,而肾脏的主要功能就是产生羊水。妊娠16周前暂无胎儿尿液生化指标的检测数据。妊娠16周后的胎儿尿液研究表明,肾脏功能逐步建立。肾小球对蛋白质的重吸收、肾小管对葡萄糖及磷酸盐的重吸收功能约在妊娠 20 周成熟。直到妊娠中晚期,肾小管对钠的重吸收、$β_2$ 微球蛋白的吸收以及钙离子的分泌才逐步成熟起来[1]。

尿液生成量随着孕周增加呈指数样增加,妊娠 20 周时估计只有 5mL/h,到妊娠 40 周时则达到 50mL/h[2,3]。

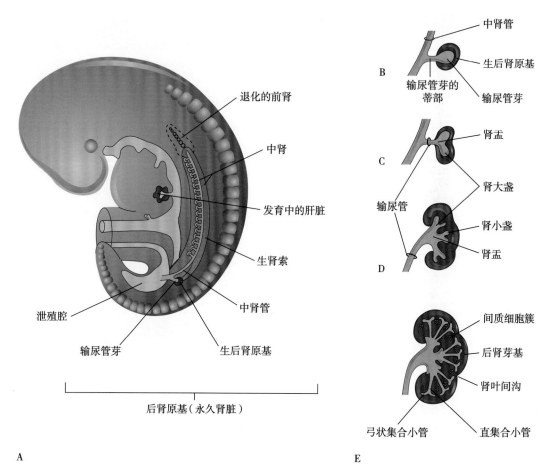

图 33.1　胎儿泌尿系统的胚胎发育。A. 妊娠 5 周末期后肾的发育。B. 由底部中肾管与周围的生肾原基相互作用。C~E. 输尿管的分支与输尿管,肾盂肾盏集合小管的发育

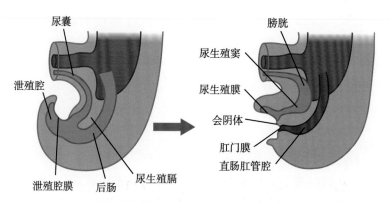

图 33.2　尿生殖膈向泄殖腔内生长,将泄殖腔分为尿生殖窦和直肠。尿生殖窦将来会发育成膀胱和近端的尿道

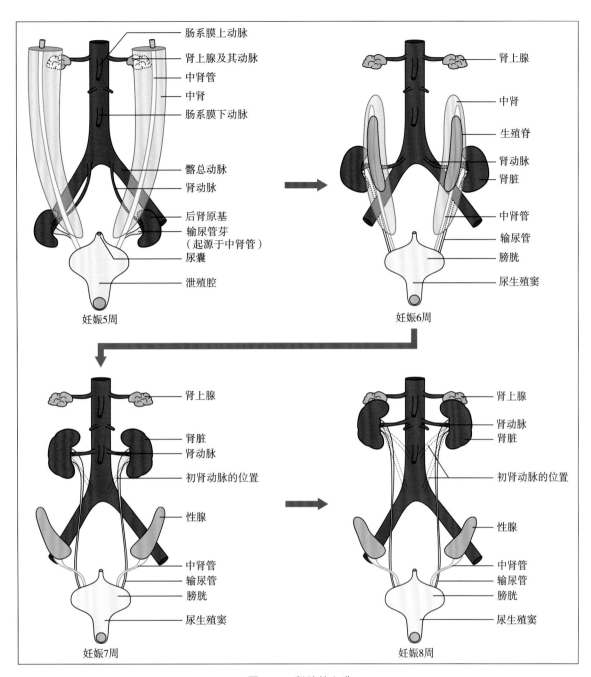

图 33.3 肾脏的上升

泌尿系统发育的正常超声学特征

妊娠 10~12 周时,胎儿脊柱的腰段两侧可以观察到肾脏及肾上腺[4]。在早孕期肾脏回声相对较强,容易被发现,在妊娠 13 周时超声必须观察到肾脏和膀胱。利用多普勒观察胎儿的肾动脉,有利于对肾脏定位(图 33.4A)。约 15 周开始,随着孕周的增加,髓质和皮质越来越容易区分(图 33.5)。17 周以后,肾脏的回声强度应该小于脾和肝。如果在妊娠 10~14 周时,胎儿膀胱直径超过 7mm,可以诊断巨膀胱[5](图 33.4A)。因为膀胱位于

盆腔内,而且位于两条脐动脉之间(图 33.4B),所以随着孕周增加膀胱很容易识别。从妊娠 10~11 周开始,胎儿产生尿液,并在 16 周后迅速增加。妊娠 20 多周时,90% 的羊水成分是胎儿尿液。

正常泌尿系统的检查,包括肾脏是否存在、位置以及双侧肾脏的大小,评估肾脏结构以及肾脏回声强弱。另外,是否存在膀胱、膀胱的大小以及形状,外生殖器的发育(33.4C),羊水量也必须检查。羊水的评估可以主观判断或者用更客观的方法,例如羊水指数和羊水最大暗区。

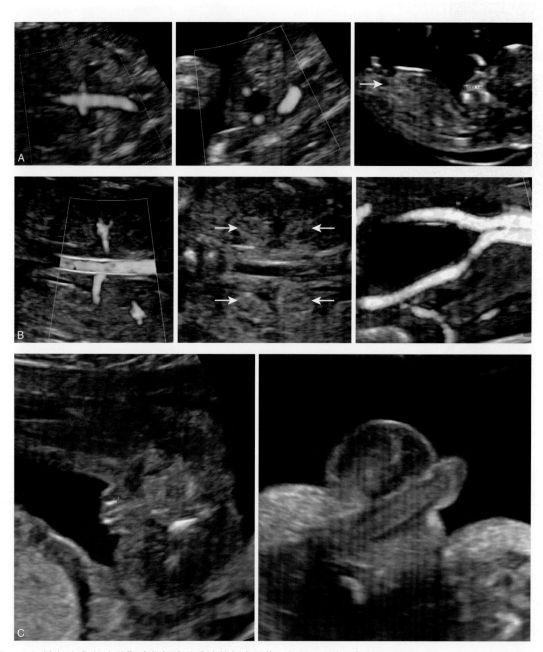

图 33.4　早（A）中（B）孕期胎儿肾脏及膀胱的超声图像。妊娠 20 周正常女性及男性外生殖器的超声图像（C）

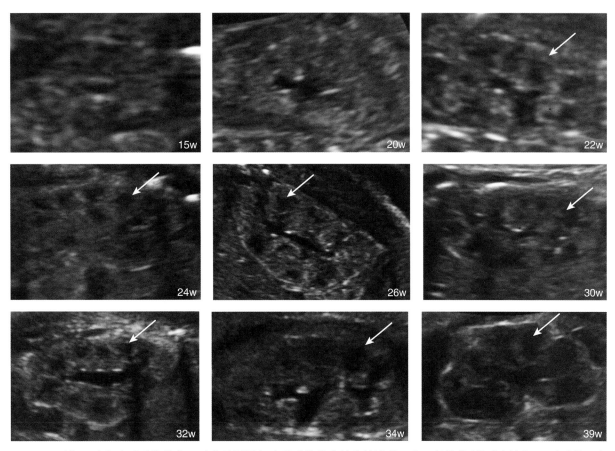

图 33.5　孕期正常肾皮髓质的分化。随着孕周增加皮髓质的分化越来越清晰。由于肾锥体（箭头）的出现，髓质的回声越来越低

胎儿泌尿系异常及其分类

人类泌尿生殖系统的胚胎发育是非常复杂的。肾脏异常非常常见，约占总的先天性异常的20%[6]。泌尿生殖系统的异常可以被分为以下4个部分：

1. 泌尿系统畸形
2. 肾脏畸形
3. 膀胱畸形
4. 生殖器畸形

泌尿道畸形

泌尿道扩张

泌尿道扩张是非常常见的，发生率为1%~2%。肾盂扩张就是仅有肾盂扩张，而肾积水则还包括肾盏的扩张。泌尿道扩张的严重程度可以用不同的体系来评估：描述性（轻、中、重度肾积水）以及定量（肾盂的前后径）与半定量（胎儿肾脏病学会评分系统）的评估。

定量评价是被广泛接受的。其测量切面是经肾门的横切面（图33.6）。如何界定泌尿管扩张的阈值暂无定论，被广泛接受的阈值是妊娠中期4mm，妊娠晚期7mm。由胎儿肾脏病学会提出的半定量分级系统将出生前的肾积水分成5个级别。除了考虑要评估肾盂扩张，肾大盏、小盏的扩张以及肾皮质的厚度都需要测量[7]（表33.1）。最近Nguyen等[8]提出的泌尿道扩张分类系统是一个综合以前多项研究后的共识，其中包括胎儿肾脏病学会评分系统。这个分级系统是基于剩余肾盂扩张的定量测量（肾盂前后径）、输尿管的扩张以及对膀胱的评估。这是一个对泌尿道扩张的描述性的评分系统，它也是标准化的，产前、产后以及围产期都可以使用（表33.2和图33.7）。

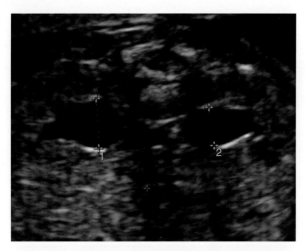

图 33.6　肾盂前后径的测量

表 33.1　胎儿泌尿疾病学会的肾积水分级系统

肾积水分级	肾窦分开的程度
0	无
1	尿在肾盂中,肾窦几乎不分裂
2	肾内外肾盂扩张,肾大盏扩张
3	2 级病变 + 肾小盏扩张,肾实质未影响
4	3 级病变 + 肾实质变薄

表 33.2　泌尿系统扩张分级系统的各种超声参数及正常值

超声表现	16~27 周	>28 周	出生后（>48h）
肾盂前后径 [a]	<4mm	<7mm	<10mm
肾盏扩张 [b]			
● 中央	无	无	无
● 外周	无	无	无
间质厚度 [c]	正常	正常	正常
间质回声 [d]	正常	正常	正常
输尿管 [e]	正常	正常	正常
膀胱 [f]	正常	正常	正常
无法解释的羊水过少	无	无	无

注:a. 肾盂前后径(mm):肾盂横切面肾盂扩张最大的前后径。

b. 肾盏扩张:有或无。

c. 间质厚度:正常或异常(主观评价)。

d. 间质回声:正常或异常(评价肾脏回声强度,皮髓质的分化以及是否存在皮质囊肿)。

e. 输尿管:正常或异常(扩张为异常;但是暂时性的扩张在出生后常被认为是正常的)。

f. 膀胱:正常或异常(评估膀胱壁厚度,是否存在输尿管膨出、后尿道扩张)。

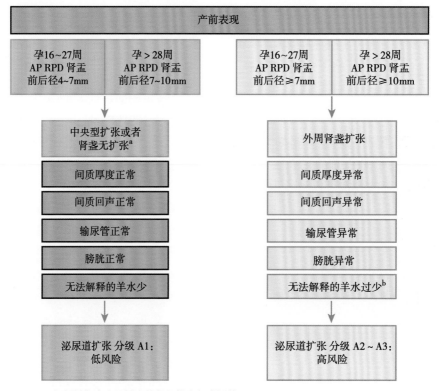

a. 妊娠早期中央和周边的肾盏扩张很难评估。
b. 高度可疑泌尿生殖系统异常引起的羊水少。

图 33.7　基于 Nguyen 提出的泌尿道扩张分类系统的风险评估[8]

导致胎儿尿路扩张的原因有很多,梗阻及反流都可以引起泌尿管的扩张。有时很难区分这两种致病因素,因为多种疾病可能有类似的症状[6]。生理性或者暂时性的扩张也是一个重要的因素。50%~70% 的轻度肾盂扩张都是生理性的。如果轻度扩张持续进展到肾积水,其出生以后发展成为肾脏疾病的可能性增加[9]。

通常在胎儿期,我们根据扩张的位置确定泌尿系梗阻的种类(表 33.3)。对于中重度的梗阻其损伤可能是单侧或者双侧。从预后的角度出发来审视这一疾病是非常重要,如产前羊水量正常的单侧泌尿系统梗阻,其出生后的肾功能可以是正常的。

表 33.3 扩张程度,超声图像特征和可能的致病原因

泌尿疾病的位置高低	大部分远端超声表现	可能的致病原因
高位	肾盏扩张肾积水	肾盂输尿管连接处狭窄,多尿症,重复畸形
中位	输尿管积水	膀胱输尿管连接处狭窄,膀胱输尿管反流,先天性巨输尿管,输尿管膨出
低位	巨膀胱	尿道闭锁,后尿道瓣膜,梗阻性的输尿管膨出,多尿症,膀胱输尿管反流,复杂泄殖腔畸形

孤立性轻度肾盂扩张

轻度肾盂扩张很常见,通常是良性病变(图 33.6)。但在一些病例中,它是继发于膀胱输尿管反流或者梗阻。轻度肾盂扩张产前的随访应该持续在整个孕期观察肾盂扩张是否有增加? 如果胎儿出生后没有任何症状(如发热),建议于出生后 6 周进行随诊。

与正常胎儿相比,唐氏综合征患儿的肾盂轻度扩张的发生率更高,因此轻度肾盂扩张曾被用于筛查唐氏综合征。中孕期,若胎儿出现轻度肾盂扩张,应检查是否存在其他染色体非整倍体超声软指标并计算非整倍体疾病特别是唐氏综合征的风险[10]。由于男性胎儿较女性胎儿有更宽的肾盂,因此男性胎儿较女性胎儿患非整倍体疾病的似然比要低。

膀胱输尿管连接处梗阻

泌尿系统梗阻中输尿管肾盂连接处梗阻最常见,每 2 000 个新生儿中就会有 1 例。原因可能是内源性的,如输尿管肾盂连接处肌肉的排列异常、异常的胶原蛋白环或者输尿管上皮的折叠;也可能是外源性的,如输尿管旁的血管挤压。约 30% 的病例是双侧狭窄。典型的超声表现是严重的肾积水,但是输尿管并没有扩张,膀胱也是正常的(图 33.8)。严重扩张的肾盂会破裂,在肾旁形成一个尿瘤样病变(图 33.9)。

膀胱输尿管连接处梗阻和巨输尿管

膀胱输尿管连接处梗阻可以是单侧或者双侧发病。产前超声表现是输尿管(输尿管积水,图 33.10A)及肾盂都扩张。致病原因可以是膀胱输尿管连接处解剖结构上的异常(肌肉紧张或瓣膜)或者是功能性的。远端输尿管蠕动不良是原发性巨输尿管(图 33.10B)最重要的原因。但是巨输尿管也可见于严重的膀胱输尿管反流或者输尿管与膀胱连接处异位。

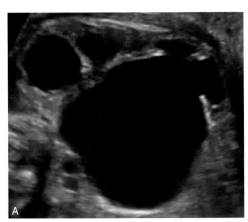
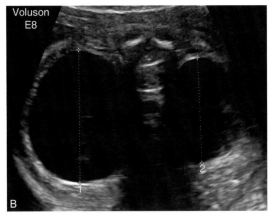

图 33.8　单 - 双侧严重的输尿管肾盂连接处梗阻

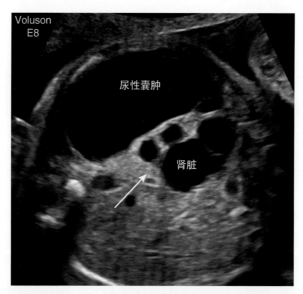

图 33.9　严重的肾盂输尿管狭窄使尿液漏到浆膜后间隙形成肾旁尿性囊肿。箭头提示积水的肾脏前移

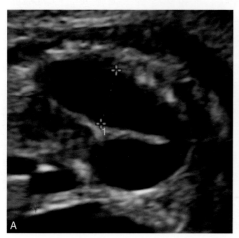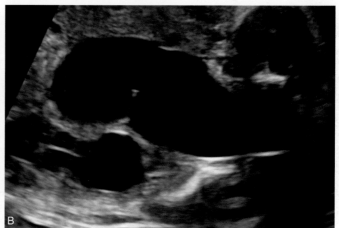

图 33.10　输尿管积水（A）和巨输尿管（B）的超声图像

输尿管囊肿

　　输尿管囊肿是位于膀胱内的末端输尿管的囊状扩张。大多数的输尿管囊肿是由于输尿管开口于膀胱的位置异常所造成的,因此也被称为"异位的"。输尿管囊肿常和双输尿管或者重复肾有关。输尿管囊肿位于最下方输尿管开口处引流重复肾的上极。因为同侧的肾盂和输尿管常扩张,所以此病变常与梗阻相伴。典型的超声表现是胎儿的膀胱内,看到一个"气泡样"的征象(图33.11)。大的输尿管囊肿会使膀胱颈梗阻,类似膀胱内梗阻(参见低位尿路梗阻)。有文献报道曾成功引流巨大输尿管囊肿[11]。

膀胱出口梗阻（低位尿路梗阻）

　　膀胱出口梗阻通常发生在尿道可以导致膀胱扩张,也就是巨膀胱。通常伴随肌肉增生而继发肾输尿管积水(图33.12)。最终肾脏发育不良并导致慢性肾衰竭。长期的羊水少或者无羊水,会导致致死性肺发育不良。

　　超声表现上可以在两条脐动脉之间发现持续扩张的膀胱。扩张的膀胱常常呈圆形并高于脐血管平面,甚至像软木塞或者香槟瓶的形状。近端尿道扩张(钥匙孔征)提示男性胎儿后尿道瓣膜的存在。膀胱梗阻最常见的原因就是后尿道瓣膜,只发生在男性胎儿中(图33.12C)。瓣膜是由沿着尿道后壁的黏膜的折叠造成的,多数情况下是从精阜延展而来,导致尿道内腔狭窄。尿道闭锁在男性、女性胎儿都可发生,较罕见。通常情况下,早孕期或中孕早期,因无尿而导致胎儿死亡。

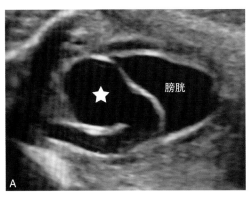
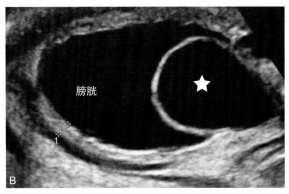

图 33.11　输尿管膨出的典型超声图像：膀胱内囊状物（星号）是膀胱内的输尿管

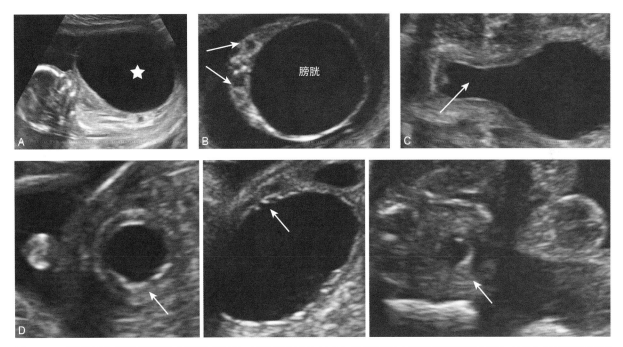

图 33.12　严重低位尿路梗阻的典型超声图像：巨膀胱（星号）（A），双侧肾积水和肾发育不良（箭头）（B），近端输尿管和"钥匙孔"征（C）。图 D 显示膀胱壁肥厚及内壁小梁形成（箭头）

膀胱输尿管反流

膀胱输尿管反流是导致输尿管和集合系统扩张的主要致病因素。通常只有出生后才能被确诊（图 33.13）。有时候，二维实时超声可以直接看到反流。在大多数严重的病例中，由于反流造成功能性尿排出增加，可以看到输尿管肾盂扩张。产前诊断膀胱输尿管反流的潜在好处是避免产后的泌尿系统感染及继发的肾损伤。产后评估也非常重要，在严重的反流病例中，可能需要出生后手术。

复杂泄殖腔畸形

泄殖腔畸形是由于尿生殖窦分裂异常所致。在女性是膀胱尿道或者是尿道阴道之间有瘘管形成。男性只是尿道直肠间有瘘管形成。常合并有直肠闭锁、肛门闭锁。

超声诊断非常困难，而且有时候超声征象只出现在妊娠晚期。如果是泌尿道与肠道之间有瘘管，扩张的肠管内可能含有高回声的物质。直接看到扩张的双阴道常提示泄殖腔畸形（图 33.14）。超声检查时看到直肠括约肌并不能排除肛门闭锁。

小结肠 - 巨膀胱 - 肠蠕动不良综合征

与 *ACTG2* 基因变异导致乙酰胆碱受体异常有关。这是一种常染色体显性遗传性疾病，但大多数都是新发突变致病。如果发现有非梗阻性的巨膀胱合并有回肠或结肠的扩张，但是羊水量正常，要怀疑该综合征。由于出生后小肠功能不良，所以预后差。

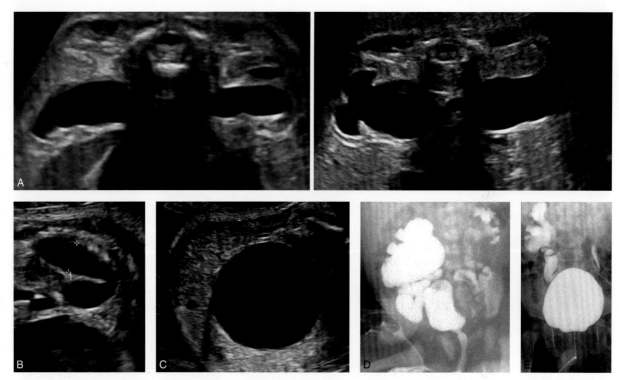

图 33.13　严重的膀胱输尿管反流（VUR）：不同程度的肾盂积水，排空后肾盂积水增加（A），输尿管积水（B）和持续充盈的膀胱（C）。出生后泌尿系统造影检查证实膀胱输尿管反流（D和E）

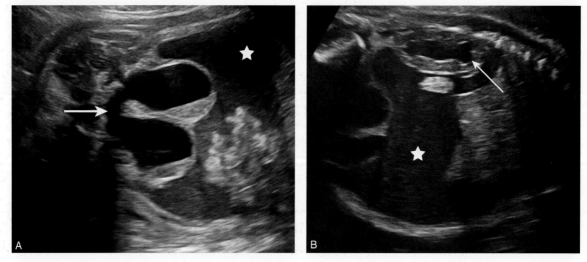

图 33.14　A 和 B. 泄殖腔畸形。持续性泄殖腔畸形的胎儿腹腔内间扩张的子宫内有纵隔（大箭头）、尿源性腹水（星号）和肾积水（箭头）

胎儿泌尿系统梗阻的产前处理

　　妊娠早期发现的巨膀胱，由于潜在的染色体综合征的风险增加，必须做核型分析以及胎儿系统超声检查。如果膀胱直径在 7~15mm，染色体异常的风险约 25%。如果染色体正常，90% 的病例会自然缓解。如果膀胱直径 >15mm，则染色体异常的风险约 10%，在染色体正常的病例中多数都是由于泌尿系统梗阻引起的（表 33.4）[12]。如果在早孕期胎儿

膀胱未显示。需要仔细检查双侧肾脏以排除肾缺如。可能需要经阴道超声检查才能排除。

　　如果妊娠中期怀疑泌尿系统梗阻，需仔细检查生殖泌尿道，如膀胱的大小、肾脏大小、形状以及实质。羊水量及其相关的异常也需同时检查。如果羊水极少，无法经腹部超声观察，可以经阴道超声或 MRI 或者羊水灌注来获得更好的视野。如确定是泌尿系统梗阻并排除了其他的畸形需要评估预后。

表 33.4　早孕期巨膀胱的结局

	膀胱长径 /mm	
	7~15	>15
总例数	110	35
核型异常	26	4
核型正常并随访	79	30
• 自然缓解	71	0
• 低位尿路梗阻	8	30

提示不良预后的指征包括：

- 妊娠 20 周前发现梗阻。
- 羊水极少。
- 肾脏发育异常，如肾脏实质回声增强，皮质囊肿。
- 合并有其他结构异常或染色体异常。
- 女性合并尿道闭锁或更严重的泄殖腔畸形。

泌尿系统梗阻胎儿的评估

泌尿系统梗阻的基因检测

胎儿肾脏畸形，10%~15% 的胎儿会合并染色体异常。如合并肾外畸形，它的染色体异常的可能性是最大的[13,14]。孤立性肾畸形的染色体异常风险比较低。但大多数临床医师还是建议侵入性的遗传学诊断，如核型分析或基因芯片[6]。对于低位尿路梗阻，是否基因芯片比传统核型分析更好，暂无定论。由于低位尿路梗阻常伴有染色体异常，而儿童患有慢性肾疾病者常有基因组的不平衡，所以在对母亲进行有创检测前还是应该仔细筛查胎儿结构有无异常[13]。

预测胎儿肾功能

如果超声发现胎儿肾脏异常，需要评估胎儿远期或近期预后。若对侧肾脏正常，单侧发病的胎儿肾功能基本上是正常的。妊娠期应行保守治疗。出生后的管理是根据患者患侧肾脏残存肾功能决定的。病变累及双侧的胎儿，需要评估受损肾功能的程度，决定预后和管理；常需要肾脏影像学检查并配合胎儿尿液、血清或肾组织活检的结果来决定肾的受损程度，仅依靠影像学检查是不够的。在一些病案中，例如低位尿路梗阻，胎儿肾脏的超声影像与尿液的生物化学分析结果常不相关。因此，超声影像和生物化学分析都需要[15]。

超声检查

超声检查通过评估羊水及肾实质能很好地预测肾功能。在妊娠中晚期，利用羊水指数及最大羊水暗区深度来评估。羊水量可以间接反映胎儿的尿量[16]。有肾脏疾病的胎儿，如果羊水持续减少，意味着肾功能逐渐衰竭。

肾实质回声增强、皮质厚度减少、皮髓质界限不清、皮质囊肿都是严重肾损伤的标志[17]。如果膀胱穿刺术后两天，膀胱仍无法充盈意味着最差的结局，也称为"宫内胎儿肾衰竭"[18]。

磁共振成像检查

如果超声检查无法提供肯定的诊断依据，MRI 是一个非常好的补充诊断手段，特别是在羊水少的胎儿，或者胎儿合并盆腔及会阴部的泌尿生殖系统疾病[19]。虽然有尝试利用 MRI 来预测长期肾功能的案例，但其证据还不足以指导临床管理。

胎儿尿液分析

胎儿由母亲供给平衡营养并维持内环境稳定，并不需要肾脏实质上承担工作，所以只要胎儿产生尿液就被认为肾功能正常。但是，胎儿尿液的合成又只依靠胎儿肾脏进行过滤、外分泌和重吸收，因此，分析胎儿尿液成分可以用来评估肾小管重吸收一系列物质的能力（如钠离子、钙离子、磷酸根以及 β_2 微球蛋白和葡萄糖）。

临床上用胎儿尿液分析来预测肾功能是具有争议性的。一项系统综述认为，用尿液来预测肾功能的研究差异性太大，整体来说质量均较差[20]。这项综述同时发现，钾离子和钙离子的含量都高于相应孕周第 95 百分位以上是最有效地预测肾衰竭的指标。做一次还是做多次尿液分析也存在争议，一些研究者认为多次分析可以提高预测的有效性，但是其他一些学者无法重复其研究[21-23]。Ruano 等[24]建议，如果胎儿尿液第一次分析是异常，但是超声又没有严重肾发育不良的证据，建议 48h 后再次检测。

胎儿血浆

与尿液不同，胎儿血液中的各种成分大多数不能反映肾功能情况，因为这些成分可以通过胎盘，由孕妇的肾脏清除。但是血浆微球蛋白由于分子量太大不能通过胎盘，它可被肾小球过滤，所以可以用来评估胎儿肾小球功能，但不是肾小管的功能[21]。被研究最多的是 β_2 微球蛋白和 α_1 微球蛋白。β_2 微球蛋白的优势在于它的含量不随孕周改变而改变，可以反映肾小球的功能，而且可以多次取材，即使在引流术后也可以。如果 β_2

微球蛋白的含量小于 5mg/mL，则证明肾功能是正常的。它的缺点在于需要做脐静脉穿刺，其风险比羊膜腔穿刺高，特别是在孕周较小的时候。

胎儿肾活检

只有很少的研究利用胎儿肾活检来预测肾功能。Bunduki 等[25]分析了利用肾活检来检测肾发育不良的可行性。他们对 10 例有严重泌尿系统梗阻的胎儿，用超声引导肾活检并同时取尿液的样本进行分析，只有 5 例成功完成了取样，数据对临床有参考价值的只有 1/3。虽然胎儿肾活检对预测胎儿肾功能可能有帮助，但需要注意的是细针穿刺的那一部分组织，不能代表整个肾脏实质。如果肾实质的发育不良是点状分布的，则有可能误诊。

胎儿尿路病变的处理

在对胎儿进行全面评估之后，应由多学科专家团队根据父母的意愿和胎儿的预后制订处理计划，以使他们能够做出知情决定。选择包括终止妊娠，产后再评估及治疗的保守治疗或产前治疗。

终止妊娠

最严重的胎儿异常（多发性先天畸形、终末期肾衰竭）预后差。如果法律允许，许多夫妇选择终止妊娠。引产后应该进行胎儿检查（基因检测，包括用于鉴定单基因疾病的全基因组测序、尸检或虚拟尸检），并向父母提供医学和社会心理随访。

保守治疗

很多病例需要保守治疗，应在妊娠晚期超声随访，重新评估情况并确定产后护理的要求。

在可能需要产后随访和手术的情况下，儿科专科医师（肾脏科医师、泌尿科医师）最好参与夫妻的产前咨询。在许多泌尿系疾病中，新生儿期不需要特殊的治疗，母亲可以在自己选择的产科医院分娩。若新生儿刚出生时需要紧急手术干预，建议父母在专门的儿科护理中心分娩。

有些父母对于有致死性预后的胎儿也选择继续妊娠。这种情况的父母需要在专业中心分娩，因为新生儿需要适应性姑息治疗。

梗阻性尿路病变的胎儿治疗

宫内治疗的基本原理是，恢复羊水量，防止肺发育不全；在发生不可逆的肾脏损害之前进行减压手术以缓解对胎儿肾脏的压力。

这种方法的作用已在众多动物模型中得到证实[26]。研究最多的指征是由后尿道瓣膜（PUV）引起的下尿路梗阻（LUTO），但成功的产前治疗报道的主要是梗阻性输尿管囊肿和偶发的其他畸形。从技术角度来看，恢复正常的尿液引流可以通过不同的方法：

胎儿膀胱镜治疗下尿路梗阻　胎儿膀胱镜通过激光或电凝法直接破坏尿道瓣膜，恢复胎儿尿道的尿液流量，单次手术就可以恢复胎儿膀胱充盈及排空的时间。一些中心报道了使用胎儿膀胱镜成功治疗胎儿下尿路梗阻的病例，但大多数研究没有长期随访[27]。通常膀胱的解剖标志物可以成功找到，但不是所有病例都能进行胎儿膀胱镜手术（图 33.15*）。

在该手术不可行的情况下，可以选择膀胱羊膜腔引流术（vesicoamniotic shunting，VAS）。在最近的多中心研究中，Martinez 及其同事报道了巴塞罗那和鲁汶中心的研究成果[28]。在 20 个平均孕龄为 18.1 周（范围为 15.0~25.6）且手术时间中位数为 24min（15~40min）的病例中，9 例（45%）终止妊娠[6 例持续羊水过少或在孕晚期演变为羊水过少，1 例早产胎膜早破（PPROM），1 例手术失败，1 例胎儿为非整倍体]，11 例（55%）成功分娩了活产婴儿，平均孕龄为 37.3 周（29.1~40.2 周）。没有婴儿出现肺发育不全，并且所有婴儿均在 15~110 个月时存活。8 人（所有胎儿的 40%，活产新生儿 72.7%）的肾功能正常，而 3 人（所有胎儿的 27.3%）的肾衰竭等待肾移植。对这些病例的咨询应包括在产前或产后仍存在发展为肾衰竭的重大风险的讨论。另外，尿道瓣膜的直接电灼疗法有在膀胱颈和邻近的胎儿解剖结构的水平处产生重要的附带损害的风险。

膀胱羊膜腔引流术（VAS）　第一篇关于绕过梗阻使用从胎儿膀胱到羊膜腔引流的报道距今已有 30 多年[29]。在技术上，在超声引导下经皮置入双猪尾引流导管，通过膀胱引流和恢复羊水量来缓解尿路梗阻（图 33.16）[30]。

尽管有大量的观察性试验和一项尝试进行的随机对照试验[下尿路梗阻的经皮引流（the percutaneous shunting in lower urinary tract

---

　　* 根据版权授权要求，本图须在文中保留原文，相应译文如下：

　　图 33.15　胎儿镜检查胎儿膀胱的内镜下表现。A. 解剖标志物：a，精阜（veru montanum，VM）；b，皱襞膈；c，尿道开口；d，尿道瓣膜。B. 激光烧灼尿道瓣膜

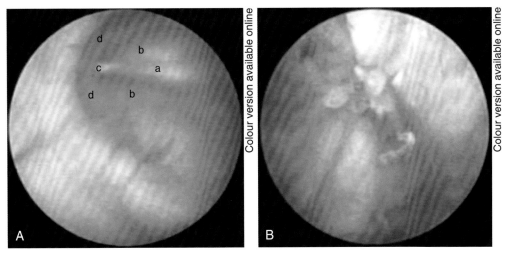

• Fig. 33.15 Endoscopic visualisation of the fetal bladder during fetoscopy. **A,** Anatomical landmarks: *a,* veru montanum; *b,* plicae colliculi; *c,* urethral opening; and *d,* urethral valves. **B,** Laser fulguration of the urethral valves. (Reproduced with permission from Martinez JM, Masoller N, Gratacos E, et al. Laser ablation of posterior urethral valves by fetal cystoscopy. *Fetal Diagn Ther* 37:267–273, 2015.)

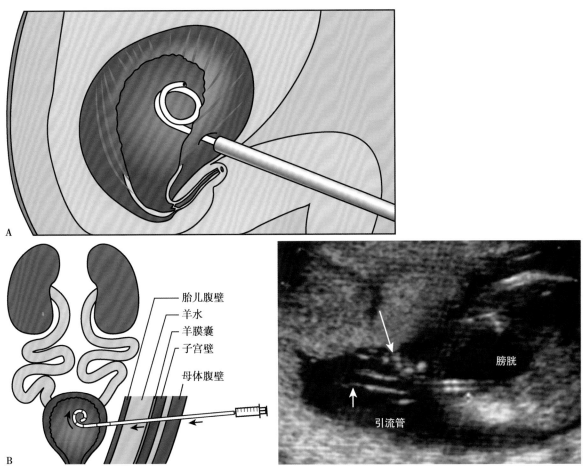

图 33.16 A. 插入下尿路梗阻胎儿膀胱中的膀胱羊膜腔引流导管的示意图。B. 经皮膀胱羊膜腔引流示意图。插入后的超声检查表明正确放置了膀胱羊膜腔猪尾引流导管,其近端位于膀胱内,远端位于羊膜腔内(箭头)

obstruction, PLUTO)试验][31],因为病例选择困难,并发症频繁且对远期胎儿肾功能影响的不确定性,VAS 的使用仍存在争议。

加利福尼亚大学旧金山分校对进行了胎儿宫内治疗(主要是 VAS)且尿液分析结果良好的 PUV 胎儿的回顾性研究证实胎儿死亡率高达 42%。62% 的幸存者被诊断出患有慢性肾脏疾病,其中 25% 接受了肾移植。这项研究与 Biard 及其同事的研究一样[32],表明胎儿宫内治疗不能治愈胎儿 PUV,但可以改善膀胱功能并降低尿失禁和反复感染的发病率。不幸的是,由于招募困难,伯明翰大学发起的 PLUTO 随机对照试验(RCT)被提前终止[31]。

最近对 LUTO 中使用 VAS 进行的最新系统回顾和荟萃分析报道了 112 例接受 VAS 治疗的胎儿和 134 例对照组[33]。他们在所选择的研究中发现了巨大的异质性。围产期生存率得到改善(OR 2.54, 95% CI 1.14~5.67),但 1 年 或 2 年生存率没有差异。接受干预的胎儿与未接受干预的胎儿产后肾功能没有差异(OR 2.09, 95% CI 0.74~5.94)。基于这些观察,作者提出了 LUTO 的标准化评分系统,可以帮助选择适合产前治疗的患者(表 33.5)。此外,根据严重程度对患者进行标准化分类将有助于回顾性和前瞻性比较治疗方案。

由于缺乏统一的肾发育异常以及正常或异常的尿生化标准,因此这个标准化分类需要进一步完善和前瞻性验证。

表 33.5 根据妊娠 18 周后的严重程度对下尿路梗阻进行分期

	I期 (轻度)	II期 (重度,肾功能正常)	III期 (重度,肾功能异常)
羊水量	正常	羊水过少或无羊水	羊水过少但通常无羊水
肾皮质囊肿	无	无	可能存在
肾发育不良	无	无	可能存在
尿生化检测	正常	3 次连续评估正常	3 次连续评估后不正常
胎儿干预	没有指征	可能预防肺发育不良和肾功能严重损伤	可能预防肺发育不良但不能预防产后肾功能损害

高达 40% 的病例发生引流并发症,包括脱位、梗阻、胎儿感染、胎儿外伤、PPROM 和早产(图 33.17)。同样,分娩时取出引流导管也很重要,因为引流导管留在子宫腔内可能会起节育器的作用[34]。

膀胱羊膜腔引流与膀胱镜治疗 目前,没有这两种技术的随机对照研究。队列研究和观察性研究表明,胎儿膀胱镜治疗和 VAS 均可改善严重 LUTO 患者的生存率。然而,基于有限的信息,有建议认为,只有胎儿膀胱镜治疗可以预防后尿道瓣膜胎儿的肾功能损害[35]。当前数据支持进行一项随机对照研究来比较胎儿膀胱镜治疗和 VAS 治疗的有效性。

产前治疗病例的选择 基于上述内容,当 LUTO 被诊断时,我们提出以下流程(图 33.18)。

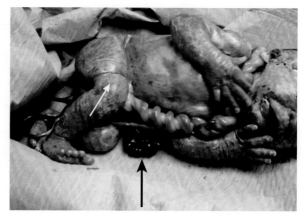

图 33.17 下尿路梗阻的胎儿经膀胱羊膜腔引流术治疗分娩后发现的医源性腹裂。引流导管的一部分包裹在新生儿的大腿周围(白箭头)。肠管从引流导管的腹部插入部位突出(黑箭头)

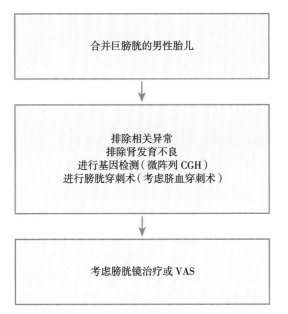

图 33.18　下尿路梗阻的情况下选择胎儿进行产前治疗的建议流程图。CGH，比较基因组杂交技术；VAS，膀胱羊膜腔引流术

肾脏异常

数量异常

肾缺如（renal agenesis）

肾缺如是输尿管芽不发育或与肾间充质结合失败的结果。超声显像不能区别肾缺如或萎缩。单侧肾缺如（unilateral renal agenesis，URA）的新生儿发生率为 1/2 000，男性和左侧肾缺如的发病率更高[36]。双侧肾缺如较少见，发生率为 1/4 000。

1/3 单侧肾缺如与患者的对侧肾脏和泌尿道异常有关（主要是 VUR），但也与肾外畸形（主要是生殖器、胃肠道、心脏和肌肉骨骼）有关[36]。单侧和双侧肾缺如都是许多遗传综合征或染色体异常的特征[37,38]。

有 90% 的病例在宫内发现了独肾的代偿性肥大作为肾单位数目减少的适应表现[39]。患有独肾的儿童，尤其是存在同侧的肾脏或泌尿道先天性异常的情况下，患蛋白尿、高血压和慢性肾脏病的风险增加[40-43]。未经治疗的双侧肾缺如是致死性疾病。

超声特征是髂窝空虚，伴有伸长的肾上腺（图 33.19）。单侧肾缺如的羊水量正常。双侧肾缺如可以导致羊水过少序列征（如：肺发育不良，面部和肢体畸形）。

生育患有孤立性 URA 的婴儿的父母，再发风险约为 1%。如果父母患有 URA，后代发生肾异常的风险约为 7%[44]。据报道，有双侧肾缺如的婴儿，其兄弟姐妹发病风险更高（8%）[45]。

重复肾（duplex kidney）

重复肾的特征是存在两个独立的肾盂肾盏系统，合并完全或部分输尿管重复畸形（图 33.20）。这是一种常见的肾脏畸形，在普通人群中发生率为 1/250。重复肾可以是单侧或双侧，在女性中更为常见。如果无并发症，重复肾无症状，被认为是正常变异。然而，重复肾通常并发肾积水，尿路反复感染，甚至需要手术治疗。输尿管上极异位在膀胱（尾部和内侧居多），或者异位在阴道、尿道、精囊或直肠中，从而导致梗阻性肾积水和肾发育

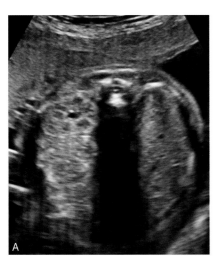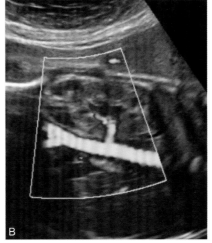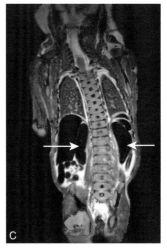

图 33.19　（A）单侧肾发育不全胎儿。（B）可以通过使用（彩色）多普勒超声检查来证明肾脏和肾动脉的缺失。（C）磁共振图像上，双侧肾缺如胎儿在引产后的伸长的肾上腺（箭头）

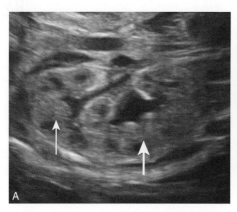
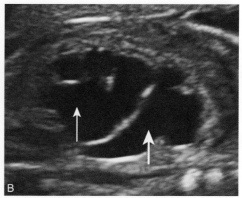

图 33.20　重复肾：无并发症的正常变异（A）并伴有上极（大箭头）和下极（小箭头）的肾积水（B）

不良。输尿管下极比平时更向侧面插入膀胱三角区，这可能导致 VUR。重复肾经常与输尿管囊肿（ureterocele）相关，输尿管囊肿是扩张的输尿管（上极）的膀胱内部分。输尿管囊肿在产前超声检查中表现为膀胱中的囊性结构，其检出与产后确诊的重复肾密切相关[46]。

额外肾（supernumerary kidney）

在后肾原基的发育之前，输尿管芽非常早的分支可以导致额外肾，有其自身的包膜，血流供应和泌尿系统。

位置异常

异位肾（ectopic kidneys）

异位肾的发生率大约为 1/1 000 例妊娠。它们通常较小，可能会合并旋转不良。盆腔是最常见的异位位置（图 33.21A）。马蹄肾，交叉融合异位肾甚至胸腔异位肾都有报道。

马蹄肾（horseshoe kidney）

马蹄肾是融合异常的最常见类型，在一般人群中的发生率为 0.15%（图 33.21B）[47]。大多数马蹄肾是由下极融合引起的，通常位于肠系膜下动脉的起点附近。马蹄肾的患者中有 50% 患有肾脏并发症或相关的肾外畸形。马蹄肾可能是复杂的多发畸形综合征［例如 VACTERL（椎体异常、肛门直肠畸形、心血管异常、气管食管瘘、食管闭锁、肾脏或桡骨异常以及肢体缺损）］和遗传综合征（例如 Turner 综合征）[48]。

交叉融合异位肾（crossed fused ectopy）

在交叉融合异位肾中，一个肾脏向另一侧迁移（图 33.21C）。输尿管跨越中线并正常插入膀胱。大多数交叉融合异位肾的患者均无症状。

肾脏大小、结构和回声异常

肾大小异常（abnormal renal size）

小肾脏的定义是肾脏的长度或体积低于对应相应孕周的胎儿身长或体重的第 5 百分位数。发育不全或发育不良的肾脏可能有多种病因。预后取决于剩余的肾功能。肾脏因囊性肾病、尿路扩张、肾脏肿瘤和过度生长综合征如 Beckwith-Wiedemann 综合征而增大。

肾脏回声增强（echogenic kidneys）

如果在妊娠 17 周后，肾脏在超声下看起来

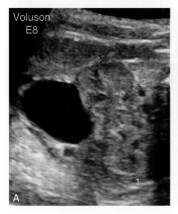
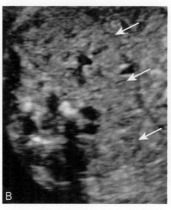
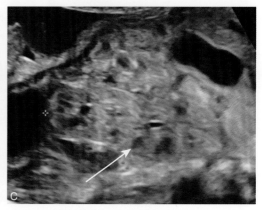

图 33.21　异位肾：盆腔异位肾（A），马蹄肾（B）交叉融合异位肾。大箭头指向两个肾脏的融合（C）

回声比肝脏和脾脏更强,则称为肾脏回声增强(图 33.22)[49,50]。胎儿肾脏回声增强的病因多样化,每种情况都有不同的结局。它们可以是系统性疾病(非整倍体、感染、代谢性疾病或遗传综合征)的一部分,也可以是内源性肾脏疾病(多囊肾疾病、肾发育不良、梗阻性尿路病变、肾病综合征、肾静脉血栓)的表现。在某些情况下,肾脏回声增强代表正常变异。

没有家族史或肾囊肿的双侧孤立性肾脏回声增强,对于潜在的病因学诊断和对于长期预后的咨询可能具有挑战性。孤立的肾脏回声增强最常与多囊肾疾病(常染色体隐性和显性遗传)和肝细胞核因子 -1b(*HNF1b*)突变相关[51,52]。通常,肾脏很大或严重羊水过少的胎儿预后差。羊水量正常且肾脏中度扩大(<4SD)时,预后似乎更好,而且存活率高,婴儿期无明显发病率[53]。然而,如果存在相关畸形应怀疑是否潜在的遗传综合征,常见的是常染色体隐性遗传的综合征(例如 Bardet-Biedl,Meckel-Gruber 或 Beemer 综合征)。最后,强回声或肾脏囊性病变可能是潜在的代谢疾病(过氧化物酶紊乱,线粒体脂肪酸合成缺陷或先天性 N- 糖基化疾病)的表现(图 33.23)。

详细的胎儿超声检查,胎儿核型分析和染色体微阵列检查,父母(以及最终祖父母)的家族史和超声检查在强回声和增大的肾脏的检查中都很重要。最近,全外显子测序或包括肾脏遗传疾病在内的外显子测序包可用于进一步明确病因。

如果父母选择终止妊娠,引产后组织病理学检查对于确定最终诊断和随后妊娠的复发风险至关重要。随着肾脏疾病的新遗传病因被迅速发现,收集和存储胎儿 DNA 样本也将很有价值。

囊性肾病(cystic kidney disease)

有很多遗传性或继发性的囊性肾病。对肾脏和泌尿道进行详细的超声检查,寻找相关的肾外畸形,进行染色体微阵列检查,分子遗传学检测以及对家族史的了解都有助于诊断。

遗传性肾脏疾病

多囊肾(polycystic kidneys)

常染色体显性遗传性多囊肾病(autosomal dominant polycystic kidney disease,ADPKD)是最常见的遗传性肾脏疾病,活产儿中发生率为 1/800。已鉴定出两个致病基因,*PKD-1* 和 *PKD-2*,大多数患者(85%)携带 *PKD-1* 突变。据报道,新发突变为 2%~5%。该病的特点是家族间和家族内表型变异性[54,55]。

患者通常到 30~40 岁都无症状。但肾脏逐渐增大,因大囊肿而表面凸凹不平。另外,患者可能在肝脏和胰腺中有囊肿以及各种肾外并发症。

在 2% 的病例中存在早发型 ADPKD,并且可能在胎儿期发现肾脏异常。患有 ADPKD 的胎儿经常出现肾脏中度增大(+1~2SD),皮质强回声和髓质低回声(持续的皮质髓质分化)[56](图 33.24)。其他表现[肾脏外观正常,皮质 - 髓质分化(cortico-medullary differentiation,CMD)

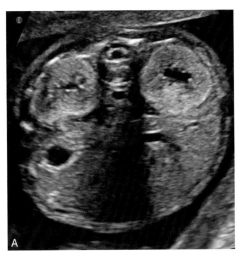
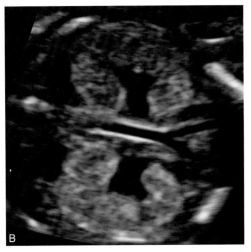

图 33.22　肾脏回声增强

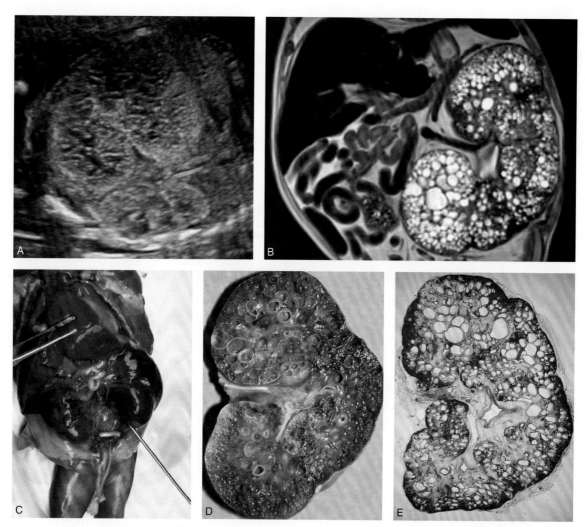

图 33.23 多种乙酰辅酶 A 脱氢酶缺陷导致囊性肾病的胎儿图像。A. 产前超声检查。B. 引产后磁共振图像。C~E. 胎儿尸检时的大体和显微镜图像

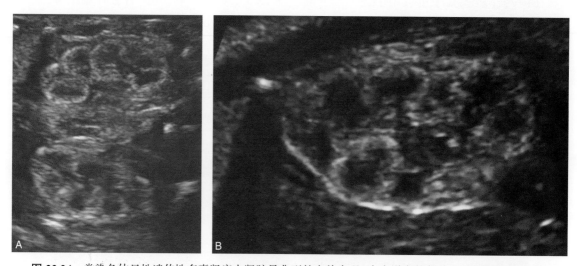

图 33.24 常染色体显性遗传性多囊肾病中肾脏最典型的产前表现：中度增大的肾脏，皮质髓质分化增加

减少,甚至与严重的常染色体隐性遗传性多囊肾病(ARPKD)相似的病变]也有报道,但它们的发生频率较低。囊肿可能在孕晚期可见,但是通常直到出生后才出现。患有早发型 ADPKD 的儿童通常有早期表现,包括高血压、蛋白尿和慢性肾脏疾病,尽管进展为肾功能不全的进程似乎很缓慢[57,58]。在以后的妊娠中类似表现复发的风险比较高。植入前遗传学诊断可以提供给已知基因突变的 ADPKD 患者。

常染色体隐性遗传性多囊肾病(autosomal recessive polycystic kidney disease,ARPKD)比 ADPKD 少见,活产儿中发生率为 1/20 000。致病性突变发生在 *PKHD-1* 基因中,但是有位点异质性和拟表型的证据。在受影响的家庭中,疾病的表达可能差异很大[55]。该疾病的特征是肾小管囊性扩张,主要在髓质中,外层皮质正常。另外,患者有胆管发育不良和肝纤维化。ARPKD 通常

是一种婴儿疾病,在妊娠晚期或出生时被发现。超声检查在妊娠 20 周前可能是正常的。肾脏会显著增大(+4~15SD),并伴有强回声,没有(或有反向的)皮质髓质分化合并低回声的皮质外缘(图 33.25)[59]。在围产期中,由于肾衰竭出现羊水过少导致致死性的肺发育不良。婴幼儿型的儿童会发展为慢性肾衰竭(青少年期需要肾移植),肝纤维化和门静脉高压症。复发率为 25%,如果已知突变,则可以提供产前诊断。

肾囊肿合并青少年的成人起病型糖尿病 5 型(renalcysts and maturity-onset diabetes of the young type 5)影响肝细胞核因子 1b(*HNF-1b*)(*TCF-2* 基因)的 17 号染色体长臂(17q12)的缺失引起多种表型,称为肾囊肿合并糖尿病综合征[60]。HNF-1b 缺失是胎儿双侧肾脏回声增强的重要原因[52]。然而,其他多种肾脏表型,包括多囊性发育不良肾、肾缺如、发育不良或发育不全肾和肾囊

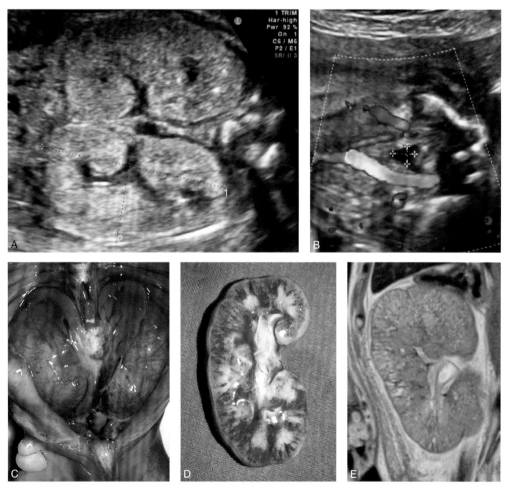

图 33.25　常染色体隐性遗传性多囊肾病的产前表现:明显增大的强回声肾脏,没有皮质髓质分化,膀胱空虚和羊水过少(A 和 B)。产后大体图像(C 和 D)。引产后磁共振图像(E)

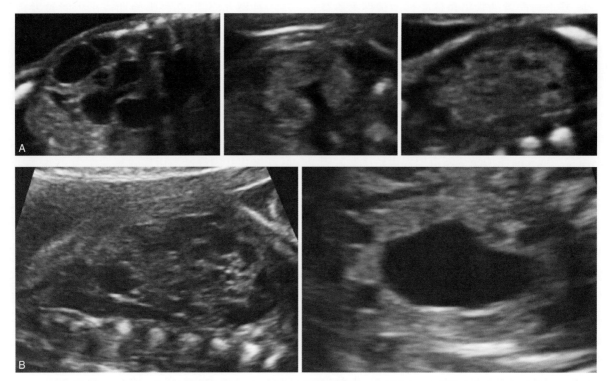

图 33.26　HNF-1β 突变：两个胎儿（A 和 B）患有单侧多囊肾，而对侧强回声肾脏合并多个皮质囊肿

肿均已被报道过，这些肾脏表型可以是孤立的或与肾外表型结合[61,62]（图 33.26）。在组织病理学检查中，存在肾小球囊性肾脏疾病。

这种疾病是常染色体显性遗传，大约有 70% 的病例是新发突变[62,63]。即使在具有相同遗传突变的个体中，表达水平也存在差异。产前通过染色体微阵列发现典型的 1.4Mb 片段缺失可明确诊断。肾脏的预后将主要由超声特征决定。在大约 50% 的病例中可见神经发育异常。

肾消耗病（nephronophthisis，NPHP） 是一组包括各种各样的常染色体隐性遗传的肾小管间质性囊性肾脏疾病，导致儿童和青年成人的终末性肾衰竭。肾脏大小由正常至小，且回声增强，伴皮髓质分化的消失。已经鉴定出约涉及的 20 个基因。该疾病为常染色体隐性遗传，并被认为是继发于纤毛功能的改变。产前诊断可以通过分子检测来进行。

髓质囊性肾病（medullary cystic kidney disease） 是一种类似的肾小管间质性肾病，但具有常染色体显性遗传方式，晚发型肾衰竭（40 岁以后）。

作为遗传综合征一部分的囊性肾病

囊性肾病可能是许多遗传综合征的标志。

纤毛病（ciliopathies） 包括与编码缺陷蛋白的基因突变相关的一组疾病，其导致细胞纤毛的形成或功能异常。

Meckel-Gruber 综合征（Meckel-Gruber syndrome） 是一种罕见的常染色体隐性致死性纤毛病，其特征是囊性肾发育不良（99%）、枕部脑膨出（84%）和轴后多指（87%）（图 33.27）。其他结构异常包括唇腭裂、生殖器异常、中枢神经系统畸形，如：Dandy-Walker 畸形和 Arnold-Chiari 畸形与肝纤维化。

在孕中期，会因严重的羊水过少导致肺发育不良。已经报道了与 Meckel-Gruber 综合征相关的 14 个基因的突变。大约 75% 的病例可通过分子检测，确诊为 Meckel-Gruber 综合征。其他病例的病因不明。

Bardet-Biedl 综合征（Bardet-Biedl syndrome） 是一种常染色体隐性纤毛病，其特征为肥胖，性腺功能减退，智力低下，视网膜变性，多指畸形和肾脏畸形。在产前超声检查中，表现为轴后多指伴肾脏回声增强及增大。在 80% 的病例中与 19 种基因突变中的一种相关。

Joubert 综合征（Joubert syndrome） 的特征是小脑蚓部缺失或发育迟缓以及脑干畸形。这些因

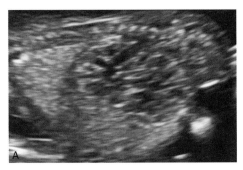
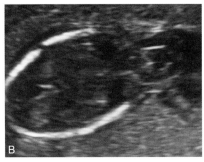
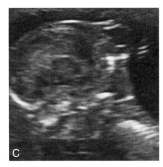

图 33.27　患有 Meckel-Gruber 综合征的胎儿的囊性肾发育不良（A），枕部脑膨出（B 和 C）（以及轴后多指；未显示）

素共同导致 MRI 上出现磨牙征。Joubert 综合征的体征和症状可能有所不同，但通常包括肌张力低下、呼吸异常、共济失调、独特的面部特征和智力低下。Joubert 综合征可能与其他异常有关，如囊性肾病、视网膜营养不良、肝纤维化和少发的轴后多指。已经报道超过 30 种与纤毛的形成和功能有关的基因可以引起 Joubert 综合征。通常，Joubert 综合征以常染色体隐性方式遗传，但是极少数情况下 X 连锁遗传也有报道。

囊性肾脏的其他遗传原因

其他患囊性肾脏的常染色体隐性遗传综合征包括肾 - 肝 - 胰腺发育异常（Ivemark 综合征）（图 33.28），短肋多指综合征和窒息性胸廓发育不良（Jeune 综合征）。结节性硬化症，Von Hippel-Lindau 综合征和 branchio-oto-renal 综合征是常染色体显性遗传。

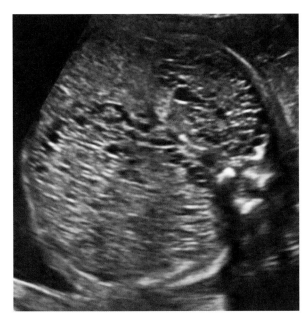

图 33.28　由于 *NPHP3* 基因突变，患有 Ivemark Ⅱ综合征的胎儿的囊性发育不良肾（肾 - 肝 - 胰腺发育不良）

非遗传性囊性肾病

多囊性发育不良肾（multicystic dysplastic kidney，MCKD）是指肾脏发育异常，正常肾脏实质被大小不一的多个非连通的囊肿所取代。新生儿中发病率为 1/2 400~1/4 300。男性中更常见，左侧最常见。

多囊肾变大并呈不规则形状（图 33.29）。产前检出率约为 91%[64]。肾外畸形的发生率为 15%[64,65]。在 1/3 的病例中，对侧肾脏出现异常，主要是 VUR（20%）和 UPJ 狭窄（4%~5%）。最近，甚至在孤立的 MCKD 中也报道了致病性拷贝数变异[66]。双侧多囊肾疾病更常与其他先天性异常和综合征相关[67]。

由于多囊肾的肾脏功能微乎其微或不存在，因此双侧 MCKD 是致死性疾病。在单侧 MCKD 中，预后由对侧肾脏决定，在多达 77% 的病例中，对侧肾脏会进行性代偿增大[64]。5% 的 MCKD 在出生前完全消退，49% 在 1 年后消退，95% 的 MCKD 在 15 岁时消退[68]。基线肾脏大小（长度 <62mm）是 MCKD 消退的唯一重要预测指标[69]。

梗阻性囊性发育不良（obstructive cystic dysplasia）是非遗传性胎儿囊性肾病和肾脏强回声的最常见原因。超声特征是下尿路或上尿路梗阻，伴有肾皮质的高回声，最终出现大小不等的囊肿（图 33.30）。肾脏大小也可能不同。梗阻性囊性发育不良可为单侧，双侧或节段性，但通常为进行性病变。羊水量变异大，通常会损害肾功能。

单纯肾囊肿（simple renal cysts）在胎儿中并不常见。它们通常是孤立发生的，位于正常肾脏的上极（图 33.31）。不伴有其他畸形，预后良好。通常建议进行超声检查，以排除更多的弥散性分布或其他囊性肾脏疾病。

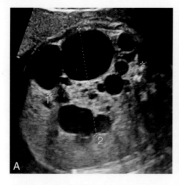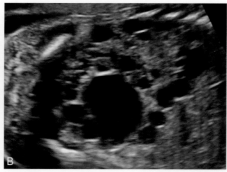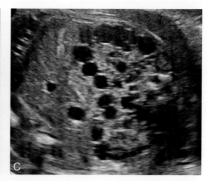

图 33.29 A~C. 多囊性发育不良肾的典型超声表现

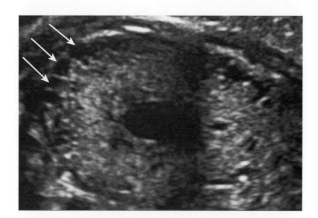

图 33.30 梗阻性囊性发育不良肾（皮质囊肿：箭头）

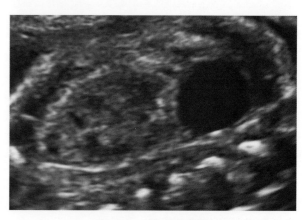

图 33.31 单纯肾囊肿

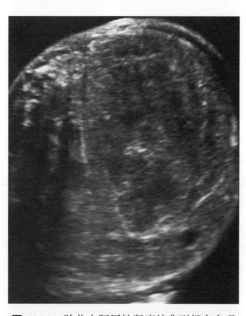

图 33.32 胎儿中胚层性肾瘤的典型超声表现

肾脏肿瘤（renal tumors）在胎儿中并不常见。中胚层肾瘤是最常见的一种，是良性的，大部分是大的间质性肿瘤，表现为实性或部分囊性肿块，通常伴有羊水过多（图 33.32）。它必须与 Wilms 瘤区分开来，后者是原发性肾癌，产后具有良好的预后。肾母细胞瘤（nephroblastoma）特征是多发良

性结节性病变和双侧受累。

与羊水过多相关的肾异常

Finnish 型先天性肾病综合征（congenital nephrotic syndrome of the Finnish type）是一种常染色体隐性遗传疾病，其特征是出生时出现大量蛋白尿和肾病综合征。当产前出现羊水过多，胎盘增大和胎儿中度生长受限提示胎儿可能患有该疾病。对羊水或母体血清的分析显示，甲胎蛋白水平增加了 10 倍，但是在有杂合突变的胎儿中也可以发现这一改变。

Finnish 肾病是由 NPHS1 或 NPHS2 基因的突变引起的。NPHS1 基因突变会导致所有胎儿患有 Finnish 型先天性肾病综合征。这种情况在芬兰血统的人群中被发现。虽然 NPHS1 基因突变也可在非芬兰血统人群中引起先天性肾病综合征，但与 NPHS2 基因突变相比，NPHS1 基因突变并不是常见原因，NPHS2 基因突变是所有病例中最常见的原因。其他基因的突变也会引起少数的先天性肾病综合征。先天性肾病综合征的个体中有 15%~20% 没有明确相关的基因突变。有先证者病例和已知突变的家庭可以进行产前诊断。

Bartter 综合征（Bartter syndrome）是由许多影响离子通道和转运蛋白功能的基因突变引起的，这些离子通道和转运蛋白通常介导远端肾单位中跨上皮盐的重吸收，导致失盐多尿症，从而导致羊水过多。该疾病的产前或新生儿表型最常见是由 *SLC12A1* 的突变，氯化钠 - 钾共转运蛋白基因的突变或 *ROMK* 基因的突变引起的。该疾病是常染色体隐性遗传。产前遗传诊断需要进行分子检测，羊水氯离子水平升高提示胎儿可能患有该疾病[70]。可以使用吲哚美辛进行宫内治疗，必要时进行治疗性羊膜腔穿刺术[71]。

膀胱畸形（bladder malformations）

膀胱畸形很少见，大部分是复杂的泄殖腔畸形综合征的一部分，或者是腹壁缺损综合征的一部分，例如膀胱外翻。表 33.6 列出了膀胱增大、膀胱缺失和异常的主要鉴别诊断。在膀胱不可见时，羊水量可能有助于建立诊断（例如，当膀胱不可见而羊水量正常时，应怀疑膀胱外翻）。

脐尿管将膀胱连接至子宫的前腹壁。该管的腹股沟内部分可在子宫内保持开放，超声表现为其位于脐带内，靠近胎儿附着处的低回声性囊性肿块。尽管囊肿本身可能会在子宫内消失，但可能会导致在新生儿期应适当处理的膀胱皮肤瘘（vesicocutaneous fistula）。

总结

肾脏畸形通常能够产前诊断，因为它们经常表现为低回声液性区或羊水量异常。

本章全面概述了胎儿肾脏疾病的产前诊断和处理。此外，总结了这些疾病的胚胎学和病理生理学，以使读者全面了解这些疾病的起源及其演变。

对梗阻性尿路疾病（尤其是 LUTO）的诊断，检查和产前治疗的选择给予了详细介绍，包括该领域最新临床研究的结果以及 VAS 的替代方法。

最后，使用最新技术分类和大量病理图片详细介绍了不同类型的囊性尿路病变，为读者提供了易于阅读的概述。

表 33.6　膀胱异常的鉴别诊断

膀胱异常	可能病因
膀胱增大	下尿路梗阻
	严重的 VUR
	梅干腹综合征
	巨膀胱 - 小结肠 - 肠蠕动不良综合征
	女性中假性膀胱增大
膀胱缺失	肾缺失或肾无功能
	严重 IUGR
	多胎妊娠 TTTS
	膀胱外翻
	膀胱破裂
	泄殖腔外翻
膀胱异常	泄殖腔畸形序列征

注：IUGR，宫内生长受限；TTTS，双胎输血综合征；VUR，膀胱输尿管反流。

（陈敏　译　陈兢思　审校）

参考文献和自我测试题见网络增值服务

第34章 胎儿骨骼异常的诊断和治疗

LYN S. CHITTY, LOUISE C. WILSON AND FREDERICK USHAKOV

本章要点

- 骨骼异常的诊断具有挑战性,需要时间和包括临床遗传学家、儿科医师和病理学家在内的团队合作。
- 本章介绍骨骼异常的产前诊断,提供通过超声检查结果诊断并分类该病的信息,从而帮助超声医师缩小鉴别诊断范围。
- 随着基因组学的进步,通过有针对性的分子遗传学或代谢组学检测,在产前确诊的病例不断增多,有时可通过安全的方式,如分析母体血液中的游离DNA来实现。
- 在产前无法明确诊断的情况下,应该由专家实施尸检以进行诊断,包括放射学检查或基因组测序。这对于明确复发风险(可能从1%~50%)和后续妊娠应进行的产前诊断至关重要。
- 分子遗传学诊断有助于后续妊娠的早期产前诊断,应鼓励储存DNA,特别是在前次受累妊娠诊断不明的情况下,因为目前已经逐渐明确这些疾病的遗传病因。
- 这是一个快速发展的领域,与遗传学家讨论有助于确保获得最新的信息。

引言

先天性骨骼异常并不少见,发病率约为1/500。许多异常可以通过超声检查在产前检查时发现。其潜在病因是多种多样的,包括染色体非整倍体,遗传综合征,骨骼发育不全,致畸因素,继发于"发育中断"的孤立性异常。

对于骨骼异常胎儿的超声检测是一个具有挑战性的诊断难题。诊断可能需要生化、遗传学或血液学检查,处理的方案也是多种多样。目前,越来越精密的成像方式,如磁共振成像(magnetic resonance imaging, MRI)或计算机断层扫描(computed tomography, CT),可以呈现骨骼异常胎儿的特征,从而更容易被放射科医师解读。临床遗传信息收集始终是有用的,不仅因为家族史或双亲的检查可能为诊断提供有价值的线索,同时因为这是一个发展迅速的领域。骨骼发育不全的潜在遗传病因逐渐明确,也正在使用基于游离DNA(cell-free DNA, cfDNA)分析的新型、更安全的产前诊断方法。

本章讨论胎儿肢体发育的正常胚胎学和超声表现,并提出胎儿骨骼异常的系统性诊断方法,更详细地描述一些较为常见的情况。本章也会讨论全身性骨骼发育不全以及与局部肢体异常相关的多种情况,因为这可能是其他遗传综合征的部分表现。随着越来越多的骨骼疾病相关基因被明确,骨骼异常的精确超声识别变得越来越重要,使用分子方法进行准确产前诊断的潜力也不断地提高。

术语

胎儿超声诊断依赖于超声检查结果的识别和准确描述。骨骼异常与一系列遗传综合征和发育不全有关,有必要与其他专家(特别是临床遗传学家、放射科医师和骨科医师)讨论以确定诊断和预后,以便为父母咨询提供准确的信息。为了要有效地做到这一点,需要对术语有很好的理解。正常骨骼命名法见图34.1。用来描述肢体异常的术语见表34.1。

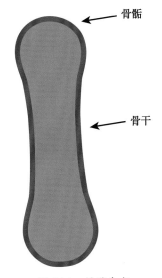

图 34.1 骨骼命名

表 34.1 描述骨骼畸形的术语

无手畸形	手缺如		
无手足畸形	手、足均缺如		
肢体远端短肢畸形	肢体远端缩短（如手或足）		
无指（趾）畸形	手指或/和脚趾完全缺如		
缺肢畸形	从肩带或骨盆带开始一条或多条肢体缺如		
无足畸形	足缺如		
关节弯曲	先天性的关节挛缩		
指（趾）过短畸形	手指（或趾）异常短小		
肢体屈曲畸形	肢体弯曲		
屈曲指畸形	手指弯曲		
先天性指侧弯	小指弯曲		
先天性缺指（趾）	手或足裂，缺少中央射线，龙虾爪畸形		
半肢畸形	先天性纵向前臂或小腿骨完全或部分缺如		
脊柱后凸	脊柱背凸弯曲		
脊柱侧后凸	脊柱侧弯和前后弯的组合		
先天性残肢	肢体部分缺如	横向型	整个肢体横断缺如
		纵向型	缺如累及沿着肢体纵轴的其中一块骨骼
		末端型	缺如远端无骨性部分
		中间型	缺如远端有可辨认的部分

续表

肢体前臂或小腿短肢畸形	肢体中段（如桡骨/尺骨和胫骨/腓骨）缩短		
四肢短肢畸形	所有长骨缩短		
少指（趾）畸形	指或趾部分或全部缺如		
海豹肢畸形	相对正常的手或脚直接或通过极短的长骨附着在躯干上		
扁平椎	椎体扁平化		
多指（趾）畸形	多余的手指或脚趾	轴前型	桡骨或胫骨侧多指（趾）
		轴后型	尺骨或腓骨侧多指（趾）
近端长骨缩短	近端长骨缩短（如股骨和肱骨）		
并指（趾）	指（或趾）融合	皮肤型	仅有皮肤融合
		骨型	骨性融合
脊柱侧凸	脊柱向侧方弯曲		
畸形足	足的先天扭曲	马蹄外翻足	足向外扭曲
		马蹄内翻足	足向内扭曲
		马蹄足	足下垂

正常胎儿骨骼的胚胎学和超声表现

人类的上肢比下肢提前几天发育,臂芽大约在停经后 5.5 周出现。胎儿骨骼以两种方式形成:骨膜骨化（锁骨和下颌骨）和软骨内骨化（软骨内）,骨化发生于原本的软骨基质内出现钙沉积时。胎儿骨化开始于妊娠 8 周左右,以锁骨骨化为标志,然后是妊娠 9 周左右下颌骨、椎体和神经弓出现骨化;妊娠 10~11 周额骨骨化;妊娠 11 周左右长骨骨化。在妊娠 14~15 周时,就可以通过超声识别大多数骨骼结构。现在可以使用经腹超声对胎儿骨骼骨化的外观进行放射学和超声检查。然而,最近对人类胎儿的放射学研究指出了在妊娠早期扫描哪些结构可能成为比较有用的指征（图 34.2）[1]。骨骼发育异常的识别需要详细地扫描和一些辅助资料,如正常骨骼大小的图表,包括长骨、锁骨、下颌骨、肩胛骨长度,胸围大小,眼眶直径,肾脏大小,等等[2-5]。

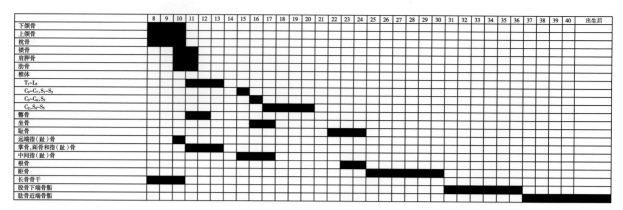

图 34.2　按胎龄划分的胎儿骨骼骨化情况

骨骼发育不全的分类

　　骨骼发育异常的遗传和病理病因很广泛，而且已经应用了一些分类方案。随着在遗传学和病理生理学方面对这些罕见且复杂疾病的了解更加清晰，分类方法也随之改进。骨骼发育不全的分类可以基于临床或放射学特征（或两者兼有）[6]、

分子遗传病因学或相关基因和蛋白质的生物学结构和功能（例如，结构蛋白、代谢途径、转录因子等的缺陷）[7]或两者的结合[8]。对于产前诊断医师来说，基于超声发现的分类是最有用的分类（表 34.2），但在疾病方面可能有相当大的重叠，所以我们列出了常见基因位置（已被明确）的诊断、遗传特征和主要超声发现（表 34.3）。

表 34.2　骨骼发育不良的主要超声表现分型

超声表现	疾病	应考虑的其他检查
颅骨		
骨化不全	成骨不全ⅡA 型和ⅡC 型	双亲的骨折史（考虑到体细胞嵌合体）[a]
	软骨生成不全I型	[a]
	低磷酸酯酶症（严重新生儿型）	双亲碱性磷酸酶与尿磷乙醇胺 [a]
轻度骨化不全	软骨生成不全Ⅱ型	[a]
	颅骨锁骨发育不全症	双亲病史 [a]
	成骨不全ⅡB 型	双亲病史（如上述）
三叶草状头颅	致死性骨发育不良Ⅱ型	NIPD[a]
	偶尔可见于 SRPS	[a]
	Antley-Bixler 综合征	[a]
	颅缝早闭综合征（Pfeiffer, Crouzon, Saethre Chotzen 综合征）	[a]
脊柱		
骨化不全	软骨生成不全I型	*
骨排列异常	Jarcho-Levin 综合征	考虑代谢性疾病筛查
	脊柱肋骨发育不全	
	节段性发育不全	
	某些点状软骨发育不良	
	VATER/VACTERL	
面部		
前额突出	致死性骨发育不良	NIPD
	软骨发育不全	
	肢端肢中型骨发育不全	
鼻梁凹陷	点状软骨发育不良	用药史、核型、ARSE 缺失筛查（CDPX1）[a]
	华法林胚胎病	代谢检查：超长链脂肪酸和甾醇谱，绒毛活检检测过氧化物酶，母体自身免疫性疾病病史 [a]

续表

超声表现	疾病	应考虑的其他检查
脊柱		
小颌畸形	SEDC	核型 [a]
	Stickler 综合征	[a]
	短指发育不良	[a]
唇裂	Majewski 综合征	[a]
	口腔面部缺损Ⅳ	[a]
腿部		
孤立的直而短的长骨	IUGR	母胎多普勒、母体唐氏综合征生物标志物筛查、产科病史
	体质性矮小	
股骨弯曲	短指发育不良	如上述 [a]
	成骨不全	[a]
	低磷酸酯酶症	[a]
畸形足	短指发育不良	通过 NIPD 确定性别 [a]
	骨畸形性发育不良	[a]
点状骨骺	肢体近段点状软骨发育不良	用药史、代谢性检查、超长链脂肪酸和甾醇谱、CVS 检查过氧化物酶 [a]、母体自身免疫性疾病病史
	Conradi Hunermann 综合征	
	X 连锁隐性点状软骨发育不良	
	华法林胚胎病	
	母体 SLE	
肢带		
短锁骨	短指发育不良	[a]
小肩胛骨	锁骨颅骨发育不全	[a]
	短指发育不良	*
手		
多指（趾）	Jeune 窒息性胸廓发育不全	[a]
	Ellis-van Creveld 综合征	[a]
	短肋多指综合征	[a]
短指或三叉戟手	软骨发育不全	NIPD [a]
	肢端肢中型骨发育不全	NIPD [a]
	致死性骨发育不良	
胸部		
窄胸合并短肋	SRPSS	[a]
	Jeune 窒息性胸廓发育不良	
	致死性骨发育不良	NIPD [a]
	成骨不全ⅡA 型，C 型和 B 型	[a]
	肢体弯曲发育不全	
	软骨生成不全	[a]
	软骨生成低下	[a]
	父系 UPD14	
串珠肋	成骨不全ⅡA 和 C 型	[a]
羊水过多	软骨发育不全	NIPD [a]
	致死性骨发育不良	NIPD [a]
	父系 UPD14	[a]

注：a. 考虑分子遗传学检测。

CVS，绒毛取样；IUGR，胎儿生长受限；NIPD，无创产前诊断；SEDC，先天性脊柱骨骺发育不良；SLE，系统性红斑狼疮；SRPS，短肋骨多指综合征；VACTERL，脊椎畸形、肛门直肠畸形、心血管异常、气管食管瘘、食管闭锁、肾或桡骨畸形和肢体缺损；VATER，脊椎畸形、肛门直肠畸形、食管闭锁以及肾桡骨畸形。

表 34.3 骨骼发育不良的基因定位、遗传和超声特征

诊断	基因或基因定位	遗传方式	表现时孕龄/周	肢体	弯曲	手指	关节	胸部	肋骨	脊柱	颅骨	其他特征
软骨生成不全 IA/IB	TRIP11（IA）；SLC26A2（DTDST）（IB）	AR	12	短 ++				窄	短，+/-串珠状	低回声	低回声	水肿
软骨生成不全 II	COL2A1	AD	12	++				窄	短			
软骨发育不全	FGFR3	AD	>24	+	+/-轻度	短		+/-小				额部隆起
肢体中段发育不全	NPR2，GDF5，BMPR1B	AR	约 22	+		短		+/-小				额部隆起
Beemer-Langer 综合征	未知	AR	约 20	+		多指		小	短		"三叶草"颅	
肢体弯曲发育不全	SOX9	AD	16~20	腿	腿		畸形足	+/-小				小颌畸形，心脏缺陷，男性性别逆转
Conradi Hunermann 点状软骨发育不良（X染色体连锁点状软骨发育不良Ⅱ型）	EBP	XLD	不等	+，斑点状						斑点		
骨畸形性发育不良	SLC26A2（DTDST）	AR	>16	+		拇指可背弯	畸形足					小颌畸形

续表

诊断	基因或定位	遗传方式	表现时孕龄/周	肢体	胸部	脊柱	颅骨	其他特征
Ellis-van Creveld 综合征	EVC, LBN (EVC2)	AR	从16周开始	+；多指	窄，短			心脏异常
低磷酸酯酶症（严重新生儿型）	TNSALP	AR	>12	++，++			低回声	
Jeune 综合征/窒息性胸廓发育不全	IFT80, DYNCH2H1, TTC21B, WDR19 和其他6种以上基因	AR	从16周开始，不等	+；+/- 多指	窄，短			中枢系统异常
Kniest 综合征	COL2A1	AD	不等	+，轻度	短			小颌畸形，鼻梁凹陷
Majewski 综合征（SRPS2A; SRTD6）	NEK1	AR	>12	++，卵形胫骨；多指	窄，短+			肾，心脏，中枢神经系统，生殖器
成骨不全ⅡA/C 型和ⅡC 型	COL1A1 COL1A2	AD, gm	>12	+++，+++	窄，短，串珠状		低回声	
成骨不全ⅡB 型	COL1A1 COL1A2	AD, gm	>16	++，+	（窄），（串珠状）			
成骨不全Ⅲ型	COL1A1 COL1A2	AD, gm	20	+，腿				
成骨不全Ⅳ型	COL1A1 COL1A2	AD, gm	>20	轻度，股骨				

续表

诊断	基因或定位	遗传方式	表现时孕龄/周	肢体	手	胸部		脊柱	颅骨	其他特征
肢体近段点状软骨发育不良（RCDP1,2,3,5）	PEX7, GNPAT, AGPS, PEX5	AR	20	肢体近端斑点				斑点		鼻部发育不全,白内障
重叠的异质性过氧化物酶体疾病,Zellweger综合征										
Saldino-Noonan综合征（SRPS2B;SRTD3;ATD3）	DYNC2H1	AR	>12	++	多指	窄	短 ++			肾,心脏,生殖器
SEDC	COL2A1	AD	>12	++		短				小颌畸形
致死性骨发育不良I型	FGFR3	AD	<16	严重的小肢畸形（轻度）	短,三叉手	小 ++	短 ++		正常	额部隆起
致死性骨发育不良II型	FGFR3	AD	<16	严重的小肢畸形（轻度）	短,三叉手	小 ++	短 ++		"三叶草"颅,额部隆起	额部隆起
X染色体连锁隐性点状软骨发育不良（CDPX1）	ARSE	XLR	不等	+,斑点状	短			斑点		喉和气管斑点

注：AR,常染色体隐性;AD,常染色体显性;gm,生殖系嵌合体;SEDC,先天性脊柱骨骺发育不全;XLR,常染色体隐性;XLD,X连锁显性。

骨骼异常诊断的线索

骨骼异常的危险因素包括家族史、妊娠早期用药、母体疾病及常规超声检查结果异常。

家族史

一般来说，诊断家族中已有患病儿童或父母一方患有显性遗传性疾病的病例要比新发现的病例更容易。对于一些显性遗传性疾病，父母一方可能会因为体细胞嵌合体（受孕后细胞发生 DNA 改变）而表现出轻度或亚临床症状，但对于完全遗传了突变的后代（非嵌合体）来说，却有很高的受到更严重影响的风险，例如先天性成骨不全（osteogenesis imperfecta，OI）和先天性脊柱骨骺发育不全（spondyloepiphyseal dysplasia congenita，SEDC）。

了解疾病的超声特征和自然病史有助于产前诊断，但父母也需要意识到一些疾病（如软骨发育不全）可能出现得相对较晚，直到妊娠中期超声才能进行诊断。还有一些疾病较为多变（如软骨发育不全），直到出生后或儿童早期才有明显表现。由于这些原因，对于妊娠前致病基因已经明确的家庭来说，较为推荐分子诊断。在过去，分子诊断需要侵入性的检查（绒毛取样），它在获取所要检测的胎儿遗传物质时有造成医源性流产的小风险。然而，技术的进步使基于分析母体血液中游离胎儿 DNA 的无创产前诊断（noninvasive prenatal diagnosis，NIPD）成为可能[9]。如果在妊娠前已知明确的突变，那么可能可以进行"定制" NIPD[10]。

随着分子遗传学的快速发展，许多疾病的潜在遗传病因已被明确，如果想要让父母再次妊娠有机会进行早期检测，则必须从之前受累妊娠中获得组织。在许多情况下，突变基因是异质性的（意味着致病突变可能存在于许多不同基因中的任何一个），因此在实施产前分子检测之前，可能需要在妊娠前进行广泛的基因分析。许多家庭或许希望避免那些与侵入性产前检查相关的风险。目前，已有采用母体血浆中的游离胎儿 DNA 进行非侵入性产前检测的技术，随着这项技术的进步，意味着父母逐渐能够得到无风险的产前诊断。尽管如此，这项技术以及传统的侵入性检查都需要父母在妊娠前进行基因检测。

妊娠早期用药

虽然现在药物在上市前都进行了广泛的测试，但仍然有一些常用的药物，若在妊娠早期服用，可能会导致骨骼畸形（表 34.4）。此外，有很好的证据表明，在妊娠早期吸毒会导致骨骼异常，推测可能与一些药物（如可卡因）的血管效应有关。

表 34.4　妊娠早期用药相关的骨骼畸形

药物或物质	骨骼异常	其他超声表现
华法林	四肢近端缩短，骨骺斑点，脊柱侧后凸	面部平坦；鼻梁凹陷；肾脏、心脏和 CNS 畸形
丙戊酸钠	手臂短缺畸形、多指畸形、少指畸形、畸形足	心脏和 CNS 畸形、脊柱裂、口面裂畸形
甲氨蝶呤	长骨中部缩短，颅骨钙化不全，并指，少指，畸形足	CNS 畸形，包括神经管缺陷、小颌畸形
维生素 A	手臂骨骼或指（趾）发育不良或发育不全	CNS 和心脏畸形、脊柱裂、唇腭裂、膈疝、脐疝
苯妥英	斑点状骨骺	小颌畸形、唇裂、心脏畸形
酒精	长骨短小、手臂短缺畸形、轴前多指、少指、斑点状骨骺	IUGR，心脏畸形
可卡因	手臂和/或腿短缺畸形，缺指（趾）畸形，半椎体，肋骨缺失	CNS、心脏、肾脏畸形、前腹壁缺损、肠梗阻

注：CNS，中枢神经系统；IUGR，宫内生长受限。

母体疾病

最常见的可以导致胎儿肌肉骨骼异常的母体疾病包括糖尿病、重症肌无力、强直性肌营养不良（表 34.5）。

表 34.5　母体疾病影响的胎儿骨骼超声线索

超声发现	母体疾病	母体疾病诊断方法
尾部退化,股骨发育不全	糖尿病	糖耐量检测
多发性关节挛缩(关节畸形)	重症肌无力	抗乙酰胆碱受体抗体
畸形足和羊水过多	肌强直性营养不良	检查肌强直的体征,面部外观,遗传咨询
短肢体,斑点状骨骺,鼻梁凹陷	系统性红斑狼疮	自身免疫疾病筛查,病史

其他疾病,如系统性红斑狼疮(SLE)和甲状腺功能减退也可以导致骨骼改变,但是不大常见。控制不佳的 1 型糖尿病是最常见可导致胎儿严重骨骼异常的母体疾病,包括脊柱发育区域缺陷、脊椎节段缺陷、尾部退化综合征和四肢缺陷(特别是股骨发育不全、胫侧半肢畸形、轴前型拇指多指畸形),以及其他脏器,特别是心脏和泌尿生殖道的异常。

在母体重症肌无力情况下,乙酰胆碱受体抗体传递给胎儿可导致胎儿全身性关节紊乱和新生儿或婴儿死亡[11]。在某些情况下,由于抗体是针对胎儿乙酰胆碱受体亚单位的,所以母亲可能没有症状。

强直性肌营养不良是一种常染色体显性遗传性疾病,当母体遗传给胎儿时,可导致先天性强直性肌营养不良(congenital myotonic dystrophy,CMD)。如果母亲具有临床可检测到的强直性肌营养不良的神经肌肉症状,那么她有 10%~50% 的风险生下 CMD 婴儿[12]。在妊娠期间,该病特征性的超声表现包括畸形足、胎儿运动或呼吸减少以及羊水过多。患病的新生儿非常虚弱,经常有呼吸问题,需要通气支持,死亡率很高(20%)。大多数幸存者都有明显的发育迟缓和预期寿命缩短。因此,如果在整倍体胎儿中发现畸形足和羊水过多,应及时检查母体有无强直性肌营养不良的体征。

母体系统性红斑狼疮可能会导致胎儿出现各种问题,包括斑点状骨骺的肢体缩短;面部畸形,特别是鼻梁凹陷;以及继发于过度钙化的脊柱外观异常。其他表现还包括心动过缓、生长迟缓和水肿[13]。

常规超声发现的异常

首个提示胎儿骨骼可能存在畸形的线索通常是因为其他原因进行超声扫查时发现了短小的股骨,一般是妊娠 20 周左右的常规胎儿系统畸形筛查或者是因为其他指征在妊娠后期进行的超声检查。仔细检查胎儿其他部位的解剖结构可以进一步发现骨骼发育不全的迹象(表 34.6)。如果是孤立的肢体缩短,那么一定要考虑到胎儿生长受限(fetal growth restriction,FGR)。在这种情况下,回顾母体血清中妊娠相关血浆蛋白 A(pregnancy-associated plasma protein A,PAPP-A)、β- 人绒毛膜促性腺激素(β-human chorionic gonadotrophin,β-hCG)和母体血清甲胎蛋白(maternal serum alphafetoprotein,MSAFP)水平的筛查结果,以及评估胎儿和母体血流频谱可能有助于诊断。在伦敦大学学院医院一项为期 4 年的研究中,130 名胎儿被诊断为股骨"异常"(短小、弯曲、发育不良),其中 42 名胎儿除了股骨或四肢短,没有发现其他超声异常。其中只有 2 名为骨骼发育不全。许多胎儿都是正常的,其原因为孕周与胎龄不匹配或家族性矮小,但有 31% 的胎儿患有 IUGR。

表 34.6　怀疑骨骼异常时需要进行的超声检查

解剖部位	特征
长骨	长度
	缩短的形式
	● 躯干缩短 vs 四肢缩短为主
	● 肢体近段(根部)vs 肢体中段 vs 肢体远段(端部)
	● 对称 vs 不对称
	弯曲或骨折的证据
	宽度
	骨化程度
	骨骺点彩
脊柱	长度
	钙化程度
	对齐情况(半椎体畸形)
	排列情况(斑点)

续表

解剖部位	特征
颅骨	形状
	钙化程度（声影）
面部	轮廓：额部隆起
	• 鼻梁凹陷
	• 小颌畸形
	唇裂
	腭裂
	眼眶直径，眼距是否过宽或者过窄
胸部	大小
	肋骨：长度
	• 形状
	• 串珠肋（骨折）
手	短指（三叉手）
	屈指畸形
	缺指畸形
	多指畸形
	少指畸形
足	大小
	多趾
关节	挛缩
	翼状胬肉
	畸形足
	桡侧畸形手
伴发异常	心脏异常
	肾脏异常
	颅内异常
	生殖器异常
母胎多普勒	宫内生长受限筛查

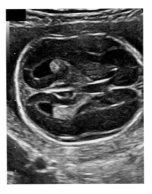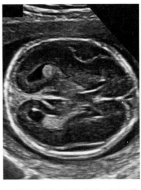

图 34.3　胎儿颅骨畸形。Ⅱa 型成骨不全胎儿的超声图像显示严重的钙化不全和声影缺失，导致颅内解剖结构非常清晰可见

颅骨　颅骨通常应类似橄榄球的形状，声影投射良好，提示钙化正常。钙化减少显示为无回声的颅骨穹隆，声影投射很少，甚至没有（图 34.3）。此外，颅内内容物将比正常情况下显示得更加清晰，而且由于大脑半球呈现相对的无回声，这些表现经常被误认为是脑室扩大。仔细检查可发现前述这些特征和回声强的、位置正常的脉络丛（图 34.3）。在一些与妊娠后期钙化不足相关的疾病中，受超声探头压迫后头骨形状很容易变形。颅骨形态变异在一些颅缝早闭综合征中很少见，但在致死性骨发育不良Ⅱ型中也可见"三叶草"颅。

脊柱　脊柱的检查应在 3 个正交平面上进行。可能存在没有钙化或钙化不足的表现，但需要重点关注的是，颈椎和骶椎的骨化在妊娠晚期才发生；直到妊娠 27 周，骶椎才会骨化。脊椎节段异常（半椎体、蝶椎、融合椎体）（图 34.4A 和图 34.4B）可伴或不伴肋骨异常。排列紊乱的外观可能提示异位钙化，见于某些点状软骨发育不良（图 34.4B 和图 34.4C）或骨骼发育异常，如 Jarcho-Levin 综合征和其他脊柱肋骨发育不全、VACTERL 综合征（脊椎畸形、肛门直肠畸形、心血管异常、气管食管瘘、食管闭锁、肾或肢体桡侧畸形和肢体缺如）和母体糖尿病（图 34.4E）。

面部　许多骨骼发育不良都有相应的面部畸形。应在冠状面检查面部以排除唇裂，但是在某些情况下，如口 - 面 - 指综合征Ⅳ型或 Ellis-van Creveld 综合征，唇裂可能非常小，很难发现（图 34.5）。所以也应该查看腭部的轴位图，以便判断腭裂的严重程度，因为这可能与几种骨骼发育不全有关。矢状面可以显示小颌畸形、面部轮廓扁平、额部隆起或鼻梁凹陷，也可以测量下颌骨和眼眶直径，但在妊娠后期随着周围骨结构声影的增加可能较难实施[3]。

长骨　应对照适当的长骨长度图表来检查长骨的长度[4]。发现长骨缩短可以有效地帮助诊断。长骨缩短可以是所有长骨的广泛性缩短（四肢短小畸形），也可能是近端的长骨（近端短肢畸形）或前臂和小腿（中段短肢畸形）缩短更为明显。在某些情况下，这种变化可能仅限于腿部（例如躯干发育异常）或手臂（例如 Holt Oram 综合征）。骨骼变形是一个非常有用的诊断特征，应注意弯曲或断裂的位置和程度。如果骨骼缩短、增厚、扭

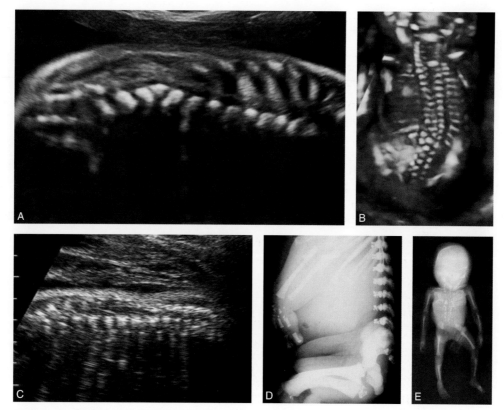

图 34.4　脊柱畸形。A. 胎儿脊柱冠状面显示多发性半椎体。B. 半椎体的三维图像。C. 伴短末端指骨的点状软骨发育不良的胎儿脊柱冠状面。D. X 线片为伴短末端指骨的点状软骨发育不良的新生儿脊柱侧位图。E. Jarcho-Levin 综合征胎儿的 X 线片

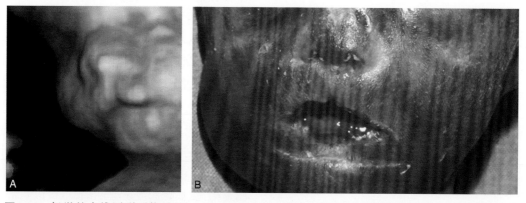

图 34.5　轻微的中线唇裂可能见于 Majewski、口 - 面 - 指综合征（OFD）Ⅳ型或 Ellis-van Creveld 综合征。A. 同一胎儿的三维超声图像。B. 出生后冠状面图像

曲，表明可能存在着程度严重的骨折和发育不良（图 34.9 中 OI 胎儿的图像），可能存在畸形、发育不全或缺少胫骨、腓骨、桡骨或尺骨。应该仔细检查长骨的末端有无骨骺斑点回声，以排除可能存在的点状软骨发育不良。如果发现骨骺斑点回声，可进行多种代谢和细胞遗传学检查，以确定潜在的病因（参见点状软骨发育不良一节和图 34.20 中的例子）。干骺端扩张可见于 Kniest 综合征。

关节　关节异常可见于广泛的骨骼、神经和神经肌肉疾病以及一组异质性的遗传性远端关节弯曲症。尤其是足畸形，可以是一些严重发育不全疾病的特征性表现。关节蹼或翼状胬肉的存在可能有助于诊断。

手和足　轴前或轴后多指可能是许多疾病的一个特征性表现（图 34.6A 和图 34.6B）。少指、缺指和并指较少见（图 34.6C 和图 34.6D），但一旦出现则会是很好的诊断线索。摇椅底状足见于 18- 三体和一些挛缩综合征（图 34.6E）。

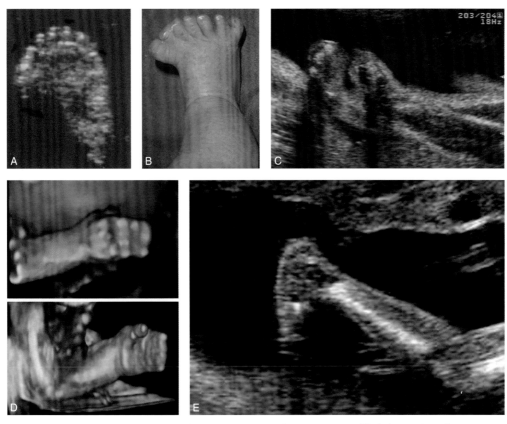

图 34.6　手足部可能存在的诊断线索。A. Greig 尖头多趾并趾畸形的轴前多趾超声图像。B. 此种足畸形出生后的图像。C. 超声图像显示 Apert 综合征中并指导致的手套手。D. C 图中同一只手的三维超声显示。E. 摇椅底状足

肢带　肢带、肩和骨盆较难进行检查。然而，一些骨骼发育不良的患者有锁骨发育不全（锁骨颅发育不全，致密性成骨不全）或肩胛发育不全（肢体弯曲发育不全）。

胸廓　许多致死性的骨骼发育异常与胸廓异常有关。可以参考胸围的标准曲线图，但胸廓狭小往往单独通过观察就可以识别。在正常情况下，从横切面上来看胸部和腹部大小应该大致相同，因此超声对比可以帮助显示一些疾病中较小的胸廓，例如 OI 和致死性骨发育不良（图 34.10 和图 34.12 中相关示例图片）[14]。正常情况下心脏占胸腔的 1/3。如果肋骨很短，那么从横切面看，心脏在胸腔中所占的比例更大。当肋骨极度缩短时，如致死性骨发育不良，心脏可能出现在胸腔外（图 34.12）。在矢状面上，胸部狭窄、腹部凸出，这种形状产生了"香槟软木塞外观"的说法。胸廓变小也可能继发于短小的脊柱，如一些脊柱发育不全患者。在这些情况下，胸部在矢状面可能看起来很小，但在横切面看，肋骨长度正常，心

脏在胸腔内所占的比例也正常（图 34.14）。应该仔细检查肋骨是否存在过短、过厚、过薄、串珠状，或在组织上或数量上不规则。如果在横切面上见到短肋骨（在横切面上延伸不到胸部的 1/2）（以图 34.7、图 34.10 和图 34.12 为例），则应当在纵向面上进行检查以排除可能提示骨折的串珠肋（图 34.9 和图 34.10）。肋骨（和脊柱）的紊乱可能是 Jarcho-Levin 综合征等疾病的特征性表现（图 34.4E）。

颈项透明层增厚和水肿　肌肉骨骼问题的早期症状之一是颈项透明层（nuchal translucency，NT）增厚，这在许多骨骼发育不全疾病中已有报道[15]。在妊娠后期，因为皮肤的生长速度超过骨骼，表现可发展为颈部皱褶增加和全身皮肤增厚。在某些疾病中也会出现明显的积液。

其他结构　应仔细检查胎儿的其他解剖结构，因为以骨骼异常为特征的许多骨骼发育不全和遗传综合征可伴有泌尿生殖道、心脏和大脑的异常（表 34.3）。

诊断时机

大多数诊断为骨骼发育不全的病例报告来自妊娠中期常规排畸检查时的偶然发现,有的是在妊娠后期因为发现羊水过多或怀疑 IUGR 而进行超声检查时发现。确实,一些发育不全可能直到妊娠后期才有明显的超声表现[16]。然而,随着妊娠早期联合唐氏综合征筛查的有效性逐渐提高,早期超声越来越多地用于常规产科检查。该检查包括 NT 的测量,NT 的增厚不仅与非整倍体的风险增加有关,还与包括骨骼发育不全在内的其他先天性异常有关[15,17]。由于技术的改进和经阴道超声扫描简单可行,有助于在妊娠早期对胎儿的解剖结构进行仔细检查,从而发现许多结构异常[17]。此外,由于长骨和胎儿许多其他部位的骨骼是在妊娠 11 周时形成[1],而且这个孕周的胎儿肢体长度的图表是已知的[4],因此妊娠早期是检查胎儿骨骼的很好时机。鉴于以上优点,妊娠早期超声检查在诊断严重骨骼发育不全具有很大的潜力,特别是对于那些致死的或早期死亡率高的疾病,以及那些有严重肢体缺失或严重骨科问题的疾病[15]。在查阅了各种综合征的诊断方法之后,我们认为在妊娠早期诊断是有可能的。此外,随着对潜在的分子病理学了解的增加,可以通过识别骨骼发育不良标志物用以进行靶向的有创或无创诊断[9],从而明确评估预后,为父母咨询和随后的妊娠管理提供信息。

各种疾病的描述:遗传学和超声检查结果

有越来越多的文献报道,在产前发现了各种与骨骼异常有关的疾病。尽管都很罕见,本文还是将详细描述一些比较常见的全身性骨骼发育不全。某些病例可在产前进行基因突变检测或代谢分析后得到明确诊断,但大多数病例需要详细的出生后放射学检查,有时还需要组织病理学检查才能做出明确诊断。这些检查对于告知前来咨询的父母疾病复发风险和未来妊娠应做的具体产前诊断项目是很有必要的。然而,少数家庭拒绝进行出生后检查,包括单纯进行放射学检查(不行尸检)。在这些情况下,详细的超声检查则是唯一可行的辅助诊断手段。

与钙化不全有关的发育不全

软骨生成不全 1A 型(Houston-Harris 型)

基因位点 14q32.12

TRIP11 甲状腺激素受体相互作用物 11 (thyroid hormone receptor interactor 11,TRIP11)

常染色体隐性遗传

软骨生成不全 1B 型(Parenti-Fraccaro 型)

基因位点 5q32

SLC26A2 骨畸形性发育不良硫酸盐转运 (Diastrophic dysplasia sulphate transporter,DTDST)基因

常染色体隐性遗传

软骨生成不全 II 型(Lager-Saldino 型)

基因位点 12q13.11

COL2A1(2 型胶原)

常染色体显性遗传

在产前很难区分软骨生成不全 1 型和 2 型,但出生后的放射学鉴别至关重要,因为软骨生成不全 1 型的两个分型的遗传方式均为常染色体隐性遗传(有着 1/4 再发风险),但软骨生成不全 2 型通常是散发发病(新发的常染色体显性遗传)且再发风险低。软骨生成不全 2 型(图 34.7A)可能是 2 型胶原病谱系中最严重的一种,包括软骨生成低下、Kniest 发育不全、SEDC 和 Stickler 综合征。已在部分病例中证实为 II 型胶原合成缺陷,大部分病例是由 *COL2A1* 基因发生新的杂合突变引起的。软骨生成不全 1 型和 2 型都会导致死产(或新生儿死亡)。超声特征包括伴有短而直的长骨的四肢短小畸形(图 34.7B),相对较大的钙化不足的颅骨(1 型),短颈,短躯干和腹部凸出,钙化不足的椎体(图 34.7C)和很短的肋骨(图 34.7D)。其他超声特征包括皮肤水肿和羊水过多。这两种情况都是鼻梁低平,短鼻且鼻孔前倾。超声和放射学检查显示,1 型患者的颅骨、脊柱和骨盆的骨化程度比 2 型患者更低。1 型的长骨较短,1 型已被细分为 1A 型(Houston-Harris)和 1B 型(Parenti-Fraccaro)[18]。在 1A 型病例中可见多根肋骨骨折和几乎完全未骨化的脊柱。

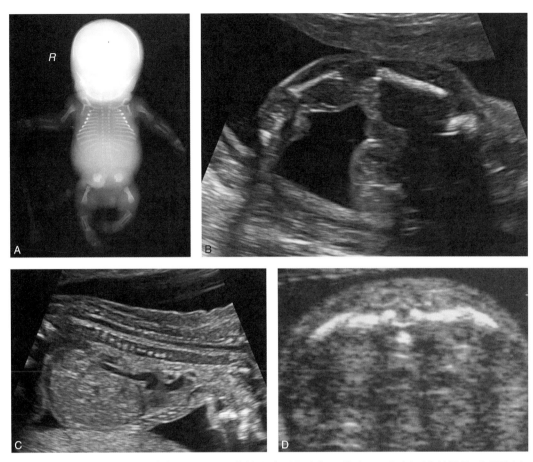

图 34.7　软骨生成不全的超声表现。A. Ⅱ型软骨生成不全胎儿 X 线片。B. 极短而直的腿骨,中段缩短。C. 脊柱冠状切面,由椎体钙化不足所致的"电车轨道样"外观。D. 下胸部横切面显示肋骨极

低磷酸酯酶症

基因位点 1p36.12

组织非特异性碱性磷酸酶基因(Tissue-nonspecific alkaline phosphatase gene, *TNSALP*)

常染色体隐性遗传

这种疾病为先天性或在婴儿时期、儿童期或成人时期均可发病,取决于组织非特异性碱性磷酸酶活性降低的严重程度。因为血液、软骨和骨骼中碱性磷酸酶水平较低,且血浆 5′-磷酸吡哆醛和尿磷酸乙醇胺水平升高,所以该病所有的类型都有软骨-骨钙化程度降低。测定绒毛中碱性磷酸酶水平可做出诊断[19]。通过胎儿超声可以检测出严重的新生儿型。受累妊娠通常导致死产或继发于肺发育不全的新生儿死亡。严重新生儿型是由组织特异性碱性磷酸酶基因(*TNSALP*)的双等位基因突变引起的,因此是常染色体隐性遗传,再发风险为 1/4。超声特征包括 NT 增厚、短而成角的长骨——在成角处偶有不寻常的骨刺(图 34.8A)和钙化不全的颅骨(图 34.8B)——假定呈球形,长

骨的钙化程度可能也很差。在分子分析已经证实 *TNSALP* 基因发生突变的高风险家族中,产前可以通过直接检测 *TNSALP* 基因是否突变进行诊断。突变携带者尿液中的磷酸乙醇胺浓度可能升高,这有助于家族中首发病例的诊断。在上述病例中,父母双方都有低水平的血清碱性磷酸酶,这与隐性低磷酸酶携带者一致,绒毛全外显子组测序证实了 *ALPL* 基因的纯合突变[10]。

轻型显性低磷酸酯酶血症病例在子宫内也可有异常发现,表现为妊娠早期严重的长骨弯曲,但是随着时间的推移会改善。新生儿可存在低碱性磷酸酯酶水平,这会轻度影响儿童时期长骨和牙本质发育[20]。

成骨不全ⅡA、ⅡB 和ⅡC 型

基因位点 17q21.31-q22, 7q22.1

COL1A2 Ⅰ型胶原,α-2 多肽

COL1A1 Ⅰ型胶原,α-1 多肽

常染色体显性遗传,常染色体隐性遗传,生殖系嵌合

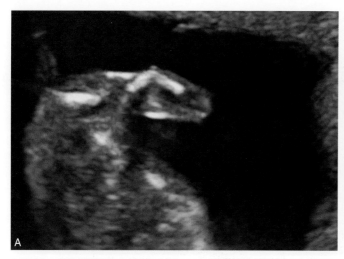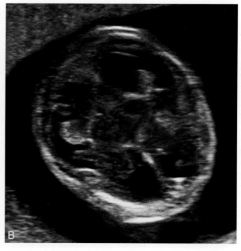

图34.8   低磷酸酯酶症的超声表现。A. 妊娠14周时患有低磷酸酯酶症的胎儿股骨成锐角的图像。B. 同一胎儿在妊娠14周时的图像,显示颅骨钙化不足

　　成骨不全症(osteogenesis imperfecta, OI)是一种结缔组织疾病,每10 000个人中可能有1~2人患病。该病分为几种类型,是由1型胶原基因 *COL1A1* 和 *COL1A2* 以及其他多种基因发生多种不同突变造成的[21]。临床表现的严重程度与突变类型和相对表达水平有关。大多数与成骨不全症相关的突变为常染色体显性遗传,虽然常染色体隐性遗传罕见,但也有报告。大多数严重的成骨不全症是由新的显性突变引起的。出现孤立病例后的再发风险为5%~7%,这被认为主要是由于父母中一人是体细胞或生殖细胞嵌合体[22,23]。

　　最常用的成骨不全症分类方法由Sillence等[24]提出。I型是最轻的类型,通常只表现为新生儿出生后发生骨折,偶有在妊娠晚期发现的出生前病例报告。II型成骨不全的新生儿受累较严重,有产前超声异常且通常在围产期死亡。II型根据放射学特征进一步细分为IIA、IIB和IIC亚型。IIB亚型的特征是极少发生或不发生肋骨骨折。因为存在相对正常的胸部结构,这是II型成骨不全中唯一一种新生儿可能存活的疾病亚型。III型是最严重的类型,表现为产前长骨缩短和骨折。IV型是经典分类中最多样化的类群。严重的IV型成骨不全患者在出生时出现骨折,偶尔可以通过产前超声检测到。基于骨结构分析和遗传分析的成骨不全症新亚型最近被添加到分类中[21]。遗传方式取决于遗传病因,已报道的遗传方式有隐性遗传。

　　II型成骨不全是一种严重的、通常是致死的

类型,与不同程度的钙化不全有关。超声难以区分IIA型和IIC型。尽管IIA型和IIC型均呈现出钙化化不全的面骨和颅骨,但在IIC型中更为严重(图34.9A~C)。这两种类型的肋骨均有连续的串珠状突起(图34.9D),这表明存在多发性骨折。长骨宽阔且有皱褶,很难识别远端肢体的单个骨骼(图34.9E)。椎骨平坦且发育不全,骨盆发育不全伴有髋臼顶和髂嵴平坦,但这些特征在产后放射学检查中会更常见(图34.9F)。与其他致死的骨骼发育不全疾病一样,NT增厚可能是疾病早期的特征性表现[15]。

　　IIB型成骨不全的超声检查结果相对没那么严重。颅骨可以显示轻度的钙化不足,但这在超声上很难识别。胸部受影响不太明显(图34.10A),但在横切面上,肋骨略短且末端外倾(图34.10B)和肋骨骨折是典型的结构特征。虽然出生后普遍存在,但在产前很难识别,因为串珠状突起并不总是很明显。长骨较长,成型较好,但骨折后会出现明显的成角(图34.10C~E)。

　　已有报道通过分子和生化方法对129例不同类型的成骨不全病例进行产前诊断[25]。然而,由于可能导致这种疾病的基因很多,有许多潜在的突变,而且一般来说再发风险很小,直到最近,超声仍是在后续妊娠中进行产前诊断的首选方法。随着外显子组测序的出现,可以通过一次测试筛选多个基因,无论是在妊娠后,还是通过分析绒毛或羊水细胞[10]均可实施,像图34.11所示的病例一样,产前超声检查怀疑该胎儿患有成骨

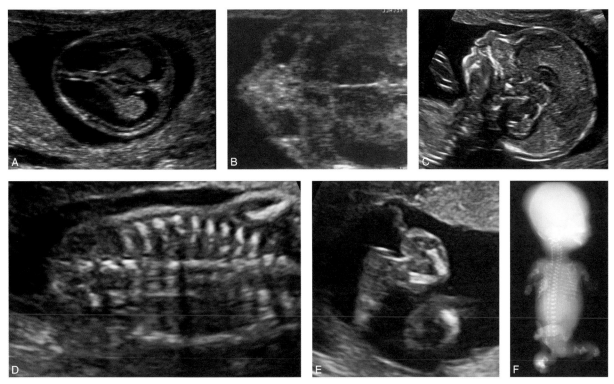

图 34.9 ⅡA 型和ⅡC 型成骨不全的超声表现。A. 钙化不全的颅骨。注意声影缺失和颅内内容物显示清晰。B. 面部骨骼钙化不全。C. 在头部的矢状面上也可以清楚地看到钙化不全，同时也显示了相对扁平的侧面。D. 短的，串珠样的肋骨。E. 腿远端弯曲。注意没有发生钙化的足部长度相对正常。F. ⅡC 型成骨不全胎儿 X 线片

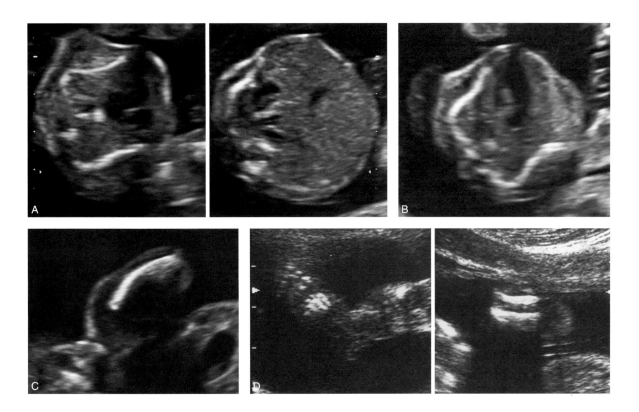

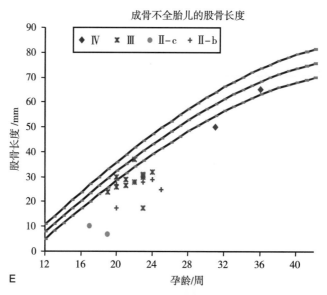

图 34.10　ⅡB 型成骨不全（OI）的超声表现。A. 在轴位上比较胸部和腹部的大小，显示胸廓略小。B. 胸部轴位图显示肋骨末端外倾。C. 股骨短而成角。D. 胫骨和腓骨较短，但足长保持不变。E. 胎儿股骨长度图，显示了股骨长度的正常范围，并且绘制了成骨不全ⅡA 型、ⅡB 型、Ⅲ型和Ⅳ型胎儿股骨长度测量值

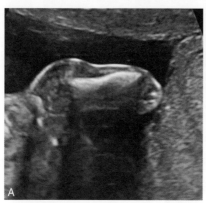
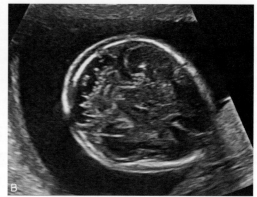

图 34.11　成骨不全Ⅷ型超声表现。A. 短而微弯的肱骨。B. 轻微钙化不全的头骨。注意颅内解剖结构非常清晰可见

不全ⅡB 型，但是测序显示在 *LEPRE* 基因中有一个纯合子突变，这提示成骨不全Ⅷ型，该型为隐性遗传而非偶发遗传[26]。

与小胸畸形相关的发育不全

软骨生成不全 1 型和 2 型。见前面的讨论。

成骨不全ⅡA 型和ⅡC 型。见前面的讨论。

致死性骨发育不良。

基因位点 4p16

成纤维细胞生长因子受体 3（fibroblast growth factor receptor 3，*FGFR3*）基因

致死性常染色体显性遗传或生殖细胞系嵌合

这是最常见的致死性骨骼发育不全，发病率约为 1/20 000。有两种类型，1 型和 2 型。至少有 10 个 *FGFR3* 基因突变被证明可以导致 1 型

致死性骨发育不良[27]，其中大多数是杂合错义突变（FGF3 蛋白中的氨基酸被错误替换）。最常见的突变是第 248 位半胱氨酸取代了精氨酸［p（Arg248Cys）］。其他突变会导致蛋白质比正常情况下更长。突变的受体活化不依赖于配体的结合，导致这种疾病会出现严重的骨生长问题。所有 2 型致死性骨发育不良[27]都有特定的杂合错义突变（p.Lys650Glu），突变发生于 *FGFR3* 基因，与造成 1 型致死性骨发育不良的突变部位不同。其突变是首次出现，复发风险非常低（<1%），合并较小的生殖细胞嵌合体风险。

致死性骨发育不良是一种以长骨变短（图 34.12A）[28]伴或不伴弯曲和极短的肋骨、短指（可导致三叉戟手）、扁平椎和相对大头畸形（可伴有前额隆起）为特征的疾病（图 34.12B~F）。从妊

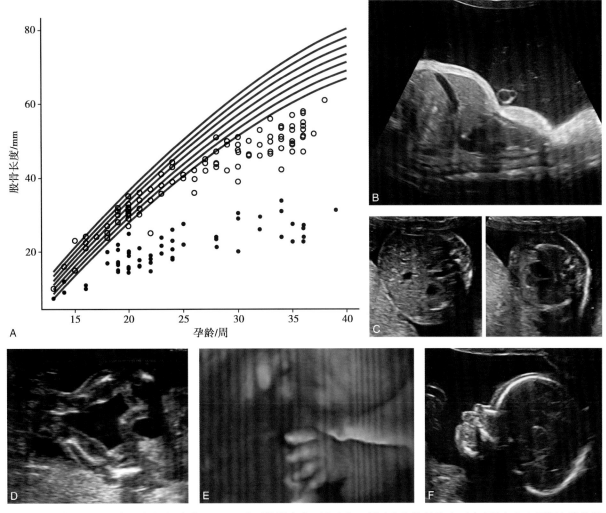

图 34.12 致死性骨发育不良的超声表现。A. 致死性骨发育不良（实心黑点）和软骨发育不全（黑色空心圆圈）胎儿股骨长度占正常胎儿股骨长度百分位数所绘制的图。B. 胸部矢状面显示典型的"香槟软木塞"外观。C. 轴视图显示了胸围和腹围的对比。注意肋骨在这个平面上很短，只能环绕胸腔的一半，以至于心脏没有肋骨的保护。D. 短腿呈现出典型的"青蛙状"姿势。E. 三维超声可见"三叉戟手"。F. 妊娠 22 周左右的侧面观显示明显的前额隆凸

娠早期就存在这些特征，并且可通过超声进行疑似诊断[15]。有两种类型，1 型更为常见，可以通过弯曲的股骨和扁平的椎体（扁椎骨）来鉴别。不寻常的头部形状（"三叶草"颅）偶见于 1 型和几乎所有的 2 型病例。通过分析母体血浆 cfDNA，可以做出明确的分子产前诊断[9,28]。分子诊断十分重要，因为鉴别诊断的疾病包括隐性遗传的短肋多指综合征和可以存活的 SEDC[14]。致死性骨发育不良的新生儿通常死于新生儿期的肺发育不全，但也并非全部如此。

短肋多指综合征

SRPS1（SRTD3）：11q22.3，DYNC2H1
SRPS2（SRTD6）：4q33，NEK1
SRPS3（SRTD3）：11q22.3，DYNC2H1
SRPS4（SRTD12）：未匹配到对应基因位置

SRPS5（SRTD7）：2p24.1，WDR35
SRPS6（SRTD8）：7q36.3，WDR60

常染色体隐性遗传

短肋多指综合征（short rib-polydactyly syndromes，SRPS）由一组致死性的骨骼发育不全疾病组成，所有类型均有小胸畸形，继发于短肋、短肢、轴前 / 轴后多指（趾）畸形和各种其他内脏异常。有 4 种主要类型：

SRPS Ⅰ（Saldino-Noonan 型；SRPS1）
SRPS Ⅱ（Majewski 型，SRPS2）
SRPS Ⅲ（Verma-Naumoff 型，SRPS3）
SRPS Ⅳ（Beemer-Langer 型，SRPS4）

所有 4 种类型均为常染色体隐性遗传，且有相当多的表型重叠（表 34.7）。偶有病例报告描述了他们的产前检测结果[15,29,30]。超声特

表 34.7 在短肋多指综合征中超声可检测到的特征

	Saldino-Noonan 综合征	Majewski 综合征	Verma-Naumoff 综合征	Beemer-Langer 综合征
短肋	+	+	+	+
短肢	+	+	+	+
弯肢				桡骨和尺骨
其他骨骼异常	腓骨发育不全或缺如,髂骨发育不全,干骺端发育不良	胫骨发育不全或缺如,卵圆形胫骨	髂骨发育不全	畸形足,小肩胛骨,髂骨发育不全
轴前多指(趾)		手指		手指,包括分叉状拇指
轴后多指(趾)	手指和脚趾	手指和脚趾	手指和脚趾	手指
颅缝早闭				"三叶草"颅
大头畸形		+		+
眼距增宽				+
小颌畸形		+		
腭裂		+	+	+
中线唇裂		中线	中线	中线
中枢神经系统异常		+		+
外生殖器性别不明或生殖器缺失	+	+	+	+
阴道闭锁伴或不伴子宫阴道积水	+		+	
心脏异常	+	+	+	+
肠闭锁	肛门闭锁	+	+	+
脐膨出				+
肾发育不良	肾囊肿	+	+	+
尿路梗阻				+
水肿或积水	腹水	+		皮肤水肿,腹水

征包括增厚的 NT、不同程度的长骨缩短,伴有短肋的小胸畸形(图 34.13A 和图 34.13B),多指(趾)畸形(图 34.13E)和各种内脏异常,其中主要包括肾发育不全,膀胱出口梗阻和心脏和颅内异常(图 34.13C 和图 34.13D)。面裂是其中某些疾病的特征性表现;例如,在 Majewski 综合征中,轻微的中线唇裂可作为区别性特征(图 34.5)[30]。

疾病的命名较为混乱,因为这些疾病已被纳入一个更广泛的伴或不伴多指的短肋胸部发育不良疾病群中,包括 Ellis van Creveld 综合征、Jeune 窒息性胸廓发育不全和 Mainzer-Saldino 综合征。SRPS 和 SRTD 的编号和前面的不同。

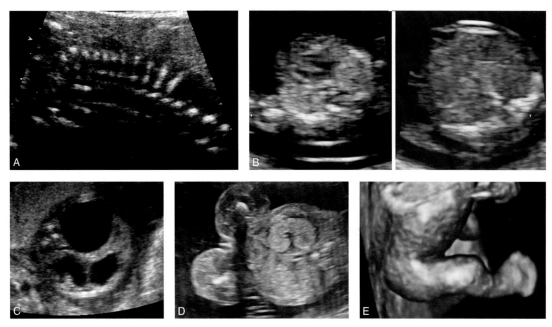

图 34.13　妊娠 16 周时短肋多指综合征（SRPS）胎儿的超声表现。A. 从胸部纵切面看患有 SRPS 的胎儿肋骨极短。B. 软骨发育不全胎儿的胸部轴面观，心脏几乎位于胸部外。注意胸部与腹部大小的比较。C. 患有 SRPS 和尿路梗阻性病变胎儿的腹部轴视图。D. 另一个有 SRPS 和肾脏强回声的胎儿，也可以看到极短的股骨。E. SRPS 的胎儿三维视图显示短肢和多趾

先天性脊柱骨骺发育不全

基因位点 12q13.11

COL2A1 基因（2 型胶原）

常染色体显性遗传

先天性脊柱骨骺发育不全（Spondyloepiphyseal dysplasia congenita, SEDC）是由 *COL2A1* 基因杂合突变引起的，发病率约为 1/100 000[18]。患者身形很矮，躯干短，有着明显的脊柱前凸。其他并发症包括近视、小颌畸形、腭裂和耳聋。从妊娠 12 周左右开始，产前检查即显示胎儿四肢明显缩短。其他产检发现包括 NT 增厚、小颌畸形、妊娠早期颈椎椎体钙化不全和继发于短躯干的小胸畸形（肋骨正常）（图 34.14A 和图 34.14B）[14]。在妊娠早期主要需要鉴别的疾病是致死性骨发育不良，可以通过筛查母体血浆中 *FGFR3* 基因的突变来鉴别[9]。在妊娠晚期，则主要与软骨发育不全和肢端肢中发育不全进行鉴别。这些疾病不存在相对大头畸形、前额隆起或短指（图 34.14C），且生长模式（图 34.14D）与软骨发育不全胎儿不同（图 34.22A），因此可以和 SEDC 区别开。

窒息性胸廓发育不全

SRTD1：15q13，目前未发现基因

SRTD2：3q25.33, *IFT80*

SRTD3：11q22.3, *DYNC2H1*

SRTD4：2q24.3, *TTC21B*

SRTD5：4p14, *WDR19*

SRTD6：4q33, *NEK1*

SRTD7：2p24.1, *WDR35*

SRTD8：7q36.3, *WDR60*

SRTD9：16p13.3, *IFT140*

SRTD10：2p23.3, *IFT172*

SRTD11：9q34.11, *WDR34*

SRTD12：未匹配到对应基因位置

SRTD13：5q23.2 *CEP120*

SRTD14：14q23.1 *KIAA0586*

SRTD15：2p21 *DYNC2LI1*

SRTD16：2q13.12 *IFT52*

SRTD17：3q29 *TCTEX1D2*

SRTD18：14q24.3 *IFT43*

常染色体隐性遗传

这些罕见的常染色体隐性遗传疾病以不同程度的长骨肢根缩短和短肋的小胸畸形为特征（图 34.15）。高达 50% 的患者患有轴后多指畸形，偶尔也会发生颅内异常。新生儿往往死于由肺发育不全引发的呼吸困难，发生在约 70% 的病例中。幸存患儿可能会在儿童时期因肾囊性

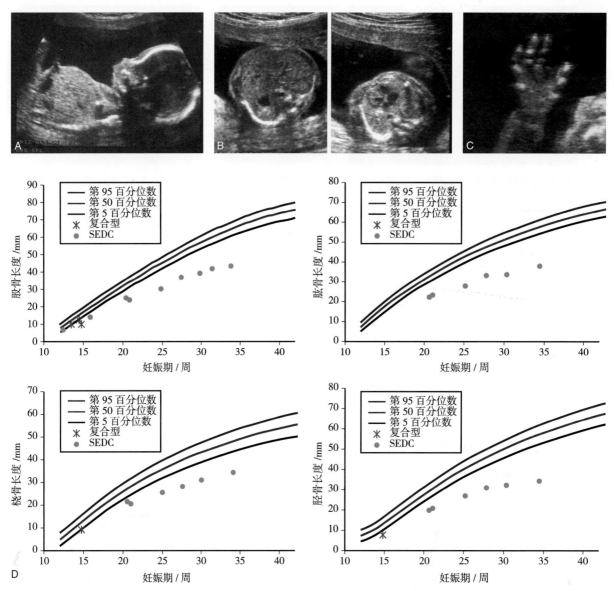

图 34.14　先天性脊柱骨骺发育不全（SEDC）的超声表现。**A**. 妊娠 18 周的 SEDC 胎儿矢状面，显示小颌畸形，但没有前额隆凸和短胸。**B**. 妊娠 18 周胸部和腹部的轴视图。注意胸部看起来略小，但心脏仅占胸部的 1/3，肋骨长度正常。**C**. 与同孕周致死性骨发育不良的患儿相比，SEDC 胎儿的手指长度是正常的。**D**. 在正常胎儿长骨长度图表上绘制了两个 SEDC 胎儿的长骨生长图。注意与图 34.12A 中致死性骨发育不良测量值的大小差异

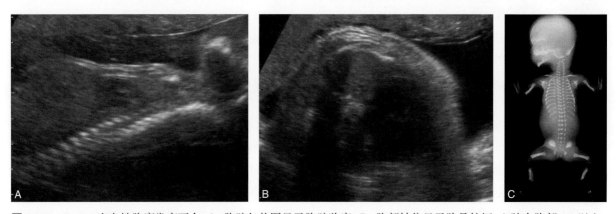

图 34.15　Jeunes 窒息性胸廓发育不全。**A**. 胸腔矢状图显示胸腔狭窄。**B**. 胸部轴位显示肋骨较短，心脏占胸部 1/3 以上。**C**. 一位妊娠 20 周胎儿的 X 线片显示有 Jeunes 窒息性胸廓发育不良，四肢短而直

改变和肾小球周围纤维化而发展为慢性肾衰竭，同时视网膜变性和肝、胰腺纤维化的风险也会增加。肢体缩短通常发生在肢根部，这种情况下可能被误诊为软骨发育不全，但面部轮廓是正常的。产前超声检查的结果是呈现多样性，但往往妊娠 16 周即可见较短的四肢和长而窄的胸部。主要需要鉴别的疾病为 Ellis-van Creveld 综合征和 14 号染色体父系单亲二倍体（paternal uniparental disomy for chromosome 14，pUPD14）。

Ellis-van Creveld 综合征

基因位点 4p16.2

EVC 和 EVC2（LBN，*Limbin* 基因）

常染色体隐性遗传

Ellis-van Creveld 综合征是一种罕见的、常染色体隐性遗传的骨骼发育不全，其特征为不匀称性身材矮小，四肢短小，短肋骨，轴后多指（趾），中线裂或上唇切迹和指甲牙齿发育不良。大约 60% 的患者有先天性心脏缺陷，通常是房室间隔缺损。一些新生儿有继发于小胸畸形的呼吸

困难，但少有严重病例。超声表现包括短长骨（图 34.16A）、轴后多指（趾）（图 34.16B）、狭窄的胸腔和短肋骨（伴或不伴心脏异常）（图 34.16C）。鉴别诊断包括 Jeune 窒息性胸廓发育不全以及其他 SRPS，尽管其中许多疾病都有更复杂的表现。妊娠早期可以通过检测多指（趾）和相关的肢体缩短来进行诊断（图 34.16D）[15]。

14 号染色体父系单亲二倍体　这种疾病会有一种独特的表型，使其可以在产前被识别和诊断。它通常会导致 NT 增厚，而后出现胸部变小伴有衣架状肋骨，前腹壁缺损（从明显的腹直肌分离到脐膨出、羊水过多和轻度肢体挛缩）。不论是产前还是产后，该疾病最常被误诊为 Jeune 窒息性胸廓发育不全。产后胸片可用以诊断。当产前或产后有所怀疑时，可以通过对胎儿组织和父母双方组织样本进行 DNA 研究，或者仅使用先证者 DNA 对 14q 进行甲基化检测来确诊。也应该对核型进行检查，因为有一部分病例与涉及 14 号染色体的罗伯逊易位有关。

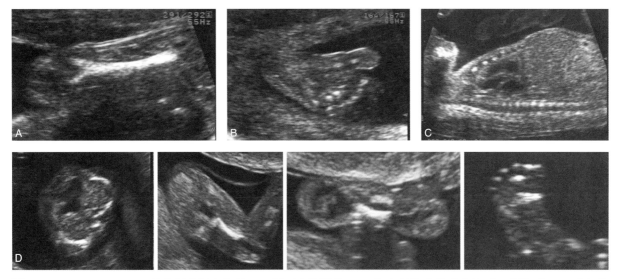

图 34.16　Ellis van Creveld 综合征的超声表现。A. 短而直的股骨。B. 多趾畸形，大脚趾重复，有 6 根脚趾。C. 在矢状面上可见胸廓狭窄。D. 1 例 Ellis-van Creveld 综合征胎儿妊娠 13 周时扫描可见较短的肋骨、股骨和小腿，多趾畸形清晰可见

与长骨弯曲相关的发育不全

该类疾病中有一些与长骨严重弯曲或变形有关，例如低磷酸酯酶症和ⅡA、B 型和 C 型 OI，但其他疾病可能程度较轻（Ⅲ型和Ⅳ型 OI）或表现更多变（躯干发育异常）。

低磷酸酯酶症。参见前面的讨论。

ⅡA 型、ⅡB 型和ⅡC 型成骨不全。参见前面的讨论。

短指发育不良

基因位点 17q24.3

SOX9 基因

常染色体显性遗传

该病的发病率约为 1/20 000。大多数病例是

由 *SOX9* 基因的突变引起的,该基因是 *SRY* 相关基因,位于 17q24.3。但也有一些病例与 *SOX9* 基因上游 17q24 发生仅细胞遗传学可见的重排有关,其临床表现较轻[31]。围产儿死亡很常见,多继发于与小胸畸形相关的呼吸系统疾病。幸存者的并发症包括复发性呼吸暂停、脊柱侧后凸、学习困难(轻中度)、身材矮小和髋关节脱位[31]。主要超声特征是股骨和胫骨弯曲,而手臂未受影响(图 34.17A 和图 34.17B)。其他特征包括大头畸形、小颌畸形、腭裂和鼻梁扁平,偶尔还会有足畸形。胸部会变窄,呼吸窘迫很常见。约 1/3 有心

脏缺损(室间隔缺损、房间隔缺损、法洛四联症),1/3 有肾积水,多为单侧。在大多数 XY 核型的病例中存在外生殖器性别不明。因此,在存在前面所述其他特征的情况下,确认胎儿遗传性别为男性并且发现外生殖器性别不明(图 34.17C)时可以进行诊断。这可以在收集母体血液样本并分析母体血浆中的胎儿游离 DNA 之后进行诊断[32,33]。其他超声不太容易识别的特征,包括肩胛骨发育不良、髂翼狭窄和耻骨骨化不良,也可能只有 11 对肋骨[34]。

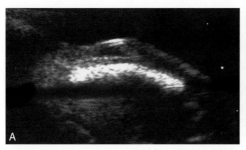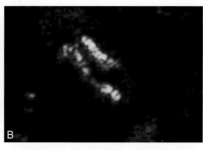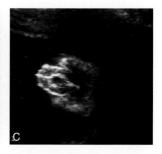

图 34.17　短指发育异常的超声表现。A. 股骨骨干中部弯曲。B. 图像显示胫骨轻度弯曲。C. 1 例患有短指发育异常的男性胎儿外生殖器性别不明

Ⅲ型成骨不全

　　基因位点 7q21.3,17q21.33

　　COL1A2、*COL1A1*

　　Ⅰ型胶原多肽链基因

　　常染色体显性遗传(体细胞和生殖细胞嵌合)

　　Ⅲ型 OI 是新生儿 OI 存活下来中最严重的一种类型。这是一种罕见的形式,其特征是渐进性变形,从子宫内就开始。患者可能在出生时出现多处骨折,并且此后经常骨折(图 34.18A)[21]。颅骨通常钙化正常,但有多个缝间骨,产前超声无法检测到。Ⅲ型 OI 患者由于脊柱压缩性骨折、四肢畸形和生长板断裂,逐渐出现严重的身材矮小。许多患者在童年后期就必须使用轮椅。患儿早期死亡常见,但现在使用双膦酸盐可以显著改善临床病程[35]。最近,已发现在宫内使用间充质干细胞并在几个月大时重复治疗可减少产后骨折[36]。通常在妊娠 20 周或更早的时候有明显的胎儿肢体缩短和弯曲,尤其是腿部(图 34.18B 和图 34.18C),其他长骨长度往往小于等于第 5 百分位数。还可以看到手臂骨骼的一些弯曲。胸部看起来正常,肋骨虽然很薄,但通常不会呈串珠

状,但在分娩时往往会发生新鲜骨折(图 34.18A 和图 34.18D-F)。头部看起来正常,投射声影也相对正常。

Ⅳ型成骨不全

　　基因位点 7q21.3,17q21.33

　　COL1A2、*COL1A1*

　　Ⅰ型胶原多肽链基因

　　Ⅳ型成骨不全是经典分类中最多样化的一类。受影响较严重的Ⅳ型 OI 患者在出生时即出现骨折,中度骨骼畸形,身材相对矮小。根据对骨骼结构的分析,新的 OI 类型(Ⅴ~Ⅶ型)最近被添加到分类中[37]。这些类型都是中度变形,在新分类方法出现之前,它们都会被归入Ⅳ类。对这些疾病进行产前检测比较困难。在作者的两个病例中,长骨长度在整个妊娠期间一直保持在正常范围内(图 34.19),产前超声可探测到的另一个特征是股骨和小腿骨轻度对称性弯曲(图 34.19)。

与点状骨骺相关的疾病

　　有几种疾病与骨骺周围以及脊柱、手、足和胸骨等其他部位的骨骼发生异位钙化有关。点彩

样式与肢体缩短的模式、对称程度、鼻型、胎儿性别和其他特征等可以为潜在的病因提供线索，并有助于进行有针对性的生化、细胞遗传学或分子分析[38]。

肢根型点状软骨发育不良

基因位点

RCDP1 6q23.3，*PEX7* 编码 2 型过氧化物酶体靶向信号（peroxisomal type 2 targeting signal，PTS2）受体

RCDP2 1q42.2，*GNPAT* 酰基辅酶 A：二羟丙酮脂酰基磷酸转移酶（dihydroxyacetonephosphate acyltransferase，DHAPAT）

RCDP3 2q31.2，*AGPS* 烷基二羟基丙酮磷酸合成酶（烷基 -DHAP 合成酶）基因

RCDP5 12p13.31，*PEX5*

常染色体隐性遗传

肢根型点状软骨发育不良（rhizomelic chondrodysplasia punctata，RCDP）是一种罕见的疾病，其特征是长骨（尤其是肱骨）根部缩短、关节挛缩、鼻部发育不良、约 70% 的先天性白内障和 30% 的鱼鳞病。出生后，这些患者有进行性小头畸形和严重的智力低下。许多患者在儿童早期死亡，但幸存者表现出严重的生长限制和发育迟缓。

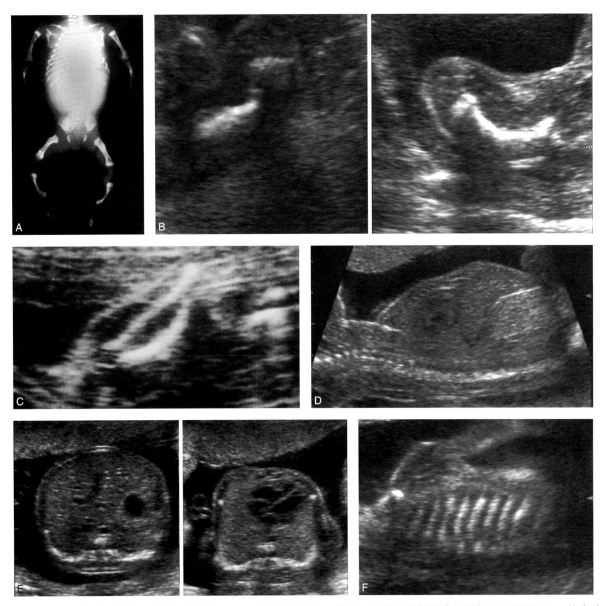

图 34.18　Ⅲ 型成骨不全（OI）的超声表现。A. OI Ⅲ 型胎儿的 X 线片。注意是新鲜的肋骨骨折，而不是 Ⅱ 型 OI 的串珠肋。B. 注意股骨的对称弯曲。C. 短小的、弯曲的小腿。D. 矢状面上胸部和腹部的比例相对正常。E. 轴位图显示胸部和腹部的比例相对正常，心脏在胸腔占比正常。F. 肋骨较薄，略有不规则，但串珠不明显

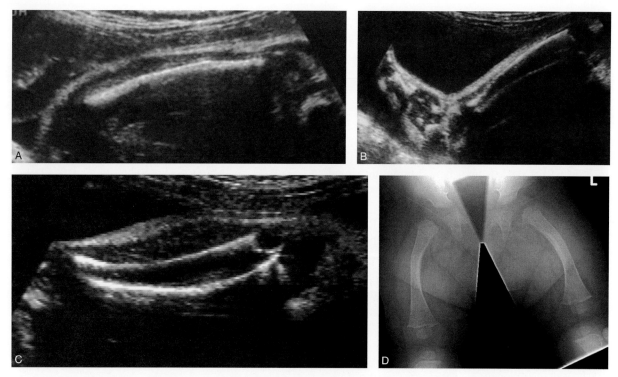

图 34.19　Ⅳ型成骨不全的超声表现。A. 股骨的图像显示近 1/3 处轻度弯曲。B. 小腿图像显示胫骨最小限度的弯曲。C. 小腿图像显示胫骨和腓骨最低程度的弯曲。D. X 线片显示新生儿股骨弯曲

　　肢根型点状软骨发育不良是一种过氧化物酶体疾病,与缩醛磷脂生物合成受损、植酸 α 氧化和植酸蓄积有关。该疾病最常见的原因是 *PEX7* 的突变,导致几种过氧化物酶体基质蛋白定位错误。然而,也可能是由于特异性过氧化物酶基因 *GNPAT* 或 *AGPS* 的突变,或编码过氧化物酶体基质蛋白定位所需的另一种受体的 *PEX5* 基因突变所致。

　　可以通过对羊水或绒毛进行生化和酶检测进行产前诊断[39];在已知特定的家族突变的情况下也可进行突变检测。随着分子技术的进步,绒毛或羊水细胞外显子测序也可能做出明确的诊断[10]。

　　超声特征包括肢根长骨缩短、透明软骨、骨骺(图 34.20)、骨盆和脊柱周围发生异位钙化,从而导致点状骨骺和脊柱排列紊乱。也有报道在产前检测中发现与该疾病相关的白内障[40]。

Conradi Hunermann 综合征

　　基因位点 Xp11.23

　　Emopamil 结合蛋白(Emopamil-binding protein, *EBP*)基因

　　X 连锁显性遗传

　　这种疾病与骨骼不对称性缩短、鱼鳞病和其

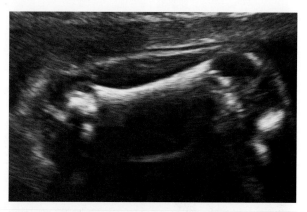

图 34.20　肢根型点状软骨发育不良胎儿的超声表现。注意股骨骨骺上额外的钙化斑点

他皮肤斑片状改变、脱发和毛发稀疏、粗糙以及偶发的白内障有关。患儿智力通常是正常的。有些病例是产前超声检测出来的,但大多数病例是家族中首次出现的[41]。超声检查的结果包括四肢短小,可能是非对称性,伴骨骺点彩,偶尔还会弯曲,脊柱由于钙化斑点而呈现出不规则外观。患病的胎儿通常是女性,但并不绝对。检查母亲是否患有白内障和皮肤改变,或许能判断母亲是否是携带者,这可能有助于对患病胎儿作出明确诊断。在已知的高危妊娠中,如果在孕前进行的分子检测已经显示 *EBP* 基因发生了突变,则可以实

施侵入性产前诊断。

X 连锁隐性点状软骨发育不良

基因位点 Xp22.33

芳 基 硫 酸 酯 酶 E（Arylsulphatase E, *ARSE*）基因

X 连锁隐性遗传

只有男性患者会患该疾病。患者四肢短小、骨骺、喉和气管有斑点（图34.21A 和 图34.21B），但在儿童早期会消失[42]。可能有明显的鼻部发育不良，但也会随着年龄的增长而改善，某些病例中可能会出现白内障。该病可能是由于 Xp22.33 大片段缺失，这导致了包含 *ARSE* 基因的连续性缺失，之后也可出现发育障碍；该病也有可能是由于 *ARSE* 基因发生小缺失或点突变造成的，这时不涉及其他问题，如学习障碍。女性携带者是杂合缺失，她们往往有轻度的身材矮小，但是放射学检查没有斑点。产前超声表现包括四肢短小、骨骺斑点（图34.21C 和 图34.21D）、鼻梁极低和小鼻畸形（图34.21E）、喉、气管和脊柱斑点（图34.21F）。对于该病，常规推荐进行 X 染色体连续性缺失的检测，但对于那些没有检测到缺失的人，只有在已发现致病突变的家系中进行侵入性检测并确认 *ARSE* 基因突变后，才有可能在产前确诊。

其他与短、直四肢有关的骨骼发育不全

软骨发育不全

基因位点 4p16.3

FGFR3

常染色体显性遗传

软骨发育不全是最常见的非致死性骨骼发育不全，发病率为（5~15）/100 000。尽管也有其他致病性基因突变的报道，但几乎所有的患者在 *FGFR3* 基因中都有 p.（Gly380Arg），一个特异的杂合错义突变。大多数病例都是散发的并且由新发突变导致[43]。产前超声往往无法诊断，因为直到妊娠22 周左右肢体才生长减慢，表现为测量长度低于正常百分位数（图34.22A）[16]。家族中首发病例通常在妊娠晚期才被发现，此时往往因为其他原因对胎儿进行超声扫描，可能发现明显的四肢短小和其他特征。这些特征包括相对大头畸形（图34.22B）、前额隆凸（图34.22C 和 图34.22D）和短指（三叉戟手）（图34.22E 和 图34.22F）。其他可能出现的特征包括小胸畸形（图34.22G）和轻度脑室增大。液体量增加或羊水过多（图34.22C）几乎是妊娠晚期的普遍特征[16]。其他并发症，如颅颈交界处压迫和椎管狭窄，则可能在后续生活中发生[44]。可以在家族首发病例中通过筛查母体血液

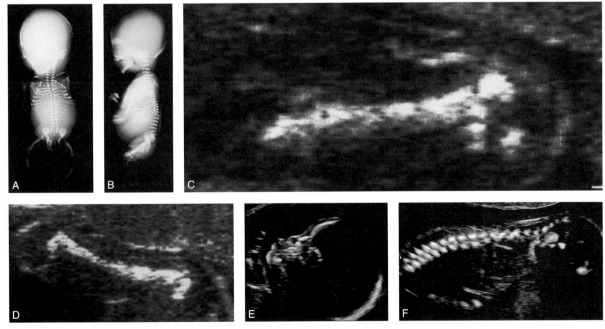

图34.21 X 连锁隐性遗传点状软骨发育不良的超声表现。A. X 连锁隐性遗传点状软骨发育不良胎儿正位 X 线片显示额外钙化。B. 脊柱侧位 X 线片。C. 股骨超声图像显示骨骺处有额外钙化。D. 肱骨超声图像显示骨骺处额外钙化。E. 侧面观可以看出鼻梁凹陷，侧貌平坦。F. 脊柱矢状图，显示异位钙化导致的"杂乱无章"的外观

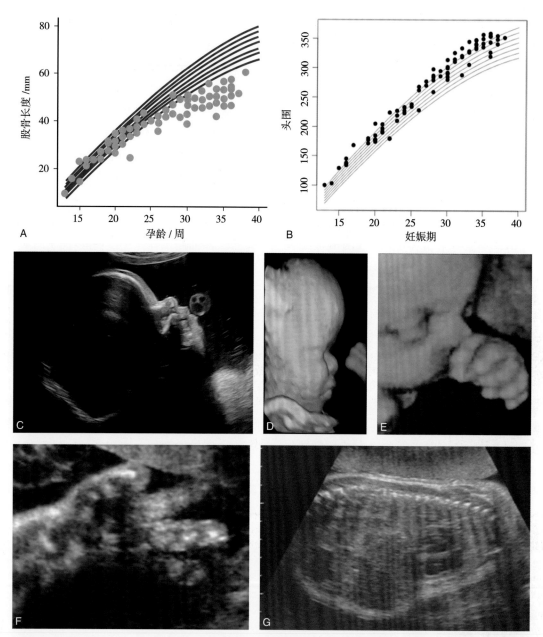

图34.22 软骨发育不全的超声表现。A. 一组患有软骨发育不全的胎儿的股骨长度与正常百分位数的对比。注意妊娠中期的股骨长度是如何偏离正常百分位数的。B. 一组软骨发育不全的胎儿的头围落在正常头围的百分位数上。注意：相对大头畸形多数位于第97百分位数及以上。C. 二维（2D）侧面显示明显的前额隆凸。注意羊水增多。D. 面部的三维（3D）视图，显示前额隆凸。E. 三维（3D）视图显示短指。F. 二维视图显示妊娠32周的短"三叉戟"手指。G. 图像显示与腹部相比,胸腔较窄

cfDNA是否发生*FGFR3*基因突变来进行产前诊断[9]。后续妊娠9周后,这种方法也可以用于排除再发风险。尽管再发风险很低,由此带来的安慰还是深受父母欢迎的[45]。

肢端肢中发育不全

　　基因位点

　　9p13.3:*NPR2*,Maroteaus型

　　20q11.22:*GDF5*,Hunter-Thompson型

4q22.3:*BMPR1B*,Demirhan型

常染色体隐性遗传

　　肢端肢中发育不全是一种罕见的骨骼发育不良,不成比例地累及前臂、小腿、手足等部位。其他特征包括相对大头畸形、前额隆凸、前臂弯曲和狭窄的漏斗胸。这种疾病在出生时可能就已经很明显,但更多见的是在出生第一年会变得更加明显,最终身高低于第3百分位数[18]。这是一种异

质性的疾病,已有 *NPR2*、*GDF5* 和 *BMPR1B* 基因突变的报告。考虑到该疾病很罕见,即使在产后也很难做出诊断,因此产前的表型难以详细描述。在作者经历的两例病例中,肢端肢中发育不全的超声特征与软骨发育不全非常相似,尽管后者的肢体缩短模式是肢根型的而前者为肢中型。这两种疾病都可以有相对大头畸形、前额隆凸、短指和小胸廓(图34.23A~C),发生肢体缩短的孕周似乎也相似(即妊娠20周后)。然而,必须记住的是,在这两种疾病中,软骨发育不全是最常见的,而且通过筛查母体血浆 cfDNA 对 *FGFR3* 基因进行分子分析检测突变将有助于明确诊断[9]。

骨畸形性发育不良

基因位点 5q32

SLC26A2(DTDST)基因

常染色体隐性遗传

这是一种严重的骨骼发育不全疾病,以长骨不同程度的肢根缩短为特征。双侧畸形足、小颌畸形和典型的"搭便车"拇指(图34.24A)/脚趾(图34.24B)都是常见的表现。有文献报道在妊娠13周[15](图34.24A~C)时就可以进行超声检测,此时"搭便车"拇指/脚趾以及四肢短小可能就已经非常明显,但典型的特征在妊娠稍晚些的时候会更加常见[46]。

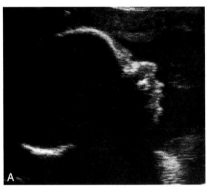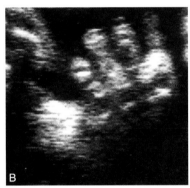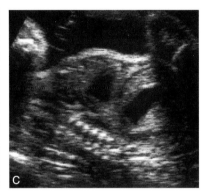

图34.23 肢端肢中发育不全的超声表现。A. 侧面显示前额隆凸。B. 短而粗的手指。C. 胸部矢状位显示胸腔相对狭窄

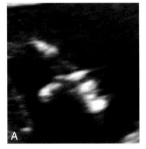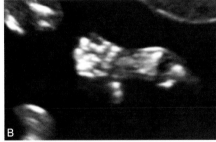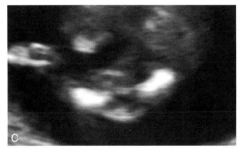

图34.24 妊娠14周骨畸形性发育不良的超声表现。A. 搭便车的拇指(Hitchhiker thumbs)。B. 双脚显示"搭便车(hitchhiker)"的大脚趾。C. 短而直的股骨和小腿

Kniest 发育不全

基因位点 12q13.11

COL2A1

常染色体显性遗传

该遗传性疾病是由 *COL2A1* 基因突变引起的。*COL2A1* 是一种前 α2 胶原(一种纤维性胶原)基因,可导致一系列疾病谱系。这些疾病统称为 Ⅱ 型胶原病,其较轻的形式是 Stickler 综合征和家族性骨关节炎。这一系列疾病的范围从致

死性或围产期致死性疾病(如软骨生成不全 Ⅱ 型和软骨生成低下)到不同程度身材矮小的疾病,包括 SEDC 和 Kniest 发育不全。这些疾病中有很多在产前表现为不同程度的非特异性肢体缩短,但必须等到产后检查才能确诊。即便如此,尽管患者可能具有典型的 Ⅱ 型胶原病的特征,包括扁平椎、脊柱侧后凸、短肢、鼻梁凹陷和额头突出,也难以进行明确的放射学分类。

Kniest 发育不全是一种常染色体显性遗传性

疾病,由Ⅱ型胶原形成缺陷引起。其表型多种多样,特征为显著不成比例的身材矮小、躯干短小、骨盆小、脊柱侧凸、四肢短小、关节突出,以及经常限制活动的早发性骨关节炎。

Kniest 发育不全的特征性头面部表现包括面中部发育不良、腭裂、早发性近视、视网膜脱离和听力损失。这种情况在产前就很明显,尽管很难得到明确的诊断。超声检查的结果可能是多种多样的。在作者看到的 4 个病例中,妊娠 20 周左右肢体长度恰好落在或略高于第 5 个百分位数。有两例病例在妊娠后期进行超声扫描时显示胸廓较小,原因是脊椎扁平伴发胸部较短,而非肋骨短,这种结构造成的新生儿呼吸困难也是 Kniest 发育不良的公认特征。对四肢仔细地进行超声检查可以发现出生后显示出的干骺端扩张。其他可能提示潜在疾病线索的特征包括小颌畸形、面部扁平和轻微的前额隆凸。这些特征可能相对微小,通常需要等待出生后放射学检查和 COL2A1 基因分析才能确诊。

肢体缺损或先天性截肢

与前臂缺损相关的疾病。前臂缺损,包括桡侧棒状手、横向肢体缺失和手畸形,可能与多种病因有关,包括非整倍体(特别是 18-三体)、畸胎或许多遗传综合征,也可能只是孤立发病。本章节不进行过于详细的介绍,在表 34.8 中给出了比较常见的疾病(仍然很少见)。如果病变是单侧的,超声上没有看到其他异常,胎儿发育也正常,那么更有理由认为这有可能是孤立发病。但是,建议进行详细的胎儿超声心动图检查,也应该仔细检查脊柱以排除半椎体。双侧病变比单侧病变更可能存在潜在的遗传综合征或非整倍体的情况,即使表面上看来像是孤立发病。在一项对 52 例有前臂缺损胎儿的回顾性研究中报道,有 21 例为双侧前臂畸形,有 4 例为前臂完全缺失。有双侧病变或其他异常的胎儿更有可能有潜在的遗传或染色体病变(表 34.9)[47]。

表 34.8　与前臂缺失缺陷相关的部分遗传综合征

	前臂	下肢	心脏异常	生长情况	其他潜在超声表现	家族史	其他辅助诊断
De Lange 综合征	非对称、多类型的前臂缺失,手指缺失或少指、并指	小足畸形	+/-	IUGR,小头畸形	膈疝	-	低 PAPP-A
TAR	双侧桡骨不发育,拇指始终存在且正常;尺骨发育不全	下肢缺失或胫骨、腓骨、股骨异常,畸形足	+/-	通常正常	肱骨缺失或异常,屈曲畸形	+(AR)	胎儿血小板计数,染色体 1q12 微小缺失检测
18-三体以及 13-三体	桡侧棒状手,手指弯曲,多指,拇指缺失	畸形足,摇椅底状足,多趾	+	IUGR	多种	-	胎儿核型
Holt Oram 综合征	双侧桡骨不同程度畸形,指(趾)缺失(特别是拇指)	正常	+	正常		+(AD)	父母双方检查 +/- 腕部 X 线摄片和超声心动图
Fanconi 综合征	拇指发育不全,桡骨异常,多指	正常	+/-	IUGR	隐睾症,肾脏异常	+(AR)	染色体断裂试验
Baller-Gerold 综合征	双侧桡骨缺陷,拇指缺失或发育不全	正常	+/-	正常	颅内异常,肾脏异常,肛门闭锁,颅缝早闭	+(AR)	遗传咨询

续表

	前臂	下肢	心脏异常	生长情况	其他潜在超声表现	家族史	其他辅助诊断
Nager 综合征	双侧桡骨缺陷,拇指缺失或发育不良,轴前多指	正常,偶有并趾	+/-	小头畸形	小颌畸形,唇裂,腓骨缺失或异常,肾脏异常	+(AD)	遗传咨询
Roberts 综合征	双侧桡骨和尺骨发育不全	下肢骨发育不全或缺失	+/-	正常	唇裂,囊状肾	+(AR)	胎儿核型,寻找染色体疏松
VATER(L)	非对称性的桡骨缺陷	正常	+/-	正常	半椎体,肾脏异常	-	羊水过多(由食管气管闭锁导致)
先天性股-腓-尺综合征	不同程度的尺骨、桡骨和肱骨发育不全	非对称性的下肢弯曲或发育不良	-	正常	缺指畸形	-	

注:AD,常染色体显性遗传;AR,常染色体隐性遗传;IUGR,宫内发育受限;PAPP-A,妊娠相关血浆蛋白 A;TAR,血小板减少桡骨缺如综合征;VATER,脊柱畸形、肛门直肠畸形、食管闭锁和肾或桡骨畸形。

表 34.9　两个三级转诊单位中前臂缺损胎儿的结局

诊断	病例数	前臂缺损		其他骨骼异常	IUGR	其他结构异常
		单侧	双侧			
18-三体	10	4	6	7	6	16
其他染色体疾病	1	-	1	1	-	-
Cornelia de Lange 综合征	5	2	3	5	4	3
TAR	2	-	2	2	-	-
Baller-Gerold 综合征	1	-	1	1	1	3
Holt Oram 综合征	1	-	1	1	-	1
先天性股-腓-尺综合征	2	1	1	2	-	-
Robert 综合征	2	-	2	2	2	2
Gollop 综合征	1	-	1	1	-	-
Goldenhar 综合征	1	1	-	1	-	1
VATER	2	2		-	-	5
其他已知或未知的综合征	12	9	3	12	5	16
一侧单独发病	7	7	-	-	1	-
血管事件	1	1	-	1	-	1
失访	4	4	-	-	-	-
共计		31	21		18	14

注:IUGR,宫内发育受限;TAR,血小板减少桡骨缺如综合征;VATER,脊柱畸形、肛门直肠畸形、食管闭锁和肾或桡骨畸形。

与孤立性下肢缺损相关的疾病　股骨畸形很少孤立发病,大多数涉及其他肢体或躯体畸形,这可能为潜在的诊断提供线索。如果仅仅出现腿部缩短,不伴有弯曲,也没有其他异常,那么鉴别诊断还要考虑 FGR 和矮小症。当下肢存在弯曲且病变为单侧时,最有可能的诊断是局灶性发育不良,该疾病在尾部退化综合征疾病谱中属于较轻的类型。值得注意的是,在作者所见的 10 例单侧股骨缺陷的病例中,连续扫描显示,在大多数情况下,患肢继续以正常的速度生长,尽管低于标准百分位数。这些信息在产前咨询中很有用,因为它可以让咨询师预测肢体缩短的程度,并在咨询骨科医师的情况下,对后续可能的产后管理向父母提供建议。有 5 例胎儿有双侧股骨对称性弯曲,并且均伴有骨骼发育不全。在 3 例病例中,除股骨外其他长骨的生长最初位于第 5 百分位数,但在妊娠 20 周后低于此水平。这些病例均有Ⅲ型 OI。剩下的 2 例为Ⅳ型 OI。在所有病例中,3 个胎儿有双侧股骨不对称或小腿畸形,这是出生后检查时单独发现的。

一般咨询和随访相关问题

在常规超声检查发现骨骼异常时,应进一步对胎儿其余部分进行详细检查,特别注意表 34.7 中列出的特征。仔细和系统的检查方法通常可以识别疾病特征,从而缩小鉴别诊断的范围并建议其他可能有用的检查(表 34.3)。应当考虑核型分析,特别是在存在其他躯体异常或出现孤立性的全身肢体缩短时。在后一种情况下,应该进行母胎多普勒检查,因为 FGR 通常表现为四肢较短。大多数疾病可以咨询遗传学家,所有可存活的病例可以咨询儿童骨科医师,这不仅有助于诊断,还便于告知父母可能的预后和产后管理。在突变筛查、核型分析和代谢检测后对一些病例可以作出明确的产前诊断。临床遗传学家往往能够给出最合适的检查建议。

出生后放射科专家会确认诊断是否正确。在胎儿死亡或围产儿死亡的病例中,应进行 X 线摄片,并保存组织进行 DNA 分析(如果家属拒绝接受胎儿活检或尸检,可用胎盘替代)。如果需要进行胶原蛋白研究,应该做皮肤活检。存活患儿最好在多学科诊所就诊,可以接触到临床遗传学家、骨科医师、风湿免疫科医师、眼科医师、物理治疗师、职业治疗师和器械矫形学科。许多患儿也需要接受其他专家的帮助,如心脏病学家、肾病学家和听力专家等。

总结

阐明骨骼异常胎儿的潜在病理学是具有挑战性的,需要特别关注细节和多学科团队合作。随着更多基因的识别和分子技术的进步(外显子测序[15]和基于 cfDNA 分析的 NIPD)(见第 22 章),越来越多的胎儿能在产前得到明确诊断,从而为父母提供准确的预后信息。

（魏瑗 译　罗艳敏 审校）

参考文献和自我测试题见网络增值服务

第 35 章　颜面部异常的诊断与管理

ELISABETH DE JONG-PLEIJ AND CATERINA M. BILARDO

本章要点

- 妊娠 9 周开始就可以通过超声观察到胎儿的颜面部。
- 妊娠 9 周后,胎儿颜面部只发生比例的变化。
- 颅面裂和小下颌畸形是最常见的颜面部畸形。
- 在许多遗传性疾病中,颜面部可呈现异常的外观。
- 常规的畸形扫查应包括面部轮廓、唇部和眼部。
- 在对高危人群进行详细的超声检查时,需要在 3 个正交平面上全面评估颜面部。

引言

在所有超声图像中,胎儿颜面部成像深受父母青睐,经常在超声检查中进行成像。

无论在解剖学上还是功能学上颜面部都是一个复杂的结构,这给产前成像带来了一些挑战。其复杂性是由于其自身独特多变的三维形态以及具有一定曲度造成的。此外,颜面部包含多种感觉器官,每种感官的功能都至关重要。

通过胎儿颜面部的超声检查可以获得很多信息。除了明显与临床相关的异常如颅面裂或小眼畸形,颜面部的形态变化以及细微畸形特征或指标,可以为特定的遗传综合征提供线索。颜面部异常多伴有其他结构畸形或是作为综合征或序列征的部分表型[1,2]。因此,当发现颜面部异常时需要对胎儿的整体结构进行彻底的检查。对于高危人群或发现异常时,应在 3 个正交平面上进行颜面部的节段性分析。

妊娠 9 周(矫正胎龄)时因为下颌骨骨化(图 35.1)可观察到胎儿颜面部,这是胎儿颜面部的第一个特征。妊娠 9 周至出生后的很长一段时间,颜面部的生长发育主要表现为比例的改变以及颜面部结构相对位置的变化。一些颜面部异常,如双侧颅面裂和严重变异型下颌后缩,其成像和诊断可从妊娠 11 周后开始,利用高分辨率设备经阴道超声也可在更早孕周进行诊断。

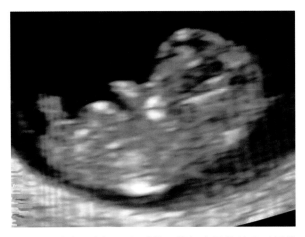

图 35.1　妊娠 9 周 4 天胚胎的二维超声图像显示下颌骨呈明亮的点状回声

每个孕期胎儿颜面部都有其特定的特征(图 35.2)。早孕期胎儿颜面部呈三角形。双眼框切面为基底,其上方是相对较大的颅脑,而两支下颌骨位于双侧且止于点状的下颏。在妊娠 16~36 周,特别是在妊娠 25 周前[3],颜面部的发育在高度上相对快于宽度。而在晚孕期,特别是由于颧骨下方皮下脂肪的堆积以及下颌骨的增宽,颜面部看起来更为圆润[4]。与成人不同的是,胎儿的颜面部由于上、下颌骨未完全发育、鼻腔及鼻窦较小以及乳牙未萌出,而显得相对较小。

与出生后较平的面部轮廓不同,在正中矢状切面上胎儿面部轮廓(fetal profile, FP)在整个孕期都较为凸出(图 35.3)[5]。这种凸出主要是由于细小的下颌骨相对于上颌骨的位置更靠后,使得新生儿在吸吮乳汁的同时可进行呼吸。

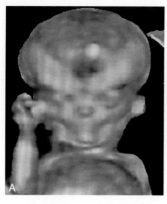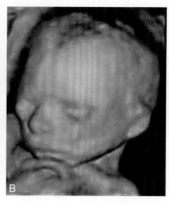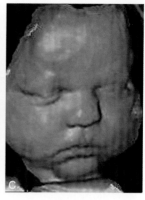

图 35.2　胎儿早孕期（A）、中孕期（B）和晚孕期（C）的三维超声渲染模式图像

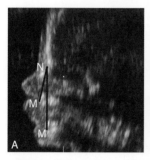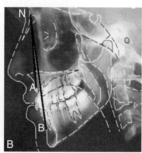

图 35.3　胎儿产前二维超声图像（A）显示上颌 - 鼻根 - 下颌角（maxilla-nasion-mandible，MNM）和出生后儿童头颅定位 X 线平片（B）显示 A 点 - 鼻根 -B 点角（A-nasion-point B，ANB）；MNM 角大于 ANB 角，表明胎儿面部轮廓更凸出

胎儿颜面部的超声检查

　　国际妇产超声学会已经发布了常规中孕期超声检查指南。其中中孕期胎儿颜面部解剖学检查的最低要求应显示上唇以排除唇裂。如果技术上可行，颜面部的其他结构也应该进行评估，包括正中的面部轮廓、眼眶、鼻以及鼻孔[6]。许多国家都制定了常规中孕期超声检查指南，通常建议显示胎儿面部轮廓、双眼和上下唇。二维超声筛查中，在（面部轮廓）矢状切面、（双眼眶）冠状切面和（鼻、唇）前冠状切面上通常足以显示这些结构（图 35.4）。

　　面部轮廓的正中矢状切面为诊断唇裂、前额隆起或前倾、小下颌畸形和鼻（骨）畸形提供了重要线索。冠状切面或横切面可以用于评估双眼眶是否对称及完整。双侧眼眶的间距约等于一个眼眶的内径。鼻唇斜冠状切面可以观察到对称的鼻和鼻孔、嘴和上下唇，主要用以排除唇裂。

　　当常规超声扫查发现异常时，孕妇通常被转诊至胎儿医学中心进行更详细的超声检查。在这种情况下，通常从二维超声开始对胎儿颜面部进行主观评价。胎儿颜面部更系统的检查应该包括矢状切面、横切面和冠状切面。在面部轮廓的正中矢状切面上，可评估前额、鼻骨、鼻前皮肤厚度、鼻部软组织、人中、舌、硬腭、犁骨、下唇和下颌，也可以用于观察明显的异常或畸形的特征。口咽中的腭垂（呈等号样）可为腭裂提供线索。该等号样的声像也可在横切面和冠状切面上观察到[7]。在旁矢状切面上可观察到眼眶、眼睑、晶状体和耳。在冠状切面中，略倾斜的鼻唇冠状切面是最常用以评估鼻（鼻尖、鼻翼和鼻孔）、上唇和口。斜冠状切面可用于观察颜面部的深层结构，可显示上颌骨、腭、双侧眼睑、眼眶内的晶状体和额骨。胎儿颜面部横切面的连续扫查对分析上、下颌骨以及牙槽突格外有用，也可用于观察眼眶

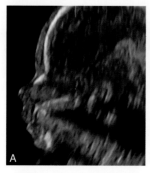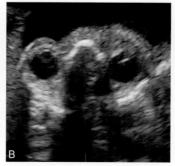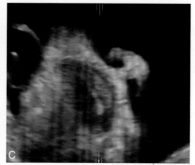

图 35.4　胎儿超声图像显示正中面部轮廓切面（A）、双眼眶横切面（B）以及鼻唇斜冠状切面（C）

及晶状体、颧骨、上下唇和舌。详细的颜面部节段性分析方法将在本章后文中介绍。

接下来是三维（three-dimensional，3D）超声检查的应用。这项技术已在胎儿颜面部研究方面取得了重大的突破，并产生了一门新的学科称为"胎儿畸形学"（见后文）。

可疑异常可通过在单个时间点对颅面特征的客观测量来验证，也可以在不同的妊娠期连续进行。典型的颜面部特征结合其他表现，比如其他结构畸形特别是中枢神经系统（central nervous system，CNS）畸形、羊水过多或过少、胎儿大小、家族史信息以及遗传学检查，可以有助于识别某种已知的综合征。

胎儿颜面部的三维超声成像

三维超声特别有助于显示曲面结构（图 35.5）和表面畸形（图 35.6），并可以提高结构准确的局部解剖成像。因此，三维超声是评估胎儿颜面部的主要辅助手段[8,9]。

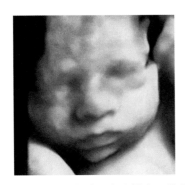

图 35.5　正常中孕期胎儿高分辨率三维表面渲染模式图像显示对称的颜面部，可清晰地显示完整的上唇和尖尖的下颏，像丘比特的弓一样

在 2D 超声检查中，一次只能显示一个平面，超声医师必须在头脑中构建出颜面部复杂的 3D 解剖图像。3D 超声可以整合由多个 2D 切面构成的超声容积数据。首先，将可调节大小的取样框（感兴趣区域）置于研究对象的 2D 图像上。然后，在探头内电机的驱动下进行扫查，并存储取样框内所有相邻的 2D 切面。当胎儿安静时，利用缓慢的扫描方法可以提高空间分辨率。理想情况下，面部前方应该只有羊水而没有肢体等其他结构。所有存储的切面被整合成容积数据。存储后的容积数据可以通过更改颜色、图片设置以及

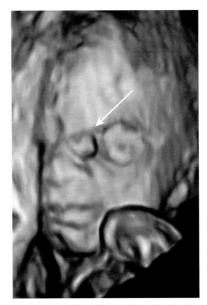

图 35.6　胎儿鼻额部膨出物（箭头）的三维表面渲染模式图像

应用不同模式进行操作。通过不同的操作可以从一个容积数据中提取不同的信息。通常我们利用横断面图像或渲染图像对胎儿颜面部的容积数据进行分析。这两种方法均可以提高对颜面部复杂解剖结构的理解，断面成像可以增强研究者的空间感，而渲染成像可以呈现逼真的 3D 颜面部图像（图 35.5）。

断层模式成像

通常情况下，断面成像模式可同时出现 3 个正交平面，故也称为多平面成像（图 35.7）。胎儿颜面部的超声容积数据可以旋转，而且可以通过调节滚动条对容积数据进行精确到毫米的回放。

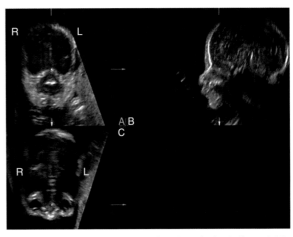

图 35.7　多平面成像模式下胎儿颜面部标准位置示例。R，胎儿右侧；L，胎儿左侧

建议将颜面部置于标准位置:冠状切面位于左上角,鼻尖指向左侧的面部轮廓矢状切面位于右上角,而鼻尖指向下方的横切面位于左下角(图35.7)。这样使得胎儿的左右侧一目了然,而且提高了主观模式识别。参考点是3个正交平面的交点,有助于结构的识别。

多平面成像模式有助于精准定位正中矢状切面。当我们主观地评估面部轮廓(FP)时,通常认为是在一个真正的正中矢状切面上。然而,并没有明确的标志来定位确切的正中矢状切面。有研究结果表明,主观认定的2D面部轮廓正中矢状切面中30%存在明显倾斜[10]。三维超声的多平面成像模式为超声医师提供了一种独特的检测方法:可同时观察3个正交平面。利用该模式可以更容易识别图像的偏离并调整为真正的正中矢状切面。在非正中矢状切面上评估面部轮廓可造成误诊。比如,在非正中矢状切面上,因无法观察到突出的下颌而造成存在小下颌畸形的印象。另外,前额会显得更前突而鼻子会显得很小(图35.8)。

另一种显示容积数据断面的方法是断层超声成像模式或"多片层法"。容积数据中多个相互平行的层面用预设的数量和间距同时显示(图35.9)。这项模式给操作者提供了一个更完整的图像。例如,下颌骨和上颌骨可以同时显示。

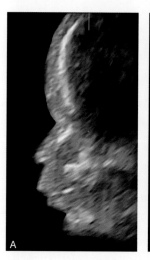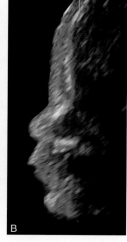

图35.8　胎儿面部轮廓的超声图像。A. 非正中矢状切面可显示出小下颌、扁平的鼻子以及稍前突的额头。B. 利用多平面成像模式对同一胎儿获取到准确的正中矢状切面,可显示正常的面部轮廓

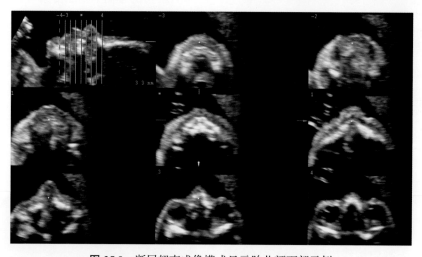

图35.9　断层超声成像模式显示胎儿颜面部示例

渲染模式图像

在渲染模式下,图像的信息来自整个容积数据。3个正交平面整合为逼真的3D图像(见图35.5)。容积数据可以旋转并且从各种角度进行观察。一些技术的使用,比如利用电子剪刀去除不需要的结构,可以提高图像质量以及超声检查的诊断价值(图35.10和图35.11)。

通过选择不同的阈值,渲染模式下的容积数据可以通过多种方式进行研究。在表面成像视图中,胎儿的外观可被突出显示。胎儿被呈现为一个3D立体图像。可选择多种技术编辑该三维立体图像,例如,调整增益或高光的位置,或是利用高清成像技术得到带有鲜明对比的仿真模拟图像(图35.12)。通过渲染模式观察胎儿的颜面部,可以产生一种堪比临床遗传学面部表型的主观视觉印象,为观察到畸形提供了可能性,特别是在妊娠后期(图35.13)。渲染模式也有助于评估肿瘤、

颅面裂和耳畸形。最大回声模式可突出显示胎儿
骨骼。回声最强的骨骼被保留而软组织回声则被
去除（图 35.14）。该模式特别适合观察有曲度的
骨骼结构，比如颅缝、囟门、硬腭和鼻骨。

最后，3D 超声容积数据的储存与离线编辑可
促进沟通和研究。逼真的 3D 图像可以增强孕期
管理中父母和健康专业人员之间的沟通。

四维（four-dimensional，4D）是在 3D 图像
的基础上增加了第四个维度——"时间"。这极
大地改善了胎儿颜面部的动态评估。口（打哈
欠）、舌头、眼睑和晶状体的运动可以用 2D 超声

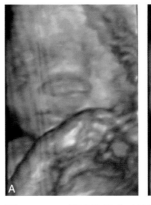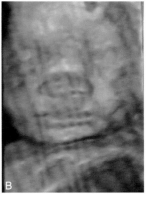

图 35.10　三维渲染模式下的胎儿颜面部正面图像，使用电
子剪刀前（A），使用电子剪刀去除脸前方遮挡的手后（B）

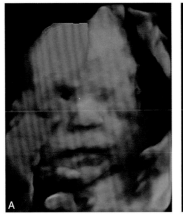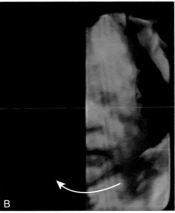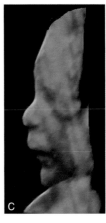

图 35.11　三维渲染模式下利用高清成像技术显示胎儿颜面部正面图像（A）。利用电子剪刀
移除 1/2 图像（B）。沿 y 轴旋转胎儿头部，黑色背景下显示出面部轮廓（C）

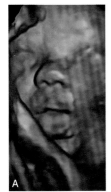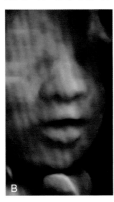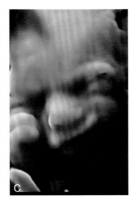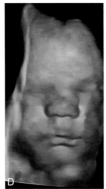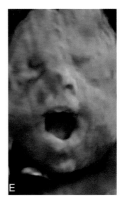

图 35.12　A~E. 三维超声渲染模式图像在各种设置下显示多种面部表情

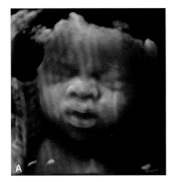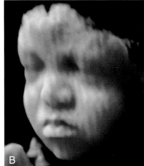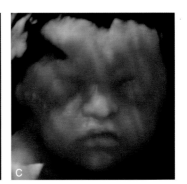

图 35.13　各种综合征胎儿的表面渲染模式图像，21- 三体（A），Binder 综合征（B）和 Apert 综合征（C）

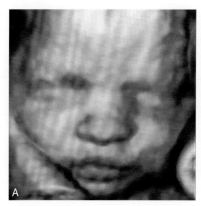
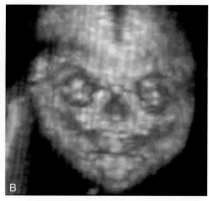

图 35.14　应用表面模式（A）和最大回声模式（B）显示正常胎儿颜面部的三维超声渲染模式图像示例

来观察，但 4D 超声可以更容易且精细地显示这些运动。在面部表情中可以观察到复杂的运动（图 35.12）。4D 超声可能是未来产前行为学研究的重要方法。

颅面裂

颅面裂是所有颜面部先天性异常中最常见的，每 1 000 名活产儿中就有 1~2 名受累[11]。颅面裂的发病率因性别、种族和地理位置而异，与欧洲平均水平相比，亚洲和中欧在男孩中更常见（是女孩的 2 倍）[11]。相比之下，孤立性腭裂的发生率在所有种族中大致相同（新生儿中约为 4‰），且以女性多见。在颅面裂的人群中，唇裂约占 25%，唇腭裂约占 50%，而孤立性腭裂约占 25%[12,13]。

颅面裂可以是孤立性的，也可以合并其他异常。合并结构异常、染色体畸变（主要是 13- 三体和 18- 三体）或潜在遗传综合征或序列征的发生率随着颅面裂的类型不同而改变。因此，对颅面裂的类型进行适当的描述至关重要，不仅可以依此就缺陷的严重程度向父母提出适当的建议，还可以告知可能与之相关的染色体异常或综合征。孤立性颅面裂的死亡率和发病率都比较低，主要是存在美学和功能的问题。在孤立性的颅面裂中唇裂所占的比例最高（无牙槽突或腭裂），双侧的比例较单侧为低，并且几乎没有孤立性的中央型和非典型颅面裂。最常见的合并异常是肌肉骨骼畸形（多指和肢体缺陷），接着是神经系统和心血管系统畸形。在所有颅面裂的分类中，孤立性病例的发生率为 31%~71%[11,14]，但由于颅面裂可能合并有不明综合征或是迟发性发育迟缓

（例如，学习困难），现实中该发生率可能更低。约 350 种综合征与颅面裂有关[13,15]。

出生后的颅面裂患者中（包括孤立性腭裂）最常见的综合征和序列征有 Pierre Robin 序列征、Van der Woude 综合征、Stickler 综合征、CHARGE 联合征（眼组织缺损、心脏缺陷、后鼻孔闭锁、发育迟缓、生殖器畸形和耳畸形）、睑缘粘连 - 外胚层发育不良 - 唇腭裂综合征、Goldenhar 综合征、Apert 综合征、Treacher Collins 综合征、Wolf-Hirschhorn 综合征、软腭 - 心 - 面综合征（22q11 缺失）、Smith-Lemli-Opitz 综合征、Fryns 综合征和口腔 - 面部 - 指综合征。

少数不典型颅面裂可发生于面部的不同区域。根据著名的 Tessier 分类法，颅面裂畸形从 0 到 14 被编号，并以眼眶作为参考结构，根据颅面裂的解剖位置进行分类[16]。出生时最常见的不典型颅面裂是 Tessier 7，位于嘴角和耳之间的面横裂。

当怀疑胎儿存在颅面裂并伴有其他异常时，父母应进行遗传学咨询和额外的遗传学检查。由一名医学专家（胎儿医学）、一名整形外科医师（耳、鼻、喉）和专业护士或社会工作者组成的多学科团队，向患者家庭解释有关唇裂或腭裂新生儿在手术选择、美学效果和特殊喂养需求等方面的疑问的同时，也会关注这些异常对家庭带来的心理影响。

如果有一个兄弟姐妹或父母一方患有颅面裂，那么孤立性颅面裂的复发风险为 5%；而两个兄弟姐妹患病，则复发风险为 10%。在综合征病例中，常染色体显性遗传、常染色体隐性遗传、X 连锁遗传均有报道。

颅面裂的超声检查

若早孕期出现以下超声表现,则应考虑存在颅面裂:颌骨前突(图 35.15)、上颌 - 鼻根 - 下颌(MNM)角[17]异常、鼻后三角异常[18](图 35.16A)

和上颌间隙[19](图 35.15 和图 35.16B)。同时,NT 增厚也会增加患颅面裂的风险[20]。

超声评估通常从二维超声检查开始。轻度倾斜的鼻唇冠状切面是诊断颅面裂的重要平面。在这个平面上,可以评估鼻孔、人中和上唇(图 35.17)。

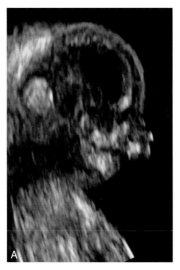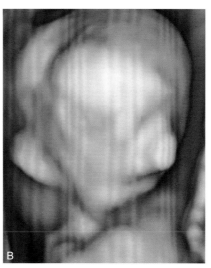

图 35.15　早孕期二维和三维图像显示胎儿双侧唇裂、颌骨前突、上颌间隙以及小下颌畸形。**A.** 二维超声矢状切面扫查;**B.** 3D 渲染模式图像

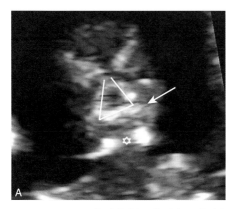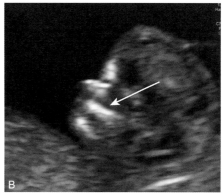

图 35.16　**A.** 正常胎儿早孕期(鼻后方)冠状切面可显示正常的鼻后三角、完整的上腭(箭头)和正常的下颌间隙(星号)。鼻后三角是由呈线状回声的两个上颌骨额突和上腭组成的。**B.** 正常胎儿早孕期矢状切面可显示完整的上腭并且不存在上颌间隙(箭头)

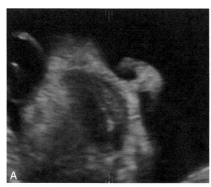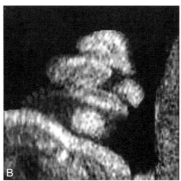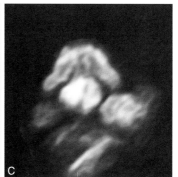

图 35.17　鼻唇冠状切面的二维超声图像可显示完整的上唇(**A**)单侧唇裂(**B**)以及双侧唇裂(**C**)

在横切面上也可以评估牙槽突和上唇（图35.18）。

正中矢状切面上可以显示颌骨前突，尤其是在双侧唇腭裂的病例中。除牙槽突完整的情况外，其他所有类型的唇腭裂都会显示出一定程度的颌骨前突[21]（图35.19）。颌骨前突是由于缺失完整的具有抑制作用的口轮匝肌所致，其严重程度可通过MNM角来量化（图35.19）。在单侧唇腭裂中，由于软组织缺失（上颌骨前方）以及口轮匝肌将上唇牵拉至健侧，所以面部轮廓可能看起来扁平（图35.19）。

由于周围骨结构产生的阴影干扰了对上腭的观察，产前对腭裂的诊断具有挑战性。当胎儿头部向后倾斜，嘴微微张开时，可以从硬腭到腭垂（软腭）显示完整的上腭。必须注意，要在真正的正中矢状切面上进行扫查（图35.20）。

如果胎儿有呼吸运动，可以通过增加彩色多普勒超声显示在腭裂间双向流动的羊水。

Wilhelm描述的等号样声像是腭垂完整的一个重要标志[7]（图35.21）。3个切面都可以观察到等号样声像，通过该声像证明了存在完整的腭。如果无法观察到腭垂的典型表现（等号样），应强烈怀疑存在腭裂[7]。

三维超声在颅面裂的诊断中具有很大的前景，特别是对上腭的评估。3D超声似乎没有提高唇腭裂的检出率，但却可以获得更精确

和可靠的诊断。例如，颜面部的渲染图像可以清晰地显示完整的上唇（图35.5），或有助于确定唇裂的程度（完全或不完全性，单侧或双侧）（图35.22）。

多种技术的出现提高了检测水平，尤其是对于腭裂来说。

首先，Campbell[22]提出了"面部背面"视图。这种模式可以获取到胎儿颜面部的正面3D渲染图像并沿着胎儿的y轴旋转180°，然后，通过调整容积数据，从口咽（由内向外）对腭、舌、鼻腔和眼眶进行观察（图35.23）。

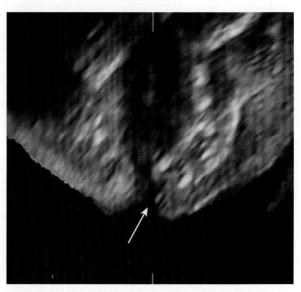

图35.18 经上颌骨横切面二维图像显示单侧唇腭裂。箭头所示为裂隙

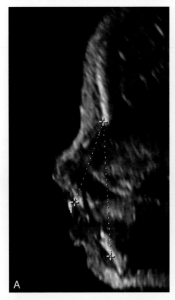 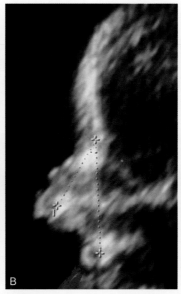 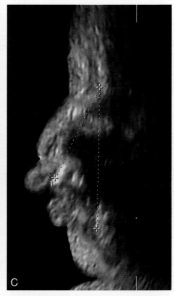

图35.19 孤立性单侧唇腭裂病例的超声图像（A），双侧唇腭裂伴13三体病例的超声图像（B），孤立性双侧唇腭裂病例的超声图像（C）。以上3个病例的上颌-鼻根-下颌角均增大

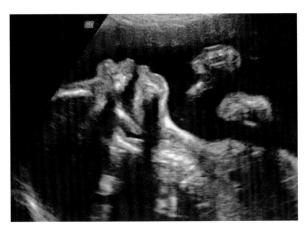

图 35.20　胎儿头部向后倾斜及张嘴的二维超声图像,可显示完整的硬腭和软腭

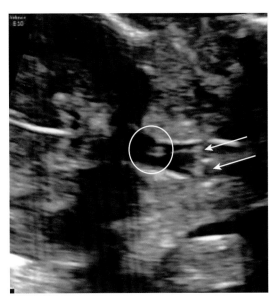

图 35.21　经口咽冠状切面可显示等号样声像(圆圈),其下方为声带(箭头)

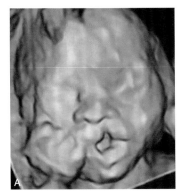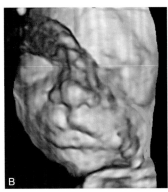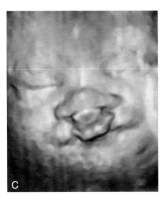

图 35.22　三维超声正面渲染模式图像显示单侧非完全性唇裂(A),单侧完全性唇裂(B),以及双侧完全性唇腭裂伴颌骨前突(C)

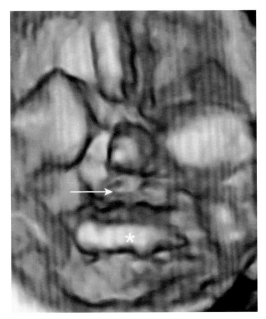

图 35.23　三维超声图像的面部背面视图显示完整的上腭(箭头)以及下方的舌头(星号)

此后,在 3D 容积数据基础上,不同的方法被用于观察上腭;这些方法中包括"翻转脸(flipped-face)"视图[23](图 35.24)、与声束有夹角的"翻转脸(flipped-face)"视图[24]、前向横切面的 3D 视图重建[25]以及这些方法的变体。它们的区别主要在于初始平面、入射角度、容积数据的旋转方式和投影线的方向。最佳的图像是在胎儿头部略伸展、嘴张开、口中充满羊水(图 35.20)时获取的。在日常工作中,因胎儿位置不同,每个患者的图像质量也不同。因此,最佳的取图方法应视情况而定。

最近,新的 3D 方法,如"多义线技术(polyline)"可以描迹二维矢状切面上有弧度的上腭并获得渲染模式图像(图 35.25)。应用这种方法时胎儿的位置也至关重要,要求胎儿的嘴应微微张开,并且上腭要尽可能地垂直扫描平面。

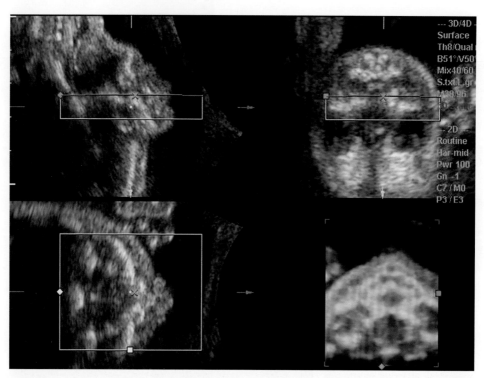

图 35.24 三维多平面成像应用"翻转脸（flipped-face）"技术显示胎儿完整的上腭。左上象限的图像被倒置。取样框被调整到适合上腭的大小。在右下象限的方框中可以观察到上腭渲染模式图像

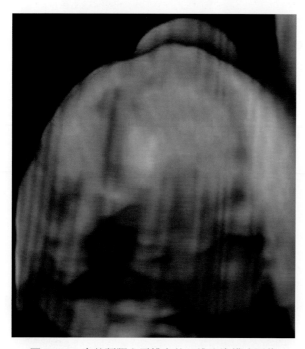

图 35.25 完整硬腭和牙槽突的三维渲染模式图像

小下颌畸形

小下颌畸形是指下颌骨发育不全，而下颌后缩时受影响的主要是下颌骨的前后轴。这两种情况通常是并存的，但通常只有小下颌畸形一词用来指小下颌伴下颌后缩。除颅面裂外，小下颌畸形是最常见的先天性颜面部异常。小下颌畸形可以孤立存在，但常常合并其他异常。表现为小下颌畸形的疾病可以分为主要涉及下颌骨的综合征（如 Pierre Robin 序列征、Treacher Collins 综合征、颅面骨发育不全、口腔 - 面部 - 手指综合征）、骨骼和神经肌肉疾病（Pena-Shokeir 综合征、多发性翼状胬肉综合征、软骨发育不全、躯干发育异常）、染色体异常（18- 三体、13- 三体、猫叫综合征、Wolf-Hirschhorn 综合征、Pallister Killian 综合征）以及其他非染色体综合征性疾病（Meckel-Gruber 综合征、Fryns 综合征、Goldenhar 综合征、Peters plus 综合征）。在 OMIM 网站（在线的孟德尔人类遗传学，人类基因和遗传性疾病数据库）[26] 检索到 564 个关于"小下颌畸形"和 180 个"下颌后缩"的词条（2017 年）。表 35.1 总结了已发表文章中与小下颌畸形相关的疾病发生率。尽管产前可能会漏诊轻度的孤立性病例，但是孤立性病例占比极低，说明了小下颌畸形的严重性。

表 35.1　小下颌畸形胎儿合并结构畸形、染色体异常、骨骼或神经肌肉疾病、
综合征或序列发生率的已发表数据概述

参考文献	结构畸形[a]		染色体异常		骨骼或神经肌肉疾病		综合征或序列		孤立性病例	
Nicolaides 等[27]（1993 年）	10/56	18%	37/56	66%	5/56	11%	2/56	4%	1/56	2%
Turner 和 Twining[28]（1993 年）	1/9	11%	3/9	33%	4/9	44%	1/9	11%	0/9	0%
Bromley 和 Benacerraf[29]（1994 年）	3/20	15%	5/20	25%	4/20	20%	7/20	35%	1/20	5%
Vettraino 等[30]（2003 年）									1/58	2%
Basburg 等[31]（2007 年）	5/32	16%	7/32	22%	11/32	33%	7/32	22%	2/32	6%
Paladini[32]（2010 年）[b]			22/50	44%						
总和及平均百分比	19/117	16%	74/167	44%	25/117	21%	17/117	14%	5/175	3%

注：a. 无染色体异常，综合征、序列、骨骼或神经肌肉疾病的结构畸形胎儿。

b. 仅合并染色体异常。

因此，发现小下颌畸形后寻找合并的结构异常是至关重要的。非孤立性的小下颌畸形预后通常较差[32]。通常由于合并的结构异常，新生儿的死亡率大于 80%。孤立性 Pierre Robin 序列征的生存率普遍较高。由于舌后坠和吞咽问题，应超声随访是否存在羊水过多。应建议父母进行遗传学检查。在某些情况下应在三级医疗中心分娩，必要时需请耳鼻喉科专家对存在呼吸道梗阻急症的新生儿进行气管插管或其他干预。

孤立性病例的复发风险接近零。而在综合征病例中，复发风险取决于遗传背景。

小下颌畸形的超声检查

早孕期可以在面部轮廓的矢状切面上识别严重的小下颌畸形（图 35.26）。早孕期在正面的鼻后三角切面（图 35.16A）上观察到下颌间隙缺失也是诊断下颌后缩的一个线索。在下颌后缩的病例中，下颌间隙消失并被代表后缩下颌的骨性结构所取代[33]。

超声诊断小下颌畸形通常是在二维超声（图 35.27）或三维超声（图 35.28）的面部轮廓矢状切面上，可观察到后缩的小下颌。在严重的情况下，可以看到上唇下垂。在横切面上，两侧下颌骨体部之间的夹角增大，使下颌骨变成扁平的圆形（图 35.29 和图 35.30）。

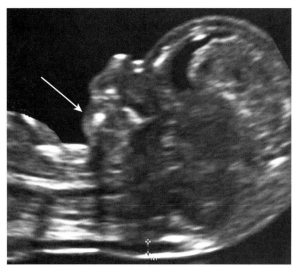

图 35.26　妊娠 12 周下颌后缩（箭头）胎儿的二维超声图像

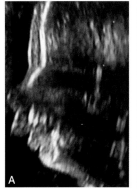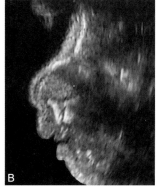

图 35.27　下颌后缩胎儿的二维超声图像。A. 胎儿合并 Smith-Lemli-Opitz 综合征；B. 胎儿合并 Nager 综合征（还要注意前额后缩）

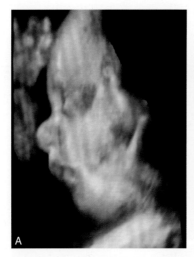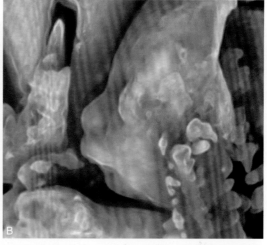

图 35.28　下颌后缩胎儿的三维超声表面渲染模式图像。A. 猫叫综合征。B. Pierre Robin 序列征

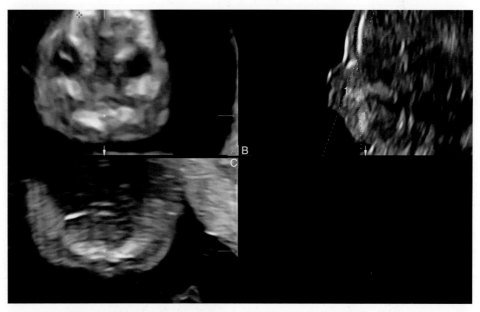

图 35.29　妊娠 16 周致死性骨发育不良胎儿的三维多平面成像模式图像，B 框中可显示下颌后缩及上颌 - 鼻根 - 下颌角增大。C 框中也可显示扁平的圆形下颌骨

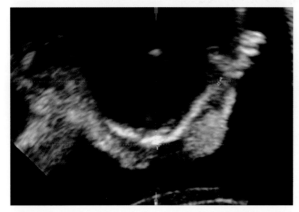

图 35.30　下颌后缩胎儿的二维超声横切面图像显示扁平的圆形下颌骨

在诊断或排除小下颌畸形时，准确定位正中矢状面是非常重要的。三维超声多平面成像模式是实现这一目的的理想方法（图 35.29）。

生物测量工具可有助于支持诊断或用于可疑病例中。1991 年 Otto 与 Platt 以及 1993 年 Chitty 等[34,35]先后提出了产前客观测量下颌骨的方法。所有学者都在平行于下颌骨的横切面上从下颌至颞下颌关节测量一侧下颌骨体部。3 位作者利用同一切面测量下颌骨的深度和宽度[36-38]。Paladini[39]和同事介绍了下颌指数：下颌骨前后径 / 双顶径（BPD）× 100。当截断值为 23

时,下颌指数可以显示出优于主观评价的诊断准确性。在最近的研究中,在正中矢状切面上进行角度测量用于确定下颌骨的相对位置。比如下颌面部角,在妊娠 18~28 周均为 65.5°［标准差(SD),8.13°］(图 35.31)。

唯一使用的骨性标志角度是 MNM 角,是正中矢状切面上上颌 - 鼻根连线与鼻根 - 下颌连线之间的角度(图 35.3A 和图 35.29)。鼻根是指额骨与鼻骨交点的前缘顶点。上下颌标志是上颌骨和下颌骨的前缘。卡尺应置于在骨质结构的最外层。MNM 角的均值为 13.5°,随孕周无明显变化。第 5 和第 95 百分位分别为 10.39° 和 16.91°[5]。而下颌后缩的胎儿 MNM 角增大(图 35.32)。

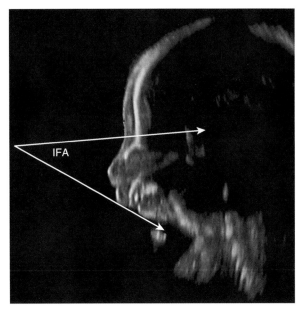

图 35.31　二维超声图像显示下颌后缩胎儿的下颌面部角(IFA;31°)。IFA 是由前额与鼻根部连接处的垂直线以及下颌前缘顶点与较突出的唇的最前缘的连线组成的夹角

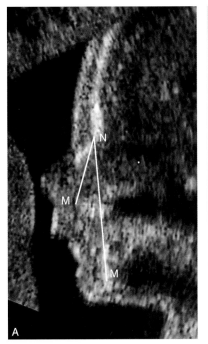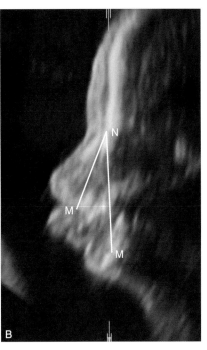

图 35.32　正常胎儿的上颌 - 鼻根 - 下颌(MNM)角(A)和 Pierre Robin 序列征胎儿的 MNM 角增大(B)

颜面部节段性分析

前额

虽然前额是属于脑颅的一部分,而不是面颅(面部骨骼),但这里讨论前额因为二者在解剖学上关系紧密。前额的形状是评价 FP 的重要组成部分。此外,颅脑的异常,如颅缝早闭、大头畸形和小头畸形都会影响颜面部的形状。

Faro 等[40]利用 3D 超声描述了妊娠 9~34 周胎儿额骨和额缝的形态。妊娠 9 周时,可以观察到小的骨化中心,而妊娠 11 周时,额骨看起来像是“浓密的眉毛”。中孕期额缝开始出现,而妊娠 32 周时额缝从眉间向上开始闭合(图 35.33)。

妊娠 16~18 周后，面部轮廓的矢状切面上可以观察到额骨，这表明超声波声束宽于额缝。如果在面部轮廓的矢状切面上无法观察到额骨，则应怀疑是否存在额缝的病理性增宽（图 35.34）。Chaoui[41] 和同事报告了中晚孕期与胎儿畸形有关的 4 种模式额缝异常：延迟闭合、早闭、U 形开放的额缝以及额骨之间有额外的骨头，称为缝间骨。

Faro 等研究了妊娠 11^{+0}~13^{+6} 周正常胎儿和

前脑无裂畸形胎儿额骨和额缝的发育情况。前脑无裂畸形常伴发额骨加速发育和额缝早闭[42]。

前额前突与后缩　前额前突和后缩是存在潜在严重疾病的标志。但是，这两个标志在妊娠前半期的表现很轻微，随着孕周的增加而越来越明显。在 50 多种综合征中都可以出现前额前突的表现，如颅缝早闭综合征和骨骼发育不良[1]。前额后缩通常是小头畸形的标志，并且经常伴有神经发育迟缓。

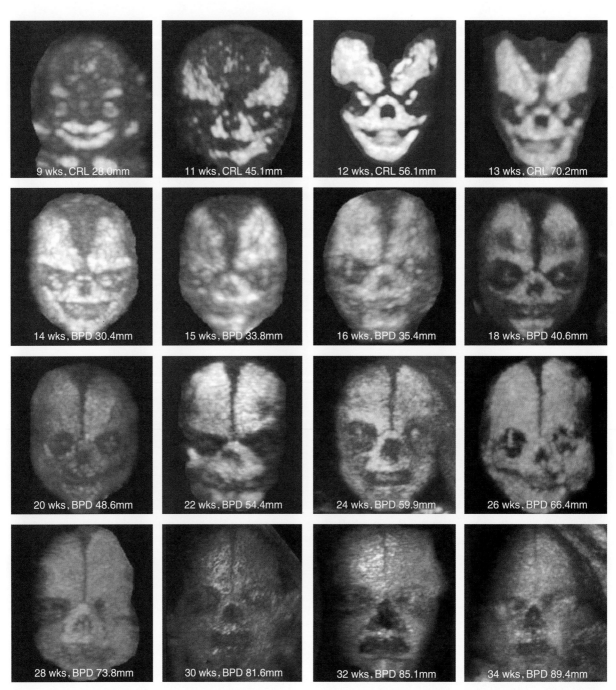

图 35.33　采用最大透明成像和表面纹理成像模式相结合的冠状切面显示妊娠 9~34 周 16 例正常胎儿的颜面部。每例都给出了胎儿的头臀长（CRL）和双顶径（BPD）

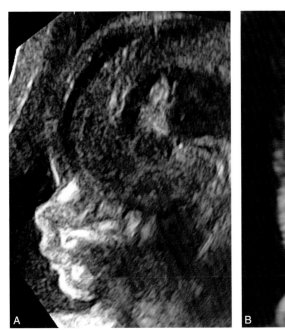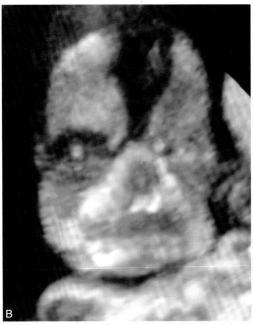

图 35.34　妊娠 25 周胎儿合并严重脑积水。由于额缝增宽,在面部轮廓的正中矢状切面上(A)无法显示的额骨,在冠状切面(B)上可显示

妊娠中晚期,在正中矢状切面上测量面部轮廓(FP)线以及鼻额角(NF)可有助于诊断前额前突或后缩[43,44]。FP 线是下颌骨和鼻骨前缘的连线。正常胎儿中这条突出线会穿过额骨(FP 线 0 位)(图 35.35A)也可能穿过额骨后方(FP 线正向),特别是在妊娠后期,额骨可能会变成圆形。在前额前突的病例中,FP 线可出现极度正向(FP 线与额骨的距离 >4mm)(图 35.35B)。如果 FP 线经过额骨前方(FP 线负向),这种情况通常是病理性的(图 35.35C),可能存在前额后缩或下颌后缩。

鼻额(NF)角是鼻骨和额骨间的角度。NF 角不会随着孕周有明显的改变,均数是 117°(第 10 和第 90 百分位数分别为 105° 和 129°)。在前额前突的病例中 NF 角很小(图 35.35B),而在前额后缩(图 35.35C)和鼻子扁平(图 35.36~图 35.38)的病例中 NF 角可增大。

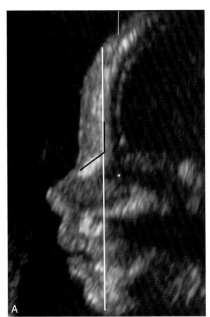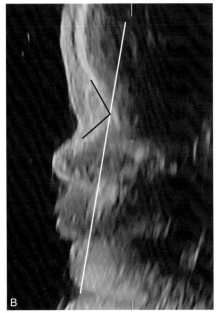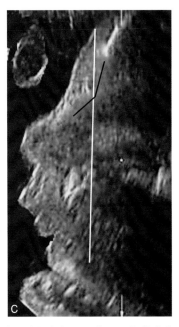

图 35.35　正常胎儿(A)、前额前突胎儿(B)和前额后缩胎儿(C)的二维超声面部轮廓正中矢状切面图像。面部轮廓线(白线)在图 A 中是 0 位,图 B 中显示了极度正向的面部轮廓线,表明胎儿面部轮廓线与额骨的距离增大,图 C 的面部轮廓线为负向。图 A 中显示了正常的鼻额角(黑线成角),图 B 中的鼻额角减小,而图 C 鼻额角增大

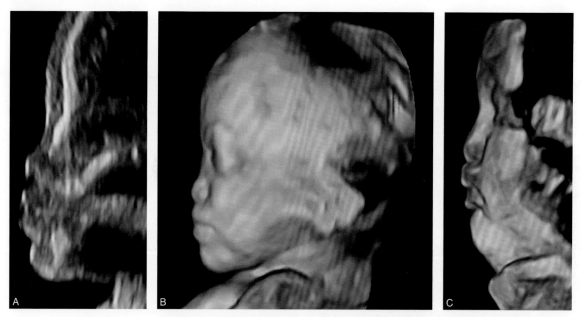

图 35.36 Binder 综合征的超声图像：中孕期二维超声图像（A），中孕期三维渲染模式图像（B）和晚孕期三维渲染模式图像（C）。注意增大的鼻额角

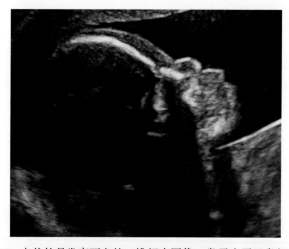

图 35.37 点状软骨发育不良的二维超声图像。鼻子扁平且鼻额角增大

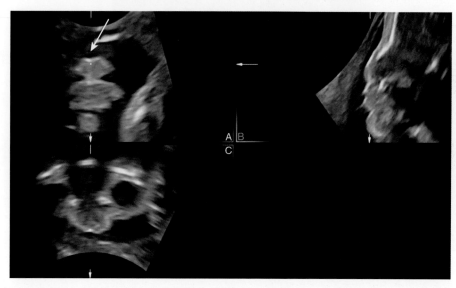

图 35.38 轻度额鼻发育不良的三维多平面成像模式图像。注意鼻子上方的浅凹（箭头，A 框）、扁平的鼻子（B 框）和过远的眼距（C 框）。该病例还合并视隔发育不良

鼻

鼻子位于颜面部的中心位置,在面部的视觉印象中起着重要的作用。妊娠 11 周后很容易观察到鼻子。在许多综合征中,鼻子具有其独有的特征(图 35.39)。

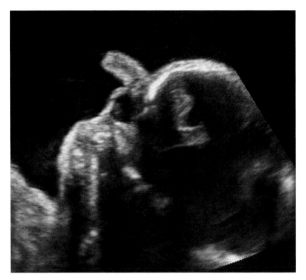

图 35.41　前脑无裂畸形胎儿的二维超声图像,可显示喙鼻

鼻骨已经得到了很多关注,有大量的证据表明鼻骨缺失或发育不全是 21- 三体的重要标志。Sonek[45] 在 2003 年以及 Shanks 和 Odibo[46] 在 2009 年已经发表了相关的评论。鼻前皮肤厚度是指鼻骨前方的皮肤厚度,在 21- 三体病例中往往会增厚,在其他疾病比如 18- 三体[47] 和其他综合征中也会出现鼻前皮肤增厚(图 35.42B)。在正常胎儿中,鼻前皮肤厚度与鼻骨长度的比值在整个孕期较稳定,均值为 0.6(第 5 和第 95 百分位分别为 0.5 和 0.8),因此,当怀疑存在染色体异常时,这是一个简易的评估方法[48]。

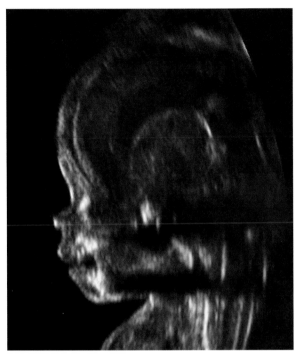

图 35.39　致死性侏儒的二维超声图像,显示出典型的鞍鼻

大多数有关鼻畸形的文献是病例报告或系列病例,报道了额鼻发育不良、上颌鼻发育不良、眼 - 耳 - 额鼻综合征、无鼻、裂鼻或肿瘤。鼻畸形,比如单鼻孔(图 35.40B)或喙鼻(图 35.41),常合并有前脑无裂畸形,通常发生于 13- 三体的病例中。

NF 角有助于识别 Binder 综合征(图 35.36)、点状软骨发育不全(见图 35.37)和额鼻发育不良(图 35.42)。

与大鼻相比,许多综合征中都可观察到短鼻(图 35.42),而大鼻在产前极为罕见,除非胎儿合并有肿瘤或脑膨出。必须注意,应该在准确的正中矢状面上评估鼻子。

在鼻唇斜横切面上可以评估鼻孔和鼻后孔。鼻孔是对称的,通常呈圆形或椭圆形。前脑无裂畸形中可观察到单鼻孔,而鼻孔狭窄可以出现在一些综合征中(图 36.40)。可通过测量获得鼻孔宽度和鼻孔间距的正常范围[49]。

观察到鼻后孔开放可以排除后鼻孔闭锁,最佳的评估切面为横切面。特别是在呼吸运动时,利用彩色多普勒可以清楚地看到鼻后孔(图 35.43)。

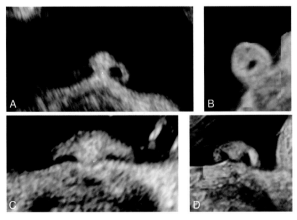

图 35.40　正常对称的鼻孔(A)、前脑无裂畸形病例中的单鼻孔(B)、额鼻发育不良病例中的扁平鼻孔(C)和 Stickler 综合征病例中鼻孔狭窄(D)的二维超声图像

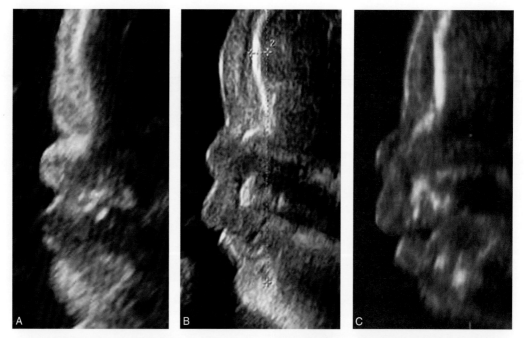

图 35.42　短鼻胎儿的二维超声图像：Stickler 综合征（A），Pallister Killian 综合征（B）和躯干发育异常（C）

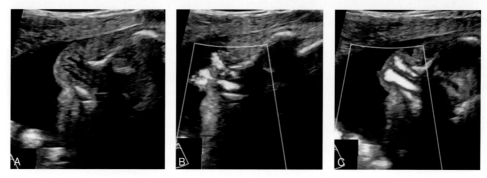

图 35.43　横切面上清楚地显示正常开放的鼻后孔，呼吸运动时的二维（A）和彩色多普勒超声（B，C）图像

人中

有两项研究得出了人中长度的生长曲线[50,51]。主观上来看，在正常胎儿中，人中与鼻突出的部分一样长（图 35.44）。

人中长度异常是许多综合征的一部分，其中长人中比短人中更常见[1]。当人中较长时，也常呈突出样（图 35.45）。

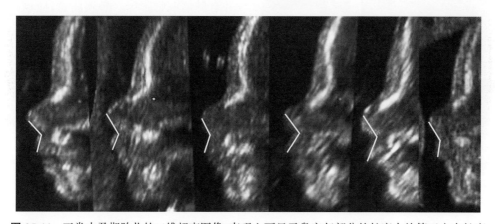

图 35.44　正常中孕期胎儿的二维超声图像，直观上可显示鼻突起部分的长度大约等于人中长度

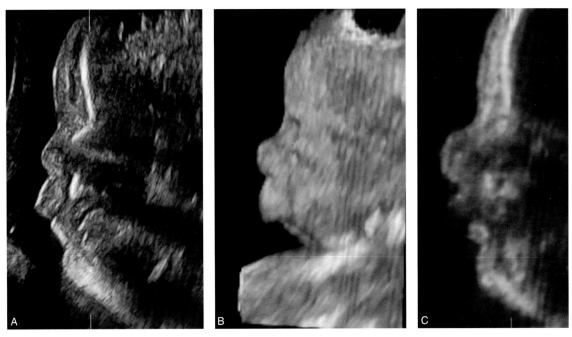

图 35.45　Pallister Killian 综合征（**A**）和 Cornelia de Lange 综合征（**B**）中长人中以及猫叫综合征（**C**）中短人中的示例。（图片 B 由 B.Benoit 博士提供）

下颌

影响下颌的两种主要畸形是颅面裂和小下颌畸形（见前文），两者都呈现出一个突出的面部轮廓和增大的 MNM 角（图 35.19，图 35.29 和图 35.32）。在 Binder 综合征、颅缝早闭综合征和骨骼发育不良等多种综合征以及约 17% 的 21-三体病例中[52]，由于上颌骨发育不全，呈现出面部轮廓扁平以及 MNM 角减小（图 35.46）。

影响下颌骨的罕见异常包括无颌畸形、无下颌并耳畸形和不典型的颅面裂。无下颌并耳畸形是一种偶发的致死性疾病，伴有严重的小下颌畸形甚至无颌畸形；中线缺陷，包括前脑无裂畸形、前方的脑膨出、独眼畸形、无舌畸形；双耳位于面部中线位置（图 35.47）。颅面裂分类中 Tessier 0 型是一种可影响下颌骨的面中线裂。

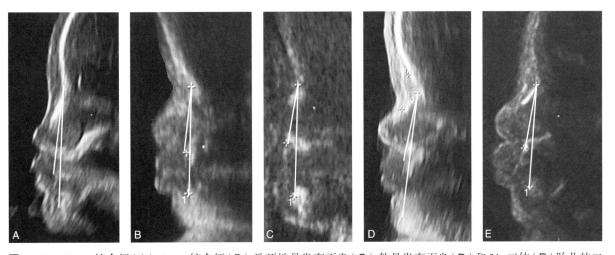

图 35.46　Binder 综合征（**A**）、Apert 综合征（**B**）、致死性骨发育不良（**C**）、软骨发育不良（**D**）和 21- 三体（**E**）胎儿的二维超声图像，显示出扁平的面部轮廓和减小的上颌 - 鼻根 - 下颌角

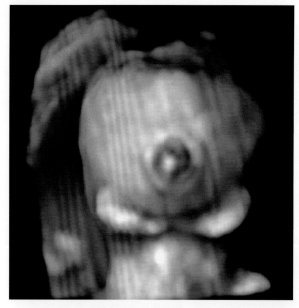

图 35.47 严重的无下颌并耳畸形胎儿的三维渲染模式图像。请注意独眼畸形、无颌畸形和位于面部中线的双耳

口

标准的鼻唇冠状切面可用于评估胎儿口唇。现已得到胎儿口裂长度的生长曲线[53]。典型的唇裂和非典型 Tessier 分类的颅面裂都会影响口唇的正常外观。厚唇是 Noonan 综合征和 Costello 综合征的一个特征表型（图 35.48A）。巨口畸形或小口畸形见于某些疾病。巨口畸形见于先天性眼睑缺损、Pena Shokier 综合征或 Costello 综合征。小口畸形见于无颌畸形、无下颌并耳畸形、21- 三体（图 35.48B）、Freeman-Sheldon 综合征和大脑 - 肋骨 - 下颌综合征。

胎儿口持续性张开，呈帐篷或鱼嘴状可能是一些神经或皮肤疾病的标志，如先天性肌强直性营养不良、限制性皮肤病或先天性鱼鳞病。

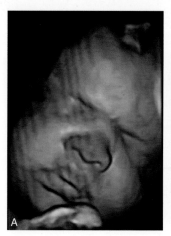
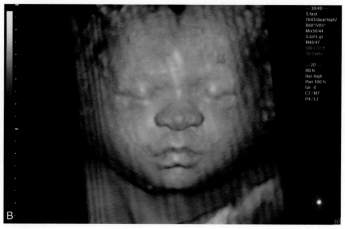

图 35.48 Noonan 综合征胎儿的三维超声渲染模式图像显示小嘴和厚唇（A），以及 21- 三体胎儿的小嘴（B）

肿瘤 起源于口腔的肿瘤也会导致胎儿呈持续张口状态。比如上颌寄生胎（口腔畸胎瘤）、龈瘤（牙龈增生）、舌下囊肿（发生在口腔底部的黏液囊肿）、错构瘤或前肠重复囊肿（图 35.49）。这些肿瘤通常在妊娠晚期出现且呈孤立性。畸胎瘤较大时可能扭曲口面的解剖结构，并通过盗血现象导致胎儿心力衰竭、羊水过多、水肿、早产或胎死宫内。口腔肿瘤引起的吞咽问题增加了羊水过多的发生风险，并因为气道阻塞出现产后急症。选择性剖宫产以及产时子宫外治疗（EXIT）可能是必要的。

舌

舌的异常可分为巨舌和小舌。而舌裂和舌肿瘤较罕见（图 35.49）。巨舌可以是一个孤立性的超声特征（21- 三体），而小舌很少是孤立性的，多合并有其他更明显的面部异常。Achiron 等建立了舌头周长的生长曲线并报道了小舌（部分 1 号三体）和巨舌（21- 三体）的病例[54]。Bronshtein 等[55]构建了舌头宽度的生长曲线，并报道了 3 例小舌异常。直观上看，巨舌是舌头超出牙槽突的异常突出。静息状态下舌头突出于嘴唇之外或吞咽时舌头突出可显得格外异常。在 Beckwith-Wiedemann 综合征中舌头因为体积增大而突出，而在 21- 三体中因为张力较低而突出。较大的口腔肿瘤与巨舌相似。静息状态下，舌头位于上下牙槽突之间是产前的正常特征，不应该被误认为是巨舌（图 35.50）。

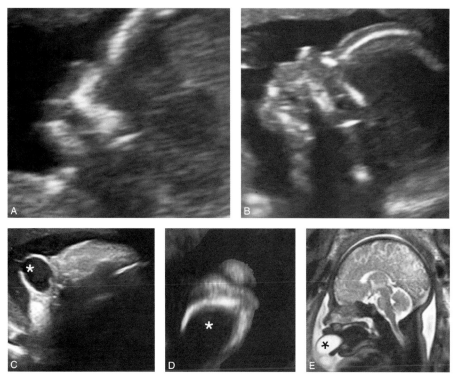

图 35.49 胎儿舌的前肠重复囊肿图像。早孕期（A）和中孕期（B）的超声扫查正常。晚孕期可见从口腔突出一个厚壁囊肿。C. 横切面。D. 鼻唇切面。E. 磁共振图像。星号表示重复囊肿

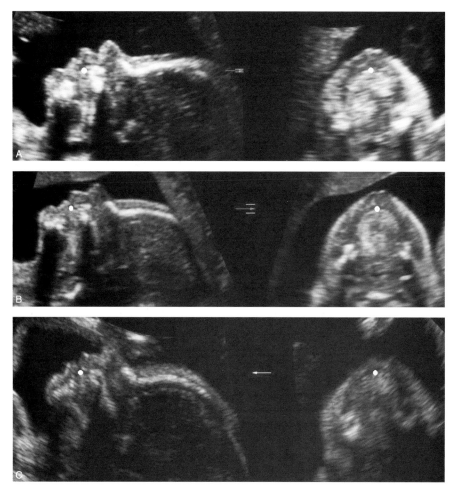

图 35.50 正常胎儿的三维超声多平面成像模式。标记点定位于舌尖上。静息状态下，左侧面部轮廓的正中矢状切面上可见舌头位于上下牙槽突之间。在右侧的横切面上可以清晰地显示舌头

眼

低回声的眼球被骨质的眼眶包围，超声检查中很容易识别。因此，在 20 世纪 80 年代早期，就已经发表了关于眼球直径、眼内距以及眼外距或双眼距离的正常值，可用于诊断眼距过宽、眼距过近或小眼畸形（图 35.51）。

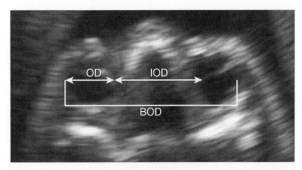

图 35.51 二维超声横切面上眼球直径（OD）、眼间距（IOD）和双眼距离（BOD）也称眼外距的测量示例

由于技术的进步，更多的细节，如眼睑、睫毛、玻璃体动脉、晶状体和瞳孔都可显示（图 35.52）。

在妊娠早期和晚期均有通过经阴道和腹部超声测量胎儿眼眶的相关报道。许多研究发表了眼内、眼间和眼球直径的正常值，以及眼眶的周长、面积和前后径的正常参考范围[56-58]。Achiron 等报道了眼眶的横向生长，这对有婴儿青光眼或永存原始玻璃体增生症风险的家庭至关重要[58]。Odeh 等利用 3D 超声测定胎儿眼球体积的正常值[59]。当二维超声诊断不明确时，这可能有助于诊断小眼畸形。需注意，当小眼畸形继发于妊娠中晚期的退行性病变时，有假阴性的可能。

超声医师通常认为两个眼眶之间的距离大约等于一个眼眶的直径，列奥纳多·达·芬奇认为这是理想的面部比例[60]。眼距过宽和小眼畸形与各种不同的综合征和疾病相关（图 35.53 和图 35.54），眼距过近通常与前脑无裂畸形有关（图 35.55），严重时也会只可见一个眼眶（独眼畸形）。评估眼眶是常规中孕期超声扫查的一部分。眼部异常通常伴有其他畸形，尤其是中枢神经系统异常。双眼不对称是常见的眼部异常，如 Goldenhar 综合征（眼 - 耳 - 脊椎序列征）。

无眼畸形 真正的无眼畸形和严重的小眼畸形在临床上很难区分，通常需要病理检查才能做

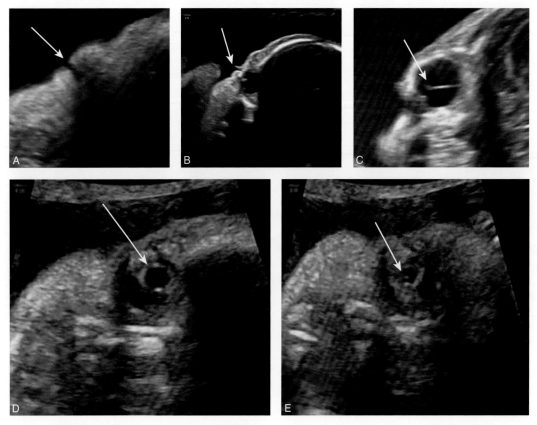

图 35.52 眼睑（A）、睫毛（B）、玻璃体动脉（C）、晶状体（D）、瞳孔（E）的二维超声图像

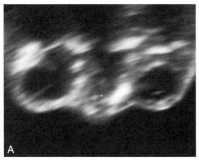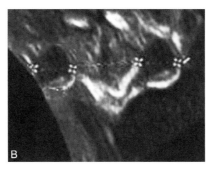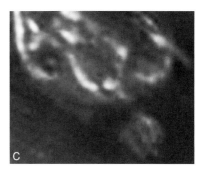

图 35.53　Wolf Hirschhorn 综合征（A）、致死性侏儒（B）和额鼻发育不良（C）病例中的眼距过宽

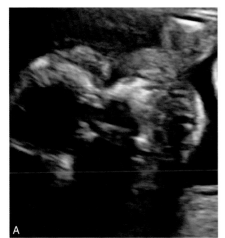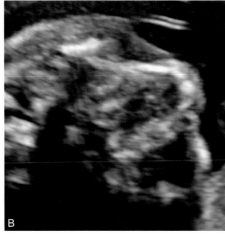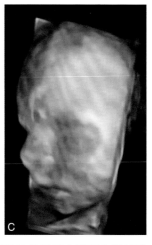

图 35.54　妊娠 21 周 Spear 综合征胎儿小眼畸形的二维和三维超声图像。图 A 和横切面图 B 显示了小眼眶和眼球缺失。C. 3D 渲染模式图像

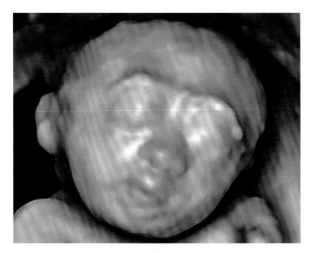

图 35.55　13- 三体合并前脑无裂畸形胎儿的三维渲染模式图像显示眼距过近

出正确的诊断。真正的无眼畸形可能是一种致命的疾病，因为常伴有严重的前脑无裂畸形。妊娠 11 周后就可以观察到眼眶，因此利用 2D 和 3D 超声可能在早孕期就能对无眼畸形做出诊断。

　　玻璃体动脉　玻璃体动脉是胎儿期短暂存在的血管，是眼眶后壁和晶状体后缘之间一条连续纤细的线样回声。在早孕期玻璃体动脉可探及较低的收缩期血流峰值。从妊娠的第二个月开始，初级玻璃体向次级玻璃体转变，并在邻近出生前完成该转变，同时伴有玻璃体动脉的退化。Achiron 和 Birnholz 描述了妊娠 18~29 周玻璃体动脉的超声退化过程[58,61]。原发性玻璃体和玻璃体动脉的退化不全导致永存原始玻璃体增生症（persistent hyperplastic primary vitreous, PHPV），可见于一些遗传性疾病，如 Walker-Warburg 综合征。产前诊断 PHPV 是可能的：从晶状体后缘至眼眶后壁之间可见不规则的高回声线，常伴有白内障和小眼畸形（图 35.56）。PHPV 通常对视力有严重的影响。

　　泪囊突出　由于鼻泪管远端延迟管化和颅底罕见的瓣膜机制影响，泪囊扩张并可见圆形低回声肿块。泪囊突出位于鼻和眼角附近，很少大于 10mm，仅在妊娠后半期出现（图 35.57）。鉴别诊断包括脑膨出、血管瘤、淋巴管瘤、畸胎瘤、胶质瘤、横纹肌肉瘤和神经纤维瘤。这些疾病很容易通过回声特点、大小、位置、彩色多普勒和出现的

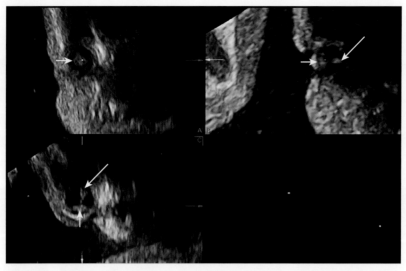

图 35.56　永存原始玻璃体增生症胎儿的晚孕期三维超声多平面成像模式图像。长箭头指向永存玻璃体动脉，短箭头指向白内障

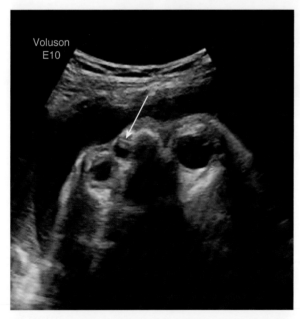

图 35.57　二维超声图像显示鼻和眼眶之间的泪囊突出（箭头）。图像中眼眶正常但并不对称，因为扫查平面轻度倾斜

时间进行区分。鼻泪管的管化解决了这个问题，甚至可能在出生前自愈。泪囊突出可能是某些与面部异常相关综合征的一部分，但通常是孤立性的。也有双侧泪囊突出的报道。

耳

耳畸形通常出现在多种综合征中。然而，胎儿耳部在产前超声中很少受到关注，尽管 3D

超声重新引起了人们对外耳的兴趣。一项回顾性分析研究了 2000—2005 年瑞典的 16 698 例胎儿，在产前常规超声检查时未发现耳畸形，而生后轻度和严重耳畸形的患病率分别为 0.24% 和 0.03%[62]。胎儿外耳的最佳观察时间是妊娠 17~25 周，周围充满羊水时很容易识别外耳。因此，自 20 世纪 80 年代以来，通过 2D 和 3D 超声评估，陆续发表了关于耳畸形的病例报告，但在大多数的病例报告中耳畸形并不是孤立存在的。耳畸形可分为大小、位置、旋转角度和形状等异常。其他可识别的畸形有耳前副耳、耳前凹陷、耳垂畸形和双耳不对称（并不少见），但缺少评估外耳位置、旋转角度和形状的常规客观测量法或标志。2D 超声可以检查外耳的位置、旋转角度和形状，而 3D 渲染模式视图可提供更清晰的图像（图 35.58）。在大多数情况下，这些都是主观诊断，尽管已发表了关于建议应用 3D 超声定量分析胎儿耳部旋转角度的研究[63,64]。相比之下，许多发表的研究是妊娠中晚期应用 2D 或 3D 超声在对胎儿耳郭进行生物学测量（长度和宽度）（表 35.2）。2003 年发表了一项早孕期的相关研究[74]。大部分研究指出耳郭的长度和宽度随孕周呈线性增长。耳郭的宽度 - 长度比在妊娠 18 周后就趋于稳定，均数为 65.4%（SD，8.43%）[66]。

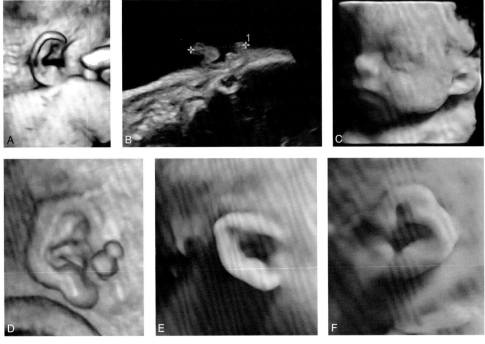

图 35.58　胎儿耳郭图像。A. 正常耳郭。B. Pallister Killian 综合征胎儿的耳郭长度减小（孕 31 周耳郭长度为 22mm）。C. Noonan 综合征胎儿的耳郭前倾和低置。D. 副耳。E 和 F. 耳郭形状异常

表 35.2　耳郭客观测量方法的相关文献概述

参考文献	方法[a]	测量	孕周 /w	患者例数 /n	与孕周相关性（若无，则另设参数）
Birnholz 和 Farell[65]（1988 年）	2D 矢状切面	EL	15~42	180	线性相关 EL=1.101 1 × GA−9.508 9, r^2=0.962
Shimizu 等[66]（1992 年）	2D 矢状切面	EL EW ER	18~42	124	EL 线性相关, r=0.956, P=0.000 1 EW 线性相关, r=0.898, P=0.001 ER 稳定为 65.39 ± 8.43%, r=0.046, P=0.605 提供了带有百分位线的散点图
Lettieri 等[67]（1993 年）	2D 冠状切面	EL	14~25	452	线性相关 EL=1.161 × GA−9.731, r=0.84, P=0.001
Awwad 等[68]（1994 年）			20~28	418	线性相关 EL=−6.000+1.075 × GA
Chitkara 等[69]（2000 年）	2D	EL	15~40	2 583	线性相关 EL=1.076 × GA−7.308, r=0.96, P=0.000 1
Yeo 等[70]（2003 年）	2D 矢状或冠状切面	EL	14~41	447	二次方程式 EL=−9.458+0.964 × GA+0.024 × GA^2+0.000 5 × GA^3, r=0.96, P<0.001
Chang 等[71]（2000 年）	3D	EL EW EA	17~41	122	EL=1.752 × GA−0.016 × GA^2−10.765, r=0.881 EW=0.398 × GA−0.989, r=0.848 EA=0.171 × GA−2.239, r=0.890

续表

参考文献	方法[a]	测量	孕周/w	患者例数/n	与孕周相关性（若无,则另设参数）
Roelofsema[72]（2007年）	3D多平面成像模式矢状切面	EL	18~34	494	二次方程式 $EL=14.40+1.310\times[-(GA-20)]-0.0158\times(GA-20)^2$
Hatanaka 等[73]（2010年,2011年）	3D渲染模式矢状切面	EL	19~24	114	$EL=\exp(1.215\times GA-8.692)$ $r^2=0.423$
Sacchini 等[74]（2003年）	2D冠状切面	EL	11~14	450	线性相关 $EL=0.095+0.081\times CRL(mm)$, $r=0.76$, $P<0.0001$

注: a. 方法包括用于测量的维度和切面。

2D,在二维超声图像上进行测量;3D,在三维超声图像上进行测量;CRL,头臀长;EA,耳郭面积;EL,耳郭长度;ER,耳郭比例;EW,耳郭宽度;GA,孕周。

总结

- 当诊断出颜面部异常时应对胎儿进行彻底的检查,因为合并其他结构异常、染色体异常和遗传综合征的风险增加。
- 在评估胎儿颅面裂方面,二维和三维超声都有助于显示颅面裂的特征。
- 在评估胎儿小下颌畸形时,应用三维超声来确定准确的正中矢状切面和使用客观的生物学测量方法是很重要的。
- 颜面部由数个部分组成,都可以显示病理性变异。因此,对高危人群应进行颜面部具体的节段性分析,包括对前额、鼻、人中、口唇、上颌骨、下颌骨、眼睛和耳部的评估。
- 三维超声在评估胎儿颜面部方面是一个很有价值的工具,特别是可用于确定面部轮廓的正中矢状面(多平面成像),可评估上腭、识别畸形的颜面部并显示外耳。

（李胜利 译　卫星 审校）

参考文献和自我测试题见网络增值服务

第 36 章　胎儿水肿

SYLVIE LANGLOIS AND R. DOUGLAS WILSON

本章要点

- 胎儿水肿是指至少两个血管外腔中体液过度积聚的病理状态，包括胎儿的软组织和体腔。它是一种临床表现，并非最终诊断。

- 胎儿水肿有两种主要的病理生理学机制，即免疫性水肿（immune hydrops fetalis，IHF）和非免疫性水肿（non-immune hydrops fetalis，NIHF）。NIHF 的病因包括：胎盘因素、心血管系统遗传、染色体异常、血液系统异常、淋巴管发育不良、感染、胸部结构畸形、遗传综合征、先天性代谢障碍、胸外肿瘤、泌尿生殖系统和胃肠道结构畸形等，目前仍有部分病例病因不明。

- 一旦发现胎儿水肿，应及时评估，逐一排查病因。

- 胎儿水肿可引起母体生理紊乱，如镜像综合征，并可能给母体带来严重不良后果。

- 在全面评估和知情同意后，对于特定病因导致的胎儿水肿可提供宫内治疗。

- 胎儿水肿的潜在病因决定了预后和再发风险。无论何种病因引起的胎儿水肿，死亡率均较高。若产前无法获得明确诊断，对所有围产儿死亡的病例都应进行尸解，因为遗传因素占有较大的比例，且再次妊娠存在复发风险。

引言

胎儿水肿是指液体在至少两个血管外腔过度积聚的病理状态，包括胎儿软组织和体腔，它是各种胎儿和胎盘疾病的终末期表现。病因分为两大类：免疫性和非免疫性。在引入抗 D 免疫球蛋白应用于 Rh 阴性孕妇的国家中，免疫性胎儿水肿的发生率已显著降低，仅占 10%~15%。据报道，NIHF 的发生率为 1/2 000~1/3 000，但在整体的围产儿死亡中的占比较高（约 3%）[1]。NIHF 公认的病因广泛，随着二代测序（next-generation sequencing，NGS）技术的应用，胎儿水肿中越来越多的单基因疾病得以诊断。明确胎儿水肿的病因至关重要，因为一些情况是可以治疗的。此外，明确病因也有助于评估预后和再次妊娠的复发风险。

胎儿水肿的超声诊断

免疫性或非免疫性胎儿水肿的诊断需满足至少出现两个体腔的积液，被认为体腔的部位包括皮下组织（皮肤水肿或水囊瘤）、胸膜腔（胸腔积液）、心包腔（心包积液）和腹腔（腹腔积液）。

超声测量胎儿皮肤厚度 ≥5mm，可诊断为皮下水肿或头皮水肿（图 36.1）。胎儿头皮或前额水肿可通过超声横切或矢状切获得。皮肤水肿定义为皮肤厚度 ≥5mm，是由于在巨大儿中，胎儿皮肤可能因脂肪沉积而厚达 5mm。

水囊瘤（cystic hygroma，CH）是一种囊性淋巴病变，为一个或多个先天性囊肿，多见于颈部软组织内。CH 常为双侧、非对称性、薄壁、多隔的囊性病变，多位于高位颈椎的侧后方。颈部 CH 是妊娠 40 天左右由颈静脉淋巴囊和颈内静脉之间正常交通发育迟缓或缺失所引起。

胸腔积液（pleural effusion，PE）是指液体聚积在胸膜腔内。积液成分可为乳糜状或透明状，大多数原发性 PE 为乳糜性，右侧多见。超声显示受压的肺组织周围存在无回声腔。若为单侧大量积液，可能会伴有纵隔移位；若为双侧对称性积液则不伴有纵隔移位，若为非对称性则伴移位

（图36.2）。

心包积液定义为双心室周围均存在大于2mm的无回声（图36.3）。心包积液1~2mm视为生理性范围。

腹腔积液定义为超声横切面可见一环绕整个胎儿腹部的无回声状液体环,通常位于脐带插入点或肝脏水平,无回声积液勾勒出腹腔脏器轮廓（图36.4）。

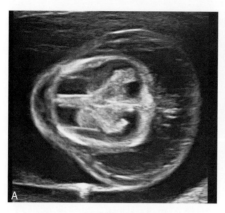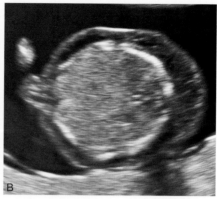

图 36.1　早孕期超声轴向切面显示胎儿头部（A）和腹部（B）皮肤明显水肿

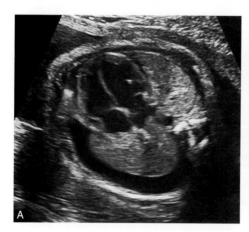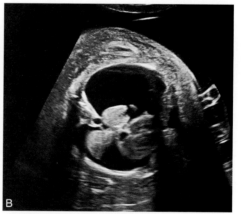

图 36.2　A. 中等量胸腔积液基本上多为单侧;B. 双侧大量胸腔积液

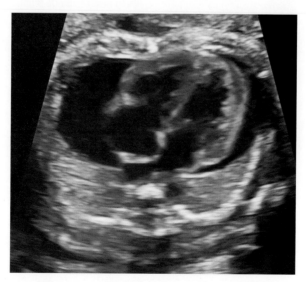

图 36.3　心脏四腔横切面显示异常心包积液

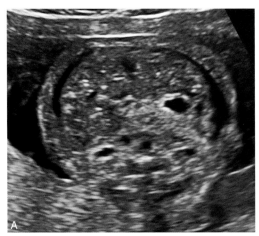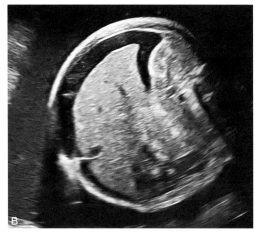

图 36.4　胎儿腹部轴向切面,显示少量腹腔积液(A)和胎儿中等量腹腔积液(B)

病理生理学

胎儿水肿是由于血浆和组织之间液体的异常流动,导致组织和浆液腔中液体过度聚积的结果(皮肤水肿、腹水、胸腔积液和心包积液),可能与 4 种机制有关:①毛细血管静水压增加(由原发性或继发性心力衰竭造成或静脉回流阻塞);②血浆渗透压降低(由白蛋白生成减少或白蛋白损耗增加引起);③淋巴回流受阻或减少;④周围毛细血管完整性受损[1]。表 36.1 提供了每种机制的相关示例,部分病例中可能存在多种机制共同作用。

表 36.1　胎儿水肿时液体异常分布的机制

机制	胎儿水肿情况
毛细血管静水压升高	充血性心力衰竭:由胎儿心律失常、先天性心脏病、梗阻性心内肿瘤、胎儿贫血造成
	中心静脉压升高:继发于胸腔占位或心力衰竭,导致胸腔压力增加
血浆胶体渗透压下降	低蛋白血症:继发于代谢障碍引起的肝衰竭或乳糜胸/肾病综合征引起的蛋白丢失过多
淋巴回流受阻或减少	淋巴发育异常相关疾病:唐氏综合征、Noonan 综合征、原发性淋巴管扩张等

续表

机制	胎儿水肿情况
淋巴回流受阻或减少	胎儿运动减少所致的淋巴回流减少:胎儿运动不能畸形序列征、多发性翼状胬肉综合征等
外周毛细血管完整性受损	胎儿贫血或胎盘功能不良引起的胎儿缺氧
	宫内感染所致的胎儿炎症反应

病因学

免疫性胎儿水肿

母体被胎儿红细胞(red blood cell,RBC)抗原致敏(通常来自前一次妊娠),再次妊娠时,母体循环中针对红细胞抗原的 IgG 抗体会通过胎盘,导致胎儿溶血性贫血,严重时发生胎儿水肿。溶血过程的严重程度取决于所涉及的抗原抗体类型和母体抗体负荷(第 40 章详细介绍了红细胞异体免疫的诊断和处理,本章不再详述该病因)。然而,在胎儿水肿的诊治过程中,要考虑到 IHF,因为 IHF 是有强烈循证指征支持可治疗的病因之一。

非免疫性胎儿水肿

NIHF 病因广泛。一项系统综述将 NIHF 的病因分为 14 类(表 36.2)[2]。本节根据该分类系统回顾 NIHF 的不同病因。部分 NIHF 病因将在本书其他章节阐述,本章节仅做简要概述。

表 36.2 NIHF 的病因分类（占比 %）、最常见病理表现和针对每种病因的胎儿治疗方案

病因	器官或系统	最常见病理表现	胎儿治疗
胎盘或脐带	胎盘或脐带（5.3%）	血管分流、TTTS、TRAP、胎盘绒毛膜血管瘤	激光、射频
胎儿	心血管（21.4%）	结构异常	瓣膜狭窄的球囊扩张
		心律失常	母体或胎儿抗心律失常药物治疗
		心脏肿瘤	产前无干预方法
	染色体（12.5%）	21-三体，18-三体，Turner 综合征	无干预方案
	血液系统（10.1%）	α-地中海贫血或其他罕见的遗传性贫血	部分病例可行 IUT
	淋巴发育不良（7.5%）	乳糜胸	经皮分流或胸腔穿刺抽液
		先天性淋巴发育不良	
		Noonan 综合征	
	感染（6.8%）	细小病毒 B19、巨细胞病毒、弓形体、梅毒、疱疹病毒、风疹病毒	针对细小病毒 B19 感染的 IUT
	胸腔畸形（5.3%）	膈疝	试验性球囊气道封堵术
		CPAM	激素，射频，经皮分流术，胸腔穿刺抽液术
	综合征（4.6%）	多发性翼状胬肉，胎儿运动不能，骨骼系统发育不良	无干预方案
	泌尿生殖系统（2.0%）	Finnish 肾病	无干预方案
		膀胱出口梗阻	分流，经皮膀胱镜
	遗传代谢病（1.1%）	溶酶体贮积症	无干预方案
	胸腔外肿瘤（0.7%）	骶尾部畸胎瘤	开放性胎儿手术
	胃肠道系统（0.7%）	胎粪性腹膜炎，肠闭锁	无干预方案
	其他因素（3.7%）		
	特发性（18.2%）		个体化处理

注：CPAM，先天性肺气道畸形；IUT，宫内输血；TRAP，双胎反向动脉灌注序列；TTTS，双胎输血综合征。

双胎输血综合征和胎盘异常

双胎输血综合征（twin-twin transfusion syndrome，TTTS）是单绒毛膜性双胎由于胎盘吻合血管之间血流不平衡所引起，约占所有 NIHF 的 5%。以胎儿的血流动力学和渗透压改变导致受血儿水肿多见，少数情况下也会出现供血儿水肿[3]（详见第 44 章）。

胎盘绒毛膜血管瘤是罕见的胎盘良性肿瘤。较大的绒毛膜血管瘤通过外周动静脉分流导致胎儿心脏心排血量增加、心脏增大而进展为心力衰竭和水肿。一些病例可合并胎儿贫血，又会进一步加重胎儿心力衰竭和水肿的发生[4]。亦有关于脐带血管瘤引起 NIHF 的报道（详见第 9 章）。

心血管系统异常

心血管系统异常在 NIHF 中最为常见（约占 21%）。心血管系统异常可分为心脏结构异常、心律失常、心脏肿瘤和心肌病[5]（表 36.3）（详见第 29 章）。

表 36.3 与 NIHF 相关的心血管异常

心血管异常	特异性诊断	关键点
先天性心脏病（CHD）	左心发育不良综合征（HLHS）	涉及主动脉瓣闭锁伴或不伴二尖瓣闭锁/狭窄的疾病谱
	房室（AV）管缺陷	• 包括房间隔下部合并室间隔上部缺损和房室瓣膜孔；产前预后多样 • 70% 合并其他心脏结构异常 • 与 21- 三体相关
	房间隔缺损（ASD）	• 若 ASD 较大，可引起右心超负荷
	室间隔缺损（VSD）	• 最常见的先天性心脏病变 • 可与法洛四联症或大动脉转位相关
	法洛四联症	• 复杂性先天性心脏病，可合并不同程度的右室流出道梗阻、主动脉骑跨和右心室肥厚
	右心发育不良综合征	• 与 HLHS 相比，较少见
	Ebstein 畸形	• 三尖瓣畸形导致右室大部分的功能不全和心房化 • 进展导致右心室流出道梗阻和心律失常 • 产前诊断 Ebstein 畸形增加阻塞性或心律失常的风险；因病情可能较重，产前容易识别
	永存动脉干	• 鲜有引起胎儿水肿 • 单股心脏流出道供应肺循环、冠状循环和体循环 • 40% 与 22q11 缺失相关
	大动脉转位（TGA）	• 完全性 TGA 导致体循环和肺循环分离，伴房室不协调时导致出生后严重缺氧
	主动脉瓣狭窄或闭锁	• 主动脉严重狭窄伴水肿较罕见
	心肌病	• 心肌肥厚：最常见原因为母体糖尿病、TTTS、Noonan 综合征和先天性代谢障碍 • 心肌扩张：最常见原因为感染、心内膜弹力纤维增生症、节律障碍和肉碱缺乏症
	心内膜弹力纤维增生症	• 由细胞和弹性组织增生引起的心内膜增厚；可能与大血管阻塞和家族遗传有关 • 超声成像显示心室壁内强回声区
	动脉导管早闭	• 前列腺素合成酶抑制剂（如吲哚美辛）在体内和体外都引起胎儿动脉导管闭合 • 这种闭合效应在妊娠 30 周后最为显著
	卵圆孔早闭	• 较为罕见
	室上性心动过速（SVT）	• 长时间心率 >200 次 /min 时与水肿相关 • 先天性心脏病与 SVT 的相关性为 5%~10%
	心房扑动	• 心房率 300~500 次 /min

续表

心血管异常	特异性诊断	关键点
	缓慢性心律失常或先天性心脏传导阻滞（CHB）	• 免疫介导的 CHB（母体 SS-A 和 SS-B 抗体）可导致永久性心脏损伤
		• 先天性心脏缺陷可与 CHB 相关
		• 合并 CHB 的心脏畸形包括：左房异构，TGA，ASD，肺动脉闭锁，肺静脉异常引流，右心室双出口，房室不协调，右房室连接缺失，心室双入口，右房异构，肺动脉狭窄
	心脏横纹肌瘤	• 60%~80% 的胎儿心内肿瘤是由横纹肌瘤引起
		• 60%~95% 的横纹肌瘤继发于结节性硬化症（AD 遗传，新发突变率高）
		• 有壁内心脏肿瘤的胎儿患心律失常和 WPW 综合征的风险增加
	心包内畸胎瘤，纤维瘤，肌瘤	• 患有壁内心脏肿瘤的胎儿患心律失常和 WPW 综合征的风险增加

注：AD，常染色体显性遗传；TTTS，双胎输血综合征；WPW，Wolf-Parkinson-White。

对于心脏结构异常，右心超负荷引起右房压力过高，如左心梗阻性病变、左心发育不良综合征，静脉导管早闭或受限及肺动脉闭锁和三尖瓣闭锁等右心梗阻性病变，均可导致胎儿水肿。引起右房超负荷的非梗阻性病变，如房室管缺陷也可导致胎儿水肿。

除心脏结构异常外，胎儿快速性心律失常也是引起胎儿水肿的第二常见心血管系统异常。针对该病因，已有基于循证证据的干预方案。缓慢性心律失常较少引起胎儿水肿，且不易治疗[5]。

心内肿瘤较为罕见，以心脏横纹肌瘤最为多见，其原因是肿瘤阻塞心脏血流或引起心律失常而导致胎儿水肿[6]。心脏横纹肌瘤是结节性硬化症的胎儿期常见表现（常染色体显性遗传），当产前发现该超声异常时，需注意家族史询问及夫妻双方的评估（详见第 37 章）。

染色体异常

染色体异常是引起胎儿水肿的常见原因之一。据两项系统综述，染色体异常占水肿病因的 13%（纳入 1979—2013 年文献）[2,7]。但这两项综述中染色体异常占胎儿水肿病因的比例跨度较大（为 0~77%）。因为未阐述 NIHF 所有病因而没有被上述两项系统综述引用的其他文献中，染色体异常病因的占比 20%~80%[8-10]。Bellini 及同事报道的染色体异常病因占比较低，可能与很难对染色体异常和胎儿水肿病例进行正确分类有关。由于部分胎儿水肿继发于心脏异常，因而这些病例可能归为染色体异常或心脏畸形。心脏结构异常是 21- 三体、18- 三体和 13- 三体的常见表现。

另一个影响染色体异常比例的原因可能为相关研究是否纳入或排除了水肿伴 CH 的胎儿。胎儿水肿的队列研究报道了染色体异常的发病率，并将胎儿水肿伴 CH 病例和仅有胎儿水肿的病例分别报道，发现前者更高（55% vs 20%~25%）[8,9]，最常见的染色体异常为 Turner 综合征和 21- 三体，其他染色体异常包括 18- 三体、13- 三体和染色体结构异常。

在评估染色体异常的风险时，需要考虑到的因素还包括水肿出现的孕周以及孕妇种族。一项针对东南亚裔人群纳入 100 例胎儿水肿的综述发现染色体异常的发生率较低（8%），而血红蛋白 Bart 病（α- 地中海贫血胎儿水肿）占水肿病因的 22%[11]。此项研究还比较了伴有或不伴有染色体异常的水肿病例的平均诊断孕周，发现前者发生孕周更早（平均为 18 周），较不伴染色体异常者提早 10 周。

另一项队列研究也支持不同病因下水肿首发孕周不同这一观点，对于 24 周前出现的胎儿水肿，染色体异常占有较高的比例（32%[12] 和 45%[13]）。然而，即使胎儿水肿发生在孕晚期且中孕期超声是正常的，也可能与染色体异常相关。一项包含 214 例胎儿水肿的研究报道了 4 例在孕 29~33 周表现出一过性骨髓造血异常（1.9%）的 21- 三体病例[14]。另有 79 例经产前诊断的 21- 三体的回顾性研究发现，11 例表现出胎儿水肿，其中 3 例于中晚孕期伴发肝大和骨髓增生异常[15]。当胎儿血液中发现母细胞和白细胞计数升高时，可怀疑为一过性骨髓增生性疾病。

血液系统疾病

胎儿贫血病因多样，是胎儿水肿的常见表现，包括血型不合同种异体免疫疾病（IHF）、感染（后续讨论）、胎儿出血（胎母输血）、TTTS 中供血儿和胎儿遗传性血液系统疾病，α- 地中海贫血最为常见。可引起胎儿贫血的其他少见遗传疾病见表 36.4。如前所述，骨髓增生性疾病也可导致贫血，如 21- 三体引起的 NIHF。

α- 地中海贫血病在 NIHF 的病因占比差异很大，且取决于队列的种族或地理位置。典型的地中海贫血 α 珠蛋白位点四基因缺失型（--^{SEA}/--^{SEA}），即血红蛋白 Bart 水肿胎，可导致高心排血量心力衰竭和胎儿缺氧。

表 36.4 与 NIHF 相关的遗传性血液系统疾病

疾病	病理生理	基因	遗传模式	参考文献
血红蛋白病：α- 地贫综合征	α 链缺失或异常 α 珠蛋白链引起的溶血	HBA1	常染色体隐性（AR）	Arcasoy and Gallagher[16]
葡萄糖 6- 磷酸酶缺乏症	由于酶缺乏和母亲食用蚕豆或某些药物而引起溶血	G6PD	X- 连锁隐性	Arcasoy and Gallagher[16]
丙酮酸激酶缺乏症	酶缺乏引起的溶血，导致 ATP 减少	PKLR	AR	Arcasoy and Gallagher[16]
葡萄糖磷酸异构酶缺乏症	酶缺乏引起的溶血，导致 ATP 减少	GPI	AR	Arcasoy and Gallagher[16]
遗传性球形红细胞症	红细胞膜骨架异常引起的溶血	SPTB	胎儿形式 AR 导致水肿 杂合子携带者表现为产后遗传性球形细胞增多症（常染色体显性，AD）	Gallagher 等[17]
先天性红细胞生成异常性贫血	由于 KLF1 在血红蛋白转换中的关键作用导致的溶血	KLF1	AR	Magor 等[18]
家族性噬红细胞性网状细胞增多症	继发于组织细胞的良性异常增殖的红细胞生成不足，导致多器官衰竭	PRF1, UNC13D	AR	Balta 等[19] Iwatani 等[20] Bechara 等[21]
Diamond-Blackfan 贫血	先天性成红细胞减少	RPS19	AD，新发或遗传	Da Costa 等[22]

由遗传自父母一方的双 α 基因缺失（--^{SEA}/αα）和遗传自另一方的 Hb^{CS}［一种不稳定的血红蛋白变体（Hb^{CS}；HBA2：C.427 T>C）］引起的血红蛋白 H 病所致胎儿水肿较少见。α- 地中海贫血携带者在东南亚裔人群中很常见，这种常染色体隐性遗传病占该人群 NIHF 的 28%~55%。血液

系统疾病在其他人群 NIHF 队列中占比约 10%。

淋巴管发育不良

在过去的 10 年中，越来越多的 NIHF 患者被诊断为淋巴管发育异常（CH 和 NIHF，乳糜胸或乳糜腹和 NIHF）[2]。

如前一节所述,CH 和 NIHF 与染色体异常相关。当已排除染色体异常后,必须考虑到综合征病因,与 CH 相关的综合征中,以 Noonan 综合征最常见,它是由参与 RAS- 丝裂原活化蛋白激酶信号转导(RAS-MAPK 通路基因:PTPN11、KRAS、SOS1、RAF1、MAP2K1、BRAF、SHOC2、NRAS、CBL 和 RII1)的基因突变引起的常染色体显性疾病,其中 PTPN11 基因突变占 50%。2006 年,有研究报道在 CH 伴或不伴有水肿的病例中,16%的病例检测出 PTPN11 基因突变[23]。另一项研究也发现 CH 患者中存在 PTPN11 和 RAF1 突变[24],因此建议所有核型正常的 CH 患者均应考虑 Noonan 综合征相关基因检测。约 85% 的 Noonan 综合征可通过 Noonan 综合征或 RAS 通路病变相关基因 Panel 获得诊断。

当出现 CH 和胎儿水肿时,也应考虑另外两组遗传性疾病:胎儿运动不能畸形序列征(fetal akinesia deformation sequence,FADS)和致死性多发性翼状胬肉综合征(lethal multiple pterygium syndrome,LMPS),这两组疾病均有胎动减少和关节弯曲等表型。一项包含 79 例 FADS 的病例回顾发现,15% 的病例存在胎儿水肿[25]。

FADS 和 LMPS 均存在遗传异质性,且均有部分病例是由神经肌肉接头基因突变引起:LMPS 患者存在 CHRNA1、CHRND 和 CHRNG 的隐性突变,FADS 患者存在 CNTN1、DOK7、RAPSN 和 SYNE1 的隐性突变[26],FADS/LMPS 表型患者中发现约 8.3% 存在 RYR1 的隐性突变[27]。据推测,这些疾病中胎儿运动减少与淋巴流量减少有关,从而导致 CH 和胎儿水肿。随着外显子测序技术应用于 FADS 和 LMPS 病例中,很可能会发现与这些表型相关的更多其他基因。

淋巴发育异常(乳糜胸或乳糜腹)也可出现在妊娠中晚期,可能为染色体异常、遗传综合征或原发性淋巴发育不良的表现。先天性乳糜胸是胎儿期 PE 的最常见类型,60%~70% 的病例会进展为胎儿水肿[28,29]。在 1 项包含 10 例先天性乳糜胸的回顾性病例系列中,1 例诊断为 21- 三体,3 例诊断为 Noonan 综合征[29]。德国一项更大的全国范围的前瞻性流行病学研究报道了 27 例乳糜胸中 1 例为 21- 三体,5 例为 Noonan 综合征[30]。另有回顾性分析 47 例分子诊断为 Noonan 综合征的研究,报道了 5 例患者在产前有胸腔积液且均合并羊水过多,其中 4 例为 PTPN11 基因变异,1 例为 SOS1 基因变异[31]。RAS-MARK 通路的其他基因变异也与胎儿水肿和乳糜胸相关,包括 SHOC2 基因和 CBL 基因[32,33]。尽管 Noonan 综合征是与胎儿水肿和乳糜胸最为相关的疾病,其他 RAS 通路疾病、心 - 面 - 皮肤综合征以及 Costello 综合征也可导致胎儿在产前表现为淋巴管发育不良[34]。

原发性全身淋巴管发育不良(primary generalized lymph dysplasia,GLD)虽少见,也被认为是胎儿水肿的病因。GLD 源于累及内脏的淋巴系统发育异常,淋巴回流障碍可出现于产前或产后[35]。Hennekam 综合征是以四肢、生殖器和面部淋巴水肿、继发面部畸形、肠淋巴管扩张、不同程度智力障碍为特征的常染色体隐性遗传性 GLD 综合征[36],严重时产前可表现为胎儿水肿[36,37]。仅不到 50% 的 Hennekam 患者可发现 CCBE1 基因和 FAT4 基因的隐性突变,说明该疾病在基因层面是异质的,有些基因仍然未知[38]。另一种隐性 GLD 合并较高胎儿水肿发病率,最近有 6 个家系报道 PIEZO1 基因变异,该基因编码一种钙通透的机械激活离子通道,存在各种类型细胞的质膜。该基因变异导致的 NIHF 可表现为宫内死亡,也可表现为新生儿期水肿完全缓解,继而儿童期起病,伴或不伴全身受累的淋巴水肿[39]。近期报道的由常染色体显性 FOXC2 基因突变引起的胎儿水肿和肺淋巴管扩张症的研究显示,患儿父亲和多个家系成员表现为下肢淋巴水肿和不规则睫毛植入(淋巴水肿 - 双行睫综合征),因而对家系的深入分析很重要[40]。原发性先天性淋巴水肿又称 Milroy 病,是由常染色体显性或隐性遗传的 FLT4 基因突变引起,典型表现为先天性下肢慢性肿胀。也有报道发现产前可出现下肢水肿和一过性腹 / 胸腔积液,提示该疾病的表型较为多样[41]。鉴于与淋巴异常相关的基因众多[42],目前认为这些基因的新发变异可能在特发性胎儿水肿中占有相当大的比例。事实上,对 12 例胎儿水肿或水肿的先证者进行 FLT4、FOXC2 和 SOX18 基因测序分析,发现 2 例存在 FLT4 基因变异,1 例 FOXC2 基因变异,尽管上述患者均无淋巴水肿的阳性家族史[43]。

感染

与 NIHF 相关的感染源包括细小病毒 B19（最常见），巨细胞病毒（CMV），单纯疱疹病毒，弓形虫，风疹病毒，梅毒螺旋体以及衣原体[44]。病原体通过影响胎儿骨髓、心肌或血管内皮而导致胎儿水肿，它们占 NIHF 病因的 7%（详见第 42 章）。

胸腔肿块

胸腔肿块占 NIHF 病因的 5%，包括任何通过肿块占位效应导致中心静脉压升高的胸部病变，如先天性肺气道畸形（CPAM，见第 30 章）、膈疝（见第 31 章）、乳糜胸（见淋巴发育不良相关内容）和胸腔内肿瘤（见第 37 章）。

代谢异常

先天性代谢障碍是胎儿水肿的已知病因，由于需要特殊的代谢或基因检测，这些疾病的发生率很可能被低估。Bellini 及同事对胎儿水肿进行系统回顾（包括 1979—2007 年和 2008—2013 年的刊物）发现，先天性代谢障碍占 NIHF 病例的 1.1% 和 1.3%[2,7]。然而，另一项针对溶酶体贮积症（lysosomal storage disease，LSD）的系统评价

（LSD 是导致 NIHF 最常见的一类先天性代谢障碍）报道了 54 个 NIHF 相关回顾性研究和病例系列，只有 15 个（27.8%）进行了 LSD 检测，且不同研究之间检测范围程度不一致。15 篇文献包含 678 例 NIHF 病例，有 35 例（5.2%）诊断为 LSD[45]。在对 LSD 研究最广泛的两项研究中，86 例患者中有 8 例（9.3%）发生 LSD。这表明 LSD 和其他先天性代谢障碍可能在特发性 NIHF 病例中占有很大比例。

至少有 15 种不同的 LSD 可引起 NIHF（表 36.5），以黏多糖症Ⅶ型和Ⅳa 型、Gaucher 病、GM1 神经节苷脂症、唾液酸沉积症、Niemann-Pick 病 C 型 /A 型、半乳糖唾液酸沉积症、婴儿唾液酸贮存障碍和黏脂症Ⅱ型多见。贮积障碍引起胎儿水肿的机制可能包括：器官增大导致静脉血回流受阻、脾功能亢进相关的贫血或浸润贮存细胞导致的红细胞骨髓干细胞减少、肝功能障碍导致的低蛋白血症[46]。

LSD 之外的其他代谢疾病也与 NIHF 相关（表 36.5）。先天性糖基化障碍（CDG）1 型在 NIHF 的多个病例中均有描述，因而建议在原因不明的 NIHF 中应考虑到这一类疾病，尤其是 CDG 1 型的最常见形式 PMM2-CDG[47]。

表 36.5 与非免疫性胎儿水肿相关的溶酶体贮积症和非溶酶体代谢障碍

溶酶体贮积症	酶或蛋白缺陷	基因缺陷
黏多糖贮积症		
MPS Ⅰ	α-L- 艾杜糖苷酸酶	*IDUA*
MPS IVA	N- 乙酰氨基半乳糖 -6- 磺酸酶	*GALNS*
MPS Ⅶ	β- 葡糖苷酸酶	*GUSB*
鞘脂症或寡糖症		
GM1 神经节苷脂贮积症	β- 半乳糖苷酶	*GLB1*
Niemann-Pick A 型	神经鞘磷脂磷酸二酯酶	*SMPD1*
Niemann-Pick C 型	Niemann-Pick C1 蛋白	*NPC1*
	附睾分泌蛋白 E1	*NPC2*
唾液酸贮积症	唾液酸酶 -1	*NEU1*
半乳糖唾液酸贮积症	溶酶体保护蛋白	*CTSA*
Gaucher 病Ⅱ型	葡糖苷酰鞘氨醇酶	*GBA*
Farber 病	酸性神经酰胺酶	*ASAH1*
多种硫酸酯酶缺乏症	硫脂酶修饰因子 1	*SUMF1*

续表

溶酶体贮积症	酶或蛋白缺陷	基因缺陷
溶酶体转运缺陷		
婴儿型唾液酸贮积症	唾液酸转运蛋白	*SLC17A5*
其他		
酸性脂酶缺乏症	溶酶体酸酯酶	*LIPA*
肌脂症Ⅱ型	N-乙酰氨基葡萄糖-1-磷酸转移酶亚基 α/β	*GNPTAB*
糖原贮积病		
Ⅳ型	1,4-α-葡聚糖分支酶	*GBE1*
先天性糖基化障碍		
CDG Ia	磷酸化酶 2	*PMM2*
CDG Ik	壳二糖二磷酸长醇 β-甘露糖基转移酶	*ALG1*
CDG Ih	可能的多利希基焦磷酸 Glc1Man9GlcNAc2α-1,3-葡萄糖基转移酶	*ALG8*
CDG Ig	Dol-P-Man：Man（7）GlcNAc（2）-PP-Dol α-1,6-甘露糖基转移酶	*ALG12*
过氧化物酶病		
Zellweger 综合征	过氧化物酶体生物发生因子 1	*PEX1*
脂肪酸氧化缺陷		
长链羟基酰基辅酶 a 脱氢酶缺乏	羟脂酰 CoA 脱氢酶	*HADHA*
原发性肉碱缺乏症	溶质载体家族 22 成员 5	*SLC22A5*
胆固醇生物合成缺陷		
Smith-Lemli-Opitz 综合征	7-脱氢胆固醇还原酶	*DHCR7*
Greenber 综合征：水肿-异位钙化蛀食性骨发育不良	Lamin-B 受体	*LBR*
Conradi Hünnerm-点状软骨发育不良	3-β-羟基甾体-δ（8）,δ（7）-异构酶	*EBP*
其他		
富马酶缺乏症	富马酸水合酶,线粒体	*FH*
转醛醇酶缺乏症	转醛醇酶	*TALDO1*
S-腺苷同型半胱氨酸水解酶缺乏症	腺苷高半胱氨酸	*AHCY*

其他遗传异常

在前文中已讨论了多种与 NIHF 相关的遗传学异常和遗传综合征。骨骼系统发育异常代表了另一组可导致 NIHF 的遗传障碍。一些少见的骨骼发育不良除表现为严重的肋骨短小、胸廓狭小外,还可表现为 CH 或胎儿水肿。表 36.6 回顾了与 NIHF 相关的常见骨骼系统发育异常,由于部分为常染色体隐性遗传,也有部分为显性基因的新发突变,因而对骨骼系统异常具体类型的特异性诊断非常重要(详见第 34 章)。

表 36.6　与 NIHF 相关的骨骼系统异常[48]

疾病及发生率	出现孕周	超声表现	基因	遗传模式
软骨发育不全 1A,1B 及 2 型 发生率 1/40 000	11~16 周	不同类型之间存在超声表现重叠 CH 或水肿;长骨短;胸廓狭小; 短肋;椎体未骨化;1A 型颅骨钙 化不全	1A: TRIP11 1B: DTDST 2 型: COL2A1	AR AR AD,新发突变
Caffey 病,严重 致死:罕见	14~20 周	水肿 长骨和肋骨皮质骨质增生,导致 四肢弯曲短小,胸部狭窄	未知	AR
Desbuquois 发育 不良,罕见	20 周	水肿 小下颌,上睑下垂,肢根部短小 明显,胸廓狭小,腭裂,大关节 脱位 可能伴发异常:CHD,脐膨出	CANT1	AR
Greenber 发育不 良:水肿 - 异位钙 化蛀食性骨发育 不良:极为罕见	17 周	CH,水肿 严重的微空洞、颅顶骨化不良、 长骨轮廓异常、骨内不规则低回 声区和高回声区。椎体扁平,椎 体不规则高回声,胸廓小,短肋 可能存在轴后多指	LBR	AR
短肋多指 1 型和 3 型:罕见	1 型:12~14 周 3 型:中晚孕期	CH 和水肿 1 型:明显短肢;手或足多指 / 趾 畸形;胸廓狭小,水平肋和腹部 突出;偶见腓骨缺失 伴发异常:CHD,肾脏发育不良, 肾囊肿,肛门闭锁,生殖器难辨 3 型:表现类似,但表型相对轻, 较少发生伴发异常	DYNC2H1	AR
短肋多指 2 型: 较少见	12~14 周	水肿 明显短肢;手 / 足多指 / 趾;胸廓 狭小,水平肋,腹部突出 伴发异常:中线唇裂,腭裂,肾发 育不良,肾囊肿,生殖器难辨,小 脑和大脑异常	NEK1 NEK1 及 DYNC2H1	AR 双基因突变
致死性骨发育 不良;发病率 1/(20 000~50 000)	12~18 周	NT 增厚,偶伴水肿 Ⅰ型:短而弯曲的股骨,颅骨偶呈 三叶草形 Ⅱ型:股骨长且直,颅骨呈三叶 草形 均有短肋、胸廓狭小、三叉戟手 伴发异常:脑室增宽,CHD,肾脏 异常	FGFR3	AD,新发突变

注:AR,常染色体隐性;AD,常染色体显性;CHD,先天性心脏病。

其他少见病因

胃肠道畸形、泌尿道畸形以及胸腔外肿瘤也是少部分引起 NIHF 的病因之一（表 36.2）。

特发性

若未发现能解释水肿的病因时，则归为特发性（约占 18%）。如先天性代谢障碍部分描述，特发性病例在各研究系列中的百分比各不相同，这取决于不同研究的病因学调查流程。随着全外显子测序成为 NIHF 产前、产后、病死后中更重要的检查组成部分，特发性病例的百分比可能会有所下降。

临床评估

2015 年，母胎医学协会（SMFM）公布了 NIHF 的临床指南[49]，该指南提出的建议仍然有效。然而，鉴于 NGS 技术（基因芯片或全外显子组）在单基因疾病检测方面取得的进展，当完成其他病因分析之后仍未找到胎儿水肿的原因时，必须考虑到上述方法在 NIHF 中的应用。

临床病史

对水肿胎儿的评估应从详细的临床病史入手，包括产妇年龄、目前及既往产科病史、用药史（处方及非处方）、感染暴露史、父母血型、单基因携带者筛查、非整倍体筛查、种族、患者及伴侣双方的家族史等，用以评估血缘关系、遗传情况、死胎史、复发性流产史和合并出生缺陷的新生儿。

胎儿评估

影像学技术　实时胎儿超声、胎儿血管血流多普勒、胎儿超声心动图和超快速胎儿磁共振成像是评估胎儿水肿程度、心血管状态以及鉴别潜在病因的常用影像学技术。水肿仅为一种临床征象，重点在于明确引起水肿的具体原因。影像学技术也是胎儿监护的重要工具。

胎儿水肿时，应行产科超声和胎儿超声心动图的紧急评估：

- 详细的产科超声检查，以评估胎儿体重、羊水指数、生物物理评分、积液的部位和量、胎儿结构评估、胎盘厚度测量以及胎儿静脉和动脉循环的多普勒评估，如大脑中动脉、静脉导管和脐动脉。
- 胎儿超声心动图评估：除心功能评估外，需评估胎儿是否存在心脏结构缺损和心律失常。
- 其他测量：心胸比（CTR）（定义为心脏舒张期面积除以胎儿胸廓标准轴位图像中的胸廓面积）、以胎儿体重为指标的心室输出（CVOi）（CVOi= 速度时间积分 × 心率 × 左右心室流出半月瓣面积）和心血管评分（CVPS）。CVPS 是通过计算胎儿水肿程度、心脏大小、心功能及经脐血管和静脉导管的动、静脉多普勒血流共 5 个参数来计算心脏功能和多普勒测速的临床工具[50]。

一项包含 220 例胎儿水肿的研究中，Hartge 及同事[51]分析了不同病因下胎儿水肿超声诊断时积液的分布和出现孕周（表 36.7）。CH 伴皮肤水肿是胎儿非整倍体异常的强指标。先天性心脏病时，全身皮肤水肿和腹水是心力衰竭的常见征象。B19 病毒感染后较多见的表现是胎儿心包积液。Whybra 及同事[52]的研究发现当水肿病因不明时，应考虑到 LSD。

表 36.7　不同病因和发病孕周的胎儿体腔积液的分布状况

水肿病因（ n=220） 发病孕周 早 / 中 / 晚孕	腹腔积液 /%	胸腔积液 /%	心包积液 /%	皮肤水肿 /%	颈部水囊瘤 /%
非整倍体（n=85） 44/31/10	40	35.3	9.4	69.4	51.8
CHD（n=32） 5/18/9	68.8	31.3	12.5	78.1	12.5
SD（n=13） 5/5/3	69.2	15.4	30.8	76.9	15.4

续表

水肿病因（n=220）发病孕周 早/中/晚孕	腹腔积液/%	胸腔积液/%	心包积液/%	皮肤水肿/%	颈部水囊瘤/%
PV B19（n=9）2/7/0	66.7	44.5	66.7	55.6	11.2
免疫性 HF（n=2）0/2/0	<1	0	<1	<1	0
特发性（n=54）17/24/13	64.8	48.1	9.3	81.5	7.4
其他（n=25）8/15/2	56	64	36	68	24

注：CHD,先天性心脏病；HF,胎儿水肿；PV B19,细小病毒 B19；SD,骨骼发育不良。

潜在病因的检测　通过分析病史和胎儿影像学表现有助于指导病因学评估。已有多篇文献讨论了胎儿水肿的病因排查过程[49,53-56]。评估和诊断过程概述如下：

第一步：母体血液检查（紧急）

- 全血细胞计数（CBC）
- Kleihauer-Betke 试验，ABO 血型和抗原鉴定，间接抗球蛋白试验（抗体状态）
- 梅毒、细小病毒、弓形体、巨细胞病毒和风疹病毒
- 肝功能检查，尿酸和凝血检查（若怀疑镜像综合征，见下一节）
- SS-A、SS-B 抗体（如存在胎儿心动过缓）
- 依据母亲的种族：如果 CBC 提示红细胞体积小于 80 fL，建议做 α- 地中海贫血的相关检测。高危人群中也应考虑到葡萄糖 -6- 磷酸脱氢酶缺乏症的筛查。

第二步：介入性产前诊断

- 羊水穿刺：（由于胎儿水肿通常在 15 周之后诊断）
- 染色体分析：FISH 非整倍体快速筛查；若定量荧光聚合酶链反应（QF-PCR）阴性时，进行染色体微阵列（CMA）分析；若无法行 CMA，必要时提供核型分析。
- 当其他检测无阳性发现时，提供 NGS，如基因包或全外显子测序。
- DNA 库
- 感染相关检测：CMV-PCR，细小病毒 B19-PCR，弓形体 -PCR

- 若无法行 NGS，也可考虑行溶酶体贮积病的糖胺聚糖和酶学分析[57]
- 脐带穿刺：获取胎儿血样（依照鉴别诊断视情况而定）
  - CBC，白细胞计数，血小板
  - 直接抗球蛋白试验，血型鉴定
  - CMV-PCR，B19-PCR，弓形体 -PCR
  - 肝功能检测，蛋白，白蛋白，血红蛋白电泳
- 胎儿体腔抽液
  - 淋巴细胞计数（胸腔积液）
  - 蛋白、白蛋白和肌酐（腹水）
  - CMV-PCR，病毒及细菌培养

超声引导下羊膜腔穿刺术和脐带穿刺术是研究胎儿水肿的重要侵入性技术。首选何种技术取决于水肿出现的具体孕周、是否存在贫血以及是否考虑宫内输血（IUT）（羊膜腔穿刺术可从妊娠 15 周至足月进行，但脐带穿刺术只能从妊娠 18 周至足月进行）。当 11~14 周出现胎儿水肿时，可行绒毛活检术。在任何侵入性诊断程序之前，需获得父母的知情同意，与其讨论侵入性操作对母体及胎儿可能带来的利弊。其好处是可获得特定的诊断、可能的治疗和根据自然病程预测胎儿预后。胎儿水肿的自然妊娠丢失率尚不确定，侵入性操作可能会增加胎儿丢失的风险。在胎儿水肿的队列中，缺乏具体的操作后胎儿丢失率数据，所引用的循证风险率是来自各种指征下介入性产前诊断的胎儿队列，在介入性检测前，应进行生殖遗传咨询，以确保父母对染色体微阵列检测、基因包或全外显子测序的知情同意。患者及其伴

侣应了解各种检测可能发现的致病变异带来的益处，也应了解临床意义不明的变异或其他偶然发现对胎儿、父母一方和其他家庭成员所带来的风险。

母体镜像综合征和其他产科并发症的评估

在发现胎儿水肿后，评估和随访的过程中需要注意母体镜像综合征（mirror syndrome），即与胎儿水肿有关的母体水肿[58]。1956—2009 年的系统综述表明，镜像综合征与 IHF 和 NIHF 均有关，可由多种病因引起，包括 TTTS、病毒感染、胎儿结构异常、心律失常、贫血、遗传代谢障碍和胎儿或胎盘肿瘤等[58]，但该综述未对胎儿水肿中镜像综合征的发生率进行预测。一项对 35 例单胎妊娠合并胎儿水肿的回顾性研究发现 10 例（29%）发生了镜像综合征[59]，与不伴镜像综合征者相比，伴有镜像综合征的病例发病孕周较早，且病情更为严重；2 例经胸腔羊膜腔分流术治疗后，胎儿水肿及母体水肿均有改善。另有研究（75 例单胎妊娠，回顾性研究）评估了镜像综合征的发生率，但将其定义为与胎儿水肿相关的子痫前期，在这一定义下，镜像综合征的发生率为 5.3%[60]。鉴于这些风险，存在胎儿水肿时，在继续妊娠的过程中应注意随访母体是否出现体重增加过快、外周水肿、血压升高、蛋白尿和肝功能异常等表现（母体 HELLP 综合征，即溶血、肝酶升高、血小板减少）。

胎儿水肿时可并发羊水过多，这会增加胎位异常、早产、胎膜早破合并胎盘早剥以及绒毛膜羊膜炎的风险。

胎儿治疗

确定 NIHF 可能的病因和诊断后，可考虑或启动宫内治疗以改善胎儿宫内状况。若宫内治疗对母胎带来的风险较高，建议等待水肿病因诊断后再做选择。所有的宫内治疗都需获得父母的知情同意。根据已发表的胎儿水肿队列研究，表 36.8 汇总了不同病因 NIHF 的产前治疗方案，但目前仍缺乏随机对照试验的证据（RCT）。

表 36.8 不同病因下基于证据的胎儿水肿治疗以及队列研究的证据质量（缺乏 RCT）

治疗	水肿病因	证据等级
母体和 / 或胎儿医疗管理		
类似于促胎肺成熟方案的母体糖皮质激素肌内注射（两剂）	CPAM：较大的（增加积液风险）实性或大囊肿	中
	心脏传导阻滞	低
母体口服地高辛	SVT	中
胎儿血管内或腹腔内给药	SVT	中 - 强
超声引导下宫内输血	红细胞同种异体免疫（主要是 RhD）	强
	α- 地中海贫血（血红蛋白 Bart's 病）	低
	细小病毒 B19	中
	TTTS 激光术后 TAPS	中
经皮直视下超声引导下血管激光凝固术	TTTS 受血儿水肿	强
	TRAP 泵血儿水肿	中
	胎盘血管瘤	中
	实性 CPAM 尝试阻断荷瘤血管（使用糖皮质激素后）	低
RFA	TRAP	强
	肺隔离症	强
	骶尾部或纵隔畸胎瘤（依据荷瘤血管粗细）	低
经皮超声引导下猪尾巴管分流	大囊泡型 CPAM（经皮引流和皮质激素使用后）	中
	胸腔积液（胸膜融合术或胸腔羊膜腔分流术）	中

续表

治疗	水肿病因	证据等级
经皮超声引导下猪尾巴管分流	下尿路梗阻:	
	• 后尿道瓣膜	中
	• 尿道狭窄	中
	• 尿道闭锁	低
经皮超声引导下胎儿心脏球囊瓣膜成形术	主动脉狭窄伴左心发育不良综合征,卵圆孔早闭	低
开放性胎儿手术	实性或囊性 CPAM	中
	骶尾部或纵隔畸胎瘤	中
EXIT 分娩	颈部畸胎瘤伴水肿及羊水过多(继发于食管受压)	中
	气道梗阻引起的 CHAOS	中

注:CHAOS,先天性高位气道阻塞;CPAM,先天性肺气道畸形;EXIT,子宫外产时治疗;RFA:射频消融术;SVT,室上性心动过速;TRAP,双胎反向动脉灌注;TTTS,双胎输血综合征;TAPS,贫血 - 多血质序列。

Adzick[61]、Wenstrom 和 Carr[62] 总结了 NIHF 母胎手术的原则、适应证和治疗证据,总结如下(更详细的内容可参见其他章节):

• 胎儿心律失常的抗心律失常药物治疗:胎儿血管内给药或经母体给药(快速性心律失常;房室传导阻滞抗 SS-A/SS-B)。胎儿心律失常和心脏病的最新综述和科学共识明确了相应诊断的定义、发生率、诊断、处理和预后,但未对心脏相关水肿及其治疗给出具体评论[63,64]。

• 免疫性和非免疫性胎儿贫血的宫内输血:2014 年的系统综述回顾了目前 IUT 的适应证和存活率[65]。对于不同适应证(总队列报告数 - 总病例数),RBC 同种异体免疫(40~491)、细小病毒 B19(16~73)和 TTTS(4~13)经宫内输血后的存活率分别为 80.5%~93.5%、66.7%~72.7% 和 75%~76.9%。

• IUT 治疗 α- 地中海贫血已被用于需要终身输血治疗、造血干细胞移植的存活儿童。目前认为由于存在继发于疾病本身的母胎风险较高、成本和伦理等困境,该方案的利弊值得深思,有待商榷,故该治疗方式未得到 SMFM 2015 指南的支持[49]。

IUT 术前知情同意须告知父母 IUT 用于纠正胎儿严重贫血被认为是一种安全性的操作。手术相关急性并发症包括脐带意外引起的胎心率异常(脐带破裂、痉挛、血肿填塞、出血过多)、胎儿容量超负荷或早产。胎儿死亡与贫血导致的胎儿生理受损或手术相关并发症有关。操作相关的胎儿丢失率为 0.9%~4.9%(每次操作),高丢失率与以下因素有关包括:胎儿贫血、手术孕周早、未使用胎儿麻醉、脐带游离段或脐动脉输血、操作者经验不足及胎儿贫血严重。IUT 其他罕见并发症包括胎膜早破和绒毛膜羊膜炎。

IUT 的远期并发症包括由于胎儿长期红细胞生成抑制,导致新生儿需多次输注红细胞。此外,经胎盘 IUT 途径和术后少量胎母出血会导致 19%~26% 的母体出现新的红细胞抗体,可能增加后续交叉配血和再次妊娠输血的难度。

• 胎儿血管分流畸形的经皮激光或射频血管凝固术:基于 RCT 和系统回顾,TTTS Ⅳ期可通过经内镜下胎盘吻合血管激光凝固术或双极脐带凝固术治疗。TTTS Ⅳ期围产儿发病率较高,存活率为 4%~17%。TRAP 的胎儿治疗包括羊水减量术,针对无心畸胎的药物或手术治疗(选择性分娩子宫切开术、脐带阻断术、射频消融术、胎儿内激光消融术)[66-71]。

• 胎儿胸腔积液的单次或多次胸腔穿刺术或经皮胸腔羊膜腔分流术:有文献回顾(表 36.9)了 477 例继续妊娠的病例(排除终止妊娠病例),其中 354 例(74%)合并胎儿水肿,均进行了单侧或双侧 PE 的胸腔羊膜腔分流术。该

表 36.9　胸腔积液的产前经皮分流术

文献	病例数 /n	水肿例数 /n	合并水肿的存活率	不合并水肿的存活率
Rodeck 等[72]	8	5	3/5（60%）；2 例 NND	3/3（100%）
Nicolaides and Azar[73]	44	28	14/28（50%）；2 例 IUD，12 例 NND	15/16（94%）
Bernaschek 等[74]	8	8	3/8；4 例 IUFD，1 例 NND	NA
Picone 等[75]	47	47	31/47（66%）；9 例 IUD，7 例 NND	NA
Smith 等[76]	21	16	7/16（44%）；7 例 IUD，2 例 NND	3/5（60%）
Rustico 等[77]	51	41	25/41（61%）；5 例 IUD，11 例 NND	9/10（90%）
Yinon 等[78]	88	59	缓解：20/28（71.4%）；8 例 NND 未缓解：11/31（35.5%）10 例 IUD，10 例 NND	21/29（72%）
Caserio 等[79]	6	4	2/4（50%）；2 例 NND	2/2（100%）
Walsh 等[80]	15	5	3/5（60%）；1 例 IUD，1 例 NND	5/10（50%）
Takahashi 等[81]	24	17	12/17（71%）	7/7（100%）
Pellegrinelli 等[82]	25	18	8/18（44%）	6/7（86%）
Peterson 等[83]	6	3	1/3（33%）；1 例 IUD，1 例 NND	3/3（100%）
Miyoshi[84]	15	11	5/11（46%）	4/4（100%）
White 等[85]	5ᵃ	5	缓解：5/5（100%）	NA
Derderian 等[86]	17	16	9/16（56%）	1/1（100%）
Nowakowska 等[87]	2	0	NA	2/2（100%）
Peranteau 等[88]	35	21	缓解：10/15（67%） 未缓解：0/6（0%）	11/14（79%）
Jeong 等[89]	65	50	缓解：25/29（86.2%） 未缓解：10/21（47.6%）	14/15（93%）
总计	482	354/477（74%）	204/354（58%）	106/128（83%）

注：a. Seldinger-based 经皮方法。

IUD，宫内死胎；NA，无数据；NND，新生儿死亡。

研究采用了 Rocket、Cook 及 double-basket 等多种导管和技术。胸腔羊膜腔分流术后，胸腔积液伴胎儿水肿的总体存活率为 58%（33%~100%），不伴胎儿水肿的存活率为 83%（50%~100%）。

- 开放性胎儿手术：开放性胎儿手术的指征包括孕 30 周前的 CPAM、纵隔和骶尾部畸胎瘤（SCT），先天性高位气道梗阻综合征伴进展或显著的胎儿水肿。Adzick 报道了 24 例以巨大多囊泡性或实性为主的 CPAM 在孕 21~31 周行胎儿肺叶切除[90]。随访 1~16 年，共 13 例健康存活儿，13 例存活胎儿在切除术后 1~2 周胎

儿水肿缓解，术后 3 周纵隔回移至中线，胎儿宫内肺部生长良好；所有存活儿中神经发育均正常。

- 利用 SCT 分诊流程，存在高心排血量和孕周小于 32 周时，孤立性 SCT 实施开放性胎儿手术行宫内 SCT 切除。实践要点包括：大多数产前诊断的先天异常胎儿可在合适的中心行母婴转运获得治疗、计划分娩和产后治疗。胎儿手术目前仅保留给预后极差的少数患者[91]，Roybal 验证了这种平衡母体风险与胎儿、新生儿利益的严格方法，与孕 27~32 周接受早期手术的高危 SCT 病例相关[92]。

预后及再发风险的咨询

NIHF 的自然病程、预后以及能否治疗完全取决于潜在的病因和是否存在针对潜在病因的治疗手段。诊断孕周较早与胎儿及婴幼儿死亡率增加有关，不过这是因为很大一部分胎儿水肿合并染色体异常的病例在孕 26 周前诊断[93]。不同病因下 NIHF 的结局对于指导夫妻双方的妊娠选择及新生儿救治态度至关重要。对 1979—2009 年发表的研究进行回顾性分析（36 项研究，2 453 例 NIHF），NIHF 胎儿及婴幼儿总体死亡率为 80%，NIHF 活产儿死亡率为 49%[94]。在 1998—2009 年发表的研究子集中，NIHF 的整体预后仍然较差，NIHF 胎儿及婴幼儿死亡率为 72%，活产儿死亡率为 47%。排除病例数较少的一些病因后，根据 Randenberg 报道回顾的 1979—2009 年的文献，不同病因下胎儿及婴幼儿死亡率、活产儿死亡率详见表 36.10。尽管 NIHF 中较多病因的死亡率非常高，但也有部分病因的预后相对较好，如先天性淋巴异常或胎儿心律失常所致的 NIHF[94]。

当 NIHF 病因明确后，常用超声检查和超声心动图来预测结局和明确病因后指导处理。Kim 及同事已发表用于评估 NIHF 严重程度的超声评分工具，以预测围产儿死亡率[95]。他们通过胎儿异常体腔积液的部位进行评分（皮肤水肿、心包积液、胸腔积液、腹腔积液各评 1 分，无体腔积液时评 0 分），统计异常体腔积液的数量，并用于 NIHF 的超声严重程度评分（USNIH）。该队列中围产儿死亡率为 47%（20/43），围产儿死亡组与存活组的 USNIH 评分差异显著（≥3 分为 67%，=2 分为 13%；$P<0.005$）。即使对混杂变量进行调整，并考虑到特发性或病因未知的 NIHF，这一显著差异仍存在。该工具可能对 NIHF 咨询和早期分诊有用。另有两项研究基于受累体腔的数量报道新生儿存活率，提出了相似的发现[96,97]。但也有研究持不同观点，一项较大样本量纳入 167 例在胎儿治疗中心随访的研究发现，NIHF 的整体死亡率为 56%（25%~100%，取决于病因学），且异常体腔积液的绝对数量与死亡率无相关性：两个体腔受累的死亡率为 46%，≥3 个体腔受累的死亡率为 42%，这提示体液的增加并不能一定意味着疾病处于更严重的状态[55]。在该研究中，常见病因如 CPAM、原发性胸腔积液和贫血患儿的生存率最高（50%~55%），SCT 患儿的生存率最低（10%）。无论何种病因，无论胎儿水肿缓解与否，分娩孕周较晚均与存活率较高相关，当胎儿水肿存在治疗手段时，患儿的存活率也有所提高（如前所述）。最后，该研究表明心胸比（CTR）可将患儿区分为两类：心脏增大者（SCT、贫血、心脏病和 TTTS）和无心脏增大者（原发性胸腔积液、先天性膈疝、CHAOS 和 CPAM）。CTR 增大且心血管评分（CVPS）较高时，生存率较高；CTR 正常时 CPVS 不能用于预测胎儿的生存率。

由于研究样本量较小且缺乏远期预后的相关结局，目前对 NIH 存活儿结局的研究尚有限。一项包含 28 例不同病因的 NIHF 存活儿队列，随

表 36.10　Randenberg 回顾了 1979—2009 年发表的研究，NIHF 胎儿及婴幼儿总体死亡率和活产儿死亡率[93]

病因	报道的研究 /n	妊娠例数 /n	胎儿及婴幼儿死亡率 /%	报道的研究 /n	活产例数 /n	活产儿死亡率 /%
染色体	19	280	98	18	72	58
遗传	15	72	92	13	33	61
血液系统	11	101	88	11	49	57
淋巴系统	14	192	66	17	139	24
心血管系统						
先心病	22	181	92	24	168	61
心律失常	19	101	39	22	118	26
感染	20	94	68	23	82	37
胎盘	16	78	71	17	118	51
特发性	23	295	77	28	323	51

访至出生后 1~84 个月（平均 29 个月）发现 39%（11 例）的患儿存在不同程度的并发症，轻症者如喂养困难和快速性心律失常等，重症者如神经发育迟缓（占 11%）[44]。此 NIHF 队列中，9 例为细小病毒感染。大多数病因由于活产数太少而无法依据病因来分析结局。然而，值得注意的是，8 例 NIHF 活产儿为细小病毒感染，其中 1 例失访，其余 7 例均发育正常；另有 8 例胸腔积液的活产儿，其中 2 例在新生儿时期死亡，3 例婴儿期失访，其余 3 例发育正常。另一项存活至产后 1 年的 33 例 NIHF 的研究发现，除 5 例 21- 三体综合征外，其余 28 例中仅 15 例婴儿期发育正常（53%）[98]。这两项研究的结果存在显著差异，基于有限的研究数据，且大部分潜在病因将影响小样本队列的病例组成以及可能影响预后，故而与父母进行神经系统长期预后的咨询需谨慎。

临床咨询时需与父母探讨再次妊娠的复发风险，该风险完全取决于胎儿水肿的潜在病因。由肿瘤引起的 NIHF 复发风险极低；由孤立性结构异常引起的 NIHF（如心脏缺陷）的再发风险为 3%~5%；非整倍体异常导致的 NIHF 再发风险为 1%~2%。然而，当 NIHF 由 AR 代谢病或遗传综合征引起时，再发风险可高达 25%。在一些病例中，当夫妻之一是表型轻微的显性遗传突变者时，再发风险可高达 50%，这充分说明咨询以及产前、出生后或尸检明确诊断的重要性。胎儿水肿仅仅为一个临床表现，不能向父母提供准确复发风险的咨询，明确胎儿水肿的潜在病因尤为重要。对于特发性的 NIHF，由于外显子测序技术在 NIHF 中的逐步应用，一些"特发性 NIHF"已证实为遗传病所导致，因而在临床咨询中需与父母讨论可能的隐性疾病所存在的复发风险。再次妊娠是否需要产前诊断取决于是否明确胎儿水肿病因。当病因未明时，建议在妊娠 12、16、20、24 和 28 周时进行超声检查。

结论

水肿胎儿是许多疾病的终末期表现，一经超声诊断，需紧急进行逐一排查以尽可能明确病因。最好在包含多学科团队（母胎医学、影像学和临床遗传学等专业知识）的三级诊疗中心进行及时评估，评估要注重时效性，在于部分病因可通过宫内治疗改善结局。随着抗 D 免疫球蛋白的使用，免疫性水肿的比例已显著下降。此外，随着生化检测和 NGS 的应用，发现既往定义为"特发性 NIHF"的病例中，单基因病的数量逐渐增多。明确诊断对于妊娠管理、评估预后、复发风险咨询以及再次妊娠产前诊断方案的选择至关重要。

（孙路明　卫星 译　王伟琳 审校）

参考文献和自我测试题见网络增值服务

第 37 章　胎儿肿瘤

THOMAS R. EVERETT, ROSALIND PRATT, COLIN R. BUTLER, RICHARD J. HEWITT, PAOLO DE COPPI AND PRANAV P. PANDYA

本章要点

- 胎儿肿瘤较为罕见,确诊后由具备诊治经验的多学科团队进行管理。
- 磁共振成像是诊断胎儿肿瘤的重要辅助影像检查方法,同时也能指导肿瘤治疗方案。
- 胎儿颈部肿瘤可能导致呼吸道梗阻,在分娩时可能开展产时子宫外手术(EXIT)。
- 对于有失代偿征象的骶尾部畸胎瘤患儿,可进行宫内治疗。
- 多数胎儿肿瘤预后良好。

引言

　　胎儿肿瘤是一组少见的具有异质性的胎儿疾病,可以是良性肿瘤,但若不正确处理可引起胎儿呼吸道梗阻,威胁胎儿生命;也可以是具有占位效应的低度恶性肿瘤;或是罕见的恶性肿瘤。胎儿肿瘤的共同特征是临床上少见且需要产前、产时和产后的多学科团队管理和制订治疗方案。随着产前诊断和评估水平的提高,胎儿肿瘤一经诊断,应由多学科团队(MDT)制订个体化的诊疗和监护方案,以避免胎儿肿瘤导致致命性问题,如未曾预料的呼吸道梗阻、胎儿或新生儿大出血,从而改善临床结局。

颈部肿瘤

概论

　　胎儿颈部肿瘤常在妊娠中期进行系统性胎儿结构筛查时发现,亦可能于妊娠晚期影像学检查时偶然发现,也可能是因超声发现羊水过多和胎儿生长测量大于孕周,转诊后检查发现。妊娠中期发现的胎儿颈部肿瘤通常起源于颈前三角区,为囊实性混合型,其病因与位于颈后三角区的囊性肿瘤以及妊娠早期发现的颈部肿瘤并不相同,详见下文和第 19 章。

　　最常见的两种胎儿颈部肿瘤是淋巴管瘤和畸胎瘤。淋巴管瘤边界清晰,主要为不含血管的薄壁囊肿。淋巴管瘤多位于单侧,但常越过中线生长,虽然淋巴管瘤无侵袭性,但可延伸至纵隔或胸腔,引起呼吸道梗阻(图 37.1)。

　　畸胎瘤存在异质性,可由不同比例的囊实性成分构成(图 37.2),且通常血供丰富。由于缺乏特征性的超声表现,畸胎瘤和淋巴管瘤鉴别困难。如果超声发现瘤体内有钙化区域(或磁共振图像提示脂肪信号),则倾向诊断为畸胎瘤。与胎儿淋巴管瘤一样,胎儿畸胎瘤极少出现侵犯性生长,但可能引起口咽部阻塞和周围结构移位。超声和磁

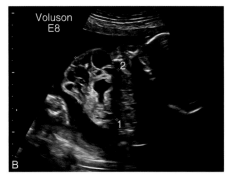

图 37.1　A. 图像显示一例孕 25 周的胎儿淋巴管瘤。病灶呈囊性,薄壁。B. 图像显示一例孕 23 周的胎儿畸胎瘤,病灶呈囊实性混合且肿块较大,为 61.8mm×41.8mm

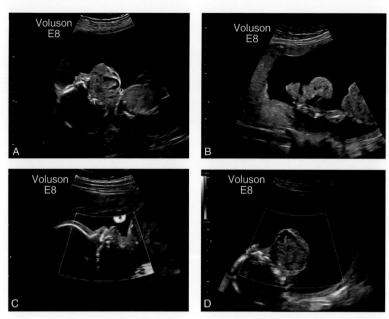

图 37.2 A 和 B. 图像显示一例孕 20 周的胎儿畸胎瘤,肿块大小为 37.6mm×37mm。图像显示了肿瘤与鼻、嘴、颈部和胸部的位置关系。C. 图像显示一例孕 32 周的胎儿畸胎瘤。多普勒超声有助于识别气道位置。超声下见气管内液体流动有助于提示气道通畅,但此征象并非确诊。D. 血供丰富的畸胎瘤。多普勒超声可用于评估病灶的血供及其内部的血流信号

共振成像可探及由于畸胎瘤压迫引起的颅骨和颅底骨质破坏。应注意鉴别颈部畸胎瘤和上颌部畸胎瘤。后者是一种罕见的畸胎瘤,起源于蝶骨基底部附近的上腭 - 咽部区域(Rathke 囊),肿块朝口腔生长。由于上颌部肿瘤病灶部位特殊,且可能侵犯颅底和脑组织,因此预后较差。

鉴别诊断

颈部囊性肿瘤需和下列疾病进行鉴别。如果肿块位于颈后区域,首先考虑广泛的颈部皮肤水肿。应行超声检查仔细评估头颅和脑结构,以排除脑膨出或颈部脊膜膨出。如果肿块位于颈前区域,首先考虑畸胎瘤。甲状腺发育异常如甲状腺肿瘤和甲状腺肿大也可表现为颈前肿块。囊性结构为主的颈前肿块则可能是甲状腺囊肿、鳃裂囊肿或甲状腺舌管囊肿。

囊性淋巴管瘤

在胚胎学上,淋巴系统的发育晚于血管的发育。目前最为公认的淋巴系统发育模式是在一个多世纪前提出的。该理论认为原始淋巴管以出芽形式起源于静脉系统,随后进一步向外生长。两个主要的淋巴囊位于锁骨下静脉和前主静脉的交界附近,并向头部、颈部、手臂和胸部发出毛细淋巴管。在颈部靠近主淋巴链附近,如果颈部淋巴囊无法汇入正在发育的淋巴系统,可导致原始淋巴囊出芽异常、淋巴液积聚和淋巴管瘤形成[1,4]。

水囊瘤和淋巴管瘤是同义词,都用于描述淋巴管扩张形成的先天性畸形,尤其是颈部的淋巴管畸形。淋巴管瘤也可能起源于其他部位,如胸腔、纵隔或腋窝,也可延伸至这些部位。在少数情况下,淋巴管瘤也可位于胎儿肢体和腹壁。

在妊娠早期,水囊瘤用于描述明显增厚的胎儿颈项透明层,其内常有分隔(见第 19 章)。此类病例中染色体非整倍体异常风险较高,尤其是 X 单体(Turner 综合征),18- 三体和 21- 三体[5]。即便未检测到染色体非整倍体异常,产前诊断可能无法明确的其他胎儿遗传学异常发生率也较高。随着芯片技术的应用和 Noonan 综合征靶向检测技术的提高(产前检出率 >80%)[6],这些胎儿遗传学异常的产前检出率逐渐提高[7]。对此类病例,在妊娠早期应进行包括胎儿心脏在内的详细结构筛查,并提供进一步检查。如胎儿核型或芯片结果正常,若水囊瘤持续存在,尤其在后期超声检查发现新的胎儿结构异常,应进行遗传咨询。

如果孕妇及其家属拒绝行产前检查,需在新生儿期进行详细评估。

胎儿颈项透明层增厚也可能与心脏异常有关,部分病例中可发现胎儿其他部位如胸腔、腹腔积液和全身皮肤水肿,称为胎儿水肿。若出现胎儿水肿,除上述检查外,还需排查其他病因,包括红细胞同种免疫造成的免疫性胎儿水肿,或非免疫性病因,包括病毒感染和代谢性疾病(见第36章)。如果妊娠早期胎儿水肿持续存在,妊娠结局很差,胎儿宫内死亡率较高。

妊娠早期发现的水囊瘤,如果经过详细的检查并排除遗传学异常,尤其是水囊瘤消退的病例,一般预后较好。妊娠中期出现的颈部囊性肿块,其病因与妊娠早期出现的颈部肿块有所不同(表37.1),一般预后较好,但如果合并胎儿水肿或全身水肿,则预后较差。

表 37.1　胎儿颈部肿瘤的鉴别诊断

诊断	超声表现	发生率	临床结局
颈部淋巴管瘤	界限分明或弥漫性囊性肿块,位于单侧,常起自颈部、口腔底部或舌底部	活产中发生率 1/1 775[2]	可引起复杂的气道梗阻;转诊至 ENT,可考虑行 EXIT;早孕期出现者常伴染色体异常
颈部畸胎瘤	瘤体可能极大,通常为实性,伴部分囊性结构,边界清晰;内部可有钙化,位于颈前部;女:男发生率为 3:1	活产中发生率为 1/40 000[3]	可引起复杂的气道梗阻;转诊至 ENT,可考虑行 EXIT
血管瘤	典型病例位于颈部后外侧,边界清,实性,伴低速血流信号	罕见	可能伴脑皮质异常,建议脑部 MRI 检查,可能是 PHACES 综合征的表现之一
颈部胸腺囊肿	通常多房,也可单房,常位于左侧,导致颈动脉和颈静脉分离	罕见	
先天性甲状腺肿	对称性甲状腺肿大;与孕妇使用丙硫氧嘧啶(治疗 Graves 病)和母体甲状腺刺激阻断性抗体升高相关	罕见	一般不会引起呼吸道梗阻,即使发生梗阻,气管插管成功率也较高
鳃裂囊肿	单侧,位于颈部前外侧,单房,壁薄	罕见	未见引起呼吸道梗阻的报道
血管畸形	多房囊性结构,常位于体侧	罕见	
神经母细胞瘤	咽后部,实性肿块,伴或不伴钙化,可延伸至纵隔或颅骨	罕见	

注:ENT,耳、鼻、咽喉头颈外科;EXIT,产时子宫外手术;MRI,磁共振成像;PHACES,后颅窝畸形、血管瘤(haemangiomas)、动脉畸形(arterial anomalies)、心脏缺陷(cardiac defects)、眼部异常(eye abnormalities)和胸骨裂(sternal cleft)。

畸胎瘤

胎儿畸胎瘤是一种罕见的肿瘤,活产中的发生率约 1/40 000。最常见部位是脊柱下段和盆腔(骶尾部畸胎瘤,SCT,下文详细讨论),6% 位于颈部。畸胎瘤通常由来源于三胚层(内胚层、中胚层和外胚层)的细胞构成。虽然畸胎瘤大部分是分化良好的良性肿瘤(>80%),但肿瘤的快速增长和占位效应可引起严重的并发症,主要是气管和食管的梗阻或移位。未成熟畸胎瘤组织分化程度低,浸润和转移的风险上升,但其预后良好,5 年生存率超过 80%[8]。

胎儿畸胎瘤的起源尚未明确,目前公认的假说认为,妊娠的第 4~5 周时,胚胎形成过程中异常的多能干细胞出现分离,形成了具有三个胚层的异常分化组织[1]。

产前管理

对所有类型的颈部肿瘤都应进行三级超声检查和多学科会诊。超声应详细评估肿瘤的部位、大小、囊实性成分、有无钙化灶、血供、是否侵犯周围组织和导致结构移位。应尝试确定肿瘤性质,这对于制订产后治疗方案、并发症和远期预后的咨询具有重要的意义。

超声评估胎儿颈部肿瘤时应常规检查是否存在气管移位或食管梗阻,间接征象如羊水过多、胃泡过小,甚至不可见,可能提示存在上述情况。部分病例可见患儿口咽部明显的液体积聚,提示食管部分梗阻,甚至完全梗阻。超声评估胎儿宫内状态也很重要,其优势在于可以及时发现胎儿心功能不全或水肿,并能定期评估肿块的生长速率和大小。颈部肿块的三维成像价值尚不明确,在妊娠后期肿瘤较大又同时合并羊水过少的情况下,三维成像难度增加。虽然三维超声的临床价值有限,但有助于孕妇及家属理解病情(图 37.3)。

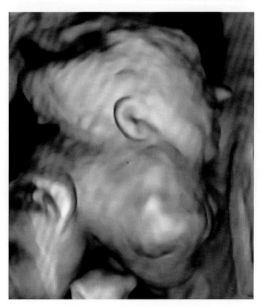

图 37.3　图像示一例孕 31 周的畸胎瘤。三维和四维成像使肿瘤可视化,有助于产前咨询

妊娠 24 周后,应每 2 周进行超声检查,重点评估肿瘤的大小,同时注意肿瘤血供、胎儿颈部仰伸、羊水量以及有无心功能不全的征象。描述胎先露和胎盘位置有助于制订分娩方案。

一旦出现进行性羊水增多和心功能不全征象(包括水肿或多普勒异常),应增加监测频率。尽管羊水减量会增加胎膜早破和早产的风险,但对于重度羊水过多,尤其是出现母体压迫症状时,还是建议行羊水减量治疗。鉴于新生儿气道建立难度较大,计划分娩有助于提高胎儿存活率,因此羊水减量操作应在能施行产时子宫外手术治疗(EXIT)的胎儿医学中心进行,并尽量控制操作次数。

磁共振成像(MRI)　MRI 已广泛地用于产前检查,目前认为胎儿接受强度在 3 特斯拉以下

的 MRI 检查是安全的。磁共振技术的优势在于软组织分辨率高、视野大,可不受孕周限制对胎儿头颈部行联合成像。当超声检查存在局限性时(如羊水过少,胎儿位置不佳或孕妇肥胖),MRI 可提供重要信息。胎儿 MRI 检查的难点在于成像过程中不可预测的胎动,为克服胎动的影响,可通过快速扫描序列获得单幅图像,构成"冻结"胎儿的"运动"图像序列,避免胎儿伪影干扰。多种快速 MRI 扫描序列可获得 T_1 和 T_2 加权图像(取决于硬件制造商),可在 25s 内获得 15~20 张 3mm 图像序列。

MRI 对胎儿颈部肿瘤最常见和最重要的用途是评估气道通畅程度以决定分娩方式(图 37.4)。由于胎儿呼吸道充满液体,T_2 加权图像上为高信号,因此可以通过颈部 3 个正交平面中的成像确定气管走向,有助于确认呼吸道通畅性,也有助于外科医师评估气管切开的最佳路径[9]。

确认呼吸道通畅性后,可以绘制气管走行图并评估移位程度。气管食管移位指数(tracheoesophageal displacement index, TEDI)是指气管食管复合体朝腹侧垂直位移和横向水平位移的距离之和,用于评估气道移位程度[10]。TEDI 评分 >12mm 提示气道病变复杂(100% vs 46%,$P=0.04$)[10](图 37.5)。

除了评估气道通畅性,由于磁共振对软组织成像清晰,T_1、T_2 加权成像的信号差异有助于鉴别病理类型[12,13],因此胎儿 MRI 有助于识别颈部肿瘤的病因[11]。此外,MRI 可判断肿瘤与呼吸道、头部、胸部等颈部其他结构之间的关系[14],有助于评估肿瘤引起的颈部仰伸情况,以决定是否需剖宫产终止妊娠。MRI 还可显示肿瘤累及的组织及其浸润深度,有助于制订外科手术方案[11,14]。报道显示在 83% 的胎儿颈部肿瘤病例中,MRI 发现更多影像信息或推翻了原来的超声诊断[11]。

在 T_2 加权图像中胎儿肺组织可清晰显示,因此 MRI 能有效地评估胎儿肺部发育情况。鉴于胎儿颈部肿瘤可能合并肺组织塌陷、发育不良或过度膨胀,因此通过 MRI 测定肺体积能预测致死性肺发育不良的发生风险[15]。

由于 MRI 图像序列断层厚度大于胎儿气道,通过 MRI 评估气道通畅性难度较大。目前正尝

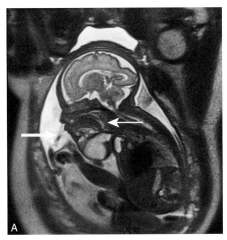

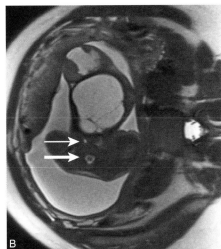

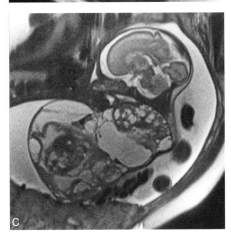

图 37.4　A. 磁共振图像显示一例孕 30 周的淋巴管瘤。淋巴管瘤位于右侧,越过中线延伸至气道前方。气道可见提示气道通畅。注意来自胎儿鼻部的流动伪影(粗箭头),与超声多普勒上的类似表现一样,均提示胎儿气道中有液体流动,提示气道通畅,但并非确诊(细箭头)。B. 磁共振图像显示一例孕 31 周的畸胎瘤。该畸胎瘤起源于颈部左前方。气道可完整显示,提示气道通畅。注意在横断面图像中软组织和气管(细箭头)向颈椎(粗箭头)右侧移位。C. 磁共振图像显示一例孕 29 周的畸胎瘤。虽然鼻腔和鼻咽可清楚显像,但气道其余部分无法显像,因此无法确定气道通畅性

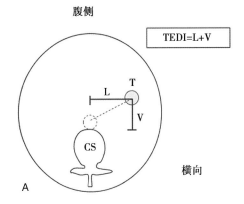

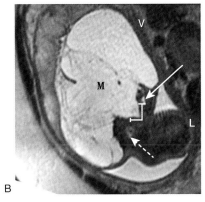

图 37.5　A. 气管食管位移指数(TEDI)的测量。TEDI 定义为在胎儿磁共振成像(MRI)上从气管食管复合体(T)自颈椎(CS)腹侧的横向位移距离(L)和腹侧位移距离(V)的总和。B. 胎儿颈部的磁共振横断面图像显示出巨大肿块(M)和气管食管复合体(细箭头)自颈椎腹侧(粗箭头)的明显移位

试将 3 个正交平面上的二维图像重建为解剖 3D 图像,未来这一技术可提高空间分辨率和诊断水平。虚拟支气管镜导航未来可能用于评估气道通畅性[16]。

预后　若核型正常且心脏结构无殊,水囊瘤胎儿多数预后良好,极少发生宫内死亡[17]。畸胎瘤一般血供较丰富且伴随胎儿心脏负荷增加,其胎儿宫内死亡率相对较高[18]。由于全世界范围内病例有限,目前缺乏宫内不良结局的预测模型。

宫内治疗　宫内治疗的报道较少,包括硬化剂治疗水囊瘤[19,20]和胎儿手术治疗畸胎瘤[21]。对合并水肿的病例,如未达围产期,提前终止妊娠或期待治疗的胎儿死亡率近 100%,虽然宫内治疗对这类胎儿的病情缓解可能有一定的作用,但目前手术例数非常有限,并非常规治疗方法。

一些胎儿医学中心使用胎儿镜检查来评估胎儿呼吸道是否通畅。目前只有两篇宫内手术治疗胎儿颈部肿瘤的文献，1例为宫内使用钇铝石榴石（YAG）激光切除胎儿带蒂的鼻咽部肿瘤[22]；1例为在孕35周时对患有巨大颈部畸胎瘤的经胎儿气管镜插管技术（fetal endoscopic tracheal intubation technique, FETI）引导成功置入气管导管[23]，以确保在择期子宫下段剖宫产娩出胎儿后，可立刻通过导管进行通气支持。

产时管理：EXIT 手术

EXIT 手术是指在分娩时中断胎盘循环前，人工建立胎儿气道。通过维持胎盘循环，以确保胎儿供氧，从而有更多时间安全地建立气道支持。全球首个成功的案例是在 1990 年[24,25]对一例患有上颌寄生胎的胎儿行气管切开术，由此创造了 EXIT 这一术语。该手术起初用于先天性膈疝胎儿经胎儿镜下气管内球囊封堵术（fetoscopic endotracheal balloon occlusion, FETO）后的产时处置（参见第 31 章）[26]。目前，EXIT 手术已被广泛地应用于各种呼吸道异常的胎儿，虽然该手术从子宫下段剖宫产术发展而来，但不等同于剖宫产，EXIT 有其独特的复杂性及母胎风险。

EXIT 手术的适应证是可能引起胎儿呼吸道梗阻、阻碍建立自主呼吸且造成气管插管困难或甚至无法施行气管插管的一系列疾病。病变类型可以是气道外的压迫，如畸胎瘤和淋巴管瘤，也可以是气道内的病变，如喉闭锁、先天性上呼吸道梗阻和胸腔内病变（如先天性胸腔积液）。有时还适用于接受 FETO 手术但分娩前尚未移除球囊的病例。与 EXIT 手术同时进行的操作包括气管内插管、气管切开和气管成形术。

产前预测哪些胎儿会出现复杂性气道病变的难度较大，如果超声和 MRI 难以确定气道通畅，则应考虑进行 EXIT 手术。如果发现胎儿有巨大肿瘤、疑似畸胎瘤，或出现呼吸道梗阻的征象如羊水过多、胃泡过小或缺失，均提示气道阻塞的风险极大。因此，一旦发现上述情况时，应考虑进行 EXIT 手术。如果呼吸道可见但发生显著移位时，TEDI 指数（参见上文）可用于评估是否需行 EXIT，对于非畸胎瘤性肿瘤，TEDI>12mm 提示复杂性气道病变，其敏感度为

100%，特异度为 86%[10]。

但所有案例均应由经验丰富的 MDT 团队逐个评估。根据我们的经验，分娩后颈部肿瘤会突然发生变化，肿瘤血供和体积骤然增大。因此即便产前影像检查提示气道通畅，MDT 团队也应认真商讨采用 EXIT 手术在新生儿分娩初期安全建立气道的可能获益。

MDT 团队应在分娩前制订完善的预案，团队成员包括产科医师、新生儿科医师、麻醉医师（孕妇和新生儿麻醉医师）、小儿耳鼻喉外科医师、放射科医师、手术室团队。另外，在每个案例中患儿家长的意见都非常关键。手术室面积要求较大，可以同时容纳不同团队成员和建立不同专科的工作区。手术开始前所有成员进行手术细节的简报回顾，对术中预计可能出现的并发症预案进行口头预演，同时确认所有抢救设备和药物已准备齐全。理想的分娩时机是尽可能地接近足月，但由于进行性羊水过多，高达 76% 的病例为晚期早产分娩（平均 35 周）[27]。

患儿父母应参与制订分娩预案的 MDT 讨论，也需专门指定一位助产士跟进。产前需详细告知父母患儿病情，包括对新生儿无法建立有效气道及出现其他严重并发症（如重度缺氧或长时间的胎儿心动过缓）的处理预案，必要时需为其提供心理支持。

母体麻醉的目标是提供理想的子宫松弛度，并维持母体适宜血压水平，以提供足够的胎儿灌注。由于挥发性麻醉药可以使子宫松弛，因此 EXIT 手术通常采用吸入性全身麻醉。也有报道采用区域麻醉，但需要静脉加用硝酸甘油（glyceryl trinitrate, GTN）和瑞芬太尼。快速诱导＋全身气管内麻醉＋硬膜外腔术后镇痛是目前的标准麻醉方案[28]。胎儿娩出后，降低挥发性药物的浓度和/或转化为静脉麻醉，使用缩宫素促进子宫收缩。近期，有报道在 EXIT 手术中采用补充静脉麻醉技术（supplement intravenous anaesthesia, SIVA）[29]，该技术利用异丙酚抑制宫缩的作用，减少挥发性麻醉药物用量，因此可以降低麻醉药物对胎儿心肌的抑制作用，尤其适用于不宜长时间使用挥发性麻醉药物孕妇。

子宫切开前，若有大面积的胎盘位于子宫前壁，为避免意外切入胎盘，在子宫切开前应通过术

中无菌超声检查,标记胎盘范围,选择合适的子宫切口。胎儿的头、颈、上半部躯干及右臂一起娩出子宫外(图 37.6),立即在胎儿三角肌内注射芬太尼(10μg/kg)和维库溴铵(0.1mg/kg)。使用无菌探头检测胎儿氧饱和度和心率。提前备好阿托品,由高年资新生儿科医师根据病情决定是否使用。随后使用直接喉镜检查气道,如果检查失败,改用硬性或软性支气管镜检查气道(或两种支气管镜联合使用),并在支气管镜引导下进行气管插管。如果上述操作失败,需要气管切开。气道建立后娩出胎儿,转运到新生儿科进一步评估。如

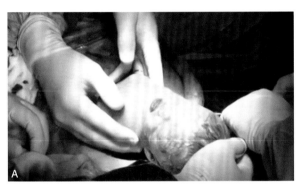

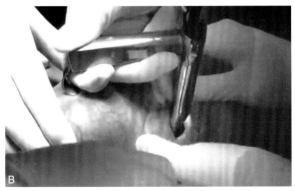

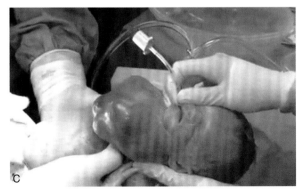

图 37.6 图片显示 EXIT 手术过程。A. 胎儿的头、颈和上身与右臂一起娩出。将芬太尼和维库溴铵(加或不加阿托品)注射入三角肌。B. 通过直接喉镜检查胎儿气道,直视下观察胎儿声带,以确保正确气管插管。C. 娩出胎儿并剪断脐带

发生长时间的胎儿低氧血症、心动过缓或危及母体安全的并发症(出血,低血压),即使未建立气道,也要立即娩出胎儿。

EXIT 手术会增加母体风险,主要是出血和手术时间延长相关的并发症。约 10% 的患者因胎盘早剥、宫缩乏力和切口出血需要输血治疗[28]。

EXIT 操作本身是一项安全有效的技术,提前规划可以降低操作风险。在经验丰富的胎儿医学中心,有计划地 EXIT 手术时建立气道的成功率近 100%。若不行 EXIT 手术,巨大颈部肿瘤的新生儿的死亡率 >50%,而 EXIT 手术可将死亡率降至 10% 以下[17,28,30,31]。

笔者团队回顾性分析过去 5 年中的 7 例 EXIT 手术(1 例先天性高位气道阻塞 CHAOS,6 例颈部肿瘤):2 例胎儿死亡,其中 1 例患有巨大的颈前部畸胎瘤,支气管镜检查瘤体侵犯上呼吸道,无法在直视喉镜引导下插管,虽然成功进行了气管切开,但由于严重的缺氧性脑损伤导致了新生儿的早期死亡,患儿家属拒绝尸检。另一例产前诊断为 CHAOS,后证实为 1 例罕见的致死性先天性支气管肺疾病(先天性肺泡发育不良);在 5 例存活的巨大颈部肿瘤患者中,2 例畸胎瘤根治性切除,预后良好;3 例淋巴管畸形者中,1 例单用硬化剂注射治疗,1 例先进行肿瘤切除以减轻颈部压迫,再对压迫纵隔的瘤体予硬化剂注射;还有 1 例在硬化疗法后,切除侵犯舌部的瘤体。后 2 例淋巴管畸形患儿由于肿瘤广泛生长侵犯上呼吸道(纵隔和舌根)并导致气管软化,进行了气管切开术。患儿均未出现神经或吞咽功能障碍。

产后管理和预后

EXIT 通过气管内插管或气管切开术建立气道。产后即刻管理包括内镜直视下简要评估气道(如果在 EXIT 手术中未进行);如果 EXIT 术中已紧急气道切开,需行气道成形术以确保出生后气道安全与通畅。应根据呼吸道梗阻的病因(比如病变源自气管外还是气管内)、病变范围、是否合并其他先天性畸形,尤其是心脏畸形(可能需要在建立气道同时进行紧急治疗)制订术后的长期管理方案。若存在多个影响预后的不良因素,可能影响手术时机的决策,且需要有呼吸科和消

化科专家的 MDT 团队参与救治。

产后检查

胎儿娩出及气道情况稳定之后,首要任务是评估原发疾病的严重程度。基本检查技术包括喉镜、气管镜及支气管镜;支气管造影;超声、计算机断层扫描(CT)和 / 或 MRI。有时需结合其他辅助检查,包括食管镜、气道光学相干断层扫描(optical coherence tomography, OCT)成像,超声心动图、心脏导管检查及基因分析。直视下评估气道可在 EXIT 手术中进行,也可以在分娩后即刻进行。由于病变导致气道阻塞,可能无法通过内镜全面评估气道情况,因此可根据 CT 或 MRI 图像确定病变的位置及范围。随后的处理重点在于评估呼吸道梗阻是否可以手术矫正。对于颈部肿瘤患儿,其产后处理的关键点在于肿瘤是否可以切除。

产后管理

MRI 检查可判断肿瘤切除的可能性。颈部畸胎瘤一般可以完全切除,其他类型的肿瘤,如颈部胸腺囊肿,神经母细胞瘤和血管瘤内皮瘤,也可以手术切除。但是,淋巴管血管畸形由于边界不清,容易侵犯周围组织,手术前需要详细评估[18,25]。淋巴管畸形可分为巨囊型、微囊型或混合型,其治疗方案不尽相同,包括即刻穿刺抽吸减压(适用于多个相通巨大囊肿)、硬化剂注射、手术部分或完全切除,以及联合治疗[32-34]。

硬化剂治疗是将硬化剂注射到病变部位,导致病变部位淋巴管闭塞和纤维化。硬化剂有乙醇、博来霉素、多西环素、四癸基硫酸钠[35]。可能需要多次注射才能使肿瘤体积缩小。由于硬化剂可引起炎症反应,所以在注射后病灶会暂时增大,然后缩小。因此如果肿瘤邻近气道,硬化剂注射可能引起气道受压。虽然硬化剂治疗安全性高,副作用很小,但要警惕术后感染的可能性。硬化剂通常局限作用于病变部位,偶尔会渗入周围组织,引起皮肤坏死,肌纤维损伤和周围神经损伤。如果硬化剂效果不佳或病变属于微囊型肿瘤,则需要手术切除[36]。

手术的目的是通过切除病灶解除压迫,应权衡并发症的发生风险以决定手术切除范围。对于绝大多数合并严重气道压迫的病例,手术可即刻切除病灶,往往是最佳治疗方案。而硬化剂治疗由于可能需要反复注射硬化剂而导致短暂性水肿和瘤体增大。如果瘤体侵入舌根并侵犯重要神经和血管时,手术难度极大,通常不宜进行。手术并发症包括永久性脑神经损伤、吞咽困难、淋巴回流障碍相关疾病,文献报道发生率在 10%~30%[37]。即便通过手术切除和硬化剂治疗,术后的复发率为 15%~50%[38]。关于淋巴管瘤的最佳治疗方案尚有争议,目前较为公认的是鉴于疾病存在异质性,应由专业的 MDT 团队对每个病例进行讨论并制订个体化治疗方案[32]。

手术时机也取决于合并症,对于合并先天性心脏畸形者,如果气道手术前没有纠正,则可能需要与气道手术同时进行。如果已经成功建立气道而且无气道压迫,心脏畸形可推迟至儿童期治疗。大部分患儿出生后需即刻行气道手术以缓解压迫,通常在 EXIT 手术娩出胎儿后尽快进行。总体而言,大多数肿瘤可以部分或完全切除,预后良好。一项涉及报道了对 12 例巨大颈部肿瘤胎儿行 EXIT 手术的研究显示,死亡率为 8%(n=1),8%(n=1)有轻度发育迟缓的征象,其余患儿无功能障碍[39]。

骶尾部畸胎瘤

骶尾部畸胎瘤(sacrococcygeal teratomas, SCT)是最常见的先天性肿瘤,但其妊娠期发病率仅 1/40 000~1/35 000,活产发病率约 1/27 000。男女比约为 4∶1,原因不明。与产后诊断者相比,产前诊断的骶尾部畸胎瘤新生儿预后较差[40]。

按照 Altman 分型系统将骶尾部畸胎瘤分成 4 个亚型(表 37.2)[41]。虽然该分型可用于描述肿瘤部位,但其对是否可用于评估胎儿宫内及生后手术的预后尚无定论。虽然近期有研究发现 I 型骶尾部畸胎瘤不出现泌尿或肛肠系统的并发症[42],但来自荷兰的一项国家临床注册研究发现 Altman 分型、胎儿性别、肿瘤病理类型与患儿结局之间并无明显相关性[43]。

表 37.2　骶尾部畸胎瘤分型（Altman 分型）

亚型	描述	发生率 /%
I	肿瘤大部分位于体外，极少部分位于骶前	46
II	体外和盆腔内均有肿瘤	34
III	体外有肿瘤，但大部分瘤体位于盆腔或腹腔	9
IV	瘤体完全位于骶前，体表无肿瘤	10

产前影像学检查

绝大多数骶尾部畸胎瘤是妊娠 20 周后通过超声检查发现的。有趣的是，有报道显示与较早诊断（平均 21.1 周，18.50~29.86 周）的骶尾部畸胎瘤的胎儿相比，较晚诊断（平均 23.9 周，16.60~34.14 周）的骶尾部畸胎瘤胎儿预后较好（P=0.030）[44]，但由于诊断孕周存在重叠，限制了其在孕期咨询中协助判断预后的价值。中孕期可以对肿瘤大小进行评估（图 37.7）。应详细描述肿瘤内部成分、是否压迫周围正常组织造成移位或梗阻，瘤体囊实性比例和测定肿瘤大小。超声和 MRI 的 3D 成像技术均可用于估算肿瘤体积并个体化计算瘤体实性与囊性部分的体积比值。此外，还需要明确肿瘤的血供情况，特别注意大的营养血管。

MRI 是对超声检查的补充，MRI 对肿瘤内成分的评估效果优于超声，尤其在妊娠晚期。MRI 检查明确肿瘤对周围组织的侵犯、压迫移位或梗阻情况，有助于指导出生后的手术方案，对于预测肛门直肠或泌尿系统远期并发症也有一定的意义[43]。

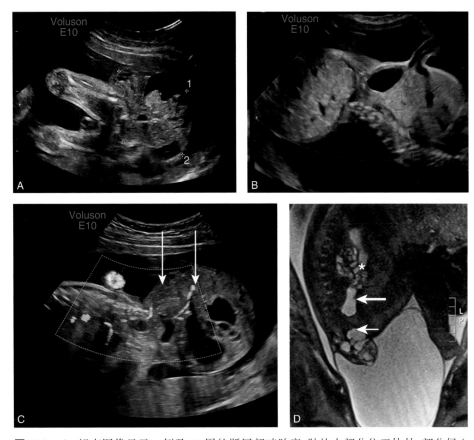

图 37.7　A. 超声图像显示一例孕 26 周的骶尾部畸胎瘤，肿块大部分位于体外，部分侵入盆腔。可见囊性和实性成分混合。B. 超声图像显示一例孕 28 周的骶尾部畸胎瘤，清晰显示盆腔浸润程度，孤立的膀胱，脊柱和脐带插入处。C. 多普勒超声图像显示 A 中肿块的血供情况，细箭头处为两根粗大的营养血管。本例胎儿无心力衰竭征象，因此不需要宫内治疗。D. MRI 图像显示一例 35+6 周 Altman II 型的骶尾部畸胎瘤，可见囊性和实性成分，肿块以体外生长为主，但盆腔内也有明显肿块（细箭头）。肿瘤尚未浸润膀胱（粗箭头）和肠管（星形）

产前管理

预测临床结局

目前,可通过几个模型来预测骶尾部畸胎瘤胎儿的预后。若瘤体血供丰富及进展为胎儿水肿时,由于心脏负荷过高,提示胎儿预后不良。Rodriguez团队提出妊娠中期的肿瘤体积/胎儿体重比(tumor volume to fetal weight ratio, TFR)对评估胎儿预后有一定的价值[45]。将肿瘤体积按长椭圆形计算,通过超声或MRI测量肿瘤的最大长、宽、高三径数值,胎儿估计体重采用Hadlock公式计算。胎儿预后不良定义为进展性水肿、胎儿死亡或新生儿死亡。妊娠24周前TFR≤0.12者一般预后良好。一项纳入50例胎儿骶尾部畸胎瘤的多中心回顾性研究发现,妊娠24周前TFR>0.12往往提示预后不良(曲线下面积0.913;敏感度为91.7%;特异度为76.2%;阳性预测值为86.8%;阴性预测值为84.2%)[44,46]。

肿瘤的囊实性构成对预测临床结局也有一定的价值。实性成分为主(超过50%)的骶尾部畸胎瘤胎儿不良结局发生率要比囊性成分为主的胎儿高7倍(70.7% vs 9.1%)[44]。通过实性肿瘤体积指数(solid tumour volume index, STVI)计算肿瘤囊实性成分比例也可用于评估预后[47],通过磁共振测量肿瘤实性部分体积,除以整个肿瘤体积得出STVI数值。STVI>0.09的病例发生胎儿水肿或高输出型心力衰竭的风险显著增加(阳性预测值,81.25%;阴性预测值,100%)。值得注意的是,STVI的计算十分复杂,需进一步验证。

肿瘤生长速率也与胎儿不良结局相关[48,49]。研究发现肿瘤体积每周增加超过61cm³,与胎儿不良结局(水肿,高输出型心力衰竭和宫内死亡)存在相关性(似然比,4.52);肿瘤体积每周增加超过165cm³时胎儿宫内死亡风险极高(似然比,18.4)[50]。近期英国的一项回顾性注册研究也发现肿瘤生长速率增加和胎儿预后不良有相关性[51]。该研究指出,虽然实性肿瘤的代谢更旺盛,血供更丰富,可导致"窃血"现象并最终导致胎儿心力衰竭,但尚不明确整个瘤体的生长速率和实性成分的生长速率与胎儿不良结局的相关性[50]。

妊娠24周后,每2周进行一次超声评估。注意肿瘤体积、肿瘤特征的变化如有无血供增加或胎儿心力衰竭征象。当发现胎儿心力衰竭或瘤体血供增加时,可能需要进行宫内干预或提前分娩。

宫内治疗

对出现水肿和高输出型心力衰竭的胎儿,为改善新生儿预后可进行宫内治疗。目前已尝试的宫内治疗技术有射频消融(radio frequency ablation, RFA)、激光凝固肿瘤血管及间质、硬化剂治疗以及套扎瘤体主要供血血管。由于治疗方法不同,相关研究样本量小,或仅为病例系列报道导致存在选择偏倚,部分病例描述也不完整,因此目前无法对各种治疗技术效果进行准确评估。在Van Meigham等[52]发表的34例采用微创治疗的SCT病例系列报道中,合并心力衰竭胎儿的生存率为30%(6/20),无心力衰竭患儿的生存率为67%(8/12)。在水肿胎儿组中,射频消融或激光凝固治疗后的胎儿生存率为45%(5/11)。虽然该研究样本量小且证据质量不一,但由于无生机儿合并心力衰竭时胎儿死亡率极高,而该研究发现宫内干预尤其是射频消融和激光凝固治疗对改善胎儿预后有一定的作用,因此对此类胎儿,宫内治疗还是有积极意义的。该研究发现宫内治疗后早产发生率极高,平均分娩孕周为(29.7±4.0)周。尽管宫内治疗的并发症和术后随访报道较少,但宫内治疗尤其是射频消融术,会引起一些严重并发症,需要引起关注。并发症包括1例胎儿会阴部皮肤坏死;1例臀大肌坏死,合并坐骨、股骨头发育不良及坐骨神经损伤;还有1例胎儿出现一侧腿麻痹(虽然这个病例中不明确是否因宫内干预导致)。因此,对胎儿骶尾部畸胎瘤的任何一种宫内治疗都是实验性治疗,需要在经过充分知情同意后,由专业胎儿治疗中心中具备丰富经验的医师进行操作。

有研究比较直接对瘤体间质进行消融的技术和对主要供血血管进行消融的"血管靶向"技术的预后[53]。纳入前文报道中的数据加上另外两个中心的5个案例(总计33个案例),血管消融组的生存率(64%,7/11)显著高于间质消融组(41%,9/22),在水肿胎儿中,血管消融组的水肿缓解率(75%,6/8)也高于间质消融组(33%,2/6)。作者认为由于数据有一定的局限性,需要进行多中心前瞻性研究。

历史上曾报道通过开放性宫内手术切除胎儿

骶尾部畸胎瘤,但随着宫内微创手术的进步,近十年来已未见报道,因此本章不再细述。对于妊娠超过 28 周肿瘤生长迅速或胎儿宫内情况恶化但尚未发生胎儿水肿的病例,在新生儿科救治能力比较强的情况下,由于宫内治疗较为复杂和疗效不确定,也可考虑提早终止妊娠[54]。

产时管理

骶尾部畸胎瘤的胎儿应在具备新生儿和儿童畸胎瘤手术经验的医疗中心择期分娩。肿瘤以内生型为主或仅少量位于体外者,可经阴道分娩。对于较大的外生型肿瘤(瘤体长径 >5cm)、胎儿合并心力衰竭、早产等情况时,应择期剖宫产。由于骶尾部畸胎瘤血供丰富,组织较脆,分娩时应谨慎操作,在瘤体极大的情况下可经古典式剖宫产娩出胎儿和肿瘤,避免瘤体破裂。对于瘤体大且血供丰富者,新生儿出血风险高,需提前备血以应对大出血时的紧急输血。由于出血风险高,巨大外生型骶尾部畸胎瘤胎儿分娩时,高年资儿外科医师应同时在场准备急诊手术,必要时需放射科医师进行介入治疗。

产后管理和预后

如新生儿出生时病情稳定,生后的影像学检查可为手术治疗提供帮助,手术通常为半择期手术,最好在分娩后一周进行[40,55]。虽然 MRI 对肿瘤的解剖成像更佳,但一般来说超声图像足以评估肿瘤累及区域并指导 Altman 分型,所以产后不必常规进行 MRI 检查[56]。

手术前需对肿瘤进行细致处理,使用薄膜覆盖瘤体,防止瘤体破溃和降低出血风险[57]。术前和术后早期均需测定 α-AFP 和 β-HCG 水平,术后随访要重视这两个指标变化,及时发现肿瘤复发[58]。

骶尾部畸胎瘤分型对决定手术入路具有指导作用:I 型和 II 型新生儿取俯卧位,从躯体后方进入切除肿瘤[59];而如果肿瘤大部分位于腹腔内,一般需行两步法切除,先从前方切除腹腔内肿瘤,再从后方切除骶尾部肿瘤。如不确定是否可以只经后路手术切除肿块者,应首先尝试经后路切除。根据笔者的经验,大部分位于腹腔或盆腔的骶尾部畸胎瘤,尤其是合并巨大囊肿的肿瘤,可以经后路切除[60,61]。

手术具体步骤如下:插好导尿管后,患儿取俯卧位,切口应尽量完整保留皮肤[62]。连同包膜完整切除肿瘤,避免残留。切除肿瘤时需小心谨慎,避免周围组织损伤,在分离肿瘤与肛门括约肌和直肠时要更加仔细[57,63]。将 Hegar 扩张器置入直肠可进行术中引导,避免直肠损伤。如果发生直肠损伤,予可吸收线缝合。大范围肠管损伤较为少见,一旦出现需要行肠管造瘘。为避免肿瘤复发需同时切除尾骨[55,59],在尾骨前方细致分离并结扎肿瘤营养血管[61]。切口皮肤缝合尽量美观,依据笔者的经验,采用 Fishman 等发明的切口缝合方法可以达到最佳的愈合效果[62]。

产前诊断为骶尾部畸胎瘤的胎儿,如不伴有胎儿水肿,也没有发生极早期早产的话,一般预后良好,新生儿存活率超过 90%[44,64]。大多数骶尾部畸胎瘤是良性的,完整切除后复发少见。少数骶尾部肿瘤内可能含有未成熟成分,但如能在新生儿期切除,就极少会恶变。如未能及时发现,导致手术时间较晚,则肿瘤复发和恶变概率较高,合并 AFP 升高的病例风险更大。

目前各中心制订的随访计划均有细微差别,但一般建议每 3 个月进行体格检查(包括直肠指检)和血清标志物(AFP)的检测,持续至少 2 年;2 年后每 6 个月 1 次复查。根据当地检查条件,每 3~6 个月复查一次超声[58,65]。骶尾部畸胎瘤复发时病灶通常位于原位,但如发生恶变也可能发生转移。外科随访应持续至少 4~5 年,从而监测肠道功能和泌尿功能恢复情况。总体上,约 30% 的儿童肿瘤切除术后可能会出现便秘或大小便失禁等问题,因此需在术前充分告知家长上述风险[57,65]。

结论

胎儿肿瘤极为罕见,但是随着产前超声的普及,产前诊断率正在逐步增加。为优化围产期结局,此类疾病的管理应在有 MDT 团队的胎儿医学中心进行。

胎儿颈前区肿瘤最常见的是淋巴管瘤和畸胎瘤,产前鉴别诊断较为困难。MRI 可能是诊断胎儿颈部肿瘤最有效的检查手段,特别是软组织为主的肿瘤。胎儿颈部肿瘤可能会导致严重的气道阻塞,因此产前需要严密监测。如果肿瘤体积较大,尤其当考虑为畸胎瘤时,可考虑行 EXIT 手术。畸胎瘤的治疗方法一般是手术切除,而淋巴管瘤需要联合治疗,包括硬化剂治疗,抽吸手术和手术切除。

骶尾部畸胎瘤是最常见的先天性肿瘤。产前需要定期进行仔细的超声评估。血供丰富、生长迅速、实性成分为主等特征往往提示胎儿预后不良。如果 28 周前出现胎儿水肿,为改善胎儿预后,可考虑行宫内治疗,但手术相关并发症发生率高。出生后,手术切除是首选治疗方法。由于存在肿瘤复发风险,需在儿童期进行定期随访,术后接近 1/3 的儿童可能有膀胱和肠道功能相关的并发症。

目前,胎儿肿瘤的预后正在逐渐改善。此类病例管理的关键是应在有丰富经验的胎儿医学中心进行管理,这有助于在产前就获得儿科和成人专科专家的意见。

（温弘 译 周祎 审校）

参考文献和自我测试题见网络增值服务

第 38 章　开放性胎儿手术

LUC JOYEUX, FRANK VAN CALENBERGH, ROLAND DEVLIEGER, LUC DE CATTE AND JAN DEPREST

本章要点

- 大多数产前诊断的先天畸形胎儿孕期可采用期待管理。有些情况下,为了计划分娩和产后管理必须宫内转诊。
- 胎儿手术仅用于胎儿无法等到出生后治疗且有足够证据表明产前手术可部分逆转自然病程的病例。
- 开放性胎儿手术(open fetal surgery, OFS)是一种侵入性胎儿手术方式,可能危及孕产妇健康、影响此次妊娠和未来妊娠,并且可能增加早产风险。
- 开放性脊柱裂(spina bifida aperta, SBA)是唯一需要进行宫内手术的非致死性疾病,它是目前最常见的基于 I 级证据的 OFS 适应证。OFS 可以改善脊柱裂患儿的预后,但不能治愈。

引言

定义

开放性胎儿手术(open fetal surgery, OFS)是通过切开子宫进行的胎儿手术,又称为开放性母胎手术(open maternal-fetal surgery)或开放途径胎儿手术(fetal surgery by open access)。

开放性胎儿手术治疗先天畸形的基本原理

病理生理学和自然病程

随着超声和其他影像学技术的引入,产前发现先天性畸形(congenital anomalies, CA)、探索产前检查相关结果与预后成为研究热点,以期可能纠正一些 CA 的自然病程[1]。研究人员建立了相关疾病的动物模型,用于研究其病理生理学改变和手术干预的有效性。这些研究,尤其是在灵长类动物的研究中,已用于制订子宫切开 OFS 的麻醉、宫缩抑制及手术方案。

开放性胎儿手术的选择标准

目前,OFS 只能在高度专业化的、多学科合作的胎儿中心进行,手术对象也有很严格的选择标准。胎儿只有在不进行产前干预会致死或可能导致后期器官功能丧失而严重影响生后生活质量的情况下,才会进行 OFS。国际胎儿医学及外科学会(International Fetal Medicine and Surgery Society, IFMSS)制订了五条用于判断是否需要进行胎儿手术的标准(表 38.1)[2]。

表 38.1　国际胎儿医学及外科学会制订的五条母胎手术标准

1. 准确诊断,尽可能分期且排除合并畸形
2. 记录疾病的自然病程,并评估个体的预后
3. 目前,无有效的产后治疗方案(如改善病情或治愈)
4. 动物模型证明宫内手术可行且能逆转疾病的有害影响
5. 干预必须在专门的多学科合作的胎儿治疗中心进行,严格按照相关流程,经过当地伦理委员会批准且获得孕妇或胎儿父母的知情同意

适应证

一种非致死性的情况:开放性脊柱裂

开放性脊柱裂(spina bifida aperta, SBA)的流行病学、病理生理和自然病程已经在第 28 章中描述。常规产前超声筛查项目包括神经管缺陷。研究证实 SBA "两次打击" 的病理生理学特点,产前疾病进展可造成终身神经功能障碍,因此对 SBA 进行侵入性胎儿手术治疗是合理的[3]。实验室研究

和早期临床经验显示,产前修复可缓解暴露的畸形脊髓和发育中大脑的进行性损伤[1,4]。脊髓脊膜膨出管理研究(management of myelomeningocele study,MOMS)是一项多中心随机对照试验,它明确显示,与产后标准治疗相比,对 SBA 进行产前手术可以改善结局[5]。表 38.2 列举了最初和目前宫内修复 SBA 的适应证和禁忌证。SBA 胎儿手术可以减轻或逆转后脑疝,降低生后 1 岁时行脑室-腹腔分流术的概率,提高 30 月龄时的神经系统功能结局。

致死性情况

合并胎儿水肿的先天性胸腔畸形　先天性胸部畸形(congenital thoracic malformations,CTM)是一组累及气道和肺实质的异质性罕见疾病。通常产前无法得到准确的病理诊断。根据病变外观的详细描述,可按照新的 CTM 分类和命名系统做出诊断(见第 30 章)[6]。本节主要讨论两种最常见的、适合进行 OFS 的 CTM:一种为先天性囊性腺瘤样畸形(congenital cystic adenomatoid malformation,CCAM)及其相关畸形,另一种为支气管肺隔离症(bronchopulmonary sequestration,BPS)。病变的性质或其组成需切除后行病理检查才能明确。事实上,肺实质畸形虽然在外观上表现出异质性,但不同疾病又有明显重叠,并且可能有相同的胚胎来源[7]。根据欧洲先天畸形监测(European surveillance of congenital anomalies,EUROCAT)的登记,2008—2012 年 CTM 患病率为 4.13/10 000 活产儿。其中估计 CCAM 患病率为 1.05/10 000 活产儿,占所有 CTM 的近 1/4[8]。BPS 确切的患病率尚不清楚,可能低于 CCAM[9]。CTM 可能在产前自发消退。本章节的内容主要指那些在宫内病情恶化、可能导致死胎的情况(表 38.2)。

先天性囊性腺瘤样畸形(CCAM)　CCAM 是一种良性、肺内无功能囊性占位,通常位于一叶,单侧受累多见。CCAM 包含直径小于 1mm 到大于 10cm 的囊肿。大多数 CCAM 的血供来源于肺循环。组织学特征是终末呼吸性支气管过度生长形成囊肿,缺少正常的肺泡。很多病理学家认为这是一种错构瘤(一种或几种组织成分过多形成的发育性畸形)。CCAM 实质与气管支气

管树有交通但无法进行正常的气体交换,有证据表明产后复苏时其可能发生气体滞留[10]。尽管产前分类标准有所不同,但产后一般分为 Stocker Ⅰ~Ⅳ型。

CCAM 通常在孕 28 周时达到平台期,到出生前可能接近消失[10],也可能导致胎儿水肿和宫内死胎。目前,尚没有 CCAM 对正常肺发育过程和产后功能影响的研究。产前常用病变大小、囊肿大小、生长和血流灌注率及继发征象,来描述其对胎儿影响的严重程度。胎儿水肿是胎儿手术唯一公认的指征。超声测量计算 CCAM 容积比(CCAM volume ratio,CVR)时用椭圆体积计算公式,即长 × 高 × 宽 × 0.52,除以头围(以纠正胎儿大小的影响)。当 CCAM 患儿 CVR>1.6 时,约 80% 发生胎儿水肿[10]。

支气管肺隔离症(BPS)　BPS 指接受体循环供血而不是肺动脉分支供血的无功能性肺部肿块,属于先天性前肠畸形,由前肠在发育过程中异常向外突出形成。BPS 被认为是独立于正常肺组织形成的异位肺实质[7]。

BPS 分为叶内型和叶外型两种。叶外型(25%)由肺外的肺组织组成,有单独的胸膜包裹,和正常的气管支气管树没有交通,大约 90% 位于膈肌上,10% 位于膈肌下,通常在左肾上方。叶内型位于正常肺组织内,与气管支气管树可伴或不伴有交通[9]。

其他罕见的致死性情况　本章节不讨论这些相对更罕见的适应证,这些疾病发生胎儿水肿时也需要进行宫内手术[10]:

- 混合病变(CCAM 和 BPS)
- 支气管、肠源性囊肿
- 纵隔囊性畸胎瘤
- 先天性肺叶肺气肿
- 血管瘤
- 气管闭锁
- 肺平滑肌纤维瘤
- 胸内胃重复畸形囊肿

伴有胎儿水肿的骶尾部畸胎瘤　骶尾部畸胎瘤(sacrococcygeal teratoma,SCT)是新生儿最常见的肿瘤,发病率为(0.37~0.93)/10 000 活产儿[11,12]。SCT 都和尾骨相连,根据盆腔内外肿瘤的相对大小可以分为 4 型(Ⅰ~Ⅳ)。生后出现的

表 38.2　开放性胎儿手术的适应证

OFS 适应证	畸形种类	宫内治疗的基本原理	纳入标准	排除标准
开放性脊柱裂	MMC 或脊髓裂伴 CM	• 松解并覆盖暴露的畸形脊髓,防止或缓解脊髓和神经功能性损伤[54,55] • 终止 CSF 渗漏,防止或缓解脑水肿和 CM[56-60]	• 母亲年龄≥18 岁 • 孕周在 19^{+0}~25^{+6} 周 • 单发病变 • 染色体核型正常 • 病变水平在 TI~S1 • 产前 US 或 MRI 确诊 CM	• 多胎妊娠 • 子宫畸形或既往有子宫体手术史 • 合并与 SBA 不相关的其他胎儿畸形(染色体异常或其他畸形) • 胎儿脊柱后凸≥30° • 有单胎 <37 周自发分娩史 • 宫颈机能不全或 US 提示宫颈 <20mm • 前置胎盘 • 肥胖,BMI≥35kg/m^2(后来改为 40) • IDP 糖尿病(后改为不能控制) • 其他严重的母体病理情况 • 母亲 HIV 或乙型肝炎或丙型肝炎病毒阳性 • 没有陪护人员 • 社会心理受限 • 无法完成随访流程
先天性胸腔畸形(CCAM 和 BPS)	大实质性病变伴随胎儿水肿	• 预防胎儿死亡 • 解除心脏和大血管压迫,缓解非免疫性水肿和心力衰竭 • 解除肺部受压,防止肺发育不良 • 解除食管受压,缓解羊水过多 • 预防胎盘增厚和母亲镜像综合征	• 单发病变 • 胎儿水肿 • <32 孕周 • 没有大囊肿 • CVR>1.6	• 多胎妊娠 • 染色体异常 • 其他明显的解剖学畸形 • 胎盘增厚 • 母亲镜像综合征 • 短宫颈 • 重度吸烟史 • 母亲有心理社会障碍 • 其他母体治疗风险因素
骶尾部畸胎瘤	大、快速生长实质性病变伴随胎儿水肿	• 预防胎儿死亡 • 阻断肿瘤血管盗血现象,缓解高输出性心力衰竭 • 解除占位效应	• 单发病变 • I 型或 II 型(盆腔外成分更多) • 胎儿水肿 • 进行性高输出性心力衰竭 • <28 孕周	• 多胎妊娠 • 染色体异常 • 其他明显的解剖学畸形 • 胎盘增厚 • 母亲镜像综合征 • 宫颈短 • 重度吸烟史 • 母亲有心理社会性障碍 • 其他孕产妇医疗风险因素

注:BMI,体重指数;BPS,支气管肺隔离症;CCAM,先天性囊性腺瘤样畸形;CM,Chiari II 型畸形;CSF,脑脊液;CVR,囊性腺瘤样畸形容积比;HIV,人类免疫缺陷病毒;IDP,孕前胰岛素依赖;MMC,脊髓脊膜膨出;MRI,磁共振成像;OFS,开放性胎儿手术;SBA,开放性脊柱裂;US,超声成像。

SCT 长期结局良好,但产前发现的死亡率较高,为 25%~37%。死亡主要出现在畸胎瘤生长快速、肿瘤实质性为主和肿瘤血供丰富的胎儿,这些情况易导致胎儿高输出性心力衰竭或出血[13],胎盘和胎儿的"血管盗血"及肿瘤的占位效应是其病理生理学机制[10]:

1. SCT 作为一个大的动静脉畸形从胎盘和胎儿分走了大量血液,肿瘤内出血也可以导致贫血,结果就是高输出性心力衰竭,从而导致胎盘增厚、胎儿水肿、胎死宫内、早产和新生儿死亡。也可能发生危险的孕产妇并发症,Ballantyne 综合征(母亲镜像综合征)。

2. SCT 压迫腹腔和胸腔器官,导致羊水过多(食管和胃受压),诱发子宫激惹、胎膜早破(premature rupture of the membranes,PPROM)和早产。肿瘤可能对周围器官产生影响,比如引起尿路梗阻。大型肿块如未能及时诊断,可发生难产,出现致命的创伤性肿瘤破裂和出血的风险。

影像学评估肿瘤大小、生长速率和胎儿心脏功能可以识别失代偿风险大的胎儿,超快速胎儿 MRI 对盆腔内肿瘤的显示优于 US,但还不足以确定需要进行胎儿手术[14]。OFS 详细手术指征见表 38.2。

外科技术

术前和术中管理

OFS 推荐在拥有多学科团队的三级医疗中心进行,需要有丰富的麻醉和手术经验,熟悉潜在术后并发症管理,比如羊水渗漏、胎膜分离和早产等,还要有可靠的产后治疗相关记录[15]。任何 OFS 候选中心都必须接受专业中心的专门培训。目前,我们中心采取熟悉 OFS 医师内部培训和部分成员外出进修(到大型 OFS 中心短期学习)相结合的混合培训模式[16],并在其直接指导下完成了本中心最初的 5 次胎儿手术[15,16]。

术前管理

由多学科专家组成的 OFS 团队需要在术前完成详细的产前评估和家长咨询[17],只有获得了完全的知情同意后才能进行手术。母胎产前评估包括详细的产前超声以明确诊断和严重程度、排除其他畸形,并进行胎盘位置、母体状况等方面的评估。胎儿心脏超声衡量疾病对胎儿血流动力学的影响,同时排除先天性心脏畸形。对于大多数胎儿手术病例,超快胎儿 MRI 检查似乎已成为标准。基因检测必须先于胎儿手术前完成。另外,孕产妇需要进行心理评估,详细告知其 OFS 影响和产后影响[10,18,19]。任何非医学、社会经济问题也都需要讨论与处理。有些中心会组织全体多学科团队成员进行一次相关咨询。

术中管理

抑制宫缩 OFS 团队通常包括 1 名麻醉医师和 1 名助手、2 名外科医师(小儿普通外科医师或产科医师,根据中心情况决定)、1 名疾病相关专科的小儿外科医师、1 名母胎专家、1 名胎儿心脏超声专家、1~2 名洗手护士或助产士、1 名巡回护士和 1 名灌注师[10,20]。

患者在手术前入院接受产科监护,测量宫颈长度并开始抑制子宫收缩。大多数中心采用积极的预防性宫缩抑制方案,常用药物为吲哚美辛(50mg/次,经直肠或口服给药),有些国家使用阿托西班(atosiban)。围手术期镇痛也很重要,主要采用硬膜外麻醉与全身麻醉相结合的方式[5]。同时,预防性给予抗生素(如头孢唑林 1 000mg,静脉注射)。

母胎麻醉和镇痛 全身麻醉可以保证良好的子宫松弛,同时对胎儿也有麻醉作用。插管前预吸氧、环状软骨加压完成快速诱导麻醉,插管后吸入麻醉(挥发性药物如一氧化二氮)和静脉麻醉(如丙泊酚等)结合维持。收缩期动脉血压维持在 100mmHg 以上,为防止肺水肿,静脉输液仅限于 0.9% 氯化钠(速率为 100mL/h),使用短效肌肉松弛剂(罗库溴铵 0.6mg/kg)对孕产妇进行神经肌肉阻滞。子宫切开后,通过肌内注射芬太尼(10μg/kg)、硫酸阿托品(0.01mg/kg)和肌肉松弛剂(顺阿曲库铵 0.4mg/kg)对胎儿进行镇痛和镇静[5,16]。

孕产妇体位和置管 孕产妇仰卧在可调节的手术床上,通常稍往左侧倾斜以免压迫腔静脉。围手术期需监测血压、心电图和经皮脉搏血氧饱和度;建立两条静脉通路和放置尿管,必要时还需桡动脉置管和放置中心静脉导管(CVC);另外放置腿部加压靴。

胎儿复苏　胎儿复苏的药物需要提前准备好，无菌抽吸到带有单独标签的注射器中，由洗手护士保管，以备出现胎儿窘迫时快速抢救使用。准备的药物包括单剂阿托品（20μg/kg）、肾上腺素（10μg/kg）和晶体溶液（10mL/kg）。在少数孕产妇循环衰竭的情况下，如果胎儿没有在 4min 内成功复苏，就需要立刻分娩，由新生儿团队根据胎儿孕周和当地法律进行处理[21,22]。

手术步骤

开放性脊柱裂修复术（选择性开放性胎儿术）　在 MOMS 试验中，OFS 安排在孕 19^{+0}~25^{+6}周，随后的经验显示，当 OFS 推迟到 23 周时，胎膜早破的风险会更低（表 38.2）[5,23]。手术时间可直接影响早产的风险。

切开皮肤和暴露子宫　采用下腹横切口。如果胎盘为后位，在中线筋膜取垂直切口，子宫可留在腹腔进行前壁切开。如果胎盘为前位，则需要进行子宫后壁切开，为了方便拉出子宫并于其后壁手术，需要分离腹直肌，这样可以防止子宫被翻出腹腔时压迫到侧面的子宫血管，并需要使用大型腹部环形牵开器维持切口开放。

确定切口　术中无菌超声确定胎儿和胎盘位置，可能需要调整胎儿位置。在超声指导下电灼标记胎盘边缘，子宫切口的位置和方向应与胎盘边缘平行，并且相距至少 6cm。

切开子宫　标准全层止血法切开子宫。为最大限度地减少子宫切口出血，可采用 2-0 单股可吸收聚二氧杂环己酮缝合线（polydioxanone sutures，PDS）和装有可吸收聚乙醇酸钉的子宫吻合器（Poly CS 57mm stapler；Covidien，Mansfield，MA，USA）；与金属钉不同，后者不会影响后续生育能力[24-26]。参照 MOMS 试验，一些团队对子宫切开技术进行了一些改进。美国团队在钉合前先将子宫肌层夹住[27,28]。另有一巴西团队使用自制的穿刺针进入子宫；一波兰团队采用非钉合的子宫切开术获得了良好的结果（表 38.3）[29,30]。

表 38.3　参照 MOMS 试验，子宫切开技术的改进

胎儿中心	目标	步骤	结果
MOMS	参照	• 超声引导下放置 2 根单股缝线穿透子宫壁全层做牵引 • 电灼牵引线之间的组织、凝固子宫肌层，识别并控制下进入胎膜，做 1cm 长的子宫切口 • 根据超声引导和术者触摸避开胎儿组织放置子宫吻合器 • 击发吻合器，吻合器数量取决于胎儿解剖位置和充分暴露胎儿病变部位需求，形成 6~8cm 的子宫切口 • 任何分离的羊膜组织都用单股缝线缝合	PPROM 率：44% CMS 率：30%
Philadelphia 方法[27]	防止子宫钉卡在厚的子宫组织中	• 吻合器中的吻合钉先用矿物油处理，便于钉子脱离 • 用无创 Glassman 肠钳（V.Mueller，San Diego，CA，USA）钳夹子宫组织，吻合器对齐后松开 Glassman 钳	PPROM 率降低（32.3%） CMS 率降低（23%）
Vanderbilt 方法[28]	控制子宫出血，防止 CMS	• Allis-Adair 钳夹住电凝后的子宫肌层，暴露羊膜 • 0 号含铬缝线将羊膜全层连续锁边缝合固定在切口双侧子宫壁上 • 根据超声和手感，放置吻合器，形成一个 6cm 切口	PPROM 率降低（22%） CMS 率降低（0%）
Brazilian 方法[29]	加快子宫切开速度，减少创伤	• 固定胎膜后，超声引导下用改良 Seldinger 技术置入 Almodin-Moron 穿刺器	NS
Polish 方法[30]	替代吻合器	• 在子宫切口两侧都进行全层连续缝合	NS

注：CMS，绒毛膜羊膜分离；MOMS，脊髓脊膜膨出管理研究；NS，不明确；PPROM，未足月胎膜早破。

胎儿监护和羊水替代　术中持续胎儿心脏超声监测胎儿心肌功能（如胎心率和心室功能），主要使用"Ⅰ级快速输注装置"严格维持羊水量，灌注38~40℃的乳酸林格液，以维持胎儿体温并保持胎儿活跃度。其他也有用温热的普通生理盐水替代。

胎儿开放性脊柱裂标准修复　大多数外科医师使用放大镜甚至显微镜完成手术。无论是哪种类型的SBA（脊髓脊膜膨出占2/3，脊髓裂占1/3），修复过程共包含8个步骤（图38.1和图38.2）[5, 20, 27, 31-33]。

关闭子宫及皮肤　2-0的PDS线连续缝合和双头0号PDS线间断全层缝合，形成不透水的双层缝合关闭子宫切口。温热的乳酸林格液持续灌注羊膜腔至达到正常的羊水量，完成子宫壁连续缝合前，向羊膜腔内注入500mg苯唑西林或头孢唑林，然后收紧固定缝线并打结。用网膜覆盖并保护子宫切口。分层缝合腹部切口，皮下缝合皮肤切口，用透明敷料覆盖皮肤伤口，以便进行超声检查[20, 27, 28]。

其他致死性疾病开放性胎儿手术步骤　这些手术对胎儿的血流动力学影响更大，所以通常需要采用额外的措施。胎儿静脉置管可用于监测胎儿血气和血细胞比容，必要时还能在复苏时给药（阿托品）、输液和输注新鲜温热血制品[10]。如果可能，还可以通过其他方法加强术中胎儿监护。当胎儿的肢体可以暴露时，可在手掌或脚上放置微型脉搏血氧饱和度测定仪，并用铝箔和特加德姆敷料（Tegaderm，3M Company，St. Paul，MN，USA）包裹以减少光暴露[10]。

先天性胸部畸形　行胎儿病变肺叶切除术以彻底切除肿块。在胎儿第5肋间隙行胸廓切开，进入胸腔，由于肿块造成胸膜腔内压增高，因此CTM容易从切口挤压出来。切除包含病变的肺叶，分层缝合胸廓切口，然后将胎儿放回子宫，同时向羊膜腔内注入含有抗生素的温热乳酸林格液[10]。

骶尾部畸胎瘤　行胎儿外部SCT肿瘤缩减术。目的是阻断肿瘤血供，终止盗血效应，不需要处理盆腔内部的SCT和尾骨，彻底的肿瘤切除术将在生后进行。选择合适的子宫切口暴露SCT，并在直肠内放置黑加氏扩张器（Hegar扩张器），沿SCT基底部外周做皮肤切口，止血带止血，通常用90mm厚组织吻合器（US Surgical Corporation）切除外部肿瘤，最后分层缝合胎儿骶尾部切口[10, 34]。

术后管理

术后防止早产　在美国，SBA胎儿期修复术后的子宫收缩抑制策略如下：闭合子宫后开始静脉输注硫酸镁（MgSO₄），维持18~24h（6g负荷剂量，然后以2~4g/h的速度连续输注），每6h1次吲哚美辛50mg直肠栓剂，持续至术后48h。在硫酸镁之后开始用硝苯地平（每6h 10~20mg），持续至分娩。由于硫酸镁可以增强非极化性神经肌肉阻滞剂的药效，在使用过程中需要密切监测肌肉功能恢复。监测不良反应包括监测血清镁离子水平和观察有无镁离子中毒的临床体征，每天行胎儿超声心动图检查有无吲哚美辛对胎儿造成动脉导管狭窄、三尖瓣反流和羊水过少等的不良影响[10, 33, 35]。在欧洲，子宫收缩抑制剂使用副作用更小的阿西托班[16, 22]。

术后母胎监护　胎心监护记录胎心率和子宫收缩情况。每天超声评估胎儿运动、解剖学评价（疾病在宫内治疗后的情况）、胎膜位置和羊水量[10]。

术后并发症　OFS是侵入性的，会增加母胎双方的风险。子宫切开、全身麻醉和药物使用可能会危及孕产妇的健康，但目前尚无孕产妇死亡的报道。胎儿也有一定的风险，最常见的是心室收缩功能降低，继而可能导致心动过缓和心搏骤停。OFS主要的并发症见表38.4。

门诊随访　出院后的前2周，孕产妇适当卧床休息，而非严格卧床，可以起身吃饭和上厕所。之后如果子宫安静没有收缩，孕产妇可适度活动。每2周进行胎儿超声和产科评估[10]。

分娩　必须在三级医疗中心分娩。孕中期OFS子宫切开的伤口并不在子宫下段，孕妇不能选择阴道分娩，OFS之后的所有分娩必须是选择性剖宫产。分娩时间一般选择37周。部分在36周时行羊膜腔穿刺术以确认胎肺成熟[20]。

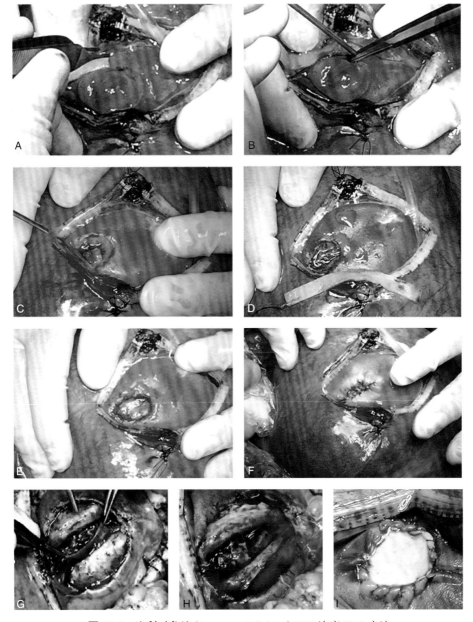

图 38.1　比利时鲁汶（Leuven，Belgium）OFS 治疗 SBA 方法

1. 切开子宫暴露孕 25 周胎儿的脊髓脊膜膨出（MMC）（**A**）。

2. 在 SBA 囊（绿色圆圈）外、全层皮肤（蓝色圆圈）内进行锐性分离，注意血供，保留所有神经成分，并锐性分离神经板边缘（**B**）。

3. 切除所有与神经板相连的病变成分（SBA 囊以及与皮肤连接处病变）。
   完成前 3 步后可以彻底闭合神经板，使基板自动进入椎管中（**C**）。接下来是对应三层解剖学缝合（有时是两层，20% 病例可能需要补片）[27]。是否需要软脊膜闭合这一步有争议。

4. 6-0 缝线连续缝合硬脊膜，当硬脊膜不足时可用硬脊膜补片闭合硬脊膜腔，覆盖基板（**D**）。

5. 沿圆周形缺损分离周围皮肤。

6. 游离椎旁肌层及筋膜皮瓣。

7. 在硬脊膜上方缝合椎旁的肌筋膜瓣（**E**，**G**，**H**）。

8. 4-0 单股缝线连续缝合皮肤（**F**）。也有其他选择，如采用松弛皮肤切口，用无细胞人尸体真皮同种异体移植物（AlloDerm Life Cell，Branchburg，NJ 或 Integra Regeneration Dermal Template，Integra Life Sciences Corporation，Plainsboro，NJ，USA 或 Flex HD，Musculoskeletal Transplant Foundation）覆盖缺损部位（**I**）

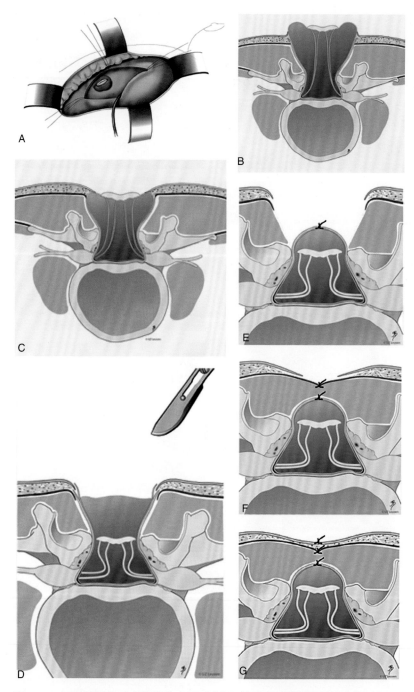

图 38.2　开放性胎儿手术修复术步骤示意图：暴露脊髓脊膜膨出（MMC）（A）；MMC（B）；脊髓裂（C）；切开和松解神经板（D）；标准三层解剖学缝合：缝合硬脊膜（E），缝合肌筋膜瓣（F）和缝合皮肤（G）

开放性胎儿手术后母婴的结局

开放性脊柱裂的结局

必须平衡 SBA 胎儿行 OFS 的潜在益处与母儿可能发生的风险（表 38.5）。表 38.4~ 表 38.8 列举了其短期（平均随访时间 <1 年）、中期（1~5 年）和长期（≥5 年）结局。

孕产妇结局　即使一对充分知情的夫妇，OFS 的决定也是需基于证据支持的[5]，因为无论是此次妊娠或下次妊娠，孕妇产科长期并发症风险均会增加[25]。OFS 至少让孕产妇承受 2 次子宫切开。换一句话说，OFS 使孕产妇短期内没有任何直接受益，反而使其处于疾病状态[36]。与产前手术相关的并发症包括羊水过少、绒毛膜羊膜分离、胎盘早剥和 PPROM 等（表 38.4）。

再次妊娠时,中孕期并发症包括子宫切口开裂(14%)[25]和破裂(14%)[25],而这些并发症在普通剖宫产和异位妊娠(可导致自然流产、胎盘植入和胎盘早剥)后的发生率约为 6%[37]。其他生殖结局,特别是生育能力和妇科方面,并没有提示受影响[25]。

另外,MOMS 试验还研究了分娩后 12 个月和 30 个月时,SBA 手术对家庭和父母压力的影响。研究显示,产前手术组生后照顾 SBA 儿童产生的家庭和社会负面影响明显更低,但家长的精神压力两组相近。此外,SBA 儿童独立活动能力和家庭资源,是家庭和父母压力的预测因素。事实上,在校正人口学统计数据和潜在混杂因素影响后,SBA 儿童 30 个月能独立行走且 12 个月时拥有更好的家庭资源的,30 个月时父母压力降低(父母压力指数,即经受育儿压力的总体水平;P=0.037 5 和 P<0.000 1),30 个月时对家庭的影响减少(家庭影响量表,即儿童慢性病对家庭的影响;P=0.006 和 P<0.000 1)(表 38.4)。

儿科结局

围产期结局 MOMS 试验中,OFS 组死亡率堪比生后手术组,但其围产期发生早产、低出生体重和呼吸窘迫综合征增加。一部分存活者(2.6%)因全层裂开需要出生后再次修补(表 38.4 和表 38.5)。

表 38.4 开放性脊柱裂和产后手术母亲、胎儿、儿童(至 2.5 岁)结局的比较:MOMS 随机试验结果汇总[5, a]

MOMS 试验结果	开放性胎儿修复	产后修复	统计学分析	
妊娠和胎儿数	78(MOMS 试验)	80(MOMS 试验)	相对风险(95% CI)	P 值[b]
	91(整个队列)	92(整个队列)		
胎儿简况				
随机分组时的孕周	23.7 ± 1.4	23.9 ± 1.3	NS	≥0.5
病变超声分级				
• 胸内	5.1%(4/78)	3.7%(3/80)	NS	≥0.5
• L_1~L_2	27%(21/78)	12.5%(10/80)	NS	≥0.5
• L_3~L_4	38.5%(30/78)	56.2%(45/80)	NS	≥0.5
• L_5~S_1	29.5%(23/78)	27.5%(22/80)	NS	≥0.5
手术结局				
中位手术时间 /min	105.2 ± 21.8[c]	NS	NA	NA
术中不完全闭合	0%(0/91)	0%(0/92)	NA	NA
修复中心动过缓	10.3%(8/78)	0%(0/80)	NA	0.003
孕产妇结局				
胎盘早剥	6.6%(6/91)	0%(0/92)	NA	0.01
肺水肿	5.5%(5/91)	0%(0/92)	NA	0.03
绒毛膜羊膜炎	2.2%(2/91)	0%(0/92)	NA	0.25
羊水过少	20%(19/91)	3.3%(3/92)	6.40(1.96~20.89)	<0.001
绒毛膜羊膜分离	33%(30/91)	0%(0/92)	NA	<0.001
未足月胎膜早破	44%(40/91)	7.6%(7/92)	5.78(2.73~12.22)	<0.001
分娩时大量出血需要输血	8.8%(8/91)	1.1%(1/92)	8.09(1.03~63.37)	0.02
子宫瘢痕分娩时变薄或裂开	35.3%(31/88)	NS	NA	NA
胎儿期和新生儿期结局[d]				
围产期死亡率	2.2%(2/91)	2.2%(2/92)	1.01(0.1~9.34)	1.00
出生时中位孕周(周)	34.0 ± 3.0	37.3 ± 1.1	NA	<0.001
<30 周早产	11%(10/91)	0%(0/92)	NA	0.001
中位出生体重 /g	2 383 ± 688	3 039 ± 469	NA	<0.001

续表

MOMS 试验结果	开放性胎儿修复	产后修复	统计学分析	
修复处部分裂开,不需再次手术	13%（10/77）	6.3%（5/80）	1.05（0.73~5.73）	0.16
产后再次 SBA 修复[e]	2.6%（2/77）[c]	NS	NA	NA
呼吸窘迫综合征	20.8%（16/77）	6.3%（5/80）	3.32（1.28~8.63）	0.008
脑室周围白质软化	5.2%（4/77）	2.5%（2/80）	2.08（0.39~11.02）	0.44
坏死性小肠结肠炎	1.3%（1/77）	0%（0/80）	NA	0.49
儿童期结局				
1 岁时		CNS 结构改善		
主要结局（胎儿或新生儿死亡或需要 CSF 分流）	72.5%（66/91）[g]	97.8%（90/92）[g]	0.74（0.65~0.85）[g]	**<0.001[g]**
放置 CSF 分流	44%（40/91）[g]	83.7%（77/92）[g]	0.52（0.42~0.67）[g]	**<0.001[g]**
任何后脑疝	64.3%（45/70）	95.6%（66/69）	0.67（0.56~0.81）	**<0.001**
Chiari 畸形完全纠正	35.7%（25/70）	4.3%（3/69）	NS	**<0.001**
Chiari 畸形减压术	1.3%（25/70）	5%（4/80）	0.26（0.03~2.24）	0.37
脊髓栓系手术	7.8%（6/77）	1.2%（1/80）	6.15（0.76~50.00）	0.06
2.5 岁时		周围神经系统结构改善		
主要结局[h]	148.6 ± 57.5	122.6 ± 57.2	NA	**0.007**
Bayley 心理发育指数[f]	89.7 ± 14.0	87.3 ± 18.4	NA	0.53
运动功能和解剖水平的差异[h]	0.58 ± 1.94	−0.69 ± 1.99	NA	**0.001**
• 较好 >2 级	32.3%（20/62）	11.9%（8/67）		
• 好 1 级	11.3%（7/62）	9%（6/67）		
• 没有差别	22.6%（14/62）	25.4%（17/67）		
• 差 1 级	21%（13/62）	25.4%（17/67）		
• 差 >2 级	12.9%（8/62）	28.4%（19/67）		
独立行走（不借助矫形器或支具行走的能力）	41.9%（26/62）	20.9%（14/67）	2.01（1.16~3.48）	**0.01**
Bayley 心理运动发育指数[f]（平均数）	64.0 ± 17.4	58.3 ± 14.8	NA	**0.03**
Peabody 运动发育量表（移动）	3.0 ± 1.8	2.1 ± 1.5	NA	**0.001**
WeeFIM 评分（残疾程度）[i]				
• 移动	19.9 ± 6.4	16.5 ± 5.9	NA	**0.003**
• 自理能力	20.5 ± 4.2	19.0 ± 4.2	NA	**0.02**
• 认知	23.9 ± 5.2	24.1 ± 5.9	NA	0.67
2.5 岁时		泌尿系统结局		
儿童人数	56	59	RR（95% CI）	P 值
主要结局（死亡或到 30 个月时需要 CIC 的人数）	52%（29/56）	66%（39/59）	0.78（0.57~1.07）	0.133
2.5 岁前死亡	0%（0/56）	0%（0/59）	NA	1.00
需要 CIC 的人数	38%（21/56）	51%（30/59）	0.74（0.48~1.12）	0.189
US 或尿动力学显示膀胱小梁形成	8%（4/51）	33%（17/52）	0.39（0.19~0.79）	**0.003**
尿动力学显示膀胱颈开放	26%（13/51）	44%（23/52）	0.71（0.46~1.09）	0.063

续表

MOMS 试验结果	开放性胎儿修复	产后修复	统计学分析	
2.5 岁时		对家庭和父母压力的影响		
妇女人数	87	88	RR（95% CI）	P 值
总父母压力（PSI-SF）	61.3 ± 21.3	60.3 ± 15.4	NA	0.89
家庭 - 社会影响（IFS）	14.0 ± 3.8	15.3 ± 3.7	NA	**0.004**
IFS 评分	24.6 ± 6.5	26.8 ± 6.6	NA	**0.02**

注：CI，置信区间；CIC，清洁间歇导尿；CNS，中枢神经系统；CSF，脑脊液；IFS，15 项家庭影响量表；NA，不适用；NS，不明确；PSI-SF，36 项父母压力指数 - 简版；RR，相对风险；SBA，开放性脊柱裂；US，超声成像。

a. 如果可以得到完整队列研究的数据，则仅显示后者[39,63]，2 个子研究评估了泌尿系统结局[40]和对家庭及家长压力的影响[38]。

b. 黑体 P 值表示有显著的统计学差异。

c. 先前系统性评价中的数据[53]。

d. 基于活产婴儿数。

e. 全层裂开需产后再次手术。

f. Bayley 婴儿发育量表Ⅱ，心理发育指数和心理运动发育指数都调整至人群平均值（± 标准差）为 100 ± 15，最小值为 50，最大值为 150，评分越高说明发育越好。

g. 完整 MOMS 试验 1 岁时的结局：脊柱裂位置和 Chiari Ⅱ畸形（CM）程度对是否需要分流手术没有影响，仅脑室大小与是否需要分流手术有关，而当脑室积水≥15mm 时，产前手术并不改变分流的结局。

h. 2.5 岁时的主要结局：Bayley 心理发育指数分值及病变解剖位置和功能之间的差异。

i. WeeFIM 评分（儿童功能独立性评估）评估儿童的残疾程度。在 WeeFIM 评估中，自理能力的得分在 8~56 分，移动和认知的得分在 5~35 分，分数越高说明独立性越好。

j. 运动功能水平和解剖等级的差异中，正数表示运动功能比根据解剖等级预期的更好。

表 38.5 基于Ⅰ级证据（MOMS 试验）OFS 与产后手术治疗 SBA 的儿科结局优缺点比较

儿科结局	优点	缺点
1 岁时	低发生率： • CSF 分流需要 • 后脑疝	高发生率： • 早产 • 低出生体重 • 呼吸窘迫综合征 • 脊髓栓系手术
2.5 岁时	改善： • 下肢运动功能水平 • 独立行走能力 • 精神运动发育	无改善： • 泌尿系统结局

注：CSF，脑脊液；MOMS，脊髓脊膜膨出研究计划。

2.5 年短期 - 中期结局改善 OMS 试验提供了Ⅰ级证据，即 OFS 治疗 SBA 相比生后手术治疗，可降低 SBA 儿童脑室 - 腹腔分流术需求和改善其 30 月龄时运动功能（表 38.4）[5,39]，其功能恢复获得的改善程度，很有可能比根据解剖学等级预期的高 2 个及 2 个以上等级。

后期校正儿童性别和病变等级后，一些泌尿系结局也有提升，比如膀胱小梁形成 [膀胱流出道梗阻的标志物；相对风险（RR）=0.39，95% 置信区间（CI）=0.19~0.79]和尿动力学影像检查显示膀胱颈开放（膀胱功能障碍的标志物；RR，0.61；95% CI，0.40~0.92）。这些发现可能意味着 OFS 最终可以改善膀胱控制能力，长期随访中需要再干预的需求将减少。然而，30 个月龄时的间歇性清洁导尿率没有显著性差异（RR，0.74；95% CI，0.48~1.12）（表 38.4）[40]。

SBA 修复术后主要并发症之一是脊髓栓系综合征，继发于瘢痕粘连，可导致脊髓牵拉和功能障碍。在 MOMS 之前的研究显示，脊髓栓系综合征的发生率与历史对照相比有升高趋势[41]，且这一趋势在 MOMS 试验中也得到证实（表 38.4）。

5 年中期结局可能改善 对 SBA 儿童的父母进行长期预后咨询时，最重要的一项就是要让其了解 SBA 儿童未来能否独立自理的决定因素并提供其切合实际的期望。MOMS 试验还没有发表 5 年随访数据。但费城团队报告了先于 MOMS 研究前进行的一项前瞻性队列研究，共纳入了 58 名大致符合 MOMS 标准（胎龄在 20~26 周、间、脑室小于 17mm，进行胎儿手术时下肢保留有运动功能）的 SBA 病例[42]。

医疗结局　产前手术后,脑干功能和下肢神经运动功能不及正常儿童。目前,尚没有和生后手术对照数据进行的对比研究[42]。而所有学龄前 SBA 儿童的神经发育结局,尤其是智商,都在正常儿童的范围内,同样这项研究没有提供对照组数据[43]。对进行产前手术的 SBA 儿童进行亚组分析发现,未行分流手术组相比于分流手术组、神经发育达到平均分值相比于未达到平均分值的 SBA 儿童,其神经认知能力和独立移动能力更强。在相同的情况下,独立自理能力也往往更高。但最终功能独立仍达不到正常孩子范围。由于生后手术的历史对照数据中没有提供相关数据,因此无法进行 OFS 与生后治疗组的相关比较（表 38.6 和表 38.7）[43]。

社会结局　OFS 和后续早产并不增加行为问题、社会交往障碍或行为模式受限发生率（表 38.6）[44]。SBA 儿童及其家庭生活质量方面的数据还没有相关报道。

10 年长期结局潜在改善：

医疗结局：OFS 治疗 SBA 与历史数据相比,可改善长期的神经发育与神经功能结局（表 38.8）[45]。

社会结局：目前还没有相关研究数据。尽管医疗结局有所改善,但 SBA 患儿日常生活仍长期依赖父母或看护人员照顾,会带来较重的负担,毕竟产前的宫内手术并没有治愈这个疾病。已知经验告诉我们,SBA 儿童和青年属于社会弱势群体,他们自理能力差,表现在与同龄人互动的机会减少、长期护理依赖性增加和社区接受度下降。

另一方面,OFS 治疗改善了 SBA 患儿独立活动能力,这可以使他们长期受益。一个横断面研究对 122 例出生后接受手术治疗的 SBA 患儿进行随访调查,结果显示,术后具有良好的心理能力、肌肉力量和独立活动能力,是患儿获得良好的日常生活能力和生活质量的最好指标;其中独立活动能力患儿比不能独立活动或依赖轮椅的患儿健康相关生活质量更好。

表 38.6　费城儿童医院前瞻性队列研究——随访 54 例 OFS 治疗 SBA 儿童 5 年医疗和社会结局

5 岁时医学结局	SBA 儿童胎儿开放手术	正常儿童（人口标准）	SBA 儿童产后手术（历史数据）
后脑疝和脑干功能	n=48/54（89%）[64]	NS	NS
• 分流率	50%	NS	NS
• HH 相关死亡	0%	NS	NS
• 脑干功能障碍的 HH 症状	48%	NS	NS
• 持续性发绀性呼吸暂停	0%	NS	20%~100%
• 神经性吞咽困难	23%	NS	60%~100%
• 轻度胃食管反流病	17%	NS	17%~84%
• 神经 - 视觉紊乱	40%	NS	100%
下肢神经运动功能和行走能力	n=54/54（100%）[65]	NS	NS
• 优于预测值（平均 2 个功能水平）	57.4%	NS	NS
• 差于预测值（平均 1 个功能水平）	18.5%	NS	NS
• 独立行走	69%	NS	NS
• 依赖轮椅	7%	NS	NS
学龄前神经发育结局[42]	n=30/54（56%）		NS
• 认知测试（WPPSI-Ⅲ）	87.3~101.4	100 ± 15%	NS
• 平均 VIQ	100.8 ± 18.9	100 ± 15%	NS
• 分流手术 SBA 患者 VIQ	93.6 ± 22.3	100 ± 15%	NS
• 平均 PIQ	93.1 ± 15.1	100 ± 15%	NS
• 分流手术 SBA 患者 PIQ	87.9 ± 19.9	100 ± 15%	NS
• 平均 FIQ 评分	95.4 ± 16.0	100 ± 15%	NS
• 分流手术 SBA 患者 FIQ	88.6 ± 20.4	100 ± 15%	NS
• 平均 PS	87.3 ± 16.8	100 ± 15%	NS
• 分流手术 SBA 患者 PS	79.3 ± 20	100 ± 15%	NS

续表

5 岁时医学结局	SBA 儿童胎儿开放手术	正常儿童（人口标准）	SBA 儿童产后手术（历史数据）
• 水平测试（WJP-BR16 测试）	101.6~113.4	100 ± 15%	NS
• VMI 测试	88.3 ± 19.0	100 ± 15%	NS
• 微分能力量表测验（DAS 评估）	40.6 ± 11.2	50 ± 10%	NS
学龄前功能独立性状态（WeeFIM）	n=26/30（87%）[43]	NS（66.67）	NS[46, 68-71]
• 综合独立性	58%	87.3%	NS
• 神经认知独立性	84%	85.7%	19.5%~80.6%
自理能力独立性	38%	82.1%	30.4%~40%
• 独立上厕所	35%	85.7%	NS
• 独立膀胱管理	23%	85.7%	NS
• 独立肠道管理	27%	100%	NS
运动独立性	62%	97.1%	28%~45.1%
• 独立行走	69%~81%	100%	53%
5 岁时社会性结局			
• 学龄前神经行为结局	n=22/30（73%）[44]	NS	NS
• 总问题	14%	18%	NS
• 焦虑会抑郁行为	分流 SBA 更高	NS	NS
• 内向行为	分流 SBA 更高	NS	NS
• 普遍发育行为	分流 SBA 更高	NS	NS

注：FIQ，总智商；HH：后脑疝；NS，不明确；OFS，开放性胎儿手术；PIQ，操作智商；PS，处理速度；VIQ，言语智商；VMI，视觉运动整合；WeeFIM，儿童整体功能独立性测量；WPJ-BR16，心理教育测试 Battery 修订版 16；WPPSI-Ⅲ，学龄前儿童智力量表第 3 版。

a. 独立性包括完全独立或在最小限度的监督下完成任务的部分独立。未分流和神经发育结局正常的 SBA 儿童比因进行性脑积水而行分流术的 SBA 儿童能独立进行日常活动的可能性更高。

表 38.7　SBA 儿童 5 年整体功能独立性测量（WeeFIM）随访——比较胎儿手术和生后手术、非分流手术与分流手术组及神经发育分数对功能独立性的影响

SBA 儿童 WeeFIM 结果 /%	开放性胎儿手术[43]		生后手术[46, 72-74]	
	非分流 vs 分流	平均 vs 低神经发育分数	非分流 vs 分流	平均 vs 低神经发育分数
完全独立	非分流组更高（P<0.01）	更高（P<0.01）	非分流组更高[72]	—
神经认知独立	非分流组更高（P=0.02）	更高（P<0.001）	非分流组更高	更高[46, 72-74]
独立自理	非分流组更高（P=0.07）	更高（P=0.09）	非分流组更高[46, 72]	更高[46]
行动独立	非分流组更高（P=0.02）	更高（P=0.01）	非分流组更高[72]	—

注：WeeFIM，整体功能独立性测量；SBA，开放性脊柱裂。

表 38.8　最初 MOMS 前瞻性队列研究中 42 例 SBA 患儿 10 年随访研究结果：神经功能、执行能力和行为适应能力评估结果[45]a

10 年结果	SBA 胎儿开放手术	正常人群	SBA 生后手术（历史数据）
神经功能结局			
需要分流手术	43%	NS	NS
脊髓牵拉（拴系）	33%	NS	NS
社区测距仪	79%	NS	NS
正常膀胱功能	26%	NS	10%

续表

10年结果	SBA 胎儿开放手术	正常人群	SBA 生后手术（历史数据）
需要间歇性清洁导尿	74%	NS	NS
正常排便功能	31%	NS	NS
需要肠道管理	59%	NS	NS
执行能力（简易分级 BRIEF Scale）			
GEC 平均 T 值[b]	55%	<60%	62%
GEC 受损比例 T 值	24%	7%	NS
MCI 平均 T 值	57%	<60%	63%~65%
MCI 受损比例 T 值	33%	6%~7%	40%~60%
BRI 平均 T 值	51%	<60%	56%~57%
BRI 受损比例 T 值	14%	7%~11%	10%~30%
适应能力（ABAS Ⅱ）			
CCS 平均值（SD）	92%	100%±15%	NS
CCS 受损分数	15%	5%	NS
SCS 平均值	98%	100%±15%	NS
SCS 受损分数	7%	5%	NS
PCS 平均值	82%	100%±15%	NS
PCS 受损分数	25%	5%	NS
GACS 平均值	87%	100%±15%	NS
GACS 受损分数	27%	5%	NS

注：ABAS Ⅱ，适应行为评估系统第二版；BRI，行为监管指数；BRIEF，执行功能行为评级；CCS，概念上综合得分；GACS，一般自适应综合得分；GEC，整体执行分值；MCI，认知指数；PCS，实用综合得分；SCS，社会综合得分；SD，标准偏差。

a. 大多数 SBA 儿童在家和学校能够成功完成日常任务。早期神经发育正常而未行分流手术的 SBA 儿童不太可能面临执行能力和行为适应能力的问题。脊髓栓系可能造成相关功能损失。SBA 儿童运动功能改善超过预期，但排便和膀胱功能控制仍然是一个持续的挑战。不太可能直接比较 SBA 儿童的 OFS 治疗结局与以往发表的 SBA 生后治疗结局，但令人鼓舞的是，OFS 治疗 SBA 儿童随访中执行能力和行为能力似乎有所改善[45]。

b. 每个评分和指数都有 T 值，T 值越高提示受损程度严重，正常 T 值 <60（平均范围），≥65 提示受损（具有临床显著意义）。分数显示的是样本中 T 值 ≤65 的比例。

先天性胸部畸形（CTM）预后

费城儿童医院胎儿肺切除的经验最为丰富，其报道了 24 例胎儿肺叶切除术，为多发囊性或实质性为主的巨大肿块，手术时间为孕 21~31 周。其中含单个肺叶切除 18 例，右中和右下肺两叶切除 4 例，CCAM 左全肺切除术 1 例和叶外型隔离肺 1 例，所有病例均经过病理证实。胎儿手术后1~2 周水肿缓解，3 周左右纵隔回到中线位置，胎儿肺增长明显。11 例胎儿宫内死亡，其中术中死于心搏骤停 6 例、不能控制的术中宫缩 1 例、术后死于母亲镜像综合征 1 例、心动过缓 3 例。随访

1~16 年的存活率为 54%（13 例），所有患儿的生长发育情况均正常[10]。

此外，CCAM 合并胎儿水肿、CVR>1.4[47,48]者，母亲可选择单个或多个疗程的地塞米松治疗；其他可选择的微创治疗包括：单个巨大囊肿的CCAM 可选择胸腔 - 羊膜腔引流，多囊性 CCAM可选择超声引导下射频消融，隔离肺可选择激光消融体循环供养血管[10,49]。

骶尾部畸胎瘤（SCT）预后

费城儿童医院胎儿诊疗中心团队曾报道 5例Ⅰ型或Ⅱ型 SCT 胎儿在孕 22~26 周的 OFS 治

疗[34,50]，死亡率为 40%（2 例），1 例术中死于胎儿心力衰竭，1 例术后死于既存的动脉导管收缩致心室肥大，进而导致心力衰竭。

OFS 治疗 SCT 的效果，经常会与微创治疗（肿瘤消融或弹簧圈封堵）做比较。肿瘤消融可能造成周围组织损伤而发生特定并发症。复习目前能查阅到的文献，发生胎儿水肿的 SCT 在 OFS 治疗后的存活率为 55%（6/11），而微创治疗的存活率为 30%（6/20）。两种方法治疗后的平均分娩孕周接近，分别为（29.8±2.9）周和（29.7±4.0）周。存活病例的生长发育均正常[13,34]。此外，出现水肿的 SCT 胎儿还可以选择在 27~32 周"早产"[50]。

总结

本章节内容中提到的先天异常胎儿，可在高度专业化的胎儿诊疗中心进行 OFS。OFS 具有以下重要的局限性：产科副作用包括子宫瘢痕问题，需要经腹手术，PPROM，早产和胎盘早剥；孕产妇并发症包括出血、肺水肿和腹部切口相关并发症。

对符合条件的 SBA 胎儿，必须把 OFS 作为可行的选项告知孕妇及其家庭。OFS 一期修补术需在孕 19~26 周完成。极少数情况下手术需要使用皮肤补片。

胎儿镜下脊柱裂修补手术是否能与 OFS 取得同样效果，超出本章节的讨论范围。目前，胎儿镜修补术的安全性与有效性在实验与临床中均有证实[51,52]，但其是否减少 PPPOM 和早产仍有争议。胎儿镜操作模式带来的产科优势，是进一步临床试验的重要激励[53]。

孕 32 周前，胎儿 CTM 合并水肿行胎儿肺叶切除是可行的。同样，也可对发生高输出量性心力衰竭的 SCT 胎儿进行减瘤手术。目前，也有研究团队在探索用微创手术代替 OFS。

胎儿外科的最大缺点在于可能造成胎膜早破、流产和早产。由于接受 OFS 治疗的胎儿病例相对罕见，欲解决这些临床问题，仍需要进一步开展多中心临床研究项目。

OFS 治疗 SBA 胎儿的病例数远高于其他病例，并已在相关治疗单位形成指南和发表论文[15]。开展 SBA 的 OFS 需要建立专业的、有一定经验的多学科胎儿诊疗团队，并且每年都要保持一定数量的 OFS 和 EXIT 手术病例，以维持其技术能力。

（沈淳 译　王红梅 审校）

参考文献和自我测试题见网络增值服务

第八部分

其他胎儿疾病的诊断和处理

第 39 章　胎儿生长与生长受限

EMILY J. SU AND HENRY L. GALAN

本章要点

- 胎儿生长受限（fetal growth restriction, FGR）通常指超声估测胎儿体重低于相应孕龄的第 10 百分位。生长受限胎儿由于某种潜在的病理因素无法达到预期生长潜能。无法精确地区分是病理性的生长受限还是健康小样儿，将低于第 10 百分位作为截断值比较宽泛，不易遗漏异常的小胎儿。
- FGR 病因包括母体、胎盘和胎儿因素。
- FGR 基础风险较高的妊娠，超声测量是主要的筛查手段。
- 确定胎龄是诊断 FGR 的关键因素。
- 诊断 FGR 应排除非整倍体、感染如巨细胞和弓形体，以及结构异常。病情严重时需 34 周前分娩，可考虑抗心磷脂抗体综合征检查。
- 在 FGR 管理中，应用脐动脉多普勒血流检测被证明能降低围产期死亡率。
- 管理生长受限的胎儿需超声动态测量胎儿径线、羊水量和胎儿多普勒血流，在最大限度地满足胎儿成熟需求的同时，尽可能减少异常宫内环境对胎儿造成的不利影响。

引言

无法达到预期生长潜能的胎儿面临更高的围产期及远期发病率和死亡率。唯一已知可避免胎儿宫内损伤或死亡的治疗方法是分娩，但代价通常是早产，而早产儿发育尚不成熟。此外，与早产的适于孕龄儿相比，合并 FGR 的早产儿的新生儿期和远期结局更差。本章节总结了 FGR 的定义、病因学、筛查、诊断和临床管理，重点介绍胎儿生长和 FGR 的新兴研究领域。

定义

胎儿生长受限，也称宫内生长受限（intra uterine growth restriction, IUGR），指胎儿由于潜在的病理因素无法达到预期的生长潜能。产前不能精确地区别胎儿小是病理性的生长受限还是健康小样儿。实际上，只有大约 30% 估测胎儿体重低于相应孕龄第 10 百分位的胎儿是病理性的生长受限[1,2]。另一方面，估测体重高于第 10 百分位但未达到预期生长潜能的胎儿也面临不良结局的风险增加[3]。

美国妇产科医师学会（American Congress of Obstetricians and Gynecologists, ACOG）将 FGR 定义为超声估测胎儿体重小于标准化人群生长曲线相应孕龄的第 10 百分位[4]。围绕这一定义仍然存在争议，即对于其中许多由于遗传因素而体型较小、并非病理性受限的胎儿，这是否是最佳定义。小于胎龄儿（small for gestational age, SGA）这一术语使用广泛，可用于替换 FGR，也可仅定义为出生体重小于相应孕龄的第 10 百分位数的新生儿。后者是 ACOG 使用的 SGA 的定义，也是本章节将会使用的定义[4]。世界卫生组织定义低出生体重（low birth weight, LBW）为出生体重低于 2 500g[5]。该定义并未考虑孕龄，因此与胎儿生长和生长受限的相关性较少。

正常胎儿生长

经典生长曲线包括 Lubchenco、Brenner 和 Williams 曲线，随孕龄增长均呈现出相似的生长趋势[6]。然而，一项大样本、多种族的美国队列研究表明，现代人群出生体重已经不同于经典 Lubchenco 曲线[7,8]。比如，使用 Lubchenco 生长曲线，在孕 32~40 周倾向于低估 SGA 婴儿的比例（表 39.1 和表 39.2）[7,8]，相反，会高估足月的大于孕龄儿（large for gestational age，LGA）比例（表 39.1 和表 39.2）[7,8]。这些结论已被一项来自 6 个国家、包含近 400 万新生儿的荟萃分析支持[9]。

表 39.1 女性出生体重根据孕龄（GA）的百分位

GA	患者数（N）		第 10 百分位（G）		第 50 百分位（G）		第 90 百分位（G）	
	Lubchenco 等	Olsen 等	Lubchenco 等	Olsen 等	Lubchenco 等	Olsen 等	Lubchenco 等	Olsen 等
24	11	438	490	524	760	651	1 295	772
26	25	773	700	645	935	827	1 350	1 004
28	54	1 187	870	807	1 140	1 061	1 530	1 310
30	48	1 606	1 025	1 052	1 380	1 373	1 880	1 693
32	58	3 007	1 250	1 352	1 675	1 731	2 330	2 116
34	71	5 936	1 550	1 730	2 155	2 187	2 920	2 661
36	84	4 690	1 960	2 028	2 630	2 664	3 335	3 339
38	282	5 755	2 405	2 526	2 940	3 173	3 545	3 847
40	588	5 529	2 630	2 855	3 160	3 454	3 720	4 070

表 39.2 男性出生体重根据孕龄（GA）的百分位

GA	患者数（N）		第 10 百分位（G）		第 50 百分位（G）		第 90 百分位（G）	
	Lubchenco 等	Olsen 等	Lubchenco 等	Olsen 等	Lubchenco 等	Olsen 等	Lubchenco 等	Olsen 等
24	13	451	610	561	830	690	1 230	813
26	43	881	760	704	965	890	1 330	1 065
28	64	1 281	915	884	1 205	1 141	1 570	1 385
30	61	1 992	1 085	1 114	1 465	1 443	1 875	1 761
32	66	3 677	1 320	1 433	1 760	1 829	2 280	2 218
34	74	7 291	1 645	1 810	2 220	2 285	2 920	2 763
36	118	7 011	2 105	2 170	2 745	2 792	3 385	3 432
38	354	8 786	2 505	2 652	3 080	3 306	3 665	3 986
40	576	7 235	2 700	2 950	3 290	3 579	3 880	4 232

流行病学

总的来说，FGR 的发生率取决于采用的定义与人群。根据 ACOG 的 FGR 定义，将有 10% 的胎儿被诊断为生长受限[4]。然而，目前尚无能够考虑胎儿生长潜能的特别定义。尽管现在有研究建立个性化（基于人群）的生长标准曲线，但目前尚无哪一项研究能改善结局[10-13]。

胎儿生长受限的分类

胎儿生长受限通常可被分为两类：均称型 FGR 和非均称型 FGR。均称型 FGR 是由于妊娠早期胎儿细胞增殖出现整体受损，导致胎儿所有径线成比例减小。而非均称型 FGR 则是因为胎盘功能障碍损伤了胎儿生长过程中的细胞肥大和胎儿肝脏中的糖原沉积过程，估测胎儿体重低于正常值主要是由于腹围的减小（胎儿的骨骼和头围仍正常）。

然而该分类在临床应用上并不清晰。比如，早发性胎盘疾病也可导致均称型 FGR。不过，更重要的是，均称型和非均称型 FGR 均与围产期不良结局风险增加相关，并且不论哪种 FGR，产前监测和多普勒血流测定似乎才是更佳的妊娠结局预测指标[14]。

胎儿生长受限的病因

FGR 的病因,基本可被分为 3 类:母体、胎盘和胎儿因素(表 39.3)。

表 39.3　胎儿生长受限的病因

母体因素
母体疾病(例如高血压、发绀型心脏病、抗心磷脂抗体综合征)
严重营养不良
有毒物质
特定的处方药物
胎盘因素
异常的胎盘直径和厚度
胎盘早剥
胎盘梗死
绒毛膜血管瘤
脐带异常(比如脐带帆状附着)
胎儿因素
遗传因素
结构异常
感染
多胎妊娠

母体因素

母体疾病　许多母体疾病,尤其是导致子宫胎盘灌注改变的疾病,可能与胎儿 FGR 相关。例如,FGR 的一个常见原因是母体妊娠期高血压疾病,包括子痫前期、妊娠合并慢性高血压和慢性高血压并发子痫前期[15-18]。同样地,既往存在糖尿病、肾病和自身免疫疾病均可增加 FGR 发生的风险。现阶段认为,这些疾病导致 FGR 的可能机制为子宫螺旋动脉的滋养层细胞侵袭能力受损,同时伴有母体血管与内皮排列紊乱[19]。这在临床上已由子宫动脉多普勒的研究证实,在妊娠合并高血压的孕妇中,波形出现异常的 FGR 发生率更高[20,21]。

营养不良　总体来说,孕产妇轻微的营养变化不至于导致生长受限,但是极度营养不足会影响胎儿生长发育。对营养不良和胎儿生长的大部分理解来源于 20 世纪 40 年代的数据。持续大约 6 个月的荷兰大饥荒显示只有孕晚期的严重营养不良会导致胎儿生长落后。特别是孕妇在孕晚期每天平均摄入热量少于 1 500kcal(1cal=4.2J),婴

儿的出生体重会下降约 10%[22,23]。相反,第二次世界大战中某保卫战持续了两年多,表明当孕前和孕期母亲体重增长少,新生儿出生体重将下降 400~600g[24]。

有毒物质　母亲吸烟是已被证实的 FGR 危险因素,研究表明孕期吸烟会使生育 SGA 新生儿的风险增加 3~10 倍[25-27]。实际上,吸烟是 FGR 可预防的主要因素[28]。在 Cochrane 数据库统计表明,戒烟可使低出生体重儿减少 17%,但丹麦国家出生队列大数据库表明尼古丁替代品未影响出生体重或死胎率[29-31]。使用可卡因、苯丙胺及海洛因等违禁品同样会增加发生 FGR 的风险[32]。多种药物也可能是 FGR 的病因之一,如抗癫痫药、β 受体阻滞剂、化学药物和长期使用类固醇[33]。

胎盘因素

胎盘作为交换营养和氧气的母胎界面,在胎儿生长中起重要的作用。从大体上来看,胎盘重量和直径下降与胎儿生长欠佳有关[34]。似乎有最佳的胎盘厚度,胎盘过薄或过厚都与 FGR 相关[35,36]。同样,胎盘分叶异常、胎盘早剥、绒毛膜血管瘤和脐带帆状插入都会增加 FGR 发生的风险[34,37-39]。

绒毛膜炎、大面积慢性胎盘间质炎、母体血流中纤维蛋白或类纤维蛋白沉积导致的梗死、胎儿血栓性血管病等病理发现反映胎盘因素介导的 FGR 的潜在机制[40,41]。这些机制包括血管内滋养层细胞侵袭植入部位不足,绒毛外滋养层侵入母体螺旋动脉不足,以及绒毛和胎儿胎盘血管树的发育不良。

胎儿因素

遗传因素　胎儿非整倍体是 FGR 的病因之一,一项三级转诊中心的数据表明,19% 的生长受限胎儿存在异常核型[42]。FGR 常见于 18- 三体的胎儿,其他染色体异常如三倍体、性染色体异常、其他三体、缺失和重复等 FGR 风险也增加[43,44]。相对少见的限制性胎盘嵌合或单亲二倍体也可导致 FGR[43,45]。

结构异常　先天结构异常的胎儿有 22% 同时合并 FGR[46]。且胎儿存在的先天缺陷越多,合

并 FGR 的概率越大。

感染 先天性感染导致的 FGR 绝大多数是感染了病毒或寄生虫。最常见的是巨细胞病毒（cytomegalovirus，CMV）、风疹病毒、弓形体和疟疾，其中疟疾是全球最常见的 FGR 病因[47-50]。另有研究表明，单纯疱疹病毒（herpes simplex virus，HSV）也可能增加 FGR 的风险[51]。通常认为，这些感染，尤其感染发生在孕早期，通过损伤细胞增殖从而导致 FGR。最近的研究发现相关机制比单纯的细胞损伤复杂得多，包括胎盘血管形成停滞、胎盘转运功能受损和免疫环境改变[52,53]。HIV 可作为免疫紊乱可能导致 FGR 的一个例子，HIV 感染本身并不一定会导致 FGR[54]。有证据表明孕早期 CD4 细胞计数少于 200/mm³，而非病毒载量，与 FGR 存在强相关[55]。

多胎妊娠 除了单胎中可能导致 FGR 的病因，多胎妊娠发生 FGR 的风险进一步增加。部分与绒毛膜性和胎儿数相关，三胎及以上的妊娠和单绒毛膜性多胎中的 FGR 发生率更高[56]。然而，这个现象是病理性的生长受限，还是胎儿对资源共享的适应，仍有争议。

胎儿生长受限的结局

FGR 的结局横跨产前到成年。总体而言，FGR 增加围产期死亡率和发病率，并且当出生体重低于相应孕龄的第 6 百分位时，两者均大幅上升[57-61]。

尽管妊娠合并 FGR 的婴儿经常有早产引产的指征，但和作为对照的适于胎龄儿相比，FGR 早产儿的早产相关并发症风险显著更高，如呼吸窘迫综合征（respiratory distress syndrome，RDS）、脑室内出血（intraventricular haemorrhage，IVH）、坏死性小肠结肠炎（necrotizing enterocolitis，NEC）[60,62]。此外，那些生长受限合并脐动脉舒张末期血流缺失或倒置的新生儿不良结局的风险更高[63]。FGR 新生儿的其他并发症包括低 Apgar 评分、低体温、低血糖、低钙血症、红细胞增多症和免疫功能受损[64]。

除了新生儿并发症，出生时生长受限的儿童罹患慢性病的概率也增高，如支气管肺发育不良（bronchopulmonary dysplasia，BPD）、肺动脉高压、神经系统发育迟滞和脑瘫[64]，成人后罹患心血管疾病、代谢性疾病和肥胖的风险上升[65]。

筛查

宫底高度

宫底高度测量孕妇耻骨联合上缘至子宫底的距离，常规产检用来筛查 FGR。但是，没有充分证据确定该测量识别 FGR 的有效性[66,67]。

血清学指标

孕早、中期序贯或整合筛查非整倍体和开放性神经管缺陷的血清学标志物，除与结构和核型异常相关外，还可提示异常胎儿生长和不良妊娠结局的风险增加。例如孕早期非整倍体筛查中的妊娠相关血浆蛋白-A（pregnancy-associated plasma protein A，PAPP-A）降低与其后 FGR 发生和不良妊娠结局风险增加相关[68-70]。PAPP-A 是一种蛋白酶，其主要底物是胰岛素样生长因子结合蛋白（insulin-like growth factor binding proteins，IGFBP），如提升 IGF 活性的 IGFBP-4[7]。低浓度的 PAPP-A 可能提示 IGF 不足以支持正常的胎盘功能和胎儿生长。尽管如此，单独使用 PAPP-A 对不良结局的阳性预测值（positive predictive value，PPV）非常有限，孕早期和孕中期风险评估试验（first and second trimester evaluation of risk，FASTER）提示用 PAPP-A 预测出生体重低于第 10 百分位的阳性预测值只有 16%[68]。

人绒毛膜促性腺激素（human chorionic gonadotropin，hCG）水平和 FGR 发生风险及不良妊娠结局的关系随孕周发生变化。孕 11~14 周游离 β-hCG 浓度下降、孕中期 β-hCG 浓度上升都与 FGR 发生风险增加相关[69,72]。尽管孕早期浓度下降可能代表了胎盘功能受损，但具体机制尚未明确。此外，FASTER 试验并未发现孕早期低浓度游离 β-hCG 与 FGR 存在特定联系[68]。因此，与 PAPP-A 相似，单独使用 β-hCG 预测 FGR 效果非常有限，PPV 不超过 18%[72]。

同样，母体血清甲胎蛋白（maternal serum α-fetoprotein，MSAFP）和抑制素 A 浓度上升，以及游离雌三醇（unconjugated estriol，uE₃）浓度下降也分别与 FGR 风险增加相关[73,74]。其中一项指标异常可能轻度增加该风险，两项及以上异常则大大地增加发生 FGR 和不良结局的风险[74]。

尽管这增加了发生 FGR 风险的比值比,但预测低于第 10 百分位的出生体重的 PPV 仍很低,仅 18%[74]。近期一项回顾性病例对照研究提示血清学指标越极端,发生合并脐动脉舒张末期血流缺失或倒置的严重 FGR 的可能性越高[75]。

子宫动脉多普勒

子宫动脉多普勒血流可间接测量子宫动脉血管阻力(图 39.1)。正常妊娠中,随着孕周的增加,子宫动脉血管阻力进行性下降,表明滋养层细胞充分侵入子宫螺旋动脉[76],有助于维持正常的子宫胎盘血流和母体内皮功能。

于髂内动脉发出子宫动脉分支的水平进行子宫动脉多普勒频谱测量,如搏动指数(pulsatility index,PI),观察有无舒张期切迹。孕早期,子宫动脉舒张早期切迹见于超过 3/4 妊娠,在孕 11~14 周不提示异常[77]。升高的血流比值 PI>2.35(第 95 百分位数,任意头臀长)提示 12% 发展为 FGR[77]。最近一项荟萃分析发现子宫动脉多普勒血流波形异常,提示任意孕周 FGR 发生的敏感度为 15%、特异度为 93%[78]。并联合其他研究,推荐孕 16 周前给予筛查阳性的高危孕妇低剂量阿司匹林,以

降低不良妊娠结局发生的概率[78-80]。但 ACOG 目前不推荐在任意孕周筛查子宫动脉,英国皇家妇产科协会(Royal College of Obstetricians and Gynecologists,RCOG)则推荐在孕 20~24 周对高危人群进行筛查[4, 81]。

关于孕中期子宫动脉多普勒血流,一项荟萃分析表明,孕中期子宫动脉多普勒出现切迹或 PI 增高(图 39.2)[82],能更好地预测 FGR。但该分析仅基于两项异质人群的研究。高危人群中测量时机也是一个影响因素。一项前瞻性研究中纳入孕早期非整倍体筛查中 PAPP-A 浓度低的孕妇,孕 22 周测量子宫动脉多普勒的 PPV 和 NPV 高于孕 18 周。近期一项开放标签的随机对照研究(randomized controlled trial,RCT)在非选择性人群中进行孕中期子宫动脉多普勒筛查,发现在假阳性率为 11% 时,早发型 FGR 的检出率为 60%[83]。但是,尽管受筛查的人群接受了更多的医疗干预,包括产前使用糖皮质激素,这项筛查的应用并没有改善短期围产儿的死亡率和发病率[83]。因此,如前所述,任意孕周均不推荐常规筛查子宫动脉多普勒血流,是否对孕中期高危人群筛查 ACOG 和 RCOG 也不一致。

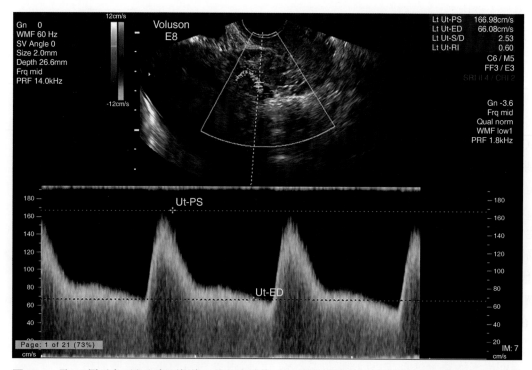

图 39.1 孕 20 周子宫下段和宫颈侧缘二维超声图像,其中彩色多普勒显示子宫动脉。测量子宫动脉的脉冲取样容积。下方多普勒图像为正常血流频谱,显示平缓的波峰,舒张期缓慢下降,无舒张初期切迹,且舒张末期血流正向。Ut-ED,子宫动脉舒张末期流速;Ut-PS,子宫动脉收缩期峰值流速

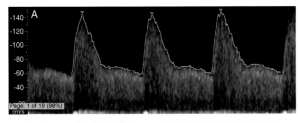

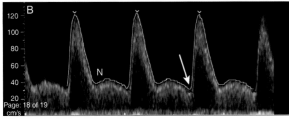

图 39.2　正常（A）和异常（B）的子宫动脉频谱。注意与正常频谱相比，异常频谱的第一部分的上升支和下降支更为陡峭。注意异常频谱舒张初期的切迹（N）和缓慢的舒张末期流速（箭头）

超声测量

超声测量是 FGR 筛查的主要手段。低危人群中，孕晚期常规筛查胎儿生长并不能改善结局[84,85]。一项最新的前瞻性观察性研究——妊娠结局预测研究（POP）提示在非选择性的初产妇人群中，孕晚期普遍超声测量可将 SGA 婴儿检出率提高近 3 倍[86]，同时，普筛的假阳性率为 10%，有高危因素的人群中假阳性率为 2%[86]。尽管检出率有所提升，但没有证据表明可改善结局。

诊断

超声测量

ACOG 胎儿生长受限指南认为，胎儿超声测量得到的 EFW 小于参照人群相同孕周的第 10 百分位数可诊断为 FGR[4]。但如何最佳地定义"参照人群"这一重要概念，仍有争议。使用各孕龄出生体重的横断面数据制定的出生体重标准有很多局限性。首先，如前所述，与经典生长曲线相比，当代人群生长曲线的差异正在变大，并且仅适用于纳入的人群[8,9]。例如，一项流行病学研究显示，在欧洲不同地方，最低围产期死亡率下出生体重标准和最低出生体重是不一样的[87]。这提示理想的出生体重受到种族、民族和其他区域因素的影响。其次，使用出生体重数据生成的胎儿生长参考值会低估 FGR 胎儿的数量，尤其是孕

34 周前早产的胎儿[88,89]。再次，胎儿参考体重可以更好地预测新生儿结局如 RDS、IVH、早产儿视网膜病变（retinopathy of prematurity, ROP）和 BPD，使用基于出生体重的生长曲线似乎能更好地预测新生儿死亡[90]。最后，一项包含 83 项观察性研究的系统综述期望建立基于超声的胎儿参考体重，该文献发现不同研究间测量差异性很大[91]。这种差异性提示根据现有数据来解释和推定不同人群生长曲线的困难性。

鉴于上述局限性，有些建议纳入已知的影响出生体重的因素，如种族或民族、母亲身高体重、产次和胎儿性别，来建立个体化的胎儿生长曲线[11-13]。RCOG 提出使用个体化的胎儿参考体重或可更好地预测新生儿 SGA 和不良围产期结局[81]。现存的全球数据也证明了这一点。例如，许多研究发现与基于人群的出生参考体重或胎儿参考体重相比，使用个体化生长模型能更好地预测死胎、新生儿死亡、低 Apgar 评分和新生儿重症监护室入住率[92-94]。这也被一项在美国人群中探讨 FGR 高危人群和不良妊娠结局的研究所证实。具体来说，个体化的标准能增加 SGA 的检出率，并能更好地判断出哪些 SGA 新生儿的不良妊娠结局风险增加[95]。相反，在美国足月的初产妇人群中，与基于人群的标准相比，个体化标准未能提高预测不良妊娠结局的准确性[96]。这提示需要有更多的研究来定义特定人群的个体化生长曲线，然而，目前尚无 RCT 研究对比个体化和基于人群的生长曲线的效力[10]。

最近开展的 21 世纪国际胎儿、新生儿生长发育项目（International Fetal and Newborn Growth Consortium for the 21st Century, INTERGROWTH-21st）旨在研究孕早期至出生后 2 周岁的胎儿和新生儿的生长发育、健康、营养和神经发育情况[97]。该项目的设计中包含 3 个主要的研究，其中一项是有关胎儿生长的纵向研究（Fetal Growth Longitudinal Study, FGLS）。目的是制定通用的胎儿生长标准，研究基于以下假设：最佳孕育条件下，胎儿生长模式不受种族、民族和其他文化差异的影响。不同于其他先前旨在建立胎儿体重标准的研究，这项国际研究严格纳入了一组来自 8 个不同地理区域的健康、营养良好且不良母儿结局低风险的孕妇队列[98]。这些孕妇的记录非常完

整。孕妇每 5 周进行一次标准化的胎儿生物测量，为减少期望偏倚，超声仪器的屏幕不显示具体测量数据[98]。这 8 个国家和地区的人口统计学基线是相似的，并且孕产妇和围产儿发病率和死亡率非常低，属于低危人群[98]。使用世界卫生组织多中心生长参照研究（World Health Organization Multicentre Growth Reference Study, WHO MGRS）推荐的策略对数据进行分析，研究者们发现联合来自国际 8 个中心的数据可以建立起胎儿头围、双顶径、腹围、股骨长度和枕额径的国际标准（图 39.3）[98]。

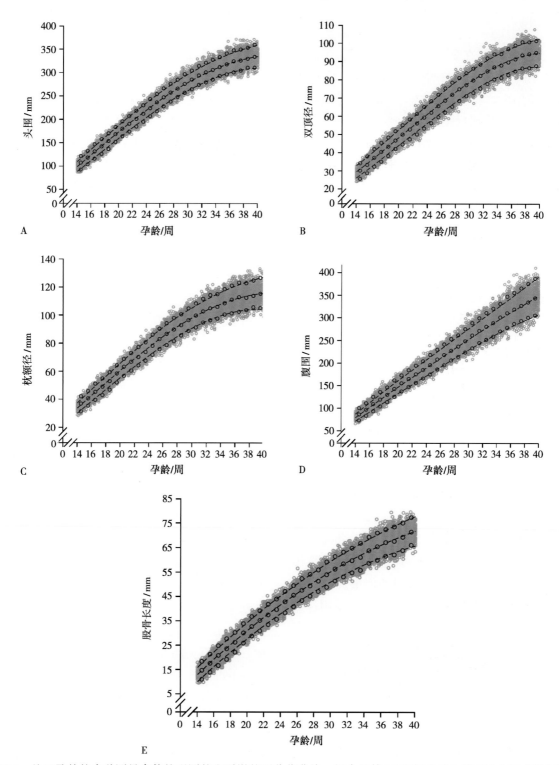

图 39.3　基于孕龄的多种测量参数的观测的和平滑的百分位曲线。拟合的第 3（底部虚线），第 50（中间虚线）和第 97（上部虚线）百分位数平滑曲线与观测值（灰色圆圈）测量胎儿头围（A），双顶径（B），枕额径（C），腹围（D）及股骨长度（E）。表明平滑百分位和经验百分位（红色圆圈）相近

尽管该研究设计严谨,但对广泛采用全球胎儿生长标准仍有疑虑。例如有 12% 的健康女性因身高过矮(<153cm)被排除,而这很可能是定义最佳胎儿生长的一个影响因素。此外,在不同国家,在孕 37 周后胎儿平均出生体重差异很大,最低的是 2 900g(在印度),最高的是 3 500g(在英国)[99]。这提示某些特定人群中存在过度诊断 FGR 的风险。在新西兰多民族人群中应用 INTERGROWTH-21st 标准时,SGA 婴儿的诊断率低于使用个体化生长标准[100]。可能更为重要的是,单独使用 INTERGROWTH-21st 标准诊断为 SGA 的婴儿发生不良围产期结局的风险并未增加。相反,单独使用个体化标准诊断的 SGA 婴儿发生不良围产期结局的风险增加 2 倍,同时符合个体化标准和 INTERGROWTH-21st 标准的 SGA 婴儿风险增加 5 倍(图 39.4)。

有趣的是,POP 研究在针对孕晚期的初产妇人群中进行普遍的或有选择的超声筛查时,与使用 Hadlock 参考标准的 EFW 相比,使用个体化生长曲线并未增加 EFW 和新生儿发病率的关联[86]。研究者们也发现低于第 10 百分位的 EFW(不管采用何种定义)合并最低百分位的 AC 增长速度与不良围产期结局关系最为密切。他们重新分析了使用 INTERGROWTH-21st 标准和 Hadlock 标准的腹围增长速度,两者和发生不良围产期结局的相对危险度相近[86]。总的来说,这些研究结果的差异表明,需要对个体化的和通用的胎儿生长标准进行进一步的研究来证实其在不同人群和预测不良围产期结局中的真正价值。此外,应该认识到这些工具仅着重于尝试评估胎儿生长,并未采用其他反映胎盘功能的参数。

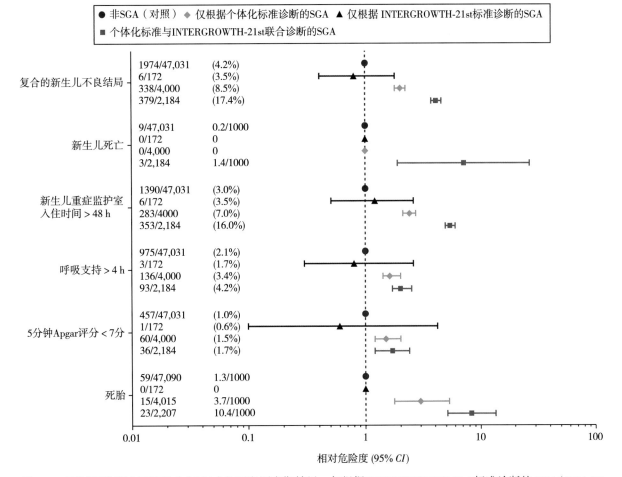

图 39.4　不同标准下小于孕龄儿(SGA)的不良围产期结局。仅根据 INTERGROWTH-21st 标准诊断的 SGA(SGA-IG only)未增加发生复合新生儿不良结局或死胎的风险。相反,由仅根据个体化标准诊断的 SGA(SGA-cust only)和个体化标准与 INTERGROWTH-21st 联合诊断的 SGA(SGA-both)发生新生儿不良结局的风险显著上升。CI,置信区间;NICU,新生儿重症监护室

确诊为胎儿生长受限后的评估

核实孕龄

为了确保 FGR 的准确诊断,核实孕龄至关重要。当一个孕妇在妊娠较晚的时候才进行第一次超声检测、根据推测的孕周发现胎儿生长受限时,胎儿小脑横径(transcerebellar diameter, TCD)可以帮助评估风险。可使用 TCD 准确地预测单胎和双胎的孕龄[101-103]。此外,研究者还利用了 FGR 和 LGA 胎儿的 TCD 列线图证实了实际和预测孕龄的一致性(表 39.4)[104]。

表 39.4 生长受限胎儿中应用小脑横径评估孕龄的准确性

实际与推算的孕龄差 / 天	FGR< 孕 28 周 (n=40)	FGR≥ 孕 28 周 (n=15)
± 0	47.5%	13.3%
± 1	82.5%	63.3%
± 2	95.0%	73.0%
± 3	97.5%	93.3%
± 4	100%	100%
平均(SD),天	–3(1)	–3(1)

注:FGR,胎儿生长受限;SD,标准差。

尽管并非绝对的诊断,另一种可行的确定 FGR 风险的方式是测量胎儿的腹围,尤其是腹围与头围的比值。腹围的非匀称型生长(尤其是小于孕龄的第 5 百分位)可能提示病理性的 FGR[105, 106]。

详细的超声检查结构异常

如果没有在较早的孕周进行超声筛查,则需要进行一个详细的解剖学超声来排除先天畸形。尽管很多胎儿生长受限是孤立性的,但结构异常常继发于非整倍体或先天性感染,这两者也是 FGR 的病因。

高达 96% 的羊水深度小于 1cm 的胎儿可能会生长受限[107]。羊水量可用羊水指数(amniotic fluid index, AFI)或最大暗区垂直深度(maximum vertical pocket, MVP)。经染料稀释通过分光光度计测量羊水量显示上述两种手段都无法真实可靠地确认羊水量[108]。一些研究发现使用 AFI 增加了羊水过少的诊断量,导致更多因羊水过少的引产,且

并没有改善围产期结局[109-111]。因此,目前绝大多数专家推荐使用 MVP 方法来估算羊水量[111]。

非整倍体评估

在早发型 FGR 或合并有结构异常的病例中应重点考虑非整倍体的可能性[112]。尽管出现了无创产前诊断,羊水穿刺用于确定核型(如果存在结构异常,则进行染色体微阵列)仍然是"金标准"。

感染评估

尽管很多病毒和寄生虫感染都与 FGR 相关,但最常见的是 CMV 和弓形虫感染。因此,RCOG 推荐需对严重 FGR 的孕妇通过血清学检测 CMV 和弓形体(特异性抗体 IgM 和 IgG)[81]。如果妊娠早期没有进行风疹病毒的免疫学和梅毒的筛查,也应该考虑进行这两项检测。还应考虑水痘病毒,第一步是询问孕妇有无水痘病史,同时在高危人群中也应考虑疟疾。值得注意的是,尽管 HSV 是常规 TORCH 检测[弓形体、其他(梅毒、水痘 - 带状疱疹病毒、细小病毒 B19)、风疹、CMV 和单纯疱疹病毒]中的项目,并且 FGR 和 HSV 重症感染相关[51, 113],但是当前 ACOG 和 RCOG 都不推荐在 FGR 时常规筛查或检测 HSV[4, 81]。如果感染是 FGR 的可疑病因,则应提供羊水穿刺进行聚合酶链反应。

识别高危因素

胎儿生长受限的发生可能早于临床上显性的子痫前期,因此,应确保在最初确诊为 FGR 时进行相关检测。还应确定任何可调整的高危因素,例如吸烟或滥用药物。尽管尚无证据表明生长受限的胎儿会在终止与相关物质接触之后出现生长追赶,孕期越早的戒断似乎能降低 FGR 的风险[114, 115]。

临床管理

超声检查

动态监测生物测量指标 对于 FGR 胎儿可以利用动态超声监测内在和整体的胎儿生长发育评估。尽管出生体重和胎儿标准生长曲线是连续和平滑的,但对胎儿和产后的研究显示,实

际上胎儿的生长是不均衡的,存在一段时间内生长停滞,而另一段时间内生长陡增[116,117]。具体来说,研究者发现即使在正常妊娠中,胎儿总体的生长是正常的,仍可能出现超过 2 周的生长停滞[117]。相反,在正常妊娠中,所有的生物测量指标在 4 周内才显现出一定程度的增加[117]。因此,每 2 周超声监测胎儿生长发育诊断 FGR 存在潜在的假阳性率[118]。尽管理想的超声复查胎儿生长发育的间隔时间尚未建立,专家建议应在 2~4 周内复查超声,在少有的情况下,可考虑间隔 2 周测量[4,119]。

脐动脉多普勒　脐动脉频谱反映了胎盘血管阻力,并继发于胎儿胎盘血管树的进行性血管生成,随着孕周的增加,这些频谱表现出舒张期血流逐渐增加[120-122]。然而,在生长受限的胎儿中,脐动脉舒张末期血流通常低于该孕周应有的水平,低血流代表的血管阻力增加,与胎盘结构和组织病理异常相关,同样与不良妊娠结局有关[123-131]。从生理学角度来看,因为胎盘血管阻力增加,舒张末期血流降低,但正向血流仍存在。随着病情进一步恶化,脐动脉多普勒频谱可以发现舒张末期血流缺失或反向(图 39.5)。此时,有超过 50%

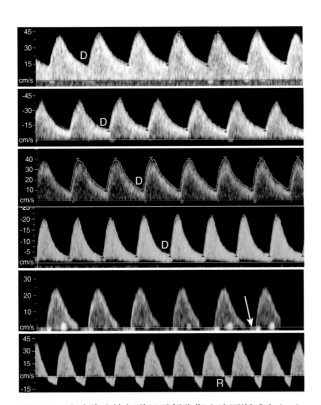

图 39.5　脐动脉连续频谱显示舒张期血流逐渐减少(D),舒张末期血流缺失(箭头)和舒张末期血流倒置(R)

的胎儿通过经皮脐静脉穿刺和脐血血气分析可能发现一定程度的缺氧[132,133]。

　　测量脐动脉多普勒血流通过了缜密的临床验证。在对有潜在胎儿窘迫风险的高危孕妇进行测量时,大部分试验发现测量脐动脉多普勒能够改善结局,包括更少的急诊分娩、更低的死亡和严重新生儿发病率[134-137]。一项关键的荟萃分析和 Cochrane 系统综述表明,在高危胎儿中通过测量脐动脉多普勒可以降低约 1/3 围产儿死亡风险,且不增加医源性早产等干预措施(表 39.5)[138,139]。因此,美国母胎医学协会和 ACOG 均推荐在可疑 FGR 的高危孕妇中进行脐动脉多普勒测量[4,140]。虽然胎儿生长受限胎儿中测量脐动脉多普勒属于 I 级证据,但多普勒测量频率或具体的干预流程仍不明确。

表 39.5　采用脐动脉多普勒血流对产科和围产儿结局的显著影响

终点	RR	95% CI
围产儿死亡	0.71	0.52~0.98
引产	0.89	0.80~0.99
剖宫产	0.90	0.85~0.97

注:RR,相对危险度;CI,置信区间。

大脑中动脉多普勒　在正常生长的胎儿中,与脐动脉频谱相比,脉冲多普勒测量大脑中动脉(middle cerebral artery,MCA)获取的频谱表现出相对更高的大脑循环血管阻力。因胎盘功能不全加重进而导致胎儿缺氧时,可引起正常高阻力的大脑血管床阻力降低,这个现象通常被称为"大脑保护效应"。图 39.6 显示了正常和异常的 MCA 频谱。多项人体和动物研究表明,舒张期血流升高符合胎儿慢性缺氧状态,血流从非重要脏器重分布至胎儿心脏、脑和肾上腺[141-144]。

　　数项研究表明,FGR 胎儿测量大脑中动脉多普勒能够识别高危胎儿的不良围产儿结局。孕 34 周前,测量 MCA 多普勒血流预测不良围产儿结局优于单独应用脐动脉多普勒[145,146]。联合测量 MCA 和脐动脉多普勒可用来计算脑胎盘比值(cerebroplacental ratio,CPR)=MCA 搏动指数/脐动脉搏动指数,与单测量 MCA 多普勒相比,CPR 提高不良结局的预测能力[141]。

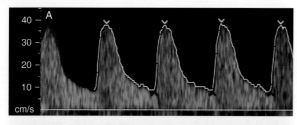

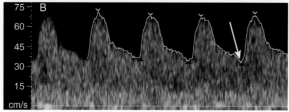

图 39.6　正常（A）和异常（B）大脑中动脉（MCA）频谱。注意异常 MCA 图形中舒张期血流增加（箭头）

　　孕 34 周后考虑存在 FGR，测量大脑中动脉多普勒血流可能也有价值。在孕晚期后期的 FGR 患者，脐动脉多普勒参数少有正常的，可能反映了早发型和晚发型 FGR 不同的病理机制。研究表明，正常脐动脉多普勒血流的 FGR 患者中，仍有多达 40% 胎儿存在异常 MCA 多普勒[147]。进一步的证据发现，晚期早产和早期足月 FGR 胎儿中，脐动脉频谱正常但 MCA 频谱异常时，出现神经发育受累，行为问题和不可靠的胎儿监护图形发生率更高，增加剖宫产率（58% vs 24%）[147-150]。

　　MCA 多普勒可能有助于为早发型和晚发型 FGR 在不良胎儿结局方面提供更多的临床信息。目前，缺乏有效的证据支持以 MCA 多普勒血流指导分娩时机，ACOG 和 RCOG 都不推荐 FGR 处理中常规测量 MCA 多普勒[4, 81]。

　　胎儿静脉多普勒　胎儿酸中毒损伤心功能，在此前提下，评估胎儿静脉系统被认为能够反映胎儿心室功能[151, 152]。酸中毒导致心脏前负荷增加，连同继发于胎盘血管功能异常的后负荷增加，在静脉导管（ductus venous, DV）可以看到缺失或反向 a 波（心房收缩）或脐静脉搏动（图 39.7）[153]。尽管不及 FGR 脐动脉血流的缜密验证，观察性研究证实胎儿静脉多普勒评估能够提供 FGR 胎儿状态的额外信息。例如，不同学者发现静脉多普勒测量可提高酸中毒、短期不良结局、死胎和新生儿死亡的预测性，尤其合并胎儿脐动脉舒张末期血流缺失或反向时[154-156]。此外，多项研究表明，50%~70%FGR 的胎儿出现

DV 异常在脐动脉和 MCA 改变之后，但在生物物理评分异常之前[157-159]。这些也为近日完成的纳入 DV 多普勒测量决定分娩时机的 RCT 奠定了基础。

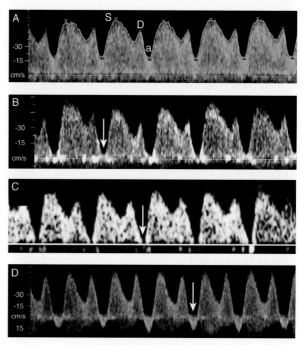

图 39.7　静脉导管连续频谱。注意为三相波形，收缩期（S），舒张期（D）和心房期（a）。正常频谱所有血流都是正向的（A）。B 至 D 显示 DV 频谱逐渐异常，a 波降低（箭头）a 波缺失（C）和 a 波倒置（D）

产前监测

　　无应激试验和电子胎心监护　在正常情况下，胎心率（fetal heart rate, FHR）由副交感神经控制，迷走神经同时支配窦房结和房室结。副交感紧张造成神经放电率降低，从而控制胎心率。迷走神经还传递脉冲引起胎心率变异。胎儿长时间处于子宫胎盘功能不全时，肾上腺将产生去甲肾上腺素效应，取代迷走神经的影响，导致胎儿心动过速和变异率减少。这个状态持续，将出现心肌抑制，表现为晚期减速。因此，理论上，无应激试验（non-stress test, NST）可以识别不良围产儿结局的高危胎儿。研究证实，NST 有反应的胎儿死亡率低于 NST 无反应者，NST 检查频率由每周 1 次增加至每周 2 次后，死胎率更低[160, 161]。

　　然而，一项 Cochrane 系统综述认为，在普通人群中应用胎心监护（cardiotocography, CTG）

改善围产儿结局的证据不确切[162]。胎儿生长异常时,是否有监测方案能降低不良妊娠结局也缺乏有效数据[163]。尽管如此,NST 和 CTG 依旧是 FGR 胎儿的主要监护方式,无反应和异常监护被认为与缺氧及酸中毒有关[164]。

生物物理评分 生物物理评分(biophysical profile,BPP)是评价胎儿健康的另一种方式。胎儿呼吸运动、胎动和肌张力,这 3 个超声指标受急性胎儿缺氧和酸中毒的影响,不过,其中一个缺失并不一定代表宫内的病理状态。超声监测的第 4 个指标羊水指数,被认为是慢性指标,因为羊水量的减少是胎儿应对子宫胎盘功能不全时血流重分布而逐渐形成的[165]。

与 NST 和 CTG 相比,在高危人群中预测围产儿死亡或低 Apgar 评分方面,BPP 没有特别的益处或弊处[166]。尽管缺乏在 FGR 胎儿中使用 BPP 有效性的随机对照试验,数据显示 BPP 评分降低在预测不良围产儿结局中有一定的诊断率[167]。此外,可靠的 BPP 评分对死胎的阴性预测值高,与每周 2 次 NST 相当,因此可将其应用于 FGR 胎儿监护[161,168,169]。有些将 NST 作为 BPP 的第 5 个指标,可以帮助发现间歇的、不足以影响酸碱平衡和 BPP 超声指标的胎心率减速。然而,将 NST 纳入 BPP 评分并不改变其预测价值[170]。

羊水指数 诊断为 FGR 后,须动态监测羊水量,联合 NST(改良 BPP)或将其作为 BPP 的指标之一。FGR 胎儿进展为羊水过少或无羊水,提示胎盘功能恶化、多普勒血流异常[171]。

可行的干预措施

优化母体健康 母体并发症如高血压疾病与 FGR 风险增高有关。维持母体健康是必要的,但现有数据强度不足以支持或反对无严重并发症的慢性高血压、妊娠期高血压或子痫前期的孕妇进行降压治疗[172-174]。一项荟萃分析发现孕期治疗轻度或中度高血压与 SGA 比例增高有关[173]。孕 34 周前治疗重度高血压可以延长孕周,保护母体健康,但新生儿更多获益于孕周延长及胎儿成熟,而非对 FGR 发生率的影响[175,176]。

避免和停止使用相关有害物质也是有益的。比如吸烟是明确的 FGR 高危因素,是 FGR 主要的可预防病因。研究表明,孕妇孕期越早戒烟,新生儿出生体重越能获得改善[114,115,177]。

孕妇营养摄入增加也可能有益于 FGR 胎儿。但富裕地区没有数据表明增加营养能改善 FGR[178]。

阿司匹林 阿司匹林预防子痫前期的研究很多,SGA 通常被作为次要结局。尽管一篇 Cochrane 系统综述和一项荟萃分析发现低剂量阿司匹林可能降低约 10% 的 SGA 风险,但分析的大部分研究主要纳入子痫前期风险的孕妇[179,180]。因而不能明确阿司匹林对存在 SGA 风险孕妇的单独作用。确诊 FGR,没有证据显示阿司匹林治疗的益处。

肝素 肝素和低分子量肝素被用于胎盘功能不全的高危孕妇的研究。众多作用机制被发现,包括不良围产儿结局的孕妇中胎盘血管血栓更常见[181]。此外,肝素有抗炎作用,还可能影响滋养细胞侵袭能力,减少滋养细胞凋亡[182-184]。一篇 Cochrane 系统综述则发现,胎盘功能不全和不良妊娠结局的高危孕妇用肝素治疗与不治疗相比,存在一定的围产儿死亡风险[185],却未发现其对 FGR 和 SGA 有作用,需要进行大量肝素治疗对新生儿和远期结局的研究。

氧疗 生长受限胎儿脐血穿刺显示与正常妊娠相比,这些胎儿可能存在携氧能力受损[132,186]。尽管一些研究显示母体给氧可能有益于 FGR 胎儿,但在方法上存在问题,包括更多成熟孕周胎儿接受氧疗[187]。因此,现有的证据不支持 FGR 使用氧疗,事实上,还存在母体氧合过度的风险。

一氧化氮供体 一氧化氮(nitric oxide,NO)是强效的血管扩张物质,在众多妊娠并发症中发现 NO 缺乏,包括 FGR。L- 精氨酸是唯一的 NO 内源性前体,被用于治疗改善胎盘血流和胎儿生长。一些小样本量的研究结果不一致,缺乏有效的证据推荐 NO 供体用于预防 FGR[188,189]。

磷酸二酯酶 5 型抑制剂 NO 最终导致 cGMP 水平升高,进而引起血管平滑肌松弛。磷酸二酯酶 5 型(phosphodiesterase type 5,PDE5)抑制剂如西地那非,通过 PDE5 抑制 cGMP 降解,促进平滑肌松弛和血管扩张。一个小样本量的观察性研究,将西地那非作为姑息治疗用于重度、早发型 FGR 患者,与拒绝或不使用西地那非者比较[190]。在开始西地那非治疗 48h 内发生一例死胎。然而,发现西地那非与胎儿腹围生长速率增加有关,改善整体的生存率[190]。欧洲、澳大利亚、新西兰和加拿大联合开展的 STRIDER 研究(Sildenafil Therapy In Dismal prognosis Early-onset intrauterine growth Restriction)于 2020 年获得结果[191]。

分娩时机

在缺乏切实有效的干预措施的情况下,产科处理 FGR 的主要目的是尽最大可能地延长孕周,并将胎儿暴露于低氧和酸中毒的概率降至最低。选择分娩时机是复杂的,目前主要参考几个重要的临床试验。以下将分别展开讨论。

生长受限干预试验(Growth Restriction Intervention Trial, GRIT)[192-194] 这是一项在 13 个欧洲国家开展的多中心随机对照试验,目的是比较推迟分娩使胎儿尽可能成熟,与及早分娩避免宫内低氧环境。目标人群是孕 24~36 周 "早产受累胎儿",超过 90% 诊断为 FGR,超过 75% 发现异常的脐动脉多普勒血流,提示生长受限程度相对严重。受试者被随机分为即刻分娩组,完成一个疗程的糖皮质激素后 48h 内分娩;或延迟分娩组,在检查结果提示应分娩时终止妊娠。

这项研究主要结局是 2 岁或 2 岁以上死亡和残疾。两组之间新生儿出院时生存率无差异。即刻分娩组中更多的死胎被避免,但更多的新生儿死亡[192]。2 岁时两组失访的病例均很少。和最初的新生儿结局相似,在 2 年时间节点,死亡或严重残疾的发生率无差异[193]。对孕 24~30 周和孕 31~36 周两组的亚组分析中发现,延迟分娩组孕 31 周前出生的新生儿残疾风险降低。此外,学龄期两组在认知、语言、运动能力和行为方面未发现差异[194],不过,失访率为 20%,且这些并非研究的主要结局。

这个研究中即刻分娩组至分娩的平均时间仅为 0.9 天(范围 0.4~1.3),提示另有其他的指征促使医师在完成足疗程糖皮质激素前终止妊娠。更

大的问题是缺少预先设定的监测策略或分娩指征,使得两个队列终止妊娠的标准存在异质性。不过,该研究发现即使在生长受限相对严重的胎儿中,即刻分娩既无法改善总体生存率,也不能预防神经发育的不良结局。

欧洲脐带和胎儿血流随机试验(Trial of Randomized Umbilical and Fetal Flow in Europe, TRUFFLE)[195,196] 和 GRIT 试验相似,TRUFFLE 是一项在欧洲 20 个中心的多中心随机对照研究。该研究只纳入诊断为 FGR 的孕妇,定义为胎儿腹围小于当地标准第 10 百分位,孕 26~31^{+6} 周脐动脉多普勒 PI 值高于第 95 百分位,且在 3 个随机组中已经预先设定了产前监护方案和终止妊娠标准。

受试者根据不同终止妊娠指征随机分组:①计算机分析 CTG 出现短变异降低;②胎儿静脉导管出现早期改变,定义为 PI 高于第 95 百分位;③胎儿静脉导管出现晚期改变,定义为 a 波缺失或倒置。无论分组,所有受试者的常规监测包括至少每周一次的脐动脉多普勒和 CTG,且所有受试者都配备有胎儿安全保障网络支持。主要结局为矫正月龄后 2 岁时不伴神经发育受损的生存率。

3 组平均孕周基本相同(孕 30.6~30.7 周),主要结局未见差异,不伴严重神经发育受损的子代存活率约 90%[196]。对于存活但出现神经发育受损子代的亚组分析发现,3 组之间存在统计学差异,多重比较显示,随机分组纳入以静脉导管晚期改变为终止妊娠指征的生存子代的结局相较基于 CTG 标准者有所改善。比较 CTG 标准和静脉导管早期改变两组,没有发现统计学差异,静脉导管早期和晚期改变组也没有统计学差异。

尽管预先制订了监护方案和终止妊娠指征,这项研究仍有一定的局限性。第一,尽管主要结局在 3 组之间没有差异,即使招募得当,失访病例使得验证效能降低,样本量足够大的情况下可能会发现主要结局存在差异。第二,该研究的生存率和整体结局远高于预期。这可能因为 FGR 的诊断较宽松,仅为胎儿腹围小于第 10 百分位伴脐血流多普勒 PI 升高,否则样本量更低。第三,研究是基于愿意治疗的原则,但 50% 受试者未按研

究方案分娩。例如,22% 的受试者未按研究方案于孕 32 周前分娩。此外,每组近 1/3 的受试者在 32 周后按照当地的处理流程决定分娩。第四,仅根据 CTG 为依据分娩的受试组未测量 DV。这一组 DV 异常的胎儿数量可能会高,那么两组间的差异比预期变小。第五,研究的普适性仍存疑虑,因为美国大部分地区电脑分析 CTG 并非标准的监护方式。

目前,ACOG 和 RCOG 指南意见有所差异,尽管两个指南都颁布于 TRUFFLE 试验结果之前。ACOG 指出需要进一步地研究,而 RCOG 建议这有助于指导异常脐动脉血流 FGR 的分娩时机[4,81]。

足月不匀称型宫内生长干预试验(*Disproportionate Intrauterine Growth Intervention Trial at Term, DIGITAT*)[197,198] 这项研究同样是一项多中心随机对照试验,关注对生长受限胎儿的分娩处理,但不同于 GRIT 和 TRUFFLE 试验,受试者仅纳入孕 36 周以上的单胎妊娠患者。FGR 定义为胎儿估测体重低于第 10 百分位,胎儿头围低于第 10 百分位,医师判断孕晚期生长曲线平坦,或三个条件都满足。纳入正常和异常多普勒参数的胎儿。受试者被随机分入引产组,48h 内引产,或入期待治疗组至自然临产或出现由产科医师判定需要终止的其他产科指征。

主要结局是新生儿不良结局。相比期待治疗组,引产组新生儿出生时间提早平均 10 天,出生体重相差 130g。主要结局未见差异[198]。除引产组分娩孕周更早,两组剖宫产率没有差异。新生儿随访 2 年时间,两组间在神经发育或行为结局方面同样未发现差异[197]。

DIGITAT 的顾虑在于,研究队列中可能混入健康小样胎儿,因为研究纳入了脐动脉多普勒血流正常的 FGR 胎儿,且没有测量 MCA 多普勒血流。然而,两组中舒张末期血流缺失的胎儿数量相当且很少。而且两组中 PI 的中位数在正常范围且数值相似,说明总体上,对于

轻度 FGR,引产和期待治疗均不影响新生儿结局。

胎儿生长受限处理推荐总结

基于当前一些随机对照试验 II 级和 III 级的证据,我们机构制订 FGR 处理流程如下(图 39.8)。当胎儿估测体重小于相应孕龄的第 10 百分位疑诊为 FGR 时,完善胎儿结构检查,评估羊水量,测量脐动脉和大脑中动脉多普勒血流。根据孕周以及严重程度,还应考虑非整倍体和感染病因的排查。

如果脐动脉多普勒参数正常,建议从孕 30 周开始每 2 周重复测量。如果指标良好,分娩时机定在孕 38~39 周。

如果脐动脉多普勒血流发现收缩期 / 舒张期(S/D)比值或 PI 高于相应孕龄第 95 百分位,但舒张末期血流是正向的,或大脑中动脉多普勒 CPR 异常(定义为小于 1.08),建议每周进行多普勒测量。应结合孕周与患者咨询胎儿预后,从患者选择同意干预的孕周开始每 2 周进行监测。参考整体生长曲线、羊水量和多普勒测量结果,定于孕 36~38 周分娩。

当脐动脉多普勒血流缺失或舒张末期血流出现倒置,应收住院每天监测,给予产前糖皮质激素,同时评估其他潜在的并发症例如子痫前期。每 2~3 天复查脐动脉和静脉导管多普勒血流。在心动周期中静脉导管血流正向的情况下,脐动脉持续性舒张末期血流倒置时,孕 32 周终止妊娠;持续性舒张末期血流缺失时,孕 34 周终止妊娠。

我们以孕 29 周为截断值,根据静脉导管 a 波缺失或倒置决定分娩时机,这是基于一项大样本的国际前瞻性研究。孕 29 周后,静脉导管 a 波缺失或倒置是总体生存率的唯一有统计学意义的预测指标[155]。若孕 29 周前出现静脉导管 a 波缺失或倒置,根据孕周,应予以连续监护,考虑抢救疗程的糖皮质激素,再次和患者告知预后确定分娩时机。

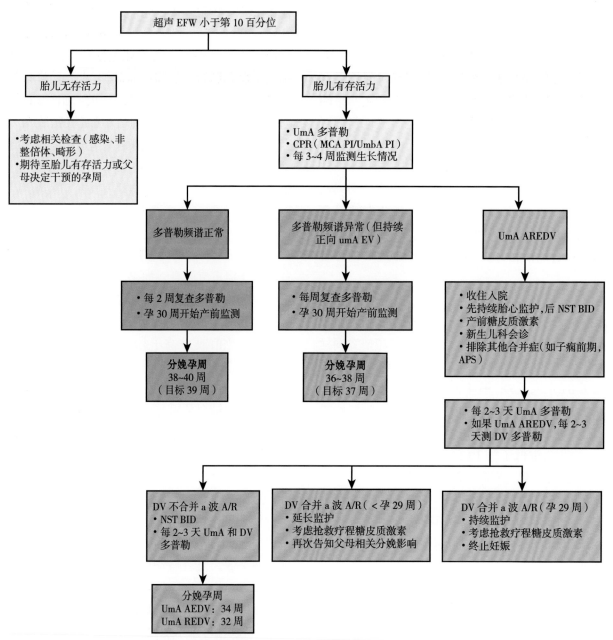

图 39.8 超声估测胎儿体重（EFW）低于相应孕龄第 10 百分位时处理流程。AEDV，舒张末期血流缺失；APS，抗心磷脂抗体综合症；AREDV，舒张期血流缺失或倒置；A/R，缺失或倒置；BID，每天 2 次；CPR，脑胎盘比值；DV，静脉导管；EDV，舒张末期血流；EFW，胎儿估测体重；GA，孕周；MCA，大脑中动脉；NST，无应激试验；REDV，舒张末期血流倒置；UmA，脐动脉

孕前咨询

复发风险

　　复发风险最终取决于潜在的病因。但也许一项基于人群的回顾性研究能最好地回答这个问题，该研究纳入约 260 000 例单胎孕妇，分为 2 个连续队列[199]。5% 为初次妊娠分娩 SGA，这些孕妇在第二次妊娠复发风险为 23%。而初次妊娠分娩适于胎龄儿（AGA）的孕妇，再次分娩时 SGA 发生率为 3.4%（表 39.6）。这一结果与其他小样本研究一致[200]。

表 39.6　分娩小于胎龄新生儿的复发风险

初次妊娠	SGA 新生儿的复发风险 /%
SGA	23
AGA	3.4

注：AGA，适于胎龄儿；SGA 小于胎龄儿。

咨询

应与患者回顾一些可调整的 SGA 高危因素，包括妊娠间隔少于 6 个月，妊娠间隔时间长于 60 个月，体重指数低于 $20kg/m^2$ 或高于 $25kg/m^2$[201-203]。戒烟也是一个重要的可调整的高危因素。

检查

如果前次妊娠继发于 FGR（或重度子痫前期）孕 34 周前分娩，应检测抗心磷脂抗体[4]。实验室诊断标准为至少间隔 12 周以上两次指标异常。没有证据建议筛查遗传性易栓症。

总结

胎儿生长受限，定义为胎儿无法达到其应有的生长潜能，是围产儿发病和死亡的重要因素，其远期后遗症还包括心血管疾病、代谢综合征和肥胖。生长受限胎儿的处理包括利用超声多普勒检测胎儿脉管系统和产前监护，作为反映胎儿急性酸碱平衡状态和慢性血管内容量状态的指标。指导 FGR 胎儿分娩时机的随机对照试验比较少。目前，FGR 唯一的"治疗"方式即分娩，但随之而来的代价通常是早产。有待进一步了解 FGR 背后的病理生理、细胞和分子学机制，同时急需更多研究切实有效地预防和改善治疗结局。

（孙路明　王伟琳　译　王红梅　审校）

参考文献和自我测试题见网络增值服务

第 40 章　胎儿及新生儿溶血性疾病

SAUL SNOWISE AND KENNETH J. MOISE JR

本章要点

- 胎儿水肿是指胎儿两处及以上体腔出现积液(包括腹水、胸腔积液、心包积液、皮肤或头皮水肿)。胎儿水肿时常伴发羊水过多和胎盘水肿。
- 红细胞抗原同种免疫是引起胎儿免疫性水肿的主要原因。
- RhD 免疫球蛋白的使用降低了 RhD 同种免疫性溶血的发生率。
- Kell 抗原引起的同种免疫溶血最难预测,也最为严重。
- 多普勒测量胎儿大脑中动脉血流(收缩期)峰值流速改变了胎儿贫血的诊断和治疗流程,且明显减少了侵入性操作的使用。
- 宫内输血显著改善了严重胎儿贫血及所引起水肿的预后。

历史

胎儿和新生儿溶血性疾病(haemolytic disease of the fetus and newborn, HDFN)的诊治历史,是诠释现代医学如何针对围产期发病率及死亡率较高的疾病进行治疗以阻止疾病进展的好例子。20世纪 50 年代,15% 的同种免疫妊娠发生死胎[1]。Bevis[2] 和 Walker[3] 在 Rh 致敏妊娠的研究中发现,羊水中胆红素水平与新生儿核黄疸的发生率和新生儿贫血的严重程度关系密切。新西兰的 William Liley 在此基础上深入研究并创建了 Liley 曲线,一种可在相关妊娠中预测胎儿溶血性疾病的严重程度及决定终止妊娠时机的图表。Liley 的研究成果将奥克兰(Auckland)妇产科医院中 Rh 致敏妊娠的围产儿死亡率从 1958 年的22% 降至 1962 年的 8.7%[4]。

为了改善严重贫血胎儿的预后,Liley 进一步提出了胎儿腹腔内输血的概念。严重溶血患儿出生后常难以存活,对于该类病例,Liley 提出可在晚孕早期将血型相合的红细胞输注入胎儿腹腔以救治胎儿。首先将不透 X 射线的染料注入羊膜腔内,胎儿吞下染料后,可通过 X 线定位胎儿腹腔。最后,通过再次注射染料来确认穿刺针准确定位于胎儿腹腔。1962 年,Liley 等第一次报道了胎儿在输血后存活的案例[5],而在 1965 年,Liley 再次报道了 16 例成功进行胎儿腹腔内输血的病例,其存活率为 38%[6]。

目前,使用系列性宫内输血(intrauterine transfusion, IUT)救治母体红细胞同种免疫引起的严重 HDFN,成功率已达 90% 以上。一方面这需要归功于超声及 IUT 技术的发展,另一方面RhD 免疫球蛋白(rhesus immunoglobulin, RhIG)的应用尤其在预防 RhD 同种免疫疾病方面也起到了重要的作用。

流行病学

RhIG 在产前和产后的使用,虽然显著降低了 Rh(D)抗原引起的同种免疫及相关疾病的发生率,但 RhD 同种免疫仍时有发生。这一方面与RhIG 失效有关,另一方面则可能是部分病例发生了大量的隐匿性胎母输血,而常规剂量的 RhIG无法中和 Rh 抗原。此外,RhIG 的使用也无法预防其他 Rh 抗原(C、c、E、e)及其他红细胞抗原引起的同种免疫。例如,在东亚 Rh(D)阴性比例较低而非 Rh(D)因素引起的 HDFN 占据较高比例。

发病机制

妊娠 30 天起,胎儿红细胞开始表达抗原,其中遗传自父亲的 50% 可被母体免疫系统识别为外来物质。目前已经证明,妊娠过程中几乎都会出现自发性的胎母输血,且胎儿红细胞进入母体的机会和数量随孕周增加[7]。孕期或分娩时出现的胎母输血被认为是引起母体同种免疫的主要原因,表 40.1 中较为完整地列出了诱发母体同种免疫的潜在原因。母体免疫系统暴露于胎儿红细胞上的外来父系抗原是诱发 HDFN 的启动因素。

表 40.1　母胎同种免疫的潜在诱因

内因	外因
分娩	人工终止妊娠
自然流产	羊膜腔穿刺
异位妊娠	绒毛活检
胎盘早剥	脐静脉穿刺
产前出血	胎位外倒转
特发性	介入性胎儿手术:胎儿镜、体腔分流、囊液抽吸等
	创伤
	徒手剥离胎盘

母体应答

外来红细胞抗原引起母体免疫应答的机制较为明确。母体固有免疫系统的免疫细胞识别并破坏外来细胞,然后将抗原呈递给体液免疫系统,其中的特异性细胞尤其是 B 淋巴细胞产生免疫记忆,若再次遇到相同外来抗原时可迅速识别并应答产生 IgG 抗体。初次产生 IgG 抗体过程较长,一般在首次致敏后 5~15 周才产生。除少数例外情况,当母体免疫系统首次暴露于父系抗原刺激时,其免疫反应一般不足以对胎儿产生明显影响。再次妊娠时,Rh D 抗原暴露于母体免疫系统,将刺激 IgG 抗体快速产生。这些 IgG 抗体可通过胎盘与胎儿红细胞表面抗原结合,被致敏的红细胞随后在胎儿脾脏被巨噬细胞破坏,导致胎儿贫血。

胎儿红细胞的父系抗原进入母体后所引起的免疫应答具有个体差异。对 Rh(D)阴性男性的研究表明,一些个体即使静脉注射低至 0.1mL 的 Rh(D)阳性血液即可致敏,但约 30% 的个体在 6 个月时间内连续静脉注射 5mL 和 10mL Rh(D)阳性血液后仍未致敏[8,9]。接触量并不是引起母体产生同种免疫的唯一因素。暴露于 1U Rh(D)阳性血液后的最大致敏率仅为 80%[10],其他影响因素包括:①暴露的频率;②母胎 ABO 血型不合的保护作用[11];③母体免疫系统状态,如免疫缺陷可阻止同种免疫的发生[12]。

胎儿应答

胎儿贫血的严重程度主要与经胎盘进入胎儿体内的母体抗体水平有关,但其他因素也起重要作用。目前,已知以下因素可影响 HDFN 的发病和严重程度:①母体抗体的亚类和糖基化状态;②胎儿血型抗原的结构、位点密度、发育成熟程度和组织分布;③IgG 经胎盘转运的效率;④胎儿脾脏功能的成熟度;⑤影响 Fc 受体功能的多态性;⑥人类白细胞(human leukocyte antigen,HLA)相关抑制性抗体[13]。例如,如果母体抗体无法穿过胎盘,或抗体所针对的抗原在胎儿红细胞上表达量少或不表达,则母体抗体一般不会引起胎儿贫血。所有的 IgG 抗体都可通过胞饮作用经胎盘转运,然而 IgG1 亚类的转运效率更高且更容易导致胎儿红细胞溶血。相反,针对 Lewis、I 和 P 血型系统产生的 IgM 抗体,一般情况下无法穿过胎盘也不诱发 HDFN。Cromer 血型抗体的情况类似,与胎盘蛋白结合后一般无法进入胎儿体内且不引起 HDFN[14]。Lutheran, Vel 和 Cartwright 血型抗体由于在胎儿期尚未成熟,引起 HDFN 的情况罕见。最后,胎儿性别可能与 HDFN 的严重程度有关。Ulm 及其同事指出,Rh(D)阳性男胎发生水肿及围产期死亡的风险分别是女胎的 13 倍和 3.4 倍[15]。

如前所述,胎儿本身参与同种免疫性溶血性贫血的发病过程。胎儿脾脏和肝脏网状内皮系统的巨噬细胞吞噬被抗体结合的胎儿红细胞,引起血管外溶血。在严重的 HDFN 中,结合抗体的红细胞直接溶解而发生血管内溶血。当胎儿血红蛋白水平比同胎龄均值降低 70g/L 以上时(相当于血细胞比容低于 15% 或血红蛋白低于 50g/L),严重贫血状态可能引起胎儿水肿[6]。水肿与疾病终末期有关,胎儿发生不良预后的可能性增加。除 Kell 同种免疫外,溶血状态下胎儿红细胞通常代偿性生成增加。Kell 抗体可破坏胎儿红系前体细胞,其发病时间更早,贫血程度也较其他抗体引起的溶血更严重。胎儿水肿是指超声发现胎儿两处及以上体腔出现积液,包括皮肤水肿、腹水、心包积液、胸腔积液等,胎盘增厚和羊水过多也被纳入诊断标准。腹水通常是胎儿水肿的首发表现,随后逐渐发展为胸腔积液,晚期可能出现头皮和全身皮肤水肿。胎儿水肿发病的确切机制目前尚不明确。有学者推测,贫血时胎儿肝脏代偿性造血增加,使肝脏产生的白蛋白减少,血清胶体渗透压下降,第三间隙液体增多进而引起水肿[16,17]。然而,一些情况并不支持该理论。在动物模型中输注生理盐水人为造成低蛋白血症,或者患有先天性低蛋白血症的人类胎儿,尽管血清胶体渗透压下降,但这两种情况均未出现胎儿水肿[18,19]。目前提出解释水肿发生的病理生理学理论包括:①溶血引起的铁超载导致自由基形成增加,引起内皮细胞功能障碍[20];②贫血引起的组织缺氧导致毛细血管通透性增加;③中心静脉压升高导致功能性的淋巴回流障碍,水肿病例腹腔内输血(IPT)效果不佳印证了该理论[17]。胎儿水肿的发生也与孕周有关。与 HDFN 相关的水肿在妊娠 22 周前罕见,即使存在严重贫血。Yinon 等[21]的一系列研究发现,在血红蛋白低于 50g/L 的胎儿中,71% 在首次输血前无水肿迹象。溶血导致的高胆红素血症对胎儿的危害小于新生儿,原因是胎盘可将胆红素转运到母体进行代谢。在管理 HDFN 病例时,我们必须在分娩后继续监测新生儿的溶血情况,因为分娩后母体抗体在新生儿循环中持续存在,仍然会引起溶血并可能造成新生儿不良结局[22]。产前接受过多次宫内输血的病例,情况可能更为复杂,因为多次宫内输血使胎儿造血受抑制,出生时网织红细胞往往处于低值。

Rh(D)血型系统

背景

孕妇血型的标准命名应包括 ABO 血型和 Rh(D)血型。除 D 抗原外,Rh 血型系统中还存在其他抗原,包括 C/c、E/e 和 G 抗原。以上抗原均由 2 个基因所编码:*RHD* 基因和 *RHCE* 基因,两者均位于 1 号染色体短臂(图 40.1)[23]。*RHCE* 基因第 2 外显子中特定位点胞嘧啶(C)/胸腺嘧啶(T)的变异,分别对应 C/c 抗原的表达,而 *RHCE* 基因第 5 外显子特定位点胞嘧啶(C)/鸟嘌呤(G)的变异,则引起 e/E 抗原的表达差异。

RhD 和 RhC 抗原胞膜外部分出现特定氨基酸变化将表现为 Rh G 血型[24]。

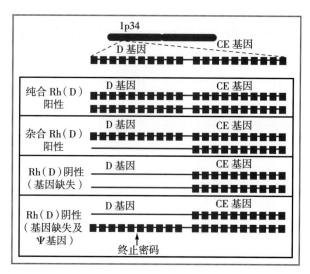

图 40.1　1 号染色体上 Rh 基因位置示意。四种基因型分别为:纯合 Rh(D)阳性、杂合 Rh(D)阳性、典型 Rh(D)阴性和 Rh(D)假基因(Ψ)

抗 -D 同种免疫常伴随有低水平抗 -C 同种免疫(抗 -C 滴度小于抗 -D)。当发现 Rh(D)阴性个体的抗 -D 和抗 -C 滴度相近,或抗 -C 滴度超过抗 -D 时,应怀疑为 RhG 血型。

人群分布

不同种族中 Rh(D)阴性人群的分布差异很大。巴斯克人群中 Rh(D)阴性个体的比例高达 30%~35%,而中国人群中则约为 0.3%(表 40.2)。在 Rh(D)阳性个体中,40% 基因型是纯合(DD),母体如为 Rh(D)阴性且已被同种免疫致敏,后代均有发生 HDFN 的风险;同样情况下,基因型为杂合(D-)的 Rh(D)阳性个体,其后代则有 50% 的概率不发生 HDFN。

表 40.2　Rh(D)阴性血型在不同种族人群中的分布

种族	Rh(D)阴性比例 /%
巴斯克人	30~35
白种人:北美及欧洲	15
非裔美国人	8
非洲人	4~6
印度人	5
北美土著及因纽特人	1~2
日本人	0.3
泰国人	0.3
中国人	0.3

Rh 变异型

大多数 Rh（D）阴性血型是两个 Rh（D）等位基因均缺失的结果（图 40.1），但少部分是由于 Rh（D）基因不表达而非缺失。此外，部分个体 Rh D 抗原呈现弱表达或部分表达[25]。

Rh（D）假基因在非洲人群常见，21% 的非裔美国人和 69% 的南非黑种人表达假基因[26]。Rh（D）假基因包含 Rh（D）基因的所有外显子，但在外显子 3 和 4 之间存在一个终止密码子，阻止了 mRNA 转录，使红细胞细胞膜上不表达 Rh（D）抗原（图 40.1）。这种情况下受检者血清学结果为 Rh（D）阴性。

取决于所用的检测试剂，部分人在进行 RhD 分型时会提示为弱 D。当使用抗 -D 试剂检测受检者红细胞时，弱 D 人群反应为阴性或等于或小于 2+；当加入抗人球蛋白时，则出现中 - 强阳性。以前称之为 Du 阳性，目前则称为弱 D 阳性或部分 D 阳性。对该现象的两种解释其一为红细胞表面完整 RhD 抗原数量减少，其二为 RhD 抗原表位缺失（图 40.2）。0.3% 白种人和 1.7% 非裔美国人表现为弱 D，而加拿大的一项研究发现 0.96% 的受检者为弱 D 表型[26]。尽管有 200 多个突变被报道与 RhD 抗原表达改变有关，但大多数弱 D 表型可分为 1~3 型。当暴露于 RhD 阳性红细胞时，这些类型不会产生同种免疫。然而，其他 RhD 变异型患者暴露于完整 RhD 抗原（含变异型所缺失表位）时，可形成抗 -D 抗体并引起严重的 HDFN 和胎儿水肿[27]。

▷ =正常 RhD 抗原   ▷ =RhD 抗原表位缺失

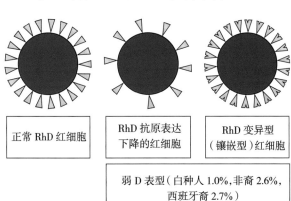

| 正常 RhD 红细胞 | RhD 抗原表达下降的红细胞 | RhD 变异型（镶嵌型）红细胞 |

弱 D 表型（白种人 1.0%，非裔 2.6%，西班牙裔 2.7%）

图 40.2 弱 D：正常 Rh（D）阳性和弱 D/ 部分 D 红细胞示意

由于检测试剂的差别，同一受检者在不同实验室可出现不同的检测结果，使用弱 D 表型敏感试剂检测时为 RhD 阳性，其他试剂检测时则为 RhD 阴性。这是献血时的检测结果与妊娠后的检测结果不一致的常见原因。美国血库协会（American Association of Blood Banks，AABB）的指南并不要求对 Rh（D）阴性的孕妇进行弱 D 或 D 变异型的检测，弱 D 及 D 变异均被视为 RhD 阴性，可接受 Rh Ig 治疗。然而，美国妇产科学会（The American College of Obstetrics and Gynecology，ACOG）则推荐，将血清学为弱 D 的患者诊断为 RhD 阳性。为协调相关规范，血库组织和产科学会成立了工作组，通过文献查阅并提出了新的推荐意见。该小组建议当发现患者 RhD 分型前后不一致或检测弱 D 抗原时，应进行基因分型，如果是 1 型、2 型或 3 型，可当作 RhD 阳性，无须进行 Rh Ig 治疗。

其他 Rh 抗原

Rh（c）和 Rh（E）

与 HDFN 相关的"其他"Rh 抗体包括抗 -（c）和抗 -（E）。虽然比抗 Rh（E）抗体出现的频率低，抗 Rh（c）抗体引起溶血的严重程度与抗 Rh（D）抗体相似，1%~17% 的病例需要 IUT，新生儿输血率 10%~30%，死亡率高达 10%[28-32]。一项大样本研究（n=118）也印证了抗 Rh（c）抗体在妊娠中的危害性，其中 10%（n=12）的病例存在严重 HDFN[33]。

Rh（G）

Rh（D）和 Rh（C）蛋白序列中其中一个氨基酸发生替换时，红细胞表面表达 Rh（G）抗原。大多数 Rh（D）和 Rh（C）阳性的患者也是 Rh（G）阳性。Rh（D）和 Rh（C）抗原都不存在时，Rh（G）则阴性。在这种情况下，患者可在不产生 Rh（D）抗体的情况下，发生对 Rh（C）和 Rh（G）的同种免疫，Rh（G）阴性患者可注射抗 D 免疫球蛋白预防同种免疫。临床医师须警惕，当抗 -Rh（D）和抗 Rh（C）抗体滴度相似时，应检测抗 Rh（G）抗体。抗 -G 抗体滴度升高与需要 IUT 的严重 HDFN 有关[34]。

非 Rh 抗原

随着 Rh IG 的使用增加和 Rh（D）阴性人群频率的变化，非 Rh（D）抗原引起的 HDFN 发病率有所增加。一项对 30 多万荷兰妇女的前瞻性研究显示，与 HDFN 密切相关的抗体中，抗 D 抗体居首位，但占比较前下降，其次为抗 Kell 抗体、抗 c 抗体及抗 E 抗体[33]。最近，加拿大学者有关同种免疫妇女（n=638）的研究也表明，抗 D 抗体的比例较前明显下降，大多数受累妇女存在抗 E（43%）、抗 c（13%）、抗 Jk[a]（9%）和抗 C（5%）等抗体，只有 0.4% 患者为单一抗 D 抗体阳性。如前所述，非 Rh（D）抗体引起 HDFN 的概率和严重程度取决于抗体类型及母 - 胎免疫反应。

天然抗体

红细胞抗体可在未接触外来血液的情况下产生。当微生物和红细胞上存在相似的抗原表位时，可通过分子模拟导致抗体形成。抗 -M 和抗 -N 抗体属于天然抗体，人群中的检出率为 2%~3%，主要是由于母体暴露于肠道微生物所引起。人群中缺乏相应抗原表位的个体暴露于肠道细菌后可形成抗 -A 和抗 -B 抗体。这些抗体类型主要为 IgM 和 IgA，一般不通过胎盘及引起 HDFN。

Kell

Kell 抗原系统由 K、k、Kp（a）、Kp（b）、Ko、Js（a）和 Js（b）抗原组成，多数情况下，除 K 抗原外，其他抗原很少引起 HDFN。K 抗原在白人中的携带率约 9%。约 10% 的严重 HDFN 病例与 K 抗原有关。K 抗原的同种免疫通常与输血后致敏有关。除荷兰和澳大利亚外[31]，其他国家在输注红细胞前并不常规检测 K 抗原。抗 K 抗体引起的 HDFN 病情较重，因为抗 K 抗体既可破坏骨髓中的红细胞前体及正在成熟的红细胞，也损伤胎儿循环中已成熟的红细胞。研究报道，一组被 K 抗原致敏的妊娠（n=19）中 26% 出现严重 HDFN[33]。抗 K 滴度与胎儿贫血的相关性较低[35-40]，且病情进展常较快，贫血程度可在 1 周内迅速加重，这些都使临床处理更加复杂。相对其他抗体，抗 K 抗体也可能更早引起胎儿水肿[35]。

Duffy

Fy（a）和 Fy（b）抗原由共显性等位基因编码，产生 Fy（a+，b+）、Fy（a+，b-）、Fy（a-，b+）和 Fy（a-，b-）4 种抗原组合。目前只发现 Fy（a）基因与 HDFN 相关，可引起胎儿轻中度溶血性贫血[41]。Fy（b）等位基因在黑人中的携带率为 82%，在临床上其重要性在于它是疟疾受体[41]。

MNS

MNS 抗原系统包括 M、N、S、s、U 及其他 32 种稀有抗原。如前所述，抗 -M 和抗 -N 抗体可在暴露于肠道细菌后产生，未输血人群中抗 -M 和抗 -N 抗体的携带率为 2%~3%。抗 -N 抗体可导致轻度溶血[42]，多数抗 -M 抗体属于 IgM，一般无法通过胎盘，很少对胎儿造成影响。然而，当 IgM 转化为 IgG 抗体，尤其在高滴度时，可导致严重的 HDFN[43-48]。抗 -S、抗 -s 及抗 -U 抗体均可导致轻中度 HDFN，而抗 -Mur 抗体在东南亚人群中常见，可导致轻重不一的胎儿溶血[42,49]。

P

P 抗原系统包括 P1 和 P2 抗原，白人携带率分别为 79% 和 21%。P2（+）而 P1（-）的个体可产生 IgM 类的抗 P1 抗体，一般不引起 HDFN。某些女性为罕见的"p"表型，体内存在抗 P1、抗 P 和抗 P（k）抗体，这些抗体不仅可引起严重 HDFN，而且与早孕期复发性流产有关[50]。

ABO

A 和 B 抗原为共显性表达，因此可产生 A、B、AB 和 O 血型，同时缺失 A、B 抗原即 O 型。接触特殊肠道细菌后，人体可产生天然的 IgM 类型抗 A、抗 B 抗体，但人体也可产生 IgG 类型的抗体，尤其 O 型母亲暴露于非 O 型胎儿刺激后风险增加。由于 A、B 抗原在胎儿期尚不成熟，因此 ABO 血型不合引起胎儿严重溶血的情况罕见。但也有例外，据报道，非裔美国人的胎儿 B 抗原发育成熟较其他种族更早[51-55]。

其他罕见抗原

表 40.3 列出了其他罕见红细胞抗原引起 HDFN 的严重程度。

表 40.3　与胎儿及新生儿溶血性疾病有关的红细胞抗体

抗原系统	具体抗原	溶血严重程度
ABO	A，B	轻度
Chido-Rodgers	Ch1，Ch2，Ch3，Ch4，Ch5，Ch6，WH，Rg1，Rg2	无
Colton	Co^a	中度
	Co^b，Co^3	轻度
Cromer	Cr^a，Tc^a，Tc^b，Tc^c，Dr^a，Es^a，IFC，WES^a，WES^b，UMC，GUTI，SERF，ZENA，CROV，CRAM	无
Diego	Di^a，Di^b，Wr^a，ELO	中度
	Wr^b，Wd^a，Rb^a，WARR，Wu，Bp^a Mo^a，Hg^a，Vg^a，Sw^a，BOW，NFLD，Jn^a，KREP，Tr^a，Fr^a，SW1	无
Dombrock	Do^a，Do^b，Gy^a，Hy，Jo^a，DOYA	无
Duffy	Fy^a	中度
	Fy^a	轻度
	Fy^3，Fy^4，Fy^5，Fy^6	无
Forssman	FOR	无
Gerbich	Ge3	中度
	Ge2，Ge4，Wb，Ls^a，An^a，Dh^a，GEIS	无
Gill	Gil	无
Globoside	PP_1P_k	重度
H	H	中度
I	I，i	无
Indian	In^a，In^b，INFI，INJA	无
Junior	Jr^a	轻度（重度罕见）
John Milton Hagen	JMH，JMHK，JMHL，JMHG，JMHM	无
Kell	K，k，Ku，Js^b	重度
	Kp^b	中度
	Kp^a，Js^a，Ul^a	轻度
	K11，K12，K13，K14，K15，K16，K17，K18，K19，K20，K21，K22，K23，K24，VLAN，TOU，RAZ，KUCI，KANT，KASH，VONG，KALT，KTIM，KYO	无
Kidd	Jk^a，Jk^b	轻度（重度罕见）
	Jk3	轻度
Knops	Kn^a，Kn^b，McC^a，Sl1，Yka，Sl2，Sl3，KCAM	无
Kx	Kx	无
Langereis	Lan	轻度（中度罕见）

续表

抗原系统	具体抗原	溶血严重程度
Landsteiner-Weiner	LW^a, LW^{ab}, LW^b	无
Lewis	Le^a, Le^b, Le^{ab}, Le^{bH}, Ale^b, Ble^b	无
Lutheran	Lu^a	轻度
	Lu^b, Lu3, Lu4, Lu5, Lu6, Lu7, Lu8, Lu9, Lu10, Lu11, Lu12, Lu13, Lu14, Lu15, Lu16, Lu17, Au^a, Au^b, Lu20, Lu21	无
Mittenberger	Mi^a	重度
	Mi^b	无
MNSs	Vw, Mur, MUT	重度
	U	中度（重度罕见）
	M	轻度（重度罕见）
	S, s, Mt^a, M^v	中度
	N, Hil, Or He, Mi^a, M^e, M^g, Vr, M^e, St^a, Ri^a, Cl^a, Ny^a Hut, Far, s^D, Mit,	轻度
	Dantu, Hop, Nob, En^a, En^aKT, 'N', DANE, TSEN, MINY, SAT ERIK, Os^a, ENEP, ENEH, HAG, ENAV, MARS, ENDA, ENEV, MNTD	无
Ok	Ok^a	无
P1Pk	P, P1, pk	无
Raph	MER2	无
Rhesus	D, c, f, Ce, C^w, cE	重度
	E, Hr_0	中度（重度罕见）
	E^W, hr^S, Tar, Rh32, Hr^B	中度
	C	轻度（重度罕见）
	G e, Cx, VS, CE, Be^a, JAL	轻度（中度罕见）
	V, Hr, C^G, D^W, c-like, hr^H, Rh29, Go^a, Rh33, hr^B, Rh35, Evans,	轻度
	Rh39, Rh41, Rh42, Crawford, Nou, Riv, Sec, CELO, Dav, STEM, FPTT, MAR, BARC, JAHK, DAK, LOCR, CENR, CEST	无
RHAG	Duclos, Ol^a, Duclos-like	无
Scianna	Rd	轻度,罕见中度
	SC2	轻度
	SC1, SC3, STAR, SCER, SCAN	无
Vel	Vel	轻度
Yt（Cartwright）	Yt^a, Yt^b	无
Xg	Xg^a	轻度
	CD99	无

续表

抗原系统	具体抗原	溶血严重程度
不属于血型系统的抗原		
Cost	Cs^a, Cs^b	无
Er	Er^a, Er^b, ABTI	无
高频抗原	At^a	轻度
	AnWj, Emm, MAM, PEL, Sd^a	无
低频抗原	HJK	重度
	Kg, Sara	中度
	Chr^a, Bi, Bx^a, To^a, Pt^a, Re^a, Je^a, Li^a, Milne, RASM, JFV, JONES, HOFM, REIT	无

RhD 同种免疫的预防

抗 -D 免疫球蛋白曾经是从被同种免疫致敏妇女的混合血浆中提取制备的。然而,成功的抗 -D 免疫预防减少了可捐献血浆妇女的数量。逐渐地,抗 -D 免疫球蛋白的制备转向 Rh(D)阴性的男性志愿者,志愿者反复接受 Rh(D)阳性红细胞注射,进而提取血浆制备免疫球蛋白。最近,已开发出一种重组抗 RhD 单克隆抗体,目前正进行人体临床试验评估[56]。抗 D 免疫球蛋白的作用机制尚不清楚。据推测,它与 Rh(D)阳性红细胞结合,导致它们迅速从母体循环中清除。此外,它还下调了母体对 Rh(D)抗原的免疫反应[10,11]。

在产后使用抗 -D 免疫球蛋白预防同种免疫的这一常规制定和实施之前,约 16% 的 Rh(D)阴性妇女在分娩 Rh(D)阳性婴儿后被同种免疫致敏[57]。产后常规使用抗 -D 免疫球蛋白使这一比率降低至 1%~2%,在妊娠晚期增加使用抗 D 免疫球蛋白后,致敏风险进一步降至 0.1%~0.3%[58]。

在美国,ACOG 推荐所有妇女在第一次产检时都要进行红细胞抗体的筛查。除非胎儿 / 婴儿是 Rh(D)阴性,或在亲子关系明确下,胎儿 / 婴儿的父亲被证实为 Rh(D)阴性,否则所有抗体阴性的 Rh(D)阴性妇女应在妊娠 28 周及产后注射抗 -D 免疫球蛋白。在荷兰,推荐妊娠 30 周时给予 200μg RhIG 注射;英国则推荐妊娠 28 周和 34 周分别给予 100μg 的剂量,或在妊娠 28 周给予 300μg 的单次剂量。

尽管妊娠 28 周前发生同种免疫的机会极低,但 AABB 建议妊娠 28 周给予抗 D 免疫球蛋白前应重复检测母体抗体滴度。抗体筛查能早期识别被致敏的妊娠,以便为存在潜在贫血风险的胎儿提供监测和干预。抗 -D 免疫球蛋白半衰期是 24 天,注射后仍被致敏的个案可能与抗体水平衰减有关。因此,一些专家推荐,如果妊娠 40 周仍未分娩,应再给予一次 RhIG 剂量[59-61]。

38% 的 RhD 阴性孕妇怀有 Rh(D)阴性胎儿,不需要使用 RhIG。因此,对这些孕妇不必要地接触血液制品引起了伦理和临床上的关注[62]。至今,由于抗 D 免疫球蛋白供应有限,许多欧洲国家还没有将 RhIG 列作常规。目前,丹麦、荷兰及瑞典部分地区常规使用游离 DNA(cell free DNA, cfDNA)的检测手段来评估胎儿的 RHD 状态[63,64],仅建议将产前 RhIG 用于怀有 RhD 阳性胎儿的妇女。

胎母输血是 Rh(D)阴性妇女被致敏的主要原因。Rh(D)抗原最早在受孕后 38 天开始表达,这在评估发生胎母输血风险时需加以考虑。除生化妊娠外,其余类型的妊娠都应考虑使用抗 -D 免疫球蛋白预防同种免疫。目前抗 -D 免疫球蛋白使用的适应证包括自然或人工流产、先兆流产、侵入性产前诊断或宫内治疗、腹部钝性伤、胎位外倒转、异位妊娠、孕中晚期死胎、孕中晚期产前出血以及妊娠滋养细胞疾病(表 40.1)[65-71]。

一瓶抗 D 免疫球蛋白的剂量为 300μg(1μg=5 个国际单位),这足够预防母体暴露在 15mL Rh(D)阳性红细胞[相当于 30mL Rh(D)阳性胎儿全血]后发生同种免疫。早孕期胎儿血容量小,妊娠 12 周时估计胎儿红细胞总容积为 1.5mL;妊娠 20 周时胎儿血容量估计约 30mL[72]。50μg 抗 D 免疫球蛋白一般足以预防早孕期的各种致敏事件,而在 20 周前 300μg 的剂量可有效保护各种刺激。妊娠 20 周后则需估算胎母输血的程度,以确保给予适当剂量的抗 D 免疫球蛋白[73]。在美国,多数机构使用玫瑰花环试验去筛查母血中的胎儿红细胞[74]。如果初筛阳性,则进一步使用 Klehauer-Betke 试验或流式细胞仪去估计母血中胎儿红细胞的比例[75]。Klehauer-Betke 的结果乘 50(母体平均血容量为 5L),所得结果再除以 30 即为中和母胎输血影响所需的抗 -D 免疫球蛋白的所需瓶数。

RhG 血型属于特殊情况。通常,RhG 抗原致敏时抗 -D 和抗 -C 的滴度是等量的。我们应确定患者是否存在抗 -G 和抗 -C。如果存在,患者仍可被 RhD 致敏,应按常规给予 RhIG。

存在抗 -D 抗体的妇女已经被致敏,抗 -D 免疫球蛋白无法起预防作用,不应再使用。

其他红细胞抗原引起的同种免疫病例较少,制药公司缺乏利益推动研发相关抗体,目前暂无有效预防手段。

诊断

目前推荐所有孕妇在首次产检时进行抗体筛查。对于未被同种免疫致敏的 RhD 阴性人群,AABB 推荐孕期应进行复查。而 ACOG 则建议由产科医师自行决定。尽管迟发性 RhD 同种免疫罕见[76-80],但如果不进行抗体复查,医师将错过干预的机会。然而,最近的一项研究表明,孕期复查抗体并不具有成本效益[81]。在荷兰,所有孕妇在妊娠 27 周时均常规进行抗体复查。RhD 阳性妊娠占严重 HDFN 病例的 25%,其中大多数与抗 -c 有关[82]。既往输血、胎次和孕期侵入性产前诊断是晚孕期出现抗 -c 抗体的危险因素。

间接抗人球蛋白试验(间接 Coombs 试验)

间接抗人球蛋白试验用于鉴定母体血中是否存在抗体。在本试验中,母体血浆与已知抗原性的标记红细胞一起孵育,然后将红细胞洗涤并悬浮在抗人球蛋白或 Coombs 血清中,结合有母体抗体的红细胞发生凝集,即为阳性结果。受检者

血浆梯度稀释后进行检测,可确定抗体滴度,发生凝集反应的最大稀释倍数的倒数即是抗体滴度。例如,当母体血浆稀释至 1∶64 而未出现凝集反应时,抗体滴度为 32。当抗体滴度 ≥16 时,需进一步评估,这将在稍后详细讨论。临床上需要注意的是,滴度水平可能存在实验室间的检测差异,这是由于许多实验室为了检测低水平抗体,使用了酶制剂处理红细胞。此外,红细胞"凝集"的判断有一定的主观性,这也是实验室间差异的原因之一。此外,滴度测定中使用的红细胞指示剂保质期为 1 个月,因此,间隔超过 4 周的检测,其结果也可能受试剂批次的影响。这种实验室间的差异一般在一个稀释度内,因此主诊医师应意识到,抗体滴度从 16 增至 32 可能并不代表母体免疫反应的增强。最后,我们可以将之前检测的冻存样本解冻,与本次检测的新鲜样本一起使用相同批次的指示剂同步分析。此时,一位操作人员进行两次结果判读,有利于结果判读的标准化。这种情况下出现滴度的升高是真实的。

凝胶微柱技术(gel microcolumn assay,GMA)是一种定量检测母体抗体滴度的潜在替代方法,目前已被血库业界广泛接受。GMA 的潜在优势在于它不易受实验室间和实验室内变异的影响,检测结果清晰、客观和稳定,检测速度更快,可实现自动化检测。GMA 法的缺点是,与传统试管试验相比,检测结果会偏高 1~2 个稀释倍数[83-85],但不同报道间有较大变异[85,86]。目前认为,在 GMA 滴度检测能安全用于妊娠期同种免疫监测之前,应进行更多的疾病严重程度与抗体滴度相关性研究。

初次致敏妊娠的处理

因为体液免疫系统产生抗体反应需要一定的时间,所以初次被同种抗原致敏的妊娠,所产生的抗体滴度一般较低,发生严重胎儿贫血的机会较低,或直至孕晚期才发生胎儿贫血。

父亲合子性质

在确定母体存在抗体后,应评估胎儿红细胞是否携带相应抗原而存在溶血风险。如果父亲是相应抗原的纯合子,胎儿有发生 HDFN 的风险。父亲为杂合子时,胎儿抗原阴性的概率为 50%,

此时胎儿不会有溶血风险。确认亲子关系是进行准确的父亲抗原合子性质检测的基本前提。据估计,在 2%~5% 的病例中孕妇丈夫与胎儿之间不存在亲子关系[87],因此,向患者交代检测结果时应保密[88]。

大多数红细胞抗原是通过共显性等位基因遗传的,等位基因的基因型可通过红细胞血清学检测来确定。例如,对于 E/e 抗原,可出现 E/E、E/e 或 e/e 组合。通过使用抗 E 和抗 e 试剂,血液检测可轻易确定个体的 E/e 基因型。Rh(D)的合子测定则没有那么简单,因为 D 抗原不表达是基因缺失所致,并不存在“d”抗原,所以没有抗 d 试剂。Rh(D)阴性的父亲与 Rh(D)阴性的妻子只会生 Rh(D)阴性的孩子,但检测 Rh(D)阳性父亲 D 抗原的合子性质时则有一定的挑战。过去,我们使用所有 Rh 抗原(D、C、c、E、e)的抗血清以及基于种族和民族的基因频率表去估计父系的 Rh(D)合子性质。如今,我们可以通过定量 PCR 比较 D 基因和 RhCE 基因(所有个体中 RhCE 基因均为两个拷贝)DNA 峰的波幅,可更准确地测定 Rh(D)的合子性质[89]。

胎儿基因型检测

如果父亲合子性质检测后,提示胎儿有携带被攻击抗原的风险,则应进行胎儿相应红细胞抗原的基因分型。以往这需行羊膜腔穿刺术获取羊水细胞来检测胎儿血型。cfDNA 检测技术的发展使检测方法发生了改变。

在早孕晚期和中孕早期,母体循环中 10%~15% 的 cfDNA 来源于胎儿[90]。胎盘是胎儿 cfDNA 的主要来源,这是非整倍体无创产前筛查的基础。胎儿 cfDNA 最早可在妊娠 38 天被检测到,并随孕周增大而增多,分娩后迅速消失。无创技术可通过逆转录 PCR 检测母血血浆中胎儿 cfDNA 序列来评估胎儿 Rh(D)状态,该方法在孕早期后对胎儿 Rh(D)状态的检测灵敏度为 99.1%。为确保胎儿来源的 cfDNA 充足,检测应在妊娠 10 周后进行。建议对 Rh(D)基因的外显子 4、5、7 和 10 进行联合检测[26,64,89,91-93]。如果这些外显子都不存在,则考虑胎儿为 Rh(D)阴性,后续也不需要进一步监测胎儿的贫血指标。以上检测方法是基于胎儿 cfDNA 存在于母血中的假设。在男胎中

可通过鉴定 Y 染色体基因序列来加以证实,或者我们可根据单核苷酸多态性(SNP)来确定样本来自胎儿[94]。从母体白细胞中获取的 SNPs 信息与胎儿 cfDNA 进行比较,因为胎儿 SNP 变异有父系成分,如果两个样本之间存在差异,可证实 cfDNA 是胎儿来源。确认 cfDNA 胎儿来源的另一种方法是鉴定 RASSF1A 基因启动子的甲基化状态,胎儿 cfDNA 中该启动子普遍为高甲基化状态[95-97]。欧洲目前已有检测胎儿 Kell、Rh(E)、Rh(C)和 Rh(c)血型的无创方法,而美国暂时还无法检测[98-100]。

胎儿 cfDNA 检测有假阳性的报道,原因可能与 Rh(D)阴性个体存在 RHD 假基因有关[101]。可使用针对 RHD 基因外显子 4 和 10 的引物检测 RHD 假基因。胎儿 cfDNA 假阳性结果也可能是双胎之一死亡后残留在母血中的 cfDNA 所致[102]。

相反,胎儿 cfDNA 的假阴性结果使我们可能遗漏对高危妊娠的监测。为了减少胎儿 cfDNA 浓度低引起的假阴性结果,建议在妊娠 10 周后才取样检测,检测时设置好设备的灵敏度[103]。为了减少假阴性结果,建议检测多个 Rh(D)区域,以避免漏诊 Rh(D)变异型。

在缺乏胎儿 cfDNA 检测手段时,可在妊娠 15 周后进行羊膜腔穿刺,获取未培养的羊水细胞进行 PCR 分析,确定胎儿红细胞抗原状态。因可能刺激母体免疫反应及加重母胎同种免疫,穿刺中应尽量避开胎盘[104]。由于类似原因,尽量避免采取绒毛活检去检测胎儿抗原。

胎儿贫血监测

在确定胎儿有 HDFN 风险后,应每月复查母体抗体滴度。为保持结果的准确性,应在同一实验室复查。如果滴度虽低于临界阈值但仍较前增长,应缩短复查间隔。

临界滴度是指胎儿可能发生严重贫血和水肿的抗体滴度,达到该滴度时应开始胎儿超声监测。由于同种免疫相对罕见,这使得医疗机构难以基于自己的患者和实验室建立个体化的临界滴度。因此,大多数中心对红细胞同种免疫病例采用 16 或 32 的临界滴度。Kell 同种免疫采用的标准则不同,由于 Kell 同种免疫对红系前体细胞有抑制作用,滴度超过 8 即应开始胎儿监测[35,105,106]。

如前所述,如未能确定胎儿血型,应行羊膜腔穿刺或通过 cfDNA 检测胎儿基因型。在胎儿抗原阴性的情况下,抗体滴度也可能上升。

抗体滴度升高与 HDFN 风险或胎儿贫血程度之间并非线性相关,因此需结合其他手段评估胎儿贫血。胎儿大脑中动脉收缩期峰值速度（middle cerebral artery peak systolic velocity, MCA-PSV）的多普勒检测已成为评估胎儿贫血的主要方法[107-112]。MCA-PSV 多普勒检测的原理是贫血胎儿通过增加脑血流量来保护其大脑,而血液黏度下降及心输出量增加,也导致 MCA-PSV 上升。Mari 等[108]将 MCA-PSV 与脐血检查获得的胎儿血红蛋白水平进行比较,认为 MCA-PSV>1.5MoM 可用于预测伴或不伴水肿的中度或重度胎儿贫血,其敏感性达 100%（95% CI, 86%~100%）,假阳性率为 12%。Liley 和 Queenan 的 ΔOD450 曲线评估羊水胆红素是当时预测胎儿溶血性贫血的标准方法,一项多中心研究比较了两者的效果[110],研究结果认为 MCA-PSV 更准确。从此,MCA-PSV 被广泛接受为预测胎儿贫血的方法。

对于首次受累的妊娠,应在妊娠 20 周起进行 MCA-PSV 评估。对于 Kell 同种免疫病例,应在妊娠 18 周起开始评估。MCA-PSV 随孕周增长而升高,MoM 值计算器可查阅相关网站。MCA-PSV 评估的最佳间隔时间暂无明确指引,但专家意见认为,应每 1~2 周评估一次,具体可根据之前的 MCA-PSV 水平和抗体滴度变化综合决定[108]。测量 MCA-PSV 的技术非常重要。尽管角度校正在 30° 内的测量值与实际速度之间有较好的相关性[113],我们仍应使多普勒取样线与血管长轴的夹角尽量保持零度。此外,多普勒取样光标应尽可能地靠近大脑中动脉与颈内动脉的分叉处。测量时胎儿应处于静息状态,因为胎儿活动可能会造成假阳性结果（图 40.3）[114,115]。MCA-PSV 低于 1.5 MoM 提示胎儿无中 - 重度贫血,暂无需干预。尽管暂无有效性证据,也无检查类型及频率的推荐,ACOG 指南建议从妊娠 32 周起,除测量 MCA-PSV 外,可开始每周监测胎儿宫内状态（胎儿生物物理评分或无应激试验）[116]。根据美国母胎医学学会的指南,患者应在 37~38 周计划分娩[117]。如果在妊娠 35 周前 MCA-PSV 测量值超过 1.5 MoM 时,应进行胎血活检,如证实胎儿贫血,可宫内输血。如果在妊娠 35 周后 MCA-PSV 超过 1.5 MoM,综合考虑分娩的风险效益比,更倾向于终止妊娠而非胎血活检。

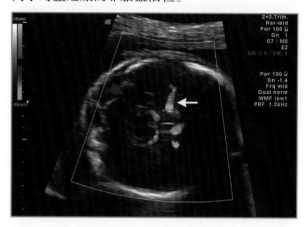

图 40.3　超声图像上显示多普勒测量大脑中动脉收缩期峰值速度的最佳方法。脉冲多普勒光标应置于箭头所示位置

前次致敏妊娠的处理

由于母体的免疫记忆,当固有免疫系统再次接触相同抗原时,免疫应答变得更加高效。因此,已被同种免疫致敏的母亲,再次妊娠时胎儿溶血程度可能加重,且发病孕周常较前次妊娠提前,有病例报道最早在妊娠 15 周已发现胎儿严重贫血[118]。

当配偶的抗原基因型是杂合子,或与新的配偶生育时,应评估本次妊娠的风险。如果亲子关系确定且父亲的红细胞抗原检测呈阴性,胎儿无需进一步检测。如前所述,如果配偶抗原基因型是杂合子,胎儿则存在贫血风险,应进行 cfDNA 或羊膜腔穿刺术进行检测。如果以往妊娠曾有胎儿受累史,包括 IUT、新生儿换血或者与 HDFN 相关的围产儿死亡,建议转诊至有经验及能力处理的中心,从妊娠 16 周起每周进行 MCA-PSV 检查。然而,现有的 MCA-PSV 计算器在妊娠 18 周前并无正常值范围。Tongsong 等发表了使用 MCA-PSV 在早期筛查胎儿 α- 地中海贫血测量数据,可供参考（表 40.4）[119],这可能有助于在妊娠 18 周前评估 MCA-PSV 的读数。母体抗体滴度对这一类病例贫血严重程度的预测能力较弱,但可用于调整监测间隔,或在曾有受累史的病例中协助判断是否需启动辅助治疗（见后文）。再次致敏（曾有胎儿受累史）的妊娠其余处理方案同首次致敏（首次受累）妊娠,但前者几乎都需要在妊娠期进行 IUT。图 40.4 是同种免疫妊娠的管理流程。

表 40.4　妊娠 11~18 周大脑中动脉收缩期峰值速度第 5、10、90、95 百分位数及 1.5 MoM 的估算值

孕周/周	大脑中动脉收缩期峰值速度 /(cm·s⁻¹)					
	第 5 百分位数	第 10 百分位数	第 50 百分位数	第 90 百分位数	第 95 百分位数	1.5 MoM
11	3.2	5.2	10.7	15.2	19.5	16.1
12	4.5	6.5	12.1	16.9	21.2	18.2
13	5.8	7.8	13.6	18.5	22.8	20.3
14	7.1	9.0	15.0	20.2	24.5	22.4
15	8.4	10.3	16.4	21.8	26.1	24.5
16	9.8	11.5	17.8	23.4	27.7	26.7
17	11.1	12.8	19.2	25.1	29.4	28.8
18	12.4	14.1	20.6	26.7	31.0	30.9

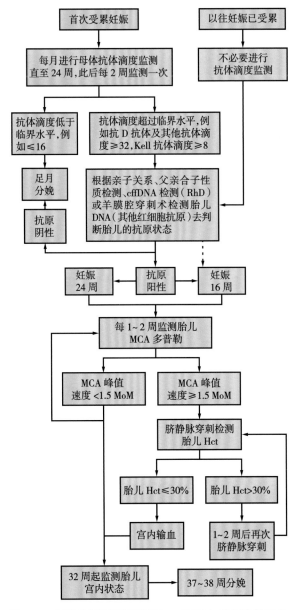

图 40.4　同种免疫妊娠管理流程。cffDNA,胎儿游离 DNA；Hct,血细胞比容，MCA,大脑中动脉

免疫调节

曾有 HDFN 引起中孕早期妊娠丢失病史的孕妇,对临床处理是一个特有的挑战。即使超声技术不断进步,目前胎儿静脉采血和输血只能在妊娠 18 周后进行,而且术后妊娠丢失率比妊娠 22 周后手术高 10 倍[21]。对于早发且严重的同种免疫病例,免疫调节措施已被证明能有效推迟首次宫内输血孕周,从而提高胎儿的存活率,方法主要为血浆置换及随后每周一次的静脉注射免疫球蛋白(IVIG)[120, 121]。Ruma 等[120]使用该疗法治疗了 9 例患者,其中 7 例曾有妊娠丢失病史,具体方法如下:从妊娠 12 周起,给予患者血浆置换(频率为隔天 1 次,共 3 次),血浆置换后给予 2 天 IVIG,每天剂量 1g/kg,接着每周给予 IVIG 1次,剂量 1g/kg,直到妊娠 20 周。虽然所有 9 例妊娠都需要宫内输血,但首次输血孕周平均推迟了 3 周,胎儿首次输血前的血细胞比容比对照组高 65%。重要的是,9 例胎儿最终均存活。

如果妊娠 18 周前怀疑胎儿严重贫血,腹腔内输血技术(IPT)联合或不联合免疫疗法,可能有助于延缓胎儿病情至 18~20 周,此时再行胎血活检和宫内输血。Fox 等[122]报告了 6 例妊娠,其中 4 例曾有妊娠丢失病史,从妊娠 15 周开始每两周接受一次 IPT 治疗。在妊娠 18 周前,每次 IPT 使用 5mL 红细胞,18 周后则增至 10mL。其中 4 例患者还接受了 IVIG 治疗(剂量为每周 0.8g/kg)。6 例妊娠中 5 例胎儿存活。胎儿水肿是影响 IPT 治疗效果的主要因素,此时,淋巴系统的功能障碍影响了红细胞从腹腔的吸收效率。

干预手段

宫内输血

当 MCA-PSV 提示胎儿严重贫血时,应进行胎血活检,并做好准备同时行宫内输血。宫内输血应在手术室或手术室附近,以备紧急剖宫产,尤其是已达可存活孕周。可使用镇静剂减轻患者的焦虑。尽管没有研究证据支持,一些中心在术前常规使用第一代头孢菌素预防感染和宫缩抑制剂。推荐在术中使用血细胞自动分析仪快速测定胎儿血红蛋白和血细胞比容水平。

对于胎盘位于前壁的病例,静脉采血和宫内输血的理想位点是脐带插入处的脐静脉,理由是静脉在穿刺后发生痉挛的可能性较小,而且脐带插入处是脐带活动最少的部位。对于后壁胎盘病例,大多数美国中心仍选择穿刺胎盘脐带插入点,而欧洲中心则更倾向于穿刺脐静脉肝内段。有学者认为,穿刺脐带游离段的手术风险增加3倍,包括胎儿丢失以及胎心减慢需行紧急剖宫产[123]。

脐静脉穿刺成功后,取脐血送检血细胞比容和网织红细胞计数。为预防输血过程中穿刺针脱落,采样成功后在静脉内注射麻醉药,此举已被证明可改善围产儿结局。有 logistic 回归分析显示胎儿麻醉使并发症降低了80%[123]。一些中心使用维库溴铵(胎儿剂量:0.1mg/kg,根据超声估重计算),另一些中心则使用阿曲库铵(胎儿剂量:0.4mg/kg)。输注红细胞总量是基于胎儿估重和输注红细胞比容计算而来的。如果输注红细胞比容为75%~80%,胎儿血细胞比容增加10%所需的输血量=胎儿估重(单位:g)乘以系数0.02[124]。IUT后应抽取脐血样本检测血细胞比容和进行 Kleihauer-Betke 试验。进行胎儿血细胞比容的快速测定可确保在出针前了解宫内输血是否已达到预期目标。Kleihauer-Betke 试验的结果有助于判断下次输血的间隔。当结果提示含有成人血红蛋白的细胞占优势时,胎儿造血受抑制,手术间隔可延长。

对于妊娠24周前存在严重贫血(血细胞比容≤10%)的胎儿,输血量应有所限制,以防血液黏度骤增而引起心血管意外。输血后达到的血细胞比容不应超过输血前的四倍[125]。在首次输血48h内再次输血,使胎儿血细胞比容达到目标值。

输血间隔

再次宫内输血的时机是一个存在争议和亟待研究的话题。一些中心凭经验选择输血间隔,例如前两次输血之间间隔10~14天,第二次和第三次输血之间间隔2~4周,而随后的输血间隔则延至3~5周。然而,成人红细胞在胎儿循环中寿命较短,而且随着胎儿发育,其血管容量不断增加,但胎儿造血功能在输血后又受到抑制,鉴于以上

因素孕期需持续为胎儿输血[126-128]。

一些中心则使用 MCA-PSV 来判断下次输血的时机。由于成人红细胞与胎儿红细胞大小不同,以及外周组织缺氧改善后出现了血流动力学变化,人们对这种方法的准确性有所保留。Detti 等[129]评估了在第一次和第二次 IUT 之间使用 MCA-PSV 去预测中重度贫血的可靠性。研究结果提示,以 1.32 MoM 的作为阈值预测中度贫血,假阳性率为37%,而使用 1.69 MoM 作为阈值预测重度贫血,假阳性率仅为6%。MCA-PSV 在第二次输血后预测中重度贫血的准确性尚未得到证实[130]。目前,澳大利亚正在进行一项多中心研究,评估 MCA-PSV 作为后续输血预测指标的可靠性。

除 MCA-PSV 外,可通过估算两次输血之间胎儿血红蛋白的下降程度去预测输血间隔。经验上认为,首次 IUT 后胎儿血红蛋白的下降速度是 0.4mg/(dL·d),第二次 IUT 后是 0.3mg/(dL·d),而第三次 IUT 后是 0.2mg/(dL·d),据此规律可推算输血间隔,以防胎儿发生严重贫血[130]。这些估算值大致相当于血细胞比容每天下降1%。有研究指出,合并胎儿水肿的病例,其血细胞比容下降更快,每天约下降1.88%,而不合并水肿者则约为1.08%[131]。

并发症

除有妊娠丢失风险外,宫内输血(经脐静脉输血)还可能发生手术并发症,其中以一过性胎心过缓最为常见,其次为紧急剖宫产(2%)、术后感染(0.3%)和未足月胎膜早破(0.1%)。荷兰研究者报道,手术并发症(含手术相关的胎儿丢失)的总体发生率为3.1%(23/740),合并胎儿水肿病例的手术并发症率(3.8% vs 2.9%)和手术相关死亡率(2.5% vs 1.4%)均较高[123]。宫内输血的其他潜在并发症包括失血,胎儿针刺损伤、脐动脉痉挛、胎儿脑损伤等,而手术引起的胎母输血也可能引起同种免疫反应的增强[132-134]。

IPT 的手术并发症与经静脉输血相似,但与脐带相关的并发症(心动过缓、血管痉挛和失血)则较少见。Watts 等[135]报告了在35例妊娠中进行的77次 IPT,发生了5次并发症,包括2例胎儿肠管内输血、2例腹膜后输血和1例胎儿腹

壁血肿。在此研究中，未发生紧急剖宫产及胎儿死亡。

在病例集中的中心，经静脉 IUT 病例的新生儿存活率很高。非水肿胎儿的总体存活率为 94%，水肿胎儿则为 74%[135]。Zwiers 等[123]报道了 1988—2014 年在荷兰对 589 例胎儿进行的 1 678 次 IUT。这是目前最大的单一系列的文献报道，文中包括 798 例脐带插入处的脐静脉输血，552 例脐静脉肝内段输血，280 例羊膜腔内脐静脉输血（后壁胎盘的脐带插入点输血或脐带游离段输血），24 例脐动脉输血，10 例腹腔内输血，1 例心内输血。该研究的总体存活率为 93%，合并胎儿水肿时存活率为 78%。研究前半段（2001 年前）的围产儿丢失率为 1.6%，2001 年起围产儿丢失率降至 0.6%。

妊娠 20 周前需要输血被认为是 IUT 后胎儿存活率下降的危险因素[123, 136]。这可能与血管管径小，穿刺难度增加，以及该类患儿对输血后血流动力学改变的耐受能力较低有关[21, 136, 137]。在较早孕周 MCA-PSV 测量怀疑严重贫血的病例，建议进行 IPT。

分娩时机

大多数中心会持续进行 IUT 直至妊娠 35 周。计划分娩一般安排在最后一次输血后的 3 周进行。是否剖宫产取决于产科指征。一项回顾性分析建议，终止妊娠前母亲服用苯巴比妥 10 天（每天 3 次，每次口服 30mg），新生儿换血的机会降低近 80%[138]。

新生儿问题

成功的系列性 IUT 抑制胎儿红细胞生成，这些新生儿常缺乏网织红细胞代偿增生。IVIG 常用于 HDFN 的新生儿，以防进一步溶血，从而降低胆红素水平。一项包含 53 例曾接受 IUT 新生儿的随机研究提示，并未发现出生后 IVIG 治疗可明显降低最大胆红素水平，减少光疗天数或换血次数[139]。

接受 IUT 治疗的新生儿在生后几周内常发生进行性贫血，原因除了造血受抑制而出现的低增生性贫血，之前输注的红细胞老化并从循环中清除也是原因之一。分娩后，母体抗体仍在新生儿循环中存在数周，这使新生红细胞发生溶血，也将加剧新生儿贫血。因此，分娩后的 1~3 个月可能需要进行所谓的"追加"输血[140]。在这一期间，必须密切监测新生儿，以防发生严重甚至可能致命的贫血。每周监测网织红细胞和血细胞压积水平直到网织红细胞计数连续 2 周增加。有症状的婴儿，血细胞比容小于 30% 需要输血，对于无症状的婴儿，输血阈值为血细胞比容小于 20%。补铁治疗无法促进新生儿红细胞生成，这是因为持续溶血已导致铁储存过多[141]。

补充叶酸（0.5mg/d）可能有帮助。新生儿 IVIG 治疗并未减少"追加"输血的次数或延长输血的间隔。Zuppa 等[142]对 IUT 后的新生儿每天使用 400U/kg 促红细胞生成素，尽管网织红细胞有所增多，但许多婴儿仍需要"追加"输血。严重宫内贫血可能引起远期神经系统后遗症，这是 IUT 治疗后存活者的关注点之一。LOTUS 研究（IUT 后的长期随访）对 291 名采用 IUT 治疗 HDFN 的儿童进行了随访，评估其神经发育受损的发生率和危险因素。平均随访时间为 8.2 年（2~17 年）。研究者发现，研究组发生神经系统严重发育迟缓的概率与荷兰整体人群相似（3.1% vs 2.1%）。然而，脑瘫的发生率更高（2.1% vs 0.7%）[143]。

治疗展望

虽然抗 -D 免疫球蛋白降低了 HDFN 的发生率，但如何降低非 Rh（D）同种免疫发生率，如何预防已被同种免疫致敏的高危妊娠发生严重的胎儿贫血，针对这些问题的疗法仍在评估中。阻止母体抗体通过胎盘或减弱母体免疫反应的治疗方案曾被提出及评估，以求减少侵入性手术的需要[144]。这一类疗法如果被证明有效，则可能减少 IUT 的需要。

结论

在胎儿和新生儿溶血病的诊治中，我们既预防疾病发生，又可改善患者预后，这是现代医学模式的一个范例。

抗体筛查结果阳性的患者可能存在胎儿贫血和胎儿免疫性水肿的风险，这一类患者应被识别并转诊至有 HDFN 处理经验的中心进行评估。

对父亲和胎儿的评估将决定妊娠期是否需要进一步的监护。胎儿检测可以通过 cfDNA 或羊膜腔穿刺术进行。对于存在胎儿贫血风险的妊娠应动态监测母体抗体滴度,直至达临界滴度。接着,应开始使用 MCA-PSV 对胎儿贫血进行筛查,如果 MCA-PSV 大于 1.5 MoM,应立即转诊至具有胎血活检和 IUT 能力的中心。尽管上述流程已可防止大多数胎儿的丢失,但随着治疗方法发展,如免疫调节,可能会进一步改善妊娠结局。

（周祎 译　温弘 审校）

参考文献和自我测试题见网络增值服务

第41章　胎儿血小板疾病

DIAN WINKELHORST AND DICK OEPKES

本章要点

- 胎儿血小板疾病是一种潜在的危及胎儿生命的疾病。
- 胎儿血小板减少症可能导致胎儿出血并发症,如颅内出血。
- 特发性血小板减少性紫癜。
  - 妊娠期发生率为（1~2）/1 000。
  - 5%~20%病例会引起严重的胎儿血小板减少症。
  - 罕见引起胎儿或新生儿出血并发症。
  - 主要以糖皮质激素治疗。
- 胎儿与新生儿同种免疫性血小板减少症。
  - 妊娠期发生率为1/1 000。
  - 在高加索人中主要由人血小板抗原1a（80%）和5b（10%）导致
  - 严重血小板减少症病例中10%出现严重出血并发症。
  - 应行非侵入性治疗,静脉注射免疫球蛋白。
  - 基于人群的筛查可显著预防出血并发症。

引言

　　胎儿血小板疾病导致的胎儿血小板减少症,是一种相对罕见但可能危及生命的情况。在正常胎儿发育过程中,血小板（计数或数量）逐渐增加,于早期妊娠末（早孕期或第一孕期末）达到约150×10^9/L。健康胎儿与新生儿血小板数目正常范围与成年人相同[（150~450）$\times 10^9$/L][译者注:与我国标准不同,我国成年人血小板计数（100~300）$\times 10^9$/L,数据来源:人卫版诊断学教材第九版P627（附录临床检验参考值）]。因此,胎儿与新生儿血小板减少症定义为,无论孕周大小,血小板计数低于150×10^9/L,相当于低于成人的第5百分位数[1,2]。血小板减少症的程度可以进一步分

为轻度[（100~150）$\times 10^9$/L]、中度[（50~100）$\times 10^9$/L]或重度（<50×10^9/L）。不同于新生儿血小板减少症,胎儿血小板减少症的确切发病率仍不清楚。1%~2%新生儿血小板计数低于150×10^9/L[3,4],1‰~2‰新生儿合并重度血小板减少症[5]。

　　胎儿血小板减少症的风险是发生严重程度不一的出血并发症,从较轻的皮肤出血到内脏出血、颅内出血（intracranial haemorrhage, ICH）甚至围产儿死亡。这些并发症大多数发生在出生后,所以绝大多数胎儿血小板疾病的诊断在出生后才得以明确。因此,只能在下次妊娠中采取预防措施（表41.1）。

胎儿或新生儿血小板减少症的非免疫病因

　　与胎儿或新生儿血小板减少症相关的非免疫因素通过增加血小板破坏或减少其生成起作用。非免疫介导的血小板破坏或消耗增加可由弥散性血管内凝血（disseminated intravascular coagulation, DIC）、血栓形成、Kasabach-Merritt综合征或脾功能亢进引起。胎盘功能不全（早产、子痫前期、宫内生长受限、糖尿病）、遗传性疾病、感染与窒息均可通过增加血小板破坏导致胎儿和新生儿血小板减少症。

胎儿或新生儿血小板减少症的免疫病因

　　免疫介导的胎儿血小板疾病是重度胎儿血小板减少症的最重要病因,在新生儿血小板减少症病因中约占1/3,因此本章节重点阐述特发性血小板减少性紫癜（idiopathic thrombocytopenic purpura, ITP）和胎儿及新生儿同种免疫性血小板减少症（fetal and neonatal alloimmune thrombocytopenia, FNAIT）[3]。另外,小部分由红细胞（red blood cell, RBC）同种异体免疫反应引起的重度胎儿贫血病例也与胎儿血小板减少症相关,但致病机制暂不明确[6]。

表 41.1　胎儿与早期新生儿血小板减少症的病因

破坏增加
免疫性血小板减少症
• 母体自身免疫（ITP，SLE）
• FNAIT
• RBC 同种异体免疫反应引起的严重胎儿溶血性疾病
• 药物诱发的同种异体免疫反应（青霉素、抗癫痫药、奎尼丁、吲哚美辛）
外周血循环消耗
• 脾功能亢进
• Kasabach-Merritt 综合征
• DIC
• 血栓形成（如主动脉、肾静脉血栓形成等）
生成减少
遗传性疾病（TAR 综合征，13/18/21- 三体综合征，三倍体，Turner 综合征，巨核细胞缺乏症，Wiskott-Aldrich 综合征，May-Hegglin 综合征，Bernard-Soulier 综合征，Alport 综合征）
细菌感染（GBS，大肠杆菌，李斯特菌，梅毒）
病毒感染（CMV，细小病毒，风疹病毒，HIV，HSV）
寄生虫感染（弓形体病）
新生儿窒息
胎盘功能不全（子痫前期，IUGR，糖尿病，早产）

注：CMV，巨细胞病毒；DIC，弥散性血管内凝血；FNAIT，胎儿及新生儿同种免疫性血小板减少症；GBS，B 族链球菌；HIV，人类免疫缺陷病毒；HSV，单纯疱疹病毒；ITP，特发性血小板减少性紫癜；IUGR，宫内生长受限；RBC，红细胞；SLE，系统性红斑狼疮；TAR，血小板减少 - 桡骨缺失综合征。

自身免疫性或特发性血小板减少性紫癜

孕妇血小板减少症较常见，妊娠期发生率约 1/12[7]。孕妇血小板减少最常见的原因是妊娠期血小板减少症，这是一种良性的、暂时的情况，约占所有孕妇血小板减少症病例的 2/3；ITP 占 3%[8,9]。孕妇血小板减少症的其他原因有子痫前期、HIV、系统性红斑狼疮和甲状腺功能障碍。

ITP 分为急性和慢性两种不同类型。急性 ITP 主要见于儿童期，很少发生于妊娠期。发病前通常有病毒感染史，由机体对病毒抗原与血小板抗原之间的交叉反应引起。这一类型常在数周或数月内可缓解。因此，妊娠期间的 ITP 几乎全为慢性 ITP，在孕妇中的发病率为（1~2）/1 000[9]。

病理生理学

慢性 ITP 是一种自身免疫性疾病，由母体针对自身血小板膜上的糖蛋白产生的自身抗体所致。这些自身抗体大多数为免疫球蛋白（immunoglobulin，Ig）G，因此可通过胎盘屏障，与胎儿血小板结合，然后导致胎儿血小板减少症。重度新生儿血小板减少症在 ITP 中的发生率为 5%~20%[10,11]。尽管不同研究的数据差别很大，但因 ITP 导致严重的新生儿出血未见报道。没有严重宫内出血的病例报道，而且 ICH 发生率较低，为 0~1.2%[8,12,13]。在受累新生儿中，最低的血小板计数大多出现在出生后 7 天内[14]。

在妊娠期间，孕妇血小板计数常常较妊娠前低[8,15]。孕妇临床表现差异大，可从无症状到严重出血不等，但通常症状轻微，且与非妊娠期女性相比，由于妊娠期间的高凝状态，孕妇似乎对 ITP 更为耐受[16]。

然而，目前并没有可靠的妊娠特异性指标来预测 ITP 中胎儿血小板减少症的严重程度。母体血小板计数和 IgG 水平似乎都与胎儿血小板数目无关[17,18]。目前找到相关性最强的指标是之前生育的子女中最低的血小板数目[10,14]。预测新生儿低血小板计数的唯一母体因素是脾切除病史[18-20]。

诊断

ITP 是一个排除性诊断，需要首先排除其他可导致妊娠期血小板减少的原因［如子痫前期、妊娠期血小板减少症、HELLP（溶血、肝酶增高、血小板减少）综合征、DIC、产科大出血或急性脂肪肝综合征］[20]。区分妊娠期血小板减少症和孕期首次发生的 ITP 可能特别困难。鉴别点为血小板减少发生的孕周和血小板下降的程度。ITP 通常在早孕期就被检出，因为这种情况在受孕前已存在，且血小板计数通常比妊娠期血小板减少症患者低。另外，平均血小板体积增加提示血小板生成增加，也支持 ITP 的诊断。骨髓穿刺检查虽然不在妊娠期间进行，但可能会显示巨核细胞数目正常或增加。促血小板生成素（thrombopoietin，Tpo）水平可用于区分血小板生成障碍与血小板破坏增加。在 ITP 中，Tpo 水平正常或轻微升高，而血小板生成障碍患者中 Tpo 水平显著升高。

基于检测血小板结合抗体的血小板免疫荧光试验（platelet immunofluorescence test，PIFT）可识别出自身抗体。然而，这项检测在 ITP 患者中灵敏度较低,只有 70%[21]。当一个血小板上结合超过 1 000 分子量的 IgG 抗体时会出现阳性反应,但达 450 分子量就足以导致血小板破坏。同时,在一些 ITP 患者体内,血小板破坏可能是由 T 细胞介导的,因此可能检测不到血小板结合抗体。

产科处理

孕前　特发性血小板减少性紫癜不是妊娠的禁忌证;然而,脾切除和高剂量糖皮质激素治疗后仍有严重血小板减少的患者发生并发症的风险很高,应对可能存在的风险进行充分的孕前咨询。计划妊娠时,最好在孕前优化治疗方案,特别是评估妊娠前进行脾切除术的必要性。

产前 ITP　妊娠期间的处理需要多学科合作,治疗团队包括血液科医师、儿科医师(新生儿科医师)、产科医师和麻醉医师。对于 ITP 的产科处理详见图 41.1。

妊娠期需进行治疗的 3 个指征:有出血症状、血小板计数低于 30×10^9/L、某种操作或手术(如剖宫产)前需要更高的血小板数目。

血小板计数高于 30×10^9/L 时无须治疗,但需每 2 周监测母体血小板计数,接近分娩孕周,监测频率需增加。

妊娠期一线的治疗方案与非妊娠妇女相同,泼尼松起始剂量 1~2mg/(kg·d),然后逐渐减量至最小有效剂量。如果血小板减少症对泼尼松

这类糖皮质激素治疗产生抵抗或出现严重不良反应,可选择静脉注射免疫球蛋白(intravenous infusion of immunoglobulins, IVIG)。对妊娠期 ITP 疗效证据有限的其他治疗方法是静脉注射抗 D 免疫球蛋白[22]、脾切除术和硫唑嘌呤。由于有致畸风险,利妥昔单抗、达那唑、Tpo 受体激动剂和大多数其他免疫抑制药物都不应用于妊娠期。输注血小板仅用于严重的血小板减少($<20 \times 10^9$/L)和出血高风险时。

分娩　母体血小板计数高于 50×10^9/L 时,经阴道分娩和剖宫产都是安全的[16,20]。因此,如分娩前血小板计数低于 50×10^9/L,应予 IVIG 0.8g/(kg·d)治疗。尽管各国和各中心的指南不尽相同,但通常认为血小板计数高于 80×10^9/L 时硬膜外麻醉是安全的[19,23-25]。妊娠期间的治疗对胎儿血小板数目或新生儿出血的发生无影响,因此仅需针对母体指征决定是否治疗[26]。

最初,ITP 患者分娩管理会考虑经阴道分娩的损伤是否会导致血小板减少新生儿发生 ICH。因此胎儿头皮血采样或脐带穿刺检查显示胎儿血小板计数低于 50×10^9/L 时,倾向于选择剖宫产分娩。胎儿头皮血采样提示的血小板降低可能是假阳性,而分娩前脐带穿刺术虽能可靠地反映胎儿血小板计数,但有显著的胎儿丢失和其他严重并发症风险。考虑到围产期新生儿出血发生率低,因此 ITP 患者不应常规进行这些操作和检查[27,28]。由于分娩方式(经阴道分娩或剖宫产)

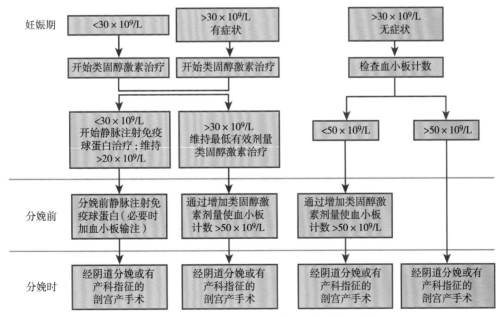

图 41.1　特发性血小板减少性紫癜的产科处理建议

似乎并不影响 ICH 的发生率,因此在 ITP 患者中,应基于产科指征选择剖宫产[28]。分娩时应避免进行像胎儿头皮血采样和负压胎头吸引术等干预措施[29]。

产后 应留取脐带血行首次检查以评估新生儿的血小板数目。生后一周,视新生儿是否存在血小板减少及其严重程度而决定是否每天监测新生儿血小板计数[30,31]。另外,还应监测新生儿血红蛋白和胆红素数值。只有重度血小板减少症病例需进行头颅超声检查。出生后 IVIG 治疗的指征仅限于重度血小板减少($<50 \times 10^9$/L),出现新生儿出血症状时需输注血小板。母乳喂养不是禁忌证。

胎儿和新生儿同种免疫性血小板减少症

胎儿和新生儿同种免疫性血小板减少症可由母体对胎儿血小板上父源性人血小板抗原(human platelet antigen,HPA)的同种异体免疫反应引起。FNAIT 是新生儿血小板减少症的主要原因。重度新生儿血小板减少症病例(血小板计数 $<50 \times 10^9$/L)约 50% 是由 FNAIT 所致[3,8]。

自然病史

FNAIT 中母体产生的同种抗体是 IgG 抗体,被认为可以利用新生儿 Fc 受体(neonatal Fc receptor,FcRn)跨越胎盘屏障进入胎儿血液循环,进而引起胎儿血小板减少症。这种血小板减少症可以完全没有症状或导致广泛的胎儿和新生儿出血并发症。出血严重程度不等,从较轻的皮肤出血如瘀点、紫癜或血肿,到更严重的出血(图 41.2)。FNAIT 的新生儿病死率较高,许多存活的孩子伴有神经发育障碍,如双目失明、脑瘫或认知发育

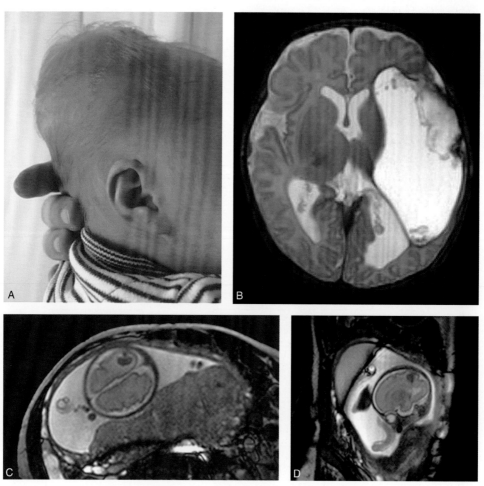

图 41.2 胎儿和新生儿同种免疫性血小板减少症(FNAIT)的临床表现。A. 产后意外发现的FNAIT:负压胎头吸引术辅助娩出的新生儿头部大血肿;照片摄于 2 日龄。B. 产后意外发现的FNAIT:颅内脑实质大出血。9 日龄时 T_2 加权磁共振成像(MRI)轴平面显示贯通左顶叶与右颞叶的空洞脑囊肿。C 和 D. 产前意外发现的 FNAIT:颅内脑实质大出血。妊娠 28 周时 T_2 加权 MRI 显示左侧顶叶部位的出血

迟缓。ICH 是最严重的出血并发症。大多数 ICH 发生于第一个孩子,这是与 RBC 同种异体免疫反应一个重要的不同点,后者一般不会影响第一个孩子[32]。一项最大 ICH 队列的多中心研究报道,54% 出血发生于妊娠 28 周之前,67% 发生于 34 周之前[32]。虽然已有许多研究致力于识别发生 ICH 的危险因素,但目前唯一有效预测 ICH 的指标是 ICH 患儿生育史。基于一项对 33 例未经治疗再次妊娠的回顾性研究,ICH 的再发风险估计可达 79%[33]。除了 ICH,还可能发生不明原因的严重内脏出血,如肺或胃肠道出血,显著增加新生儿死亡的风险[34]。

病理生理学

血小板同种异体抗原和抗体　血小板特异性同种异体抗原,或称 HPA,定位于血小板膜上糖蛋白复合物。不同构成的 HPA 抗原是由单核苷酸多态性(single nucleotide polymorphisms,

SNP)所介导,单个核苷酸的改变可导致氨基酸的变异,进而引起糖蛋白结构的细微变化,产生不同的 HPA 抗原。目前已明确有 37 种不同类型的 HPA,定位于血小板膜 6 种不同的糖蛋白复合物(IIb/IIIa、Ib/IX、Ia/IIa 和 CD109)上。

最近的概述见于网站。12 种最常见的 HPA 位于 6 组等位基因(表 41.2)。大部分的 HPA 分子定位在糖蛋白(glycoprotein, GP)IIb/GP IIIa 上,也称整合素 αIIbβ3、纤维蛋白原受体,是血小板表面含量最丰富的分子。GP IIb 含有 7 种不同的 HPA 系统,而 GP IIa 含有 16 种。虽然 GP IIIa 上所有 HPA 均可参与 FNAIT 发病,但 HPA-1a 在 FNAIT 发生中占主导地位,特别是在高加索人群中。HPA-1a 约占 FNAIT 病例的 80%,其次 HPA-5b,约占 10%(表 41.3)。然而在亚洲人群中,抗 HPA-4b 同种抗体是最常见的,然后是抗 HPA-3a 和抗 HPA-21b 抗体[35-37]。此外,针对 GPIV/CD36 的同种抗体在非洲和亚洲人群中的发现率有增加趋势[38]。

表 41.2　人血小板抗原及其频率

抗原	原始名称	糖蛋白	CD	核酸改变	氨基酸改变	非洲人群	阿拉伯人群	亚洲人群	基因型	白种人群
HPA-1a	ZW[a], PI[A1]	GP IIIa	CD61	T176	Leu$_{33}$	1A	90	100	1a/a	72
HPA-1b	ZW[b], PI[A2]	GP IIIa		C176	Pro$_{33}$	1B	10	0	1a/b	26
									1b/b	2
HPA-2a	Ko[b]	GP Ibα	CD42b	C482	Thr$_{145}$	2A	71	95.2	2a/a	85
HPA-2b	Ko[a], Sib[a]	GP Ibα		T482	Met$_{145}$	2B	29	4.8	2a/b	14
									2b/b	1
HPA-3a	Bak[a], Lek[a]	GP IIb	CD41	T2621	Ile$_{843}$	3A	68	59.5	3a/a	37
HPA-3b	Bak[b]	GP IIb		G2621	Ser$_{843}$	3B	32	40.5	3a/b	48
									3b/b	15
HPA-4a	Yuk[b], Pen[a]	GP IIIa	CD61	G506	Arg$_{143}$	4A	100	99.5	4a/a	>99
HPA-4b	Yuk[a], Pen[b]	GP IIIa		A506	Gln$_{143}$	4B	0	0.5	4a/b	<0.1
									4b/b	<0.1
HPA-5a	Br[b], Zav[b]	GP Ia	CD49b	G1600	Glu$_{505}$	5A	82	98.6	5a/a	88
HPA-5b	Br[a], Zav[a], Hc[a]	GP IIIa		A1600	Lys$_{505}$	5B	18	0.4	5a/b	20
									5b/b	1
HPA-15a	Gov[b]	CD109	CD109	C2108	Ser$_{703}$	15A	65	53.2	15a/a	35
HPA-15b	Gov[a]	CD109		A2108	Tyr$_{703}$	15B	35	46.8	15a/b	42

表 41.3　高加索人群中参与胎儿与新生儿同种免疫性
血小板减少症发病的同种抗体

作者	病例数 /n	检测到的同种免疫抗体	频率 /%	检测到的同种免疫抗体	频率 /%
Mueller-Eckhart 等[126]（1989）	106	抗 HPA-1a	90	抗 HPA-3a	0.8
		抗 HPA-5b	8	抗 HPA-1a+5b	0.8
		抗 HPA-1b	0.8	抗 B	0.8
Porcelijn[129]（2004）	217	抗 HPA-1a	73.7	抗 HPA-1b	1.4
		抗 HPA-5b	14.7	抗 HPA-15a	0.5
		抗 HPA-3a	4.6	抗 HPA-15b	0.5
		抗 Priv 抗原	1.5	抗 A 或抗 B	2.8
Davoren 等[127]（2004）	1162	抗 HPA-1a	79	抗 GPIV（CD36）	0.4
		抗 HPA-5b	9	抗 HPA-4a	0.1
		抗 HPA-1b	4	抗 HPA-4b	0.1
		抗 HPA-3a	2	抗 HPA-6bw	0.1
		抗 HPA-5a	1	混合	3.1
		抗 HPA-3b	0.8		
Knight 等[128]（2011）	151	抗 HPA-1a/b	81	抗 HPA-1a + 5b	5
		抗 HPA-5a/b	7	其他	7

对于同种异体抗原的免疫反应是由人类白细胞抗原（human leukocyte antigen，HLA）Ⅱ类分子介导的。抗原呈递细胞如树突细胞、巨噬细胞和 B 淋巴细胞将抗原处理成小肽段，通过它们细胞表面的 HLA Ⅱ类抗原呈递。CD4 阳性辅助 T 淋巴细胞可识别肽段 -HLA 复合物，引起 T 细胞的活化。活化的 T 细胞与 B 淋巴细胞作用，启动抗体产生。形成的同种抗体通过 FcRn 的主动转运，进入胎儿血液循环，与胎儿抗原相结合从而破坏胎儿血小板。

FNAIT 中最重要的同种异体抗原是 HPA-1a，定位于糖蛋白 GPⅢa 上，亦称"整合素 β3"。在血小板上，整合素 β3 与 GP Ⅱb 形成复合物。此外，整合素 β3 也可以与 αV 形成复合物。带有 HPA-1a 抗原的 αVβ3 复合物几乎不在血小板上表达，但主要表达于内皮细胞、血管平滑肌细胞和合体滋养层细胞表面[39-41]。HPA-1a 表达在除血小板外的其他细胞类型，并与这些细胞的母体同种抗体相互作用，可能揭示新的病理生理学机制。

血管的完整性　FNAIT 发生严重 ICH 的确切致病机制尚未明确。通常来说，同种抗体进入胎儿血液循环，通过破坏胎儿血小板导致血小板减少症，继而引起出血。然而，只有小部分重度血小板减少症的新生儿出现严重出血，说明有其他机制参与。因为携带 HPA-1a 抗原表位的整合素 β3 也存在于内皮细胞上（与 αV 复合；αVβ3），有理论认为抗 HPA-1a 抗体与内皮细胞的相互作用在出血并发症的发生中起关键作用。体外研究已经证明了抗 HPA-1a 抗体与人脐静脉内皮细胞（human umbilical vein endothelial cell，HUVEC）之间的相互作用，在电池衬底阻抗传感（electric cell-substrate impedance sensing，ECIS）试验中 HUVEC 单层细胞的完整性和扩散均降低[42]。此外，在体动物实验显示，循环中没有血小板和 / 或纤维蛋白原的小鼠并没有出现任何子宫内出血问题。这提示另一种潜在机制在导致出血并发症中起关键作用，而并非血小板减少和凝血作用。最近进行的一项大型研究使用了抗 HPA-1a 抗体主动和被动介导 FNAIT 的小鼠模型，结果显示小鼠出现 ICH 与血小板数目无关。同时，抗 HPA-1a 抗体抑制了血管生成的通路，促进患儿大脑和视网膜中内皮细胞凋亡，使血管密度降低。这是 αVβ3 整合素影响血管生成及 HPA-1a 介导小鼠血管损伤的首个直接证据，提示这是引起 FNAIT 出血并发症的关键因素[43]。首次关于含抗 HPA-1a 抗体的人血清的小样本研究发现，抗体与内皮细胞的相互作用可能决定并预测 ICH 的发生[44]。

胎盘功能　除血小板和内皮细胞外，整合素

β3 也以 αVβ3 复合物的形式表达于胎盘组织的合体滋养层细胞上。尽管没有直接证据，但有研究表明抗 HPA-1a 抗体可能通过与合体滋养层细胞相互作用而引起胎盘功能不全，因为观察到抗 HPA-1a 抗体与宫内生长受限以及宫内胎儿死亡（无出血问题）密切相关[45]。此外，在一组有 13 例 FNAIT 患者的研究中，相对于接受 IVIG 治疗组，未治疗组胎盘组织中淋巴浆细胞性慢性绒毛炎明显增多[46]。FNAIT 还被认为与流产相关[47]。此外，胎盘组织中 HPA-1a 的表达可能导致胎儿更多和更早期暴露于 HPA-1a，这是 FNAIT 影响首次妊娠和第一胎孩子的可能解释。

总的来说，越来越多证据表明除了单纯引起血小板破坏，抗 HPA-1a 抗体还可以启动更多的病理生理机制。

人类白细胞抗原　特异性 HLA Ⅱ类分子似乎与 HPA 不相容妊娠中同种异体免疫反应的发生有关。在 HPA-1a 阴性孕妇中，HLA-DRB3*0101 被发现与 HPA-1a 同种异体免疫反应的发生呈正相关[48-55]。其机制可能是 HPA-1b 和 HPA-1a 等位基因整合素 β3 肽段上的氨基酸 Pro33 和 Leu33 之间形成稳定键的能力不同[56]。

一些证据表明 HLA Ⅰ类分子也在 FNAIT 中发挥作用[57]。与 HLA Ⅱ类分子不同，HLA Ⅰ类分子在血小板膜上表达。血小板是血液中 HLA Ⅰ类分子的主要来源，每个血小板平均表达 20 000 个 HLA Ⅰ类分子[58]。在一些病例报道中提到，孕妇对胎儿血小板上 HLA 的同种异体免疫反应可能导致抗体介导的胎儿血小板减少症，其机制与 HPA 同种抗体类似[59-69]。与以往的观点相反，HLA Ⅰ类同种抗体可以通过胎盘屏障并进入胎儿血液循环[70]。目前还不清楚这些抗体是否真的会导致胎儿和新生儿血小板减少症，尚缺乏支持这种因果关系的有力证据。

发病率

由于未进行人群的筛查，估算 FNAIT 发病率主要基于回顾性数据和一些小型前瞻性队列研究，因此差异很大。目前普遍认为 FNAIT 很可能被漏诊，因为在没有进行筛查的情况下，严重的 FNAIT 病例的检出率只有 37%[71]。爱尔兰的一项队列研究估计，临床上只发现了 7% 的病

例[71]。一项对 59 425 例新生儿进行出生后血小板计数筛查的系统性回顾研究显示，严重 FNAIT 的发生率为 0.04%（1/2 500），其中 25% 出现 ICH（1/10 000）[5]。

一些前瞻性研究尝试估计作为引起 FNAIT 主要原因的 HPA-1a 同种异体免疫反应的发生率。最大型的前瞻性筛查研究（包含了挪威 100 488 名孕妇）报道，HPA-1a 阴性妇女占 2.1%，其中 10.7% 发生了 HPA-1a 同种异体免疫反应。所有发生了同种异体免疫反应的妇女均在足月前 2~4 周接受择期剖宫产手术，因此新生儿血小板计数和出血问题的发生率可能被低估。他们报道发生同种异体免疫反应的病例中，58% 出现了 FNAIT，33% 为严重 FNAIT，致敏群体的 2% 发生 ICH[72]。另一项规模较小的前瞻性筛查研究发现，HPA-1a 引起的活产儿 FNAIT 总发病率为 1/1 163，严重 FNAIT 的发病率为 1/1 695[73]。对 FNAIT 人群发病率做出最准确估计的是 Kamphuis 和他的同事[74]，他们对有关 HPA-1a 筛查的前瞻性研究进行了系统回顾。研究结论提示，在高危妊娠中，HPA-1a 同种异体免疫反应发生率约为 9.7%，其中 31% 出现严重 FNAIT，而严重 FNAIT 病例中围产期 ICH 的发生率为 10%（图 41.3）。

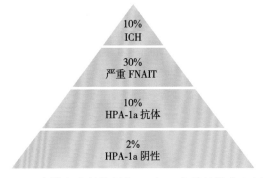

图 41.3　人类血小板抗原（HPA）-1a 介导的胎儿和新生儿同种免疫性血小板减少症的发病率。ICH，颅内出血

诊断学

由于缺乏人群筛查，FNAIT 只有在出现出血并发症的病例中诊断，例如产前出血或胎儿颅脑异常，或更常见于出生后的新生儿出血或偶然发现的血小板减少病例中（图 41.2）。母体血清检测可明确识别母体的免疫反应。然而，与胎儿贫血不同，目前没有产前非侵入性的诊断方法可用

于评估严重并发症发生前的疾病严重程度。胎儿血小板计数只能通过脐带穿刺抽取胎儿血来检测。尤其当血小板减少时，这项检查并发症发生率高，现在已基本舍弃。

对于出生后怀疑 FNAIT 的病例，应在专门的实验室对母亲、父亲和孩子的血液样本进行分析，以明确诊断（图 41.4）。

人血小板抗原表型或基因分型　人血小板抗原基因分型已成为一种常规的实验室技术，可用于识别母亲和孩子之间的 HPA 不相容性。目前已知的几种技术中，最常用的是序列特异性引物聚合酶链反应（polymerase chain reaction with sequence-specific primers, PCR-SSP）和基于 TaqMan 技术的等位基因鉴别分析[75-78]。基因分型比表型分型更易被接受，因为不需要血小板和特异性抗血清。HPA 基因和表型分型之间很少发生差异（如假阳性结果）。此外，基因分型可轻易鉴定父亲基因的杂合性，从而预测下一次妊娠 FNAIT 的风险。新

型微阵列芯片技术将支持所有已知 HPA 的常规基因分型，有助于检测低频抗原的不相容性，并增加低频抗原的抗体检测的敏感性[79]。

人血小板抗原抗体（血小板特异性同种抗体）　分离的 GP 复合物可用来检测血小板特异性抗体（抗 HPA 抗体）。由于在血小板膜上携带 HPA-5 系统的 GP Ⅰa/Ⅱa 复合物拷贝数有限，检测抗体与血小板整体结合的技术不够敏感，特别是对于临床上重要的 HPA-5 b 抗体[80]。在 HPA 抗体检测方面的突破是 Kiefel 和他的同事 1987 年提出的单克隆抗体特异性血小板抗原固定试验（monoclonal antibody-specific immobilisation of platelet antigens assay, MAIPA）[81]。这一复合物试验是基于一种夹心酶联免疫吸附技术，使用糖蛋白特异性单克隆抗体（monoclonal antibody, MoAb）来区分抗体结合的是糖蛋白上的 HPA 还是 HLA Ⅰ类分子，或是非特异性的 Fc-FcγRⅡa 抗体。然而，MAIPA 是一种复杂的技术，需要高度

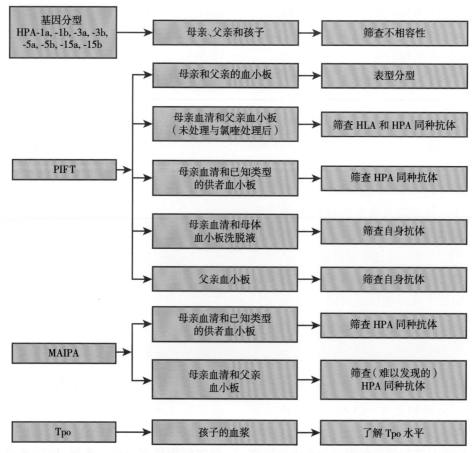

图 41.4　疑似胎儿和新生儿同种免疫性血小板减少症的实验室检查概述。HLA，人类白细胞抗原；HPA，人类血小板抗原；MAIPA，单克隆抗体特异性血小板抗原固定试验；PIFT，血小板免疫荧光实验；Tpo，促血小板生成素

熟练的技术人员,需要 MoAb 和多种已知类型的冰冻血小板。现已发展出几种基于 MAIPA 的固相(微量滴定板)技术,重要的 GP 已经被分离并固定在微量滴定板孔上。这些技术不需要太多的实验室技术经验,并可以在 4h 内完成。因此,许多实验室使用这些技术,但遗憾的是,其敏感度(70%~75%)和特异度(85%)均低于 MAIPA(敏感度和特异度均 >90%),而且这些技术只能由有经验并了解其局限性的实验室使用。过度依赖这类试剂盒或没有使用经验均可能无法检测到有临床意义的抗体[82,83]。

献血者人血小板抗原抗体基因分型 根据临床病情和血小板计数,可能需要紧急的血小板输注。在荷兰,大量的献血者进行基因分型以保证 HPA-1a - 和 -5b 阴性血小板可持续提供(2h 内)。这些 HPA 类型的献血者需要定期捐献血小板。大约 90%FNAIT 新生儿(80% 抗 HPA-1a 和 10% 抗 HPA-5b)需要 HPA-1a - 和 -5b 阴性血小板。对于大规模的 HPA 基因分型,作者开发了一种全自动化 HPA-1,HPA-2,HPA-3,HPA-5,HPA-15 基因分型试验,采用 MagNa Pure LC DNA 分离机器人进行 DNA 分离,通过基于 TaqMan 技术的等位基因鉴别试验进行分型。

新生儿血浆血小板生成素检测 血小板的生成受血浆中游离 Tpo 水平所调节[84-88]。Tpo 主要由肝脏以恒定的水平合成,与 CD34 干细胞、巨核细胞和血小板上的 MPL 受体结合。测定血浆 Tpo 水平有助于区分巨核细胞和血小板生成障碍引起的血小板减少(Tpo 水平大幅升高)和 ITP、FNAIT 中由于血小板破坏增加引起的血小板减少(Tpo 水平正常或轻度升高)[89-93]。一项回顾性研究分析了不同原因的新生儿血小板减少症患者中的 Tpo 水平,并与健康新生儿进行比较[89]。先天性巨细胞病毒感染、重度窒息或宫内生长受限引起的新生儿血小板减少症与血浆 Tpo 高水平相关,强烈提示其血小板减少是由骨髓抑制导致血小板生成减少引起。在疑似 FNAIT 的病例中,可联合使用新生儿检测血浆 Tpo 水平及常规血清学手段进行检查。

产科处理

与新生儿的处理不同,对于妊娠合并 FNAIT 的最佳产前处理仍存在争议。参考所有现有证据和意见的国际指南目前正在制定中。关于 FNAIT 管理方面的简要概述见表 41.4。

表 41.4 胎儿和新生儿同种免疫血小板减少症的处理概述

孕前	产前	分娩	出生后
在专业的胎儿医学中心进行咨询	父亲为杂合子的情况下:胎儿基因分型	计划(近)足月分娩,剖宫产手术并非首选	监测: • 出生 5 天内血小板计数 • 头颅超声
父亲基因分型	监测: • 每 2~4 周行超声监测 治疗: • 首选:IVIG • 替代选择 　• 无创:类固醇激素 　• 有创:FBS 和 IUPT	避免潜在创伤性事件:头皮电极放置、助产	治疗: • 首选:血小板输注 • 替代选择:IVIG

注:FBS,胎儿血样采集;IVIG,静脉注射免疫球蛋白;IUPT,宫内血小板输注。

孕前 在没有常规筛查的情况下,对妊娠合并 FNAIT 高风险的认识主要来自前次妊娠合并 FNAIT 时子女受累情况。如 ITP 一样,前次妊娠合并 FNAIT 并不是妊娠禁忌证。然而,建议在专业的胎儿医学中心进行孕前咨询。为了优化咨询并对以后妊娠的预期风险给出最好建议,应考虑既往病例的严重程度(血小板计数、出血并发症、治疗反应)、涉及的同种抗体和父亲的合子性质。

产前 首先,在已知母体发生同种异体免疫反应的情况下,必须评估妊娠是否有风险。当父亲是相关血小板同种异体抗原纯合子时,那么每次妊娠都有风险。然而,如父亲是杂合子,则必须进行胎儿 HPA 分型,以评估当前妊娠是否不相容以及胎儿是否确实存在 FNAIT 风险。对于 HPA-1,在一些国家可以使用母体血浆中胎儿游离 DNA 进行无创的胎儿 HPA-1a 基因分型分析[94,95]。有研究表明,胎儿 HPA-3、HPA-5 和 HPA-15 可能可以通过平行测序来确定[96]。遗憾的是,其他临床相关的 HPA 无创检测方法还没有被开发。在这些病例中,胎儿基因分型只能通过羊膜腔穿刺术进行。在确定胎儿存在风险之后,最好在专门的胎儿医学中心实施产前管理,以防止出血并发症的发生。

监测和风险分层也是同样重要的。最重要的是,对存在 FNAIT 风险的病例,应对胎儿颅脑进行密切超声监测。在这个阶段,临床医师最好能够评估和监测胎儿疾病的严重程度,并预测严重出血的发生。然而如前所述,与妊娠合并 RBC 免疫的处理不同,目前没有可用于 FNAIT 的诊断工具。为了诊断 FNAIT,一些中心用滴定法和定量法监测同种抗体的滴度。关于这方面的报道存在矛盾。虽然 HPA-1a 抗体水平似乎与疾病严重程度相关,但现实并非总是如此,严重并发症也可发生在几乎检测不到抗体的病例中。到目前为止,还没有可靠的界值来指导个体管理[97-99]。因此,抗体水平的监测主要还是用于研究。

目前正在研究其他一些机制和标志物,以预测妊娠期胎儿和新生儿疾病的严重程度。例如,抗 HPA 同种抗体 Fc 部分的糖基化模式(如岩藻糖基化和半乳糖基化)被报道与新生儿血小板计数以及疾病严重程度相关[100,101]。脐带血 CRP 水平也被证明与疾病严重程度有关[102]。最近,如前所述,抗 HPA -1a 抗体与内皮细胞的相互作用可能在(颅内)出血的发生发展中起关键作用。遗憾的是,尽管这些结果听起来很有前景,但这些标志物的确切临床意义仍不清楚,需要进行更多的研究以寻找一种合适的临床诊断工具。

除了这些实验室参数,临床特征也应纳入评估。产科病史仍然是发生严重出血并发症最重要的预测因素。唯一确定可靠的预测指标是前次受累妊娠发生 ICH。如果不进行产前预防性治疗,ICH 的再发风险高达 79%[33]。

有创治疗　参考妊娠合并 RBC 免疫的治疗方案,第一种这类高危妊娠产前治疗的策略是在超声引导下胎儿血样采集(fetal blood sampling, FBS),必要时同时输注血小板。Daffos 和他的同事在 1983 年进行了首次宫内血小板输注(intrauterine platelet transfusion, IUPT)[103]。这一方法可以评估胎儿血小板数目和了解疾病严重程度。然而,在血小板数量低的情况下穿刺脐带可能会导致出血延长,甚至失血过多。此外,由于被输注血小板的寿命较短,至少需要每周输血,这大大增加了胎儿丢失的总体风险。因此,每个孕妇发生需要(早产)紧急剖宫产或分娩、感染和胎儿丢失等的累积并发症风险,可达 11%[104]。最近的一项系统回顾显示,在接受有创治疗的孕妇中,超过一半的胎儿死亡率实际上是由于治疗,而不是疾病本身[104]。

无创治疗　为了避免这种有创且高风险的治疗,Bussel 和他的同事[105]首先报道了成功的 IVIG 治疗。这种方法改良自妊娠期 ITP 的治疗方法。尽管如此,在 FNAIT 产前治疗中使用 IVIG 还是超出了适应证(未经许可的),而且 IVIG 的确切起效机制还未被充分了解。可能的假说是,IVIG 可与抗 HPA 抗体竞争 FcRn 受体以及减少血小板经胎儿脾脏的破坏,它稀释并降低了母体血清中的抗体滴度,阻止抗 HPA 抗体与胎儿血小板的结合。IVIG 的副作用通常轻微,最常报道的是与剂量相关的头痛。两项小型研究分别报道 1 例(1/11 和 1/18)发生与 IVIG 相关的头痛,但没有因此停止治疗[106,107]。少见的并发症有肾衰竭、无菌性脑膜炎和血栓形成。此外,因为 IVIG 是一种来自多位献血者的血制品,所以存在血液传播感染的可能性[2]。为了减少可能的头痛症状,增强其有效性,有时会在 IVIG 治疗中加入糖皮质激素。有三项随机试验比较了 IVIG 治疗与 IVIG 联合糖皮质激素治疗[108-110]。他们没有发现 IVIG 联合糖皮质激素治疗的优势;作者报道,新生儿血小板计数没有显著增加,ICH 发生率也无差异。不出所料,这些研究均无法发现 ICH 病情的差异[108,109]。此外,一些已完成的回顾性和前瞻性队列研究并没有发现类固醇激素对血小板计数或 ICH 的发生有显著作用[97,111-113]。

认识治疗的真正目标是评估治疗策略的一个重要方面。在妊娠合并 FNAIT 中,临床相关的目标是预防出血并发症,而不是预防(严重的)血小板减少症。此外,鉴于极低血小板计数却没有临床出血的情况,以及越来越多证据表明其他病理机制在 FNAIT 发生出血问题中扮演重要角色,因此,使用血小板计数作为预后指标来评估产前管理疗效存在局限性。与有创治疗策略相比,尽管一些研究显示无创 IVIG 治疗时新生儿出生时血小板计数较高,但没有研究报道两者减少 ICH 或 FNAIT 相关围产期死亡率的效果差异[97, 114-116]。

由于 IVIG 的无创性质,加上其与 FBS、IUPT 的有效性相当,IVIG 迅速获得普及使用,成为目前大多数中心对 FNAIT 的一线治疗方法。

IVIG 的使用剂量是参考 ITP 的治疗方案。最初方案中 IVIG 的剂量为每周 1.0g/kg(孕妇体重)。此后,在剂量(每周 0.5g/kg 或每周 2.0g/kg)和治疗时机方面出现不同的方案。与每周 0.5g/kg 不同,目前为止没有关于每周 2.0g/kg 的研究发表。尽管证据等级较弱,在标准风险妊娠(没有 ICH 患儿生育史)中,每周 0.5g/kg 的效果似乎与每周 1.0g/kg 相当[117,118]。到目前为止,唯一确证发生 ICH 的危险因素是 ICH 患儿生育史,所以据此将妊娠分成为两组,在剂量和开始时机使用两种不同的 IVIG 治疗策略。治疗开始的孕周主要基于对 ICH 发病时间的估计。如前所述,最大型的 ICH 研究中,半数

50% 以上的病例发病孕周小于 28 周。这支持在妊娠 28 周之前开始应用 IVIG(欧洲常用策略),例如美国常在 24 周之前甚至 20 周之前开始。但需要更多的数据以做出明确的推荐。由于其再发率高,对有 ICH 患儿生育史的孕妇 IVIG 通常开始得更早(如在妊娠 12 周或 16 周开始治疗)。

在目前的实践中,仍有少数中心在处理妊娠合并 FNAIT 时进行有创手术。在大多数情况下,胎儿血液采样主要不是为了输注血小板或评估无创治疗对胎儿血小板数目的影响,而是为了在分娩前确定分娩方式。当因为这个原因进行产前 FBS 时,胎儿血小板计数低于 $50 \times 10^9/L$ 通常采用剖宫产手术[108, 119]。

总的来说,对于妊娠合并 FNAIT 的产前管理建议只是每周给予 IVIG 治疗,尚无证据证明联合糖皮质激素治疗的效果(图 41.5)[104]。

分娩 为了减少分娩创伤带来的出血风险,通常实施近足月的择期剖宫产手术。然而,这一观点尚缺乏依据。首先,产时出血风险从未被证实,在一个小型队列分析中,阴道分娩与 ICH 的发生无关[120]。其次,在对 43 例 ICH 的分析中,

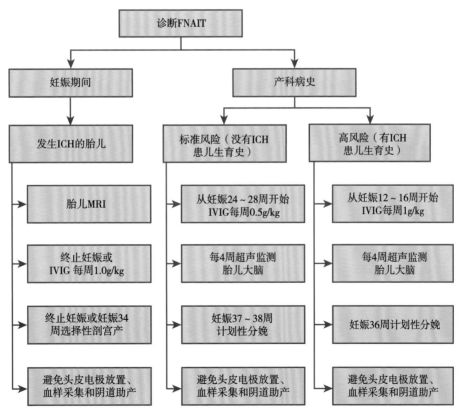

图 41.5 胎儿和新生儿同种免疫性血小板减少症(FNAIT)的产前管理建议。ICH,颅内出血;IVIG,静脉内注射免疫球蛋白;MRI,磁共振成像

未发现产时出血,只有 3 例发生在分娩后[32]。大多数孕妇是经产妇,通常希望无创伤的阴道分娩。因此,在没有 ICH 患儿生育史的经产妇中,可以考虑足月计划性催产。而对于有 ICH 患儿生育史的孕妇,可以考虑近足月计划分娩或剖宫产手术(图 41.5)。在经阴道分娩时,建议避免任何可能的创伤性事件如头皮电极放置、头皮血样采集和阴道助产。

产后处理 分娩之后,应迅速采集脐带血以评估新生儿血小板数目。由于出生后第一周血小板数目生理性下降,建议在前 5 天每天评估新生儿血小板计数[121]。同时,每个新生儿都需要头颅超声检查进行评估。母乳喂养并非禁忌证。

筛查

因为 FNAIT 可以发生在第一次妊娠,充分识别所有 HPA 同种免疫妊娠的唯一方法是产前人群筛查。这样,有 FNAIT 风险的所有妊娠都能在发生出血之前被识别出来。并发症的预防,可通过提供产前 IVIG 治疗,也可参考 RBC 同种免疫预防方案,通过使用抗 HPA-1a 抗体进行预防(见后)。尽管 FNAIT 发病率报道为 1/1 000 活产儿,但严重的血小板减少症甚至出血并发症发生的频率更低,这将导致需要大量的人群筛查才能保证一定的阳性率。已有多项研究对此类项目进行评估并得出结论,基于人群的筛查和干预在降低发病率和死亡率方面是成功的,而且可能具有成本效益[122]。一项由 Kjeldsen-Kragh 和同事们进行的全国筛查项目,为所有发生同种异体免疫的妊娠妇女实施近足月剖宫产手术,将节省多达 210~230 生存质量调整寿命年,相当于每 10 万名孕妇可减少医疗保健费用 170 万欧元[122]。然而遗憾的是,欧洲和美国都没有实施人群的筛查项目。可能的原因是缺乏像在 RBC 免疫中有效的预防措施,或缺乏一种可识别高危妊娠同时避免过度治疗的诊断工具。

预防

早在 1960 年,针对与 FNAIT 类似的 RBC 疾病——胎儿和新生儿溶血性疾病的一项非常有效的预防方案开始实施。这种预防性治疗采用针对 HDFN 主要病因 RhD 的同种抗体。抗 D 预防治疗在降低相关围产期死亡率和发病率方面取得重大的突破。然而,这种预防作用的确切机制尚不完全清楚。一些研究,主要是体外或体内的小鼠研究,已经针对 FNAIT 开展类似的预防治疗探索[123-125]。一项称 PROFNAIT(胎儿/新生儿同种免疫血小板减少症预防性治疗发展)的国际项目,正在收集 HPA-1a 免疫妇女的血浆,提取 HPA-1a 同种抗体,以开发一种类似于抗 D 的预防药物。

总结

特发性血小板减少性紫癜和 FNAIT 是导致胎儿和新生儿血小板疾病最常见的原因。在 ITP 患者中,围产期发生 ICH 的风险低,常规有创胎儿检查并非必需。产前治疗只适用于母体因素。没有证据表明对母体治疗会增加胎儿或新生儿血小板数目。再次妊娠新生儿的血小板数目与其兄弟姐妹的血小板数目具有较好的相关性。建议针对产科指征进行剖宫产手术。

胎儿和新生儿同种免疫性血小板减少症发生率大约为 1/1 000 次妊娠。与 ITP 不同,妊娠合并 FNAIT 时,会发生胎儿和新生儿出血并发症,特别是围产期 ICH,通常还会有严重的后遗症。产前治疗不是针对母体因素,而是针对胎儿和新生儿因素,目的是防止出血并发症的发生。在缺乏人群筛查的情况下,预防性治疗只能在有 ICH 生育史时使用。因为 FBS 及是否同时输注血小板的有创诊疗方法导致胎儿丢失等并发症的风险升高,所以应该选择无创产前处理。越来越多的证据和观点认同,使用这些有创操作在处理妊娠合并 FNAIT 时弊大于利。最常用的无创治疗是每周注射 IVIG。IVIG 治疗在预防 ICH 方面似乎安全有效。具体的治疗方案,包括剂量和治疗开始的时间,基于产科病史决定,特别是有无 ICH 患儿生育史。由于其罕见性和严重性,这类疾病应在对有创胎儿手术有丰富经验的中心治疗或与之合作,并有专业的实验室和血库支持。

未来对 FNAIT 的管理和了解将取决于人群筛查的可能性、识别出血并发症高危妊娠的能力和预防措施的落实。

(罗艳敏 译 周祎 审校)

参考文献和自我测试题见网络增值服务

第 42 章　胎儿感染

GUILLAUME BENOIST，MARIANNE LERUEZ-VILLE AND YVES VILLE

本章要点

- 巨细胞病毒（cytomegalovirus，CMV）可引起初次感染（primary infection）和非初次感染（nonprimary infection）。欧洲 50%的孕妇血清学筛查阴性，1% 在孕期发生初次感染。产前诊断依据羊水中 CMV 的 PCR 检测，一般在母体血清转化（maternal seroconversion）至少 6 周后且妊娠 21 周后，羊水 CMV PCR 才能检测到。胎儿脑部病变决定其预后。10% 宫内感染的患儿出生时无症状。产前治疗（免疫球蛋白和抗病毒治疗）疗效不明，目前无可用疫苗。

- 妊娠期微小病毒（parvovirus B19，PVB19）感染可导致胎儿贫血引起胎儿水肿和胎死宫内。垂直传播率约为 1/3。羊水中检测到病毒 DNA 可确诊。胎儿宫内输血是唯一有效的治疗方法，可极大地改善严重贫血胎儿的预后。

- 先天性风疹感染（congenital rubella infection）因风疹疫苗的使用而显著减少。胎儿感染率和患病率随着孕周增加而下降。妊娠 20 周后的感染不会导致出生缺陷。产前诊断依据羊水中风疹病毒 RNA 的 PCR 检测。确诊胎儿感染后，无有效的治疗手段。当前目标是对所有育龄女性接种疫苗产生主动免疫。

- 在发达国家，70% 以上的孕妇对水痘有免疫力。水痘性肺炎（chickenpox pneumoniae）是最严重的并发症。孕妇水痘感染后约 1% 胎儿出现先天性水痘综合征，多数继发于母体早孕期或中孕早期的感染。产前诊断依据羊水中水痘带状疱疹病毒（varicella zoster virus，VZV）的 PCR 检测。孕妇围生期感染可导致出生 10 天内的新生儿水痘。目前已有水痘带状疱疹病毒疫苗。

- 不同国家妊娠期妇女弓形体（toxoplasma gondii）血清阳性率为 20%~75%。孕期母体血清学转化可诊断初次感染。经胎盘传播发生越早，胎儿症状越重，预后越差。产前诊断依据羊水中弓形体 DNA 的 PCR 检测。如胎儿确诊感染，推荐磺胺嘧啶和亚叶酸联合给药治疗。

- 梅毒是梅毒螺旋体（treponema pallidum.T. pallidum）导致的性传播疾病。梅毒螺旋体可通过暗视野检查、非梅毒螺旋体实验（性病研究实验室试验和快速血浆反应素试验）和梅毒螺旋体抗体检测。如孕期未治疗或未有效治疗，可经胎盘垂直传播发生宫内感染，也可经产道感染。整个孕期都可经胎盘传播，但妊娠 16 周后才出现胎儿临床表现，包括胎死宫内、流产、早产、先天性梅毒。新生儿感染可出现早期症状（生后 2 年内）和晚期症状（几十岁后）。推荐使用苄星青霉素 G 治疗。

巨细胞病毒（cytomegalovirus，CMV）

病毒学

　　CMV 是疱疹病毒科最大的成员。其基因组由双链 DNA 组成。人 CMV 具有高度物种特异性，人类是其唯一宿主。基因组研究已经鉴定出可以导致再次感染的毒株。与其他疱疹病毒一样，CMV 在急性感染后潜伏，可发生再激活或复发。

　　CMV 经黏膜（社区暴露）或血液（输血或器官移植）传播。社区暴露中，游离病毒通过被接触的唾液、眼泪、尿液、鼻或生殖道分泌物传播。被感染者母乳中也含有大量的病毒。病毒的细胞介导传播先经过复制阶段,主要感染内皮细胞和多形核白细胞,后通过血液传播。CMV可通过实验室检测获得诊断。其复制部位是脾脏和肝脏。宿主免疫不能完全控制病毒的传播和复制。

流行病学

CMV感染呈区域性,无季节性,可在全世界范围内传播。

CMV通过人群间直接或间接地接触尿液、口咽、宫颈和阴道分泌物、精液、乳汁、眼泪、血制品或器官移植传播,因为初次感染后可长时间排出病毒。CMV感染需通过亲密接触。

无论在发达国家还是发展中国家,人群中CMV血清阳性率与年龄、种族、社会经济地位有关。育龄妇女的血清阳性率与这些因素有关。美国和西欧地区血清阳性率为50%~85%,妊娠期初次感染率与社会经济条件有关,为每年1%~6%[1]。

先天性感染由胎盘传播引起。美国约1%新生儿出生时被发现感染CMV。然而,这一概率与血清阳性率一样呈区域性[1]。孕期初次感染者发生胎盘传播概率为5%~50%,孕期非初次感染者则为2%~3%[1-4]。

先天性感染通常由妊娠期初次感染引起,但宫内传播也可发生在妊娠期再感染另一株病毒或潜伏感染被重新激活[1,5-7]。不管孕妇为何种感染类型,此时母胎传播率均较低(约2%)[1]。

孕妇感染

临床症状和非特异性标志物更常见于初次感染的孕妇。免疫功能正常者多为亚临床感染。Nigro等报道初次感染和非初次感染时症状分别为:发热(42.1%和17.1%)、乏力(31.4%和11.4%)、肌痛(21.5%和6.7%)、鼻咽管气管支气管炎(42.1%和29.5%)和感冒样综合征即发热合并至少一种上述症状(24.5%和9.5%)、淋巴细胞超过40%(39.2%和5.7%)和转氨酶升高(>40IU/L)(35.3%和3.9%)。初次感染者血小板计数处于正常范围但低于非初次感染者[8]。

血清转换即孕前血清学阴性的妊娠妇女出现CMV IgG抗体,提示妊娠期初次感染。如果没有妊娠期系统监测,这很难发现,因为通常在母体出现症状或超声提示胎儿异常怀疑感染时,才进行血清学检测。如IgG阳性,应检测IgM抗体和IgG亲和力抗体,以评估是过去感染、初次感染还是复发,并推断初次感染的时间。

母体感染CMV后几天内出现IgM抗体,感染后1个月达到峰值。感染后1~3个月可检测到高至中等水平的IgM抗体,后滴度开始下降。初次感染1年后IgM仍可为阳性[9]。

新产生的IgG抗体亲和力低。初次感染后初期IgG抗体亲和力较低,后逐渐增加,此特点可用于区分近期的和超过3个月的初次感染。Mace等报道,亲和力指数(AI)高于70%提示感染超过3个月,低于30%提示为近期感染(<3个月),AI为30%~70%提示意义不明。该方法仅适用于IgG水平不太低的情况[10]。IgG亲和力指数检测缺乏标准化。最佳研究结果报告妊娠18周前,中度至高度亲和力阴性预测值(NPV)为100%,而妊娠21~23周NPV为91%[11,12]。Mace等[10]联合使用IgG抗体亲和力与IgM抗体推测初次感染时间,仅1%有误。

妊娠早期同时检测到IgM和IgG的情况比较棘手。抗体亲和力和病毒血症增量风险算法判断90%的病例垂直传播率为1%~40%。Leruez-Ville等[13]的研究表明AI联合母体血清内CMV PCR或IgG滴度与垂直传播风险有关。他们连续监测了4 931例孕妇,201例CMV IgM阳性或可疑阳性,其高、中或低IgG亲和力指数分别占58.7%、18.9%和22.3%。72例中或低亲和力指数孕妇中胎传率为23.6%。多因素分析显示,母血CMV PCR阳性,IgG亲和力指数下降和低IgG滴度均与胎儿感染有关。

初次感染后多种体液中可检测到病毒和病毒产物,复发后这些部位也可检测到。如果血液中检测到CMV-DNA,免疫力正常的患者多为初次感染;而免疫功能低下的患者,则既可能是初次感染也可能是非初次感染[14]。

其他检测包括血病毒定量(培养或快速病毒衣壳蛋白滴度法)、抗原血症(pp65阳性外周血白细胞)、白细胞DNA血症(全血中CMV DNA)、白细胞、血浆和最近的RNA血症(CMV mRNA）检测等。Revello 等[14]研究了这些方法在 52 名免疫力正常个体（包括 40 名孕妇）中的检测能力。感染后第 1、2 和 3 个月抗原血症检出率为 57.1%、25% 和 0；病毒血症检出率为 26.3%，且仅在发病后第 1 个月；白细胞 DNA 血症在发病 1、2 和 3 个月分别有 100%、89.5% 和 27.3% 病例呈阳性，26.6% 在 4~6 个月仍呈阳性，但 6 个月后无阳性。复发感染患者均无阳性检测结果。这些方法也可以帮助推断孕妇感染的时间。

先天性感染

约 10% 的先天性 CMV 感染新生儿出生时有症状和体征。50% 出现典型的巨细胞包涵体病（CID），死亡率很高。另 50% 症状不典型或无症状，其中 90% 仅头几周内尿液中存在病毒。

有症状的新生儿 CMV 感染指至少表现出一种异常：早产、营养不良、瘀斑、黄疸、肝脾大、紫癜、神经系统异常（小头畸形、低张力、癫痫）、谷丙转氨酶水平升高、血小板减少、高结合胆红素血症、溶血和脑脊液蛋白增加[15]。长期随访发现 90% 的儿童至少有一例后遗症：精神运动迟缓（70%）、感音神经性听力损伤（SNHL，50%）和脉络膜视网膜炎（54%）。先天性 CMV 感染死亡率约为 6%。

出生 1 个月内 CT 显示颅内异常提示了严重神经系统后遗症[16]。这也与出生时的感音神经性听力损伤，或出生几个月内的听力减退有关。

无症状的新生儿预后较好，但仍有 10%~15% 出现后遗症：感音性耳聋（7%）、脉络膜视网膜炎（2%）、智力缺陷（4%）和小头畸形（2%），多在出生 2 年内[17-21]。感音神经性听力损伤是无症状先天性 CMV 感染新生儿最常见的缺陷。Fowler 等[22]报道听力缺陷 50% 为双侧；50% 在出生第 1 年恶化；18% 在 27 月龄诊断听力缺陷。约 1/3 的儿童感音神经性听力损伤由 CMV 先天性感染导致。

多数发达国家没有进行妊娠期常规筛查。因此，CMV 先天性感染通常诊断于异常的超声表现后。这可以解释为什么 CMV 感染所致异常重症多于轻症，且更常见于妊娠早期。

应了解感染的自然史会导致哪些超声特征，且需要进行侵入性产前诊断。需注意出现超声异常与确认孕妇感染通常相隔数周[9]。25%~50% 的胎儿感染可通过超声检查发现。更多超声方面的文献基于此，但不能作为 CMV 感染的筛查[23]。胎儿 CMV 感染的超声描述有两种（表 42.1）：提示胎儿 CMV 感染的严重异常；发现病毒垂直传播后超声追踪的细微异常。这一定程度上解释了在低风险人群中超声检查无法作为筛查手段。前者主要包括胎儿脑室扩张或脑积水，可为梗阻性（导水管狭窄）、真空脑或伴小头畸形、颅后窝囊肿、小脑发育不全、严重宫内生长受限甚至胎儿水肿；后者多为颅外发现，如肠回声增强和羊水过少。

表 42.1　2000 年后 7 篇文献超声诊断 CMV 感染胎儿发育异常

	Enders[34]（2004）	Liesnard[31]（2000）	Lipitz[50]（2002）	Azam[300]（2001）	Picone[54]（2004）	Guerra[32]（2000）	Gouarin[53]（2002）	合计
CMV 感染 a	57	55	51	26	42	16	30	277
超声异常	39	14	11	4	26	6	15	116（42%）
宫内发育迟缓	12	6	6	0	10	1	10	45（16%）
胎儿水肿	4	0	2	0	2	0	0	8（3%）
腹水	15	0	0	2	2	0	1	20（7%）
心包积液	3	0	0	0	1	0	0	4（1%）
胸腔积液	0	0	1	0	0	0	0	1（<1%）
皮肤水肿	2	0	0	0	0	0	0	2（<1%）
肠管回声增强	2	8	3	1	14	2	6	36（13%）

续表

	Enders[34] （2004）	Liesnard[31] （2000）	Lipitz[50] （2002）	Azam[300] （2001）	Picone[54] （2004）	Guerra[32] （2000）	Gouarin[53] （2002）	合计
肝脾大	3	1	0	1	3	0	0	8（3%）
肝脏钙化	0	1	1	0	0	0	0	2（<1%）
胎盘肿大	2	0	0	1	2	0	0	5（2%）
羊水过少	6	1	4	0	4	0	0	15（5%）
羊水过多	1	1	1	0	1	0	0	4（1%）
其他 b	8	0	0	0	0	0	0	8（3%）
小头畸形	11	2	0	1	6	0	5	25（9%）
脑积水	9	2	0	0	0	0	0	13（5%）
脑室扩张	7	1	4	1	14	4	4	35（13%）
脑结构异常	10	1	3	0	13	0	9	36（13#）

注：a. 出生后尿检或引产后检查确认 CMV 宫内感染。
　　b. 心室不对称，心脏增大，肺体积偏小，高回声腹腔肿瘤，头部形状异常，胎儿运动缺乏或肢体短。

肠回声增强通常是暂时性的。175 例肠回声增强病例中，只有 1 例与 CMV 感染有关[24]，为病毒性肠炎致胎粪性肠梗阻或腹膜炎合并腹水[25]。

羊水过少比羊水过多更常见，由于 CMV 对肾脏的亲和力高，CMV 感染导致胎儿肾炎致使羊水过少。

胎儿心脏也会受到影响，表现为心肌肥厚型心脏扩大，可能伴有钙化点。Drose 等[26]也报告了快速型心律失常。这是引起胎儿水肿的罕见原因。

全身水肿和腹水也提示肝衰竭和骨髓感染引起的贫血性水肿。这些严重的异常最终也可能转为正常[27]。

轻度或单侧脑室增宽、脑周间隙增加、丘脑和基底核区回声血管或脑室周围点状回声等轻微表现，特别是孤立存在时，常被忽略。胎儿 MRI 也是评估胎儿感染的一种手段[28-30]，通过 T_1 和 T_2 加权序列可帮助发现胎儿感染。无脑回畸形反映妊娠 16 周或 18 周前的损伤，多小脑回则提示妊娠 18~24 周的损伤，而脑回形态正常但脑白质弥漫性异质性提示妊娠晚期损伤。

胎儿体内发现病毒或病毒 DNA，可诊断胎儿感染。羊水 CMV 可通过常规病毒分离、快速培养或分子检测。病毒分离具有较高的特异性，但敏感性低于 PCR。近几年，PCR 作为一种可靠的技术手段而被广泛应用，包括最近的实时 PCR，其检测的有效性已被证实：敏感度和特异度范围分别在 75%~100% 和 67.3%~100%[9, 31-34]。

实验室检测的假阴性结果大多是由于羊膜腔穿刺时间不合适。血清转化或再激活后，CMV 从胎儿尿液中排出平均需 6~8 周，因此为了避免假阴性，羊水穿刺应在妊娠 21 周后，最好在胎儿排尿后进行[9]。取样条件理想时，PCR 对 CMV 产前诊断的敏感度接近 100%[35]。病毒经胎盘晚期传播时也可出现假阴性，发生率为 8%~15%，此类感染的新生儿预后良好[36]。

羊膜腔穿刺术中因母体血液污染可造成 PCR 结果假阳性。Revello 等发现近 50% 的免疫力正常者初次感染 CMV3 个月后血 CMV-DNA 复阳[37]。此外，PCR 检测时也可能发生实验室污染。嵌套 PCR 敏感性高但污染风险高。半自动实时 PCR 的广泛应用有助于减少污染风险，提高诊断特异性。

产前判断预后的因素

羊水 CMV-DNA 阳性及超声出现脑异常表现可建议终止妊娠。这种情况下超声的预测价值因妊娠终止而无法确定。而肠回声增强、胎儿生长受限、孤立性脑钙化或轻度脑室扩张，并不一定导致预后不良（表 42.2）。

表 42.2 2000 年后发表的 6 组 CMV 感染胎儿产前超声及出生后结局

文献	宫内感染超声异常胎儿	超声异常的类型	随访结局
Liesnard[31]（2000）	5	肠管强回声	6 月龄时正常
		中度生长受限，羊水过少	3 岁时正常
		小头畸形，肠管强回声	精神迟滞，发育迟缓
		中度生长受限	3 岁时正常
		生长受限，肝脾大，肠管强回声	13 月龄时正常
Lipitz[50]（2002）	2	生长受限，脑室扩张	出生时脑瘫，神经性听力损失
		肠管强回声	出生时正常
Azam[300]（2001）	2	水肿	新生儿死亡
		脑室周围钙化	50 月龄双侧神经性听力损失
Gouarin[53]（2002）	2	生长受限	出生时正常
		生长受限	出生时正常
Picone[54]（2004）	4	肠管强回声，脑室扩张	出生时正常
		生长受限	出生时正常
		肠管强回声	出生时正常
		颅内钙化，脑室扩张	出生时正常
Guerra[32]（2000）	2	脑室扩张	脑室扩张宫内消退，肝炎
		脑室扩张，肠管强回声	重度脑室扩张，颅内钙化，肝脾大

胎儿 MRI 和超声联合有助于评估预后。MRI 和超声联合检查可使阳性预测值（PPV）和阴性预测值（NPV）达到 90%[38,39]。MRI 最适合评估高度怀疑 CMV 感染的新生儿脑皮质发育和颞部损伤[40]。Doneda 等[41] 发现，早在妊娠 25 周，MRI 常能发现超声无法显示的颞部损伤（37%）。这种仅在 MRI 被发现的病变预后尚不清楚，所以脑白质信号异常的意义也不明确[40,42]。这在 CMV 感染病例里非常常见，可提示诊断，但无预后不良，特别是病变孤立且超声表现正常时[41,43]。2016 年，Cannie 等[44] 研究了行胎儿颅脑 MRI 检查的合适时机，将脑损害分为五个等级，研究了分级与听力损失或神经功能障碍开始时间的相关性。结果显示于 27 和 33 周进行胎儿颅脑 MRI 检查效果无差异。

母体感染时的孕周对胎儿感染预后的影响存在争议。一些研究表明母体妊娠早期感染胎儿预后较差[2,31,45,46]。妊娠晚期感染一般不会出现产前严重影像学病变。当然，中晚孕期感染的胎儿也可能出现神经系统后遗症[47]。

初次感染比妊娠前 IgG 阳性妊娠期复发对胎儿的危害更大[34,48-50]。与对风疹或弓形体病的预防免疫不同，对 CMV 的预防免疫只能部分防止宫内传播。虽然初次感染和非初次感染垂直传播率差异大（30%~50% vs 2%~3%）[1-3]，但感染胎儿的预后相似。

影响胎儿结局的母体因素尚不明确。初次感染母亲临床症状和病毒学参数似乎都与更高的胎儿传染率无关[37]。

CMV 病毒株对病毒生物学特性，尤其是对先天性感染预后的影响是目前的热点话题，但病毒序列信息的使用不能预测结果[51]。

对感染胎儿性别的回顾性研究发现，女胎与男胎大脑异常的比例有统计学差异（62/258：24% vs 30/251：12%，$P=0.004$）。感染的女性胎儿大脑发育异常的风险是男胎的两倍（OR 2；95% CI 1.26~3.21）[52]。

实时 PCR 技术可帮助评估羊水中 CMV 病毒载量及其临床意义[35,53,54]。有症状胎儿的羊水中病毒载量高于无症状胎儿[53]。仅一项研究显示羊水 CMV-DNA 随着孕周而增加。但羊水中 CMV-DNA 的截断值不易验证[55]。此外，羊水蛋白组学可预测胎儿出生时有无症状[56]。胎儿血液参数也提示预后。血小板减少与活动性感染有关，易导致出生时出现症状[57]。有异常表现的胎儿 CMV 血症多于无症状胎儿[58]。有后遗症的新生儿血液病毒载量高于无后遗症者，约 70% 的后遗症见于血液 CMV-PCR 定量高于 10 000/10^5 个 PMNL 的新生儿[59]。82 例妊娠早期感染 CMV 的胎儿中，41 例（50%）产前诊断时（平均孕周 23 周）超声未见异常，单独超声检查预测出生时无症状的阴性预测值为 93%，而结合胎儿血液参数（血小板计数和病毒载量），该阴性预测值升升至 100%；单独超声检查的阳性预测值为 60%，结合胎儿血液参数时升高至 79%[55]。此外，其他胎儿血液指标如 β$_2$-微球蛋白，也被证明与出生后的结局有关[60,61]。最近的数据表明生物学分析有助于评估 CMV 感染胎儿的预后，尤其是出现超声中度异常（轻度脑室肿大或孤立的颅外表现）时。

管理

多种抗病毒药物对 CMV 有效，3 种抗 CMV 药物（更昔洛韦、西多福韦和福斯卡奈）已成功地用于免疫功能低下的患者。但因为其存在潜在的致畸作用及毒性，不推荐妊娠期使用。

抗 CMV 化合物目前处于不同的发展阶段。到目前为止，两项妊娠期治疗先天性 CMV 感染的研究结果显示安全有效。

第一项静脉注射 CMV 超免疫球蛋白（HIG）用于妊娠期 CMV 初次感染的前瞻性非随机试验结果于 2005 年发表[62]。Nigro 等将 181 例感染者分入两个研究组。第一组为治疗组，共 79 例进行了羊膜腔穿刺，55 例羊水中 PCR 阳性；其中免疫球蛋白治疗 31 例，医学终止妊娠 10 例，未治疗 14 例。接受治疗的患者出生时新生儿有症状的比例明显降低（1/31 vs 7/14；OR，0.02；P<0.001）。第二组为预防组，102 例孕妇中有 37 例接受 HIG 治疗，65 例未接受治疗（其中 18 例终止妊娠）。接受治疗亚组的孕妇垂直传播率显著降低（6/37 vs 19/47；OR，0.32；P=0.04）。该研究显示，免疫球蛋白治疗可有效降低感染胎儿出生时出现症状的比例，并可将母体感染时的垂直传播率从 40% 降低到 16%。

基于这些令人鼓舞的结果，一个意大利团队使用安慰剂进行了随机对照试验，结果于 2014 年发表[63]。这项研究包含了 123 例妊娠期初次感染者，61 例接受免疫球蛋白治疗，63 例接受安慰剂治疗。治疗组的先天性感染率为 30%，安慰剂组为 44%（P=0.13）。除此阴性结果，还观察到两组的不良事件率分别为 13% 与 2%，包括早产、妊娠期胆汁淤积、胎儿生长受限和 1 例子痫。迄今为止，免疫球蛋白被认为并不能改善母体 CMV 感染的预后，包括垂直传播风险和胎儿感染的严重程度。

Jacquemard 等[64] 进行了伐昔洛韦对 21 例 CMV 先天性感染伴超声异常的药效研究，并基于此进行了安慰剂和伐昔洛韦的非随机双盲研究。研究结果于 2016 年发表[65]。在该研究中，43 例 CMV 感染伴中度超声异常或血液参数异常胎儿，出生时无症状的比例为 34/43 例（高于认为治疗有效的阈值 31）。与文献比较，伐昔洛韦治疗后无症状新生儿的比例从 43% 提高到 82%。尽管缺乏随机化，这些结果提示可用伐昔洛韦作为对照，测试其他抗病毒药物的效果。

预防

目前尚无常规疫苗。重组疫苗的研究结果令人鼓舞[66]。

此外，Picone 等的研究显示孕妇了解妊娠期 CMV 感染的信息后主动接受咨询和筛查可降低母体血清转化率[67]。

微小病毒 B19

病毒学

细小病毒科（parvoviridae's family）依据其宿主分为致密病毒亚科（densovirinae）（节肢动物）和细小病毒亚科（parvovirinae）（脊椎动物）。后者含细小病毒属（parvovirus）、红病毒属（erythrovirus）和依赖病毒属（dependovirus）。PVB19 为非包膜的单链 DNA 病毒，为红细胞病毒属，是唯一能引起人类疾病的细小病毒。

PVB19 的主要靶点是红系前体细胞，其细胞受体是红细胞糖苷酯或 P-抗原（一组血型抗原），一种鞘磷脂。红细胞上没有这种抗原的患者对 PVB19 天然免疫[68]。红细胞糖苷酯除了存在红细胞祖细胞（幼红细胞）表面上，也见于其他细胞（内皮细胞、心肌细胞和胎盘细胞以及成熟红细胞和巨核细胞）的表面[69]。在宿主细胞内，PVB19 复制并诱导细胞凋亡和毒性细胞损伤。

流行病学

PVB19 感染在全世界范围内持续发生。其发病形式与抗原或病毒基因型无关。该病毒可全年传播并于冬、春季暴发。

PVB19 的血清阳性率随年龄增长而增加。5 岁以下的儿童中，IgG 抗体阳性率不到 5%，年轻人中增加到约 45%，老年人群中则超过 85%[70,71]。据报道，女性感染 PVB19 的风险更大[72]，白种人中血清阳性率更高[73]。

全球 PVB19 感染率为（1~2）/10 000。育龄期妇女中血清学转化的高危人群是小学工作人员，在家接触 5~11 岁儿童或工作中接触 5~18 岁少年儿童，以及 30 岁以下妇女。一般情况下血清阴性妇女妊娠期 1% 至 2% 可能感染 PVB19，而流行期超过 10% 感染[72,74-76]。孕妇感染 PVB19 的高危因素是由于她们自己的孩子、小学教师和日托工作人员接触而暴露于 PVB19[77-79]。

PVB19 通常通过呼吸道飞沫接触传播，也可通过血液和血制品传播，并可垂直传播[80]。IgG 抗体的存在可提供终身保护。

母体感染

约 20% 的免疫力正常的被感染者是无症状的[81]。儿童期最常见的临床表现是传染性红斑[82,83]，特点是躯干和四肢斑丘疹，1~4 天内褪色。约 50% 的妇女感染后 10~14 天出现传染性红斑、低热、关节痛和头痛。成人感染中关节炎和关节痛较常见[82,84]，女性多于男性（60% vs 30%）和儿童（10%）。其他可能的症状包括血小板减少，脑膜脑炎，肝炎，心肌炎和血管炎[85-88]。免疫低下的患者还可出现转化性再生障碍危象，慢性红细胞再生障碍和病毒相关的噬血细胞综合征[89]。孕妇出现的症状为非特异性，需血清学确认。最典型的症状是对称性关节痛，累及手、腕和脚等小关节。30% 的妇女无症状[90]。

孕妇感染后产生特异性 IgM、IgG 和 IgA 免疫球蛋白。特异性 IgM 是感染 10 天后第一个上升的抗体，10~14 天达峰值，持续 1 个月到数月。

特异性 IgG 于感染后 3 周上升，4 周左右达到平台期，终身持续存在。

当怀疑母体暴露或有 PVB19 感染的症状时，应检测母体血清。IgG 阳性但 IgM 阴性提示母体既往感染。IgM 和 IgG 均阴性时，提示未感染。IgM 阳性者无论 IgG 抗体水平如何，提示母体近期感染。IgG 阴性但 IgM 阳性则提示近期感染但 IgG 还未检测到。然而，近期接触后 7 天内为窗口期，IgG 和 IgM 均阴性。此外，发展到胎儿水肿时，IgM 有时可能已经无法测到，需对同一血样进行 PCR 分析。有报道称，41 例胎儿 PVB19 感染且贫血，母血 PVB19-DNA 和 PVB19-IgG 全部阳性，但仅 95% 的病例 PVB19 IgM 阳性[91]。

PVB19 暴露或出现相应症状的孕妇应行血清学检测。血清学阴性者应在 2 周后复测。无血清学转化时才可放心。妊娠期初次感染者，每两周进行一次包括大脑中动脉峰值流速（MCA-PSV）的超声检查，至暴露后 12 周[92]。

胎儿感染

孕妇感染后垂直传播率约为 1/3（17%~33%）[77,90,93]。

胎儿感染 PVB19 可导致胎死宫内（IUFD）、非免疫性水肿（NIHF）和少见的脑发育异常，也可无症状[94]。PVB19 引起的胎儿表现见表 42.3。

表 42.3　PVB19 宫内感染的超声表现

心脏	心室增大[73]
	心肌炎
非免疫性水肿	胸腔积液
	心包积液
	腹水
	腹壁水肿
	双侧鞘膜积液
	羊水量异常
脑部异常	脑积水[74]
	小头畸形
	颅内钙化
胃肠	肝脏钙化点[75]
	胎粪性腹膜炎[76,77]
其他	偶发性挛缩[78]
	颈后透明层增厚[79]
	宫内生长受限[80]

整个妊娠期胎儿感染的结局不一致。孕早期母体感染 PVB19 是否增加流产率有争议[95]。非免疫性水肿主要由妊娠前半期母体感染引起[92,96,97]。PVB19 感染所致的水肿占非免疫性水肿的 10%~15%。一项研究 50 例非免疫性水肿中,4 例与 PVB19 感染有关[98]。整个妊娠期母体感染导致胎儿非免疫性水肿发生率为 3.9%;妊娠 13~20 周感染时,发生率为 7.1%;妊娠 17~24 周感染时,非免疫性水肿发生率最高[80]。母体 PVB19 感染与发生胎儿非免疫性水肿的间隔时间为 2~6 周[99]。

胎死宫内主要见于妊娠 20~24 周,最早至妊娠 10 周,最晚可至孕 41 周[90,97,100]。但是胎死宫内不一定合并非免疫性水肿[100]。非免疫性水肿主要与重度贫血有关,重度贫血也可导致高排性充血性心力衰竭。NIHF 多见于肝脏造血期(孕 8~20 周),因此时红细胞半衰期较骨髓和脾造血期短[69]。

Puccetti 等[101] 报道经实验室确认的 63 例 PVB19 感染孕妇中,垂直传播率为 31.7%(20/63)。20 例感染胎儿中,8 例 NIHF,1 例胎粪性腹膜炎表现,1 例孤立性胸腔积液。8 例水肿胎儿中,3 例进行了宫内输血治疗,其中 2 例死亡,1 例贫血缓解;5 例未治疗的水肿胎儿中,1 例自行缓解,2 例死亡,2 例因心脏扩大终止妊娠。所有贫血胎儿 MCA-PSV 大于 1.8MoM。未发生死产。本研究中 PVB19 感染无并发症者预后好,NIHF 胎儿预后差。

Soothill 等[102] 报道了 539 例 PVB19 感染孕妇,30% 出现胎死宫内,34% 自行缓解,29% 在宫内输血后缓解,6% 在宫内输血后死亡。

Mace 等[103] 报道 20 例合并贫血或 NIHF 的 PVB19 感染胎儿中,一次或多次输血后存活率分别为 70%(14/20)和 76%(13/17)。输血后水肿消退的 11 例胎儿全部存活,所有新生儿预后好。

胎儿非免疫水肿超声表现为腹水、心脏增大和心包积液,晚期有全身水肿和胎盘水肿增厚。贫血相关的水肿表现为大量腹水,心脏扩张。胸腔积液是贫血相关水肿的晚期表现,有时孤立存在[104]。

PVB19 感染中羊水过多罕见。Pasquini 等[105] 对 290 例合并羊水过多的孕妇进行 TORCH[弓形体病、其他(梅毒、水痘带状疱疹、PVB19)、风疹、CMV 和疱疹]筛查,发现仅 2 例 PVB19 阳性,1 例弓形体阳性,胎儿均未受影响。因此,对单纯羊水过多的孕妇进行感染性疾病筛查无益。

Pasquini 等[106] 对 141 例轻度脑室扩张病例进行 TORCH、PVB19 和梅毒筛查。4.6% 孕妇 PVB19 IgM 阳性,1 例新生儿被感染,无不良结局。4.4% 近期 CMV 感染,仅 1 例传染给胎儿。

孤立性肠道回声增强曾被报道是胎儿 B19 感染的唯一超声征象[107]。它也提示腹水消退。

胎儿心脏受累可表现为贫血和水肿导致的心腔扩张,或表现为 NIHF 自发性消退后的肥厚型心肌病或心肌炎[108,109]。

胎儿 PVB19 感染还可能导致小儿卒中、新生儿脑炎或脑膜炎合并大脑皮层、基底核区、丘脑和生发层血管周围钙化、胎粪性腹膜炎、胎儿肝脏钙化、眼睛异常如角膜混浊和无晶眼、罕见的骨骼病变[110-115]。

胎儿结构缺陷(唇腭裂、微神经节病、关节皱缩、尿道下裂)可能是偶然发现[93,116]。在一次 PVB19 的大型社区暴发感染中,流行前后先天性畸形率并没有增加,这可能提示出生缺陷与贫血引起的缺氧或血小板减少引起的出血有关[117]。

神经功能损伤与胎儿长期严重的贫血、血小板减少导致脑室内出血有关。小脑出血、多小脑回、脑梗死、钙化和梗阻性脑积水也与妊娠前半期 PVB19 感染有关[110,111,118-123]。

胎盘绒毛水肿消退后,偶可继发"镜像水肿"。母体镜像综合征是一种子痫前期样综合征,伴水肿、高血压、蛋白尿和贫血,或可反映胎儿贫血的程度和持续时间[103,124]。

血清学检查确认孕妇感染后应进行胎儿超声检查,以排除胎儿贫血和水肿。但是多数非免疫性水肿由常规超声检查偶然发现[125]。MCA-PSV 升高提示胎儿贫血[126,127],由心输出量增加和胎儿血液黏度降低引起[128]。MCA-PSV 也可用于预测胎儿贫血严重程度,判断是否需要宫内输血。PVB19 感染胎儿出现严重 NIHF 但 MCA-PSV 正常提示胎儿贫血自发缓解或出现心肌炎。

B19 感染时妊娠早期 NT 增厚与静脉导管 a 波反向是心力衰竭的早期征象[129-131]。

羊水 PCR 检测 PVB19 病毒基因灵敏度高,也可用于孕妇缺乏抗体介导的免疫反应、免疫功能低下或免疫抑制血清学检测不可靠的情况[132]。胎儿血液 PVB19 IgM 检测的灵敏度低于 PCR[133,134]。羊水 PVB19 PCR、CMV PCR 和核型分析是非免疫性水肿病因诊断的重要部分[135]。

管理

PVB19 感染者若出现 MCA-PSV 升高,行胎儿输血可纠正贫血,从而显著降低围产儿死亡率。宫内输血最早在妊娠 13 周时就有效[131]。对严重水肿的贫血胎儿及时宫内输血可降低胎儿死亡风险[125,134,136-138]。在多数情况下,一次输血足以使胎儿恢复,高网织红细胞水平提示贫血正在自发纠正。水肿的消退可能需要几个星期,MCA-PSV 应用于评估胎儿贫血的纠正[127,139,140]。

Chauvet 等报道,连续 15 年 27 个病例中,19 例接受输血治疗的胎儿中 11 例存活,而 6 例未接受治疗的胎儿中仅 2 例存活(57.8% vs 33.3%,无意义)[125]。研究期后半段生存率较高(23.1% vs 71.4%;P=0.02)且严重贫血较少(P=0.03)。所有 13 例存活儿 1 岁时都健康。

总之,宫内输血后存活儿童有良好的神经发育预后[74,125,141-145],但是病例数较少。

预防

不建议在流行期将孕妇排除在工作场所之外。但如果孕妇接触了疑似或已知感染 PVB19 者,应及时告知她们的产科医师,并应行血清学检测[146]。

Ballou 等[147] 发现了一种由 VP1 和 VP2 衣壳蛋白组成的重组细小病毒 B19 疫苗,已在人类试验者中被证明安全有效。无免疫力孕妇接种疫苗是预防胎儿感染 PVB19 的有效方法,但其在一般人群的成本效益有待确定[147]。

风疹

病毒学

风疹("德国麻疹")是由风疹病毒引起的传染病,是一种世界性的人类疾病。风疹病毒是一种 RNA 病毒,无动物宿主。Gregg[148] 于 1941 年观察到其致畸作用。

风疹从出疹前 7 天到出疹后 5~7 天以后通过空气传播或呼吸道飞沫传播。暴露后 5~7 天出现病毒血症,胎盘血源性传播发生在这一阶段。

流行病学

风疹是一种中等传染性的世界性疾病,感染多发生在冬末和早春。计划接种疫苗之前,每 6~9 年发生一次大流行。1964—1965 年美国最后一次风疹大流行期间,约 1 250 万人患风疹,11 000 名孕妇流产,2 100 名新生儿死亡,20 000 名先天性风疹综合征患儿出生[149-152]。开展儿童期系统性疫苗推广后,先天性风疹感染急剧减少。1990—2001 年,美国国家先天性风疹综合征登记处报告了 121 例,很大一部分来自未接种疫苗的移民女性。

母体感染

风疹感染后 25%~50% 无症状,有症状时通常表现轻微。潜伏期为 14~21 天,典型的皮疹是先从脸出现,经身体向下延伸到脚并持续 1~5 天,通常为瘙痒性,伴发热、头痛、结膜炎、倦怠、鼻炎、淋巴结肿大和呼吸困难。皮疹消退后可出现关节痛或关节炎。70% 的感染妇女出现上述症状。

血小板减少症、脑炎、心肌炎、吉兰-巴雷综合征和视神经炎是孕妇风疹罕见的并发症。

实验室诊断不可或缺,因为许多病例临床表现不明显。而其他病毒感染可与风疹表现相仿。

风疹 IgM 和 IgG 阳性提示急性感染。皮疹后 5~10 天,IgM 抗体最易检测到,20 天左右迅速上升到峰值,后下降,50~70 天后消失。少数患者 IgM 可被检测到持续长达 1 年。IgG 抗体的检测通常使用酶联免疫吸附实验(ELISA)。皮疹发作后 5~15 天可检测到 IgG,30 天时滴度迅速达峰值,后逐渐下降到恒定滴度。如果感染时间难以确定,可检测 IgG 抗体亲和力。初次感染 IgG 亲和力低。注意抗体的动力学随所用的检测技术而变化。

胎儿感染

先天性风疹可引起流产、死胎,也可无症状。先天性风疹综合征(CRS)表现为心脏、眼睛缺陷和听力异常(表 42.4)。

表 42.4 风疹感染胎儿异常

心脏	房间隔缺损
	室间隔缺损
	肺动脉发育不全[116]
	动脉导管未闭[116]
	主动脉峡部缩窄[116]
	主动脉反流[117]
眼睛	白内障[118]
	小眼畸形[107]
中枢神经系统	小头畸形[110]
	颅内钙化[109]
	室管膜下假囊肿
其他	肝大
	脾大
	肾脏异常[119]
	肠管回声增强
	胎粪性腹膜炎[120]
	尿道下裂[119]
	生长受限[121]

胎儿风疹感染的心脏特征包括动脉导管未闭,肺动脉狭窄,肺动脉瓣狭窄,主动脉峡部缩窄,室间隔缺损和房间隔缺损。

感音神经性耳聋是 CRS 最常见的特征,见于至少 80% 患儿,单侧或双侧,从轻微到严重。

风疹感染引起的眼睛缺陷被描述为视网膜色素层异常生长[150]、白内障[151]、小眼症[150,152]和更罕见的原发性青光眼[152]引起的"盐和胡椒"视网膜病变。这些缺陷出生后早期可诊断。还可有迟发的眼部表现如眼前房异常。

其他风疹感染相关的异常包括:宫内生长受限[153]、脑炎、神经异常(包括小头畸形[153]和智力低下)、血小板减少[154]、肝脾大[155]、梗阻性黄疸[155]和长骨的 X 线改变[150]。

某些迟发并发症也可归因于风疹感染,包括糖尿病[156]、生长激素缺乏[157]和甲状腺功能异常[156,158]。

胎儿感染和先天异常的风险随着孕周增加而降低。然而,胎儿感染可在任何孕周发生。Miller 等[159]报道妊娠 12 周前发生率为 81%,妊娠 13~14 周为 67%,妊娠 23~26 周为 25%,妊娠 27~30 周又

上升到 35%,妊娠 31~36 周为 60%,妊娠 36 周后为 100%。停经 11 天之前胎儿无感染风险[160]。

先天性缺陷的风险评估与调查方法有关,因为大多数妊娠早期感染的患儿出生时没有症状,其准确评估依靠血清学检测。此外,需要长期随访以评估风疹感染后遗症的发生率。

Peckham 等[161]研究了 218 名儿童,至少 2 岁时评估缺陷总发生率为 23%,52% 妊娠 8 周前感染,36% 妊娠 9~12 周感染,10% 妊娠 13~20 周感染,妊娠 20 周后感染则无出生缺陷。

Sever 等报道了 128 例孕妇风疹感染:29 例妊娠 14 周之前感染,38% 新生儿有后遗症;55 例妊娠 15~28 周感染,20% 有后遗症。妊娠 20 周后孕妇感染则无先天性风疹综合征[162,163]。

Miller 等发现,102 名 18 周后感染风疹的新生儿中,尽管 85% 的病例中母体在妊娠 12 周或之前感染,25% 在妊娠 13~18 周感染,没有一个出生时有先天性风疹综合征[159]。

妊娠 12 周内,胎儿无法产生抗体,因此 80% 会发生显著的损伤[164]。妊娠中期,由于胎儿的免疫反应已建立,胎盘发育逐渐成熟,对风疹病毒抵抗力增加,胎儿感染的风险显著降低到 25%。妊娠晚期,尽管胎儿感染率上升到 100%,但由于胎儿免疫系统的完善,胎儿损伤罕见。

由于孕妇感染不一定发生垂直传播,胎儿感染也不一定导致胎儿缺陷,因此产前诊断区分受累胎儿很重要。胎儿感染可通过羊水分离病毒或反转录酶 PCR(RT-PCR)确认。羊水取样应在母体感染至少 6~8 周后进行,以避免假阴性结果。同时进行有针对性的超声检查[165,166]。根据母体感染的时间、胎儿病毒学检查和相关超声表现,综合判断预后。

管理

对暴露于风疹的孕妇,给予大剂量免疫球蛋白不能预防胎儿感染[167-169]。

预防

尽管有许多含风疹的疫苗免疫方案,每年仍有 23.8 万名先天性风疹综合征患儿出生,大多数在发展中国家[170]。相比之下,2001—2004 年,美国只报告了 5 名先天性风疹综合征患儿[171]。

1969 年，美国引进了 3 种风疹疫苗。1979 年，RA27/3（人二倍体成纤维细胞）株取代了其他 3 种疫苗。它是一种活的、减毒、不可传播的病毒，安全有效，95% 以上的接种者接种一剂后建立长期免疫。通常接种疫苗后 10~28 天形成抗体。5% 妇女接种后不出现血清转化，约 25% 出现关节痛或关节炎等不良反应。妊娠期禁用风疹疫苗，建议接种疫苗前后采取有效的避孕措施。美国疫苗登记机构收集了截至 1988 年，妊娠前 3 个月至足月接触风疹疫苗的病例，未发现先天性风疹综合征，仅 3 个孩子血清学阳性。2001 年 10 月，联邦疾病控制和预防中心将接种风疹疫苗后推迟妊娠的间隔从 3 个月减少到 1 个月。

接种疫苗后，95% 以上的接种人群会产生抗体[172, 173]，但只有 2/3 对风疹感染终身免疫[174]。这使得许多儿童时期接种疫苗的妇女到育龄时对风疹易感。

产后注射风疹疫苗可用以减少再次妊娠时先天性风疹感染[175]，产后生育力低，有时间建立对风疹的免疫力[176]。亦有研究提出产后接种风疹与关节炎增加有关，但这是有争议的[177, 178]。

Cochrane 数据库质疑产后风疹疫苗接种计划预防先天性风疹综合征的效力[179]。

水痘 - 带状疱疹病毒（varicella zoster virus，VZV）

病毒学

水痘是水痘带状疱疹病毒（VZV）感染的急性形式，带状疱疹则是同一病毒重新激活的表现。水痘病毒是一种 DNA 病毒，属于疱疹病毒科。

病毒从水痘或带状疱疹患者的皮肤囊泡和呼吸道飞沫经空气传播。口咽是病毒进入和初始复制的部位。初始复制阶段后，病毒到达局部淋巴结并通过短暂的病毒血症向内脏扩散。其后，第二个复制阶段会出现更严重的病毒血症与皮肤皮疹。囊泡结痂是细胞免疫激活后的水痘皮疹典型特征。皮疹开始时和之后 1~2 天传染性最强。临床恢复后无传染性，进入潜伏期。

带状疱疹发生于既往患过水痘的人。这种水疱性感染通常局限于 VZV 潜伏的神经节所支配的皮肤区域。病毒沿着轴突传播，然后到达该神经支配的皮肤。免疫功能低下的患者可由短暂的病毒血症引起播散性带状疱疹。

流行病学

水痘是儿童期传染性最强的传染病之一。开展疫苗接种后，发达国家水痘发病率下降。70%~80% 的美国年轻人有水痘病史[180]。血清学研究显示，无水痘病史的易感成年人不到 25%[181]。

妊娠期间的水痘发病率为（1~10）/10 000[182-184]。妊娠期病毒可经胎盘传播，导致先天性水痘综合征（CVS）或新生儿水痘。

母体感染

潜伏期通常 10~21 天。水痘同时出现发热和皮疹，成人发病前常有 2~3 天前驱热。皮疹通常始于面部或头皮并迅速扩散到躯干，但不侵犯四肢。特点是典型的从红色斑疹到小疱，脓疱和棕色结痂的演变。各阶段病变都可在同一区域见到，在 5 天内发生变化。有时口腔或外阴出现黏膜病变。一般不会形成瘢痕。皮疹从少数到数千不等，特别是成人[187]。

水痘性肺炎是水痘最严重的并发症[185]，见于 10% 的成人[186]。危险因素有吸烟、妊娠晚期及多发性皮损[186]。110 个病例中，16% 有肺炎的影像学证据[187]。肺炎的发病时间为皮疹出现后 2~10 天。70% 病例出现呼吸困难，可伴发绀、胸痛、咯血和支气管啰音。据报道，死亡率高达 10%，但这包括免疫抑制的个体，统计数据已更新。

与所有的成年人一样，孕妇水痘的特点取决于临床表现和皮损程度。妊娠期水痘性肺炎发病率较高。

临床诊断依据是广泛的典型水疱和近期暴露史。实验室诊断包括皮损中 VZV 抗原免疫荧光[188] 和 PCR 检测 VZV-DNA[189, 190]。FAMA 或 ELISA 检测抗体滴度至少增加 4 倍提示 VZV 感染。IgM 阳性提示近期感染，8 月龄后抗体持续阳性提示宫内水痘。

先天性感染

水痘与妊娠丢失或低出生体重风险增加无关，但似乎与早产风险增加有关[191, 192]。亦有报道水痘后胎死宫内主要发生在妊娠前半期[193, 194]。

Laforet 等[195]在 1947 年首先描述了先天性水痘综合征 CVS：皮肤病变（瘢痕和皮损）；眼异常（白内障，小眼畸形，脉络膜视网膜炎，Claude Bernard Horner 综合征）；肢体畸形（发育不全，马蹄足，肌肉萎缩，肢体缺失）；神经功能异常（皮质萎缩，智力低下，小头畸形，癫痫发作，肢体轻瘫）；肠道，膈肌和尿路异常（由于自主神经系统损伤）；婴儿期带状疱疹[184, 196-213]。

Enders 等[199]报道 1 373 名水痘和 366 名带状疱疹孕妇的前瞻性研究结果。第一组中先天性缺陷总发生率为 0.7%，0.4% 的缺陷可归因于 0~12 周感染，2% 的缺陷归因于 13~20 周感染。垂直传播不一定发生胎儿缺陷。同一项研究中，妊娠早、中、晚期发生水痘，分别有 5%、10% 和 25% 新生儿检测到 IgM。另一项研究中，107 例孕妇水痘垂直传播率为 8.4%[214]。在美国进行的一项大型前瞻性研究中，347 例孕妇水痘，先天性感染率为 1.3%[215]。

Enders 等强调母体感染的时机在胎儿损伤的严重程度中起着重要的作用。大多数先天性水痘综合征病例继发于妊娠早期或中孕早期的孕妇感染。妊娠 20 周后孕妇水痘者胎儿也可有严重缺陷[215-218]，最常见的是幼儿期带状疱疹。

Mattson 等[219]研究了妊娠期感染水痘妇女所生儿童的神经行为，测试时年龄为 3~15 岁。84 例中仅 1 例出现先天性水痘综合征。与妊娠期未感染水痘的 40 名妇女所生儿童相比，两组测试表现无差异。水痘感染组，感染相关的高热和感染时机也没有造成有意义的差异。总之，妊娠期 VZV 感染的妇女所生的孩子，如果没有胎儿水痘综合征的结构特征，其神经发育与未暴露、未感染的对照儿童无差异。

胎儿感染的产前诊断

有针对性的超声检查可以发现水痘胚胎病的一些特征，其涉及多个器官不同程度的受累。高危胎儿的系列评估显示母体感染和超声首次发现胎儿异常之间的间隔为 5~19 周[220]。

常见的超声表现包括肠道和肝脏异常回声，水肿，肌肉、骨骼、大脑和眼部异常，生长受限和羊水过多也有报道。皮肤病变是水痘胚胎病的典型特征但并不总是存在，也不能通过超声检查识别。

肌肉、骨骼异常可能因为瘢痕形成导致肢体挛缩和发育不全，超声检查可发现[199, 214]。脑部异常包括脑室扩张、脑积水[199, 221]、小头畸形和多发性微回和多孔脑[222-224]。先天性白内障和小眼畸形是最常见的眼部病变。胎儿肝脏内的高回声灶尸检确定为钙化[214, 225]。

与胎儿水痘感染相关的超声异常见表 42.5。

表 42.5　水痘感染胎儿的超声表现

脑部畸形[149-153]	脑室扩张
	脑积水
	小脑畸形
	多小脑回畸形
	脑穿通畸形
眼睛	白内障
	小眼畸形
骨骼肌肉[142, 148]	肢体挛缩
	发育不全
其他	肠回声灶
	肝回声灶
	水肿
	羊水过多
	生长受限

产前诊断可通过羊水 VZV PCR 检测。

Mouly 等[199]报道 107 例妊娠 24 周前出现水痘的孕妇，羊水 PCR 9 例（8.4%）阳性，细胞培养仅 2 例（1.8%）阳性。因此，病毒培养不敏感，PCR 是首选诊断方法。

部分研究者提出羊膜腔穿刺术前需验证母血病毒阴性以避免假阳性结果和医源性传播[226]。

母体患水痘而超声未见胎儿异常进行羊水穿刺是有争议的。如果超声提示胎儿缺陷，即使该异常为非特异性（如羊水量异常，生长受限），也应进行羊水穿刺。

其他方法如胎儿血或绒毛取样据报道可识别感染胎儿但效率低[221, 227-229]，已不再使用。

围产期感染

定义为新生儿出生后 10 天内发生水痘。妊娠晚期母体感染后 24%~50% 的新生儿发生水痘[230-235]。母亲出疹与新生儿发病间隔为 9~15 天。

母体临床感染后 10 天内分娩,IgG 不能产生并通过胎盘保护胎儿或新生儿,新生儿水痘致死率高达 30%[234]。

管理

妊娠期及分娩前 10 天以上感染水痘带状疱疹病毒。怀疑孕妇水痘时应行血清学检测。阳性结果排除急性感染,阴性时有两种管理方案:

1. 连续超声检查排除严重的胎儿感染,但会漏掉无症状的病毒垂直传播。

2. 羊水穿刺可诊断所有胎儿感染。但胎儿传播只发生在不到 10% 的病例中。

如果羊水 PCR 呈阳性,每两周进行一次有针对性的超声检查。MRI 也可帮助评估胎儿大脑。

母体感染发生在妊娠 20 周后时,不建议产前诊断,因为胎儿水痘综合征在妊娠 20 周后很少被报道[236]。

孕妇近期及分娩前不到 10 天感染水痘带状疱疹病毒。分娩前 10 天内发生皮疹时,应尽量推迟分娩,直到母体有 IgG 抗体产生并通过胎盘。

对孕妇感染进行抗病毒治疗。发生水痘的孕妇应口服阿昔洛韦,并严密随访。肺炎者应予入院,静脉抗病毒药物治疗。阿昔洛韦在水痘发病 1 天内给药更有效,可使病程缩短约 1 天[237]。暴露后抗病毒治疗可以降低产妇患病的严重程度,这也已在健康的儿童和青少年中得到证明[238]。

对可能发生围产期感染的新生儿进行被动免疫。暴露 72h 内,免疫球蛋白可减轻症状但不能预防水痘[239]。母体发病 2~4 天内出生的新生儿,使用 VZV 免疫球蛋白可降低新生儿发病的风险和严重程度[235]。若孕妇在产前 5 天至产后 2 天内感染,新生儿推荐注射 VZV 免疫球蛋白,分娩后尽早肌内注射 125IU(1.25mL 或一瓶)[240]。被动免疫也被建议用于暴露后预防[241,242]。这种治疗方案大大地减少了产妇并发症和胎儿感染的风险。

感染的母亲和新生儿应进行隔离以减少感染传播。

预防

美国 CDC 于 1996 年批准了一种 VZV 减毒活疫苗,可预防 85% 的水痘感染。免疫后约 1 个月可出现轻度和短暂的皮疹。皮疹发生时,疫苗病毒株可能传播到未免疫的个体。所有报告的医源性水痘症状轻微。疫苗在美国适用于妊娠前至少 3 个月的易感育龄妇女,妊娠期禁用。1995 年到 2012 年 3 月,监测妊娠前或妊娠期间无意中接种含 VZV 疫苗的妊娠结局,无 CVS 病例,其他出生缺陷也未增加[243]。建议妊娠前 1 个月避免接种 VZV 疫苗。尽管暴露后可有效地降低疾病严重程度,妊娠期也不推荐使用 VZV 疫苗[244]。

弓形体病

寄生虫学

弓形体(toxoplasma gondii)是一种细胞内原生动物,属于顶复门(apicomplexa)(其他成员包括疟原虫和隐孢子虫),球虫亚类(coccidian)。它可有几种不同的形式:卵囊,速殖子和包囊。

卵囊　猫是弓形体的终宿主。急性感染期,寄生虫在猫肠道内复制,7~21 天卵囊随粪便排出。1~21 天孢子形成后,包括人类在内的哺乳动物摄入含孢子的卵囊时被感染并进入速殖子期。速殖子通过主动渗透进入有核细胞形成细胞质液泡。反复复制后,宿主细胞被破坏,细胞凋亡、邻近细胞侵袭、速殖子在血液中的传播以及多组织(中枢神经系统、眼睛和肌肉以及胎盘)受感染。强烈的局部炎症反应和组织破坏导致该病的临床表现。免疫反应导致速殖子向裂殖子转化,形成包囊。裂殖子在形态上与速殖子相同,但繁殖缓慢,表达特定阶段的分子,功能也不同。包囊在宿主的大脑、骨骼和心肌细胞内形成,是中间和终宿主的感染阶段。其内含数十万裂殖子,免疫功能低下时裂殖子可从包囊中释放,转化为速殖子,并导致感染复发。

流行病学

人类通过摄入含有包囊的未煮熟的或生的肉(猪肉或羊肉)及含有受感染猫粪便中排出的卵囊的水或食物感染弓形体。大多数不能确定具体的传播途径。弓形体血清阳性率似乎与人群的营养和卫生习惯有关,提示经口是主要的传播途径。人和绵羊弓形体病的流行归因于接触受感染的猫,猫排泄卵囊对感染的传播起着重要作用。除了垂直传播,尚无人与人直接传播的记录,母乳喂养传播仍存在争议[245,246]。

弓形体血清阳性率随年龄的增长而增加,男性和女性之间没有显著差异。不同国家这一比例为20%~75%[247,248]。美国弓形体血清阳性率为22.5%~30%[248,249]。

美国的先天性感染发病率为1/1 000~1/10 000;法国的先天性感染发病率为每1 000名活产婴儿2~3名,明显高于美国。

产妇感染

免疫力正常的个体中90%以上初次感染无症状,因此母体感染诊断困难,需依靠实验室检查。其余的10%,临床症状包括单核细胞增多症样疾病和低热,头痛和颈部淋巴结肿大。潜伏期为4~21天[248]。免疫力正常者,可有其他罕见的表现,包括脑炎、心肌炎、肝炎和肺炎。

妊娠期原发性感染可通过血清转换诊断。IgM、IgG抗体可通过免疫荧光、酶联免疫、免疫吸收凝集试验或其他方法检测[250]。IgG在感染后1~2周可检测到,并无限期升高。IgM几天内可测到,后迅速增加达峰值,保持2~3个月后开始下降。须谨慎解释IgM的升高,因为27%的女性IgM阳性持续了2年以上[251],而只有血清转化才能使胎儿有先天性弓形体病的风险。

胎儿感染

感染发生率和严重程度取决于产妇感染时的孕周。弓形体通过胎盘越早,症状和预后越严重[252,253]。

胎儿感染的风险取决于母体感染的时间、母体在寄生虫血症期间的免疫反应、寄生虫载量和毒力[247]。

妊娠前期初次感染时,胎儿感染的概率仅为1%,但随着妊娠周数增加而增加[254]。妊娠早期感染未经抗弓形体治疗时,10%~25%发生先天性感染。妊娠中、晚期感染时,胎儿感染的发生率分别为30%~54%、60%~65%[255]。Foulon等[256]报告,当母体感染发生在妊娠5周前时,宫内传播率低于5%,其在妊娠末期上升到80%以上。

胎儿感染发生在妊娠早期时后果严重,可导致流产和严重疾病。出生时严重异常率最高的是妊娠10~24周母体初次感染的患儿[257](图42.1)。Hohlfeld等报道妊娠早期母体感染后77.9%的受感染胎儿出现超声异常,在妊娠中期感染后20.4%出现超声异常,在妊娠晚期感染后胎儿未见超声异常[253]。

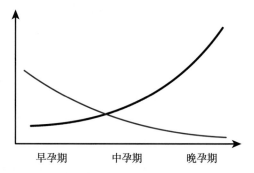

图42.1 胎儿感染(细线)和垂直传播严重程度(粗线)与母体血清转化孕周的关系

约15%先天感染的新生儿出生时有症状。不到10%可见包括脑积水、脉络膜视网膜炎和颅内钙化的经典三联征。其他临床表现为非特异性,如黄斑皮疹、全身淋巴结肿大、肝大、脾大、贫血、高胆红素血症、血小板减少症[258]。

被感染患儿约85%出生时无症状。然而,其中很大一部分出生几个月或几年后出现视觉障碍、不同程度的精神和认知异常、癫痫发作或学习困难等后遗症。Guerina等[259]报告40%无症状新生儿有颅脑影像异常和眼科检查异常发现。

Vutova等[260]调查了38名婴幼儿先天性弓形体病的眼部表现。最常见的发现是脉络膜视网膜炎伴特征性视网膜浸润(92%),其中71%合并其他眼部病变。其次是小眼畸形合并斜视。其他眼部病变包括虹膜睫状体炎、白内障、青光眼和失明。

Wallon等[261]报告了法国327例先天感染儿童眼部病变和最终视觉功能临床演变的前瞻性队列研究。这些儿童是通过母体产前筛查确定的,并随访长达14年。6年后,79例(24%)儿童显示至少一侧视网膜脉络膜病变,其中23例10年内诊断出其他病变,主要是以前未受累的部位。约2/3单侧眼受累及1/2双侧眼受累儿童视力正常,且没有双侧视力损害。大多数母亲(84%)妊娠期接受了治疗,出生前38%及出生后72%的儿童也接受了嘧啶和磺胺嘧啶的联合治疗。迟发性视网膜病变和复发可在出生后多年出现,但经早期识别和适当治疗后,先天性弓形体病的整体视觉预后尚可。早期诊断和治疗可降低后遗症的风险[262]。

如果出生时怀疑弓形体病，诊断工作包括眼科、听觉、神经学检查、腰椎穿刺和脑部影像[258]。其他实验室检查包括全血细胞计数、肝功能和弓形体检测。新生儿弓形体 IgM 或 IgA 抗体对先天性弓形体病的诊断有较高的敏感性。弓形体 DNA PCR 几乎 100% 敏感，可在先天感染新生儿的多种体液中检测到[250]。

胎儿感染的产前诊断主要是基于羊水弓形体 PCR，也曾用胎儿血进行 PCR，或将羊水和 / 或胎儿血液接种到小鼠和 / 或组织培养中[263]。Antsalkis 等报道了小鼠接种和 PCR 的敏感度、特异度、阳性预测值和阴性预测值分别为 61.1%、98.6%、91.6%、91.13% 和 83.3%、100%、100%、97.1%。脐血穿刺无诊断价值。这两种技术的结合有 100% 的特异度和阳性预测值[264]。此外，羊膜腔穿刺比脐血穿刺更容易、更安全。

胎儿感染主要通过连续的详细的超声检查发现[253,265]，感染胎儿的预后也基于此。Hohfeld 等[266]报告了 89 例感染胎儿，32 例出现超声异常，包括 25 例脑室扩张（通常双侧对称，从枕区开始延伸到整个侧脑室），6 例颅内钙化，11 例胎盘增厚，2 例胎盘钙化，4 例肝脏钙化及肝大，5 例腹水，2 例心包积液，1 例胸腔积液。13 例仅一种超声征象，14 例有 2 种或更多的征象，未观察到宫内生长迟缓和小头畸形。

与弓形体感染相关的胎儿超声异常见表 42.6。

表 42.6　先天性弓形体感染的胎儿异常

脑部畸形	小头畸形[185]
	脑室扩张，脑积水[172]
	颅内钙化[172]
	脑萎缩[185]
	积水性无脑畸形[185]
胎盘	胎盘增厚[172]
	钙化[172]
其他	肝脏钙化[172]
	腹水[186,187]
	心包积液[172]
	胸腔积液[172]
	肝脏增大[172]
	肠管强回声
	生长受限

治疗

妊娠期确诊母体血清转换后，不管母体是否有症状，胎儿是否感染，都应在专业咨询后开始治疗，尽管不一定有效[267]。欧洲一项 1 208 名受感染孕妇的队列研究发现，经治疗先天性感染的风险没有任何差异，母体确诊感染后治疗不一定有用[267]。

WHO 和美国 CDC 推荐联合使用乙胺嘧啶（25~100mg/d，3~4 周）、磺胺嘧啶（1~1.5g，每天 4 次，3~4 周）和叶酸（甲酰四氢叶酸，10~25mg/d，以避免骨髓抑制）[268]。

其他欧洲、亚洲或南非国家，则使用螺旋霉素（3g/d，为期几周），或有时使用克林霉素预防经胎盘感染。在美国，螺旋霉素目前未经 FDA 批准，但可作为一种研究药物。

因乙胺嘧啶的潜在致畸作用，妊娠早期禁止联合使用乙胺嘧啶和磺胺嘧啶，需单独使用磺胺嘧啶。但当母亲免疫力低下或疾病蔓延时，则应使用这两种药物。

评估这些治疗的研究使用的方法不同[250]。Wallon 等回顾了是否治疗对确诊或疑似急性弓形体病孕妇的后代预后的研究[269]，发现五项研究中治疗有效，四项研究中治疗无效[270-276]。

2007 年，SYROCOT 研究组发表了先天性弓形体病队列研究的系统回顾结果，并进行了荟萃分析，以评估产前治疗时机和类型对于母婴传播和 1 岁前临床表现的影响[277]。1 438 名接受治疗的母亲中，薄弱证据表明血清转化 3 周内开始治疗与 8 周或其后开始治疗相比，母婴传播率降低（调整后 OR，0.48；95% CI 0.28~80；P=0.05）。产前或新生儿筛查确定的 550 名感染活产婴儿中，没有证据显示产前治疗降低临床表现的风险（治疗与未治疗的调整 OR，1.11，0.61~2.02）。血清转换的孕周增加，母婴传播风险增加（OR 1.15，1.12~1.17），但颅内病变的风险降低（0.91，0.87~0.95），与眼病变（0.97，0.93~1.00）无关。大规模的随机对照临床试验才能为临床医师和患者提供产前治疗潜在益处的有效证据。研究妊娠期间乙胺嘧啶 + 磺胺嘧啶与螺旋霉素预防先天性弓形体病［TOXOGEST］；ClinicalTrials.gov 标识符：NCT01189448 已在法国进行，但尚无结果。

预防

初级预防是教育孕妇通过改善烹饪和卫生，避免接触寄生虫。Cochrane 协作基于两个随机试验对这种教育方案进行了评估[278-280]，其有效性尚未得到充分确认。

须开发疫苗，通过主动免疫来预防人类或动物疾病。目前，为开发安全有效的疫苗，有几种抗原正在被研究，其中一种是速殖子的表面抗原 SAG1[281,282]。

二级预防是妊娠期对孕妇进行常规血清学筛查。血清学筛查因国家而异，从无筛查到妊娠期间 3 次，到法国规定的每月一次。筛查应在受妊娠前开始，直到血清转化。如果确诊或疑似母体初次感染，建议进行治疗。即使是每月筛查一次，何时开始使用螺旋霉素治疗效果最佳依然有争议[267,273]。然而，实施这种策略的费用高，羊膜腔穿刺可能会导致妊娠丢失，且没有有力证据显示产前治疗能降低胎儿损伤率。相反，Wallon 等[283]观察到，妊娠期每月进行筛查，3 岁时症状比率下降。

三级预防是基于新生儿检测（干血斑中检索到 IgM），在波兰、丹麦和美国的一些地区应用。但该策略敏感性差，几乎 50% 受感染的新生儿出现假阴性[284]。没有证据表明治疗对已感染的新生儿有益，且对出生时已存在的损害无效[285]。

胎儿梅毒感染

病原学

苍白梅毒螺旋体（treponema pallidum）是螺旋体（spirochaetales）的一种。另外，还有三种梅毒病原体[T.pertenue[286]，T.carateum（pinta）和 T.endemicum]。只有 T.pallidum 和 T.pertenue 能引起先天性感染。螺旋体是小的革兰氏阴性细菌，只能通过暗野或相位对比显微镜观察到。苍白螺旋体含单一环状染色体。

侵入皮肤或黏膜时，病原体附着在宿主细胞表面的受体上，通过血管周围淋巴系统和血循环传播。梅毒在出现临床症状之前已广泛传播。潜伏期为 3 周（10~90 天），在潜伏期局部发生强烈的炎症反应，出现硬下疳和区域淋巴结肿大，免疫反应不能完全清除感染。2~10 周后，感染在皮肤、黏膜和中枢神经系统中播散。二次免疫反应与原发性免疫相似，出现螺旋体引起的性病疣。不管治疗与否，二期梅毒通过免疫机制消退。这一阶段病原体数量较少，约 60% 的病例无症状潜伏。约 40% 进展到第三阶段，有时发生在几年后。三期梅毒可累及任何器官系统，典型病变为梅毒瘤或树胶肿（纤维性瘢痕包围的非化脓性炎性坏死灶）。

先天性梅毒是梅毒螺旋体通过胎盘或出生时直接接触母体病灶所致。梅毒血症者胎盘传播可早在妊娠 9~10 周就发生。垂直传播在一期和二期梅毒中比潜伏性梅毒更常见。即便未经治疗，4 年后垂直传播的风险也会降低。宫内传播可引起胎儿体内广泛传播（主要是大脑、肝脏、肺和骨骼）。早期感染可导致自发性流产。

流行病学

人类是梅毒的唯一自然宿主，主要通过性接触传播。每次与受感染伴侣性接触感染的风险约为 30%。非性接触被感染的情况包括医务工作者接触感染病灶和实验员处理受感染动物。

青霉素使用后，病例数量锐减，流行病学特征改变。在美国，20 世纪 80 年代因药物滥用而出现复燃，20 世纪 90 年代因 HIV 防治项目又有所减少。梅毒在男性（主要是同性恋）中更为常见，发病率因人口和地域而不同。梅毒是一个世界范围内主要的公共卫生问题，主要发生在东欧、非洲和美洲的发展中国家。

危险因素包括贫穷、使用可卡因、卖淫和 HIV 感染。妊娠期梅毒危险因素包括未婚孕妇、青少年孕妇、缺乏产前护理、孕妇或其性伴侣滥用违禁药物、多个性伴侣、社会经济环境差、种族或少数民族等。

母体感染

临床表现同非妊娠期[287]。下疳等初始阶段往往由于位置隐蔽难以发现。硬下疳一般在暴露后约 3 周出现，为有凸起边缘的基底较大的无痛性溃疡，持续 2~8 周，也可伴有无痛性腺病。仅 5%~10% 依靠临床表现诊断，诊断多基于血清学检测。

二期播散期发生在一期病变后 4~10 周,出现扁平疣和累及手掌和足底的播散性斑丘疹。淋巴结肿大、体重减轻、发热、厌食、头痛和关节痛可先于或伴随皮肤表现。并发症包括肝炎、肾小球肾炎、肾病综合征、骨炎、脑膜炎和虹膜炎。这一阶段在 2~6 周内自发缓解,后进入无症状潜伏期,将只能通过血清学检测诊断。潜伏期又可分为两个阶段:早期(感染 1 年以内)和晚期(1 年以上)。未经治疗 1/3 将发展为三期梅毒,其特征是累及心血管、中枢神经、肌肉骨骼系统以及其他器官。

苍白螺旋体体外不易培养,实验室检测方法分为三类:

1. 直接检测　免感染试验(rabbit infectivity test, RIT)接种兔子,3 个月内连续观察梅毒的临床症状和螺旋体试验。如果兔子患病,在暗场显微镜下检查以确认梅毒。该方法灵敏度接近 100%,但仅用于研究。临床上可用 PCR。Sanchez 等[288]报告新生儿血清和脑脊液 PCR 相对于 RIT 的敏感度为 71%,特异度为 100%。

2. 非螺旋体试验　检测受损宿主细胞释放的抗心磷脂抗体,包括性病研究实验室试验(VDRL)和快速血浆反应素(RPR)。VDRL 试验可诊断神经梅毒的唯一方法。非螺旋体试验可出现假阳性但通常滴度较低(病毒、细菌或其他螺旋体感染,免疫接种,使用海洛因,恶性肿瘤,慢性疾病,自身免疫和结缔组织疾病,衰老,有时是妊娠本身)。假阴性见于抗体量大出现抑制反应时(连续稀释可以克服这种现象)。非螺旋体试验有局限性,阳性者需行螺旋体试验确认。

3. 螺旋体试验　检测针对螺旋体的抗体。最常用的是荧光螺旋抗体吸附试验(FTA-Ab)和抗苍白螺旋体抗体的微血凝试验(MHA-TP)。这些检查费用较高且较难操作,不用于筛查。因其不能定量,也不能用于治疗后随访。螺旋体检测阳性与非螺旋体检测阳性相结合,具有高度敏感性和特异性。出现硬下疳 4 周内检测结果呈阳性。但硬下疳刚刚出现时检测可能为阴性结果,只有暗野检查才能做出诊断。

胎儿感染

胎儿梅毒与自然流产、胎死宫内和新生儿死亡以及早产有关。整个妊娠期螺旋体可通过胎盘,但胎儿的临床表现需要 16 周后免疫反应介导才出现。过去认为由于细胞滋养层的厚度螺旋体不能穿过胎盘,但梅毒螺旋体胎盘传播在妊娠早期(妊娠 9~10 周)通过 RIT、羊水 PCR、自然流产后胎儿组织中发现螺旋体得到证实[289-291]。

未治疗的一期梅毒垂直传播率为 29%(3% 死胎、26% 活胎),未治疗二期梅毒为 59%(20%、39%),早期潜伏梅毒为 50%(17%、33%),晚期潜伏梅毒率为 13%(5%、8%)[289]。梅毒螺旋体载量较高和并发 HIV 感染时垂直传播率更高。

先天性梅毒

感染梅毒的新生儿可表现为早期症状(出生后前两年)和晚期症状(生命的头几年后)[292]。早期体征为肝脾大、全身淋巴结肿大、甲状腺功能异常、血液学异常(贫血、白细胞增多或减少、血小板减少)、皮肤异常(黄疸、鼻炎、斑丘疹、黏液斑块)、骨骼 X 线异常(骨周炎、干骺端骨软骨炎)、肾脏表现、中枢神经系统异常、眼部表现和生长受限。

晚期先天性梅毒见于约 40% 的未治疗的存活者。即使给予抗生素治疗,这些特征也不可逆。表现主要为 Hutchinson 三联征,包括牙齿异常、软骨破坏和骨骼畸形眼睛受累和神经性耳聋。

发现超声异常提示胎儿感染,超声异常见知识点 42.1。这些表现不是特异的,需实验室检查确诊。

知识点 42.1　**先天性梅毒胎儿的超声表现**

胎儿水肿[208]

胎盘增厚[209]

羊水过多[206]

腹水[206, 210]

皮肤水肿[206]

肝大[206]

脾大

肠管回声增强或小肠扩张[211]

胎死宫内[210]

可行脐血血清学检测,非螺旋体试验 IgG 抗体滴度至少是母血的 4 倍才能证实胎儿 IgG 的显著产生。有时由于无法区分是母亲 IgG 通过胎盘还是胎儿自身产生的抗体,结果无法解释。羊水

梅毒 PCR 与 RIT 的敏感性和特异性相似[288]。

胎儿梅毒的非特异性生化和血液学参数改变包括谷氨酰转肽酶增加、贫血、血小板减少、白细胞减少和白细胞增多症[293, 294]。

胎儿梅毒感染可认为是序列征,从胎儿肝功能障碍、胎盘增厚到造血功能异常,直到出现孤立性腹水或胎儿水肿[293]。

治疗

美国 CDC 建议近期梅毒患者(一期、二期或潜伏期小于 1 年)接受单剂苄星青霉素 240 万 U 肌内注射。长期活动性梅毒或合并艾滋病患者需苄星青霉素 240 万 U 肌内注射每周一次连续 3 周。合并中枢神经系统感染的患者需静脉注射青霉素 10~14 天。青霉素过敏患者治疗前可接受脱敏治疗。

美国 CDC 指南建议治疗后采用定量非螺旋体试验连续监测。IgG 滴度下降 4 倍表明治疗成功。一期和二期梅毒需随访 6~12 个月,早期潜伏梅毒需随访 12~24 个月,晚期潜伏期梅毒需随访大于 24 个月。妊娠与抗体滴度缓慢下降有关[295]。

McFarlin 等[296]报告,病程小于 1 年的孕妇使用一剂或三剂苄星青霉素治疗,先天性感染率没有差别(26.7% vs 30%)。治疗或剂量不足也会导致先天性梅毒。药物滥用,缺乏产前管理或未能完成治疗和随访是先天性疾病的重要危险因素。

成人治疗过程中常见 Jarisch-Herxheimer 反应,包括寒战、发热、萎靡、低血压、心动过速、呼吸急促、皮肤病变加重和白细胞增多。这种反应在二期梅毒更常见,可能与膜脂蛋白释放刺激促炎反应有关。孕妇约 40% 出现这种情况,并可导致早产(与前列腺素释放有关)、胎儿窘迫[297]。目前尚无预防措施。

预防

先天性梅毒是一种可预防的疾病。高危妇女应在妊娠早期接受至少一次血清学检查,在晚孕早期和分娩时再进行一次[287, 298, 299]。

总结

孕妇传染病的管理仍面临重大的挑战,胎儿医学这一领域还有许多急需研究的问题:弓形体、CMV 感染的诊断策略仍存在争议;不同传染性疾病产前诊断指征不尽相同;弓形体病、CMV 感染预后因素有待进一步了解;治疗对水痘、弓形体病、CMV 感染病程的影响仍然有限;疫苗预防孕妇 CMV 感染的前景;新的病原体(如寨卡病毒)穿过胎盘诱导胎儿感染的过程有待探索。

（王红梅 译　温弘 审校）

参考文献和自我测试题见网络增值服务

第 43 章　羊水量异常

JAN E. DICKINSON

本章要点

- 羊水（amniotic fluid，AF）量通常在妊娠期受到很好的调节。
- 主观或半定量超声测量用于识别羊水量异常，并对其进行分类。
- 羊水过少或羊水过多的母体与围产儿并发症升高。
- 需要基于羊水量异常的根本原因进行产科处理。

引言

胎儿存在于充满液体的环境中，羊水有助于肺成熟和肌肉、骨骼发育，提供保护使胎儿免受感染和创伤，保护脐带免受压迫，并提供一些营养。羊水量的调节机制尚不很清楚，但其异常可增加围产期并发症和死亡率。

羊水生理学

羊水 98%~99% 的成分为水，其化学组分随妊娠进展而变化[1]。在妊娠早期，羊水是来源于母体和胎儿血浆的透析液，水和溶质可双向通过胎儿皮肤。到妊娠中期，胎儿皮肤角化不再透水，羊水变得越来越低渗，此时羊水主要来源于胎儿的尿液和肺液。羊水主要通过胎儿吞咽以及绒毛膜板血管（膜内途径）吸收至胎儿血液来清除[2]。

这种动态的羊水调节过程使得从妊娠 24 周开始羊水量保持相对稳定的 800mL，直到近足月羊水量开始出现下降[3]。但羊水调控的确切机制仍不确定，尽管目前认为膜内途径是羊水量的主要调节机制[4]。

有几项研究评估了随着孕周增加羊水量的变化。早年，Queenan 等（1972 年）[5]以及 Brace 和 Wolf（1989 年）[3]使用染料稀释技术的研究表明，从妊娠 15~20 周开始，羊水量逐渐增加，在妊娠 33~34 周时羊水量达到最高峰。两位作者都证明了羊水量从最高峰到足月逐渐减少。十年后，Magann 等[6]使用染料稀释技术对 144 例单胎妊娠进行了另一项研究来评估妊娠期羊水量，试图克服早期研究中一些方法学问题。通过使用生长曲线模型，Magann 等证明整个妊娠期羊水量持续增加，在妊娠 40 周时达到最高峰（图 43.1）。

羊水对胎儿发育起重要的作用：

- 在羊水中发现的营养因子（如胰岛素样生长因子、粒细胞集落刺激因子）被认为在胎儿生长发育中发挥作用[7]
- 保护性支持，允许胎儿生长和运动
- 抗菌作用（如人 β- 防御素 1~4）[8]
- 胎儿肺发育与成熟
- 胎儿肌肉骨骼发育
- 胃肠系统成熟

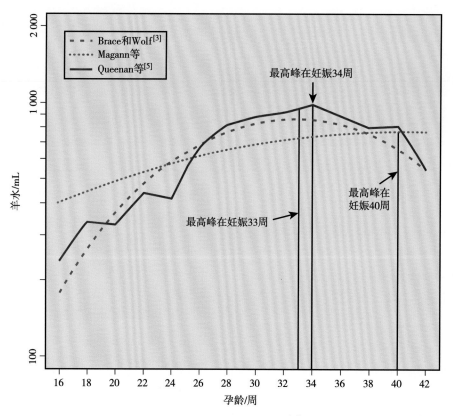

图 43.1 妊娠期正常羊水量[6]

羊水量的临床评估方法

使用染料稀释技术、放射性核素或切开子宫时直接测量羊水量绝对值的方法,虽然对确定实际液体量很重要,但不适用于临床实践。已知羊水量正常、增加或减少对产科结局非常重要,日常临床实践中羊水量的评估主要采用主观或半定量的超声检查方法。在半定量方法中,只有羊水指数(AFI)和羊膜腔最大垂直深度(MVP)用于常规临床实践。

羊水量的主观评估

羊水量的主观评估是通过超声检查对羊水目视判读,而没有客观测量。目前尚不清楚这种方法在临床实践中使用的频率[9,10]。将羊水量的主观评估与直接测量进行比较的数据有限。然而,现有的少数文献显示出令人满意的相关性[9,11]。对于有经验的超声医师,可以采用主观印象比较正常羊水量与异常羊水量,但很难在不同医师和不同孕周之间进行比较。

羊水量的半定量超声评估

临床上主要使用两种羊水量的半定量测量系

统:AFI 和 MVP。自从 1998 年 Moore 和 Brace 首次提出[12],已经有多项研究评估了超声测量羊水量(包括 AFI 和/或 MVP)与染料测定或直接测量羊水量之间的关系。令人失望的是,正常羊水量的超声估计值与直接或染料测定技术的测量值的相关性并不总是很好(敏感度为 71%~98%)[13]。对于羊水过少,超声检测法与染料测定法或直接测量羊水量相比,敏感度很低,为 6.7%~27%[14,15]。

AFI 的测量方法为将探头放置在垂直于水平面的矢状切面,测量四个垂直象限的羊水池深度,4 个测量值相加的总和即为 AFI(图 43.2),Phelan 等[16]于 1987 年首次将其用于足月妊娠。这一测量体系随后被扩展至中期和晚期妊娠(妊娠 16~42 周)[17],并制定了孕周特异性的 AFI 正常范围。MVP 技术(图 43.3)也被广泛使用,2cm 作为切割值是临床上最广泛接受的区分正常羊水量和羊水过少的标准[18]。被普遍接受的羊水过少的超声阈值是 AFI 低于或等于 5cm 或 MVP 低于或等于 2cm,这些阈值与不良围产结局的风险增加有关[19]。有趣的是,定义羊水过多的 AFI 上限值不太明确,但通常用大于 24cm(或 MVP>8cm)[19]。

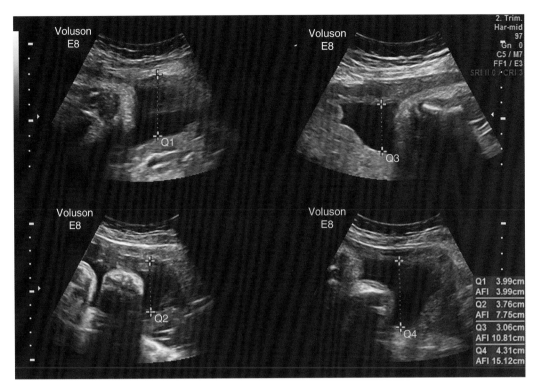

图 43.2 使用羊水指数（AFI）技术对羊水进行超声评估

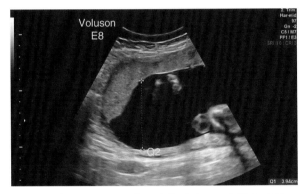

图 43.3 使用羊膜腔最大垂直深度（MVP）技术对羊水进行超声评估

羊水量和围产结局

对于临床医师来说，相较于真实羊水量与超声技术的绝对关系，超声评估羊水与不良妊娠结局的关系更为重要。羊水量的测量作为胎儿监护方案的一个组成部分需在整个孕期常规进行。胎儿异常与极端异常的羊水量之间存在公认的相关性（见后面的讨论）。

在一个系统回顾中，Nabhan 和 Abdelmoula[20] 评估了四个随机对照试验，比较了单胎妊娠中 AFI 和 MVP 作为产前胎儿监测的组成部分在防止不良妊娠结局中的作用。与 MVP 相比，使用 AFI 确定羊水过少使羊水过少的诊断增加

[相对危险度（RR），2.33；95% 置信区间（CI），1.67~3.24]、引产机会增加（RR，2.10；95% CI，1.60~2.76）以及因胎儿宫内窘迫剖宫产率增加（RR，1.45；95% CI，1.07~1.97）。此外，两种测量技术的不良围产儿结局（NICU 率、脐动脉血气 pH<7.1、5min Apgar 评分 <7 分或胎粪吸入综合征）无差异。这些作者得出结论，MVP 是羊水量的首选测量方法，AFI 过度诊断羊水过少，导致产科干预增加，但妊娠结局没有改善。

Morris 等[21]最近在结构正常、胎膜完整的胎儿中对羊水量异常与妊娠结局的关系进行了综述。他们对 43 项研究进行了系统回顾，比较了 244 493 例胎儿羊水量和不良妊娠结局的关系，作者观察到：

羊水过少（不同定义）与以下不良妊娠结局呈强相关：

- 高危人群中出生体重低于第 10 百分位数 [比值比（OR），6.31；95% CI，4.15~9.58]
- 低风险或未经选择人群中出生体重低于第 10 百分位数（OR，2.34；95% CI，1.76~3.09）
- 新生儿死亡（OR，8.72；95% CI，2.43~31.26）
- 高危人群中围产儿死亡（OR，11.54；95% CI，4.05~32.9）

- 羊水过多（MVP>8cm 或 AFI>25cm）与出生体重大于第 90 百分位数之间呈强相关（*OR*，11.41；95% *CI*，7.09~18.36）

　　羊水过少与新生儿并发症的相关性仅为中度，而且不同研究之间存在很大的异质性。羊水过多与低出生体重之间没有相关性。然而，对于所有结局的评估，羊水量异常与不良妊娠结局的预测模型都较差。虽然特异性良好，但敏感性较低，表明如果预测结果异常则不良结局的风险增加，但如果预测结果正常则不会改变结局。羊水量的评估不应单独使用，而应与其他预后指标（如脐动脉多普勒）联合使用，以便更准确地预测预后[21]。

多胎妊娠的羊水评估

　　与单胎妊娠相比，多胎妊娠的不良围产儿结局风险值较高。双胎妊娠的存在增加了羊水评估技术、羊水变异原因和管理方面的复杂性。双羊膜囊多胎妊娠的隔膜使超声评估羊水的实施和可重复性复杂化。最近对双胎妊娠羊水量评估的系统回顾显示，AFI 和 / 或 MVP 常用于超声羊水量研究[22]。与染料稀释技术相比，AFI 和 MVP 的表现相当，但人们对 AFI 在双胎妊娠中检测的可靠性表示担忧[23]。据报道，双羊膜囊双胎的孕周与 MVP 之间没有显著关系[24]，但最近一项研究显示在无并发症的单绒毛膜双羊膜囊双胎这一亚群中这一结论并不适用[25]。这可能是因为最初的文章主要研究双绒毛膜妊娠[24]，而第二篇文章专注于研究单绒毛膜妊娠[25]。由于 MVP 的易用性、可靠性以及诊断羊水过少更为稳健的表现特点，大多数中心对多胎妊娠已转向使用 MVP（图 43.4）[24]。一般

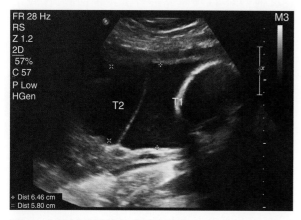

图 43.4　使用羊膜腔最大垂直深度（MVP）技术对双羊膜囊双胎妊娠的羊水进行超声评估

来说，MVP<2cm 定义为羊水过少，MVP>8cm 定义为羊水过多[24]。对于单绒毛膜双胎，MVP>10cm 用于定义妊娠 20 周后的羊水过多[25]。

羊水过少

　　羊水过少通常被定义为 MVP<2cm 或 AFI<5cm[26]，但并无一致的通用定义，这对研究方法和研究结果的比较造成了困难。妊娠结局主要取决于羊水过少的潜在原因和诊断孕周。中孕早期羊水过少的原因与中孕晚期或晚孕羊水过少的原因不同，它们分别对应不同的围产儿结局。

　　羊水过少的三个主要潜在原因是：

- 未足月胎膜早破（PPROM）
- 先天性异常
- 宫内生长受限（intra uterine growth restriction，IUGR）

　　近存活期 PPROM 的病因尚不清楚，但有几个与之相关的风险因素，包括产前出血、早产史、宫颈环扎术、多胎妊娠、吸烟和既往 PPROM 史[27]。妊娠早期发生的胎膜早破通常与不良围产儿结局有关，尤其是在孕 22 周之前。早期的研究显示妊娠 13~21 周的 PPROM，胎儿存活率仅为 10%，预后极差[28]。最近一项对 143 例近存活期 PPROM（妊娠 16~24 周）的观察研究报道，妊娠 16~20 周（*n*=24）存活出院率为 17%，妊娠 20~24 周（*n*=82）存活出院率为 39%（*P*=0.042），表明在现代新生儿管理水平下，妊娠结局有一定的改善[29]。与近存活期 PPROM 存活率增加相关的因素包括胎膜早破时的孕周、潜伏期（从胎膜早破到分娩的间期）和分娩方式[29]。对于近存活期 PPROM 后存活的婴儿，呼吸系统并发症（肺发育不良、呼吸窘迫综合征和支气管肺发育不良）是经常出现的。最近一项综述报道 29% 的幸存者有支气管肺发育不良[27]。近存活期 PPROM 的发生需要仔细的多学科咨询，提供真实的结局数据，并明确说明可以期待治疗或终止妊娠的处理方案。

　　胎儿泌尿系先天畸形伴功能性肾组织缺如或下尿路梗阻是妊娠中期羊水过少的公认原因。这些严重的胎儿疾病很容易通过超声识别，例如双侧肾缺如（图 43.5A）、肾脏外观异常（图 43.5B）或巨膀胱（图 43.5C）（见第 33 章）。

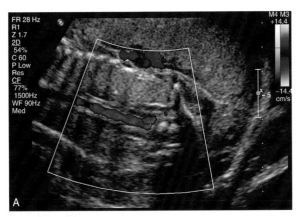

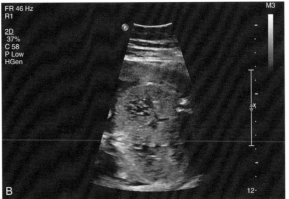

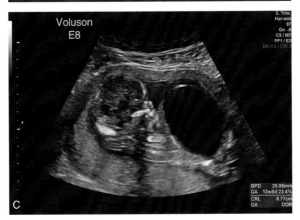

图 43.5 羊水过少的肾源性原因：双侧肾缺如（A）、常染色体隐性遗传性多囊肾病（B）和下尿路梗阻（C）

胎儿生长受限可能与羊水过少有关，原因可能为胎盘灌注异常导致胎儿尿量减少[30]。Morris 等[21]对羊水过少与低出生体重之间的关系进行了回顾，其观察到出生体重小于 2 500g 或低于第 10 百分位数与超声测得的羊水过少之间存在一致且显著的相关性。（第 39 章详细讨论胎儿生长受限）

不伴有胎儿畸形、胎儿生长受限、宫内感染以及无已知母体疾病的羊水过少称为孤立性羊水过少。孤立性羊水过少常在近足月或足月胎儿中发现（发病率为 0.5%~5%）[31]，通常的处理方式为

人工引产。Shrem 等回顾了 12 项研究共 36 000 名妇女（6.7% 为孤立性羊水过少，93.3% 为正常羊水量），评估孤立性羊水过少与不良围产儿结局的关系[31]。孤立性羊水过少孕妇的产科干预率增加：引产（OR，7.56；95% CI，4.58~12.48）和剖宫产（OR，2.07；95% CI，1.77~2.41）率均增加。围产儿近期并发症率增加，5min 低 Apgar 评分（OR，2.01；95% CI，1.3~3.09）和新生儿重症监护病房（NICU）住院（OR，1.47；95% CI，1.17~1.84）的发生率均增加。同样，Rabie 等最近对 32 例孤立性羊水过少无并发症的妊娠进行了另一项系统回顾[32]，胎粪吸入综合征（RR，2.83；95% CI，1.41~5.70）、因胎儿窘迫而剖宫产（RR，2.16；95% CI，1.64~2.85）和新生儿 NICU 住院（RR，1.72；95% CI，1.72；95% CI，1.20~2.47）的发生率均增加。这些作者未能明确降低围产儿不良结局风险的最佳分娩时机，这是一个需要持续研究的领域。目前尚不清楚的是，这些新生儿的不良结局是否是继发于产科引产干预，而不是因为无其他并发症的羊水过少。2009 年，一项针对母胎医学会成员的调查显示，只有 33% 的受访者认为引产可以降低围产儿并发症率，45% 的人不确定，21% 的人不同意该做法[33]。在孤立性羊水过少处理上明显的意见分歧以及高质量数据的缺乏，表明仍需要进行临床随机试验研究。

羊水过多

羊水过多是羊水的过度聚积，其患病率为 0.2%~1.6%[34]，超声通常定义羊水过多为羊水的 MVP>8cm 或 AFI>24cm（图 43.6）。

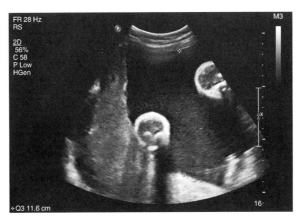

图 43.6 羊水过多以测量羊膜腔最大垂直深度（MVP）技术演示

在确认羊水过多后,有四个基本的需要关注的问题:

- 潜在病因,通常决定结局
- 早产风险
- 先露异常和产后出血的围产期风险
- 孕妇症状

羊水过多的原因

羊水过多越严重,就越有可能找到特定的潜在原因。在轻度羊水过多(MVP 8~11cm 或 AFI 25~30cm)中,约 17% 的病例有明显的原因,而在严重羊水过多(MVP>15cm 或 AFI>35cm)时,则有 90% 以上的病例有明显的原因[35]。大多数羊水过多的病例是轻微的(68%),没有明显的原因[36]。

公认的羊水过多的原因包括:

胎儿畸形

- 染色体异常:18-三体,21-三体,Pallister Killian 综合征
- 消化道异常:食管闭锁、气管食管瘘、十二指肠闭锁、回肠和空肠闭锁
- 神经系统异常:无脑畸形、脑积水、运动不能畸形序列征
- 心脏异常:Ebstein 畸形、心律失常
- 胸腔内异常:先天性膈疝、胸腔积液、肿瘤
- 骨骼发育异常
- 肾脏异常:中胚层肾瘤、产前 Bartter 综合征

糖尿病

- 1 型和 2 型
- 妊娠糖尿病

胎儿感染

- 巨细胞病毒感染
- 弓形体病

多胎妊娠

- 双胎输血综合征
- 双胎反向动脉灌注序列

羊水过多的原因各异,需要对妊娠进行系统的评估和管理。大多数孕妇在腹围增加或腹部张力增高时寻求超声检查。超声是管理羊水过多的基础:可以评估胎儿结构并考虑是否进行核型分析,具有重要的诊断作用。羊水过多越严重,胎儿畸形的风险越高:轻度羊水过多为 8%,中度羊

水过多为 12%,重度羊水过多为 31%[34]。胎儿生长受限合并羊水过多与染色体异常(如 18-三体,图 43.7A)有公认的相关性,应考虑及时进行羊膜腔穿刺术。据报道,2%~16% 的妊娠合并羊水过多的孕妇有染色体核型和其他遗传学异常[37]。胎儿胃肠道疾病常伴有严重的持续性羊水过多,虽然常仅在妊娠晚期出现,但通常在超声异常很明显(图 43.7B)。胎儿水肿可能伴有羊水过多,对这个问题的研究已很深入(见第 36 章胎儿水肿)。羊水过多伴有胎动减少会增加神经肌肉疾病可能,无论是原发性胎儿疾病(如运动不能序列征)还是继

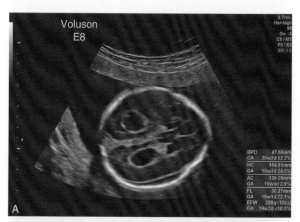

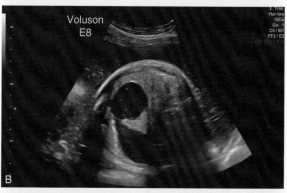

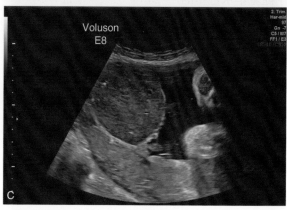

图 43.7 羊水过多的具体原因:18-三体(A)、十二指肠闭锁(B)和胎盘绒毛膜血管瘤(C)

发于母体疾病（如强直性肌营养不良）。超声评估羊水过多时不能忽视胎盘情况，巨大胎盘绒毛膜血管瘤就是已知的羊水过多原因之一（图43.7C）。

孕妇高血糖是公认的羊水过多的原因；在这种情况下，巨大胎通常伴随羊水过多[38]。孕妇糖尿病占羊水过多病例的15%，这种情况与孕妇血糖控制不佳密切相关；妊娠糖尿病控制良好的孕妇很少出现羊水过多[38]。羊水中葡萄糖水平、出生体重与AFI有相关性[38,39]。母亲糖尿病中羊水过多的原因很可能与胎儿渗透性利尿有关[39]。严重的胎儿贫血（如α-地中海贫血、细小病毒感染、红细胞同种异体免疫）可能偶尔与羊水过多有关，尽管细小病毒感染也会发生羊水过少，但羊水大多是正常的。其他更特异的胎儿贫血表现（胎盘增厚、心脏增大、胎儿水肿）和大脑中动脉收缩期峰值流速升高对诊断胎儿贫血更有帮助。

通常情况下，羊水量过多的原因并不明显，即特发性羊水过多。确切原因尚不确定，但特发性羊水过多与围产儿死亡率增加（增加2~5倍）、巨大儿的发生有相关性[40,41]。关于特发性羊水过多与不良围产儿结局关系的文献结论不一致，可能是因为这些研究是回顾性的数据分析，各研究有不同的定义和围产期管理。最近的两项回顾性队列研究报道了妊娠合并特发性羊水过多的围产期不良结局风险增加，包括引产率［校正比值比（aOR），1.7；95% CI，1.01~2.8］[42]、剖宫产率（aOR，2.6；95% CI，1.7~4.0）[42]、阴道手术助产分娩率、肩难产和新生儿NICU住院率（aOR，3.71；95% CI，2.77~4.99）均增加[43]。巨大儿的风险似乎随着羊水过多的严重程度增高而增加[43]。

除确定潜在的原因和特定的管理干预措施外，一些研究使用羊水减量术来改善孕妇症状，发现可能延长严重羊水过多病例的孕周[44,45]（图43.8）。大容量羊水减量术的并发症发生率较低，而且大多数妇女都是在近足月分娩，因此对于严重羊水过多引发不适症状的妊娠来说，这是一个合理的选择。

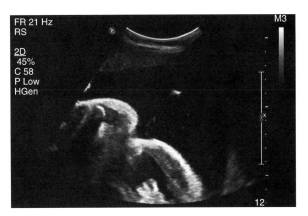

图43.8　超声引导下羊水减量治疗严重羊水过多（18号腰椎穿刺针）

妊娠合并羊水过多时，母体产科并发症（如胎位不正、产后出血）增加，产科需要提高警惕，注意妊娠管理以降低可能发生的母体并发症率。

结论

羊水量的异常与围产期并发症的增加有关，无论是羊水过多或过少。羊水量异常可以通过产前超声检查识别，MVP方法是诊断和监测羊水过少和羊水过多最可靠的测量技术。详细评估以确定潜在原因是制订孕妇管理和监测方案的核心。羊水过少和羊水过多的许多病例都是特发性的，干预手段仍存争议，需要进行前瞻性试验，以评估当前的干预策略是否真的改善了产科和新生儿的预后。

（顾圆圆　译　陈敏　审校）

参考文献和自我测试题见网络增值服务

第 44 章　多胎妊娠

SIEGLINDE M. MÜLLERS, FIONNUALA MCAULIFFE AND
FERGAL D. MALONE

本章要点

- 多胎妊娠是围产期不良结局的高危因素。产前保健的标准是早期确认绒毛膜性，并在出现并发症时及时转诊。

- 现有数据显示，绒毛取样和羊膜腔穿刺术在双胎妊娠中的妊娠丢失率相似，会在背景风险基础上增加约 1% 的风险。

- 大约有 20% 的双胎妊娠发生选择性胎儿宫内生长受限或双胎生长不一致。由于围产期不良结局的风险增加，当双胎生长差异 ≥18% 时，应将患者尽早转诊至胎儿医学专科医师。

- 所有双胎妊娠中有 2%~7% 出现双胎之一宫内死亡，与双绒毛膜（DC）双胎妊娠相比，单绒毛膜（MC）双胎妊娠的存活胎儿死亡或神经发育损害的风险是双绒毛膜（DC）双胎妊娠的 2~5 倍。

- 在过去的 20 年中，双胎输血综合征（TTTS）的治疗取得了重大的进展。尽管选择性胎儿镜激光凝固交通血管手术仍然是首选方案，但最近的证据表明，所罗门技术优势在于降低 TTTS 复发和双胎贫血 - 红细胞增多序列征发生率，而围产期结局与选择性胎盘血管激光凝固术相似。

- 三胎及三胎以上妊娠减为双胎妊娠，其围产儿结局与自然受孕双胎妊娠相似。

- 对于选择性减胎，双极电凝脐带阻断术似乎优于射频消融，但存活胎儿的神经系统发育结局需进行长期的前瞻性研究。

- 对于无并发症的单绒毛膜双胎妊娠，建议在妊娠 36~37 周择期分娩，无并发症的双绒毛膜双胎可延长至 38 周。对于有并发症的单绒毛膜双胎妊娠，通常在妊娠 36 周前进行择期分娩，终止妊娠的时机取决于并发症情况。在无并发症的情况下，单羊膜囊（MA）双胎可在妊娠 32~34 周分娩，并进行适当的产前监测。

引言

在过去的几十年里，多胎妊娠发生率急剧上升。辅助生殖技术（ART）和母体初产年龄的增加趋势是其主要因素[1,2]。即使限制了胚胎移植的数量，但在 2013—2014 年，双胎出生率再次从 33.7‰ 上升至 33.9‰[3]。三胎及三胎以上妊娠的发生率稳步下降，从 1998 年的峰值 193.4/100 000 降至 2014 年的 113/100 000[4]。

多胎妊娠增加的趋势也增加了对三级转诊胎儿医学中心的需求，以应对双胎和多胎妊娠所带来的包括绒毛膜性判断、产前筛查、合适的产前监护以及胎儿干预等工作。

围产期疾病负担

双胎妊娠死胎率、围产儿死亡率和三胎妊娠围产儿死亡率分别约为单胎妊娠的 5 倍、7 倍和 9 倍[5,6]。这与自发性和医源性早产的增加有关，多胎妊娠在孕 32 周前分娩的可能性是单胎妊娠的 13 倍[4]。由于早产率的增加，双胎妊娠胎儿罹患脑瘫的风险是单胎妊娠的 4 倍[5,6]。除了早产的近期和远期并发症风险，多胎妊娠也增加出生缺陷、胎儿生长受限和双胎输血综合征（TTTS）的风险。此外，母体并发症如子痫前期、妊娠糖尿病、产前出血以及剖宫产发生率亦相应增加[7]。

通过运用严密产前监护等策略，使无并发症的单绒毛膜（MC）双胎在孕 36~37 周时分娩，将双绒毛膜（DC）双胎的妊娠期延长至 38 周，可显著降低围产期发病率，但在 MC 双胎中仍有 1.5%

的晚期胎死宫内（IUFD）的风险[8]。因此，多胎妊娠的产前监护和最佳分娩时机的选择是以降低胎死宫内风险，同时权衡利弊，尽可能地降低早产所致的围产期发病率。

绒毛膜性

双胎妊娠的结局很大程度上取决于其绒毛膜性，因此早期确定绒毛膜性，尤其是识别不太常见的单绒毛膜双胎，对于减少围产期疾病负担至关重要。在早孕期和孕 14 周前进行绒毛膜性判断的敏感度和特异度分别接近 100% 和 99%[9]。双绒毛膜双胎妊娠在 B 超中可见两个胎盘，以及绒毛膜板连接处的特征性 λ 征。单绒毛膜双胎妊娠中仅为一个胎盘，因缺乏中间的绒毛膜板，双胎之间为纤细而薄的隔膜因此呈 T 征。

孕中期以后，由于叶状绒毛膜逐渐退化，7% 的双绒毛膜双胎妊娠中 λ 征消失[10]，因此，随着孕周增加，绒毛膜性的确定就更加困难。胎儿性别不一致或双胎间隔膜较厚可能有助于晚期双绒毛膜妊娠的识别。若胎儿性别一致以及绒毛膜性识别延误，则应将妊娠描述为"绒毛膜性未确定"，并且在没有其他证据之前将其假定为单绒毛膜双胎[11]。最后应在分娩后对胎盘进行明确的检查。

非整倍体筛查

多胎妊娠应进行非整倍体筛查，所用方法与单胎妊娠相似[12,13]。尽管需要更大规模的前瞻性研究来确定无创产前筛查（NIPT）对常见染色体三体的检出率，但其已经逐渐成为多胎妊娠进行产前筛查的主要方式。

基于合子性的非整倍体风险

单卵（MZ）双胎的基因几乎是相同的，因此其与年龄相关的非整倍体风险与单胎妊娠相同。对于双卵（DZ）双胎，其基因往往不同，在计算非整倍体的年龄相关风险时，应将其视为两个独立的胎儿。例如，对于一对双卵双胎，通过将每个胎儿的个体风险相加（即 1/100+1/100=1/50）来计算至少一个胎儿受累的风险，而将每个胎儿的个体风险相乘（即 1/100 × 1/100=1/10 000）来计算两个胎儿受累的风险[14,15]。

颈项透明层联合血清学筛查

血清学筛查在多胎妊娠中的结果不可靠，因此不建议单独进行血清学筛查。目前，对双绒毛膜双胎推荐的非整倍体筛查方法是孕早期的联合检测[13,16]，与基于颈项透明层（NT）和母体年龄的综合评估相比，其改善了假阳性率。总体来说，在 5% 的假阳性率情况下，单用 NT、孕早期筛查和完整联合筛查对非整倍体的检出率分别为 69%、72% 和 80%。

对于双绒毛膜双胎，每一个胎儿的特异性风险是基于个体 NT 测量值乘以从母体血清学标志物得出的似然比（LR）来计算出的。对于单绒毛膜双胎，其"妊娠特异性"风险则是通过两胎儿的 NT 测量值的平均值，乘以血清标志物的 LR 而得出。通过除以观察到的血清标志物校正中位数倍数（MoM）可获得其特异性校正因子，妊娠相关胎盘蛋白 A（PAPP-A）测量所得的特异性校正因子（双绒毛膜双胎为 2.192，MC 双胎为 1.788）与 β- 人绒毛膜促性腺激素（β-hCG）（2.03）相比，可更准确地提供个体患者特异性风险[17]。在多胎妊娠中使用孕早期联合检测的局限性主要为 β-hCG 和 PAPP-A 水平受 ART 影响，以及联合检测的结果可能会受正常胎儿的干扰[18]。

双胎妊娠的无创产前筛查

无论血清学筛查低风险抑或是高风险，NIPT 均是针对单胎妊娠 21- 三体、18- 三体和 13- 三体的有效筛查方案[19]。迄今为止，仅有少数研究报道了双胎妊娠中 21- 三体的检出率，其结果似乎与单胎妊娠相似[20-27]（表 44.1）。这些研究迄今的累计数据包括总共 1 207 例双胎妊娠及其完整的妊娠结局，发现 NIPT 对 21- 三体的检出率为 100%（35/35），对 18- 三体或 13- 三体的检出率为 63%（5/8），假阳性率为 0.09%（1/1 168）。尽管受累双胎妊娠的数量太少，无法就 NIPT 的总体筛查效果得出明确结论（特别是对于 18- 三体和 13- 三体的筛查），但其结果表明 NIPT 对于双胎 21- 三体的筛查是有发展前景的。

然而，现有对双胎妊娠 NIPT 的研究有以下局限性：部分为回顾性研究[20,21,23,24]，某些前瞻性研究中妊娠随访数据不完整[23-25]，以及报道为

表 44.1   NIPT 在双胎妊娠中的应用

研究	样本量	检查时的孕龄/周	FF%（总体/报告为阳性的病例）	检出率（21-三体）	假阳性率（21-三体）	重采样或采样失败	注解（检出率）
Canick 等[20]（2012）	25	15（10~19）	20.2%，19.6%	100%	0%	未有报告	7/7 例 21-三体（2/7 一致，5/7 不一致），1/1 例 13-三体（FF，7%）
Lau 等[21]（2013）	12			100%	0%		1/1 例 21-三体（不一致）
Huang 等[22]（2013）	189	19（11~36）	未有报告	100%	0%	未有报告	9/9 例 21-三体（9 例不一致），1/2 病例 T18[a]（2 例不一致）
Grömminger 等[23]（2014）[b]	（a）16	15+4（10+6~18+4）	24%	100%	0%	0%	4/4 例 21-三体（4 例不一致）
	（b）40	14+2（9~23）	18%，24.8%	未确定	0%	12.5%（5/40）	2/2 例 21-三体（1 例不一致，1 例一致）
Del Mar Gil 等[24]（2014）[c]	（a）207	10~13	10.8%（21-三体检测阳性），7%（13-三体检测阳性）	[c]	0%	7.2%	9/10 例 21-三体（8 例不一致，2 例一致）0/1 例 18-三体（不一致），1/3 例 13-三体（不一致）
	（b）68	10.6（10~13.9）	7.4%	未确定	0%	13.2%	2/2 例 21-三体（不一致），1/1 例 18-三体（不一致）
Bevilacqua 等[25]（2015）	515	13（10~28）	8.7%	未确定	0%	5.6%	11/12 例 21-三体（12 例不一致），5/5 例 18-三体（5 例不一致）
Sarno 等[26]（2016）	438	11.7（10.4~12.9）	8.0%	100%	0.25%	9.4%	8/8 例 21-三体，3/4 例 18-三体，0/1 例 13-三体（全部不一致）
Tan 等[27]（2016）[d]	565	11~28	8.9%	100%	0%	3.2%	4/4 例 21-三体（不一致）

注：a. 1 例在单绒毛膜双胎妊娠中的 18-三体假阴性。

b. Grömminger 等[23]：（a）回顾性研究和（b）前瞻性研究，包括两例三胎（低风险结果，均为整倍体）；另外 4 例中胎儿分数不可用。

c. Del Mar Gil 等[24]：（a）回顾性研究 10 例 21-三体病例：8/10：风险评分 >99%，1/10（72%），1/10（1:714），1 例 18-三体和 2 例 13-三体病例无结果。1 例 18-三体综合征风险评分为 59%；并非所有低风险妊娠都有妊娠结局的结果。

d. Tan 等[27]：辅助生殖技术妊娠。

FF，胎儿分数。

胎儿游离片段浓度的平均值而不是较低值[20-23,27]。

NIPT 检测要求胎儿游离片段浓度不能低于 4%。对于单卵双胎，胎儿游离片段浓度与单胎妊娠相似，理论上，4% 以上的胎儿片段浓度即可得到可靠的非整倍体的检测率。双卵双胎更为复杂，因为每个胎儿贡献的游离 DNA 片段（cfDNA）数量不同，这种差异有时高达两倍[28]。在双卵双胎中真正的困难是，两胎儿非整倍体的情况不一致，而三体的胎儿独立贡献的 cfDNA 少于 4%,这种情况的诊断就变得非常困难,正常二倍体胎儿的高比例掩盖或稀释三体胎儿释放的片段,从而出现假阴性结果。尽管有人认为 8% 的阈值可能更为合理,也有人提出,在双胎 NIPT 非整倍性风险评估中应使用两个胎儿中的较低胎儿所提供的比例,而不是总的浓度或平均浓度[23,28]。然而,结果是双胎妊娠 cfDNA 检测存在较高的失败率,研究证实,双胎妊娠的第一次和第二次样本失败率高于单胎妊娠[双胎 5.6%~9.4%(第一次样本失败),49%~50%(第二次样本失败),而单胎:1.7%~2.9%(第一次样本失败)和 32%~37%(第二次样本失败)][25,26]。

此外,应进一步注意双胎之一消失与 NIPT 结果假阳性之间的关系。双胎中消失胎儿的 DNA 在其死亡后长达 8 周的时间内可被检测到[29]。在一利用染色体计数方法的研究中,双胎之一消失占 NIPT 假阳性结果原因的 15%[30],另有报道发现在 3 例 21- 三体病例中有 1 例假阳性与双胎之一消失有关[31]。因此,在 ART 妊娠出现 NIPT 检测阳性结果的情况下,应考虑双胎之一消失的可能性,特别是如果移植三胚胎存活双胎妊娠的情况下,仍存在自发性胎儿消失的情况。

在引用的文献中,共有 8 例三胎妊娠患者接受了 NIPT 检查,均被正确地确定为整倍体[20,23,27]。NIPT 在双胎以及多胎妊娠中的应用仍需进行更大规模的研究。

双胎妊娠非整倍体筛查时需要考虑的问题

- 常规的非整倍体筛查方法可用于多胎妊娠,但其性能不如在单胎中的应用。
- 经辅助生殖技术(ART)受孕者因其 PAPP-A、甲胎蛋白(AFP)和未结合雌三醇(uE3)值较低以及 β-hCG 较高,使用常规非整倍体筛查方法时假阳性率较高。
- 初步证据表明,双胎妊娠行 NIPT 筛查,其 21-三体检出率较高,假阳性率较低。
- 在双胎妊娠中,NIPT 对 18- 三体和 13- 三体的检出率尚缺乏足够数据以支持其临床应用。
- 在分析 NIPT 结果时,为降低假阴性率,应将较低水平的胎儿游离 DNA 比例作为临界值,但该方法亦存在较高的检测失败的风险。

- 与单胎妊娠相比,双胎妊娠的 NIPT 整体检测失败率更高,尤其 ART 或母体 BMI 高的情况下,检测失败率进一步增加,也可与相对较小的胎盘组织有关。
- 当第一次取样无结果时,应告知患者,第二次取样仅有 50% 的双胎病例能够顺利得到结果。
- 反复失败的病例中,可以选择常规的筛查方法或侵入性检测,避免其诊断的延迟从而影响对于妊娠的处理。
- 如果高度怀疑双胎之一消失,可推后 8 周再行 NIPT 检查,以降低假阳性结果的可能性。作为选择,患者可能也希望行常规的非整倍体筛查方法。

多胎妊娠中的胎儿畸形以及有创性产前检查

遗传异常

当怀疑双绒毛膜双胎中存在非整倍体时,通常表现为一胎儿为非整倍体而另一胎儿为整倍体。相反,对于单绒毛膜双胎,若存在非整倍体,其双胎情况基本是一致的,不一致的情况罕见,且多数病例涉及性染色体异常[32-35]。在单绒毛膜双羊膜囊双胎不一致的罕见病例报道中,有 Di George 综合征(22q11.2 缺失综合征)和 14- 三体[36,37],这种罕见的现象称为“异核型单合子病”,发生在正常或三体合子在合子前减数分裂或合子后有丝分裂时期。最近发表的一个病例报告详细描述了在一例单绒毛膜双胎 46XX/46XY 嵌合体中,47XXY 合子是如何在有丝分裂后,某些细胞中 X 染色体和某些细胞中 Y 染色体丢失,从而导致单绒毛膜双胎出现性别不一致的情况[38]。

我们最近遇到了一例罕见的 21- 三体不一致的单绒毛膜双胎,两胎都有罕见的短暂性异常骨髓增殖(TAM)[39]。TAM 是一种与 21- 三体和嵌合型 21- 三体相关的短暂性白血病。在这个病例中,后来被证实为双胎之一的嵌合型 21- 三体胎儿在宫内死亡,存活胎儿没有任何三体甚至嵌合体的证据,且 TAM 在新生儿期自发消退。另一个病例报告在 21- 三体一致的情况下详细描述了两对双胎的 TAM[40]。TAM 可能是由于双胎之间的血管共享造成的。

结构畸形

双胎先天性结构畸形的患病率是单胎的两倍，这是导致双胎妊娠中围产期死亡率总体上升的重要原因。根据不列颠哥伦比亚健康监测登记处的数据，双胎妊娠先天性畸形的发生率约为 6%，单绒毛膜比双绒毛膜双胎高 2~5 倍[41]。当在双胎中发现胎儿结构异常时，其异常几乎总是不一致的。一致性结构畸形在双绒毛膜双胎中很少见，但在单绒毛膜双胎中的发生率为 18%~23%[42, 43]。

结构异常的类型大致分为两类：涉及中线或偏侧缺陷和由血流动力学失衡引起的异常[44]。值得一提的是，双胎开放性神经管缺陷的发生率是有争议的，一些研究指出无脑儿和脑膨出的发生率增加，而脑膜脊髓膨出发生率并无增加[45, 46]，还有一些研究指出与单胎相比，双胎无脑儿的发生率降低[47]。

单绒毛膜双胎妊娠中的结构畸形

1. 神经管缺陷和面裂、全前脑以及心脏和前腹壁缺损。

2. 脑软化性损伤、肺动脉狭窄、肾脏发育不全、肢体短缩畸形、皮肤发育不良和肠道闭锁。

3. 心脏缺陷，包括室间隔缺损（VSD），TTTS 特异性病变：房间隔缺损，肺动脉狭窄。

先天性心脏病（CHD）在单绒毛膜双胎中更为常见。有部分证据表明，CHD 在通过 ART 受孕的双胎中更为常见[48]。在一项针对 381 例单绒毛膜双胎的回顾性研究中发现，其 CHD 的患病率为 5%，在合并有 TTTS 的单绒毛膜双胎中 CHD 患病率为 9%[49]。在大多数双胎中，最常见的异常是 VSD（2.1%）和流出道异常（1.3%），在合并 TTTS 的双胎中，常见异常为 VSD（2.9%）和大动脉异常（2.9%）。相比之下，双绒毛膜双胎的 CHD 中心脏发育不全综合征和房室间隔缺损更为常见。

双胎的超声评估

双胎和三胎及以上妊娠的超声评估极具挑战，一般来讲，结构检查往往无法在第一次检查时圆满完成，常需要多次评估以及在非理想孕周时检查。对于双胎，尤其是单绒毛膜双胎中 CHD 和其他结构畸形的检出率尚需要更多的前瞻性数据。

现有数据表明，在单胎妊娠中 1/3~1/2 的重大异常可在产前发现，而在双胎中的检出率较低[50]。在一合并结构异常的 33 例双胎病例中，有 8 个心脏异常以及所有次要异常（共 12 个）在产前检查中并未发现，但 55% 的重大异常于产前被检出[51]。

双胎畸形的处理

双胎妊娠中遗传和结构异常的处理包括期待治疗、选择性减胎或终止妊娠。处理方式取决于异常的类型、双胎之间是否一致以及妊娠的绒毛膜性等。对有畸形的双胎建议行核型分析，该部分本章将进行讨论。

对于 MC 双胎胎儿异常情况一致者，妊娠处理通常很简单，但是对于异常情况不一致者，后续处理比较复杂。即使采取期待治疗，其妊娠总体早产风险较双胎的背景风险显著增加（20%）[52]。通常对一个胎儿或两个胎儿均异常的双胎进行期待治疗时，小胎龄剖宫产以及低出生体重比例增加[53, 54]。早产可能与像无脑儿或三体等严重畸形引起的羊水过多相关[54, 55]。

当 MC 双胎的异常情况不一致时，应充分告知孕妇其异常胎儿存在宫内死亡的风险，以及继之出现幸存胎儿的死亡或神经系统损伤的可能[56]。这将在双胎之一死亡的章节中进一步讨论。

侵入性产前诊断

双胎妊娠的产前诊断颇具挑战。应由胎儿医学专家进行绒毛取样（CVS）或羊膜腔穿刺术的操作。目前缺乏有关双胎侵入性检测安全性的前瞻性试验数据，在没有此类试验的情况下，很难准确地估计双胎侵入性产前诊断操作后的风险。目前数据显示，CVS 和羊膜腔穿刺术的妊娠丢失率在背景风险的基础上增加 1%[57]。Rh 血型（Rh）阴性者在侵入性手术后需要进行预防性抗体使用，防止致敏。

绒毛取样　在妊娠 10~14 周进行绒毛取样比羊膜腔穿刺术具有优势，因为其孕周更早，为随后的妊娠处理（包括终止妊娠）提供更早和更安全的选择。

步骤　术前需要进行超声检查以确定绒毛膜性，胚胎的数量和位置，是否存活和胎儿异常情况。理想的情况是两个单独的胎盘，通过子宫颈和腹部两个入路取样，以减少样本污染或对同一胎盘进行两次取样的风险。当绒毛膜性不清楚时,应尽可能地抽吸或活检至每个胎盘的边缘或各脐带插入部位(尽可能地减少重复取样和样本污染)。

多胎妊娠 CVS 后手术相关的妊娠丢失率一直存在争议,在一项汇总 9 项关于 CVS 后妊娠丢失率研究的系统综述(2012 年)中,报告 CVS 后的总妊娠丢失率为 3.84%[95% 置信区间(CI),2.48~5.47;n=4],而孕 20 周前的妊娠丢失率为2.75%(95% CI,1.28~4.75;n=3),孕 28 周前的妊娠丢失率为 3.44%(95% CI,1.67~5.81;n=3)[57]。经腹或经宫颈穿刺的 CVS 妊娠丢失率无显著差异。据报道,交叉污染或取样误差在 0.45%~3.17%[57]。因此,由于存在潜在的污染问题,一些研究人员建议对单基因疾病或非整倍体风险超过 1/50 者的高风险病例应限制 CVS 采样。

羊膜腔穿刺术　术前需要进行超声检查以确定胎儿数量、绒毛膜性、胎儿位置、胎儿是否存活、胎儿异常情况识别、胎盘位置和脐带位置,仔细确认并记录在案,且据此对样本进行标记。在超声引导下,两个羊膜囊都用单独的针取样,然而,单针穿刺技术也可以使用。对于单针穿刺技术,首先对邻近的羊膜囊进行取样,随后置入针芯再将针前行穿刺入另一个羊膜囊。第二个羊膜囊取出的头 1mL 羊水弃去以避免污染。该技术的好处是在于穿刺次数少,但在进入第二个羊膜囊时可能会出现突破羊膜困难以及造成单羊膜囊妊娠的风险。我们建议双针穿刺技术,双针技术穿刺时,建议第一根针插入第一个羊膜囊中并获得样本后,将针固定在适当的位置,并在取出针之前将靛蓝胭脂红染料注入该羊膜囊中。然后,再对第二个羊膜囊进行仔细取样,此时抽吸到清亮未被染料染色的羊水。而不再推荐使用亚甲蓝染料,因为它增加如胎儿死亡、肠道闭锁、婴儿的高铁血红蛋白血症和胎儿皮肤染色等相关风险[58]。

羊膜腔穿刺术后妊娠丢失发生情况的系统性评价表明,总的妊娠丢失率为 3.07%(95% CI,1.83~4.61;n=4),4 项病例对照研究显示,妊娠不足 24 周时的妊娠丢失率较高(2.59% vs 1.53%)[57]。由于已发表数据的异质性,无法准确地确定妊娠 28 周前的妊娠丢失率。由于缺乏前瞻性试验和手术相关妊娠丢失定义的同质性,可获得的数据受到限制,很难有包含对照组或基于绒毛膜性的

手术后妊娠丢失率的报道。因此,多胎妊娠羊膜腔穿刺术后的确切妊娠丢失率仍不确定,但可能在背景风险上增加超过 1%。

单绒毛膜和双绒毛膜妊娠的常见并发症

多胎妊娠的胎儿生长发育障碍

多胎妊娠的胎儿生长在单绒毛膜双胎中取决于单个共用胎盘的血管功能,在双绒毛膜双胎中则取决于的两个独立胎盘的功能。双胎的生长速度在孕 32 周后逐渐变慢,而目前估计胎儿体重(EFW)通常是使用单胎的生长曲线进行评估,因此双胎妊娠、三胎及以上妊娠后期的宫内生长受限(IUGR)比例通常被高估[59]。但是,目前双胎生长曲线尚未纳入临床实践,故对于 IUGR 的胎儿评估需要重视胎盘功能评估(多普勒指数和羊水量),而不能单独评估 EFW。

与单胎胎儿一样,双胎胎儿的生长受限可能与胎盘功能障碍、单基因疾病、植入部位不良、染色体异常、脐带帆状附着和单脐动脉有关[60]。在单绒毛膜双胎中,胎盘分配不均已被充分证明与选择性生长受限(sIUGR)有关[61]。双绒毛膜双胎则与单个囊胚植入部位异常导致的不一致的子宫胎盘功能不全有关[62]。

生长不一致的定义　胎儿生长不一致累及约 20% 的双胎妊娠和大约 1/3 的三胎妊娠[63,64]。单绒毛膜双胎中,由于胎盘分配不均导致的严重的生长不一致可达 25% 以上,20% 的单绒毛膜双胎伴有相关的并发症,而双绒毛膜双胎只有7.6%[59]。双绒毛膜双胎出现胎儿生长的不一致程度与不同的遗传潜能、胎盘结构和着床部位有关。一般认为胎儿间存在 10% 的差异是可接受的正常生理差异[64],但对于病理性生长不一致仍缺乏共识,而且对生长不一致的差异阈值"临界点"(10%~30%)的定义各不相同[63-66]。关于先天性胎儿畸形和并发 TTTS 病例的研究中,往往缺乏对绒毛膜性明确解释外,也没有确定与围产期发病率和死亡率增加相关的出生体重显著不一致的确切界限[63]。

在爱尔兰进行的一项评估双胎生长受限超声预测指标(ESPRiT)的前瞻性研究中,完整分析了 1 001 例双胎妊娠的围产期结局,结果表明,在

双绒毛膜双胎和未合并 TTTS 的单绒毛膜双胎妊娠中,出生体重不一致具有显著意义的切割值为(即与围产期的综合发病率增加相关)为 18%[63]。总的来说,在任何程度的双胎发育不一致中,单绒毛膜双胎的围产期不良结局的绝对风险高于双绒毛膜双胎。在进一步对双胎生长不一致但估重为适于胎龄儿(AGA)双胎的研究中,没有发现新生儿发病率或死亡率的风险增加[67,68]。为了解决这一问题,ESPRiT 研究中的进一步分析确定,在调整分娩时的胎龄后,819 对被视为 AGA 双胎的亚组中,双胎间 18% 的体重 d 差值认为是不良结局的重要预测指标。此外,sIUGR 双胎(IUGR 定义为小于第 5 个百分位数),占 11%(977 例中的 108 例),与生长一致性双胎相比,IUGR 和 AGA 胎儿之间存在 18% 差异时,围产期不良结局风险增加 4 倍[63]。因此,双胎之一 IUGR 妊娠期病率增加,即使 AGA 双胎间生长不一致大于 18% 时,依然存在围产期不良结局的风险。在此基础上,建议不论绒毛膜性,也不论有无 IUGR,对所有类型的双胎将显著性双胎生长不一致的差异阈值设为 18%。

1. 生长不一致差异为 18% 及以上　其计算方式为较大和较小胎儿之间的重量差除以较大胎儿的重量:

$$\frac{\text{较大胎儿 EFW} - \text{较小胎儿 EFW}}{\text{较大胎儿 EFW}} \times 100\%$$

在以下情况可能会发生这种情况:

a. 双胎都是 AGA 但体重不一致,差异为 18% 及以上。

b. 双胎都是 IUGR 并且体重不一致,差异为 18% 及以上;但是双胎 IUGR 的情况下,往往体重一致性较高。

2. 选择性生长受限(sIUGR)　其中一胎为 AGA,另一胎为 IUGR,EFW 小于第 10 百分位数(在一些研究中,sIUGR 的定义为小于第 5 个百分位数[16])。

双胎生长不一致的超声监测与筛查

预测　双胎生长不一致者围产儿不良结局风险增加,表明双胎妊娠的产前保健中需要加强胎儿监测策略,旨在早期发现双胎生长不一致。

妊娠早期　妊娠 11~14 周时不一致的胎儿头臀长(CRL)与出生体重不一致的风险增加有关,但是预测效率不高[69-72]。单绒毛膜双胎妊娠中 CRL 出现不一致也可能预示 TTTS 的发生。

妊娠中期和晚期　有研究认为在判定双胎生长不一致时,妊娠中晚期胎儿估重(EFW)与腹围(AC)测量相比,敏感度较高(EFW 为 93%,AC 为 83%),而阳性预测值较低(EFW 为 72%,AC 为 83%)[73]。在较大的前瞻性 ESPRiT 研究中发现,孕 14~22 周双胎之间 AC 差异大于 10%,是预测围产儿不良结局、早产和出生体重差异大于 18% 的有力指标,其预测关系尤以孕 18~22 周存在差异时相关性最强[74]。然而仍建议用通过两个及以上参数计算所得的 EFW 作为双胎生长不一致的筛查工具,而不是仅用 AC 这单一指标。

多普勒监测　双胎妊娠的血流多普勒评估和单胎妊娠遵循相同的建议。然而,尚不确定多普勒评估在识别双胎生长不一致中的价值。与双绒毛膜双胎相比,单绒毛膜双胎的异常多普勒血流演变模式有所不同,可能与其在胎盘功能缺陷基础上合并的双胎之间交通支血管有关。研究表明,未合并 TTTS 的单绒毛膜双胎的舒张末期血流缺失(AEDF)的等待期(定义为诊断 AEDF 时的孕周到分娩或胎死宫内时的孕周)更长(54 天),显著长于双绒毛膜双胎(30 天;P=0.04)和单胎(11 天;P=0.000 1)[75]。这可能与单绒毛膜双胎中出现 AEDF 时,其胎盘吻合支尤其是动脉 - 动脉吻合(AAA)的存在得以维持胎儿以缓慢的速度生长[76]。

在单绒毛膜双胎中,20% 的生长受限双胎存在周期性或间歇性舒张末期血流缺失或反流(AREDF)[77-79]。这种模式是由于在单绒毛膜双胎中的小胎儿中,出现从较大的动脉 - 动脉吻合支(AAA)到脐动脉的周期性压力变化的逆行传输,导致其波形出现舒张末期血流波动。

Gratacos 等[80]于 2008 年提出单绒毛膜双胎 sIUGR 的多普勒模式分类系统,目前已应用于 sIUGR 胎儿的干预研究。Gratacos 分类系统针对 sIUGR 的中较小胎儿的多普勒变化进行分类,分为:Ⅰ型,正向 EDF;Ⅱ型,持续性 AREDF;Ⅲ型,间歇性或周期性 AREDF。研究小组将 Gratacos 系统应用于一系列患有 sIUGR 的双胎,报道了Ⅱ型和Ⅲ型中的胎儿意外死亡率[80,81]。该研究发现Ⅲ型的胎儿意外死亡率高得惊人,表明 sIUGR

伴间歇性 AREDF 可能与不可预测的自然病史有关，这类病例需要密切监视和及时分娩[81]。与双胎之一胎儿是 IUGR 的情况不同，在普通的胎儿体重不一致的情况下，可能存在不同的多普勒波形模式，这还需要进行进一步的研究。

选择性宫内生长受限的围产儿结局　与双绒毛膜双胎相比，严重的单绒毛膜双胎生长不一致（≥25%）者 30 周前分娩率明显增加，新生儿 NICU 住院时长（>10 天）更长[67,69,70]。总的来说，生长受限双胎的胎死宫内（IUFD）发生率高达 14%~40%[80-82]。

尽管发生在任何孕周的双胎生长不一致（至少相差 >18%）与不良妊娠结局密切相关，但神经发育的远期结局与分娩孕周更为相关。在 ESPRiT 研究中，对出生体重不一致差异 >20% 的 119 对双胎（包括 24 对单绒毛膜双胎）随访至 24~42 个月[83]发现，与大胎儿相比，小胎儿在认知语言和运动技能表现较差（平均综合认知评分差异 -1.7；95% CI，0.3~3.1；P=0.01）。然而，在孕 33 周之前，出生时的胎龄对认知结果的影响远远大于出生时体重不一致程度（平均综合认知评分差异 -5.8；95% CI，1.2~10.5；P=0.008）。在生长不一致的双胎中，较大的胎儿也会出现神经系统损伤（在生后 28 天内经影像学诊断）；研究认为 AGA 双胎中较小的双胎存在间歇性 AREDF 时，双胎儿的神经系统损伤发生率高达 37%，并且即使两个双胎都存活，风险仍然存在[84]。与双胎中较大胎儿宫内死亡的病例相似，神经损伤也与较大的 AAA 引起的缺血性损伤有关。

生长不一致的处理　对无并发症的单绒毛膜双胎的监测应从孕 16 周后至少每 2 周进行一次 UA 多普勒评估和超声检查，包括生物学测量、最大羊水垂直深度（DVP）的记录、胎儿膀胱是否可见及其形态[13]。对于有并发症的单绒毛膜双胎妊娠，应监测脐动脉和大脑中动脉 PI 和收缩期峰值速度，以及 UA 血流异常时增加静脉导管（DV）的监测[13]。这种监测方案可以作为进一步筛查 TTTS 和胎儿生长不一致的超声标记。

对于无并发症的双绒毛膜双胎，建议从孕 18~22 周起每 3~4 周进行一次超声检查[12,13,85]。对于无并发症的 DC 双胎也可进行更频繁的超声检查。前瞻性 ESPRiT 研究显示，在 789 例双绒毛膜双胎中，当超声检查间隔由 4 周改为 2 周时，胎儿生长受限检出率从 69% 增加到 88%，UA 多普勒异常检出率从 62% 增加到 82%，因此双绒毛膜双胎每 2 周超声监测效果优于 4 周[86]。

双绒毛膜双胎　双绒毛膜双胎生长不一致 >18% 时，应积极采取更严格的胎儿监测策略，包括转诊胎儿医学专家，每周两次胎儿生长评估，按照脐血流异常（舒张期血流缺失或反向）采取更频繁的监测和评估。由于并无胎盘间的血管交通，双胎之一死亡时，存活胎儿的神经系统损伤发生率低。因此，分娩时机的选择与该孕周较小的胎儿是否已可存活，或是否存在子痫前期等母体并发症。

单绒毛膜双胎　对于单绒毛膜双胎中出现的 IUGR 进行期待治疗时，IUFD 风险随之增加。由于单绒毛膜双胎存在胎盘血管交通，因此必须考虑存活胎儿发生神经功能损伤的风险。应用 Gratacos 分类法，I 型 sIUGR 通常可以进行期待治疗，在密切监测下可期待至孕 34~36 周分娩[13,80,81]。在初始 Gratacos 的病例序列中，I 型 sIUGR 平均胎龄可达到孕 35.5 周（30~38 周）。对于 II 型或 III 型 sIUGR，若出现胎儿生长停滞或多普勒评估异常，则通常在孕 32 周或更早的孕周终止妊娠[13,81,82]。

当双胎中小胎儿发生 IUFD 的可能性大，则需要决定是否终止妊娠。目前已逐渐认识到，在选择性生长受限的病例中，即使两胎儿均存活，其与发育正常胎儿相比承受风险仍大。因此，处理方案必须综合考量大胎儿早产的风险以及即使到达理想孕周或两胎儿均存活也无法保证胎儿神经系统不受损伤。对于 IUGR 胎儿已经可以存活，同时有濒死表现者，则需要进行个体化的决策。

选择性宫内生长受限的干预　如果预计小胎儿会出现早期宫内死亡，选择性减胎可能是较大胎儿存活的一种选择。小胎儿减胎术后，大胎儿存活率可望达到 80%~90%[87,88]。选择性胎儿镜激光消融胎盘血管也是一种潜在的选择，目的是挽救较大的胎儿，有时也可挽救双胎。多个中心研究选择性胎儿镜激光消融胎盘血管术的初步结果，其中较大的胎儿存活率在 68%~100%，小胎儿存活率在 25%~39%（表 44.2）[89-93]。无 TTTS 时应用胎儿镜激光手术治疗 sIUGR 存在一定的困难，与较大的胎儿无羊水过多有关，胎膜早破是较

表 44.2　选择性胎儿镜激光消融治疗选择性宫内生长受限（sIUGR）的结局

作者	研究类型	纳入人数	研究疾病类别	接受治疗时孕龄	治疗技术	术后即刻并发症	小胎儿存活率	大胎儿存活率	神经系统后遗症	手术后4周内发生PPROM率	分娩时孕龄	围产存活率
Peeva 等[90]（2015）	前瞻性队列研究	142	II型 sIUGR[a]	20（15~27）	激光消融，未行羊膜腔灌注术	—	39%（55/142）	68%（96/142）	—	—	32（24~41）	53%（151/284）
Ishii 等[91]（2015）	前瞻性队列研究	10	II型和III型 sIUGR[b]	（20~25+6）	激光消融并行羊膜腔灌注术	TPTL（n=1）	30%（3/10）	100%（10/10）	无，截止到28天	0	32（26~38）	65%（13/20）
Chalouchi 等[92]（2013）	回顾性研究	2	II型和III型 sIUGR	19.4	激光消融并行羊膜腔灌注术（n=23）	TAPS（n=1）	30%（7/23）	74%（17/23）	1/7 sIUGR	2（8.7%）	32.5（31.6~33.9）	52%
Gratacos 等[93]（2008）	回顾性研究	18	III型 sIUGR	22.2（18~26.4）	激光消融并行羊膜腔灌注术	2/18 出现技术上的困难	6/18（33%）	17/18（94%）[a] 1名大胎儿在激光消融术后发生死亡	1/17（PVL，较大的胎儿）	2/18（11%）	32.6（23~38）	64%
Quintero 等[89]（2001）	回顾性研究	11	定义为双胎中的一胎 EFW小于第10百分位数的sIUGR	20.3（16.1~23.7）	激光消融并行羊膜腔灌注术	—	5/11（45%）	7/11（64%）	0/22	—	29.6（16.3~35.4）	55%

注：a. II型 sIUGR（持续性脐动脉舒张末期血流缺失或反流（AREDF）。

b. III型 sIUGR（间歇性 AREDF）。

EFW，估计胎儿体重；PPROM，足月前胎膜早破；PVL，脑室周围白质软化症；TAPS，双胎贫血 - 红细胞增多序列症；TPTL，先兆早产。

为常见的不良后果。此外,前壁胎盘伴有粗大的 AA 血管或脐带插入部位距离近都增加了胎儿镜手术的难度[93]。尽管缺乏来自大量前瞻性研究的数据,脐带闭塞和胎儿镜激光消融手术均是可行的。但处理上仍存在很大的争议,也是难以制定 sIUGR 的胎儿治疗标准的原因所在。咨询应充分考虑父母的意愿、个体情况和技术水平。

一胎胎死宫内

与单胎胎儿相比,多胎妊娠胎死宫内概率更大,并且随着胎儿数量的增加,妊娠丢失风险增加。双胎中一胎儿死亡(sIUFD)的发生率为 2%~7%[94]。结局与绒毛膜性以及 sIUFD 的孕周有关,其中单绒毛膜双胎的风险最大。

一胎胎死宫内发生的孕龄

妊娠早期 相当一部分妇女在妊娠早期会有一个或多个胎儿自发死亡,这被称为"隐匿性双胎"现象[23,29,95]。单绒毛膜双胎中,胎儿早期死亡很可能会导致整个妊娠丢失,也有存活下来的案例[95,96]。双绒毛膜双胎妊娠早期双胎之一消失存活胎儿通常预后良好。总之,双胎妊娠早期流产的风险约为 36%,三胎为 53%,四胎

为 65%[96]。

妊娠中期 双绒毛膜双胎妊娠中、晚期 sIUFD 比例为 0.5%~2%,单绒毛膜双胎中为 26%,三胎中则高达 17%[12,94]。与双绒毛膜双胎相比,由于单绒毛膜双胎的胎盘间存在血管交通,因此单绒毛膜双胎妊娠中存活胎儿的不良结局风险更高[97]。目前尚不清楚在单绒毛膜双胎妊娠发生 sIUFD 时,哪个胎龄对存活胎儿不良后遗症风险最大。一般认为,吻合血管直径越大,则单绒毛膜双胎之一宫内死亡后对存活胎儿导致急性循环损害的程度更大[96,97]。在最近的系统性回顾和荟萃分析中发现,当孕 28~33 周时发生 sIUFD 时,单绒毛膜双胎罹患神经系统损伤的风险是双绒毛膜双胎的 8 倍[94]。

一般来说,对于单绒毛膜双胎,当双胎之一死亡时,存活胎儿存在以下风险:①死亡;②神经功能障碍和多器官衰竭;③孕 34 周前早产风险的增加(医源性和自发性)。

尽管单绒毛膜和双绒毛膜双胎妊娠的早产率相当,但在出现 sIUFD 后,单绒毛膜双胎中存活胎儿宫内死亡的风险大约高出 5 倍[优势比(OR),5.24;95% CI,1.75~15.7;P=0.05](图 44.1)。

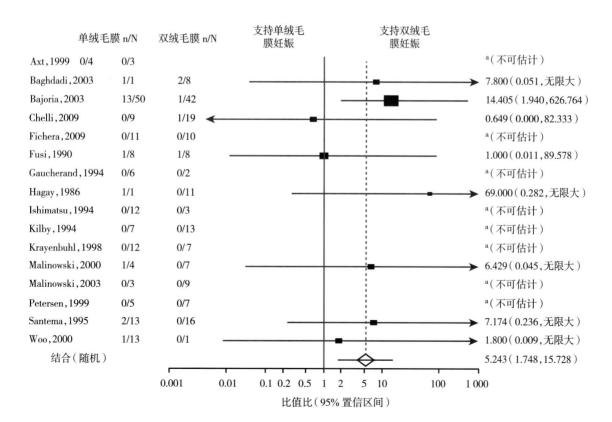

图 44.1 双胎之一宫内死亡后另一胎儿死亡。Cochrane Q=0.6,I^2 0%(OR 4.81;95% CI,1.39~16.6;P<0.05)

并发症

多器官损伤　单绒毛膜双胎 sIUFD 后,存活胎儿多器官疾病损伤包括肺或肾衰竭、肝或脾梗死、肠道闭锁、肢体短缩和皮肤发育不良[98-101]。一般认为多器官衰竭的病理生理学是由急性胎-胎输血及伴随的大 AA 吻合口的"反流"而导致的急性低血压[96,102]。尚无证据表明死胎组织可以释放进入存活儿血液循环,从而导致梗死和多器官囊性变[103]。

神经系统发病率和神经影像学改变　值得注意的是,尽管大多数幸存胎儿没有神经系统残疾的证据,但神经损伤仍是父母最为关心的问题。研究显示与双胎两胎儿均存活相比,IUFD 后幸存胎儿脑瘫发生率为 6%~10%[103,104]。Hillman 及其同事的系统性回顾显示,单绒毛膜和双绒毛膜双胎妊娠中 IUFD 幸存胎儿神经发育障碍发生率分别为 26% 和 2%,*OR* 值为 4.81(95% *CI*,1.39~16.6;*P*<0.05)[94](图 44.2)。

在单绒毛膜双胎并发 sIUFD 的病例中,8%~26% 的病例产前即发现了严重的脑损伤,生后脑损伤的比例则高达 34%[105-107]。严重脑损伤与 IUFD 孕周(*OR*,1.14;95% *CI*,1.01~1.29;*P*=0.03),IUFD 发生之前是否存在 TTTS(*OR*,5.0;95% *CI*,1.30~19.13);*P*=0.02)和分娩孕周(*OR*,0.83;95% *CI*,0.69~0.99;*P*=0.04)[105]有关。

sIUFD 幸存胎儿脑损伤包括:①脑白质缺氧缺血损伤导致多囊性脑软化、缺陷,孔洞脑,小头畸形和脑积水;②出血性损伤;③血管畸变引起的神经管缺陷,肢体短缩畸形和视神经发育不良[105-114]。当 IUFD 发生在孕 28 周之前时,更可能导致多囊性脑软化,影响大脑白质,并伴有严重的神经系统损伤[105]。脑室周围白质软化和生发性基质出血也可发生在妊娠中期。当损伤邻近足月时,脑灰质会受到影响,在妊娠晚期可能会发生脑皮质下白质软化、基底核损伤或豆状血管病[108,113]。

尽管 IUFD 发生 1~4 周后,超声检查中可以看到一些颅内的继发性改变,包括脑室扩大、脑穿通性囊肿、脑萎缩或脑梗死,但超声检查往往会低估脑损伤的程度。弥散加权磁共振成像(MRI)相较于超声对于缺血性变化更敏感,其次为常规 T_2 加权 MR 和胎儿神经超声检查[111,112]。

在影像学检查结果咨询时应小心谨慎,并非所有病变都会出现临床损伤。此外,MR 是对超声检查重要的辅助手段。理想情况下,这类病例应在多中心注册以便对今后的神经影像学数据和学龄后神经系统发育状况进行随访,从而对其实际发病率和病变实际临床意义进行更好的评估。

双胎另一胎儿死亡　单绒毛膜双胎中一胎的死亡大大地增加另一胎儿在宫内或新生儿早期死亡的风险。双绒毛膜双胎并非完全没有另一胎儿死亡的风险。有回顾性研究绒毛膜性对 IUFD 发生时机的影响,在 2 161 对双胎中有 86 对双胎(4%)出现 IUFD,其中 32 对双胎(1%)中两胎儿

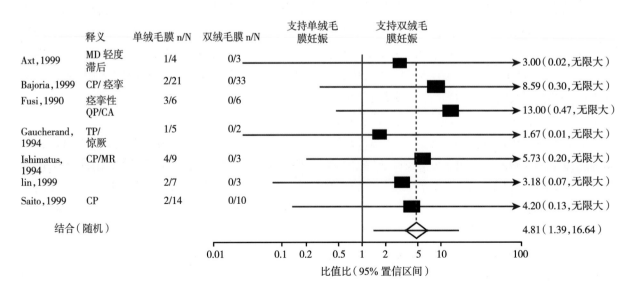

图 44.2　双胎之一宫内死亡后幸存胎儿的神经疾病发病率。Cochrane Q = 0.99,I² 0%(*OR* 4.81;95% *CI*,1.33~16.6;*P*<0.05)。CA,脑萎缩;CP,脑瘫;MD,运动发育;MR,精神发育迟缓;QP,四肢麻痹;TP,四肢瘫痪

均死亡[115]。与双绒毛膜双胎相比,单绒毛膜双胎单个胎儿(校正 OR,1.69;95% CI,1.04~2.75)和双胎死亡风险均增加(校正 OR,2.11;95% CI 1.02~4.37),其中 70% 的双胎死亡发生在孕 24 周前。总之,第一胎 IUFD 后的第二个胎儿死亡主要发生在孕 24 周之前,与绒毛膜性无关。这项研究中的另一个胎儿死亡风险低于 Ong 及其同事[56]和 Hillman 及其同事的系统综述[94]。2006 年 Ong 及其同事的综述中认为单绒毛膜双胎另一胎儿死亡的风险是 DC 双胎的 6 倍,但病例资料中关于双胎绒毛膜性和发生 sIUFD 时孕周数据并不完整[56],而且仅 17 例妊娠合并双胎死亡,也证实了其发生率低[94]。

母体风险 双胎之一胎儿死亡造成母体凝血障碍或感染风险的报道尚无确凿证据支持。继续妊娠母亲感染的风险似乎并无增加。关于多胎妊娠胎儿丢失所造成的心理影响可能被低估,但也可能与更多关注于幸存胎儿的后续处理有关[116]。

处理 诊断为 sIUFD 后,后续处理应包括转诊至胎儿医学专家。处理应取决于绒毛膜性和 sIUFD 发生的孕周。如果此前尚未进行绒毛膜性的确认,则应将该妊娠视为单绒毛膜双胎。

双绒毛膜双胎 在没有母体或胎儿并发症的情况下(如存活的胎儿存在 IUGR),双绒毛膜双胎可期待治疗,预计在妊娠 37 周左右分娩[117]。预计早产和剖宫产的风险较高时,可根据孕龄和分娩方式预防性使用类固醇激素[12,64,117,118]。

单绒毛膜双胎 单绒毛膜双胎一胎宫内死亡的后续处理包括评估幸存胎儿的健康状况,以及提供关于死亡胎儿对存活胎儿造成的风险咨询:包括另一胎同时死亡,存活胎儿神经系统受损的发病率及远期神经系统健康的评估。其最终目标是使幸存胎儿获得最佳妊娠结局,同时最大限度地降低早产带来的风险。目前尚无证据支持 34 周前单绒毛膜双胎中一胎死亡后立即分娩的益处,这反而会增加医源性早产带来的风险[117,118]。

除了对存活胎儿进行全面的解剖结构筛查,还应持续每 2~3 周进行一次生长径线的测量和胎盘功能检查。动态超声评估颅内解剖结构可以确定胎儿继发性颅内改变。此外,MRI 应在此种情况下对超声诊断进行补充。在鉴别多囊性脑软化方面,胎儿 MRI 比超声更敏感,一般建议在最初损伤后的 3~4 周进行胎儿 MRI 检查,以鉴别到那时可能已经演变为空洞和萎缩性的脑组织病变[13,119]。尽管这是一个现实的问题,但安排 MRI 检查的最佳时间为孕 30 周后,以评估脑皮质发育[119,120]。对于计划根据产前影像学检查终止妊娠的患者,或孕晚期不允许引产,则可以提前安排 MRI 检查。正常的 MRI 检查结果可能提供一定程度的安慰,而不能帮助孕妇夫妇做出决定,但必须承认,产前影像学在明确排除病理性异常方面仍有一定的局限性。

动态的大脑中动脉(MCA)多普勒评估通常用于评估存活胎儿的贫血状况,尽管这是一项非特异性标志,但它对一胎死亡后存活胎儿的中重度贫血有 90% 的敏感度及特异度[120,121]。最初关于 MCA 多普勒评估的解释为其正常值可能排除低血容量情况,因此存活胎儿脑损伤的风险可能可以忽略不计,此观点仍需要更大样本的研究支持。单绒毛膜双胎一胎死亡后对存活胎进行抢救性宫内输血可能不能预防存活胎儿缺血性脑损伤。从总体生存率或长期健康的角度来看,它们是否能改善预后尚不清楚[122,123]。

有关并发单绒毛膜双胎一胎宫内死亡妊娠的分娩方式及时间,在没有异常的情况下,为了尽量减少早产的风险,在给予糖皮质激素促胎儿肺成熟后,可于孕 34~36 周进行选择性分娩。胎盘常规送组织病理学检查并尝试对胎盘行灌注研究,以期描绘双胎胎盘间血管结构,提高对其病理生理的了解[118]。建议提供心理支持和丧亲心理咨询。讨论的范围还应扩展到尸检的可行性,以及对双胎之一死亡后的后续处理和个人安排。

双胎输血综合征

单绒毛膜双胎中并发双胎输血综合征的概率为 8%~10%[124]。近十年来,胎儿宫内干预技术进展见证了双胎输血综合征胎儿围产儿存活率的提高和神经发育预后的明显改善。若不治疗,TTTS 与 73%~100% 的围产期死亡和存活胎儿 15%~20% 的脑损伤风险有关[124,125]。

分期 双胎输血综合征(TTTS)的分期是根据 Quintero 团队在 1999 年制定的,该分级目前仍然是评估 TTTS 严重程度的"金标准"[126]。欧洲胎儿标准将孕 20 周后的临界值由 8cm 变更为 10cm[127]。根据胎儿疾病的表现程度，Quintero 标准大致分为五个阶段（图 44.3）。该分期有助于将疾病进行同质化描述。尽管早期 TTTS 预后通常较晚期（Ⅲ~Ⅴ期）更好，但该分期并不代表疾病进展的顺序[128,129]（知识点 44.1）。

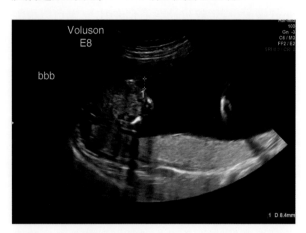

图 44.3　双胎输血综合征病例：供血儿羊水过少（羊水最大深度 8mm），受血儿明显羊水过多。在这个病例中供血儿表现为贴附儿，未见膀胱充盈，脐动脉舒张期血流缺失，考虑 TTTS Ⅲ期

知识点 44.1

Ⅰ期	最轻的形式，仅羊水量有差异
	受血儿羊水过多，最大羊水深度 >8cm
	供血儿羊水过少，最大羊水深度 <2cm，膀胱仍可见
Ⅱ期	以上特征，并伴有供血儿膀胱未见
Ⅲ期	双胎之一严重异常多普勒：供血儿脐动脉血流缺失或逆向；或受血儿静脉导管血流逆流 / 脐静脉搏动 ± 双胎输血综合征心肌损害表现（房室瓣关闭不全，心室肥大和功能障碍）
Ⅳ期	供血儿或受血儿腹水或明显水肿
Ⅴ期	一个或两个双胞胎死亡

早期预测 TTTS

　　尽管不是 TTTS 诊断必要的因素，但早孕期及中孕期的部分超声特征与其病程进展相关。

　　一篇纳入 2 000 多例单绒双胎病例中 323 例发生 TTTS 的系统回顾和荟萃分析提示，双胎之间 NT 差异（53%；95% CI，43.8%~62.7%）和静脉

导管血流异常（50%，95% CI，33.4%~66.6%）对预测后期病情进展具有中度敏感性[132]。

　　尽管两羊膜腔中羊水量不一致达不到 TTTS Ⅰ期的诊断标准，但有不到 15% 的病例进展为 TTTS[134,135]。进一步研究发现，供血胎儿中孤立性羊水过少及受血胎儿中孤立性羊水过多分别有 49%（26/53）和 20%（6/20）进展为 TTTS[36]。持续性羊水量分布不均伴脐动脉舒张末期血流缺失或反流（AREDF）是进展为 TTTS 的高危因素[137]。尽管不是基于大样本的前瞻性研究，但除了已经讨论的标志物，在没有诊断 TTTS 的情况下，无论发现双胎间羊水量分布不均，还是在任一羊膜腔中发现孤立性羊水量改变，因其后期可能进展为 TTTS，可能均需加强超声监测（表 44.3）[143]。

表 44.3　提示可能会发展为双胎输血综合征的超声表现

早孕期
颈项透明层 > 第 95 位百分数或双胎头臀长不一致 >20%[130-132]
静脉导管 A 波缺如或反向[133]
中孕期
羊水量不一致（未达到Ⅰ期诊断标准）[134-137]
腹围不一致，双胎生长不一致 >20%[138]
胎膜包裹折叠[139]
脐带帆状插入（供血儿），脐带插入点近[140,141]
供血儿胎盘高回声[142]

病因

　　胎盘结构　TTTS 的主要病因被认为是单绒毛膜双胎胎盘内存在的血管交通支，这也是所有单绒毛膜双胎的胎盘特征。血管吻合有三种类型：动 - 动吻合（AA）、静 - 静吻合（VV）和动 - 静吻合（AV）。几乎所有的单绒毛膜双胎胎盘均存在动 - 静吻合，另外有 85%~90% 存在动 - 动吻合，15%~20% 存在静 - 静吻合[140,144-146]。

　　动 - 动吻合和静 - 静吻合是在绒毛膜板上允许双胎间存在双向血流的表浅血管。而动 - 静吻合与动 - 动吻合及静 - 静吻合相比，位于胎盘深部。动 - 静吻合只存在单向血流，由双胎之一供应胎盘小叶的绒毛膜动脉，通过吻合经绒毛膜静脉回流至另一胎[146]。这些动 - 静吻合促使双

胎间发生持续的输血。若经单向的动 - 静吻合血流，偏向性地发生于双胎之一，且双向血流的动 - 动吻合或静 - 静吻合数量不足或无法代偿，则双胎间血流会发生不平衡。随后可能出现受血儿因负荷过度血容量造成的羊水过多，及供血儿因血容量衰竭造成的羊水过少的临床症状。发生 TTTS 的单绒毛膜双胎胎盘存在代偿性双向血流的动 - 动吻合可能性较小，有 78% 的单绒毛膜双胎因无动 - 动吻合发生了 TTTS[146]。另外，肾素 - 血管紧张素系统等其他系统性反应也与该病有关，并可能导致受血儿出现肾衰竭和高血压性微血管病变的终末期器官特征并持续整个胎儿期[147]。

心血管变化及超声心动图特征 TTTS 增加了胎儿罹患心脏结构性及功能性疾病的风险，尤其是受血儿[148,149]。胎盘结构的异常可能导致单绒毛膜双胎胎儿心脏形成异常。继发于超负荷血容量的受血儿出现心功能改变，包括心脏肥大、双心室肥厚，严重者出现心力衰竭。71% 的严重 TTTS 会并发房室间的反流，包括三尖瓣反流及少部分二尖瓣反流[150]。总的来说，2/3 的受血胎儿出现舒张功能不全的迹象，表现为心室等容舒张期延长[150]。10% 的受血胎儿并发右心室流出道梗阻，且该情况与新生儿死亡率和生后必须进行球囊瓣膜成形术显著相关[151]。发病机制可能主要与右心室肥厚和舒张压改变或舒张功能不全有关，右心室血流量减少导致右心室流出道发育减弱，并导致不同程度的肺动脉狭窄或闭锁。

心功能不全在 10%~55% 的 TTTS 早期病例中被报道过，可通过使用心肌功能指数对心功能进行更敏感的评估[152]。接受介入性激光治疗后，受血儿心功能 4 周左右恢复正常[153]。研究还表明，TTTS 患儿在分娩后约 10 年的随访中，供血儿与受血儿的心功能均在正常范围内[154]。

考虑到受血儿因 TTTS 所致的相关心脏功能改变，有人提出一种心血管评分系统（表 44.4）[155]。尽管该评分系统尚未被证实能有助于对疾病预后的预测，但支持者认为在早期 TTTS 患者中增加胎儿超声心动图检查可能成为一种更精确的术前评估指标（图 44.4）。大多数三级转诊中心在 TTTS 治疗前后均进行一系列超声心动图检查。更新、更专业的胎儿心功能评估可以更准确地将心肌变形作为心室功能的一个指标，以期通过预测早期疾病的进展来帮助确定合适的分娩时间，从而改善妊娠结局[156]。

表 44.4 双胎输血综合征 CHOP 心血管评分系统

变量	参数	结果	数值评分	有此结果的胎儿数
供血儿	脐动脉	正常	0	96（64%）
		舒张期血流减少	1	34（23%）
		舒张期血流缺失或反向	2	20（13%）
受血儿	心室肥大	无	0	77（51%）
		存在	1	73（49%）
	心脏扩张	无	0	78（52%）
		轻度	1	47（31%）
		>轻度	2	25（17%）
	心室功能障碍	无	0	117（78%）
		轻度	1	12（8%）
		>轻度	2	21（14%）
	三尖瓣反流	无	0	97（65%）
		轻度	1	31（21%）
		>轻度	2	22（15%）

续表

变量	参数	结果	数值评分	有此结果的胎儿数
	二尖瓣反流	无	0	131（87%）
		轻度	1	6（4%）
		>轻度	2	13（9%）
	三尖瓣血流	双峰值	0	113（75%）
		单一峰值	1	37（25%）
	二尖瓣血流	双峰值	0	135（90%）
		单一峰值	1	15（10%）
	静脉导管	前向血流	0	114（76%）
		舒张期血流缺失	1	13（9%）
		舒张期血流反向	2	23（15%）
	脐静脉	无搏动	0	136（91%）
		搏动	1	14（9%）
	右侧流出道	肺动脉 > 主动脉	0	126（84%）
		肺动脉 = 主动脉	1	13（9%）
		肺动脉 < 主动脉	2	8（5%）
		右心室流出道梗阻	3	3（2%）
	肺动脉反流	无	0	145（97%）
		存在	1	5（3%）

注：CHOP，费城儿童医院。

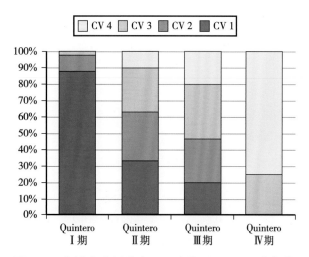

图 44.4 费城儿童医院（CHOP）基于 Quintero 分期的双胎输血综合征心血管评分系统。条形图显示了在每个 Quintero 分期的 TTTS 具有特定心血管分级的百分比。值得注意的是，严重程度的分类存在显著性差异，特别是在 Quintero Ⅱ期和Ⅲ期患者中，发现了多种心血管（CV）分级

治疗　在过去的 20 年里，TTTS 的治疗方法有了长足的进步。在 1990 年推出胎儿镜下激光治疗 TTTS 以前，为最大限度地降低未足月胎膜早破（PPROM）的风险和受血儿羊水过多引起的子宫张力过大继发的母体症状，治疗方案仅限于行连续羊水减量，作为临时解决方案，或行微造口术（羊膜贯通术）平衡双胎间羊水量[129,157,158]。这些治疗都是姑息性的，并没有解决根本病因。此外，具有里程碑意义的欧洲胎儿随机对照试验提示，与连续羊水减量术相比，胎儿镜下激光术后至少一胎存活率更高，短期神经系统疾病发生率更低（分别为 76% 和 56%，6% 和 14%）[127]。关于连续羊水减量，之后的荟萃分析和 Cochrane 回顾性研究报告胎儿死亡率高达 60%，神经系统疾病发生率高达 50%[158]。目前推荐的 TTTS 治疗方法是胎儿镜下血管吻合激光凝固术，双存活率在 35%~78%[127,158-162]。

胎儿镜激光手术　胎儿镜激光手术治疗 TTTS 的目的是凝固胎盘上双胎间的血管吻合，从而有

效地使单绒毛膜双胎胎盘双绒毛膜化。常规手术可在局部麻醉下进行,避免应用区域阻滞麻醉[163]。围手术期预防性应用抗生素和钙离子通道阻滞剂。所有的胎儿宫内干预都应由有经验的手术人员进行[164]。在连续超声引导下将套管针(7~12Fr 套管)插入受血儿羊膜囊。也有学者使用包含套管和导丝的 Seldinger 技术[165]。根据激光手术时的孕周,后壁胎盘使用 1.3~2.0mm 的直镜头 0° 胎儿镜,前壁胎盘使用 30° 弯曲胎儿镜使可视范围最佳。部分手术人员建议首先在"描计胎盘图"过程中使用较大的诊断性胎儿镜,然后更换为带有独立光纤通道的较小的胎儿镜。手术前经超声波绘制的血管赤道,术中通过胎儿镜直视下观察,并使用钕(Nd):YAG 激光和一根 400~600μm 的激光光纤识别和凝固穿过双胎胎膜的所有可见吻合血管(图 44.5)。确认所有吻合血管均被凝固后,在超声引导下将受血儿羊膜囊中羊水减量至垂直深度约 6cm 内。患者同意后常规送胎儿核型检测。通常在 24h 内确定胎儿存活情况,后续产检根据当地流程进行随访。

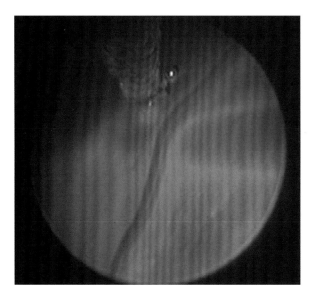

图 44.5　胎儿镜胎盘吻合血管激光电凝术治疗双胎输血综合征。由于缺氧,动脉颜色较深

近年来,胎儿镜下激光消融术进行了一些改进。首次手术记录凝固所有穿过胎膜的血管,但通过最初报道与手术相关的高妊娠丢失率后,Quintero 后续于 1998 年将该手术改良为选择性

激光手术[166]。选择方法包括仔细绘制血管赤道,仅凝固那些被认为是真正的双胎间吻合的血管。之后,该方法在顺序选择方面再次得到改进,吻合血管按特定顺序凝固,目的是在凝固过程中尽量减少双胎间血流的中断[167]。简言之,激光手术中选择吻合血管凝固顺序的方法是,首先凝固供血儿的动-静吻合,其次是受血儿的动-静吻合,若存在动-动吻合(罕见)则进行凝固,最后进行静-静吻合的凝固,以允许一些血液在术中从受血儿回流回供血儿。有限的支持此凝固顺序的证据来自一篇纳入了 344 例单绒双胎妊娠的三项非随机队列研究,该研究对比了特定序贯凝固术(224 例)及标准选择性凝固术(120 例),结果表明前者能够显著提高双胎存活率(分别为 75% 和 52%;P=0.002),供血儿和受血儿死亡率显著下降(分别为 10% 和 34%;P=0.02 及 7% 和 16%;P=0.002)[168]。然而,这种方法并未广泛被接受。

所罗门技术　最近的改良方法称为所罗门技术,本质上是凝固血管后,用光纤沿着胎盘上的血管赤道画一条"线",连接血管吻合的凝固"点",至少在绒毛膜表面水平完全分离胎盘(图 44.6)[165]。由于激光治疗后残余血管吻合的比例很高,该手术方式的目标是凝固最小的、有时甚至是看不见的吻合血管,此外,并发双胎贫血-多血质序列综合征(TAPS)和 TTTS 复发率分别为 33%、13% 和 14%[169-171]。

双胎贫血-多血质序列综合征(TAPS)在单绒毛膜双胎妊娠中已有描述,包括供血儿存在贫血症状[通过大脑中动脉收缩期峰值流速(MCA-PSV)>1.5 个 MoM 值确定]和受血儿存在红细胞增多症(MCA-PSV<0.8 或 1.0MoM 值),但不伴羊水量异常[171]。有人提出了一种分级标准(表 44.5*)[171]。出现 TAPS 是一种罕见情况,虽然它可以自主发生(3%~5%),但现有的证据表明,高达 13% 的 TAPS 并发于胎儿镜下激光消融术后的 TTTS 病例,并且这种情况的发生被认为是通过非常细小的胎盘吻合血管进行双胎间慢性输血的结果[169-171]。因此,所罗门技术的目标是针对这些小血管,防止 TAPS 的发生。现有证据表明,这项新的所罗门技术与标准激光技术相比,减少了 TAPS 的发生和 TTTS 的复发[165, 172, 173]。

---

　*　根据版权要求,本表须在文中保留原文。

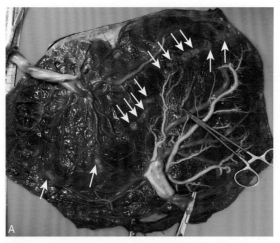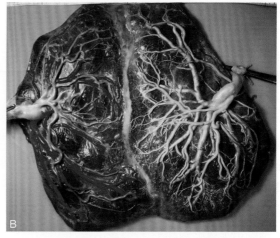

图 44.6 通过标准选择性胎儿镜激光术（A）和所罗门技术（B）进行治疗后的 TTTS 胎盘灌注染色。在 A 中，箭头指向单个的激光凝固点，在 B 中，从胎盘的一边到另一边缘的血管"赤道"已经完全凝固并连接成线

TABLE 44.5	Proposed Staging System for Twin Anaemia–Polycythemia Sequence
Antenatal stage	**Findings at Doppler ultrasound examination**
1	MCA-PSV donor >1.5 MoM and MCA-PSV recipient <1.0 MoM without other signs of fetal compromise
2	MCA-PSV donor >1.7 MoM and MCA-PSV recipient <0.8 MoM without other signs of fetal compromise
3	As stage 1 or 2, with cardiac compromise of donor, defined as critically abnormal flow[a]
4	Hydrops of donor
5	Intrauterine demise of one or both fetuses preceded by TAPS

[a]Critically abnormal Doppler is defined as absent or reversed end-diastolic flow in umbilical artery, pulsatile flow in the umbilical vein, increased pulsatility index or reversed flow in ductus venosus.

Reproduced from Slaghekke F, Kist WJ, Oepkes D, et al. Twin anaemia-polycythemia sequence: diagnostic criteria, classification, perinatal management and outcome. *Fetal Diagn Ther* 27:181–90, 2010.

MCA-PSV, Middle cerebral artery peak systolic velocity; *MoM*, multiples of the median; *TAPS*, twin anaemia–polycythaemia sequence.

表 44.5 双胎贫血 - 多血质序列征分期

产前分期	多普勒超声检查表现
1	MCA-PSV 供血儿 >1.5MoM MCA-PSV 受血儿 <1.0MoM 胎儿不伴其他宫内受损表现
2	MCA-PSV 供血儿 >1.7MoM MCA-PSV 受血儿 <0.8MoM 胎儿不伴其他宫内受损表现
3	在第 1 或第 2 阶段，供血儿伴有心脏损伤，定义为严重的血流异常
4	供血儿水肿
5	由于贫血 - 多血质序列导致一个或两个胎儿宫内死亡

注：a. 重要多普勒异常的定义是：脐动脉舒张末期血流缺失或倒置，脐静脉搏动指数升高或静脉导管反流。

MCA-PSV，大脑中动脉收缩期速度峰值；MoM，中位数倍数；TAPS，贫血 - 多血质序列。

关于所罗门技术，迄今有一项随机试验和两项回顾性研究已经发表[165, 172, 173]。在两项回顾性研究中，共 97 例单绒毛膜双胎妊娠采用所罗门技术治疗，而 152 例采用标准激光手术治疗。在这些研究中，所罗门技术组的双胎存活率显著高于标准激光治疗组（分别为 84.6% 及 68.4% 对比 46.1% 及 50.5%）[172, 173]。在其中一项研究中，Ruano 等报道使用所罗门技术没有病例发生 TAPS 或复发 TTTS，而使用激光治疗的病例发生率分别为 5.3% 和 7.9%。Baschat 的研究中报道，所罗门组 TAPS 发生率（2.6% 和 4.2%；*P*<0.05）和 TTTS 复发率明显降低（3.9% 和 8.5%）[172, 173]。在多中心随机对照试验（RCT）中，274 名孕妇被随机分到所罗门技术组（139 例）或标准激光技术组（135 例），围产期总生存率（74% 和 73%，1.04；95% *CI*，0.66~1.63）、双胎存活率（64% 和 60%，1.16；95% *CI*，0.71~1.89）或至少一胎存活率（85% 和 87%，0.85；95% *CI*，0.71~1.89）无显著差异[165]。然而，所罗门组的 TAPS 发生率（3% 和 16%；*OR*，0.16；95% *CI*，0.05~0.49）和 TTTS 复发率（1% 和 7%，0.21；95% *CI*，0.04~0.98）较标准技术组显著降低。

治疗与疾病分期 胎儿镜下胎盘吻合血管激光电凝术推荐应用于治疗孕 16~26 周严重的 TTTS，近期的数据表明，在有经验的术者手中，早于 16 周或晚于 26 周亦可进行手术[174, 175]。尽管在没有羊水过多的情况下可能存在技术上的挑战性，但仍有有限的证据表明胎儿镜下激光手术治疗 TAPS 的可行性[171]。

早期疾病 尽管约 60% 的 TTTS I 期病例

可能保持稳定或消退,但其进展至疾病晚期可能突然发生且不可预测[176]。有时,TTTS I 期可能因羊水过多导致母体继发临床症状,这种羊水过多造成的张力会使胎盘扁平,使得胎儿镜手术可行。许多研究报道了手术治疗 I 期 TTTS 的预后。Quintero[177, 178]团队报道,连续行羊水减量术与胎儿镜激光手术治疗 I 期的结局没有差异,但有其他研究提示激光手术后的胎儿生存率更高。关于对患者进行期待治疗还是宫内干预,Wagner[179]报告两者围产儿存活率没有显著差异,但 I 期的期待治疗的胎儿神经发育缺陷高于宫内干预后的患儿(39% 和 0%;$P<0.01$)。

Rossi[180]最近进行的一项系统性回顾得出的结论是,TTTS I 期行保守治疗和激光治疗疗效相当,均优于羊水减量术。然而,最近在 10 个北美胎儿治疗网络(NAFTnet)中心进行了一项回顾性观察研究,纳入 124 例 TTTS I 期患者,进行了期待治疗、连续羊水减量或激光治疗,得出结论:宫内干预后无论行羊水减量术还是激光治疗,对妊娠丢失均有保护作用[176]。这项研究同时还发现,激光手术尤其可对防止双胎死亡或孕 26 周前的分娩提供额外保护,并增加妊娠至孕 30 周或更晚孕周分娩的可能性。研究呈现出来的因素(包括初产妇、诊断时的孕周、受血儿最大羊水深度或胎盘位置)对 TTTS 进展的预测缺乏特异性,凸显出目前在早期进行疾病进展预测的手段尚无法满足需求[180]。目前一项多中心的随机对照试验正在进行,可能为 TTTS I 期的疾病管理提供更有力的指导。

疾病晚期 目前推荐的治疗晚期疾病(II 期、III 期和 IV 期)的方法是胎儿镜下胎盘血管激光电凝术。多数可用的结局都是 II 期和 III 期相关数据;例如,在欧洲胎儿试验中,90% 以上的患者处于疾病的 II 期和 III 期,只有两名患者处于 TTTS IV 期[127]。对于疾病 V 期双胎之一胎死宫内后对另一胎的风险与无 TTTS 的一胎宫内死亡相同,另一胎同时死亡或神经系统受损的发生率分别为 10%~15% 和 10%~30%[56, 94]。在其中一胎死亡的情况下,预先的激光手术干预可改善幸存胎儿的神经系统预后[181]。

并发症 激光治疗后可于术后即刻至几周内发生单胎或双胎死亡。60% 的一胎死亡发生在术后 24h 内,75% 发生在术后 1 周内[181, 182]。

供血儿更易发生宫内死亡,部分潜在原因可能是胎盘份额不均。术后供血儿出现宫内发育受限(IUGR)和脐动脉舒张末期血流缺失或反流(AREDF)增加供血儿胎死宫内(IUFD)的风险,甚至在干预后的一段时间内也可能发生。受血儿死亡多发生在晚期的 TTTS,与受血儿静脉导管 A 波反流和水肿以及宫内发育受限有关[182]。

胎膜早破和早产是介入性手术无法规避的风险。尽管不同文献报道不一样,10%~30% 的病例并发术后未足月胎膜早破(PPROM)[96, 183]。一般来说,围手术期因素,包括器械选择,尚未发现与 PPROM 相关[184, 185]。在小孕周(<17 周)进行激光手术可能增加术后立即发生 PPROM 的风险[174]。在早产的危险因素方面,除医源性 PPROM 外,发现宫颈长度与早产显著相关[186]。在激光治疗后可提供宫颈环扎术,但存在争议,并且缺乏随机对照试验[187]。

术中即刻并发症包括围手术期出血,为提高可视度有时需进行羊膜腔灌注生理盐水。近期并发症包括绒毛膜羊膜炎、胎盘早剥、败血症和罕见的肢体坏死(也可发生在没有胎儿镜激光手术的情况下)[188-190]。母体镜像综合征和 1 例自发性子宫后壁破裂也有报道[191, 192]。我们最近遇到一例母体严重肥胖 TTTS 病例,患者在区域阻滞麻醉后不久、胎儿镜检查开始前发生心搏骤停,最终需要紧急子宫切除术[164]。据估计,产妇总并发症约占 5%[193]。手术并发症与妊娠子宫介入性手术本身风险有关,未来的研究应持续关注所有结局,而不仅仅是围产期存活率。

TTTS 的复发 高达 15% 的 TTTS 病例会复发,且文献似乎没有报道过关于复发的 TTTS 最佳处理意见的共识。我们进行了系统的文献回顾,只有少数刊出物提供了复发性 TTTS 的具体结局[169]。无神经系统损伤的胎儿生存率为 44%。目前缺乏影响复发性 TTTS 患者的围产儿结局因素相关的数据,如二次手术方案、胎盘位置或孕周等。尽管有限的随访数据表明 TTTS 复发与围产儿死亡率和发病率显著相关,但仍需进一步研究。目前,还没有足够的证据来指导 TTTS 复发后的临床管理[96]。

预后

围产儿结局 胎盘血管凝固技术在这些年得到不断发展,从非选择性到选择性,再到序贯选择性和所罗门技术,围产儿结局有了显著的改善。一项纳入 34 项研究 3 868 例单绒毛膜双胎的系统性回顾研究得出结论，在 25 年内，随着干预措施的改变，双胎的平均存活率从 35% 显著提高到 65%（P=0.012），至少一胎的平均存活率从 70% 提高到 88%（P=0.009）（表 44.6*）[159]。除了手术技术的改进影响了围产儿结局，其他因素如新生儿护理的改善、转诊途径和学习曲线效应，也大大地提高了胎儿镜手术的疗效。今后需对所有

TABLE 44.6　Review of Survival Outcomes (Dual Survival) After Fetoscopic Laser Ablation Over the Past 25 Years

Reference	Patients (n)	Inclusion period	Type of study	Dual survival rate (%)	GA at birth (wk)[c]	Comments
De Lia et al, 1995[259]	26	1988–1994	Prospective single-centre cohort	35	32.2 ± 2.8	
Ville et al, 1995[260]	45	1992–1994	Prospective single-centre cohort	36	35.0 ± 3.8	
De Lia et al, 1999[261]	67	1995–1998	Prospective single-centre cohort	57	30.0 ± 5.0	
Hecher et al, 2000[262a,b]	200	1995–1999	Prospective single-centre cohort	48	34.0 ± 2.7	Early vs late series to show learning curve effect
Quintero et al, 2000[263a,b]	89	194–1999	Prospective multicentre cohort	39	32.0 ± 2.5	Nonselective laser vs selective laser
Gray at al, 2006[264]	31	2002–2003	Prospective single-centre cohort	39	34.0 ± 4.5	
Huber et al, 2006[178]	200	1999–2003	Prospective single-centre cohort	60	34.3 ± 2.9	
Ierullo et al, 2007[265]	77	2002–2006	Prospective single-centre cohort	40	NA	
Middeldorp et al, 2007[266]	100	2000–2004	Prospective single-centre cohort	58	33.0 ± 3.7	
Quintero et al, 2007[167b]	193	2003–2005	Prospective single-centre cohort	65	33.7 ± 4.0	Sequential laser vs standard selective laser
Sepulveda et al, 2007[267]	33	2003–2006	Prospective single-centre cohort	27	32.0 ± 3.8	
Stirneman et al, 2008[268]	287	1999–2005	Retrospective single-centre cohort	42	32.0 ± 3.6	
Cincotta et al, 2009[269]	100	2002–2007	Prospective single-centre cohort	66	31.0 ± 3.2	
Nakata et al, 2009[270b]	52	2002–2006	Prospective multicentre cohort	50	32.0 ± 4.2	Excluded for time-based analysis but included for technique-based analysis because of overlap
Ruano et al, 2009[271]	19	2006–2008	Retrospective single-centre cohort	26	32.1 ± 3.0	
Chmait et al, 2010[272b]	99	2006–2008	Prospective single-centre cohort	68	32.2 ± 4.5	Sequential laser vs standard selective laser
Meriki et al 2010[273]	75	2003–2008	Retrospective single-centre cohort	60	32.0 ± 2.7	
Morris et al, 2010[274]	164	2004–2009	Prospective single-centre cohort	38	33.2 ± 1.3	
Yang et al, 2010[275]	30	2002–2008	Retrospective single-centre cohort	60	32.0 ± 4.0	
Delabaere et al[276]	49	2006–2008	Retrospective single-centre cohort	59	32.0 ± 2.6	Article in English
Hernandez-Andrade et al 2011[277]	35	2008–2009	Retrospective single-centre cohort	49	32.0 ± 3.7	Article in Spanish
Lombardo et al 2011[278]	70	2000–2010	Retrospective single-centre cohort	59	32.1 ± NA	
Tchirikov et al 2011[279]	80	2006–2011	Retrospective single-centre cohort	78	33.8 ± 3.2	Use of 1-mm optic vs 2-mm optic
Weingertner et al 2011[280]	100	2004–2010	Retrospective single-centre cohort	52	32.6 ± 3.8	
Chang et al 2012[281a]	44	2005–2010	Retrospective single-centre cohort	50	30.6 ± 5.9	
Liu et al 2012[282]	33	2003–2010	Retrospective single-centre cohort	52	31.0 ± 6.0	Excluded in technique-based analysis because of unclear technique; article in Chinese

*　根据版权授权要求，本表须在文中保留原文。

TABLE 44.6	Review of Survival Outcomes (Dual Survival) After Fetoscopic Laser Ablation Over the Past 25 Years—cont'd					
Reference	Patients (n)	Inclusion period	Type of study	Dual survival rate (%)	GA at birth (wk)[c]	Comments
Murakoshi et al 2012[283]	152	2002–2010	Retrospective single-centre cohort	63	33.0 ± NA	
Rustico et al 2012[284a]	150	2004–2009	Retrospective single-centre cohort	41	32.1 ± 2.2	
Sundberg et al 2012[285]	55	2004–2010	Retrospective single-centre cohort	35	34.8 ± 4.0	
Swiatkowska-Freund, 2012[286]	85	2005–2010	Retrospective single-centre cohort	45	32.0 ± 2.5	
Valsky et al 2012[175]	334	2006–2009	Retrospective single-centre cohort	68	33.2 ± 3.0	GA at laser, 16–26 wk vs >26 wk
Baschat et al 2013[173]	147	2005–2011	Retrospective single-centre cohort	60	32.6 ± 3.5	Selective laser vs Solomon laser
Baud et al 2013[174]	325	1999–2012	Retrospective single-centre cohort	63	31.3 ± 4.0	GA at laser <16 wk vs 16–26 wk vs >26 wk
Ruano et al 2013[172]	102	2010–2012	Retrospective multicentre cohort	65	31.6 ± 4.4	Selective laser vs Solomon laser
Slaghekke et al 2014[165]	272	2008–2012	Multicentre RCT	62	32.3 ± 3.3	Selective laser vs Solomon laser

[a]These studies described more series over different time periods and were split up in the time-based analyses.

[b]These studies described comparisons between different techniques.

[c]Figures for gestational age (GA) are mean ± standard deviation.

NA, Not assessed; *RCT,* randomised controlled trial.

Reproduced from Akkermans J, Peeters SH, Klumper FJ, et al. Twenty-five years of fetoscopic laser coagulation in twin-twin transfusion syndrome: a systematic review. *Fetal Diagn Ther* **38**(4):241–253, 2015.

表 44.6　过去 25 年胎儿镜手术后存活率（双胎存活率）

参考文献	患者数 /n	研究周期	研究类型	双胎存活率 / %	出生时平均孕周 / 周[c]	备注
De Lia 等, 1995[259]	26	1988—1994	前瞻性单中心队列研究	35	32.2 ± 2.8	
Ville et a1, 1995[260]	45	1992—1994	前瞻性单中心队列研究	36	35.0 ± 3.8	
De Lia 等, 1999[261]	67	1995—1998	前瞻性单中心队列研究	57	30.0 ± 5.0	
Hecher 等, 2000[262]a, b	200	1995—1999	前瞻性单中心队列研究	48	34.0 ± 2.7	早期 vs 晚期系列的学习曲线展示
Quintero 等, 2000[263]a, b	89	1994—1999	前瞻性多中心队列研究	39	32.0 ± 2.5	非选择性激光 vs 选择性激光
Gray 等, 2006[264]	31	2002—2003	前瞻性单中心队列研究	39	34.0 ± 4.5	
Huber 等, 2006[178]	200	1999—2003	前瞻性单中心队列研究	60	34.3 ± 2.9	
Ierullo 等, 2007[265]	77	2002—2006	前瞻性单中心队列研究	40	NA	
Middeldorp 等, 2007[266]	100	2000—2004	前瞻性单中心队列研究	58	33.0 ± 3.7	

续表

参考文献	患者数 /n	研究周期	研究类型	双胎存活率 /%	出生时平均孕周 /周°	备注
Quintero 等, 2007[167]b	193	2003—2005	前瞻性单中心队列研究	65	33.7 ± 4.0	序贯激光 vs 标准选择性激光
Sepulveda 等, 2007[267]	33	2003—2006	前瞻性单中心队列研究	27	32.0 ± 3.8	
Stirneman 等, 2008[268]	287	1999—2005	回顾性单中心队列研究	42	32.0 ± 3.6	
Cincotta 等, 2009[269]	100	2002—2007	前瞻性单中心队列研究	66	31.0 ± 3.2	
Nakata 等, 2009[270]b	52	2002—2006	前瞻性单中心队列研究	50	32.0 ± 4.2	为了避免重复,排除基于时间的分析,但包括基于技术的分析
Ruano 等, 2009[271]	19	2006—2008	回顾性单中心队列研究	26	32.1 ± 3.0	
Chmait 等, 2010[272]b	99	2006—2008	前瞻性单中心队列研究	68	32.2 ± 4.5	序贯激光 vs 标准选择性激光
Meriki 等, 2010[273]	75	2003—2008	回顾性单中心队列研究	60	32.0 ± 2.7	
Morris 等, 2010[274]	164	2004—2009	前瞻性单中心队列研究	38	33.2 ± 1.3	
Yang 等, 2010[275]	30	2002—2008	回顾性单中心队列研究	60	32.0 ± 4.0	
Delabaere 等[276]	49	2006—2008	回顾性单中心队列研究	59	32.0 ± 2.6	英文文章
Hernandez-Andrade 等, 2011[277]	35	2008—2009	回顾性单中心队列研究	49	32.0 ± 3.7	西班牙语文章
Lombardo 等, 2011[278]	70	2000—2010	回顾性单中心队列研究	59	32.1 ± NA	
Tchirikov 等, 2011[279]	80	2006—2011	回顾性单中心队列研究	78	33.8 ± 3.2	1mm 激光 vs 2mm 激光
Weingertner 等, 2011[280]	100	2004—2010	回顾性单中心队列研究	52	32.6 ± 3.8	
Chang 等, 2012[281]a	44	2005—2010	回顾性单中心队列研究	50	30.6 ± 5.9	
Liu 等, 2012[282]	43	2003—2010	回顾性单中心队列研究	52	31.0 ± 6.0	由于技术不清楚而排除了基于技术的分析;中文文章
Murakoshi 等, 2012[283]	152	2002—2010	回顾性单中心队列研究	63	33.0 ± NA	
Rustico 等, 2012[284]a	150	2004—2009	回顾性单中心队列研究	41	32.1 ± 2.2	

续表

参考文献	患者数 /n	研究周期	研究类型	双胎存活率 /%	出生时平均孕周 / 周[c]	备注
Sundberg 等, 2012[285]	55	2004—2010	回顾性单中心队列研究	35	34.8 ± 4.0	
Swiatkowska-Freund, 2012[286]	85	2005—2010	回顾性单中心队列研究	45	32.0 ± 2.5	
Valsky 等, 2012[175]	334	2006—2009	回顾性单中心队列研究	68	33.2 ± 3.0	16~26 周激光 vs >26 周激光
Baschat 等, 2013[173]	147	2005—2011	回顾性单中心队列研究	60	32.6 ± 3.5	选择性激光 vs 所罗门激光
Baud 等, 2013[174]	325	1999—2012	回顾性单中心队列研究	63	31.3 ± 4.0	<16 周激光 vs 16~26 周激光 vs >26 周激光
Ruano 等, 2013[172]	102	2010—2012	回顾性多中心队列研究	65	31.6 ± 4.4	选择性激光 vs 所罗门激光
Slaghekke 等, 2014[165]	272	2008—2012	多中心随机对照试验	62	32.3 ± 3.3	选择性激光 vs 所罗门激光

注：a. 这些研究描述了不同时间段的手术系列,并基于时间段进行分组。

b. 这些研究描述了不同技术之间的比较。

c. 胎龄数据为平均值 ± 标准差。

可能的结局和并发症进行更大规模的试验。虽然 Quintero 分期并不总是与预后相关,但总体来讲生存率随着分期的增加而降低。

神经发育结局 双胎中任意一胎的神经系统受损仍然是 TTTS 围产儿患病率的主要原因,宫内干预似乎不能完全阻止之后的脑损伤。据研究报道,TTTS 治疗后患儿的神经系统患病率在 6%~18%[160-162]。Rossi 等对激光治疗后出生的患儿神经系统疾病发生率进行了一项系统回顾和荟萃分析,报道神经损伤的发生率在出生时为 6%,在随访(6~48 个月)时增加到 11%,其中并发脑瘫(CP)的为 40%[162]。早产是重要的决定因素,供血儿和受血儿影响相似,激光治疗后的一胎死亡似乎不会增加存活胎的神经系统发病率。有必要指出,单绒毛膜双胎胎儿的神经系统受损与其妊娠生理过程相关,即使不发生 TTTS、sIUFD 及 sIUGR 并发症,据报道,在孕 32 周前分娩的无并发症的单绒毛膜双胎的神经发育损伤率为 7%,脑瘫率为 0.6%[194]。

连续羊水减量治疗 TTTS 组严重脑损伤的高发率主要原因是宫内长时间的暴露于 TTTS。期待治疗的 TTTS 病例也存在长期神经损伤的高风险,进一步证实此观点。这表明即使持续处于病情的前期阶段,宫内长期暴露于 TTTS 也是不利的[176]。虽然羊水减量已经不再被提倡用于治疗 TTTS,但是一项正在进行的 RCT 研究结果显示,基于神经系统发育的结局,相对于期待治疗,TTTS I 期更倾向于行介入性治疗。

尽管报道不一致,2~6 岁儿童的远期神经发育障碍,为 4%~11%[196-199]。除了分娩时的孕周,Quintero 分期增高似乎与更差的认知结局相关[195,196]。此外,Slaghekke 等(2014)[165]的研究随访了 141 例随机采用所罗门技术或标准激光方法的患者出生后 2 年的神经发育情况,其结局类似[200]。

在最近对 1 023 例经激光手术治疗的 TTTS 患者的回顾性研究中,只有 2% 的病例被报道出现严重的产前脑损伤,并且发现其与 TAPS 和 TTTS 复发显著相关,进一步支持了所罗门技术的应用[200]。与 sIUFD 病例一样,胎儿 MRI 可作为超声的辅助手段,用于检测 TTTS 引起的缺血性出血性病变,最佳时间为术后 2~3 周,且最好是 28 周后。

产前监测和分娩时机 目前还没有关于妊

娠合并 TTTS 最佳的产前监测方案。最初应每周行超声 UA 多普勒、MCA-PSV 和 DV 多普勒流速,如在 2 周后胎儿生长发育正常,可将监测的间隔延长至 2 周一次[13]。胎儿医学专家建议进行有针对性的胎儿超声心动图检查。经胎儿镜激光手术治疗的患者平均分娩孕周保持在孕 32 周,似乎不受所用胎儿镜激光治疗方法的影响[159]。尽管随着所罗门技术的出现使得复发性 TTTS 及 TAPS 发病率降低,更多的病例可能在更晚的孕周分娩。根据目前可用的证据,在未发生 PPROM 的情况下,一个疗程的皮质类固醇使用和妊娠至 34~36 周的选择性分娩可能是合理的。

双胎反向动脉灌注(TRAP)

双胎反向动脉灌注(TRAP)序列征以前称为无心畸形或一胎无心胎,在 35 000~50 000 例妊娠中有发生 1 例,在 MC 双胎中发生率 1%[96,201]。这是一种罕见畸形,其中一胎心脏缺失、发育不全或无功能(无心胎),另一胎心脏正常(泵血胎)。此状况与存活胎的不良围产期结局相关。

病因 大多数病例发生于单绒双胎胎盘,罕见有双绒毛膜双胎病例报道。胚胎形成过程中,两胎脐动脉之间存在较大的动 - 动吻合(AA),导致泵血胎脐动脉的低压去氧血液逆行流入无心胎两条脐动脉(或一条动脉,通常情况下只有一条)到髂血管,从而使身体下部的灌注量远远大于上部[202]。后果是导致一系列畸形,主要是上半身的重要组织器官形态异常和发育不良。由于无心胎持续生长,其组织也需被正常心脏灌注,泵血胎可能因此受累并有发生充血性心力衰竭的风险。

超声评估 无心胎通常表现为无定形肿块,伴有组织水肿,下肢畸形,上肢和头部发育不全或缺失,通常为单脐动脉。无心胎羊膜腔中可能羊水过多,表明其存在功能性肾组织[202]。泵血胎可能有心脏肥大、羊水过多、水肿、胸腔和心包积液[203]。

双胎反向动脉灌注序列征(TRAPS)可在妊娠 9 周即被早期诊断,但可能被误诊为双胎之一死亡或无脑儿[204,205]。随后在孕 12~24 周进行的检查中,一个被假设为死亡的胎儿持续的生长记录或抽动性胎动应该会提醒检查者做出 TRAPS 的诊断。虽然通常没有心脏搏动,但曾报道过罕见的单心室心脏伴搏动病例。用彩色脉冲多普勒显示异常的流向无心胎方向的反向动脉血流,可做出最终确诊[206]。

围产期并发症 据报道,羊水过多导致的早产在此类病例高达 50%[203,204]。正常的泵血儿亦有胎儿水肿(28%)和宫内死亡(25%)的风险[203]。Healy 及其同事(1994 年)回顾了大约 30 年(1960—1991 年)文献报道的 189 例病例报道,报告了泵血儿的总围产期死亡率在双胎中为 35%,三胎中为 45%[203]。孕 32 周前早产,以及反向灌注胎具有手臂、耳、喉、气管、胰腺、肾脏和小肠,均与围产儿死亡显著相关[203,204]。无心胎 / 泵血胎体重或腹围(AC)比大于 0.7,联合心室输出量增大,心胸比增大和充血性心力衰竭,羊水过多,静脉多普勒异常或胎儿贫血,被认为是提示预后不良的预测因素[204,206,207]。

产前管理 据报道,33% 的灌注胎和 9% 的泵血胎是染色体非整倍体,应在此基础上对双胎进行核型分析[203,204]。由于无心胎泵血胎体重或腹围比增加或无心胎快速生长与不良结局之间存在关联,因此应对双胎进行连续测量。考虑到心力衰竭和羊水过多的不良预后、偶发的泵血胎突然死亡以及晚孕期治疗的技术困难,越来越多的人主张在早期妊娠时进行预防性干预[208-211]。

干预 目前已报道对无心胎儿采取的干预措施,目的均是使泵血胎预后最佳。早期有一些病例报告采用开放性手术先切开子宫取出无心胎儿,泵血儿可推迟到孕 27~35 周分娩[212,213]。之后发展了一些微创手术,包括间质激光,胎儿镜引导下无心胎脐带夹闭术和射频消融(RFA)[214-218]。在脐带存在短、细或水肿的情况下,游离段脐带手术过程中偶尔会出现技术困难。同样,无心胎结构内存在明显血流或大的腹内血管时,胎儿内消融技术可能会失败。孕 25 周后很少对 TRAP 进行宫内治疗,而采取的更多的可能是姑息的羊水减量术以及不可避免的医源性早产。

射频消融腹腔内血管是 TRAPS 的首选方法。与其他脐带阻断方法相比,它相对简单,且可能比间质激光更安全。从针尖伸出的尖齿将消融装置锚定在脐内血管区域。一项纳入 29 例在孕 18~24 周行 RFA 的 TRAPS 患者的大型系列研究报告,胎儿存活率为 86%,平均分娩孕周

34.6 周[217]。在最近对横跨 20 年的 26 项研究进行的系统回顾中，与期待治疗相比，介入治疗（消融或脐带凝固）的泵血胎存活率更高（OR，2.22；95% CI，1.23~4.01，P=0.008）[209]。此外，消融优于脐带阻断［泵血胎存活率（OR，9.84；95% CI，1.56~62.00；P=0.01）］，其中存在一个或多个不良预后特征（OR，8.58；95% CI，1.47~49.96；P=0.02）的差异更大。但是，没有足够的数据来确定哪些特征应该指导妊娠管理。一项比较早期和晚期干预的多中心随机试验正在进行（TRAP 干预研究：双胎反向动脉灌注序列［TRAPIST］的早期和晚期干预）。

关于行胎儿治疗后单绒双胎的远期神经发育结局，一个中心的 17 例 TRAPS 患者行选择性减胎治疗，11 例泵血胎存活，经随访神经发育结果正常（随访范围，1 个月至 5 年）[214]。在对 10 名脐带凝固术后幸存胎儿的进一步随访研究中，3 例有神经发育迟缓的迹象，其中 1 例有严重精神发育迟缓，2 例有轻微发育迟缓；2 例分别于孕 28 周和 29 周并发 PPROM 且分娩，另一例在孕 29 周时因胎监异常而分娩[215]。作者倾向于在 TRAP 病例中进行预防性介入治疗，而不是延迟至泵血胎心脏受损的基础上进行干预。大型对存活的泵血胎的远期神经系统结局的随访是不够的。TRAPS 的选择性减胎流程将在本章的后续内容中更详细地描述。

连体双胎

连体双胎的确切发病率尚不清楚，但估计在 5 万 ~25 万活产婴儿中有 1 例[219]。潜在的致病机制可能是由于单个囊胚在受孕后 13~15 天内分裂不完全或两个分离的胚盘二次联合所致[220]。连体双胎女性多见，约 75% 的连体双胎是女性。大约 40% 的连体双胎会死产，且超过 50% 的活产胎儿在新生儿期死亡[221]。

连体双胎根据融合的解剖区域进行分类（"pagus" 后缀表示固定）。最常见的连体双胎包括胸部连体、胸骨剑突或脐部连体、臀部连体、坐骨连体和头颅连体。根据早期胚胎形成过程中两个胎体平面之间可能存在的三维关系，提出了一种新的分类方法[221]。相关的先天性异常的发病率很高，其中 60%~70% 涉及与融合区域无关

的结构异常。神经管缺陷、唇腭裂和心脏异常占多数[222]。

超声评估　在早孕期，典型的图像是单羊膜囊（MA）双胎妊娠，在两个胚芽旁有一个卵黄囊。妊娠早期应谨慎诊断，建议随访。从妊娠 8 周开始，胎儿活动有助于区分正常 MA 双胎和连体双胎。胸部连胎是连体双胎中最常见的一种，其 NT 增厚和皮下水肿可能会被注意。胚芽在外观上是典型的分叉状。

在妊娠 12~24 周，超声特征包括缺乏隔膜和无法显示完全分离的胎儿躯体，两个胎头持续位于同一水平，相对位置没有变化。在脐部连胎的情况下，连体双胎的胎儿表现可能是不一致的，因为上段脊柱向后弯曲。当脐带是单根时，可能有三条以上的脐血管。脐动脉的多普勒波形表现为特征性的双层频谱，反映同一条脐带内两条单独的动脉供应，被认为是诊断连体双胎的依据[223]。产前 MRI，尤其是在孕晚期，可以为计划分娩和产后手术提供更多信息。与单胎妊娠相比，最近胎儿 MRI 发现脐部连胎的脑和胎盘灌注显著减少[224]。MRI 在母亲肥胖或羊水过少的情况下优于超声成像，并在任何平面上重建三维图像[225]。出生后 MRI 检查非常重要，尤其适用于头颅连胎中评估皮层融合、在胸部连胎中评估心内解剖结构、血流和心室壁的运动中。

管理　非整倍体罕见，通常不推荐介入性产前诊断。应与孕妇及家属讨论终止妊娠的选择。双胎的预后取决于融合的程度和独立器官的存在。脑或心脏融合的双胎预后较差[226]。尽管大多数父母决定终止妊娠，但应向那些决定继续妊娠的父母提供具有连体双胎专业知识的国家级儿外科专家的产前儿科手术咨询，使其了解需要进行分离和重建手术及其相关的短期和远期发病率的情况。

确定融合范围和相关异常后，需要连续扫描以监测胎儿生长和羊水量。在妊娠晚期，50% 的病例并发羊水过多，偶有指征做羊水减量[96]。就分娩方式而言，在早产病例并当新生儿存活率不可预期时，阴道分娩可能可行。但是近足月后剖宫产是必要的，并且可能需要行古典式，以最大限度地提高双胎存活率，并尽量减少对双胎的创伤。有阴道分娩时子宫破裂的报道。

出生后，详细的 MRI 和 CT 检查、与专门从

事分离手术的儿外科医师的多学科团队的协作是必要的。此外，还需要精神治疗、社会服务、物理疗法、康复和护理支持。

连体双胎可分为三类：①不能手术的病例；②可手术但因心脏不稳定需要紧急分离的病例；③计划选择性分离。

急诊分离带来的死亡率高达 71%。相比之下，通常计划在 2~4 月龄时进行选择性分离更安全，在一些中心的存活率高达 80%[226]。在最近一项跨越 12 年对 36 对连体双胎的回顾中，大多数是胸部联胎，在 5 对接受手术的双胎中，有 6 个儿童存活[227]。

单羊膜囊双胎

单羊膜双胎妊娠占所有 MC 双胎的 2%~5%（10 000 个孕妇中有 1 例）。以前认为单羊（MA）双胎与 30%~70% 的高围产儿死亡率相关，主要死因为脐带缠绕，最近的一系列报道由于胎儿监护和选择性分娩，风险降低至 10%~12%[228,229]。最近一项综述对孕 16 周以前诊断的 20 例 MA 妊娠进行了前瞻性随访研究，结论：初次检查时存活胎儿的总生存率为 45%（40 名中的 18 名），对 13 项研究的进一步荟萃分析得出，孕 24 周后围产儿死亡率仅为 4.5%（95% CI，3.3%~5.8%）[229]。MA 双胎妊娠丢失大多数可归因于胎儿异常和自然流产，且缺乏 MA 双胎计划分娩与期待治疗的随机对照试验，因此，加强胎儿监护、住院监护和选择性早产的优点存在争议[230]。

超声评估　诊断可以通过妊娠 12 周前观察两个分离的胎儿，不伴明确的分隔膜和一个卵黄囊。观察到两个卵黄囊并不一定能够排除 MA 妊娠，因为卵黄囊的数目取决于胚盘分裂的时间。当孕 9 周前有两个卵黄囊且无分隔膜时，由于 MCDA 双胎妊娠孕早期不易观察到隔膜，因此必须后续进行复查。

孕 12~24 周通常只存在单个胎盘；缺乏隔膜；相同性别、正常的羊水量中活动自如的双胎支持诊断。MA 双胎的一个病理特征是存在脐带缠绕，从妊娠 10 周开始，可以通过彩色多普勒在两个胎儿之间发现一个共同的脐带血管团来证实（图 44.7）。在同一脉波取样框内，同一方向上可分辨出两种不同心率和动脉波形[231]。

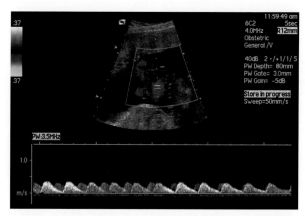

图 44.7　彩色多普勒显示的脐带绕颈和波形表明了单绒单羊双胎的不同心率

围产期并发症　最常见的并发症是脐带打结、脐带缠绕缩紧和一胎或双胎死亡。脐带缠绕在 MA 双胎中是普遍存在，如果寻找，脐带缠绕往往会被发现，允许相对自由的胎动。脐带多普勒波形可能提示脐带缠绕或打结的收紧，包括舒张期切迹、收缩期与舒张末期比值升高或脐动脉或脐静脉搏动中无舒张末期反流（EDF）[231,232]。

在最近对 114 例有脐带缠绕记录的 MA 双胎的综述中，总存活率为 88.6%；围产儿死亡率为 11%，其中约 2/3 宫内死亡，1/3 生后夭折；5 例新生儿死于早产，2 例死于结构异常，2 例死于脐带缠绕[232]。超声图像显示脐带缠绕并不能改善预后，而且总体上，对照患者和双胎脐带缠绕患者两者之间的胎儿死亡率无差异。2015 年的 Cochrane 综述未能从 RCT 研究中找出充分的证据来支持最佳实践方案[230]。

若出现胎儿畸形如无脑儿、先天性心脏缺陷和 TRAP，围产儿死亡率几乎增加一倍[233]。因此，对双胎进行详细的结构检查是十分必要的。虽然 TTTS 发生在 15% 的 MCDA 妊娠中，但在 MA 双胞胎中却很少见（3%）[234]。这反映了 MA 双胎普遍存在动 - 动吻合，对 TTTS 的发生起到保护作用。在 MA 双胞胎中，不能根据羊水量不一致来诊断 TTTS，因此提示性征象包括羊水过多、双胎生长不一致和膀胱容积不一致。MA 双胎的生长受限发生率似乎比 DA（双羊膜囊）双胎低，同样可以说是因为存在共用的较大血管吻合。

产科管理　产前管理主要的重点是防止胎儿死亡和确定分娩最佳时机，虽然确切的分娩时机存在争议,但已提出不晚于孕 33 周择期分娩[235]。

产前胎儿监测　包括连续两周一次超声检查,以评估胎儿生长、羊水量和脐动脉多普勒。从孕 25 周起,建议期待入院监督,每日或每日两次的胎心监护(CTG)和时常的超声监测,但存在争议[230]。不仅没有证据表明密切的胎儿监护可以改善胎儿结局,而且医源性早产的风险很大,尤其是因为孕 28 周前的 CTG 胎儿心率减速更多而不是加速[236]。

三胎及多胎妊娠

多胎妊娠的围产儿结局不良受胎数影响更显著,主要是早产和低出生体重所致。除了死亡率外,幸存者患远期残疾的风险增加,如脑瘫、发育迟缓和视力障碍。非归因于早产因素的脑瘫,在双胎中风险是 6 倍,在三胎中是 24 倍[237]。

多胎妊娠显著增加了孕产妇的风险,包括妊娠期高血压、糖尿病、宫颈机能不全、宫缩抑制剂使用、出血和孕产妇死亡[238]。随着对胚胎移植数量更的严格限制,三胎和多胎妊娠率有所下降;然而,并非所有患者都有机会行多胎妊娠减胎术(MFPR),因此双胎和多胎妊娠依旧给许多胎儿医学中心带来巨大的工作量。

三胎妊娠

绒毛膜性与围产儿结局　三胎妊娠的结局受绒毛膜性的影响。单绒(MC)和双绒(DC)三胎的胎儿丢失率高于三绒(TC)三胎。可能出现 sIUGR、胎儿输血综合征和 TAPS 等并发症。三胎并发胎儿输血综合征已得到成功治疗,最近一篇综述对 126 例经胎儿镜治疗的三胎妊娠进行了回顾,得出结论:DC 和 MC 三胎中至少一个胎儿的存活率分别为 95% 和 89%,所有三胎均存活的概率分别为 56% 和 48%[239]。

据估计,1/3 的 TC 三胎将于妊娠 32 周前分娩[240,241]。在最近的一项大型回顾性队列研究中,共纳入 159 例妊娠(477 名新生儿),其中包括 108 例 TC 和 51 例 DC 三胎,结论提示围产期死亡率与绒毛膜性无关,超过 94% 的病例中 3 名婴儿都存活到与母亲一起出院[242]。接受选择性减胎的病例均被排除。与 TC 三胎相比,DC 三胎具

有更大的可能性会出现出生体重极低且孕 30 周前分娩。新生儿死亡率似乎受到 TTTS 存在与否的影响,对于 DC 三胎,TTTS 组的 28 天存活率更差,而未发生 TTTS 的 DC 组和 TC 组的 28 天存活率相似。尽管本研究中胎儿输血发生率低于其他报道,但与先前发表的报道相比,DC 或 TC 胎盘形成基础上的 IUFD 也没有差异[243,244]。

多胎妊娠减胎或非选择性减胎是 20 年前发展起来的,旨在减少因多胎妊娠引起的不良后果。手术随着时间的推移而不断发展,反映了胎儿医学专家在辅助生殖技术(ART)、患者态度和实践方面的改变[245]。

减胎

多胎妊娠减胎(MFPR)通常安排在妊娠前 3 个月(11~13 周),以便有足够的时间进行自然淘汰,并有助于选择 NT 增厚的胎儿。通常通过经腹并向胎心内注射氯化钾来实现。尽管经宫颈减胎方法与流产风险增加有关,但一项大型研究显示,55 例三胎经宫颈减为双胎,较 78 例未减胎的双胎病例妊娠结局相似[246]。

三胎减胎

多胎妊娠减为双胎的围产儿结局已被证明接近自然受孕的双胎[246,247]。将三胎减为双胎或单胎的方法仍有争议。与未减胎的三胎相比,TC 三胎妊娠中从三胎减胎到两胎的三胞胎早产较少,但没有明显的存活优势[241,248,249]。同样,TC 妊娠可以进行期待性监测,得到预期的围产期结局,考虑到在减为双胎的情况下,孕 32 周分娩也不会比孕 34 周分娩有更大的获益。

由于双胎共用胎盘的固有风险,因此处理一对 DC 三胎可能更复杂一些。在最近对 5 篇研究和 331 个 DC 三胎的回顾中,期待治疗的三胎的流产率和极早早产率分别为 8.9% 和 33.3%;减去一胎对 MC 双胎的流产和极早早产率分别为 14.1% 和 5.5%,减去一胎对 MC 双胎其中一个胎儿的流产和极早早产率分别为 8.8% 和 11.8%,减去"单独一胎"后流产率和极早早产率分别为 23.5% 和 17.5%[250]。作者建议,如果最终目标是一个活产婴儿,DC 三胞胎可以期待治疗,但如果目的是尽量减少严重早产及其伴随的后遗症,那

么可以考虑减胎。应承认本次回顾汇总结果置信区间很广。并不是每个患者都希望在没有先天畸形或 MC 双胎特有并发症的情况下进行减胎手术，而且这对于一个家庭来说是一个非常困难的决定。由于缺乏随机对照试验和长期观察，这些数据不足以确定最合适的减胎方法。

选择性减胎

选择性减胎较 MFPR 相比，通常在妊娠晚期进行。

双绒双胎　在超声引导下用 22G 针胎心内注射氯化钾是 DC 妊娠的首选减胎方法。如果被减胎是结构异常胎儿，那么对该胎儿的鉴定是相对简单的，但是对一对染色体非整倍体异常胎儿的鉴别需要从介入性检查开始对每个胎儿进行始终一致的标记。据报道，妊娠丢失率在 4.7%~9.6%[251, 252]。

单绒双胎　MC 双胎选择性减胎的适应证包括 TRAPS、严重胎儿生长不一致、双胎之一结构畸形、异常染色体核型和严重 TTTS（在激光治疗不是首选的情况下）。基于技术考虑和绒毛膜性选择减胎手段。对于 MA 双胎，直接脐带结扎术后可使用激光或剪刀切断脐带，以避免因脐带缠绕并发的宫内死亡。

脐带结扎术

脐带结扎有多种技术，包括双极脐带凝固术（BCC）、激光凝固术和胎儿镜下结扎术。这些技术需要一个相对大直径的鞘体（2.7~3.8mm）进入目标胎儿的羊膜囊，因此存在 PPROM、出血和早产的风险[249]。BCC 需要一个可以通过大鞘体的手术套管，然后刀片完全阻断脐动脉和脐静脉。技术要求是羊膜囊中要有充足的羊水，套管除了能让观察脐带的胎儿镜通过，还需能够进行额外的操作。

激光脐带凝固是使用 1.9~2.0mm 的胎儿镜和一根 400μm 或 600μm 钕（Nd）：YAG 激光纤维进行的；然而，随着孕周的增大，除了术中出血，血流的凝固不全可能会限制这种方法的应用[215]。在妊娠后期，当双极钳无法抓住较粗大的脐带时，可能需要进行脐带结扎，可以通过超声引导下经单孔来进行结扎[253]。

胎儿内消融术可用于 TRAPS 的病例，在彩色多普勒超声监视下包绕目标的腹内段脐或主动脉 - 盆腔内血管，该操作可能优于脐带完全阻断方法。胎儿内消融可通过单极热凝、间质激光和射频能量来完成。间质激光消融在超声引导下通过管腔使用 17G 或 18G 号针，和一根 400μm 或 600μm 的光纤，用短而锐的脉冲靶向目标血管，直到多普勒血流消失[254]。

射频消融术

射频消融减胎技术来源于其在孤立性肿瘤中的治疗疗效。它使用高频正弦电流（400~500Hz）诱发局部离子潮和热损伤。在超声引导下将 17G 的射频消融针置于胎儿腹部内，过程通常约 3min，但较慢的阻断时间可能会导致另一胎同时胎死宫内。射频消融可在较脐带结扎术更早的孕周进行，也可以在羊水过少或过多的情况下进行。

所有选择性减胎手术都与另一胎同时死亡的风险相关，报道的结果高达 15%，尽管风险仍然低于一胎自发性胎死宫内的风险[255]。最近对 BCC 与 RFA 选择性减胎的结局进行回顾性分析，发现 BCC 与更高的总生存率有相关性（85.2% vs 70.5%）[256]。这种差异归因于孕 28 周前另一胎同时死亡概率的增加（RFA 组为 59%，BCC 组为 29%），这被认为是由于 RFA 组被减胎血流完全停止需时间较长所致。PPROM 发生率为 20%~30%[256-258]。据报道，使用较大鞘体的 BCC 技术发生 PPROM 概率比使用较小直径鞘体的 RFA 高[257]。使用微波消融的新技术尽管可能有前途，但疗效仍需进一步验证[258]。

总结

多胎妊娠仍是临床医师关注的主要问题。虽然 MC 双胎的围产期发病率和死亡率明显高于 DC 双胎，但 DC 双胎并非没有风险。尽管常规的双胎非整倍体染色体筛查结果不如单胎，但 NIPT 正逐渐成为多胎妊娠的一种有用的筛查方法，其对 21- 三体的检出率与单胎相当，尽管样本检测失败率更高。对双胎进行有创性产前检查的风险无论 CVS 还是羊水穿刺术均比双胎流产的背景风险高出 1%。对于多胎妊娠的产前护理来说，早期确定绒毛膜性是最重要的，因为存在与 MC

双胎（如 TTTS）相关的本身和可治疗的风险，介入性胎儿治疗现在扩展到 TAPS 和 sIUGR 患者。在过去的 20 年里，TTTS 的治疗有了长足的进步和改善。胎儿镜胎盘吻合血管激光电凝术是首选的治疗方法，最新的改良是所罗门技术，其优点是 TTTS 复发和发生 TAPS 的概率较低，并且至少与标准胎儿镜方法的围产结局相当。总之，通过对 TTTS 的干预，双胎生存率估计在 35%~78%，而在存活儿中，正常的远期神经发育结局预期在 82%~94%。

18% 或更多的胎儿生长不一致与围产期发病率和死亡率显著相关，通常提倡选择性医源性早产。在 MC 妊娠中 sIUFD 与约 30% 的双胎均宫内死亡或存活胎儿严重神经功能受损的综合风险相关。由于缺乏证据表明脐带缠绕与不良结局之间存在关联，以及频繁住院行 CTG 监测所带来的医源性早产风险增加，因此已制定的孕 32 周时确定性选择分娩 MA 双胎的做法受到质疑。尽管如此，大多数专家仍不会将分娩孕周延长至 33 周以后。

与 TC 三胎妊娠相比，MC 和 DC 三胎妊娠的胎儿丢失率更高。MFPR 最好在孕 11~13 周时进行，由有经验的术者进行流产率较低。选择性减胎通常在晚孕时进行，对 DC 双胎进行氯化钾胎心内注射。MC 双胎选择性减胎的方法包括脐带阻断术、间质和胎儿内选择性激光以及 RFA。与 TTTS 一样，宫内胎儿干预越来越多地应用于复杂性多胎妊娠，这就需要存活胎的远期结局数据来证实治疗方案，并充分告知患者所有的最终结局。

（魏瑗　邹刚 译　段洁 审校）

参考文献和自我测试题见网络增值服务

第45章　子宫内干细胞移植

CECILIA GÖTHERSTRÖM, LILIAN WALTHER-JALLOW AND MAGNUS WESTGREN

本章要点

- 子宫内移植（*in utero* transplantation, IUT）具有在出生前治疗或改善许多疾病的潜力。
- 在研究免疫学个体发生和胎盘形成方面，子宫内移植的动物模型与人类模型具有本质的差别。
- 大型动物以及人类妊娠期间自然发生的胚胎嵌合现象支持了IUT的理论。
- 利用间充质干细胞进行IUT治疗疾病在免疫系统功能正常的个体是可行的。
- 开发先进的IUT治疗药物极为复杂，且需要大量资源和知识储备，但前景广阔。

引言

1989年，Touraine等首次成功地进行了子宫内移植（IUT）[1]，随后又有几例患有严重联合免疫缺陷病（severe combined immune deficiency, SCID）胎儿的子宫内移植研究，且大多声称其移植物可部分存活[2-5]。此后，少数研究者试图采用类似方法在子宫内移植造血干细胞（haematopoietic stem cell, HSC）来治疗非免疫性疾病，却都以失败告终[6-11]。造血干细胞是一类能够分化出髓系和淋巴系所有血细胞的干细胞。表45.1总结了近30年来不同评论中多次报道过的关于IUT的众所周知的争论[12-16]。然而，我们仍然不了解为什么HSC不能成功地移植到子宫内具有正常免疫功能的胎儿中，且解释这一问题的证据并不充分。

许多综述就这一主题对过去的动物研究和前人经验进行了广泛文献调研[12-16]，近期又有两篇高质量的综述文章回顾了子宫内移植HSC研究[17,18]，对此，在本文中我们将主要关注间充质干细胞（mesenchymal stem cells, MSC）的子宫内移植研究。间充质干细胞能发育成各种中胚层细胞类型，如成骨细胞、软骨细胞、肌细胞和脂肪细胞。在该项工作开始前，我们先简要地评述一下子宫内移植在动物模型中的现有经验，以及我们是否可以从自然中了解到更多关于外来干细胞植入人类胚胎的信息。

我们能从动物模型中学到什么？

子宫内移植动物模型的普遍问题是不同物种间的基本差别以及动物和人类在免疫个体发生和胎盘形成方面的差异，这些都是在解释当前文献时需要牢记的关键问题。

在小鼠模型中实现子宫内移植非常复杂，且在供体细胞方面没有显著的优势。1953年，Billingham[19]及其同事最先发表了一篇关于小鼠子宫内移植后供体对皮肤移植物的特异性耐受的报道。30年后，Fleischman及其同事报道了在小鼠模型中通过IUT实现造血嵌合并改善其遗传疾病[20]，而此类研究旨在探究干细胞的生物学功能而不是研究干细胞用于IUT治疗可行性。此后，又有研究人员陆续进行了一些类似的研究，但是由于使用具有免疫能力的受体，故供体的嵌合结果很差，直到使用免疫缺陷小鼠进行研究，才获得了显著的嵌合性[4,20-23]。最近，Flake及其同事使用小鼠模型广泛探索了胎鼠的免疫系统[24]，其研究探索了IUT后的克隆清除，克隆无能（无正常免疫应答）及免疫耐受。低比例嵌合与跨过完整的主要组织相容性复合体（major histocompatibility complex, MHC）发生出生后的免疫耐受有关[25-28]。此外，近期小鼠IUT的研究揭示了母体同种异体免疫及母 - 胎间 T 细胞转运（母体和胎儿之间的双向细胞转移）的证据，这或许能解释出生后嵌合体的丢失的原因[25]。而 Alhajjat[29] 及其同事则对该假设提出了反驳，他们指出人类的 IUT 经验尚无免疫作用的证据。因此，虽然这些猜测可能成立，但我们仍没有发现任何与此类 IUT 有关的母体免疫学的研究进展。Shaaban[29] 研究小组则发现自然杀伤细胞（natural killer，NK）在先天免疫中的重要作用，并在胎儿肝脏中鉴定出一小群可能对早期植入构成障碍的细胞。有趣的是，最近还发现了这些未成熟的 NK 细胞存在于早期人体组织和羊水中[24]。此外，Kim[30] 及其同事近期还尝试通过抑制整合素 α4β1/7 来动员胎儿 HSC，以提高移植存活率。

IUT 研究的最常用模型是胎羊，其胎儿肝源性 HSC 通过同种异体 IUT 可以达到很高的嵌合比例[31,32]，甚至人类异种细胞的移植也已经成功。这些研究在很大程度上构成了 IUT 论点的基础，然而几个试图重复这些研究的小组都失败了[31,32]，因此，评估这些数据时应务必谨慎。用于 IUT 研究的其他动物模型有猪、山羊、犬和非人灵长类动物，其中非人灵长类动物的研究具有特殊的价值，但众所周知要对其实现移植非常困难[33-36]。

因此，尽管不同的动物模型为造血干细胞的 IUT 研究提供了支持，但是由于大多数相关模型存在种群特异性差异的限制，因此通常很难对其进行综合评估。如何从这些动物实验中推断人类 IUT 的情况依然是主要问题。

我们可以从自然中学到什么？

异卵双生牛[37,38]、山羊[39] 和绒猴[40] 提供的证据都表明，妊娠早期造血细胞通过两个胎儿循环之间的胎盘血管吻合而自然发生嵌合[39,41]。需要注意的是，通过胎盘吻合血管的传送与 IUT 有很大的不同。妊娠初期胎儿血液通过胎盘吻合发生混合，且很可能持续存在。对异卵双生牛的研究表明，使用混合淋巴细胞培养（mixed lymphocyte cultures，MLC）检测到双胞胎之间存在免疫耐受，双胞胎牛间可以接受肾移

植，且对皮肤移植的排斥反应也出现了延迟[42]。异卵双胎绒猴的细胞毒性 T 淋巴细胞（cytotoxic T-lymphocyte，CTL）实验也提供了双胞胎间免疫耐受的证据[43]，而绒猴也典型地表现出高度的造血嵌合性（外周血核型为 28%~82%）。

尽管在大型动物的异卵胎儿上出现的天然嵌合体高度提示了 IUT 成功的可行性，但是最令人鼓舞的数据则是来自人的异卵双胞胎。虽然这些动物的异卵双胞胎出生时嵌合率相对较高，而人类的嵌合水平却很低[41]。与这些数据一致的是，胎盘结构的研究结果显示大多数正常的人类异卵双胎之间不会发生胎盘吻合。尽管如此，仍有超过 30 例报道显示异性双胎间呈现出较高水平的造血嵌合体[39,42-46]。这些案例中很可能发生了早期胎盘融合和血管吻合。这些案例中的嵌合水平通常很高，且在一个有据可查的案例中，嵌合体现象持续存在 25 年以上[45]。免疫耐受（通过 MLC 评估和植皮）也已经被证实[47-49]。这些大型动物（包括灵长类动物）以及人类中自然发生的"实验"，都支持 IUT 的概念。

另一个自然发生的模型是母体细胞通过胎盘到达胎儿。这些细胞是可以植入的，我们和其他研究人员已经证实，母体的淋巴系、骨髓系细胞以及母体的造血祖细胞广泛地分布于妊娠中期的人类胎儿中[50]。出生后，部分细胞仍可存留，并能在儿童的淋巴组织中被检出[51]。生命后期，母亲嵌合体罕见，可能是某些低级免疫机制造成了嵌合体的丢失[52]。

总而言之，诱导 HSC 的耐受和植入似乎可行，但要在具有免疫功能的动物模型中实现十分复杂，如何在人类胎儿中实现仍然悬而未决。胎儿的免疫系统，母体免疫系统与宿主细胞的竞争等似乎造成了阻碍。

子宫内移植

有些疾病会导致胎儿不可逆转地损伤，甚至会引起围产期胎儿死亡，因而相应的治疗应该甚至必须在出生前就开始。因此，在其他病理变化发生前或快速发展时就应该尽早干预。支持 IUT 的其他原因还包括：

1. 细胞通过心脏从右到左分流，进而系统分

布,而不是像儿童和成人时期一样流经肺部。两项临床研究表明产后静脉注射 MSC 后,细胞在 20min 内积累在肺部,48h 后被分配到其他器官,如肝脏和脾脏[53,54]。在一些动物研究中,MSC 静脉输注后几秒内出现在肺部,24~48h 后再重新分布到肝、脾、肾、心脏和骨髓[55-57]。相反,成骨不全症(osteogenesis imperfecta, OI)和肌营养不良的小鼠模型进行腹膜内 IUT 后,除了出生时的肺部,移植的人类胎儿 MSC 在所有时间点的所有被检组织中都可以鉴定出来[58,59]。

2. 胎儿的快速成长为供体细胞的植入、扩增以及随后迁移和分布到不同解剖区室(anatomical compartment)提供了机会。胎儿时期,自然产生的干细胞扩增迁移,并在各解剖区室内定居和填充。一个例子是 HSC 和 MSC 从主动脉 - 性腺 - 中肾和卵黄囊到肝脏,最后到达骨髓的平行迁移[60,61]。这些区室为胎儿细胞的增殖和分化,尤其是在胎儿间移植,提供了有力且专门的支持环境[62]。

3. 胎儿免疫系统的相对不成熟,使其对供体细胞产生免疫耐受成为可能。妊娠早期不成熟的胎儿免疫系统产生了胎儿免疫耐受的概念(即无法提高针对外来抗原的免疫应答)。在胎儿期,发育中的免疫系统逐渐辨别自体和外来抗原,在足够早的时期引入的外来抗原会识别为"自身"且不被排斥。

4. 孩子在出生前接受治疗会改善父母的心理状况。虽然没有比较研究,但从我们有关胎儿治疗的诸多经验来看,我们深信父母更愿意采用积极的方法,包括治疗策略,而不是观望。这些父母通常不愿意终止妊娠,而是尽可能地为未出生的孩子做更多的事情。因此,他们将胎儿视为应该得到最佳的护理和管理的潜在的未出生患者。

IUT 的可能优势总结在表 45.1。

通过出生前后的胎儿间充质干细胞移植治疗胎儿成骨不全

在过去 10 年中,我们团队参与了在出生前和出生后治疗 OI 的项目。OI,统称脆性骨病,是遗传学中的一种异质性遗传疾病,出生时患病率

表 45.1　造血干细胞(HSC)和间充质干细胞(MSC)在子宫内移植(IUT)的论点和证据[a]

干细胞 IUT 的论点	HSC 的证据	MSC 的证据
从右到左的心脏分流增强细胞的全身分布		
胎儿体积小,可以大剂量		
在疾病造成严重后果之前进行治疗		
胎儿时期,干细胞会发生大规模迁移		
允许移植跨过 HLA 屏障		
供体特异性诱导耐受		
外源性干细胞的生态位		
心理优势		
比产后移植更便宜		

注:a. 绿色,一些证据;红色,极少证据。深色的色调描绘的是更少(红色)和更多(绿色)的证据。

HLA,人类白细胞抗原。

约为 1/10 000~1/20 000[63]。OI 由 1 400 多个不同的显性突变和 150 多个隐性突变引起[64]。最常见的原因(>90%)是编码 I 型胶原的两个基因(COL1A1 和 COL1A2)的任一显性突变,显示出常染色体显性遗传模式[65]。Sillence 和其同事在 1979 年基于临床、放射学和遗传学的发现,首次描述了四种类型的 OI,即 I 型至 IV 型[66,67]OI 是异质性疾病,程度从成年后才显现的轻度 I 型到围产期致死性的 II 型 A/C。III 型 OI 是能存活至成年的最严重的类型。最近,因不同的临床特征

或是不同的致病基因突变，OI 分类扩展出 V～Ⅷ型，但是这些类型通常不用于临床诊断[68]。OI 的病理在胎儿期发展，严重型 OI 的超声征象可在妊娠早期发现，如颈项透明层增厚和骨畸形[69]。妊娠后期，受Ⅲ型 OI 影响的胎儿通常显示出典型的超声表型，如不同愈合期的多发性骨折；极短的，呈弓状和角状的畸形长骨；有时回声减弱[70]。结论性的 OI 产前诊断通常需要进行侵入性检查以获得用于分子分析的胎儿组织。OI 的主要临床表现是骨骼非正常的发育，骨质减少，多发性疼痛性骨折和身材矮小，但有些 OI 患者也有牙齿脆弱，听力下降和关节活动过度的表现。在患者的一生中，因凝血因子缺乏，发生心脏瓣膜功能不全，动脉瘤和出血的风险更高。轻型 OI 的预期寿命不受影响，但较严重类型 OI 的预期寿命可能会缩短[71]。Ⅲ型 OI 个体一生中可能会经历数百次骨折[72]。

寻找合适的细胞来源是再生医学的主要挑战之一。除了需改善重建组织的功能性障碍外，较低的免疫原性也有益于移植治疗的成功。MSC 是非造血、非内皮的多潜能基质细胞，最初在成人骨髓中发现，具有集落形成能力。MSC 易分离和扩增，并能向成骨，成软骨，成肌和成脂肪等细胞种系分化[73]。MSC 不表达 HLA-Ⅱ类抗原，通常认为其不具有免疫原性，不会引起免疫反应[74]，并能在体外抑制同种异体淋巴细胞的增殖[74,75]。正常培养条件下生长的 MSC 一般认为可以进行安全移植，至今没有异位组织形成或恶性转化的报道[76]。由于这些特征，MSC 现已在各种疾病的临床试验中进行了测试，包括炎症疾病，自身免疫性疾病、心血管疾病和骨科的应用[77]。距离第一例 MSC 的移植治疗已过去 15 年，成体 MSC 目前已在多种条件下被数千人移植治疗使用，且无不良反应[77]。

我们卡罗林斯卡研究所的研究小组是世界上最早从事人胎儿组织 MSC 分离、培养和鉴定的研究组之一[60,78,79]。与成人来源的 MSC 相比，这些原始的 MSC 更易被发现，且具有更好的集落形成能力，更长的端粒（如果端粒在每次细胞分裂时不缩短，细胞寿命更长）和更高的增殖潜能[79-82]。此外，相比成体 MSC，胎儿 MSC 更容易分化为骨骼，肌肉和少突胶质细胞[58,81,83,84]，且同样没有免疫原性[78,79]。

MSC 移植治疗 OI 的潜力首先在 OI 疾病的小鼠模型中得到证实。产后移植同种异体小鼠成体 MSC 后，供体细胞归巢于骨骼，有助于骨祖细胞的再生，改善胶原蛋白含量和骨矿化[85]。在随后的研究中，Panaroni 及其同事证明，在围产期致死的显性 BrtIV OI 模型中，同种异体小鼠成体骨髓 IUT 使新生小鼠免于围产期死亡，并改善其骨骼的力学性能[86]。供体细胞移植到造血和非造血组织中并分化为骨细胞，尽管其植入率仅为 2%，但植入细胞合成的Ⅰ型胶原高达骨骼中Ⅰ型胶原总量的 20%。Oim 小鼠是一种类似于Ⅲ型 OI，且伴有进行性畸形和髂骨骨折的自然隐性小鼠模型，对其进行人胎儿 MSC IUT 治疗后显示，腹膜内注射人胎儿 MSC 会导致骨骼内植入（0~5%）。此外，长骨骨折减少 67%，骨强度、厚度和长度均有增加，且能检测到正常的人Ⅰ型胶原[59,87,88]。

一些患有严重 OI 的儿童尝试了出生后的干细胞移植。该疗法的首个临床证据来自十余年前 Horwitz 及其同事的研究结果，当时 5 名Ⅲ型 OI 患儿接受了相匹配的成人全骨髓移植。尽管供体成骨细胞的植入率较低（<2%），但是受者的线性生长增加，骨折频率也降低了[89,90]。随后从捐献者骨髓中分离出成体 MSC 输注给接受者，结果显示受者的生长速度加速，这与骨髓移植的供体细胞植入骨骼相似[91]。来自小鼠研究的数据表明，相对较少的供体细胞可以沉积大量的正常胶原蛋白[59,86]，这也解释了为什么低水平的植入却能带来显著改善。如前文讨论，IUT 移植后的植入率可能会更高，因此有可能更好地纠正疾病的症状。

受到临床前和临床研究数据的鼓舞，我们在 2002 年第一次使用在卡罗琳斯卡研究所研发的人胎儿肝脏来源的 MSC，在具有免疫功能的Ⅲ型 OI（COL1A2 c.3008G> A；p. Gly1003Asp；Gly913Asp 在三重螺旋结构域）的胎儿中进行 IUT，治疗结果很成功[92]。妊娠期第 31 周，在超声引导下将 6.5×10^6/kg 的胎儿 MSC 子宫内移植到脐静脉。该移植显示了良好的临床效果，即 HLA 不全相合的间充质干细胞在患者骨内产生长期移植和位点特异性分化。直到 8 岁,患者每年只有一处骨折和一处压缩性骨折[93]。值得注意的是,该患者继续遵循自己的身高和体重曲线(以 -5 为标准)偏差(standard deviations,SD)生长,直到从 6~8 岁才落后 -6.5 SD。由于骨折率升高,该患者经静脉重新移植同种供体的 MSC。接下来两年中,该患者没有出现任何骨折,其线性成长和活动能力也得到改善[93]。

我们对该患者进行了超过 15 年的随访,她还接受了 3 年每年一次的相同供体细胞输注,以期望提高身高(2013—2015 年,分别为 11 岁、12 岁和 13 岁)。每次输注后均能观察到临床效果(据其父母反映,患者骨折频率降低,身高增加,生活质量提高)。在全球 OI 注册中心发现了一个具有相同突变的孩子,其出生前后均未接受 MSC 移植且表现出非常严重的 OI 表型,此患者因该疾病在 5 个月大时去世[93]。这是第一例揭示使用胎儿 MSC IUT 可以改善人严重 OI 疾病的病例,尽管这两名患者有相同的 OI 致病突变,但总体基因背景仍有所不同。

通过国际合作,我们在 2009 年和 2014 年使用胎儿肝 MSC 进行了另外两次 OI 疾病的 IUT 治疗。第一个病例是我们运送了临床级人胎肝 MSC 到新加坡国立大学医院,由当地的胎儿医学专家对确诊的Ⅳ型 OI 突变(COL1A2 c.659G> A;p. Gly220Asp;Gly130Asp 在三重螺旋区域)的胎儿,在其妊娠期第 31 周时进行超声引导的肝内脐静脉输注[93]。该患者在 1.5 岁时接受相同供体细胞的二次移植,效果良好,且身高增加以及骨折发生率降低比预期更多。在最近的案例中,另一位国际患者其分子产前诊断确诊为Ⅲ型 OI 病(COL1A1 c.3469G> C p. Gly1157Arg),妊娠第 28 周时到卡罗林斯卡研究所的大学医院进行移植。该婴儿于 2014 年 10 月出生,目前表现好于预期。

OI 患者 MSC 移植后的临床疗效不是永久性的,可能需要每年或每半年重新输注,这在出生后使用 HLA 匹配的 MSC 进行的 OI 临床试验中已被注意到[91]。尽管单次 IUT 在临床上可能不足以永久性地矫正病症表型,但 IUT 方法仍是合理的治疗手段,因为胎儿的免疫幼稚可能使供体细胞产生免疫耐受,从而使出生后的移植更有效。因此,在早期治疗这种严重疾病对儿童和儿童父母都有益。

在卡罗琳斯卡学院过去 15 年的工作基础上,我们目前正准备一个由欧盟"地平线 2020"计划资助的多中心国际临床试验项目,该试验旨在通过产前和产后移植胎儿 MSC 来改善严重型的 OI 疾病(BOOSTB4.EU,授予协议 681045)。表 45.2 举例说明了成功的 MSC 治疗对 OI 患者和卫生保健系统的影响。

表 45.2　间充质干细胞(MSC)治疗成骨不全症(OI)患者和对卫生保健系统的意义示例

目前 OI 的治疗方案			
治疗选择	治疗前景	对患者影响	对卫生保健系统的影响
双膦酸盐	有限的证据表明骨密度增加未能证明其临床效益(减轻疼痛,促进成长,更好的功能活动性)对骨折愈合的负面影响长期安全尚不清楚;在成人中,骨折可能更多	第一个可用于增加骨密度的医疗方法	对生活质量和社会成本的影响尚不清楚 包括为静脉注射治疗经常住院产生的费用
骨科手术干预措施	例如,髓内钉,纠正或改善骨骼畸形	手术治疗和康复相关的身体和心理创伤	每个手术事件(手术时间,工作人员工资,术后护理和康复)参考成本为 15 000~20 000 欧元[a,b]

续表

| 目前 OI 的治疗方案 | | | |
治疗选择	治疗前景	对患者影响	对卫生保健系统的影响
骨折相应治疗	止痛,打石膏,矫正手术	终身暴露在骨折痛苦和生活质量受限的风险中 日常功能严重受限	每次骨折事件(紧急护理和康复)参考成本为 10 000~20 000 欧元 [a,b]
物理疗法	肌肉力量和活动范围训练	缺乏科学证据;目的是增加机动性	为 OI 患者提供护理的费用尚不清楚
MSC 治疗的潜在影响			
MSC 治疗	早期再生治疗干预 OI 的发展	胎儿期或儿童期在门诊定期(估计每年或每半年)输注 MSC 治疗 OI,可从根本上降低整个病情的严重程度	接受治疗的患者骨折减少将带来成本效益

注:a. 很少有文献详细描述 OI 患者护理相关费用的信息。一项研究表明,每位 OI 患者的单次住院费用约为 4 000 欧元[96],根据美国医疗保健消费者价格指数重新计算,每个患者平均每年入院两次[96],总平均住院费用 8 000 欧元。父母护理或出院后医疗护理相关的额外费用不包括在本表中。

b. 外科手术,包括放置髓内钉是治疗 OI 的核心。2005 年英国的数据表明,为一名健康儿童钉治儿童股骨骨折的费用约为 6 700 欧元(使用英国消费者健康价格指数对 2014 年价格进行调整)[97]。没有关于 OI 患者手术费用的数据。然而,在对 OI 患者进行手术时,必须花费更多的时间和采取额外的护理以确保适当麻醉,避免手术过程中的额外骨折。所需的密切术后随访将使成本至少增加一倍。该出版物还指出,健康儿童股骨骨折的非手术治疗费用要高得多(9 500~18 500 欧元)。

药物进展

如上所述,干细胞是一种未成熟的细胞,它可以发育成与所导入组织相匹配的健康细胞,从而取代病变细胞并修复组织。干细胞有希望用于细胞治疗,并为许多迄今无法治愈的疾病提供了有效的治疗手段,包括代谢病、糖尿病、癌症、阿尔茨海默病及各种遗传性疾病。

药物开发本身需要策略、坚持和经济实力,开发一种新药需要大约 15 年的时间(图 45.1),而进入人体临床试验的药物中,只有 1/10 能作为注册药物进入市场。为了找到一种药物,要用不同的方式开发和测试 5 000~10 000 种物质,导致以研究为基础的制药公司将大约 20% 的收入用于研发,这一比例远远高于包括电子公司、航空航天、汽车和电子计算机生产商在内的大多数其他工业部门。自 20 世纪 80 年代以来,制药公司的研发支出每 5 年就增加一倍,而研发一种药物的总成本现在约为 10 亿至 100 亿欧元。进入市场的药物数量在稳步下降,从 20 世纪 60 年代的 70~100 种到 90 年代的约 40 种,这导致了创新不足。造成这一不足的原因有很多,包括对安全要求的增加和难以满足监管的要求,药物测试所需时间延长,为了测试药物安全性导致临床试验的规模数量增加。也有人说"低垂的果实"已经被摘了,意思是治疗不太复杂疾病的基础药物均已面世,现在只有剩下复杂的疾病需要用更先进的药物来治疗。早期药物开发的重大事件已经成为历史,制药行业正面临着需要个性化治疗和药物方案的局面。

在个性化和精准化药物的时代,高端药物治疗产品(advanced medicinal therapy products,

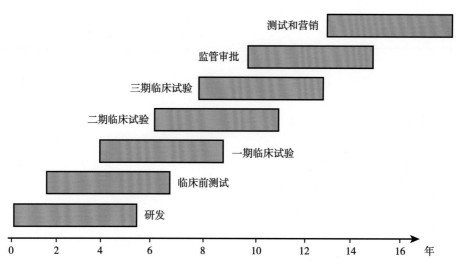

图 45.1　药物开发的预估时间线。一种药物在被批准用于人体之前有几个步骤需要确保安全和疗效。一种新药从发现到用于患者可能需要长达 15 年的时间。药物开发可分为几个阶段。第一个是临床前阶段,可能需要 5~7 年才能完成。这个阶段之后是向执行机构申请,如果同意,临床 1 期、2 期和 3 期将随后进行。然后,制造商提交药品申请批准。验收后,监管机构也可以要求制造商进行额外的上市后研究

ATMP)发挥着巨大的作用。ATMP 是由工业方法制备或制造的细胞或组织组成的医药产品。ATMP 分为三大类:基因治疗、体细胞治疗和组织工程产品。体细胞疗法包括在人类中使用自体(来自患者自身)、异体(来自另一个体)或异种(来自动物)活的体细胞,通过代谢、药物和免疫的方法大幅改变其生物学特性进而获得治疗、诊断或预防效果的操作。这种操作包括体外扩增或激活自体细胞,使用与体内、外所用医疗设备相关的同种和异种细胞。ATMP 有潜力改善那些当前医疗水平无法救治的重症患者的生命,但迄今为止,只有少数细胞治疗药品获得了市场许可。ATMP 的开发非常复杂和严苛,难题包括为临床前试验找到合适的动物模型,缺乏全面描述产品特征的敏感工具,缺乏全球商业化开发药物的学术或小型制药工业环境方面的经验,一套复杂且有时难以解释的规则和条例,以及利用复杂多样的生物资源制造出高水平药物产品所面临的挑战。由于开展细胞治疗的研究既复杂又耗时,故所生产的药物——细胞,价格高昂。

人类胎儿 IUT 研究的发展前景衍生了重要的监管和伦理问题,因此它被认为是细胞疗法的最前沿之一。需要采取多学科方法,由一批专家参与,如在疾病治疗领域具有专门知识的医师、胎儿医学专家、生产和监管专家以及伦理问题专家。其中咨询是一个要点,因此受过专门培训的护士和临床医师极为重要。目前的法规规定,研究所涉及的风险不应超过最低限度,尤其是在早期的临床研究,预期对胎儿或孕妇没有或很少有直接益处的情况下。干细胞和 IUT 的结合涉及多种安全考虑。首先,针头插入子宫壁会带来自然流产和早产的风险。产前输注流程与子宫内输血类似,一般需在专业的胎儿治疗中心进行,其并发症发生率低于 1%~2%[94, 95]。其次,必须明确定义制造业包括源头控制和细胞治疗产品测试,因为细胞治疗产品在给药前不能消毒。控制细胞治疗生产源头的主要环节是采用经批准的方法进行供体测试,以防感染传播,并控制与产品接触的所有试剂和物料,以防止在细胞加工过程中引入传染源。此外,还存在其他与干细胞移植相关的风险,如在受体中形成肿瘤的潜在风险。因此,临床研究的准备工作包括仔细设置生产流程,以及经过专家和权威机构审查的临床研究方案,并在研究团队中进行广泛的伦理讨论。

综上所述,使用人胎儿干细胞进行 ATMP 在治疗先前无法治愈的疾病方面具有巨大的潜力,

但临床研究人员和小型生物技术公司需要深入了解监管问题,并为该治疗领域的进一步扩展寻找资金。

结论

给未出生的孩子进行干细胞移植是一个充满挑战和激动人心的议题,同时也充满了障碍和困难。迄今为止,除具有固有免疫能力的胎儿对移植产生反应外,造血干细胞 IUT 的结果并不如人意。用低免疫原性的间充质干细胞移植可能更可行,但现仍处于试验性阶段。在今后几年内,我们将在这一领域开展首次试验。

宫内移植有几个伦理难点。目标疾病需要准确地诊断,且需要知道产前和产后的自然病程。如何招募患者,家长如何为他们未出生的孩子签署知情同意? 此外,该治疗理念中存在将重症儿童转变为轻症儿童的可能性,如果这意味着将一个致死胎儿转变成艰难的存活,那前景堪忧。考虑到这些问题的复杂性,显然需要采取多学科的方法和谨慎的态度。

(刘文强 译　王凯　童超 审校)

参考文献和自我测试题见网络增值服务

第 46 章　胎儿基因治疗

ANNA L. DAVID

本章要点

- 对于某些确诊的先天性疾病,对胎儿进行宫内基因治疗可能比出生后治疗更具优势。
- 目前,胎儿基因治疗有三种方式:直接胎儿体细胞基因治疗、对胎儿干细胞进行基因修正后再宫内移植、母体基因治疗。
- 临床前研究使用的先天性疾病的动物模型,对其进行直接的胎儿基因治疗可以达到表型治愈。
- 超声引导下的微创注射技术可用于动物模型中胎儿器官的靶向基因治疗。
- 胎儿基因治疗的风险包括插入突变、生殖系基因转移、载体毒性、胎儿和母体对载体的免疫反应,导致母体和胎儿的发病,甚至死亡。
- 目前,直接胎儿基因治疗和胎儿干细胞基因编辑后的宫内移植还处于试验阶段。
- 母体基因治疗即将被转化应用于临床治疗。

引言

目前,基因治疗已经成为治疗某些严重遗传疾病的主要疗法之一。慢病毒载体已经被用于治疗严重的联合免疫缺陷综合征[1]。腺相关病毒载体治疗 B 型血友病(Ⅸ因子缺乏症)也显示了很好的疗效[2]。许多影响出生后基因治疗的障碍已经逐渐被克服。包括如何确定靶向器官、如何应对成人治疗中产生的剧烈免疫反应以及治疗蛋白水平低下。而对于某些疾病,在新生儿早期进行基因治疗可能是最有效的。胎儿发育期间发生先天性疾病病理改变时,对胎儿进行治疗可能是最好的解决办法。

在过去的 18 年里,动物模型上的临床前研究表明胎儿基因治疗可以治愈严重的遗传疾病。最近,胎儿的结构异常已经通过基因治疗的方法进行了预防[3]。对于一些非遗传性疾病,例如在孕晚期特定蛋白的及时表达可以减轻病理改变。利用母体血液中循环的胎儿 DNA 进行无创产前诊断,可使临床医师在妊娠 10 周便能检测出胎儿的遗传性疾病。这给患儿父母提供了一定时间进行选择,包括是否进行宫内治疗矫正遗传疾病。

什么是基因治疗?

基因治疗是将遗传物质(通常是 DNA)输送到细胞内,通过纠正现有细胞的异常情况或为其提供新功能来达到治疗效果。载体是用来携带遗传物质进入细胞的媒介。基因治疗的两种主要方法是使用"基因改造"的重组病毒(病毒载体),或者直接使用 DNA 或 DNA 复合物(非病毒方法)。这种通过基因工程转移遗传物质的方法被称为转基因,转基因可改变患者的表型。转基因包含:①启动子,决定导入基因在何时何地表达的调控序列(例如,一个肝细胞的启动子可调控转入基因只在肝细胞中表达);②外显子,编码蛋白的基因序列(通常来自目的蛋白的 cDNA,如治疗 B 型血友病的人Ⅸ因子 cDNA);③终止子,转入基因的终止序列。在细胞中,转入基因表达产生具有治疗作用的目的蛋白。

体细胞基因治疗是通过体外(如体外培养的造血干细胞)或体内(如血管内注射)的方式将基因导入到患者的非生殖细胞中;其中多能干细胞或分化细胞都可作为靶细胞。对胎儿实施基因治疗可以直接通过胎儿本身或通过胎儿干细胞自体移植进行(图 46.1)。当母亲疾病的病理状态影响子宫内胎儿时(如胎盘功能不全),可以直接对母亲进行基因治疗[4]。生殖细胞的基因治疗可以靶向卵母细胞或精母细胞,有可能在后代中根除遗传疾病。然而,从基因治疗起初阶段起,便认为对生殖细胞系进行基因治疗无论在科学上还是医学上都是不可取的,而且在技术上不安全且不可预测,因此,在伦理上不被接受[5]。

胎儿基因治疗潜在的优点和缺点

表 46.1 中总结了胎儿基因治疗相比于产后

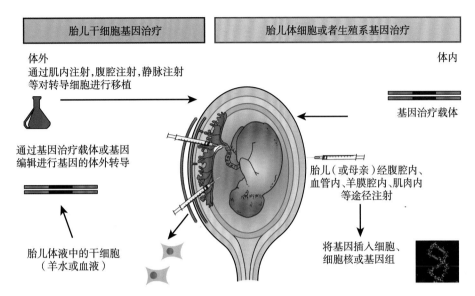

图 46.1　胎儿可以接受多种方式的基因治疗。载体在超声引导下直接注射于胎儿或母亲体内,称为体细胞基因治疗。或者通过超声引导取样的方式从胎儿体液中收集干细胞,在实验室与基因治疗载体共孵育进行基因修饰,然后通过超声引导注射将修饰后的干细胞重新导入胎儿

表 46.1　胎儿基因治疗的优势和劣势

胎儿基因治疗的优势	疾病实例或影响
胎儿出生前,在病变开始前即实现疾病纠正	先天性 MPS 胎儿应用可以预防出生前发生的脑损伤
靶向胎儿体内快速分裂的干细胞群	提供大量的转基因细胞以产生更好的治疗效果
由于胎儿体型小,有更高的载体 - 靶细胞比例	达到同样的治疗效果所需载体更少,因此更具成本效益
出生后,难以靶向到目的器官	大疱性表皮松解 胎儿表皮可能通过基因治疗靶向纠正[92]。在出生后,程序性细胞死亡的重塑被成熟的角质取代从而阻止基因传递
诱导对转基因蛋白的免疫耐受	更好的治疗效果,避免在出生后发生基因治疗的免疫应答
胎儿基因治疗的缺陷	**疾病实例或影响**
可能增加生殖细胞基因变异的风险	注射 3 个月后,外源基因传递到雄性绵羊精子中,而非孕早期、孕中期、晚孕期[72]
可能增加特定载体类型(EIAV 慢病毒)的插入突变	胎儿期接受过转基因治疗的成年小鼠罹患肝细胞性癌[78]
载体毒性	将 VSVG - 假型慢病毒注入胎羊中,可见胎儿发生腹水和胚胎死亡
母体对载体的免疫反应可能会阻碍基因到达胎儿	母猴中存在的 AAV5 抗体将阻碍基因转移到胎儿[15]
产妇和 / 或胎儿的发病率和死亡率	宫内手术可能会导致胎儿丢失以及母胎并发症

治疗的优点。临床级基因治疗载体的生产十分耗时且费用高,在使用与成人相同的载体剂量时小体积的胎儿能增加载体的分布密度。胎儿出生后,载体难以准确靶向特定器官,但在胎儿时期由于发育阶段相对不成熟,反而更容易靶向器官[6]。

出生后基因治疗的一个主要障碍是转基因(治疗性)蛋白或载体本身引起的免疫反应[7],特别是在治疗基因产物完全缺失的遗传疾病时。有些患者体内已经存在对病毒载体的抗体,这将阻碍转基因蛋白的持续表达,影响其治疗效果和给药频次。例如,2型腺相关病毒(AAV)的中和抗体被证明能干扰AAV2载体介导的凝血因子Ⅸ(FIX)基因对肝脏的导入[7-9]。胎儿期间将外源蛋白传递给胎儿会产生免疫耐受,这一概念早在近60年前就被提出[10,11]。免疫耐受的诱导取决于外源蛋白在妊娠早期的充分表达,可能需要在胎龄12~16周前,在胎儿的免疫系统完全启动前,即将其在胎儿内的表达量维持在可检测的水平,以便在正确的时间呈递给胸腺。如果在妊娠早期给予载体,转基因蛋白需要持续表达至少6个月,这限制了可以应用的病毒载体类型。研究证据表明,在小型[13]和大型动物中[14,15],长期表达治疗水平的蛋白可以诱导免疫耐受[12],并在一些动物模型中可治愈先天性疾病。

胎儿基因的导入载体

理想的产前基因治疗载体是能够通过单一有效的基因传递方法维持目的基因的长期治疗性表达,并且对母亲和胎儿都是安全的,从而可以纳入临床试验。例如,携带β-珠蛋白基因的载体应该靶向红系特定细胞和谱系。具体基本特征见表46.2。

在胎儿基因治疗的临床前研究中,最常用的载体是腺病毒、AAV、慢病毒和反转录病毒载体。表46.3描述了常用的载体系统。

改造载体结构和转入基因可以改变载体的特性。例如,假病毒包装涉及将病毒衣壳(外壳)改变成一种不同血清型或完全不同的病毒,从而改变其感染特定类型的细胞或器官的能力[16]。替换增强子-启动子区可以提高其向特定器官或组织的基因递送。启动子是DNA上的RNA聚合酶结合区,且为基因的转录起始位点。而增强子

表46.2　胎儿基因治疗理想载体的特性

特点	理由
高效,调控转基因蛋白的表达	提供治疗水平的蛋白表达量
转基因蛋白表达满足疾病治疗需要的时效	例①:对单基因疾病的基因治疗需要转入基因的蛋白长期表达且持续整个生命周期(如血友病) 例②:发育或产科病的瞬时转基因蛋白表达需要发生在胎儿生长的关键窗口(如,胎儿生长受限) 例③:转基因蛋白在特定发育时间点的短暂表达以治疗结构性缺陷(如面部唇裂)
趋向于特定靶器官的特定载体	避免系统性基因转移
转基因载体承载能力大	可容纳治疗基因和任何必需的调控元件
无毒性	对母体、胎儿和后代都是安全的
无免疫原性	避免产生胎儿的免疫反应
无诱变属性	对胎儿和后代都是安全的
无复制能力	递送到体内后无自我复制能力
生产过程符合良好生产规范要求	以合理的成本获得足够数量的临床治疗级别载体

是一种调控序列,可提高相邻启动子的转录水平。这些调控元件可以从哺乳动物、病毒或其他生物的基因组中获取,并通过人为改造以实现对基因表达的调控[17]。

一些载体,如慢病毒和反转录病毒载体,含有整合酶,这种酶能将病毒遗传物质整合到受感染细胞的DNA中。这确保了细胞分裂后的子细胞含有病毒遗传物质。其他载体,如腺病毒则不具有整合能力。但许多复制缺陷型的慢病毒多建立在免疫缺陷病毒的基础上,理论上有逆转为野生型的可能。然而,在第三代和第四代慢病毒载体中,去除Tat基因可降低其在体内产生具有复制活性病毒的风险。对病毒转录调控元件的改装亦大大地降低了其插入突变的风险,例如对慢病毒载体中的整合酶进行突变,使其无法整合[18]。临床级载体的生产需对病毒的复制能力进行严格的测试。有关胎儿基因治疗载体的更多详细信息,

表 46.3　载体类型以及对产前基因治疗应用相关的评价

载体	DNA	效率	趋向性	优势	劣势	产前注意事项
非病毒 DNA	非限制	+	限制性	毒性低 免疫原性低	传导效率低	表达不能持续到整个妊娠期
腺病毒	7.5kb	+++	依赖于血清型	滴度高 基因转导效率高 成人体内长期的临床安全性和有效性数据	表达期短 & 具有免疫原性	存在某些胎儿畸形的相关报告
辅助病毒依赖性腺病毒	35kb	+++	广谱	免疫原性低,容量大,在静止细胞中长期表达	产量低	
腺相关病毒	约 4.7kb	++	依赖于亚型	长期表达,免疫原性低,滴度很高,可通过全身注射靶向中枢神经系统,成人体内长期的临床安全性和有效性数据	因抗衣壳 T 细胞在成体试验中有肝毒性 肝癌风险 雄激素促进基因转导(雄性比雌性有更高的投递效率)	具有一些与妊娠丢失相关的亚型。 较低滴度便可造成活性基因整合,所以理论上具有诱变风险
反转录病毒	10kb	+	依赖于假型包装	长期转基因效果,安全性高,对于胎儿具有高持久性	潜在的插入突变 仅对分裂细胞有感染能力	具有生殖系传递和插入诱变的风险 病毒会被羊水灭活
慢病毒	10kb	++	依赖于假型包装	长期转基因效果 可感染分裂与不分裂细胞	潜在的插入突变	具有生殖系传导和插入诱变的风险
非整合型慢病毒	10kb	++	依赖于假型包装	不会发生插入诱变	表达期短	胎儿细胞的快速分裂会导致转基因蛋白长期的低水平表达

建议读者参阅其他资料[19]。

宫内基因治疗多需要将载体递送到体液中,如血清、呼吸道或羊水(AF)等,所以暴露于病毒对胎儿的影响是需要被考虑的重要方面。人的血清会灭活反转录病毒,羊水则会抑制反转录病毒的感染[20]。改变载体的构造可以使它们发挥更强的效果。慢病毒、AAV 和腺病毒载体对损伤相对免疫。

基因编辑　基因编辑是指在实验室中使用被称为分子剪刀的工程核酸酶在细胞基因组特定位点插入、删除或替换 DNA 的过程。这是一种极具吸引力的纠正基因缺陷的替代方法,因为它避免了引入病毒或非病毒载体所需的额外 DNA 或 RNA 成分进入细胞或基因组中。该方法有许多不同的编辑策略[21]。锌指核酸酶(ZFN)是一种可人工编辑的限制性内切酶,能在复杂的基因组中靶向目标 DNA 序列,而转录激活因子样效应核酸酶(TALEN)则使用 DNA 识别模块识别单个碱基对。基因编辑治疗成功应用的报道正在加速出现[22-24]。来源于细菌成簇规律性间隔短回文重复序列(CRISPR)-Cas(CRISPR associated)系统的 RNA 引导的工程核酸酶(RGEN)技术已日趋成熟。CRISPR/Cas 介导的基因编辑已成功应用于斑马鱼和细菌中[25],进行高精度的基因编辑。在子宫内干细胞基因治疗(IUSCGT)方法中,基因编辑工具可能对靶向特定干细胞群更加适用。

选择合适的疾病类型进行胎儿基因治疗

与任何新的治疗方式一样,胎儿基因治疗的风险并没有很好地被描述。在选择合适的疾病对女性进行首次试验时,必须经过仔细地考虑。国家卫生研究所重组 DNA 咨询委员会对使用载体直接递送给胎儿治疗遗传性疾病给出了指导方案（知识点 46.1）[26]。

知识点 46.1   胎儿基因治疗候选疾病的初步应用建议

该疾病应与胎儿在子宫内或出生后严重的发病率和死亡率风险相关。

尚无有效的出生后治疗方法，或者使用现有的出生后治疗方法效果不佳。

该疗法可纠正与这种疾病有关的所有严重的异常病变。

该疾病必须在宫内确诊，并具有明确的基因型 - 表型关系。

应有适合的动物模型来再现人类疾病或紊乱，并用于子宫内基因治疗的测试。

表 46.4 列出了一些可能适合胎儿基因治疗的疾病。直接进行胎儿基因治疗的临床前研究是具有鼓舞意义的。基因治疗在多种先天性疾病的小鼠模型中的应用都显示出了对表型的纠正，如血友

病 A 和 B、先天性失明、克里格勒 - 纳贾尔综合征 I 型和庞贝病（糖原储存病 II 型）[27-31]。在结构异常性疾病的案例中，通过向羊膜腔内递送编码转化生长因子（TGF）β_3 的腺病毒载体，可防止小鼠模型中的腭裂[3]。对于影响胎儿的产科疾病如胎儿生长受限，在妊娠过程中向绵羊母体子宫动脉注射含有血管内皮生长因子（VEGF）基因的腺病毒可改善绵羊胎儿和羔羊的生长[32,33]。

理想的胎儿基因治疗方案是将载体一次性直接注射到胎儿中就能有效地治疗严重的先天性疾病，通过一次注射提供足够的转基因蛋白表达，并在患者的整个生命周期中都能保持这种治疗水平的表达。本文将详细讨论一些遗传性疾病，如溶酶体储存障碍的治疗及最近的进展。

溶酶体贮积障碍为候选疾病。溶酶体贮积障碍是由于遗传性溶酶体酶缺乏导致细胞内底物积累。例如，在 VII 型黏多糖病（MPS）中，β- 葡萄糖醛酸酶活性缺乏导致溶酶体中糖胺聚糖的积累，从而造成肝大和脾大、生长受限、发育迟缓和心力衰竭死亡。这种疾病在子宫内就开始发病。虽

表 46.4   特定疾病的胎儿基因治疗实例

疾病	治疗性基因产物	靶向细胞 / 器官	起始年龄	发病率	平均寿命
囊性纤维化	囊性纤维化跨膜电导调节器	呼吸道和肠道上皮细胞	孕晚期	1：4 000	三十几岁
进行性假肥大性肌营养不良	肌营养不良蛋白	肌细胞	2 年	1：4 500	25 岁
脊髓性肌萎缩	运动神经炎生存蛋白	运动神经元	6 个月（1 型）	1：10 000	2 岁
血友病	人凝血因子 VIII 或 IX	肝细胞	1 岁	1：6 000	治疗后可到成年
地中海贫血	球蛋白	红细胞前体	<1 岁	1：2 700	在发展中国家 <20 岁
溶酶体贮积障碍（如神经性戈谢病）	葡萄糖苷脂酶	肝细胞	9.5 岁	1：9 000 整体 1：59 000	<2 岁
尿素循环先天缺陷（如鸟氨酸氨基甲酰转移酶缺乏症）	鸟氨酸转氨甲酰酶	肝细胞	2 天	1：30 000 整体 1：105 000	2 天（严重的新生胎儿发病症状）
联合免疫缺陷综合征	γc 细胞因子受体	造血前体细胞	出生	1：1 000 000	如果未进行骨髓移植则 <6 个月
大疱性表皮松解（如营养不良型）	VII 型胶原蛋白	角质细胞	出生	1：40 000	成年
严重胎儿生长受限	血管内皮生长因子	滋养层	胎儿	1：500	几天

然少见,但由于具有小鼠和狗的疾病模型,Ⅶ型 MPS 一直是目前研究基因治疗的首选疾病。

理论上,MPS 表型的纠正只需要低剂量的治疗性基因药物[34]。在Ⅶ型 MPS 犬和小鼠中,将反转录病毒载体初次递送到肝细胞中,并由其他器官通过血液循环摄取。接受治疗的动物没有出现心脏疾病或角膜混浊并发症,骨骼、软骨和滑膜疾病得到改善[35]。非病毒介导的基因转移到Ⅰ型和Ⅶ型的 MPS 小鼠肝脏中,其表型也得到了改善[36]。然而,主要的挑战仍然是靶向大脑的递送,目前仍需要多次伴随相应风险的脑内注射递送以及免疫抑制,以防止因转基因蛋白的免疫反应而发生全脑炎[37,38]。在Ⅶ型 MPS 小鼠中,AAV 基因转导系统的应用则广泛纠正了病变的发生,同时这种载体所诱导的免疫反应较少[39]。

胎儿基因转导是一种替代性方案。将腺病毒注射于胎鼠的脑室中可导致基因在整个大脑和脊髓中广泛且长期地表达[40]。在同一项研究中,在Ⅶ型 MPS 小鼠胚胎的脑室中注入治疗基因可以在出生前以及出生后 4 个月内阻止大部分脑细胞的损伤。另一项使用 AAV 载体的类似研究也取得了相似的结果,并且其表达时间更长[41]。

从转化的角度来看,利用显微注射技术,通过胎儿头骨将载体直接注入胎儿大脑或脑室中进行产前基因转移在技术上是困难的,尽管在超声引导下在非人灵长类动物和绵羊中已经实现了这一点[42]。与此相反,在目前临床中通过超声引导进入人体胎儿循环系统进行胎儿血液采集和宫内输血,伴有较少的胎儿丢失率和并发症。血清型 2/9 的新型 AAV 载体在对新生小鼠、猫和非人灵长类动物进行全身注射后,具有惊人的向神经系统细胞的递送能力[43-45]。此外,在猕猴胎儿的肝内脐静脉注射 AAV 2/9 可实现向中枢神经系统(CNS)的全面递送,包括大脑和视网膜的所有区域,以及外周神经系统,包括肌间神经丛[46]。在胎鼠和猕猴中,使用这些血清型的 AAV 也实现了系统性转导过程,特别是上皮细胞和肌肉细胞[47]。因此,使用 AAV 进行胎儿基因治疗的方法可影响全身各系统的先天性疾病,包括对中枢神经系统疾病的治疗具有很大的潜力。

胎儿生长受限作为候选疾病。严重的胎儿生长受限(FGR)的发病率约为 1/500,是新生儿发病和死亡的主要原因。胎盘功能不全是引起胎儿生长受限的常见原因,由于滋养细胞侵袭异常,无法将子宫螺旋动脉转化为高流量的大血管所致。目前,还没有能挽救子宫胎盘循环不良或改善胎儿生长的治疗方法。FGR 通常在胎儿测量值低于相应胎龄时被诊断出来。妊娠中期子宫动脉血管阻力异常增加是典型的表现。

对生长受限的绵羊胎儿血管内输注一氧化氮供体体枸橼酸西地那非会降低全身血压,有不利影响,因此需要一种更有针对性地改善子宫胎盘循环的方法[48]。在绵羊妊娠期将腺病毒 VEGF 表达载体(Ad.VEGF)局部注入子宫动脉,可使子宫动脉血流增加,血管收缩力明显减弱[49]。血管内皮生长因子的表达局限于子宫动脉的血管外膜,并伴有新的血管形成,支持基因转移的局部效应。这些影响是长期的,能从妊娠中期(80 天)持续到足月(145 天)[50,51]。在妊娠中期子宫血流减少 35% 的 FGR 绵羊模型中,在孕晚期子宫动脉注射相同剂量的 Ad.VEGF 能显著改善胎儿的宫内生长(图 46.2*)[32,33]。而且在出生后早期,子代仍然能够继续正常发育。此种治疗效果在 FGR 豚鼠模型上也得到了验证[52]。

---

*　根据版权授权要求,本图须在文中保留原文,相应译文如下:

图 46.2　通过向子宫动脉注射 Ad.VEGF(腺病毒包装的血管内皮生长因子表达载体)后,胎儿生长受限的发生率。为了构建 FGR 模型,对单胎母羊从妊娠到胎儿出生期间饲喂过量饮食。在妊娠中期,妊娠母羊随机接受 Ad.VEGF 载体、Ad.LacZ 载体或者生理盐水的子宫动脉注射。胎儿在妊娠(131 ± 0.2)天时剖宫产。以同期对照组 12 只胎鼠生长正常的母羊胎儿的平均出生体重作为比较。明显的 FGR(黑框)被定义为出生体重明显低于平均体重(在当前研究中,体重 <4222 g)(大于 2 标准差 SD)。出生体重 >4 222 g 的胎儿与正常生长的对照组胎儿的体重相似,因此称为非 FGR(白框)。统计学比较分析使用 Fisher 确切概率法。在妊娠中期通过 Ad.VEGF 载体注射明显减少了 FGR 的发生率。子宫胎盘腺病毒血管内皮生长因子的基因治疗可提高妊娠中生长受限胎儿的生长速度

Number of Fetuses= 胎儿个数　Marked FGR= 明显的 FGR　Non-FGR= 非 FGR

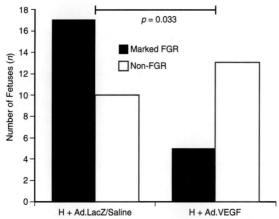

• **Fig. 46.2** Incidence of marked fetal growth restriction (FGR) in fetuses of dams treated with uterine artery injection of Ad.VEGF (adenovirus vascular endothelial growth factor) vector. To create FGR, singleton-bearing adolescent ewes were fed a high (H) dietary intake from conception until term. In midgestation, pregnant ewes were randomised into receiving a uterine artery injection of Ad.VEGF vector, Ad.LacZ vector or saline injection at laparotomy. Fetuses were delivered by hysterotomy at 131 ± 0.2 days gestation. The mean birth weight of the fetuses of 12 contemporaneous control-intake ewes that demonstrated normal fetoplacental growth was used for comparison. Marked FGR *(closed bars)* was defined as a birthweight greater than 2 standard deviations (SDs) below this mean birth weight (<4222 g for the present study). Fetuses with birthweights greater than 4222 g were of similar weight to normally grown controls and were therefore termed non-FGR *(open bars)*. Proportions were compared using Fisher's exact test. Midgestation treatment with Ad.VEGF vector reduced the incidence of marked FGR. (Adapted from Carr DJ, Wallace JM, Aitken RP, et al. Uteroplacental adenovirus vascular endothelial growth factor gene therapy increases fetal growth velocity in growth-restricted sheep pregnancies. *Hum Gene Ther* 25:375–384, 2014.)

在临床应用中,对子宫动脉的递送过程可以通过介入放射技术实现,这项技术是由英国皇家妇产科学院(RCOG)推荐的常用于产后出血高风险妇女分娩前的预防措施。然而,与口服药物相比更有侵袭性,但它可以针对性地改善母体子宫胎盘循环的血管活性。EVERREST 项目旨在开展 I/II a 期临床试验,以评估母体子宫动脉递送 Ad.VEGF 对于严重的早发性 FGR 基因治疗的安全性和有效性。该项目由欧盟资助,已组成了一个多国、多学科的团队,其中包括生物伦理学、胎儿医学、胎儿治疗、产科和新生儿学方面的专家[53]。

胎儿结构畸形作为候选疾病。胎儿结构畸形是围产期基因治疗的另一个潜在的重要应用。尽管在个体层面胎儿结构畸形的发病率较低,但总体上占所有出生胎儿的 1%。例如,先天性膈疝(CDH)是一种膈肌缺损导致腹内器官疝入胎儿胸部的情况。通过手术矫正膈肌缺损,许多新生胎儿表现良好。然而,在宫内对胎儿肺的压迫阻碍了肺的正常生长,导致出生时肺功能较差。为了促进严重 CDH 患者的肺生长,在胎儿镜下,在

胎儿气管内放置一个充气球囊可以用来阻止气管液体的流出。潜在的肺生长缺陷可能导致肺脏的病理变化。在肺发育的关键阶段,通过短期内进行生长因子的转基因表达,可在大鼠和绵羊 CDH 模型中显示出一定的治疗效果[54-56]。

临床胎儿基因治疗的实践性思考

在任何胎儿基因治疗方法准备投入临床之前,都要考虑许多实践中的问题(知识点 46.2)。

知识点 46.2　临床胎儿基因治疗的实践性思考

转入基因的表达需持续很长一段时间,从最初的胎儿阶段持续到成年阶段。

在患者的整个生命周期中,转入基因的表达不能被关闭或沉默。

母体对载体或病毒不具有的免疫力,不会阻断外源基因转导到胎儿中。

胎儿对载体或转基因蛋白无免疫反应。

载体必须以实现目标基因转移到正确靶器官或靶细胞为目标。

表达时间。当选择基因靶向治疗的方法时,靶细胞的有丝分裂速率对胎儿的发育是非常重要的,因为胎儿和新生儿是生命周期中生长最快速的时期。在使用非整合载体的情况下,随着器官的生长和细胞的丢失,在细胞高转换率的器官中遗传物质会被稀释,从而限制了载体的表达时间和蛋白水平。在一项将 AAV8-hFIX 基因转移到免疫活动启动前胎羊的长期研究中,宫内递送载体 3 周后可检测到高水平的IX因子表达,尽管没有中和抗体,但 hFIX 的水平随着胎肝和羔羊重量的增加而迅速下降。

载体沉默。载体沉默发生在转基因载体转导后,细胞阻止转入基因的表达。载体沉默是限制基因治疗应用的一个主要障碍,这在小鼠白血病病毒(MLV)载体的研究上尤其明显[57]。载体转导后不久发生的甲基化导致其完全的转录沉默。然而在胎儿细胞可能相对不成熟的情况下,在长期培养或分化过程中对最初表达的原病毒载体的渐进沉默可能是一个特殊的问题[58]。去除沉默元件,例如产生自灭活的 γ 反转录病毒载体,可

以用来抵消沉默。慢病毒载体同样受到基因沉默的影响,但它们可以感染非循环细胞并通过多次复制整合达到有效表达,因此它们可提供更有效的转基因效果。

对载体和转基因蛋白的免疫应答。胎儿免疫反应对于外源蛋白的长期表达仍是一个障碍。通过使用各种途径和剂量在宫内注射携带标记基因 β- 半乳糖苷酶的腺病毒和 AAV 载体,会在13~15 天胎鼠中产生低滴度的抗病毒和抗 β- 半乳糖苷酶的中和抗体[59]。这种初级免疫反应仅部分地阻断了出生后病毒载体介导的转基因蛋白表达。然而,在第三次病毒注射后,由第一次注射病毒引发的免疫反应完全阻止了转基因蛋白的表达。

胎儿基因转导仍然受制于与转基因蛋白表达的生物分布、时间和水平差异相关的免疫障碍。在基因递送前设计较弱免疫原性的载体和进行免疫调节,这虽是一个不太理想的选择,但可以部分克服此类问题。母体免疫球蛋白 IgG 可以跨越胎盘屏障,理论上可以阻止转基因蛋白的长期表达。这在 AAV 介导的转基因治疗中尤其重要,其中的限制因素可能是人类机体内存在对 AAV2的记忆性 T 细胞免疫能力,而人类是这种病毒唯一的自然宿主[7]。这可以通过使用人类在自然界接触不到的 AAV 血清型病毒加以规避,例如AAV8。

载体的靶向性。以器官或特定组织为靶向是基因治疗的最终目标,很可能需要联合使用几种方法。选择合适的递送路径将有助于将目的基因导向靶器官(表 46.5)[6]。

表 46.5 胎儿器官靶向的基因转移

靶向器官	最优载体	注射方式	限制因素
肺	腺相关病毒	羊膜内注射 肺内注射 气管内注射	羊水具有较大的稀释作用;受到胎儿呼吸运动的影响 表达局限于注射部位 需经胸部注射或者在妊娠中期胎儿镜下气管递送
血液	慢病毒	脐静脉注射 腹膜内注射	在妊娠早期执行,生殖系基因传递的风险增加
骨骼肌	腺相关病毒	肌内注射 腹膜内注射 胸膜内注射	同时靶向隔膜 在人体中技术复杂
肝	腺相关病毒、慢病毒	腹膜内注射 肝内注射	胎儿肝细胞的快速分裂可能限制载体的传导和整合
大脑	腺相关病毒、慢病毒	心室内注射 脐静脉或腹腔内注射	在人体中技术性复杂 载体需穿过血 - 脑屏障;可能与胎龄有关
皮肤	慢病毒	羊膜腔内注射	妊娠早期需要靶向更深的表皮层
感觉器官	慢病毒	羊膜内注射 耳泡或视网膜注射	妊娠早期对耳、眼睛的发育至关重要 在人体中操作技术复杂
肠	慢病毒	羊膜内注射 胃内注射 口咽注射	羊水具有较大的稀释作用;受到胎儿呼吸运动的影响 胃液对载体的潜在限制作用 需胎儿镜引导
心脏	腺相关病毒	腹膜内注射	
肾脏	慢病毒 ?	羊膜内注射 泌尿道注射	转基因蛋白在肾中表达,但在其他部位也会出现
胎盘	腺病毒	胎盘注射	只在注射部位起转导作用
子宫胎盘循环系统	腺病毒	子宫动脉注射	

利用妊娠的绵羊模型,超声引导下的穿刺技术在胎儿医学实践中已经得到了改进,并开发了新的方法来将目的基因转导到特定的器官。例如,在超声引导下将腺病毒载体注入绵羊胎儿气管,使基因在胎儿气道中表达;注射到绵羊胎儿胃部,使基因在胎儿小肠中表达[60,61](图46.3和图46.4);注射到胸膜内使基因在呼吸肌中表达[62]。注射导致的妊娠母羊的死亡率可以忽略不计,胎儿的死亡率根据注射途径的不同发生率在3%~15%。90%以上的胎儿死亡是由医源性感染引起,通常与已知的羊毛共生物有关。侵入性手术如气管注射,产生与胸腔内血管损伤有关的并发症的发生率为6%[63]。在早孕期进行胎羊中心静脉和脐静脉穿刺会导致过高的穿刺相关的胎羊死亡率,故脐静脉穿刺只在妊娠70天(相当于人类妊娠20周)之后适用[64,65]。在非人灵长类动物中,美国的研究团队已经使用超声引导将基因载体直接注入肺实质[66]。

受体表达模式的改变可能是导致新生小鼠和成年小鼠在腺病毒载体传递后出现靶向性改变的原因[58]。在小鼠羊膜内注射含有GFP的慢病毒载体后,随着发育的过程GFP在不同类型的细胞中存在表达差异。妊娠8天后,中胚层和神经外胚层组织中均可见到GFP的表达,但妊娠11天后,GFP的表达仅存在于上皮细胞中。在不同的发育阶段,这种表达模式和暴露于羊水(AF)中

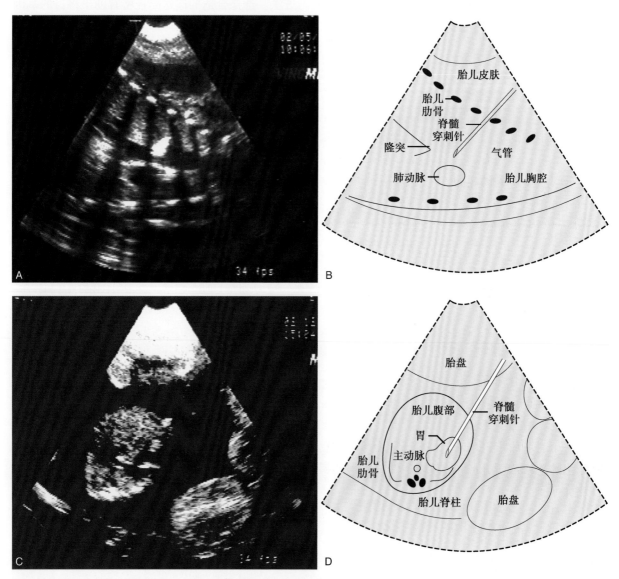

图46.3 在超声引导下通过局部注射将目的基因转导到胎羊气管和胃。妊娠114天绵羊胎儿纵断面超声图(**A**)和图解(**B**)。一根20号的穿刺针插入胎儿的第三和第四根肋骨之间的胸腔,穿过肺实质,进入胎儿气管,靠近气管隆嵴。妊娠61天绵羊胎儿横断面超声图(**C**)和图解(**D**)。一根22号的脊柱针插入胎儿的胃

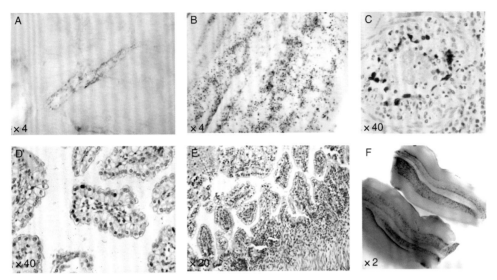

图 46.4　基因治疗后转入基因 lacZ 在胎羊气道和肠道中的表达。β- 半乳糖苷酶免疫组织化学阳性（蓝色细胞，A 和 F），β- 半乳糖苷酶免疫组织化学阳性（棕色染色细胞核，B-E）。在超声引导下注射含有 lacZ 基因的腺病毒载体 2 天后采集样本。将载体递送到妊娠中期胎儿的气管后，在中型气道（A 和 C）和气管（B）中可见 lacZ 的阳性表达。将目的基因递送到早孕期胎儿的胃后，在胎儿的小肠（D）、直肠（E）和胃（F）中可见 lacZ 的阳性表达

的细胞类型密切相关[67]。因此，靶向载体的设计需要进一步地优化，如选择合适的启动子进行靶向转录。然而，随着组织的分化发育，表达模式在发育过程中发生了迅速的变化，在终末分化的组织中，其表观遗传状态可能完全不同。例如，在小鼠胚胎干细胞（ESC）中，慢病毒载体的启动子类型决定了 ESC 分化过程中转基因蛋白表达的时间[68]。Micro-RNA 技术已被用于下调某些细胞的基因表达，如肝脏中库普弗细胞（Kupffer cell）和肝细胞[69,70]。

胎儿基因治疗的潜在不良后果

安全性是引入任何新疗法时需要考虑的必要前提，因此监测载体和转基因给药对胎儿的影响尤为重要。胎儿发育的独特特征使其成为基因治疗的一个有利靶点，如其未成熟的免疫系统和迅速分化的干细胞群，同时也意味着妊娠期间的微小干扰可能会产生严重的短期和长期后果。

对胎儿生长发育的影响。胎儿的生长发育是遗传和环境相互作用的结果，依赖于健康母亲提供的持续、均衡的营养，以及功能健全的胎盘和发育良好的胎儿胎盘循环，而病毒载体介导外源基因递送到母亲或胎儿可能会干扰到孕期任何阶段的一系列事件。先天性病毒感染，如风疹和巨细胞病毒感染，与 FGR 和发育异常相关，如感音神经性听力丧失，视觉损害和脑性瘫痪。在 FGR 或胎儿异常的妇女羊水的早期研究中都检测到了腺病毒 DNA，但更大规模和更严格的研究发现，感染腺病毒并没有增加妊娠相关并发症的风险[71]。合体滋养细胞或潜在细胞滋养细胞的转导可能会对氨基酸和脂类的主动转运产生不利影响，导致生长受限，因此在任何临床试验后都需要长期地随访研究。

载体传播。载体泄漏导致转入基因在非靶向组织中表达是大多数基因递送系统存在的风险。特别是在妊娠期间，对病毒载体在绵羊、小鼠和猴子雄性生殖细胞系的转导已经进行了研究。反转录病毒载体经腹腔注射后，用聚合酶链反应（PCR）和免疫组织化学方法对产羔后公羊的精子细胞和睾丸细胞进行检测，结果表明受感染的生殖细胞数量极低，尤其是在孕中晚期注射。研究者估计 6 250 个生殖细胞中只有 1 个被感染，比自然发生的内源性插入的概率还要低好几个数量级，也低于美国 FDA 设定的可容忍下限[72]。

可能是由于胎盘屏障，在大、小型动物的胎儿转基因研究中，在胎儿内注射后只有少量的载体会向母亲传播。腺病毒在体外感染滋养细胞的能力与滋养细胞的分化状态有关[73]。腺病毒载体

能有效地感染人胎盘内的细胞滋养细胞,但对暴露在母体血液中的终末分化的合体滋养层细胞的感染并不常见。部分原因可能是由于合胞滋养细胞缺乏腺病毒受体的表达,从而使母体对腺病毒感染具有抵抗性,并限制母胎间经胎盘传播[74]。

载体毒性。许多病毒载体在高浓度情况下所产生的免疫原性是有毒性的。在一项针对鸟氨酸氨基转移酶缺乏症的成人基因治疗的人体试验中,其中一个病例显现出严重的身体反应,表现为致命的全身炎症反应[75]。这些影响可能是高度物种特异性的[例如水疱性口炎病毒 G 蛋白(VSVG)型的假慢病毒已成功用于小鼠研究,但即使在孕早期在胎羊中给予低剂量注射也会导致胎儿腹水和死亡]。此外,还检测到一些更轻微的毒性迹象:例如 VSVG 型假 HIV 病毒将 GFP cDNA 递送至胎鼠耳蜗中,注射数周后在耳蜗内外的毛细胞中均有良好表达,但会导致轻度听力损失[76]。

插入突变。推测胎儿中高水平的细胞增殖,大量的生长因子富集,以及与分化增殖调控相关的基因处于转录激活状态等因素,可能会增加由载体整合宿主基因组所引发的罹患癌症的风险。用马传染性贫血病毒(EIAV)载体转染 lacZ 或人因子IX cDNA 后,小鼠肝细胞癌发生率增高,但用 HIV 载体转染后则无此现象[77]。胎儿可能对载体基因的递送整合所引起的遗传干扰特别敏感,因为 EIAV 已被用于成年动物的神经系统感染,且并没有不良事件的报道[78]。

转基因蛋白表达的不良影响。在胎儿发育的特定阶段,治疗性基因的表达可能会对胎儿造成损害。例如,腺病毒介导的囊性纤维化跨膜调节因子(CFTR)在正常胎鼠和小鼠中的表达导致了肺发育和形态的改变[79,80]。转基因蛋白的异常表达或失调所带来的不良影响是不可预测的。因此,每个基因治疗在进入临床试验前都需要进行严格的评估。

载体递送过程中产生的潜在风险。在超声引导下进行的宫内手术有一定的流产、感染和早产的风险。因为在胎儿生命的 12~14 周,可以观察到循环 T 细胞的数量显著增加,因此更早的转基因治疗可能是有益的[81]。然而,基因治疗的安全使用规则限制了在这一时间点之前进行基因治疗。此外,因为基因治疗或分娩过程本身会影响母亲的健康,所以在妊娠期间对胎儿进行基因治疗可能会对将来的妊娠过程造成风险。

基因治疗与胎儿干细胞移植相结合

在胎儿基因治疗中最有效的一种替代策略是将干细胞移植(SCT)与基因治疗相结合。为了治疗严重的联合免疫缺陷综合征,可以从患者的骨髓中采集造血干细胞进行体外基因修饰,然后进行自体移植,从而完全治愈该疾病[1]。英国基因治疗咨询委员会(GTAC)在对胎儿基因治疗进行了全方位评估后认可了 IUSCGT 方法,认为在 SCT 中使用转基因干细胞对胎儿进行治疗是一种可行的策略。该委员会表示,"这种体外基因改造不太可能比已批准的出生后体细胞基因治疗试验对生殖细胞系的风险更高"。

利用胎儿的血液、肝脏、羊水和胎盘等多种来源的胎儿干细胞进行自体转基因干细胞移植的方法是可行的。在孕早期采集胎儿肝脏或血液具有显著的流产风险,但多能干细胞可以轻易地从羊膜腔穿刺或绒毛穿刺采集的胎儿样本中获取,具有较低的胎儿死亡率[82-84]。人羊水干细胞(AFS)可以分化为多种细胞类型,并在不改变其特性的情况下进行诱导分化[82,85]。利用超声引导下的羊膜腔穿刺术将筛选、扩增和基因转导后的自体羊水间充质干细胞,通过腹腔注射移植入胎羊体内,其胎儿存活率良好。这些细胞具有广泛的迁移和植入能力,特别是在肝脏、心脏、肌肉、胎盘、脐带和肾上腺[86]。在胎羊中,经诱导分化的携带有 GFP 的绵羊羊水干细胞在自体 IUSCGT 前后的造血功能也得到证实,如图 46.5[87]。在这些大动物模型中的发现为人类先天性疾病的宫内基因治疗的临床试验提供了很好的案例。

胎儿转基因治疗的临床转化

在疾病动物模型中进行临床前试验是实现临床转化的重要步骤。但是不存在所谓的理想的动物模型,对于模型的选择需要平衡各项指标及相互关系:妊娠过程中的靶器官、胎盘的类型、胎儿大小、数量和寿命、分娩以及胎儿和母体免疫反应。

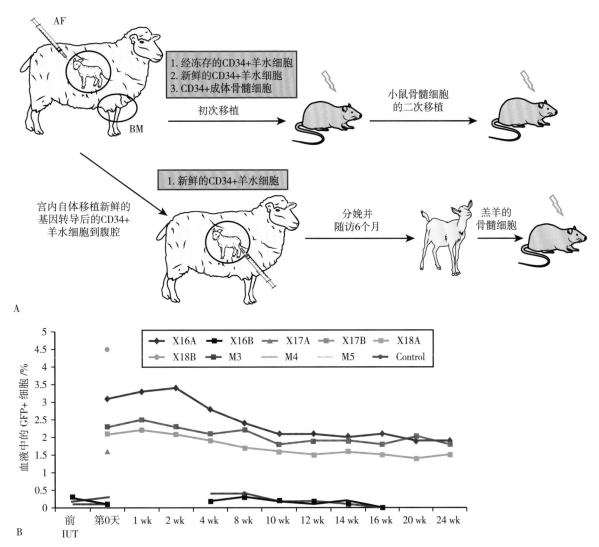

图 46.5　宫内自体移植经基因转导的新鲜的 CD34+ 羊水（AF）细胞到胎羊腹腔。A. 实验设置示意图。选择新鲜或冻存后的经基因转导的绵羊 eGFP1 CD34+ 羊水（AF）和成年骨髓（BM）细胞移植到免疫缺陷 NOD-SCID-γ（NSG）小鼠（原发性和继发性异种移植）。几个月后，在 NSG 小鼠原发和继发受体的造血器官和外周血中检测到绿色荧光蛋白（GFP）阳性细胞，证明其造血潜能。在另一组单独的实验中，通过羊膜腔穿刺术收集早期的胎儿羊水，并通过荧光激活细胞分选器（FACS）筛选出 CD34+ 细胞。CD34+ 羊水细胞在带有 GFP 基因的 HIV 慢病毒悬浮培养中转导过夜。然后将转导后的羊 GFP+ CD34+ 新鲜羊水细胞注射到供体羊胎儿（子宫内自体移植）中，分娩后连续采血，在 6 个受者中进行异种二次移植至 NSG 小鼠。在这些继发 NSG 受体的造血器官和外周血中检测到供体羊细胞，显示出造血重建。B. 自体羊 CD34+ GFP+ 羊水细胞宫内移植后的外周移植。所有 5 只出生的羔羊在出生时外周血中都显示出 GFP + 细胞，所有 3 只存活下来的羔羊在 6 个月大的最后一次取样点之前都显示出大约 2% 的持续性表达水平。阴性对照：未注射的绵羊外周血。M1、M2、M3：3 只 GFP 信号为阴性的羔羊。IUT, 宫内移植；wk, 周

毒理学研究需要使用动物，如妊娠的兔子常被用作生殖毒理学的动物模型，并有良好的历史记录。在规划临床前研究方案时也需要考虑欧洲人用药品管理局用药委员会所制定的指南和法规[88]。

基因治疗载体对人胎盘的影响可以通过体外试验来评估。有两种模型可供选择：培养的绒毛外植体或全胎盘子叶灌注。将从胎盘小叶分离的绒毛在浸入生长培养基的网眼中培养 1 天后，合胞滋养细胞会先在体外脱落，2 天后通过滋养细胞的分化进行再生[89]。胎盘小叶的细胞完整性和凋亡可以通过释放到培养基中的乳酸脱氢酶等标记物来评估。胎盘灌注保留了细胞和组织结构，并同时维持了胎侧和母侧的血流通路。使用该模型可以用来研究腺病毒载体等物质的移动，母体或胎儿侧的胎盘在基因转导后 5~9h 内，可以

对胎盘的另一侧进行研究[90]。

Ⅰ期临床试验和伦理考虑。在孕妇中进行毒理学研究通常是被禁止的,因此基因治疗的一期人体试验面临阻碍。当基因治疗在人类中成为可能时,对父母进行广泛和公正的咨询及知情同意是极为重要的,因为产前基因治疗的有效性和长期安全性存在不确定性,这些可能需要在个体生命周期的后期才会逐渐显现。在得知产前诊断的结果时决定是否参加胎儿基因治疗试验可能是困难的。由于风险涉及母亲、胎儿以及未来的后代,父母也将被要求同意他们的后代和他们自己进行终身随访。针对胎儿基因治疗有人认为,受累胎儿的父母不太可能继续进行产前治疗,而是选择终止妊娠。而且,这种担忧并不仅仅适用于围产期基因治疗,也适用于其他任何胎儿治疗,如胎儿手术和宫内干细胞移植。

我们最近对一项拟采用母体子宫动脉 VEGF 基因治疗严重早发性 FGR 的临床试验的伦理和社会可接受性进行了评估。通过对孕妇治疗试验的伦理和法律性文献进行调研后得出结论,对这种干预或干预性试验在伦理或法律上并没有异议。文献中通过对四个欧洲国家,34 个主要利益相关者(残疾团体、专业团体和患者支持团体)和 24 名经历过严重早发性 FGR 妊娠的妇女或夫妇进行的半结构式临床面谈、定性访谈确定的问题将有助于制定访谈指南。总体而言,受访者对该试验持积极态度。妇女们普遍对参与临床试验感兴趣,因为这将给她们未出生的孩子带来潜在的好处。早产儿的致残风险是一个值得关注的问题,但并不是母体 VEGF 基因治疗的主要阻碍[91]。

总结

胎儿基因治疗在疾病诊断、遗传病治疗,胎儿结构性疾病和产妇因素导致的胎儿疾病方面为临床医师提供了广泛的前景。在某些早期遗传性疾病如中枢神经系统和肝脏疾病的治疗方面,胎儿基因治疗可能比新生儿或成人期治疗的效果更好。对发育中的胎儿进行基因治疗的好处是可以迅速扩增到出生后无法获得的干细胞数量,利用载体整合系统提供持久的基因转导效果。在先天性疾病的动物模型中,功能未成熟的胎儿免疫系统对引入的基因产物没有免疫反应,因此可以诱导免疫耐受。但要使这种治疗能够被接受,它必须对母亲和胎儿都是安全的,且最好避免生殖细胞系的转导。目前,胎儿基因治疗仍处于实验阶段,但它正在迅速进入临床,有可能在未来 2 年内首次应用于治疗胎儿生长受限。

（刘文强 译　王凯　童超 审校）

参考文献和自我测试题见网络增值服务

第 47 章　健康与疾病的发育起源

SCOTT W. WHITE, SARA L. HILLMAN AND JOHN P. NEWNHAM

本章要点

- 生命早期会对成人的健康及疾病产生深远影响。
- 此概念即为健康与疾病的发育起源。
- 环境因素、遗传因素、表观遗传因素,以及各因素之间的互相作用是该理论的基础。
- 以上因素在生命发育早期的改变将会对个体一生的健康造成影响。

引言

生命早期环境与后天健康的关系早在希波克拉底(Hippocrates)时代便已被提出,而现代医学在该领域的研究由来自英格兰的 David Barker 及其团队在 20 世纪 80 年代提出并发扬光大。Barker 发现各地区成人冠心病死亡率的分布与同一队列几十年前在婴儿时期的死亡率基本一致[1]。彼时婴儿死亡率的主要病因为低出生体重儿,进而得出"Barker 假说",即宫内胎儿发育不良所引起的机体代谢变化将会持续至成年,还会增加成人患冠心病的风险[2]。

早期的学术假说在随后多个研究人群中得到验证,并提出了"成人疾病的胎儿起源"的概念[3,4]。随着更多研究的开展,生命早期对成人期疾病的影响已不仅局限于妊娠时期的变化,还与妊娠前母体状态以及出生后新生儿早期状态相关。因此,为了涵盖胎儿期以外的时期对成人健康的影响,Gluckman 和 Hanson[5]首先提出了健康与疾病的发育起源(Developmental Origins of Health and Disease),即 DOHaD 理论。

近年来,越来越多的科学研究聚焦于 DOHaD 理论在临床实践和基础科学等各个领域的应用,其相关因素分析已成为流行病学及统计学的前沿研究领域[6]。该领域的研究成果已经应用于公共卫生政策以及全球妊娠及儿童保健指南[7]。

目前,还有大量研究旨在发现 DOHaD 理论的生物学机制,从而开辟预防成人疾病的新思路,目前已有研究证据表明该理论的核心为遗传 - 环境因素的相互作用[8,9]。

健康与疾病发育起源理论的发展史

古代

希波克拉底时代的历史著作将孕期母体身体状态、新生儿出生情况、婴儿的生长发育与成人期的健康联系起来。由希波克拉底所著的《空气,水和地方》中描述了妊娠期不良环境与子代健康关联的现象:

"春天出生的孩子,要么会在出生不久后去世,要么活着也身体虚弱,容易生病。"

Kermack 和 Forsdahl

20 世纪初,几位研究者提出了生命早期与成人健康的联系[10],早在 1934 年,便有学者认为欧洲死亡率的降低与当时儿童健康状况的改善有关[11]。随后,Forsdahl[12]发现了婴儿死亡率与几十年后同队列冠心病之间的联系,并且提出了一个长远的假说:生命早期的营养不良可能会导致其无法适应生命后期丰富的营养环境。

Barker 假说

1986 年,Barker 及其团队[1]发现了低出生体重儿与成人心血管疾病的相关性,此发现开启了该研究领域的发展。在 Barker 对英格兰及威尔士死亡率进行地域性差异分析时,他发现冠心病死亡率最高的区域与几十年前婴幼儿死亡率最高的区域一致,而当时婴幼儿死亡最主要的原因为低出生体重,至此,"Barker 假说"建立,即引起低出生体重儿的因素同时也会影响成人心血管疾病的发展(图 47.1)[13]。基于之前的研究以及 Barker 等其他研究者的共同努力,该理论已被多个队列研究证实[2,12,14-17]。

成人疾病的胎儿起源

持续不断的研究工作证实越来越多的成人疾病与生命早期相关,作为对 Barker 假说的进一步拓展,1992 年提出的"成人疾病的胎儿起源"理论认为胎儿期的作用可能会影响成人期的多种疾病[18,19]。

健康与疾病发育起源

随着来自不同人群、种族以及疾病的循证医学证据的不断出现,21 世纪初,我们已经清楚地认识到,成人的生存结局除了与特定疾病及人群总体健康状况有关,还与其胎儿环境以及妊娠前母体状态,以及婴幼儿早期的健康情况相关。为了更好地认识这些因素,Gluckman 和 Hanson[5]创造了"健康与疾病发育起源(DOHaD)"这个短语,该领域现在广为人知。

健康与疾病起源的机制

DOHaD 现象背后的基本原理是"发育可塑性",即在机体发育的过程中,相同基因型会在不同环境因素暴露下产生不同的表型[20]。在人类物种中,DOHaD 所表达的这种发育可塑性是指生命后期出现疾病的可能性。低出生体重所反映出的胎儿发育异常并不一定是疾病发生的起因,但胎儿发育异常是反映宫内环境异常的指标,从而可知哪一个环境暴露因素会引起表型改变,并

增加疾病发生的风险。已有大量关于环境因素对动物基因表达及表型影响的证据,证明发育可塑性在非人类物种中已是公认的现象[21-23]。

发育可塑性具有时间依赖性,它仅在器官形成的关键时期发挥作用。例如,大脑的发育过程要长于心脏的发育过程,因此在发育早期的环境因素会导致心脏结构的改变,而对神经系统的改变则影响较小[24]。一个器官发生结构及功能发育可塑性的时期可能不同,例如,胎儿心脏结构的发育在妊娠早期即结束,而妊娠中后期的改变主要是影响心肌细胞发育,进而引起心脏功能的变化。人体代谢和炎症的生理调节机制一般发育较晚,因此容易受到生命早期环境的影响,导致调节紊乱最终形成疾病。

Gluckman 和 Hanson[20]在其研究中发现了发育适应与发育失常之间最重要的区别,并非所有的发育可塑性都是促进机体发育的有利变化,有的变化是环境破坏正常发育过程的结果,比如致畸。环境对机体表型的有害改变是发育失常引起的,而不是为了更好地适应环境的正常发育。在实验性证据中,需将这种区别考虑在内。此外,在特定时间点发生的发育可塑性可能有利于当时机体的发育,而发育过程中环境的改变有可能使这种适应性对机体产生不利的影响,尤其是当环境的改变发生在发育可塑性窗口期之后,那么这种改变将会引起不可逆的表型改变。这种权衡是节约表型假说的基础。

发育"权衡"

Waddington 在 1957 年提出了"稳态"的概念,并被 Gluckman 和 Hanson 引用[20]至 DOHaD

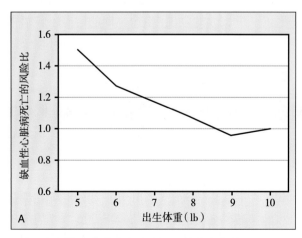

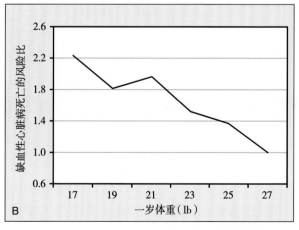

图 47.1　早期生长发育与成人心血管疾病的关系。A. 出生体重与因缺血性心脏病死亡的关系;B. 一岁体重与因缺血性心脏病死亡的关系

领域,用来表示机体表型在长期暴露于不利环境下所形成的改变,与此相对应的是短期变化,短暂的环境暴露不会产生长期的后果。当某一改变在有利之后转变为不利因素时,"权衡"就出现了。让我们通过两个人类现象来举例说明,第一个例子,伴有胎儿生长受限(fetal growth restriction,FGR)的孩子出生后发育缓慢,较同龄人更早进入青春期[25],胎儿在孕期为适应营养不良所做出改变反而导致出生后生长缓慢,而生殖系统的提前发育则是为了机体在不利条件下尽早具有繁殖能力,从而有益于生命的延续和进化。第二个例子,生长受限的胎儿会"通过早产来自救"[26],即早产的发生本身就是胎儿为了躲避宫内的不利环境,以防胎死宫内,与此同时,当然也要面临早产所带来的不利影响。

可预测的适应性反应

Gluckman 和 Hanson[5]还描述了发育可塑性的另一种形式,即机体会根据宫内环境给出的信号,使其表型向当时可预测到的成人环境的方向发育。

这些"可预测的适应性反应"(predictive adaptive responses,PAR)并不一定有利于当时正在发育的机体,但却能帮助机体更好地适应未来的成人环境。想要了解成人的生存优势就需要对成人环境进行准确的预测[27]。一个不合时宜的 PAR 可能会增加疾病的风险,例如那些与 FGR 相关的代谢性疾病。妊娠合并症所发出的错误信号会损害胎儿对成人环境的准确预测。换言之,由于胎盘功能不全引起的营养不良的胎儿(形成胰岛素和瘦素抵抗等一系列适应性改变)会认为宫外环境同样营养匮乏,然而当这样的胎儿出生后暴露于营养丰富的环境中,就导致了代谢性疾病的发生。

出生后"生长追赶"

Prader 及其团队[28]发现并提出了"生长追赶"的概念,指在治愈了限制小儿发育的疾病之后,小儿的生长速度会加速,表明这是一个健康的现象。但是,流行病学发现,生长受限的胎儿为了减小宫内发育缓慢对成人疾病的影响,会加快其在儿童时期的体重增长(图 47.2)[29,30]。而出生

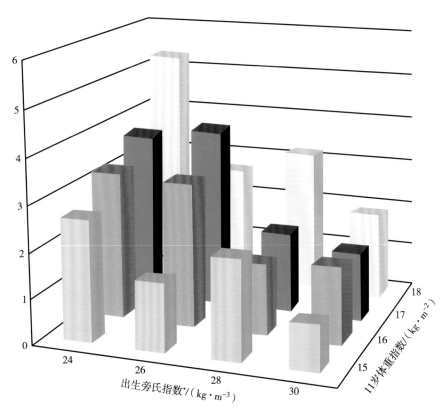

图 47.2 生长追赶会增加心血管疾病死亡率的发生。出生旁氏指数与 11 岁体重指数以及心血管疾病死亡的风险比之间的关系

---

* 译者注:旁氏指数,又称重量指数、庞德拉尔指数或肥瘦指数,即体重比身长的立方(kg/m^3),是用来评价新生儿及幼儿体型的一个指标。

后的快速发育与成人疾病的相关性已在实验中得到验证[20]。此外，即使在正常出生体重的人群中，婴幼儿时期生长发育的加速也与成人疾病的发生有关，也就是说，生命早期发育可塑性的作用可以延伸到婴幼儿时期。考虑到这种出生后可塑性的存在，出生后的干预也会影响成人疾病的发生。

"节约基因型"假说

"节约基因型"假说的提出最早是用来解释在营养缺乏情况下，胰岛素抵抗相关基因的改变是进化选择的结果（图47.3）。Neel[31]认为这种胎儿期形成的胰岛素抵抗会使其在出生后营养物质丰富的环境下更易患2型糖尿病（type 2 diabetes mellitus，T2DM）。早期的DOHaD学说对该假说进行了修正，即胰岛素抵抗相关基因也可以影响其胎儿出生体重的变化。从生物学的角度也可以解释该现象，因为胰岛素与调节胎儿生长发育的胰岛素样生长因子（insulin-like growth factor-1，IGF-1）之间也存在相互作用，以及IGF-1在调节胎儿生长中发挥作用。基因多态性在DOHaD理论中发挥着一定的作用，然而还不能完全解释流行病学现象，尤其是在解释种族进化与社会经济发展一致性的现象中[20]。此外，因环境因素改变而引起的"程序性发育"也说明了环境因素在任何完整理论中的重要性[32]。

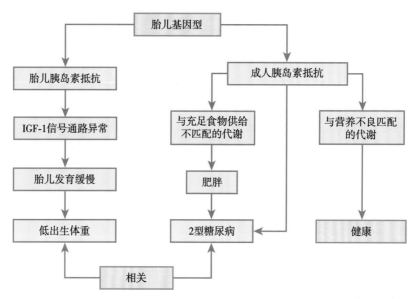

图47.3　节约基因型假说。IGF-1，胰岛素样生长因子-1

"节约表型"假说

为了弥补"节约基因型"假说的不足，Hales和Barker[33]提出了"节约表型"假说来解释胎儿环境与成人疾病之间的联系（图47.4）。暴露于宫内营养不良的环境会导致胎儿的生长缓慢，同时，胎儿通过胰岛素抵抗和其他改变来适应这种不良环境，而胎儿时期发生的适应性改变在成人期营养丰富的环境下反而增加了疾病发生的风险。

然而，该理论也并没有完全解释流行病学的现象，尽管它解释了严重生长受限与成人疾病之间的相关性，但特别是在早期正常发育的情况下，成人疾病的发生与生命早期的联系还不确定。例如，从早期的流行病学数据看，出生

体重位于第30百分位和出生体重位于第70百分位应该均属于正常出生体重范围，但为什么出生体重位于第30百分位的新生儿较出生体重位于第70百分位的新生儿在成人期发生疾病的风险更高[2,20]？也就是说，疾病的发生风险随着出生体重的变化而变化，而并不仅局限在极低出生体重的情况下。该假说也未能解释在无明显胎儿生存优势的情况下成人系统发生变化的原因。

胎儿胰岛素假说

Hattersley和Tooke[34]提出的胎儿胰岛素假说与节约基因型假说相似，基于单基因缺陷会导致疾病发生，他们认为基因改变引起的胰岛素抵抗和FGR与生命后期的葡萄糖耐受不良均有

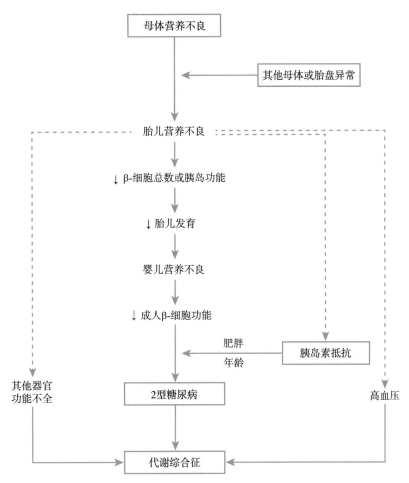

图 47.4　以 2 型糖尿病和代谢综合征为例图解展示节约表型假说

关。青少年发病的成人型糖尿病（maturity-onset diabetes of the young, MODY）是一种少见的单基因糖尿病，引起 MODY 的基因突变也能引起低出生体重的发生。存在 *HNF1β* MODY 基因突变的新生儿出生体重较对照组出生体重要轻 900g[34]。

更多针对低出生体重的全基因组学的研究还发现 *ADCY5* 基因的一个特定等位的变异与胎儿生长受限有关[35]，而该变异在早前的研究中已被证明会增加成人 T2DM 的发病风险[36]。

基因 - 环境的相互作用

无论节约基因型假说还是节约表型假说，都无法完全解释流行病学和实验现象。当然，基因型很重要，并不是所有的低出生体重儿均在成人期形成疾病；同样，环境因素也很重要，尤其是短时间的饥荒[37]或者社会经济学状态迅速变化时

对个体表型的影响[38]。Wells[39]也指出，这两个学说并不互相排斥，基因型可以用来解释人种的长期改变，而环境因素则能解释个体的应激改变。

在认可环境因素在 DOHaD 中重要性的前提下，Hales 和 Barker[40]也强调了基因在人类疾病中所发挥的作用，即便是诸如疟疾和结核感染之类的地域性流行疾病，对于个体的影响也取决于他们各自的基因易感性。当然，他们也认为将个体暴露于病原体的环境中本身就是疾病发生的关键因素，这与 DOHaD 学说的基因 - 环境相互作用不谋而合。相比之下，Eriksson[41]及其团队通过描述 *PPARG* 基因多态性，低出生体重与 T2DM 的相关性来揭示 DOHaD 学说下的基因 - 环境的相互作用，在这篇研究中，基因多态性或低出生体重都无法单独导致 T2DM 的发生，而是两者共同作用引起了疾病的发生，这个例子证明了 DOHaD 现象是基因 - 环境共同作用的

结果。

基因组变异与表观遗传学

在 DOHaD 领域,与遗传相关的研究热点主要包括基因组变异和表观遗传学。构成我们遗传编码的基因大小不等,少则几百个 DNA 碱基,多则超过 200 万个碱基。每个常染色体有两个拷贝或等位基因,分别遗传自父母。尽管大多数等位基因是相同的,但约有 1% 的基因在人群中存在差异(遗传多态性)。等位基因因其 DNA 序列的微小差异而变化。主要等位基因是指在人群中最常见的等位基因,这些小的基因差异促成个人特征的形成,如前文中提到的单基因糖尿病,他们可以导致疾病的发生。基因多态性会从两个方面影响基因功能,一方面,编码区 DNA 序列的变异会引起氨基酸的替换,从而影响基因产物蛋白质的结构和功能;另一方面,也是更常见的情况,是非编码区 DNA 的多态性,比如在转录因子结合位点和其他调节位点,可能影响蛋白质的表达水平,从而更多的是引起基因产物蛋白质数量而非性质上的表达改变。

多项研究描述了基因多态性与胎儿异常生长和成人疾病之间的相关性,从而证明了基因变异在 DOHaD 中的重要性[42-44]。针对胎儿生长发育和成人代谢性疾病的基因调控复杂,其中包含多个基因,很明显,其关联的遗传机制也将是复杂的,多个基因的多重变异各自都对表型结果的贡献较小。

表观遗传学是指在不影响 DNA 序列的情况下改变 DNA 蛋白复合体的结构和功能,它能使具有相同基因型的机体产生不同的表型[45]。这些改变是通过 DNA 甲基化、染色质重构以及组蛋白的共价修饰、亲代印记和 X 染色体失活等来实现的[46]。

表观遗传学也许能揭示个体基因背景与环境、衰老和疾病的关系。虽然机体内 DNA 序列保持不变,但不同组织内的细胞仍有能力改变表观遗传学的状态,进而改变基因表达。综上,这些机制及其相互作用在解释 DOHaD 现象中非常重要[47]。

传统观念认为基因组变异与表观遗传学在揭示 DOHaD 机制上是竞争关系,然而事实上,两者是相互依存的关系。例如,DNA 甲基化是由编码 DNA 甲基转移酶的基因控制的,并且已有证据表明在子宫内膜癌[48]、胰腺癌[49]、胃癌[50]和结肠癌[51]中,将基因多态性与 DNA 甲基化改变联系起来。

在表观遗传学测序方面的技术进步有助于我们更好地理解基因型与表观遗传型之间的联系,同时也证实了基因多态性能够影响甲基化。例如,基因 SERPINA3(Serpin peptidase inhibitor clade A member 3)编码的蛋白酶抑制剂参与了众多生物过程。已有研究发现该基因在人类胎盘疾病(特别是胎儿生长受限)中上调,这在特定遗传变异的情况下,与基因调控区的低甲基化有关[52]。

甲基化与基因型的相互作用所引起的基因表达改变和疾病的发生,也为解释胎盘相关疾病(例如 FGR)中遗传和表观遗传机制间的联系提供了新的思路。

印记基因。基因组印记是一个基因的表达依赖于其遗传的亲本性别的过程[53]。大多数基因都是两个等位基因同时表达,而在印记基因中只有一个等位基因表达。如果遗传自父亲的等位基因被印记,那么它就被沉默(父源性印记),只有来自母亲的等位基因被表达。反之,如果遗传自母亲的等位基因被印记,那么该等位基因就会沉默,来自父亲的等位基因则得到表达。这些印记基因在胎盘中被保留并且高度表达,而这些基因是受表观遗传学的甲基化所调控的[53]。已有假说认为由甲基化诱导的印记功能丢失可能在人类胎盘中发生,从而引起胎盘发育异常,进而导致胎儿发育不良[54]。胎盘中调节印迹基因表达的能力要比胎儿体内更灵活,这可以帮助胎盘更好地适应外部生理环境的改变,同时也导致潜在不良反应(如发育不良)的发生[55,56]。

父源表达的胰岛素样生长因子 2(insulin-like growth factor 2, IGF2)是印记基因,并且是调节胎盘和胎儿发育的主要因素[57]。IGF2 是由差异甲基化结合位点调节,该位点也被称为印记控制区 1(Imprinting control region 1, ICR1)[58,59]。已有研究发现,在胎儿生长受限的胎盘中 ICR1 区呈低甲基化,并且 IGF2 基因也呈低表达。胎盘中 IGF2 印迹控制区的低甲基化与胎儿生长受限有关,但与子痫前期无相关性[60,61]。小鼠实验发现胎盘内 IGF2 基因的完全表达缺失与小鼠 FGR有关[62]。

表观遗传学及其相互作用。母体饮食可通过营养物质对 DNA 甲基化产生影响。饥荒是一个极端情况下破坏了与甲基化通路相关的营养物质供给的例子,有研究发现处于饥荒环境中的母亲,其胎儿的出生体重较轻[37],而且无论在任何孕周暴露于饥荒环境下,都与成人后期葡萄糖耐受不良有关[63]。20 世纪 60 年代前出生在荷兰饥荒时期的人,其体内 IGF2 印记基因呈现低甲基化状态[64]。这项观察证明,宫内不良环境因素会永久性地改变表观遗传学特征,进而增加了成人疾病的发生风险。

胎盘类疾病的 DNA 甲基化。已有研究发现在患有子痫前期的胎盘中,基因增强子区域主要表现为 DNA 低甲基化[65]。一个小规模的关于胎儿生长受限的队列研究发现,包含肝细胞核因子4α(Hepatocyte nuclear factor 4α,HNF4A)基因在内的信号通路中发现其甲基化水平存在差异[66],而 HNF4A 也参与了 T2DM 的发病机制,这也就意味着,糖尿病中基因的差异性甲基化也在胎儿发育中发挥作用。

胎儿生长受限动物模型的 DNA 甲基化。在一个胎儿生长受限的动物模型中发现,7 周雄性大鼠的胰岛细胞内有约 140 个位点的胞嘧啶发生了差异性甲基化,随后发展为糖尿病。在53 个热点基因中,有 50% 共同参与了代谢及细胞调节[67]。大多数基因突变发生在进化保留的DNA 序列中,其中的一些片段位置邻近调节血管生长、分裂和胰岛素分泌的基因位点[68]。

此外,在胎儿生长受限的小鼠子代,还发现了PDX1 基因启动子区域存在组蛋白修饰和 DNA差异性甲基化,从而导致该基因的永久沉默和糖尿病的发生[69]。在健康人群中,PDX1 主要调节胰岛 β 细胞的分化,而该基因的沉默则会导致T2DM 的发生。这项研究从表观遗传学的角度,将生长受限与糖尿病的发生联系了起来[70]。

考虑到基因 DNA 序列的变异可以通过表观遗传学引起表现型的发生,因此基因序列的变异可能是联系表观遗传学与 DOHaD 的纽带,同时

个体对表观遗传学改变的易感性在一定程度上也是由其基因型控制的。

婴儿期营养

有研究发现,母乳喂养有助于避免成人发生肥胖[71,72],这种保护作用具有剂量依赖性,即母乳喂养时间越长,受益越大[73],尤其是在纯母乳喂养的情况下[74]。在生物、环境、遗传、表观遗传和社会等大背景下,目前关于婴儿营养是如何影响肥胖发生的内在机制尚不明确[75],也有可能是通过这些因素功能作用的结果(图 47.5)。目前已有证据表明早期营养会通过影响代谢程序[76]、IGF 轴内的表观遗传学改变[77]以及包括胰岛素和脂联素在内的激素通路来影响代谢功能[78]。

行为改变。现有研究显示,母乳喂养在社会经济条件更富裕的情况下更常见[79],然而其中仍存在一些混杂因素,如该群体更倾向于健康的生活方式[80]。不同类型的喂养方式会对未来长期健康产生显著的影响,与母乳喂养的婴儿相比,配方奶粉喂养的婴儿以较少的频率摄入更多能量密度稍高的牛奶[81]。母乳喂养的婴儿在引入固体食物时会减少他们的母乳摄入量,而配方奶粉喂养的婴儿则不会,从而导致总体上更高的能量摄入。这样能促进婴儿出生后体重的快速增长[82]和脂肪的堆积[83]。此外,由于配方奶粉喂养的婴儿减少了夜间喂养,使其夜间空腹时间延长,导致胰岛素抵抗,最终会引起个体成人期代谢的改变。母乳喂养的婴儿更能决定他们的营养摄入,但是尚不清楚这种营养的行为学是否在母乳喂养以后得以维持[84]。

营养组成。母乳和配方乳存在微观和宏观上的实质性区别,这会改变激素反应和程序性代谢[84]。比如,牛奶中蛋白质的含量要高于母乳,因此在配方乳喂养的婴儿体内,胰岛素和 IGF-1的含量增加[85]。IGF 信号通路能够刺激出生后体重的迅速增加,而且这种体重增长的模式在停止高蛋白摄入后还会持续存在[86]。胰岛素水平在发育可塑性阶段的升高也会持续至成人期,而成人期高胰岛素血症与肥胖等其他不良代谢后果有关。此外,与配方乳的固定营养组成相比,母乳营养物质的组成在整个喂养过程中会随着婴幼儿

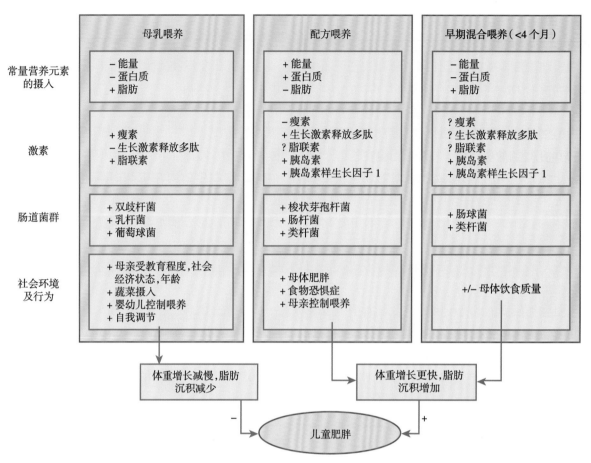

图 47.5　联系婴幼儿营养和后期肥胖的通路

发育而改变。

母乳中的脂肪从含量和成分上也与配方牛奶中的不同。在动物模型中,由低脂肪 - 碳水化合物比例的配方乳喂养的子代在成年期发生肥胖的比例会增加[87]。

除了营养组成的不同,母乳中还含有多种调节营养和代谢的激素类物质,如瘦素、生长激素释放多肽和脂联素。这些非营养物质也会参与代谢过程,而且会影响体重增加和脂肪分布[75]。人体中的其他物质,如母乳寡糖和长链饱和脂肪酸等免疫调节的物质也都会对子代代谢健康起重要的作用,而这些物质的含量在母乳和配方乳中相差很大。

发育加速。Singhal 和 Lucas[88] 提出了 "发育加速假说",也就是说,配方喂养的婴儿与纯母乳喂养的婴儿相比,会在发育过程中更容易引起胰岛素抵抗、血脂异常、高血压和肥胖等代谢性疾病的发生。出生后短时间内体重的变化与 1 型糖尿病和吸烟引起的内皮功能改变有关。婴儿时期的不同营养方式会改变儿童时期脂肪形成的时机,这会增加成人发生肥胖的风险[89]。

肠道菌群。近些年,胃肠道菌群受到更多关注,它在代谢性疾病的发病起源中发挥重要的作用。肠道菌群在新生儿早期开始逐步建立,在此过程中会受到母亲肥胖因素、新生儿卫生条件和早期喂养的影响,随后在婴儿期逐渐稳定。婴儿期肠道菌群主要来源于母亲肠道菌群,形成过程中会受到妊娠期间的并发症,如肥胖、体重的过度增长和糖尿病等的影响[90,91]。

婴儿肠道菌群紊乱,主要是指双歧杆菌的减少和金黄色葡萄球的增多,而这种改变会导致小儿肥胖的发生[92],可能是由于菌群影响了肠道内未消化的复杂分子代谢为葡萄糖和短链脂肪酸的过程,进而影响宿主的发育、脂肪分布和免疫功能[75,93,94]。婴儿营养状态是影响肠道微生物菌群的主要因素,在母乳喂养的婴儿肠道菌群中,双歧杆菌和乳酸杆菌是主要细菌,而在配方乳喂养的婴儿体内,优势菌群是梭状芽孢杆菌、拟杆菌、肠道类杆菌和肠球菌。这种异常可以解释为何母乳喂养可以减少成人期肥胖的风险。

总结

在过去 30 多年来,DOHaD 理论为了解母亲和新生儿时期的健康状态对个体一生的影响做出了巨大的贡献,而这种现象受到环境因素、遗传因素和表观遗传等因素以及因素之间相互作用的影响。发育可塑性不仅能够解释生命早期影响与后期疾病发生的关系,还可以为改变成人期健康和疾病状态提供理论基础和实践机会。

（孙瑜　译　顾圆圆　童超　审校）

参考文献见网络增值服务

第九部分

母胎界面和新生儿学

第48章　药物代谢动力学和药效学

LARA S. LEMON, RAMAN VENKATARAMANAN AND STEVE N. CARITIS

本章要点

- 妊娠期生理变化会对妊娠期间的用药产生深远的影响。
- 孕妇使用的大多数药物到达婴儿体内的程度会有很大的差异。胎儿一定程度上受胎盘转运蛋白和胎盘药物代谢酶的保护，胎儿也能代谢一小部分药物。
- 极少数药物对胎儿可能会致畸或有毒性，但绝大多数药物不会。大多数药物在妊娠期间的使用没有得到充分研究，美国食品药品管理局（Food and Drug Administration，FDA）对妊娠期药物的分类是有局限性的。

妊娠期药物治疗的现状

妊娠期间的药物使用呈上升趋势。在美国，大多数孕妇在整个妊娠期间至少使用一种非处方药或处方药。在 2006—2008[1]年的一项调查中，孕妇妊娠期间平均使用四种药物。在过去十年，女性受孕时年龄越来越大，体重也越来越重[2]，因此，接受高血压、糖尿病、哮喘和其他慢性病药物治疗的孕妇人数也有所增加。孕妇还可能接受与妊娠相关疾病的药物治疗，如先兆子痫、妊娠糖尿病或早产。药物滥用也会导致一些孕妇额外药物暴露。

妊娠期用药具有先天的复杂性，因为药物不仅可能影响母亲，还可能影响胎儿器官的形成、功能和成熟，所以在给孕妇开药时，必须充分考虑到胎儿的风险和受益，这一点在胎儿器官形成的妊娠前三个月尤为重要。在这个敏感时期，大约 50% 的妇女至少暴露于一种药物[1]。妊娠前 3 个月常用的药物包括黄体酮、抗生素以及治疗高血压、哮喘、糖尿病、妊娠呕吐（例如异丙嗪、昂丹司琼）和甲状腺疾病的药物等[3]。在器官形成期后的妊娠期用药也可能影响胎儿器官的功能或成熟。常用的药物包括治疗高血压的拉贝洛尔，治疗妊娠糖尿病格列本脲和二甲双胍等口服降糖药，治疗早产的硫酸镁、倍他米松、硝苯地平以及吲哚美辛。

孕妇使用的大多数药物都是"超说明书使用"的，这意味着这些药物被 FDA 批准用于普通人群，但并不是专门针对孕妇。事实上，孕妇使用的药物很少有被 FDA 批准可以用于妊娠期。在 FDA 批准用于孕妇之前，所有药物都必须提供药代动力学和安全性的信息，但对于妊娠期间使用的药物而言，这些信息几乎不存在。2000—2010年新批准的 172 种药物中，97.7% 的药物致畸性的评估数据不足，73.3% 的新批准药物没有提供妊娠期用药的数据[4]。尽管缺乏妊娠期的这些数据，孕妇仍在使用未经 FDA 批准用于妊娠期的药物。事实上，1996—2000 年，只有 2.4% 的女性使用了 A 类药物（在对照研究中未见到药物对前 3 个月的胎儿有危险，损害胎儿的风险很小）。近 50% 的人使用了 C-X 类药物[5]。从这个问题延伸，临床医师几乎没有药代动力学和药效学数据来调整特定于妊娠期的给药方案。通常把从男性和非妊娠女性中获得的药代动力学数据用来确定妊娠期间的剂量，尽管在妊娠期间发生巨大的生理变化可能会影响药物的剂量。

2015 年 6 月，FDA 发布了用于妊娠期的药品的新标识要求：处方和哺乳标识规则（Prescription & Lactation Labeling Rule，PLLR）。这种标识取代了 A、B、C、D 和 X 的标准分类等级。以前的分类被认为过于简单，常常被不恰当地解释为一种评分系统。新实施的 PLLR 由 3 个部分组成：（8.1）妊娠期用药，（8.2）哺乳期用药，（8.3）有生殖潜力的女性和男性。新增加的"有生殖潜力的女性和男性"部分提供有关避孕、妊娠检测和不孕等信息。

"妊娠期"和"哺乳期"部分包含风险摘要、临床注意事项和数据。综上所述,这些信息可以帮助临床医师对妊娠期用药做出明智的决定,比原分类系统提供了更多关于风险和受益的信息。新规则还要求,如果存在孕期用药暴露记录,必须在"妊娠"部分列出。这样的记录有助于对这一易感人群的药物使用进行流行病学研究。一些因素导致妊娠期药代动力学和药效学数据的缺乏。主要障碍是巨大的责任担忧,这阻碍了制药公司进行孕妇的用药研究。研究妊娠期用药,必须同时考虑到对母亲和胎儿的风险。这些额外的责任往往阻止了制药公司进行这类研究。妊娠期药物的市场较小也是阻碍制药行业进行妊娠期用药研究的另一个因素。根据美国疾病控制与预防中心(Centers for Disease Control and Prevention,CDC)的数据,孕妇只占美国女性人口的 4%,而且妊娠期也只有 40 周。因此,制药公司在孕妇中进行药物研究的潜在收益相对较小。大型制药公司也意识到,即使缺乏妊娠期特异性的用药数据,但患有慢性疾病的孕妇在整个孕期仍然继续药物治疗。制药公司几乎没有动力对妊娠期药物进行研究并承担潜在的诉讼风险。因为如果根据临床情况需要用药,尽管缺乏准确的药物信息,孕妇的健康监护者通常还是会继续给孕妇进行药物治疗。

需要对儿童健康结局进行长期随访使对孕妇用药的研究进一步复杂化。必须充分随访才能完全量化妊娠期用药风险,如注意缺陷多动障碍。除了长期随访,还需要大样本量来证明用药与罕见出生缺陷的关系。例如,据美国 CDC 统计,先天性心脏病(美国最常见的出生缺陷)的发生率约为 1%,美国每年约有 4 万新生儿患有先天性心脏缺陷[6,7]。为了证明药物暴露增加的风险,调查人员可能需要研究数千名暴露于药物的孕妇。

妊娠改变药物行为:药物代谢动力学

药物代谢动力学是研究人体对药物的作用:包括吸收、分布、代谢和消除(ADME)。药物代谢动力学的每个部分都可以对患者用药产生影响。在实践中,血药浓度 × 时间曲线(AUC)下的面积或谷浓度通常被用作测量药物暴露的替代指标(图 48.1)。

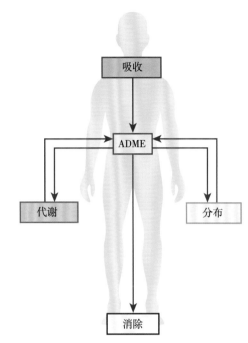

图 48.1　药物代谢动力学的吸收、分布、代谢和消除(ADME)组成

在整个妊娠过程中,母体发生了特殊的解剖和生理变化,这影响了母体大多数器官系统,而这些系统共同创造了一个利于胎儿生长发育的环境。这些变化极大地影响药物的代谢动力学和药效学。妊娠期间发生的生理变化通常是渐进的,以三个月为周期发生明显变化。例如,在妊娠早期血压会下降(最低在 20~24 周),通常在分娩后会恢复到正常水平。其他的变化会持续整个孕期,例如血浆蛋白的减少[8]。

接下来我们将分别描述药物代谢动力学(ADME)的每个部分,讨论妊娠如何改变每一个过程。这份清单并不完整,但目的是让读者更加直观地了解这些生理变化对于母亲和胎儿的药物暴露有何影响。

吸收

吸收是指药物从给药部位进入体循环的过程。生物利用度是指药物从给药部位完整到达体循环的百分比。药物通过静脉给药时,生物利用度是 100%。大多数肌内注射、皮下注射和吸入给药也是如此。然而,当一种药物通过口服、腹腔、皮肤或直肠给药时,药物往往不能被完全吸收或生物利用。因为受到多种因素的影响,例如胃酸、胃排空时间、胃肠道的渗透性,摄取和排出转运蛋白的参与,进入门静脉后的肠酶和肝酶代谢,口服给药的吸收和生物利用度变化最大。虽然药物代谢主要发生在肝脏,但在胃肠道、肺、肠壁和肠道菌群等肝外组织中的酶也可以促进某些药物的代谢[9]。药物代谢受肠道运动、肠道内酶活性和转运蛋白的影响。

这种"首过"效应极大地减少了药物到达体循环的量。因此"生物利用度"通常用来描述可系统获得药物的程度[10]。低生物利用度的药物需要更高的口服剂量才能达到静脉给药后相同的血药浓度。药物口服生物利用度的变化直接影响临床疗效。生物利用度低的药物通常会有很大的个体差异,可能产生不同的临床效果和潜在不良反应。

妊娠期母亲的生理变化影响口服药物的吸收。非妊娠妇女的胃酸的 pH 在 1~3。受到胃酸分泌减少,黏液分泌增加的双重影响,妊娠期胃酸减少。胃酸影响药物的解离,从而影响药物的吸收。弱酸性药物(如阿司匹林)和弱碱性药物(如咖啡因)都更容易以非离子形式扩散;药物的 pKa 是指药物离子浓度和非离子浓度各占 50% 时的 pH。当胃酸的 pH 低于药物的 pKa 时,弱酸性药物更容易以非离子形式存在;相反,对于弱碱性药物,胃酸的 pH 必须高于药物的 pKa 时才能以非离子形式存在。妊娠期胃酸的 pH 升高时,像阿司匹林这样的弱酸性药物的吸收会减少。相反,这些胃酸的变化会增加对咖啡因等弱碱性药物的吸收,因为它们在这种环境中更易以非离子形式存在,更容易穿过细胞膜。

孕妇在妊娠期间也会经常经历恶心和呕吐,尤其是在前 3 个月。超过 80% 的孕妇会出现这种情况[11]。恶心、呕吐通过多种方式影响药物的吸收。首先,恶心和呕吐会限制女性摄入口服药物的能力。在严重的情况下,如妊娠剧吐妇女可能需要静脉注射药物治疗[11]。此外,药物的吸收程度可能会因为它是在进食或禁食状态下给药而有所不同。恶心和呕吐会影响女性的饮食,最终影响药物的吸收。通常用于治疗这些疾病的药物,如抗酸剂,通过降低胃酸起作用,最终影响药

物的吸收。此外,抗酸剂还可以吸附一些药物并影响它们的吸收。

关于首过代谢,妊娠可以增加或减少位于肠道内的药物代谢酶的活性。药物与这些酶的接触也会增加,因为孕酮是一种平滑肌松弛剂,在妊娠期间减少了 30%~50% 的肠道转运时间[8]。这种药物与代谢酶接触增加使得更多的药物在肠道中代谢。最后,妊娠期间门静脉流量增加[12],这可能促进药物吸收[13],增加药物向肝脏的输送。

分布

药物的分布是指药物到达体循环后,在体内从一个地方到另一个地方的可逆转移。表观分布体积(Vd)是指药物以与血浆浓度相似的浓度分布在体内的理论体积。Vd 与相应时间点的血药浓度及体内药物量有关。Vd 是用来测量药物在体内的分布程度。Vd 低的药物主要分布在血管系统内,Vd 高的药物主要分布在血管外,与组织高度结合。

药物的分布是药物的固有特性和孕期的某些生理和病理状态共同作用的结果。药物的分布主要由药物的四种物理性质和组织的血液灌注决定:①血浆蛋白结合率;②脂溶性;③血管通透性;④组织结合率。血浆蛋白结合率是指药物与血浆中蛋白结合的程度。蛋白结合率越低,药物在血管外的分布就越大。同样,血浆蛋白结合率增加会导致 Vd 变小,因为大多数药物停留在血管内,不能与体内任何蛋白结合的药物会有类似于全身水分的 Vd。女性体内水分约占体重的 50%,男性为 60%,婴儿为 70%。脂溶性也影响药物分布;具有高脂溶性的药物(非极性)通常有更大的分布范围和 Vd,因为它们可以分布到其他组织,例如脂肪。如果一种药物与组织高度结合,将导致非常高的 Vd。当一个药物有很大的 Vd 时,可以引起明显的血浆"稀释效应";更多的药物可以到达靶部位或组织,导致较低的血药浓度。

孕妇的总血容量增加(40%~50%),血浆容量增加(40%~50%),红细胞体积(增加 10%~15%)均增加。这些变化从妊娠的 6~8 周开始,最显著的影响发生在 32 周,然后通常在产后 6 周恢复到妊娠前水平[8](图 48.2)。

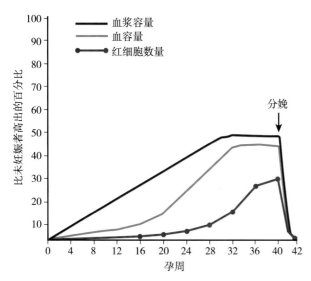

图 48.2　妊娠期不同孕周的血浆容量、血容量和红细胞（RBC）的变化

妊娠期间除了这些血容量的变化，细胞外液和全身的水分也增加了 6.5~8.5L[14]。随着体液的增加，妊娠期体重增加的同时也伴随着脂肪的增加，大多数女性的体重超过医学会推荐的体重标准[2,15]。除了这些体液和脂肪变化，妊娠为药物分布带来了全新的空间：胎儿和胎盘，所有这些因妊娠而引起的变化都可能潜在地增加药物的 Vd。

蛋白结合率也深受妊娠的影响。参与药物结合的主要蛋白质是白蛋白。正常妊娠结束时，白蛋白含量大约会下降 13%[13,16]。血浆蛋白浓度降低时，和蛋白结合药物减少，导致高清出率药物的游离药物浓度增加。大量的游离药物会影响药物的分布和消除。对于蛋白结合率高且游离形式有活性的药物（如苯妥英钠），这是一个特别重要的考虑因素。如果没有考虑到蛋白质含量和结合的变化，随着妊娠的进展，孕妇会逐渐暴露于高剂量的药物中，这种药物暴露的增加会导致夸大的预期效果和潜在的不良反应或毒性。许多药物，如咪达唑仑、地高辛和苯妥英，都受这些白蛋白改变的影响[8,17]。

最后，妊娠期间局部血液变化也会影响药物的分布。孕妇的心输出量增加 30%~50%，影响药物全身的区域分布[18]。子宫的血流量增加了 10 倍以上（从孕前的 50mL/min 增加到足月的 500mL/min）。皮肤、乳房和肾脏的血液流量也会增加，这些变化都会影响药物的分布。

代谢

药物代谢是通过酶系统对化学物质进行生化修饰。一般来说，代谢是将药物转化为一种非活性的和容易排泄的形式。但是对于前体药物（不太常见），代谢是将药物从非活性形式转化为活性形式[13]。

代谢酶通常分为两大类：Ⅰ 相代谢酶和 Ⅱ 相代谢酶。大多数药物至少会经历 Ⅰ 相代谢。Ⅰ 相代谢酶，包括细胞色素 P450（CYP）酶和黄素单加氧酶，主要位于肝脏，但也有少量存在于肠道、肾脏和胎盘。这些底物特异性药物代谢酶（drug-metabolising enzymes, DME）通过氧化、还原和水解反应发挥作用[8]。Ⅰ 相药物代谢酶分为三大类：CYP1、CYP2 和 CYP3。在大量的 DME 和 38 种 CYP450 的药物代谢同工酶中[19]，只有一小部分负责大部分的药物代谢。目前，市场上的许多药物都是由 CYP1A2、CYP2C9、CYP2D6 和 CYP3A4/5 代谢的。肝脏中的 CYP450 酶占所有肝酶活性的 80% 以上[20]（图 48.3）。

Ⅱ 相代谢酶也主要位于肝脏，将药物底物与硫酸盐、葡萄糖醛酸、谷胱甘肽或甘氨酸结合成极性更强的化合物发挥作用。这个过程比 Ⅰ 相代谢要少见得多。Ⅱ 相代谢酶包括 UDP 葡萄糖醛酸基转移酶（UGT），谷胱甘肽转移酶（GST），硫转移酶（SULT）和 N-乙酰转移酶（NAT）。

药物代谢酶的活性和表达因种族[20]、年龄、性别和基因而异[21,22]。如果患者同时服用的药物共用一个药物代谢酶，则会进一步影响酶的活性。这些酶的活性也受到妊娠及其相关激素的显著影响[14,23]。妊娠期活性增加的药物代谢酶包括 CYP3A、CYP2D6、CYP2C9、CYP2E1 和 UGT1A1。相反，CYP1A2、CYP2C19、NAT2 和 CBR1 的活性在妊娠期下降[13,14,23]（表 48.1）。

妊娠对药物代谢的影响不仅仅是对药物代谢酶的影响，妊娠期间肠道转运时间也会延迟（如吸收部分所述），这使得药物和肠道代谢酶之间有更多的相互作用。除了肝脏和肠道，胎盘和胎儿的肝酶也可参与药物代谢。最后，雌激素和孕黄体酮这两种妊娠激素单独或联合使用都对药物代谢酶有重要的影响[24-26]。

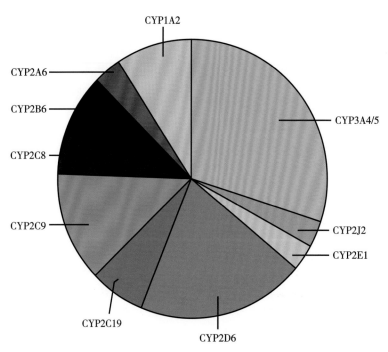

图 48.3 各种肝脏 CYP450 酶在药物代谢中的作用比重

表 48.1 妊娠引起的酶活性变化

酶	妊娠引起的变化	产科常用底物
CYP3A4	增加	格列本脲、硝苯地平和茚地那韦
CYP2D6	增加	美托洛尔、右美沙芬、帕罗西汀、度洛西汀、氟西汀、西酞普兰
CYP2C9	增加	格列本脲、非甾体抗炎药、苯妥英钠、氟西汀
CYP2C19	降低	格列本脲、西酞普兰、地西泮、奥美拉唑、泮托拉唑、普萘洛尔
CYP1A2	降低	羟丙茶碱、氯氮平、奥氮平、昂丹司琼、环苯扎林
UGT1A4	增加	拉莫三嗪
UGT1A1/9	增加	对乙酰氨基酚
NAT2	降低	咖啡因

妊娠期间药物代谢的增加都会减少母体药物的暴露,但会增加代谢物的暴露。相反,任何代谢的减少都可能增加对母体药物的暴露,减少对药物代谢物的暴露。这些变化导致一个固定剂量的药物治疗可能转变成或低或高的治疗药物浓

度。咖啡因这种化合物就是有力的证明。由于妊娠期间负责咖啡因代谢的 CYP1A2 活性的下降,妊娠期间咖啡因代谢减少 50%,这直接导致咖啡因暴露的时间增加,半衰期从 3.4h 延长到 8.3h[23,27]。关于Ⅱ相代谢酶,抗惊厥药拉莫三嗪主要由 UGT1A4 代谢,妊娠期间该代谢酶的活性显著增加[28,29],因此,为了维持拉莫三嗪治疗水平并控制癫痫,随着妊娠进展,使用该药治疗的癫痫妇女需要不断增加剂量,最高可达 250%[28,29]。

由于与妊娠有关的代谢变化影响大量药物(如美托洛尔、美沙酮、舍曲林、硝苯地平、格列吡嗪),因此这些药物使用时可能需要调整剂量。至关重要的是,医师在治疗孕妇时应注意这些代谢变化,并相应地调整剂量,当药物受多种代谢途径影响时,这是一项困难的工作。在某些情况下,一种药物会被两种酶代谢,而这两种酶在妊娠期间对药物代谢酶的活性有相反的影响。在这种情况下,重要的是要了解代谢发生的变化,监测药物的效果和可能的药物浓度非常重要。

消除

消除是药物以原型或代谢物被清除的过程。这个过程发生在肾脏、肝脏、皮肤、肺、腺体(唾液腺、泪腺、乳腺和汗腺)和粪便。由于大部分的清

除是通过肾脏和肝脏进行的,这一过程受到妊娠期肾脏血流量增加 40%~50% 的影响[8,13,14]。肾小球滤过增加导致极性或水溶性药物在妊娠期排出的程度比非妊娠期高得多。具体来说,经肾脏可清除的药物(如阿替洛尔、地高辛、氨苄西林、头孢唑林)[30]尤其受到影响。此外,妊娠期间蛋白结合的减少(如分布部分所述)加强了低清除率药物的消除。最后,妊娠也会影响肾脏药物转运蛋白,最终影响肾脏分泌量。

在临床上,消除的增加可以使女性的身体更快消除原药物和代谢物。这种消除量的增加往往减少药物暴露,相反,减少消除会导致药物的积累。受清除率变化的影响的一个主要例子是在妊娠期间服用锂制剂,此药用于治疗双相情感障碍,由于肾小球滤过率的显著增加,这种经肾脏清除的药物的清除率在妊娠晚期增加了一倍[17,31]。因此,锂的剂量必须显著增加,才能在妊娠结束前维持适当的治疗水平[8]。

药效学

药代动力学研究的是机体对药物的作用,而药效学研究的是药物对机体的作用。药效学包括药物的生化、生理作用及其作用机制。药效学的变化常常随着药代动力学的变化而改变。

为了确定合适的药物剂量,药效学研究需要将血浆或组织药物浓度与临床效果关联起来。如果没有这样的研究,剂量可能超量而引起不良反应,或者相反,剂量可能不足而缺乏疗效。通常当药物剂量不足时,它会被误认为是药物无效或治疗效果不佳。妊娠期间由于较高的清除,药物暴露减少(较低的 AUC)(见消除),这会导致药物疗效不佳,例如奥司他韦、二甲双胍和格列本脲。相反,因代谢或消除减少造成某些药物暴露增加(AUC)会导致过高的血药浓度,可能与不良反应相关。在理想情况下,通过药效学研究让药物暴露量与期望值相等,这是正确地调整剂量的唯一方法。

在实践中通过滴定法起效的一个实例就是对女性糖尿病患者胰岛素的剂量进行调整。增加剂量以降低血糖至可接受的正常水平。但是许多药物的剂量是不调整的,在没有考虑产妇特点或反应的情况下使用固定剂量。除非是在很长一段时间内,通常当治疗疗效指标不易量化时,可以

使用这种方法。

其中一个例子是 17-己酸羟孕酮(17-OHPC),高危早产妇女在妊娠 16~36 周时,每周肌内注射固定剂量 250mg 的 17-己酸羟孕酮(17-OHPC),最近的研究表明该药血药浓度在妊娠期间有很大的变化,这种变化可能会影响该药的疗效[32]。

胎盘转运

大多数外源性药物能够通过简单的扩散穿过胎盘屏障,因此到达胎儿的量取决于血流量。四个主要特性有助于药物通过胎盘转运:①蛋白结合率;②电离程度;③脂溶性;④分子量。通常容易通过的药物具有低蛋白结合、非离子化、脂溶性和分子量小(小于 1 000Da)的特征[33]。

胎盘中的滋养细胞表达一系列药物代谢酶和转运蛋白。肝脏中许多药物代谢酶在胎盘中也存在,但胎盘中酶的代谢活性一般是比肝脏中酶的活性低[9]。虽然胎盘 CYP 酶的作用相对较小[9],但它们可以影响药物在胎儿和母亲中的作用。表 48.2 描述了 CYP 酶在胎盘中相对于肝脏、肾脏和小肠的表达。有趣的是,在整个妊娠期,胎盘中 CYP 酶的表达逐渐下降,这主要是为了在前 3 个月胎儿器官形成时期保护胎儿不受致畸药物的影响。

表 48.2 与肝脏相关的药物代谢酶(DME)的表达[9,34-41]

药物代谢酶	肝脏	肾脏	小肠	胎盘
CYP1A2	+++	——————	——————	+[a]
CYP2C9	+++	有争议的	++	有争议的
CYP2C19	+++	有争议的	++	有争议的
CYP2D6	+++	+	++/+	++/+
CYP2E1	+++		++	
CYP3A4	+++	+	+++	有争议的
CYP3A5	+++/++	++	+++/++	

注:a. 发表了有争议的结果。

除了作为外源性物质的屏障,胎盘还负责将营养物质运送给胎儿,并清除胎儿产生的废物[33]。这些不仅通过被动扩散而且也需要转运蛋白进行主动扩散来完成。这种转运蛋白位于合胞体滋养层(胎盘的功能细胞单位)的母胎两侧。转运蛋白既负责内源性物质的转运,也负责某些具有与

内源性化合物相似结构的外源性物质的转运[13]。

外源性物质对胎儿的影响

妊娠期间服用的任何药物都可能对胎儿产生影响。事实上，在某些情况下，例如对于 HIV 阳性的母亲，药物治疗的目的是让胎儿也能接受治疗。然而，在胎儿器官形成过程中早期接触药物可能会导致胎儿畸形。引起胎儿畸形的药物被归类为致畸剂。当代实践中已得到公认，虽然致畸性通常得到最多的关注，但孕妇使用的药物很少是致畸的，已知致畸药物的数量非常少。沙利度胺是一种臭名昭著的致畸药物，直到 20 世纪 60 年代在数千例胎儿暴露后才被发现。这种药物从未得到美国 FDA 的批准，虽然其安全性数据很少但它被开发用于治疗妊娠期间的恶心和呕吐并销售到世界各地，10 000 多名在子宫内暴露于沙利度胺的婴儿出生时就患有严重的畸形，主要是海豹肢症，之后才确定了致畸关系（表 48.3 和图 48.4）（另见第 4 章）。

表 48.3　文献记载的致畸药物及其对胎儿的影响实例

致畸药物	对胎儿影响
血管紧张素转换酶抑制剂	肾脏损害
烷化剂	多发畸形（例如手指缺失）
氨基苷类抗生素	耳毒性
卡马西平	神经管缺陷
己烯雌酚	阴道透明细胞腺癌，生殖道结构异常（如 T 形子宫）
叶酸拮抗剂	神经管缺陷
异维 A 酸	严重多发先天畸形
锂制剂	先天性心脏畸形（例如三尖瓣下移畸形）
甲巯咪唑	先天性皮肤发育不全
苯妥英钠	腭裂，心脏畸形，指骨发育不全
四环素类	牙齿变色
沙利度胺	肢体缺陷
丙戊酸	神经管缺陷
华法林	骨骼畸形，胎儿出血，眼部畸形，流产

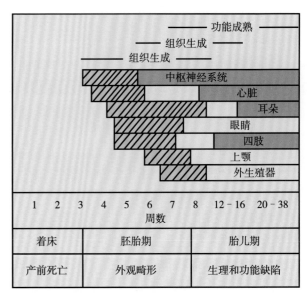

	功能成熟		
	组织生成		
	组织生成		
	中枢神经系统		
		心脏	
			耳朵
		眼睛	
		四肢	
		上颚	
			外生殖器

1　2　3　4　5　6　7　8　12 - 16　20 - 38
周数

着床	胚胎期	胎儿期
产前死亡	外观畸形	生理和功能缺陷

图 48.4　妊娠期对外源性药物的敏感性（绿色区域表示最敏感的时期）

药物的毒性是指药物对胎儿发育和成熟的影响。在这里被称为"有毒"的药物由于其风险很低，目前仍在妊娠期常规使用。例如：非甾体抗炎药（如布洛芬）可引起羊水过少和导管闭合，磺胺类药物可引起高胆红素血症，磺脲类药物可引起胎儿低血糖。

在沙利度胺悲剧发生后，世界各地的监管机构出台了新药开发指南和安全要求。这些已经发展了几十年，如今在美国，妊娠和哺乳标记规则（pregnancy and lactation labeling rule，PLLR）被用于指导妊娠期间的药物治疗决定从而解决药物的致畸性和毒性。

妊娠期药物治疗

在妊娠期间，决定药物治疗时必须同时考虑到母亲和胎儿。临床指导原则是妊娠前三个月避免使用所有不必要的药物治疗。当不能像通常情况那样停止治疗时，必须考虑到伴随妊娠的明显的生理和代谢改变。主要由肾脏排出的药物通常需要更高的剂量，经肝脏代谢的药物可能需要更高或更低的剂量，这取决于具体的代谢途径，CYP2C9、CYP2D6、CYP3A4 代谢的药物一般需要增加剂量，相反，由 CYP1A2 和 CYP2C19 代谢的药物通常需要降低剂量。

当直接测量药物浓度时（如抗癫痫药物），或有容易量化的终末器官反应指标时（如血压、血糖水平、心率），可以根据这些指标调整药物剂量。

然而,当没有量化指标时,剂量调整比较困难。质子泵抑制剂、抗抑郁药和早产药物可能存在更复杂的监测和剂量调整过程。

结论

妊娠期发生明显的生理改变,影响药物的吸收、分布、代谢、排泄和药效学。因此,有必要对孕妇用药进行评估。这需要在妊娠期每 3 个月进行药代动力学和药效学研究,因为整个妊娠期的生理和生物学都是不断变化的。此外,这些研究需要在各种条件下进行,包括单胎妊娠和多胎妊娠,进食和禁食状态以及长期和短期的治疗。

如何克服在妊娠期进行以用药研究为重点的障碍? 尽管看上去这是一个不可能克服的问题,这里我们推荐一些克服障碍的方法(见妊娠药物治疗的现状中的描述)。首先,需要向这些药品生产商提供激励措施,以促进妊娠期药物研究。这可以通过为那些遵守规定进行妊娠期用药研究的人提供专利延期,或者在药物研发的第二和第三阶段要求更多样化的人群来参与。一般来说,需要鼓励在孕产妇中进行药代动力学、药效学和药物流行病学研究,无论是新药还是老药。“鼓励”进行研究的最好办法之一是扩大政府对产科药理学研究的资助,还必须有财政支持鼓励进行大样本妊娠期用药登记,以促进妊娠期药物流行病学研究。这些大型数据库也可以用来记录妊娠期间罕见的药物治疗结果,并可以通过扩大药品上市后的监管来实现。处方和哺乳标记规则(PLLR)的实施促进了这种用药登记。

只有通过有规律地开展这些研究,我们才会有足够的数据来明确妊娠期药物动力学和药效学的变化。在此之前,因为有限的妊娠期药物代谢动力学和药效学数据,医师必须通过密切监测母亲和胎儿来优化药物治疗。

(谢红娟 译　符芳 审校)

参考文献和自我测试题见网络增值服务

第49章　超早产儿的临床管理和结局

ENRICO LOPRIORE, ARJAN B. TE PAS, SYLKE STEGGERDA
AND JEANINE M. VAN KLINK

本章要点

- 在过去的几十年里,新生儿临床管理的改进,提高了超早产儿(extreme preterm)的存活率,同时使早产儿存活的最小孕周不断减低。
- 尽管围产期存活率有所改善,但超早产儿短期和长期并发症(包括神经发育结局)的发病率仍然很高。
- 通过改善肺通气和应用延迟脐带结扎的策略来优化出生后最初几分钟的过渡,可以降低超早产儿肺损伤和脑损伤的风险。
- 从出生开始,无创通气策略越来越多地被用作初始呼吸支持,以减少肺损伤和支气管肺发育不良的风险。
- 超早产儿最易发生(非囊性)脑室周围白质软化、脑室内出血和小脑出血,可通过连续的头颅超声检查准确识别。
- 严重的脑损伤与远期神经发育不良结局相关。
- 超早产儿的关键问题是远期神经发育不良结局的高风险,尤其是分娩孕周小于妊娠26周的病例。
- 超早产出生的儿童有可能出现行为、社会情感和教育障碍,而且这些问题可能随年龄的增长而增加。

引言

新生儿学是近50年来兴起的一门新兴医学。随着近几十年来技术的迅速进步,以及围产期治疗和新生儿重症监护技术的重大进展,早产儿出生后存活率显著提高,特别是在极低孕周(<28孕周)。存活率的提高也导致存活极限的逐渐降低,目前在大多数西方国家,存活极限在妊娠22~24周。

尽管围产期存活率有所改善,但在超早产儿中,新生儿发病率和严重的长期损伤率仍然很高。要进一步改善这一特殊高危婴儿群体的医疗、短期和长期结局,除了当前的医疗措施,还需要新生儿学专家、胎儿医学专家和高危产科服务机构等学科间密切合作。而最优化的合作源于围产医学领域各专家之间在临床管理方面知识和进展的分享。

在这一章中,我们将讨论超早产儿的管理和相关结局,并总结新生儿医学领域的最新进展,重点是出生时的平稳过渡、降低肺损伤风险的呼吸支持策略以及持续改进用于检测脑损伤的神经影像学技术。选择关注肺损伤和脑损伤是因为这两种损伤都是远期预后的决定因素。本章最后总结了近期关于超早产儿远期神经发育结局的队列研究结果。

产房内管理

尽管近几十年来,新生儿重症监护室(neonatal intensive care unit, NICU)中早产儿的临床管理取得了很大的进展,但对新生儿出生后前10min的管理却很少关注。新生儿复苏的国际指南建立在很少的科学依据基础上,我们对从宫内到宫外的过渡期生理学的理解,主要是建立在动物研究和从20世纪70年代人类胎儿数据推测的基础上。但是,近期的动物和人类研究对这些关于过渡失败的原因和后果的传统观念提出了挑战。

为了保障出生时进行气体交换,婴儿呼吸道中的液体必须及时清除,使空气进入终末气体交换区,同时肺部的血液灌注显著增加。最近的研究表明,婴儿自主呼吸产生的或复苏者施加的通气压力,是肺泡液体清除和空气进入的主要原因[1]。在肺泡开始通气后,为了进行充分的气体交换,呼气末阶段肺泡中需要保留足够的空气(功能残气量)[1]。但肺液在间质组织中积聚会产生正压,可能导致液体回流到气道。为了防止这种情况,婴儿通过呼气制动模式呼吸,在气道中产生正压[1]。此外,肺泡上皮细胞的钠离子通道激活可保持气道与肺液的转运通畅[1]。

现有证据说明,肺泡通气可导致肺血管阻力下降和肺血流量增加。但触发和介导这一现象的机制尚不清楚[2]。部分原因是一氧化氮释放介导的氧合增加,但不受氧调控的机制也可能与之相关。在肺血流量增加之前结扎脐带会减少静脉回流,降低左心的前负荷,减少心输出量[3]。因此,如果在脐带结扎后才开始肺通气,婴儿会由于低心排血量而发生组织缺血损伤的风险[3]。

出生后最初几分钟内的处理会严重影响与早产相关的疾病,如支气管肺发育不良(bronchopulmonary dysplasia,BPD)和脑损伤[4]。为了尽量减少损伤,产房复苏阶段应尽量避免气管插管和有创机械通气,呼吸管理的重点已转向无创通气(正压呼吸支持、通过面罩通气或两者兼有)[4]。国际指南建议对于呼吸暂停或呼吸困难的婴儿,可复苏开始时给予较高压力的间歇正压通气提供肺通气。近期动物和临床研究表明,适当延长正压通气时间(持续肺扩张)疗效更佳[4]。在通气过程中应用呼气末正压(positive end-expiratory pressure,PEEP)可防止气道塌陷和间质肺液回流到气道,对于维持肺容量至关重要。在过渡期对婴儿应用持续气道正压通气(continuous positive airway pressure,CPAP)支持自主呼吸具有相似的效果,目前已普遍应用作为气管插管和机械通气的替代方法。

在出生后的稳定期应避免过多的氧气暴露,以免导致氧化应激和组织损伤。目前的指南建议早产儿合理用氧。但是,出生不久的缺氧会抑制呼吸驱动力,而且不清楚缺氧时呼吸抑制何时转换到刺激呼吸。目前已经开发出脉搏血氧仪(pulse oxymetry,PO)测量的外周血氧饱和度(saturation of peripheral oxygen,SpO_2)百分位数线图,用以指导医护人员在可接受的参考范围内调整给氧浓度。由于高氧血症的预后还不明确,在避免缺氧的同时需要选择最佳吸入氧浓度。

由于面罩通气是新生儿复苏的最重要部分,因此维持最佳的面罩通气是新生儿专业医护人员最重要的技能之一。新生婴儿使用面罩通气可能很困难,经常受到漏气和气道阻塞的影响,导致潮气量低,从而导致通气不足。面罩通气技术应纳入新生儿复苏的所有技能训练中[5]。对于正压通气,T 组合复苏器似乎是最好的设备。与自充气式复苏囊相比,压力为设定的而不是手动产生,压力更加稳定,通气量变化较小。另外,T 组合复苏器可以轻松完成持续性肺扩张、PEEP 和 CPAP,但自充气复苏囊实施持续性肺扩张非常困难,且无法提供 PEEP 和 CPAP[6]。

新生儿重症监护病房内的呼吸支持

除了产前糖皮质激素和表面活性物质治疗,机械通气是提高早产儿存活率的主要措施之一。然而,机械通气也会导致肺损伤。因此,我们不断努力改善呼吸管理策略,以维持充分的气体交换,同时尽量减少肺损伤。

无创通气策略现在越来越多地用作出生后的初始呼吸支持。荟萃分析表明,CPAP 可以作为早产儿呼吸窘迫综合征的主要有效治疗方法。CPAP 减少了对有创机械通气的需要,但并没有降低 BPD 的发病率[7]。通常将 CPAP 的 PEEP 设置在 5~6cm H_2O 的水平,但这可以因中心而异。在一项大型临床随机试验中使用高达 12cm H_2O 的高水平 PEEP,但报道的气胸发生率较高。

早产儿呼吸窘迫综合征主要由表面活性物质缺乏引起。通常在婴儿插管和机械通气后给予表面活性物质。拔管的时机因中心而异,可在给药后[气管插管 - 给予表面活性物质 - 拔管 -CPAP 法(INSURE)]或是稍晚。最近的研究表明,在接受无创支持的自主呼吸婴儿,通过气管内放置的喂养管或血管内导管给予表面活性物质是安全的[8]。这个方法目前正在进行试验,以研究通过微创给予表面活性物质的疗效。

其他还有一些无创通气策略也可使用,大多数是在机械通气后使用,以预防拔管失败。大多数模式在非同步模式下可用(经鼻间歇正压通气、双水平 CPAP)[9]。研究表明,这些模式在送气期间将压力传输到肺部的效率不高,因为声带会关闭,而同步模式可能更有效[9]。然而,增加平均气道压也可以产生有益的效果,增加 CPAP 压力也可以达到类似的效果。

最常用的呼吸机模式是时间控制，压力限制，在回路中有持续气流，允许婴儿随时进行自主呼吸。现在大多数新生儿中心都使用吸气相与婴儿呼吸同步（触发式通气）的呼吸机，缩短了通气时间。为了同步，将流量传感器放置在患者近端的气管插管处。新的技术和微处理器的使用使许多不同的通气模式更加复杂，并且有可能减少机械通气导致的肺损伤。容量保证通气，即根据需要自动调整压力以确保目标潮气量，已证明可缩短通气时间、减少气漏、BPD 和脑损伤的发生[10]。

早产儿脑损伤

早产可导致脑损伤并影响大脑发育，可能导致一系列远期神经发育障碍[11]。最常见的早产脑损伤是脑室内出血（intraventricular haemorrhage, IVH）、脑室周围白质软化（periventricular leukomalacia, PVL）和小脑出血（cerebellar haemorrhage, CBH）。严重脑部病变，如囊性 PVL（cystic PVL, cPVL），程度严重的 IVH 和较大 CBH，具有很高的预后不良的风险，但已变得不太常见，现在的重点已转移到弥漫性脑白质异常和较小的小脑病变，可通过磁共振成像（magnetic resonance imaging, MRI）在早产儿中越来越多地诊断出来。

脑室内出血

脑室内出血是早产儿常见的并发症，早产儿（<32 周）的发生率为 25%。IVH 的发生率与早产程度直接相关，在超早产儿（<28 周）中的发生率高达 45%[12,13]。

脑室内出血起源于室管膜下生发基质层。这个基质层位于脑室附近，是神经元和胶质前体细胞的来源。妊娠 24~28 周达到最大宽度，然后逐渐退化，在足月龄前后几乎完全消失[13]。生发基质是一个高度血管化的区域，有许多容易破裂的脆弱血管。通常，早产儿的大脑自动调节功能发育不完善。因此，发生 IVH 的危险因素包括引起血压和脑血流波动的因素，如低血压、动脉导管未闭、低血容量、高碳酸血症、气胸和机械通气[13]。这就解释了为什么超早产儿容易发生 IVH。

脑室内出血可通过头颅超声（cranial ultrasonography, CUS）诊断。大多数 IVH（90%）发生在出生后 72h 内。初步诊断后，可能会在随后的 3~5 天内进展[13]。因此，大多数新生儿 CUS 方案包括在出生后第 1、第 3 和第 7 天进行常规扫描，以筛查 IVH 及其并发症。IVH 的严重程度通过分级系统进行分级（图 49.1）[13,14]。1 级 IVH 为局限于生发基质内的出血。2 级 IVH 的出血延伸到侧脑室，但占侧脑室的 50% 以下。3 级 IVH 出血量占侧脑室的 50% 以上，也可能导致急性脑室扩大。合并脑室周围出血性梗死（periventricular haemorrhage infarction, PVHI）是一个独立的概念。这是由于出血旁脑白质内髓静脉引流受损所致，在 IVH 后的随后几天内可发生。在 CUS 上 PVHI 是扇形，通常为单侧回声增强的区域。后续的 CUS 中，PVHI 通常演变成一个多孔脑囊肿。

严重 IVH 的另一个并发症是出血后脑室扩张（posthaemorrhage ventricular dilation, PHVD）（图 49.1）。25%~50% 的 IVH 婴儿会出现这种情况，这是由于脑脊液（cerebrospinal fluid, CSF）排泌通路受损、血块（急性）或闭塞性蛛网膜炎（慢性）所致。进展通常发生在发生出血后的 1~3 周内。动态 CUS 测量侧脑室可用于监测 PHVD 和优化治疗时机。脑室扩张严重进展时必须引流脑脊液，以预防脑白质损害。初步的治疗包括连续腰椎穿刺引流。当 PHVD 持续进展时，可以放置一个脑脊液储液囊以促进治疗。

IVH 患儿的预后主要取决于相关脑实质损伤的程度。患有 3 级 IVH 的婴儿患脑性瘫痪（cerebral palsy, CP）的比例在 12%~28%，患有 PHVD 和需要干预的病例中，这一比例有所上升[15]。患 PVHI 的婴儿 CP 的发病率明显增高。这些婴儿中，足月龄时进行 MRI 扫描有助于预测预后，因为内囊后肢的不对称或髓鞘化不全是单侧痉挛性脑瘫的一个很强的预测因子[15,16]。

脑室周围白质软化

PVL 可分为两个主要类型[11,13,17]。第一种类型为位于深部白质的局灶性坏死。这可能是肉眼可见大小，在数周内演变成囊肿（cPVL）；也可以是微小病灶，演变成较小的胶质瘢痕（非 cPVL）。第二种类型为弥漫性白质损伤，伴有形

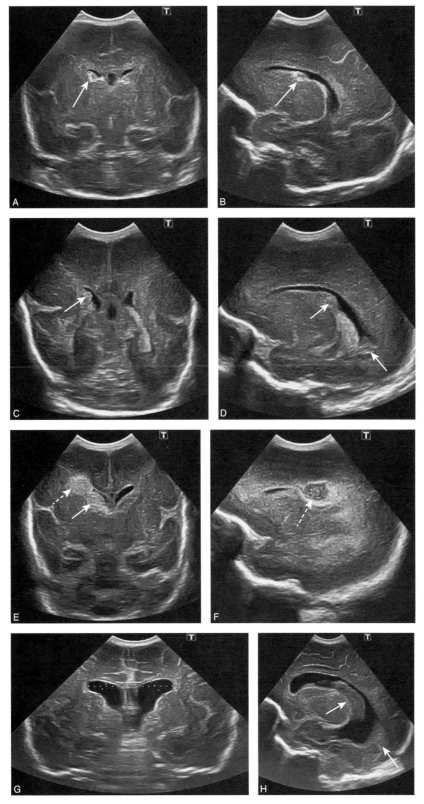

图 49.1 头颅超声（CUS）影像上脑室内出血（IVH）的严重程度分级。A. CUS 冠状位扫描显示 1 级生发基质（GM）/IVH（箭头所示）。B. 图像 A 同一位婴儿 CUS 矢状位扫描，显示 1 级 GM/IVH（箭头所示）。C. CUS 冠状位扫描显示 2 级 GM/IVH（箭头所示）。D. 图像 C 同一位婴儿的 CUS 矢状位扫描，显示 2 级 GM/IVH（箭头所示），出血扩展到侧脑室枕部后角。E. CUS 冠状位扫描显示 3 级生发基质（GM）/IVH（箭头所示），伴有脑室周围出血性梗死（虚线箭头所示）。F. 图像 E 同一位婴儿 CUS 矢状位扫描，显示脑室周围出血性梗死灶，并形成多孔囊肿（虚线箭头所示）。G. CUS 冠状位扫描显示 3 级 IVH 伴有出血后脑室扩大，图中显示侧脑室前角测量情况。H. 图像 G 同一位婴儿 CUS 矢状位扫描，显示 3 级 GM/IVH（箭头所示）伴有侧脑室扩大

成髓鞘的少突胶质细胞丢失和星形胶质细胞增生，但无坏死或胶质瘢痕。这导致随后的髓鞘化不全和脑室扩大。在早产脑白质损伤的范围内，弥漫型表现为最轻的形式，囊性形式表现为最严重的形式。在过去的几十年里，cPVL 的发病率下降到 1%~3%，现在非囊性和弥漫性的 cPVL 是早产儿白质损伤最常见的形式。

PVL 发生的主要致病因素是缺血和炎症。这些机制往往同时发生，引起兴奋性毒性和氧自由基损伤，从而导致髓鞘前少突胶质细胞死亡。由于大脑深部（脑室周围）白质内存在动脉灌注边界区和脑血流自动调节不完善，早产儿脑白质特别容易发生缺血。因此，影响脑血流量的因素，如低血压和低碳酸血症是 PVL 的已知危险因素。其他危险因素与感染和炎症有关，包括产前宫内感染，产后发生败血症、坏死性小肠结肠炎和通气诱导的肺损伤[17]。

与 IVH（通常发生在出生后 72h 内）不同，PVL 可以发生在足月龄之前的任何时刻。在损伤发生在产前的案例中，囊肿可能在出生时出现或在第一周内形成。围产期发生的损伤，囊肿通常在 2~3 周后形成，而对于较小和局部的囊肿，可能需要更长的时间（4~6 周）。如果是产后发生的损伤，cPVL 可能会形成得更晚。

PVL 的严重程度可以通过 CUS 进行分级（图 49.2）[18]。1 级是指脑室周围白质（邻近的周边）回声增强，密度与脉络丛一样，持续 7~14 天以上。这个征象不容易识别，而且比较主观。注意不均匀回声很重要，因为这与 MRI 上局灶性白质病变的存在有更好的相关性。在 2 级 PVL 中，有局限性（局灶性）囊肿，最常见于额顶叶白质。3 级是指双侧广泛的囊性病变。4 级 PVL 是一种罕见的情况，囊肿同时发生在脑室周围和皮层下白质（皮层下白质软化）。

头颅超声诊断 cPVL 较为可靠，但对非囊性白质损伤的诊断效果较差。在这些病例中，到足月龄时进行 MRI 扫描更可靠，可以显示点状白质病变、胶质瘢痕和白质体积损失。

早产儿白质损伤与运动和认知功能受损的风险增加有关。患有 cPVL 的婴儿发展为中重度 CP 的风险很高。足月龄前后 MRI 上发现非囊性脑白质损伤可以预测 CP 和运动功能障碍，具有中等的敏感性和特异性。然而，其预测其他远期结局（如个别患者的神经认知和行为损害）的能力有限[19]。

小脑损伤

小脑损伤是直到最近才被认识的一种早产儿脑损伤形式。随着 CUS 技术的改进和 MRI 的广泛应用，现在认为小脑损伤是早产的另一个重要并发症[20]。小脑是妊娠晚期生长最快的脑结构，因此在早产儿容易发生损伤。小脑出血（cerebellar hemorrhage，CBH）是最常见的小脑损伤形式，在早产儿中发生率约为 20%[21,22]。起源于发育中的小脑生发基质层、外部颗粒层和第四脑室室管膜下生发基质，脆弱的毛细血管网很容易形成破裂[20]。CBH 常与 IVH 合并发生，两者具有相似的危险因素，因此可同时发生[22]。此外，CBH 的发病时间似乎与 IVH 的发病时间一致。

CBH 主要有两种类型。第一种包括大的局灶性脑出血，多为单侧和半球性，较少为双侧或累及蚓部。当常规 CUS 方案中包括乳突 - 囟门附加检查时，CUS 可检测到这些大的出血灶[21,23]。大的出血灶发生在 3%~6% 的极早产儿中，但主要见于病情最严重和极早产儿。第二种类型的脑出血包括小的点状出血病灶。15%~20% 的早产儿（<32 周胎龄）在 MRI 上报告有这些微小出血，但在 CUS 上很难发现[21]。在足月龄前后，MRI 上可以识别的另一种形式的早产儿小脑损伤是小脑发育不全。这是由于对发育中的小脑的直接损伤（即出血、皮质类固醇、营养不良或炎症）以及间接损伤引起的。严重的小脑幕上损伤伴发的小脑体积增长缓慢与后者的发生有关[20]。

新生儿小脑损伤可导致一系列神经发育障碍，包括运动障碍和认知、行为和情绪障碍[24,25]。大的、破坏性的 CBH 与新生儿死亡率增高和神经发育不良的风险（66%）显著相关，而病变较小（MRI 可检测）的早产儿的预后相对较好[22]。但目前仍然缺乏样本量较大的早产儿的长期随访研究。

超早产儿童的长期随访

大多数新生儿医疗中心对早产儿童提供规范

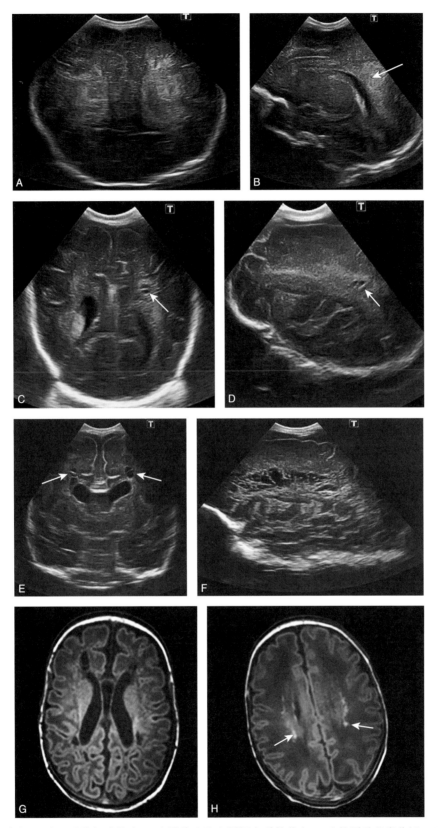

图 49.2　头颅超声（CUS）和磁共振成像（MRI）影像上脑室周围白质软化（PVL）的严重程度分级。A. 一名生后 7 天早产儿的 CUS 冠状位扫描，显示脑室周围不均匀回声增强。B. 图像 A 同一位婴儿矢状位 CUS 扫描，显示脑室周围回声增强与脉络丛的对比。C. 一名早产儿 CUS 冠状位扫描显示 2 级 PVL，脑室周围白质有局灶囊肿形成（箭头所示）。D. 图像 C 同一位婴儿的矢状位 CUS 扫描。E. 一名早产儿冠状位 CUS 扫描显示 3 级 PVL（箭头所示），伴有脑室周围白质广泛囊肿形成（箭头所示）和代偿性脑室扩大。F. 图像 E 同一位婴儿矢状位 CUS 扫描。G. 图像 E 和图像 F 同一位婴儿在足月龄进行 MRI 扫描的影像。H. 非囊性白质损伤的婴儿到足月龄时 MRI 扫描影像，显示点状脑室周围白质损伤（箭头所示）

的随访评估。监测其发育对于评估和进一步改善其照顾至关重要,将增加我们对特定损伤风险因素的了解,有助于早期发现需要及早干预的发育问题,以及为有特殊需要的儿童提供持续支持[26]。为了更好地告知照顾者和父母与改善临床决策,需要关于早产的短期和远期结局的准确循证医学数据。

大多数后续项目监测早产儿发育 2~3 年,主要旨在监测严重残疾,包括脑瘫和严重认知障碍。需要进行为期更久的随访,因为在学龄前评估大多数远期结局,包括行为和学习困难的结果并不可靠,但这些因素对青春期和成年期间的学业成绩、社会适应和生活质量都会产生重大影响。

自 20 世纪 90 年代中期以来,对远期神经发育结局进行了几项大规模、以人群为基础的多中心研究。这些研究的结果按时间顺序总结如下。图 49.3 显示了每项研究中根据出生胎龄分类的神经发育障碍百分比。

大多数远期随访研究的主要结局是"无长期神经发育障碍(neurodevelopmental impairment, NDI)的存活率"。但什么构成"障碍"？NDI 通常分为严重、中度或轻度,包括神经、运动、认知和神经感觉损伤。严重的 NDI 包括根据大运动功能分类系统(Gross Motor Function Classification System, GMFCS)患有 3~5 级脑瘫的儿童[27],认

知发展低于年龄平均值(得分 <55 分)3 个标准差(standard deviations, SD)和双侧失明或耳聋。中度 NDI 包括 GMFCS 2 级脑瘫、认知发育低于年龄平均值 2 个标准差(得分 <70 分)、听力损失需要助听器或功能性视力受损。值得注意的是,由于患者或纳入标准(纳入的孕周)、年代、围产期或新生儿阶段管理、对结局的评估和损伤严重程度的定义以及随访时间和方案的不同,研究中的损伤率各不相同。

神经、运动和认知功能的结局

治愈超早产儿项目(Extremely Premature Infant Cure, EPICure)代表了一系列基于人群的纵向研究,研究对象是在英国和爱尔兰出生的超早产儿童[28]。EPICure 于 1995 年开始研究妊娠 22~25 周出生的儿童。2 岁时的神经发育随访显示,49%(138/283)的儿童有神经系统损伤,其中 23%(64/283)有严重损伤。在随访到 6 年时,22%(53/241)的儿童存在严重损伤,其中 20%(49/241)的儿童诊断为脑瘫,21%(50/241)的儿童认知评分低于 70 分[29]。中度和轻度 NDI 的发生率分别为 24%(57/241)和 34%(83/241)。EPICure2 评估了 2006 年出生的胎龄在 22~26 周的儿童的结局[30]。在 3 年的随访中,25%(145/576)的儿童有严重损伤,这与胎龄显著相

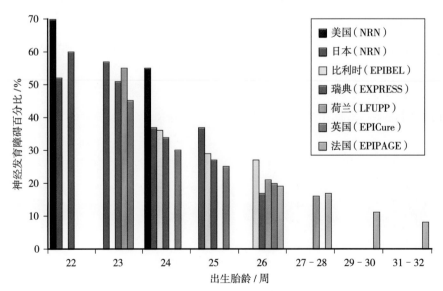

图 49.3 每项研究按照出生胎龄分类的神经发育障碍百分比。EPIBEL,比利时超早产儿项目;EPICure,治愈超早产儿项目;EPIPAGE,小胎龄早产儿流行病学研究;EXPRESS,瑞典超早产儿研究;LFUPP,莱顿早产儿随访项目;NICHD,美国国家儿童健康和人类发展研究院;NRN,新生儿协作网

关：45%（17/38）在 22~23 周，30%（29/98）在24 周，25 周时为 25%（48/189），26 周时为 20%（51/251）。总的来说，无残疾生存率从 1995 年的23% 上升到 2006 年的 34%。然而，尽管在早产儿照顾方面取得了重大的进展，但严重残疾儿童的比例仍然没有变化。

在荷兰，对早产儿的长期随访研究有着悠久的传统，包括 1983 年的早产儿和小于胎龄儿（Project on Preterm and Small for Gestational Age Infants, POPS）项目[31]。莱顿早产儿随访项目（Leiden Follow-Up Project on Prematurity, LFUPP）前瞻性地跟踪了 1996—1997 年荷兰三个医疗地区妊娠 23~26 周出生的所有儿童[32]。结果与同期出生的妊娠 27~32 周的儿童进行了比较。妊娠 23~25 周、26 周和 27~32 周的中重度损伤分别为 55%（6/11）、21%（4/17）和 16%（26/167）。无残疾生存率分别为 8%（1/12）、36%（4/11）、65%（15/23）和 82%（180/220）。

早产儿流行病学研究（EPIPAGE）研究是一项前瞻性人群研究，包括 1997 年法国 9 个地区出生的 22~32 周的所有儿童[33]。5 岁时，重度、中度和轻度损伤率分别为 5%（83/1 600），为9%（155/1 600）和 25%（398/1 600）。9%（159/1 812）诊断为脑瘫，12%（182/1 534）的认知评分低于 70 分。在 8 岁时，严重损害，包括运动、认知、行为或精神、癫痫和视觉或听觉问题的发生率为 11%[34]。严重损害的发生率随着胎龄的增加而降低：24~26 周时为 19%（50/261），27~28 周时为 17%（59/349），29~30 周时为 11%（60/556），31~32 周时为 8%（86/1 054）。总的来说，60% 的婴儿无残疾存活，但在 24~26 周出生的婴儿中只有 36%。

比利时超早产儿（Extremely Preterm Infants in Belgium, EPIBEL）项目是一项基于人群的研究，对象为妊娠 24~26 周（1999—2000 年）出生的儿童，29%（28/95）的儿童在矫正 3 岁时符合严重损害的标准[35]。在正式评估的儿童中，25%（19/77）的儿童诊断为脑瘫，29%（22/77）的儿童认知评分低于 70 分。26%（25/95）儿童有轻中度损伤。根据 EPICure 和 EPIPAGE 研究，严重损害与出生胎龄显著相关：24 周时为 36%（4/11），25 周时为 29%（9/31），26 周时为 27%（14/52）。

总的来说，无残疾生存率为 42%。

美国的长期结果数据来自国家儿童健康和人类发展研究院（National Institute of Child Health and Human Development, NICHD）新生儿协作网（neonatal research network, NRN），该网络由 18 个 NICU 组成[36]。在对前瞻性收集的数据进行回顾性分析时，比较了 1999—2001 年和 2002—2004 年出生妊娠 25 周以下的儿童的神经发育结果。在 18~22 个月大时，分别有 50%（186/371）和 59%（227/387）出现严重损害（P=0.023）。脑瘫的诊断率为 11%（45/407）对 15%（60/403），认知评分低于 70 分的诊断率为 45%（168/374）对51%（196/384）。在 1999—2001 年，在妊娠 23 周或以下出生的儿童中有 64%（57/89），和妊娠 24 周出生的儿童中有 46%（129/282）出现严重损害。2002—2004 年，妊娠 23 周及以下时的严重损害率为 70%（72/103），妊娠 24 周时的严重损害率为 55%（155/284）。与 EPICure 研究一致，这些结果表明，尽管早产儿医学有了重大的进步，但远期神经系统损伤率并没有下降。

2005 年，来自澳大利亚维多利亚州的一项以人群为基础的研究报告，在妊娠 22~27 周的所有极早产活产婴儿中，有 4%（6/172）出现了严重的残疾，2 岁时 17%（27/172）为中度受损，29%（47/172）为轻度受损[37]。10%（16/172）诊断脑瘫，15%（26/172）认知评分低于 70 分。可惜的是，作者没有根据胎龄来区分损伤率。总的来说，无残疾生存率为 52%（139/270）。与 EPICure 和美国研究的结果数据不同，1991—1992 年（8%）和 1997 年（15%）的区域性极早产队列相比，长期神经发育结果有所改善。

2003—2005 年，日本共有 48 个三级中心参与了 NRN 进行的多中心跟踪研究，研究对象为出生于 22~25 周妊娠期的儿童[38]。在 3 岁时，检测到 23%（111/491）的严重损害。14%（75/548）出现脑瘫，24%（75/318）的认知评分低于 70。损伤比例与胎龄呈负相关：22 周时 52%（12/23），23 周时 57%（65/114），24 周时 37%（53/142），25 周时 37%（78/212）。总的来说，无残疾生存率为54%（574/1 057）。然而，有 70% 的患者失访。

瑞典的超早产儿研究（Extremely Preterm Infant Study in Sweden, EXPRESS）是一项前瞻

性的、基于全国人群的研究,研究对象为2004—2007年在瑞典出生的22~26周的所有儿童[39]。在平均校正年龄为2.5岁的情况下,11%的极早产儿童有严重的残疾,16%为中度损伤,31%为轻度损伤。6%(25/399)认知功能评分低于70分。同样,在本研究中,损伤率随着胎龄的增加而降低:22周时为60%(3/5),23周时为51%(24/47),24周时为34%(29/86),25周时为27%(40/151),26周时为17%(28/167)。总的来说,42%的极早产儿童没有残疾。

总之,超早产儿的严重神经发育障碍非常常见,与出生时的胎龄呈负相关。损伤似乎随着时间的推移而并没有改善;儿童并不能"摆脱"他们的困难,需要持续的评估和支持[30,33]。结果表明,即使早产儿医学取得了重大的进展,神经系统损伤率保持不变。

行为、社交-情感和教育结局

大多数监测儿童发育到矫正年龄2岁的随访方案,主要集中在严重神经功能损伤方面[26]。然而,当日常生活变得更加复杂,对不同能力有更高要求时,一些"微小"的问题才在学龄期显现。这些微小的损伤往往影响多个神经发育方面,可能对日常功能产生显著的影响。

在EXPRESS研究中,与配对的足月儿童相比,出生于妊娠22~26周之间的儿童(n=344)在2.5岁时,表现出明显更多的行为问题(例如,注意力困难、焦虑症状、退缩行为)[40]。在EPIPAGE研究中,早产儿(n=1 102)5岁时表现出明显更多的行为问题,与足月儿相比患多动症或注意力不集中、情绪症状和社交或同伴问题的风险高出两倍[41]。在EPICure研究中,与足月出生的同学相比,出生于妊娠22~25周之间的儿童(n=219)11岁时患注意缺陷多动障碍(特别是注意力不集中症状)的风险增加,情绪障碍(通常为焦虑)

和自闭症谱系障碍(尤其是社交和交流方面的问题)[26]。在2年和6年随访中发现的行为问题可预测11岁时的精神障碍。在EPICure和EPIPAGE研究中,行为和情绪问题与认知障碍密切相关。EPICure研究的数据进一步表明,早产后教育困难的情况经常发生[26]。在6年和11年的随访中,妊娠26周前出生的孩子中,50%的学习成绩低于平均水平,而足月出生的学生中这一比例为5%。总的来说,30%的学生在阅读方面有学习困难,44%的学生有数学学习困难。

综上所述,除了严重的损伤,早产出生的婴儿儿童期行为和社会情绪问题也很常见。这些所谓的微小问题需要早期干预,以防止以后出现精神障碍。此外,随着学业的复杂性增加和学习效率成为高年级学生的一个问题,预计早产儿童学习困难的比例将随着年龄的增长而增加[42]。

总结

在产前和新生儿医学方面取得的重大进展提高了早产儿存活率,降低了严重疾病的风险。然而,神经发育多个方面的长期严重损害仍然存在,尤其是在极低孕周出生的婴儿。极早产的儿童也有可能在以后的行为、社会情感和教育方面遇到困难,而且这些问题可能随着年龄的增长而增加。超过2~3年的评估可以更准确地评估远期结局,并且更有可能预测那些将持续到整个童年和成年的问题[30]。成年后的随访对于了解生存率提高对社会、经济和生活质量的全面影响非常重要[26]。然而,后续项目往往缺乏相应的设施,缺乏专业知识和资源,无法提供对这些长期结局的准确检查。多学科随访、早期干预计划和持续支持应成为所有极早产儿童的标准照顾模式。

(刘江勤　周鸣 译　罗艳敏 审校)

参考文献和自我测试题见网络增值服务

索 引

13- 三体 204

13- 三体（Patau 综合征） 266

13- 三体综合征 178, 179

14 号染色体父系单亲二倍体 435

18- 三体 204, 424

18- 三体（Edward 综合征） 266

18- 三体, 21- 三体, Pallister Killian 综合征 584

21- 三体（唐氏综合征） 266

22q.11 微缺失 208

3D 重建模式 215

45, X（Turner 综合征） 266

47, XXX（三 X 综合征） 266

47, XXY（Klinefelter 综合征） 266

α- 地中海贫血 295

α- 地中海贫血、细小病毒感染、红细胞同种异体免疫 585

α- 珠蛋白基因 295

β- 地中海贫血 296

β- 人绒毛促性腺激素（β-hCG） 304

β- 珠蛋白基因 296

δβ- 地中海贫血 299

A

Angelman 综合征 267

Arnold-Chiari 畸形 410

A 点 - 鼻根 -B 点角（A-nasion-point B, ANB） 446

B

Bardet-Biedl 综合征 410

Bartter 综合征 413, 584

白细胞介素 -15（interleukin-15, IL-15） 55

白细胞介素 -3（interleukin-3, IL-3） 24

白细胞免疫球蛋白样受体（leukocyte immunoglobulin-like receptors, LILR） 59

倍他米松 367

鼻骨缺失或发育不良 200

比较基因组杂交技术（CGH） 200

臂间倒位 265

臂内倒位 265

标记染色体 267

表皮生长因子（epidermal growth factor, EGF） 24

表现变异性 274

波特后遗症 130

不全流产（incomplete miscarriage） 46

部分型肺静脉异位引流（partial anomalous pulmonary venous connection, PAPVC） 359

部分性葡萄胎 267

C

Cantrell 五联症 213

CPAM 体积比（CPAM volume ratio, CVR） 367

残余风险 274

侧脑室扩张 204

测序深度 279

测序文库 277

产后出血 584

产前保健 260

产前出血 582

肠闭锁 211

肠梗阻 200

肠源性囊肿 363

常染色体显性遗传性多囊肾病 407

常染色体隐性（autosomal recessiveinheritance, AR） 284

常染色体隐性遗传病 293

常染色体隐性遗传性多囊肾病 409, 583

成骨不全症（osteogenesis imperfecta, OI） 428

成纤维细胞生长因子（fibroblast growth factor, FGF） 24

重复肾 405

初级绒毛（primary villi） 70

唇腭裂 205

唇裂 423

磁共振成像（magnetic resonance imaging，MRI） 135，363

脆性 X 综合征（fragile X syndrome，FXS） 285

D

Dandy-Walker 畸形 201，204，410

DORV 209

DS/18- 三体截断值 187

DS 截断值 187

大动脉转位（TGA） 207

大范围连续纯合状态（long contiguous stretches of homozygosity，LCSH） 267

大规模平行测序（massively parallel sequencing，MPS） 239，277

大量绒毛周围纤维蛋白沉积（massive perivillous fibrin deposition，MPVFD） 93

大脑中动脉收缩期峰值流速 585

大脑中动脉血流峰值速度（middle cerebral artery-peak systolic velocity，MCA-PSV） 297

单侧肾缺如（unilateral renal agenesis，URA） 405

单纯肾囊肿 411

单核苷酸多态性（single nucleotide polymorphisms，SNP） 263，287

单基因病 276

单亲二倍体（uniparental disomy，UPD） 262

单亲同二体 269

单亲异二体 269

单绒毛膜和双绒毛膜妊娠的常见并发症 591

单绒毛膜双羊膜囊双胎 582

倒位 265

等臂染色体 267

等位基因特异性寡核苷酸（allele-specific oligonucleotide，ASO）探针杂交法 300

低出生体重 583

低分子量肝素（low-molecular-weight heparins） 36

迪谢内肌营养不良（Duchenne muscular dystrophy，DMD） 243

骶尾部畸胎瘤 502，506

地中海贫血 293

第四脑室 196

顶臀径（crown-rump length，CRL） 30

顶外胚层脊（apical ectodermal ridge，AER） 19

窦状隙（sinusoids） 72

短串联重复序列（short tandem repeats，STR） 271

短肋多指综合征（short rib-polydactyly syndromes，SRPS） 431

多发畸形 200

多基因测序包 280

多囊肾 213，407

多囊性发育不良肾 411

多普勒超声 363

多胎妊娠 45，582，584

多重连接探针扩增技术 271，300

多重荧光微测序技术 300

E

Ebstein 畸形 209，584

EVT 64

二代测序技术（next generation sequencing，NGS） 276，286

F

Finnish 型先天性肾病综合征 412

Fraser 综合征 365

法洛四联症（tetralogy of Fallot，TOF） 207，354

帆状附着（velamentous insertion） 90

反向点杂交 300

房间隔缺损（atrial septal defect，ASD） 360

房室间隔缺损（atrioventricular septal defect，AVSD） 207，360

放射性核素 580

非缺失型 295

非整倍体 200

肺动脉闭锁 208，209

肺发育不良 582

肺发育不良和肺缺如 366

肺发育不良或肺缺如 363

肺发育不全 210，213

肺隔离症 363

肺静脉异位引流 366

分层筛查 263

分子细胞遗传学 260

风险评估和缓解策略（risk evaluation and Mitigation Strategies，REMS） 36

复发性流产（recurrent miscarriage） 47

复杂泄殖腔畸形 399

腹裂 211

腹壁缺损 198

G

Gap-PCR（聚合酶链反应） 300
GDNF/RET 系统 130
G 显带 270
干扰素（interferon, IFN） 24
高分辨熔解曲线 302
高效液相色谱（high performance liquid chromatography,
　　HPLC） 298
隔离症 364
膈疝 200
梗阻性囊性发育不良 411
梗阻性尿路疾病 214
弓形体病 584
功能性肾组织缺如 582
宫颈环扎术 582
宫内感染 583
宫内生长受限（intra uterine growth restriction,
　　IUGR） 518, 582
宫内外同时妊娠（heterotopic pregnancy） 49
共同动脉干（common arterial trunk, CAT） 356
孤立性轻度肾盂扩张 397
孤立性羊水过少 583
骨膜骨化 415
骨形态发生蛋白（bone morphogenetic proteins,
　　BMP） 24
固定 DR 的 FPR 184
固定 FPR 的 DR 184
固定最终截断值的 DR 和 FPR 184
广泛性嵌合 273
国际妇产超声学会（ISUOG） 196

H

Hb A 296
Hb Bart（γ_4） 296
Hb F 296
Hb H 包涵体 297
Hb H 病 296
Hb Portland 296
Hb 变异体 300
Hb 电泳 297
hiPSC 6

罕见型缺失 300
合体滋养细胞（syncytiotrophoblast, ST） 55
横纹肌瘤 363
喉和气管闭锁 365, 368
呼吸窘迫综合征 655
呼吸窘迫综合征和支气管肺发育不良 582
环状染色体 267
回肠和空肠闭锁 584
回声增强 407
霍夫鲍尔细胞（Hofbauer cell） 72

I

Ivemark 综合征 411

J

Jeune 综合征 411
Joubert 综合征 410
基质金属蛋白酶（matrix metallo proteinase, MMP） 57
基质膜（basal plasma membrane, BM） 77
激光消融 367
极化活动区（zone of polarizing activity, ZPA） 20
集落刺激因子（colony-stimulating factors, CSF） 24
脊髓脊膜膨出 202
脊髓脊膜膨出管理研究（management of
　　myelomeningocele study, MOMS） 158, 502
脊髓性肌萎缩症（spinal muscular atrophy, SMA） 214, 285
脊柱后凸畸形 213
脊柱畸形 198
脊柱裂（OEIS）综合征 213
计算机本体模型（computer ontologies） 2
计算机断层扫描（computed tomography, CT） 135
甲氨蝶呤（methotrexate, MTX） 51
甲胎蛋白（alpha fetoprotein, AFP） 164, 178
假常染色体区域 266
假性嵌合 273
假阳性率（false positive rate, FPR） 179
间质部妊娠（interstitial pregnancy） 50
肩难产 585
检测前咨询 280
检测周期 279
检出率（detection rate, DR） 179
健康与疾病发育起源（DOHaD） 636
交叉融合异位肾 406

尽可能低至可合理检查的水平（ALARA） 215

经腹超声 198

颈项透明层（nuchal translucency, NT） 167, 178, 196, 425

静脉导管（DV） 200

局限性胎盘嵌合 273

巨大儿 585

巨膀胱 198, 214, 398, 582

巨噬细胞 55, 71

巨细胞（giant cell, GC） 55

巨细胞病毒感染 584

K

卡内基收录（Carnegie Collection） 32

开放式胎儿手术 367

开放性脊柱裂 201, 202, 505, 506

开放性胎儿手术（open fetal surgery, OFS） 501, 505

抗磷脂综合征（antiphospholipid syndrome, APS） 48

拷贝数变异（copy number variants, CNV） 200, 262

科学的社会建构（social construction of science） 2

扩展型携带者筛查（expanded carrier screening, ECS） 283

L

莱昂化 266

粒细胞 - 巨噬细胞集落刺激因子（granulocyte-macrophage colony-stimulating factor, GM-CSF） 24

联合筛查 184, 185, 187

镰状细胞贫血 297

临床意义不明确的变异 274, 282

淋巴水囊瘤 199

流出道切面 198

颅脑膜膨出 202

颅内透明层（IT） 196

露脑畸形 198, 201, 202

卵黄囊（yolk sac） 45

M

Meckel-Gruber 综合征 201, 213, 410

马蹄肾 406

慢性高位气道阻塞综合征（CHAOS） 210

慢性组织细胞性绒毛间隙炎（chronic histiocytic intervillositis, CHI） 89

毛细管电泳（capillary electrophoresis, CE） 298

美国国家移植妊娠登记处（National Transplantation Pregnancy Registry, NTPR） 37

美国食品药品管理局（Food and Drug Administration, FDA） 33

美国医学遗传学和基因组学会（American College of Medical Genetics and Genomics, ACMG） 279

迷走左锁骨下动脉（aberrant left subclavian artery, ALSCA） 358

泌尿道扩张 395

面部轮廓（fetal profile, FP） 445

母亲年龄（advanced maternal age, AMA） 178

母体细胞污染（maternal cell contamination, MCC） 274

母体血管灌注不良（maternal vascular malperfusion, MVM） 87

N

Noonan 综合征 199, 214

NT 增厚 198

钠氢交换体（Na+/H+exchanger, NHE） 80

囊性肾病 407

囊性纤维化（cystic fibrosis, CF） 285

脑积水 200, 584

脑裂畸形 205

脑膨出 201

脑室内出血 656

脑室周围出血性梗死（periventricular haemorrhage infarction, PVHI） 656

脑性瘫痪（cerebral palsy, CP） 656

脑源性神经营养因子（brain derived neurotrophic factor, BDNF） 24

黏多糖（glycosaminoglycan, GAG） 12

O

欧洲先天性异常监测网（European Surveillance of Congenital Anomalies, EUROCAT） 363

P

PCR 联合限制性内切酶消化法（PCR restriction enzyme digest, PCR-RED） 244

Prader-Willi 综合征 267

膀胱出口梗阻 398

膀胱畸形 413

膀胱输尿管反流 399

膀胱输尿管连接处梗阻 397
膀胱输尿管连接处梗阻和巨输尿管 397
膀胱外翻 213, 214
膀胱羊膜腔引流术 402
胚胎的原始心管搏动（embryonic cardiac activity） 45
胚胎体构型（embryonic body plan） 26
胚胎学分期（embryological stages） 26
皮质囊肿 401
胼胝体发育不良（ACC） 204
平衡易位 265
平均红细胞体积（mean corpuscular volume，MCV） 284, 297
平均红细胞血红蛋白含量（mean corpuscular haemoglobin，MCH） 284, 297
剖宫产瘢痕妊娠（cesarean section scar pregnancy） 50
葡萄胎（hydatidiform mole，HM） 94
葡萄胎（molar pregnancy） 48
葡萄糖转运体（glucose transporter，GLUT） 82

Q

期待疗法（expectant management） 47
脐静脉穿刺 402
脐膨出 200, 211
气管闭塞 210
气管或喉闭锁 363
气管食管瘘 584
前置血管（vasa praevia） 90
嵌合型三倍体 266
强直性肌营养不良 585
躯干发育异常（campomelic dysplasia，CMD） 243
全基因组测序（whole-genome sequencing，WGS） 280
全外显子组测序（whole-exome sequencing，WES） 276
全血细胞计数（complete blood count，CBC） 284

R

RAS 系统综合征 215
染料稀释技术 580
染色体结构重排 265
染色体嵌合 273
染色体微缺失和微重复 260
染色体异常（chromosomal abnormalities） 43
染色体重排 261
人类白细胞抗原（human leukocyte antigen，HLA） 54, 57

人类发育研究网络（HUDSEN） 4
妊娠流产物（products of conception） 44
妊娠囊（gestation sac） 44
妊娠糖尿病 584, 585
妊娠相关胎盘蛋白 A 69, 304
绒毛活检术（chorionic villus sampling，CVS） 250, 304
绒毛取样（chorionic villus sampling，CVS） 175, 178
绒毛外滋养层细胞（extravillous trophoblast，EVT） 64
绒毛炎（villitis of unknown aetiology，VUE） 93
软骨内骨化 415

S

Smith-Lemli-Opitz 综合征（SLOS） 214
Stocker 分类体系 364
三倍体 266
三尖瓣闭锁 209
三尖瓣反流 200, 206
三碱基重复突变 279
三口家系 WES 281
三磷酸腺苷（adenosine triphosphate，ATP） 78
三体自救 269
三维（3D）神经超声检查 201
三维（three-dimensional，3D） 447
杀伤细胞免疫球蛋白样受体（killer cell immunoglobulin-like receptor，KIR） 54, 58
上颌 - 鼻根 - 下颌角（maxilla-nasion-mandible，MNM） 446
上腔静脉（superior vena cava，SVC） 354
射频消融 367
神经发育障碍（neurodevelopmental impairment，NDI） 660
神经管缺陷（neural tube defect，NTD） 178, 286
神经生长因子（nerve growth factor，NGF） 24
神经元迁移异常 205
肾发育不全 128
肾母细胞瘤 412
肾囊肿合并青少年的成人起病型糖尿病 5 型 409
肾缺如 213, 366, 405
肾上腺脑白质发育不良（adrenoleukodystrophy，ALD） 243
肾外畸形 405
肾消耗病 410
肾脏发育不良 213

肾脏回声增强　406

肾脏强回声　213

肾脏外观异常　582

肾重复畸形　129

生理性肠中疝　210

生殖腺嵌合　264

十二指肠闭锁　584

时空关联成像技术（STIC）　209

食管闭锁　584

食管囊肿　364

室间隔缺损（ventricular septal defect, VSD）　354

受试者操作特性曲线（receiver operating curve, ROC）　147, 164

输卵管切除术（salpingectomy）　51

输卵管切开术（salpingotomy）　51

输卵管妊娠（tubal pregnancy）　48

输尿管囊肿　398, 406

双顶径（biparietal diameter, BPD）　30

双侧肾缺如　582, 583

双胎反向动脉灌注序列　584

双胎合子性　262

双胎输血综合征　584

双重杂合子　297

双主动脉弓（double aortic arch, DAA）　358

双足内翻　200

死后磁共振成像（postmortem magnetic resonance imaging, PMMRI）　138

四联筛查　187

四腔心切面　198, 207

四维（four-dimensional, 4D）　449

随机对照试验（randomized controlled trial, RCT）　144, 158

髓质囊性肾病　410

T

T2DM　639

Tay-Sachs 病（Tay-Sachs disease, TSD）　284

TOF　208

胎儿大脑中动脉血流峰值速度（MCA-PSV）　304

胎儿非整倍体（aneuploidy）　178

胎儿感染　584

胎儿宫内死亡　202

胎儿酒精综合征（fetal alcohol syndrome, FAS）　41

胎儿泌尿系先天畸形　582

胎儿尿路病变的处理　402

胎儿贫血　585

胎儿生长受限　526, 527, 533, 583

胎儿生长受限（fetal growth restriction, FGR）　41, 59, 62, 76, 86, 422, 518

胎儿水肿　297, 584

胎儿心胸比例（CTR）　303

胎儿血管闭塞（fetal vascular occlusion, FVO）　92

胎儿血栓性血管病（fetal thrombotic vasculopathy, FTV）　92

胎儿医学基金会（FMF）　196

胎儿游离 DNA（cell-free fetal DNA, cffDNA）　172, 238, 258, 263

胎儿运动不能畸形序列征　214, 366

胎粪吸入综合征　583

胎膜早破　582

胎盘厚度　303

胎盘间充质发育不良（placental mesenchymal dysplasia, PMD）　94

胎盘屏障（vasculosyncytial membrane, VSM）　72

胎盘绒毛膜血管瘤　585

胎盘生长因子（placental growth factor, PLGF）　85, 87, 178

唐氏综合征（Down's syndrome, DS）　178

糖尿病　585

体蒂异常　200, 213

体外受精（in vitro fertilization, IVF）　64

铁超载　296

同源染色体不分离　262

同源一致性　267

头臀长（crown-rump length, CRL）　196

W

Wolffian 管　126

外显不全　274

外显子组测序　215

完全三倍体　266

完全性肺静脉异位引流（total anomalous pulmonary venous connection, TAPVC）　359

完全性葡萄胎　266

微聚焦计算机断层扫描（micro computed tomography, microCT）　138

微绒毛膜（microvillous membrane，MVM）　77

围产儿不良结局　583

未成熟中间绒毛（immature intermediate villi，IIV）　72

未足月胎膜早破　366，582

胃肠道（gastrointestinal，GI）　380

胃肠道囊肿　364

无创产前筛查（noninvasive prenatal testing，NIPT）　164，170，258

无创产前筛查（noninvasive prenatal screening，NIPS）　238，262

无创产前诊断（noninvasive prenatal diagnosis，NIPD）　238，421

无脑儿　198，200，201

无脑畸形　584

无细胞游离 DNA　215

X

细胞黏附分子（cell adhesion molecules，CAM）　10

细胞外基质（extracellular matrix，ECM）　56，77

细胞滋养层细胞柱（cytotrophoblast column，COL）　55

细胞滋养细胞（cytotrophoblast，CT）　55

细支气管肺泡癌（bronchioloalveolar carcinoma，BAC）　369

下尿路梗阻　214，582，583

下尿路梗阻的经皮引流　402

下腔静脉离断　207

先露异常　584

先天性成骨不全（osteogenesis imperfecta，OI）　421

先天性房室传导阻滞（congenital heart block，CHB）　360

先天性肺囊腺瘤样畸形（congenital cystic adenomatoid malformations，CCAM）　363

先天性肺气道畸形　210，363

先天性高位气道阻塞综合征（congenital high airway obstruction syndrome，CHAOS）　368

先天性膈疝　122，156，363，584

先天性畸形（congenital anomalies，CA）　501

先天性脊柱骨骺发育不全（spondyloepiphyseal dysplasia congenita，SEDC）　421，433

先天性矫正性大动脉转位（corrected transposition of great arteries，cTGA）　354

先天性囊性腺瘤样畸形（congenital cystic adenomatoid malformation，CCAM）　502

先天性强直性肌营养不良（congenital myotonic dystrophy，CMD）　422

先天性肾上腺皮质增生　214，243

先天性心脏病　205，361，366

先天性胸部畸形（congenital thoracic malformation，CTM）　362，502，506

先天性异常　582

先天性子宫异常（congenital uterine anomaly）　44

纤毛病　410

纤溶酶原激活剂（plasminogen activator，PA）　57

限制性胎盘嵌合（confined placental mosaicism，CPM）　256

相对单倍剂量法（relative mutation dosage，RMD）　244

相互易位　265

相容性复合体（major histocompatibility complex，MHC）　57

小颌畸形　205

小结肠 - 巨膀胱 - 肠蠕动不良综合征　399

小脑出血（cerebellar hemorrhage，CBH）　658

小于胎龄儿（small for gestational age，SGA）　80，518

携带者筛查　280

泄殖腔外翻　213

心律失常　584

心脏传导阻滞　207

心脏畸形的胎儿　199

心轴　198

心轴异常　210

新生儿 NICU 住院　585

新生儿重症监护室（neonatal intensive care unit，NICU）　86，654

形态运动（morphological movements）　27

胸膜肺母细胞瘤　363，364，369

胸腔穿刺　367

胸腔积液　363，584

胸腔羊膜腔分流术　367，368

序贯筛查　262

血管内滋养层（endovascular trophoblast）　68

血红蛋白（hemoglobin，Hb）　79，293

血小板内皮细胞黏附分子 -1（platelet endothelial cell adhesion molecule-1，PECAM-1）　69

血小板衍生生长因子（platelet derived growth factor，PDGF）　24

Y

严重骨骼或四肢畸形 198

羊膜带综合征 201

羊膜腔穿刺术 178,304,584

羊膜腔灌注 369

羊膜腔最大垂直深度（MVP） 580

羊水（amniotic fluid, AF） 251

羊水过多 583

羊水过少 213,582

羊水过少序列征 405

羊水指数（AFI） 580

阳性预测值（positive predictive value, PPV） 62,165

钥匙孔征 398

野生型（wild type, WT） 244

叶状全前脑和半叶全前脑 204

遗传性持续性胎儿血红蛋白增高症（hereditary persistence of fetal hemoglobin, HPFH） 299

遗传异质性 276

遗传咨询 265

遗传综合征 199,214

胰岛素样生长因子（insulin like growth factor, IGF） 24

异位及旋转不良肾 129

异位妊娠（ectopic pregnancy） 48

异位肾的发生率 406

异位组织 363

抑制剂（plasminogen activator inhibitor, PAI） 57

意外发现 280

阴道手术助产分娩 585

阴性预测值（negative predictive value, NPV） 165

音猬蛋白（sonic hedgehog protein） 34

引产 585

英国爱丁堡大学发布的小鼠胚胎发育图像数据集（Edinburgh Mouse Atlas Project） 4

婴儿猝死综合征（sudden infant death syndrome, SIDS） 41

荧光定量聚合酶链反应（QF-PCR） 271

荧光原位杂交 270

永存原始玻璃体增生症（persistent hyperplastic primary vitreous, PHPV） 467

游离 DNA（cell-free DNA, cfDNA） 172,179,238,258,414

右位主动脉弓（right-sided aortic arch, RAA） 355

右心室流出道 207,355

右心室双出口（DORV）和共同动脉干 208

圆锥动脉干畸形 208

远端绒毛未成熟（distal villous immaturity, DVI） 92

孕早期和孕中期风险评估（the first and second trimester evaluation of risk, FASTER） 253

运动不能畸形序列征 473,478,584

Z

再发风险 264

早产 584

早产史 582

早期胚胎死亡（early embryonic demise） 46

早期羊膜腔穿刺（earlyamniocentesisin, EA） 250

早孕期经阴道超声 198

真性嵌合 273

整合筛查 262

正中矢状切面 196

支气管闭锁 364

支气管肺发育不良（bronchopulmonary dysplasia, BPD） 655

支气管肺隔离症（bronchopulmonary sequestration, BPS） 368,502

支气管闭锁和先天性肺叶性肺气肿 363

支气管源性囊肿 363

支气管源性囊肿或肠源性囊肿 363

肢根型点状软骨发育不良（rhizomelic chondrodysplasia punctata, RCDP） 437

植入前遗传学诊断 304

致死性骨发育不良（thanatophoric dysplasia, TD） 200,245

智力障碍（intellectual disability, ID） 285

智商（intelligence quotient, IQ） 38

中间型地中海贫血 297

中间型滋养细胞（intermediate trophoblast, IT） 55

中胚层肾瘤 412,584

中肾管 126

中肾原基 127

中枢神经系统（central nervous system, CNS） 36,136,200,447

中孕期 198

终止妊娠（TOP） 205

肿瘤坏死因子（tumor necrosis factor，TNF） 24

重型地中海贫血 297

重症联合免疫缺陷（severe combined immunodeficiency，
　SCID） 257

轴后多指 213

主动脉弓离断（interrupted aortic arch，IAA） 357

主动脉缩窄 207，208，357

主 - 肺动脉侧支血管（major aortopulmonary collateral
　arteries，MAPCA） 354

注意缺陷多动障碍 662

转化生长因子 β（transforming growth factor β，
　TGFβ） 24

滋养层干（trophoblast stem，TS） 64

子宫外产时治疗（EX-utero intrapartum treatment，
　EXIT） 358，368

子宫自然杀伤（uterine natural killer，uNK）细胞 54，58

自然流产（miscarriage） 43

自然杀伤（natural killer，NK） 58

纵隔畸胎瘤 363

组织抑制剂（tissue inhibitor of metalloproteinase，
　TIMP） 57

最大长度（greatest length，GL） 26，27，30

左房异构（LAi） 207

左上腔静脉（left superior vena cava，LSVC） 352

左室发育不良综合征（HLHS） 207

左心室流出道 207，355

参考文献和
自我测试题